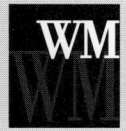

ワシントン集中治療マニュアル

監訳
田中 竜馬 LDS Hospital, Pulmonary and Critical Care Medicine

The Washington Manual™ of Critical Care

Marin H. Kollef, MD
Professor of Medicine
Director, Medical Intensive Care Unit
Director, Respiratory Care Unit
Division of Pulmonary and Critical Care Medicine
Washington University School of Medicine
Barnes-Jewish Hospital
St. Louis, Missouri

Timothy J. Bedient, MD
Resident Physician
Department of Internal Medicine
Washington University School of Medicine
Barnes-Jewish Hospital
St. Louis, Missouri

Warren Isakow, MD
Assistant Professor of Medicine
Division of Pulmonary and Critical Care Medicine
Washington University School of Medicine
Barnes-Jewish Hospital
St. Louis, Missouri

Chad A. Witt, MD
Resident Physician
Department of Internal Medicine
Washington University School of Medicine
Barnes-Jewish Hospital
St. Louis, Missouri

メディカル・サイエンス・インターナショナル

Authorized translation of the original English edition,
"The Washington Manual™ of Critical Care",
First Edition
by Marin H. Kollef MD, Timothy J. Bedient MD,
Warren Isakow MD, Chad A. Witt MD

Copyright © 2008 by Lippincott Williams & Wilkins, a Wolters Kluwer business
All rights reserved.

This translation is published by arrangement with Lippincott
Williams & Wilkins, Inc., 530 Walnut Street,
Philadelphia, PA 19106 U.S.A.

© First Japanese Edition 2010 by Medical Sciences International,
Ltd., Tokyo

Printed and Bound in Japan

献　辞

　このマニュアルを重症患者とその家族のケアに携わるすべての医療従事者に捧げる。彼らの努力と犠牲に感謝し，このマニュアルが何らかの意味のある手助けになることを望む。われわれの家族のサポートと，ワシントン大学と Barnes-Jewish Hospital の集中治療関係者による医学生と研修医の教育と健康のための献身に感謝する。

　最後にこのマニュアルを Daniel Schuster 医師に捧げたい。彼はわれわれ全員の指導者であり，ワシントン大学と Barnes-Jewish Hospital における集中治療の創始者の1人である。ARDS の研究における第一人者の1人であり，ARDS と集中治療の他の分野で数多くの代表的な研究を行っている。彼のことは，優れた指導者，熟練した臨床医，慎重な臨床研究者，友人，愛情あふれる夫であり父親として記憶されるであろう。

序　文

　本書は「ワシントン集中治療マニュアル(The Washington Manual™ of Critical Care)」の初版であり、今や32版となった「ワシントンマニュアル(The Washington Manual™ of Medical Therapeutics)」とそこから生まれた内科、外科専門分野の数多くのマニュアルの長い伝統に基づいている。集中治療において増えつつある文献と、それによって重症患者を治療する医療従事者に課せられた需要からこのプロジェクトは端を発した。このマニュアルを準備するにあたってのわれわれの目標は、ICUにおいて最もよく遭遇する疾患をベッドサイドで診断、治療するための包括的で最新のアルゴリズムを医師と学生に提供することである。多くの章は疫学と病態生理、臨床所見に関する簡潔な議論から始まる。時間のある時にさらに掘り下げて読むのに役立つよう、厳選した文献に注釈を付してある。さらにICUでの主な手技や計算式、栄養、薬理学についてのセクションも設けている。ワシントン大学のスタッフ医師と内科、神経内科、外科、産婦人科、麻酔科の専門家が各専門分野のフェローやレジデントとともにそれぞれの章を執筆している。これまでのワシントンマニュアルの伝統を守って、「ワシントン集中治療マニュアル」が定期的に改訂され、重症患者の治療における定番となることを望む。

　医学は常に変化している領域であり、最も新しい治療の推奨が変わるのはこのマニュアルの改訂よりも早いかもしれない。それぞれの章にある表やアルゴリズムは指針であり、すべての患者に適切であるわけではない。さらに文献を読むことが常に推奨され、このマニュアルを経験のある集中治療医の指導とともに用いることが望ましい。

　たゆまぬ努力で章の準備をし、呼吸器内科・集中治療科と章の執筆者、Lippincott Williams & Wilkins社の連絡役を務めてくれたBecky Lightには特に心から感謝を捧げたい。Jennifer CeccottiとNidhi Waddon、Brian Brown、Nicole Dernoski、Nicole Walz、またLippincott Williams & Wilkins社の制作・編集スタッフとWolters Kluwerにはこのマニュアルを実現させるために懸命に働いてくれたことに感謝したい。

　C.W.は妻のJenと両親の愛情と援助に感謝する。M.K.は愛情深い家族のすべての援助に感謝する。T.B.は家族が彼を信頼してくれたことに感謝し、特に彼のインスピレーションとなった母親のLaura、Alisonの愛情、Curtis J. Gravisの懸命さに感謝する。W.I.は妻の不断の援助と理解に感謝する。

C.W.
M.K.
T.B.
W.I.

監訳者序文

　高度医療の進歩と人口の高齢化のため，これまで以上に重症患者の管理が求められるようになっています。集中治療では本来病態生理に基づいて論理的に患者の状態を把握し，エビデンスに基づいた治療を行うことが求められます。しかし集中治療の専門家が少なく，集中治療教育が行きわたっているとは言えないわが国では，若手医師にとっては集中治療医学を体系的に学ぶ機会が乏しく，経験を積んだ医師にとっては学んだ知識をアップデートする機会が少ないというのが現状です。このため重症患者に対して限られたデータと経験に基づいて，ARDSにはこれ，DICにはこれといったような特効薬が安易に処方されて深い考察がなされないというようなことも起こっています。いざ集中治療のスタンダードを学ぼうとしても，あまたある医学書の中に体系的に集中治療医学を学べるこれといった日本語で書かれた本が少ないことも障害となってきました。

　本書は，40年以上の歴史を誇るワシントンマニュアルシリーズに新たに仲間入りした集中治療の教科書です。世界的に有名な集中治療医かつ研究者であるDr. Marin Kollefを初めとした執筆陣によって書かれた本書の内容は，これぞ集中治療のスタンダードと言っても過言ではありません。集中治療医学は多臓器にわたるさまざまな疾患をカバーするため，執筆陣には集中治療医のみならず各分野の専門家が多数参加しています。米国の有名研修施設であるワシントン大学とBarnes-Jewish Hospitalで教育に携わっているスタッフおよび直接指導を受けている研修医によって執筆された本書は，初学者の目線を失わず非常にわかりやすく書かれており，ふんだんに用いられた図，表，アルゴリズムがさらに読者の理解を深めるのに役立ちます。少し経験を積んだ医師にとっても本文にちりばめられた臨床上のポイントから学ぶことが多く，上級医にとっては本文からのみならず章末に紹介されている代表的な文献を読むことにより知識をアップデートするのに役立ちます。当直の友として目の前の患者の管理に必要な部分だけ手早く目を通すこともできますし，勉強会などで上級医も交えて紹介文献まで併せて読むことにより，集中治療の各分野についてかなり深い知識が得られるものと思います。

　本書の翻訳にあたっては，この優れた教科書の内容をさらに読者にわかりやすく伝えることを目標にしました。翻訳に携わったのはすべて現役の医師で，その多くは米国を含む海外での集中治療の臨床経験があります。また多分野にわたる本書の翻訳にあたって，執筆陣同様に翻訳にも各分野の専門家が参加しています。このようなすばらしい訳者陣に恵まれ，本書は単なる訳本ではなく日本の医療事情も考慮したものになっています。米国とは医療事情が異なるため，翻訳本では得てして本に書いてあることをそのまま実践するのが難しいことが多いのですが，本書ではこのようなギャップを埋めるため日本での診療の参考になる注釈が訳者陣によって数多く追加されています。

書店で本書を手にとっている方は，まず興味のある章にいくつか目を通してみてください。これまで重症患者を受け持った時に疑問に思ったことの答えがそこに書いてありませんか？　もしこの本が疑問に答えてくれなければ，あなたの探している本ではないのかもしれません。積ん読本をさら増やす前に書棚に戻してしまいましょう。「まさしくそこが知りたかった！」という内容が見つかった方はぴったりの本が見つかってラッキーです。ためらうことなく小走りでレジに向かいましょう。本書はこれから集中治療を学ぼうと考えている方や知識を整理したいと考えている方の多くにとって役立つものと考えております。ポケットに入れて持ち歩くには少し大きいですが，手元に置いて座右のマニュアルとして利用していただければ幸いです。

2010 年 2 月

田中　竜馬

執筆者一覧

Sumeet Asrani, MD
Resident Physician
Department of Internal Medicine
Washington University School
 of Medicine
Barnes-Jewish Hospital
St. Louis, Missouri

Yekaterina Axelrod, MD
Assistant Professor
Department of Neurology
Washington University School
 of Medicine
Barnes-Jewish Hospital
St. Louis, Missouri

Ravi Aysola, MD
Fellow
Division of Pulmonary and Critical Care
 Medicine
Washington University School
 of Medicine
Barnes-Jewish Hospital
St. Louis, Missouri

Richard G. Bach, MD
Associate Professor of Medicine
Cardiovascular Division
Director, Cardiac Intensive Care Unit
Washington University School
 of Medicine
Barnes-Jewish Hospital
St. Louis, Missouri

Timothy J. Bedient, MD
Resident Physician
Department of Internal Medicine
Washington University School
 of Medicine
Barnes-Jewish Hospital
St. Louis, Missouri

Morey A. Blinder, MD
Associate Professor of Medicine and
 Pathology and Immunology
Division of Hematology
Washington University School
 of Medicine
Barnes-Jewish Hospital
St. Louis, Missouri

Alan C. Braverman, MD
Professor of Medicine
Cardiovascular Divison
Chief of Service, Inpatient
 Cardiology Firm
Director, Marfan Syndrome Clinic
Washington University School
 of Medicine
Barnes-Jewish Hospital
St. Louis, Missouri

Steven L. Brody, MD
Associate Professor of Medicine
Division of Pulmonary and Critical Care
 Medicine
Washington University School
 of Medicine
Barnes-Jewish Hospital
St. Louis, Missouri

Derek E. Byers, MD, PhD
Fellow
Division of Pulmonary and Critical Care
 Medicine
Washington University School
 of Medicine
Barnes-Jewish Hospital
St. Louis, Missouri

Bernard C. Camins, MD, MSCR
Assistant Professor of Medicine
Division of Infectious Diseases
Associate Hospital Epidemiologist
Washington University School
 of Medicine
Barnes-Jewish Hospital
St. Louis, Missouri

Mario Castro, MD, MPH
Associate Professor of Medicine and
  Pediatrics
Division of Pulmonary and Critical Care
  Medicine
Washington University School
  of Medicine
Barnes-Jewish Hospital
St. Louis, Missouri

Murali M. Chakinala, MD
Assistant Professor of Medicine
Division of Pulmonary and Critical Care
  Medicine
Washington University School
  of Medicine
Barnes-Jewish Hospital
St. Louis, Missouri

Namrata Chawla, MD
Fellow
Renal Division
Washington University School
  of Medicine
Barnes-Jewish Hospital
St. Louis, Missouri

William E. Clutter, MD
Associate Professor of Medicine
Division of Endocrinology, Metabolism,
  and Lipid Research
Washington University School
  of Medicine
Barnes-Jewish Hospital
St. Louis, Missouri

G. Lee Collins, MD
Assistant Professor of Anesthesiology
Department of Anesthesiology
Washington University School
  of Medicine
Barnes-Jewish Hospital
St. Louis, Missouri

Daniel H. Cooper, MD
Fellow
Cardiovascular Division
Washington University School
  of Medicine
Barnes-Jewish Hospital
St. Louis, Missouri

Craig M. Coopersmith, MD
Assistant Professor of Surgery and
  Anesthesiology
Division of General Surgery
Co-Director, Surgical Intensive
  Care Unit
Washington University School
  of Medicine
Barnes-Jewish Hospital
St. Louis, Missouri

Jeffrey S. Crippin, MD
Professor of Medicine
Division of Gastroenterology
Medical Director, Liver Transplantation
Washington University School of Medicine
Barnes-Jewish Hospital
St. Louis, Missouri

Phillip S. Cuculich, MD
Fellow
Cardiovascular Division
Washington University School
  of Medicine
Barnes-Jewish Hospital
St. Louis, Missouri

Alex E. Denes, MD
Associate Professor
Division of Oncology
Director, Inpatient Oncology
Washington University School
  of Medicine
Barnes-Jewish Hospital
St. Louis, Missouri

James A. Driscoll, MD
Fellow
Division of Pulmonary and Critical Care
  Medicine
Washington University School
  of Medicine
Barnes-Jewish Hospital
St. Louis, Missouri

Gregory A. Ewald, MD
Associate Professor
Cardiovascular Division
Medical Director, Cardiac Transplant
  Program
Washington University School
  of Medicine
Barnes-Jewish Hospital
St. Louis, Missouri

Ryan C. Fields, MD
Resident Physician
Division of General Surgery
Washington University School
of Medicine
Barnes-Jewish Hospital
St. Louis, Missouri

Joseph M. Fritz, MD
Fellow
Division of Infectious Diseases
Washington University School
of Medicine
Barnes-Jewish Hospital
St. Louis, Missouri

Clare N. Gentry, MD, MS
Fellow
Division of Infectious Diseases
Washington University School
of Medicine
Barnes-Jewish Hospital
St. Louis, Missouri

Jennifer Gnerlich, MD
Fellow
Division of General Surgery
Washington University School
of Medicine
Barnes-Jewish Hospital
St. Louis, Missouri

Seth Goldberg, MD
Fellow
Renal Division
Washington University School
of Medicine
Barnes-Jewish Hospital
St. Louis, Missouri

Manu S. Goyal, MD, MSc
Resident Physician
Department of Neurology
Washington University School
of Medicine
Barnes-Jewish Hospital
St. Louis, Missouri

Jonathan M. Green, MD
Associate Professor of Medicine
Division of Pulmonary and Critical Care
  Medicine
Washington University School
of Medicine
Barnes-Jewish Hospital
St. Louis, Missouri

Brian Hamburg, MD
Resident Physician
Department of Internal Medicine
Washington University School
of Medicine
Barnes-Jewish Hospital
St. Louis, Missouri

Anthony J. Hart, MD
Resident Physician
Department of Internal Medicine
Washington University School
of Medicine
Barnes-Jewish Hospital
St. Louis, Missouri

Michael J. Hersh, MD
Fellow
Division of Gastroenterology
Washington University School
of Medicine
Barnes-Jewish Hospital
St. Louis, Missouri

Christopher L. Holley, MD, PhD
Chief Resident, Cardiology and
  Karl-Flance Firms
Department of Internal Medicine
Washington University School
of Medicine
Barnes-Jewish Hospital
St. Louis, Missouri

Runhua Hou, MD
Fellow
Division of Endocrinology, Metabolism,
  and Lipid Research
Washington University School
of Medicine
Barnes-Jewish Hospital
St. Louis, Missouri

Howard J. Huang, MD
Fellow
Division of Pulmonary and Critical Care
  Medicine
Washington University School
  of Medicine
Barnes-Jewish Hospital
St. Louis, Missouri

Amy M. Hueffmeier, RN, BSN
Manager, Hospital Epidemiology and
  Infection Prevention
Washington University School
  of Medicine
Barnes-Jewish Hospital
St. Louis, Missouri

Warren Isakow, MD
Assistant Professor of Medicine
Division of Pulmonary and Critical Care
  Medicine
Washington University School
  of Medicine
Barnes-Jewish Hospital
St. Louis, Missouri

Jeffrey C. Jones, MD
Fellow
Division of Infectious Diseases
Washington University School
  of Medicine
Barnes-Jewish Hospital
St. Louis, Missouri

Sreenivasa S. Jonnalagadda, MD
Associate Professor of Medicine
Division of Gastroenterology
Washington University School
  of Medicine
Barnes-Jewish Hospital
St. Louis, Missouri

Yo-El Ju, MD
Resident Physician
Department of Neurology
Washington University School
  of Medicine
Barnes-Jewish Hospital
St. Louis, Missouri

Andrew M. Kates, MD
Assistant Professor of Medicine
Cardiovascular Division
Washington University School
  of Medicine
Barnes-Jewish Hospital
St. Louis, Missouri

John P. Kirby, MD, FCCWS, FACS
Assistant Professor of Surgery
Division of General Surgery
Director, Wound Healing Program
Washington University School
  of Medicine
Barnes-Jewish Hospital
St. Louis, Missouri

Matthew J. Koch, MD
Assistant Professor of Medicine
Renal Division
Washington University School
  of Medicine
Barnes-Jewish Hospital
St. Louis, Missouri

Marin H. Kollef, MD
Professor of Medicine
Division of Pulmonary and Critical Care
  Medicine
Director, Medical Intensive Care Unit
Director, Respiratory Care Unit
Washington University School
  of Medicine
Barnes-Jewish Hospital
St. Louis, Missouri

Kevin M. Korenblat, MD
Assistant Professor of Medicine
Division of Gastroenterology
Washington University School
  of Medicine
Barnes-Jewish Hospital
St. Louis, Missouri

Andrew Labelle, MD
Resident Physician
Department of Internal Medicine
Washington University School
  of Medicine
Barnes-Jewish Hospital
St. Louis, Missouri

Steven J. Lawrence, MD, MSc
Assistant Professor of Medicine
Division of Infectious Diseases
Washington University School
  of Medicine
Barnes-Jewish Hospital
St. Louis, Missouri

Christopher Leach, MD
Fellow
Cardiovascular Division
Washington University School
  of Medicine
Barnes-Jewish Hospital
St. Louis, Missouri

Michael Lippmann, MD
Associate Professor
Division of Pulmonary and Critical Care
  Medicine
Washington University School
  of Medicine
St. Louis Veterans Affairs Hospital
St. Louis, Missouri

Martin L. Mayse, MD
Assistant Professor of Medicine and
  Surgery
Division of Pulmonary and Critical Care
  Medicine
Washington University School
  of Medicine
Barnes-Jewish Hospital
St. Louis, Missouri

Kevin W. McConnell, MD
Resident Physician
Division of General Surgery
Washington University School
  of Medicine
Barnes-Jewish Hospital
St. Louis, Missouri

Bryan F. Meyers, MD, MPH
Associate Professor of Surgery
Division of Cardiothoracic Surgery
Washington University School
  of Medicine
Barnes-Jewish Hospital
St. Louis, Missouri

Scott T. Micek, PharmD
Clinical Pharmacist
Department of Pharmacy
Washington University School
  of Medicine
Barnes-Jewish Hospital
St. Louis, Missouri

James C. Mosley, III, MD
Fellow
Divisions of Hematology and Oncology
Washington University School
  of Medicine
Barnes-Jewish Hospital
St. Louis, Missouri

Chandra Prakash, MD, MRCP
Associate Professor of Medicine
Division of Gastroenterology
Washington University School
  of Medicine
Barnes-Jewish Hospital
St. Louis, Missouri

Jamie M. Rosini, PharmD
Fellow
Department of Pharmacy
Washington University School
  of Medicine
Barnes-Jewish Hospital
St. Louis, Missouri

Nareg Roubinian, MD
Resident Physician
Department of Internal Medicine
Washington University School
  of Medicine
Barnes-Jewish Hospital
St. Louis, Missouri

Tonya D. Russell, MD
Assistant Professor of Medicine
Division of Pulmonary and Critical Care
  Medicine
Washington University School
  of Medicine
Barnes-Jewish Hospital
St. Louis, Missouri

Stephen C. Ryan, MD
Fellow
Division of Pulmonary and Critical Care
  Medicine
Washington University School
  of Medicine
Barnes-Jewish Hospital
St. Louis, Missouri

Yoel Sadovsky, MD
Professor of Obstetrics and Gynecology
  and Cell Biology and Physiology
Department of Obstetrics and Gynecology
Director, Division of Maternal-Fetal
  Medicine and Ultrasound
Washington University School
  of Medicine
Barnes-Jewish Hospital
St. Louis, Missouri

Kamalanathan K. Sambandam, MD
Fellow
Renal Division
Washington University School
  of Medicine
Barnes-Jewish Hospital
St. Louis, Missouri

Mark A. Schroeder, MD
Fellow
Divisions of Hematology and Oncology
Washington University School
  of Medicine
Barnes-Jewish Hospital
St. Louis, Missouri

Douglas J.E. Schuerer, MD
Assistant Professor of Surgery
Division of General Surgery
Washington University School
  of Medicine
Barnes-Jewish Hospital
St. Louis, Missouri

Daniel P. Schuster, MD
Professor of Medicine and Radiology
Division of Pulmonary and Critical Care
  Medicine
Washington University School
  of Medicine
Barnes-Jewish Hospital
St. Louis, Missouri

Lee P. Skrupky, PharmD
Fellow
Department of Pharmacy
Washington University School
  of Medicine
Barnes-Jewish Hospital
St. Louis, Missouri

Timothy W. Smith, DPhil, MD
Associate Professor of Medicine
Cardiovascular Division
Washington University School
  of Medicine
Barnes-Jewish Hospital
St. Louis, Missouri

R. Brian Sommerville, MD
Resident Physician
Department of Neurology
Washington University School
  of Medicine
Barnes-Jewish Hospital
St. Louis, Missouri

Rael Sundy, MD
Fellow
Division of Pulmonary and Critical Care
  Medicine
Washington University School
  of Medicine
Barnes-Jewish Hospital
St. Louis, Missouri

Beth E. Taylor, MS, RD, CNSD, FCCM
Nutrition Support Specialist
Department of Food and Nutrition
Washington University School
  of Medicine
Barnes-Jewish Hospital
St. Louis, Missouri

Garry S. Tobin, MD
Associate Professor
Division of Endocrinology
Director, Diabetes Center
Washington University School
  of Medicine
Barnes-Jewish Hospital
St. Louis, Missouri

Tracy M. Tomlinson, MD
Fellow
Division of Maternal-Fetal Medicine and
  Ultrasound
Washington University School
  of Medicine
Barnes-Jewish Hospital
St. Louis, Missouri

Anitha Vijayan, MD
Associate Professor of Medicine
Renal Division
Medical Director, Acute Dialysis Unit
Washington University School
  of Medicine
Barnes-Jewish Hospital
St. Louis, Missouri

David K. Warren, MD, MPH
Assistant Professor of Medicine
Division of Infectious Diseases
Hospital Epidemiologist
Washington University School
  of Medicine
Barnes-Jewish Hospital
St. Louis, Missouri

John Welch, MD, PhD
Fellow
Divisions of Hematology and Oncology
Washington University School
  of Medicine
Barnes-Jewish Hospital
St. Louis, Missouri

Robb R. Whinney, DO, FACOS
Assistant Professor of Surgery
Division of General Surgery
Washington University School
  of Medicine
Barnes-Jewish Hospital
St. Louis, Missouri

Chad A. Witt, MD
Resident Physician
Department of Internal Medicine
Washington University School
  of Medicine
Barnes-Jewish Hospital
St. Louis, Missouri

Keith F. Woeltje, MD, PhD
Associate Professor of Medicine
Division of Infectious Diseases
Medical Director, Infection Control and
  Healthcare Epidemiology
Washington University School
  of Medicine
Barnes-Jewish Hospital
St. Louis, Missouri

訳者一覧 (五十音順)

吾妻　壮	大阪大学大学院医学系研究科 精神医学講座
今井 直彦	Fellow, Renal Diseases and Hypertension, Department of Medicine, University of Minnesota, Minneapolis, MN, USA
大木 康弘	愛知県がんセンター中央病院 血液・細胞療法部
加藤 秀明	Resident, Department of Internal Medicine, Beth Israel Medical Center, New York, NY, USA
河合　真	Assistant Professor, Department of Neurology, The Methodist Hospital, Houston, TX, USA
清山 知憲	宮崎大学医学部 第三内科
金城紀与史	沖縄県立中部病院 総合内科
金城 光代	沖縄県立中部病院 総合内科
齊藤 茂樹	Fellow, Section of Pulmonary Diseases, Critical Care & Environmental Medicine, Department of Medicine, Tulane University Health Sciences Center, New Orleans, LA, USA
讚井 將滿	自治医科大学附属さいたま医療センター 麻酔科・集中治療部
関根 龍一	亀田総合病院 緩和ケア科
田中 竜馬	Pulmonary & Critical Care Medicine, LDS Hospital, Salt Lake City, UT, USA
樽井　智	Fetal-Neonatal Neurology Fellow, Department of Neurology, Children's Hospital, Harvard Medical School, Boston, MA, USA
橋本 圭司	松江赤十字病院 集中治療科
林　淑朗	Research Fellow, University of Queensland Centre for Clinical Research, Brisbane, QLD, Australia
樋口 雅也	Resident, Family and Community Medicine, Southern Illinois University School of Medicine, Springfield, IL, USA
藤谷 茂樹	聖マリアンナ医科大学 救急医学教室
藤原 美和	平塚市民病院 呼吸器内科
星　寿和	Assistant Professor, Department of Surgery, Surgical Oncology and Endocrine Surgery, University of Iowa Hospitals and Clinics, Iowa City, IA, USA

目 次

I　ショックの管理 …………………………………………1
- 1 章　ショックとは ……… 1
- 2 章　循環血液量減少性ショック ……… 5
- 3 章　重症敗血症と敗血症性ショック ……… 9
- 4 章　心原性ショック ……… 15
- 5 章　アナフィラキシーショック ……… 24
- 6 章　機械的原因によるショック ……… 28

II　呼吸器疾患の管理 …………………………………41
- 7 章　呼吸不全へのアプローチ ……… 41
- 8 章　人工呼吸器の初期設定 ……… 46
- 9 章　上気道閉塞 ……… 52
- 10 章　急性肺損傷と急性呼吸窮（促）拍症候群 ……… 59
- 11 章　喘息発作重積状態 ……… 69
- 12 章　慢性閉塞性肺疾患の急性増悪 ……… 78
- 13 章　集中治療室での睡眠呼吸障害 ……… 84
- 14 章　集中治療室における肺高血圧と右室不全 ……… 89
- 15 章　集中治療室における胸膜疾患 ……… 98
- 16 章　人工呼吸からのウィーニング ……… 109
- 17 章　非侵襲的陽圧換気 ……… 113

III　心疾患 ………………………………………………117
- 18 章　急性心筋梗塞 ……… 117
- 19 章　心不整脈と伝導障害 ……… 128
- 20 章　大動脈解離 … 144
- 21 章　急性非代償性心不全 ……… 151
- 22 章　高血圧性緊急症 ……… 158

IV	電解質異常 ·· **165**
	23章　電解質異常 ········ 165

V	酸塩基平衡障害 ··· **195**
	24章　代謝性酸塩基平衡障害 ········ 195
	25章　呼吸性酸塩基平衡障害 ········ 208

VI	内分泌疾患 ··· **215**
	26章　甲状腺疾患 ········ 215
	27章　重症疾患における副腎不全 ········ 219
	28章　糖尿病性ケトアシドーシスと高浸透圧性高血糖状態 ··· 225
	29章　集中治療室における血糖コントロール ········ 230

VII	悪性腫瘍に伴う緊急事態 ·· **239**
	30章　悪性腫瘍に伴う緊急事態 ········ 239

VIII	体温調節 ··· **251**
	31章　体温変化 ········ 251

IX	薬物中毒 ·· **259**
	32章　薬物中毒 ········ 259

X	感染症 ··· **281**
	33章　中枢神経系感染症 ········ 281
	34章　市中肺炎 ········ 287
	35章　院内肺炎 ········ 291
	36章　蜂巣炎，筋膜炎，筋炎 ········ 296
	37章　菌血症とカテーテル関連血流感染 ········ 301
	38章　侵襲性真菌症 ········ 306
	39章　免疫不全患者における感染症 ········ 313
	40章　集中治療室における感染症予防 ········ 320

XI	腎疾患 ··· **325**
	41章　急性腎障害 ········ 325

42章　腎代替療法 ……… 338

XII　肝疾患 …………………………………………………… 345
43章　急性劇症肝不全 ……… 345
44章　高ビリルビン血症 ……… 356
45章　末期肝疾患 ……… 360

XIII　消化器疾患 ………………………………………………… 365
46章　上部消化管出血 ……… 365
47章　下部消化管出血 ……… 376
48章　急性膵炎 ……… 384

XIV　神経学的疾患 ……………………………………………… 391
49章　てんかん重積発作 ……… 391
50章　急性脳梗塞 ……… 397
51章　頭蓋内圧亢進 ……… 402
52章　動脈瘤性くも膜下出血 ……… 409
53章　脳出血 ……… 414
54章　昏睡 ……… 419
55章　脳死判定 ……… 426
56章　譫妄と鎮静 ……… 431
57章　急性脊髄疾患 ……… 439
58章　重症患者の神経筋疾患 ……… 444
59章　外傷性脳損傷 ……… 450
60章　中枢神経系感染症に対する神経学的アプローチ … 455

XV　血液学的異常 ……………………………………………… 463
61章　集中治療室での血小板減少 ……… 463
62章　出血・凝固障害の急性期治療 ……… 469
63章　輸血学 ……… 484
64章　凝固亢進状態 ……… 491

XVI　妊娠 ………………………………………………………… 499
65章　子癇前症と子癇 ……… 499

XVII	外科的領域の問題	507
	66章 集中治療室における外傷治療 …… 507	
	67章 急性腹症 …… 516	
	68章 臓器提供者の管理 …… 523	

XVIII	集中治療室における栄養	529
	69章 集中治療室における栄養 …… 529	

XIX	手　技	539
	70章 動脈カテーテル法 …… 539	
	71章 中心静脈カテーテル …… 544	
	72章 気管挿管 …… 551	
	73章 経皮的気管切開術 …… 557	
	74章 胸腔チューブ挿入 …… 561	
	75章 腹腔穿刺 …… 567	
	76章 腰椎穿刺 …… 570	
	77章 胸腔穿刺 …… 575	
	78章 肺動脈カテーテル挿入 …… 579	
	79章 心膜穿刺 …… 584	

XX	終末期の問題	589
	80章 集中治療室における終末期ケア …… 589	

XXI	付　録	597
	81章 集中治療室でよく使う式と経験則 …… 597	
	82章 薬物相互作用 …… 603	
	83章 主な薬物の用量と副作用 …… 609	

索　引 …… 627

注　意

本書に記載した情報に関しては，正確を期し，一般臨床で広く受け入れられている方法を記載するよう注意を払った。しかしながら，監訳者，訳者ならびに出版社は，本書の情報を用いた結果生じたいかなる不都合に対しても責任を負うものではない。本書の内容の特定な状況への適用に関しての責任は，医師各自のうちにある。

監訳者，訳者ならびに出版社は，本書に記載した薬物の選択，用量については，出版時の最新の推奨，および臨床状況に基づいていることを確認するよう努力を払っている。しかし，医学は日進月歩で進んでおり，政府の規制は変わり，薬物療法や薬物反応に関する情報は常に変化している。読者は，薬物の使用に当たっては個々の薬物の添付文書を参照し，適応，用量，付加された注意・警告に関する変化を常に確認することを怠ってはならない。これは，推奨された薬物が新しいものであったり，汎用されるものではない場合に，特に重要である。

・薬物の表記は，わが国で発売されているものは一般名・商品名ともにカタカナに，発売されていないものは英語で記すよう努力した。
・訳者らによる注は「注1，注2」とし，脚注として示した。

ショックの管理

1 ショックとは

Marin H. Kollef

　ショックは，集中治療室において日常的にみられる病態であり，迅速な診断と治療が必須である。ショックは，通常，血行動態の指標（平均動脈圧 < 60 mmHg，収縮期血圧 < 90 mmHg），臨床所見（意識の変容，尿量の低下），そして検査異常所見（血清乳酸値上昇，代謝性アシドーシス）の組み合わせで定義される。それぞれの原因に応じた治療が必要になってくるため，まず最初にショックの原因検索を行う。治療の最終的な目標は，臓器機能保護のため一刻も早く組織循環不全を解除することである。**表**1.1 と AIS 1.1，1.2 に，ショックの主な原因を鑑別するためのアプローチを示す。種々のショック状態についての個別の治療戦略については次章以降で詳述する。心エコー検査や経食道大動脈波形，右心カテーテル検査を用いて早期に評価することにより，ショックの原因を決定することができ，治療に役立つ。

（藤谷　茂樹）

表1.1　ショックの種類による血行動態のパターン[a]

ショックの種類	CI	SVR	PVR	Svo_2	RAP	RVP	PAP	PAWP
心原性（例：心筋梗塞, 心タンポナーデ）	↓	↑	N	↓	↑	↑	↑	↑
循環血液量減少性（例：出血, 血管内脱水）	↓	↑	N	↓	↓	↓	↓	↓
分布異常性（例：敗血症, アナフィラキシー）	N〜↑	↓	N	N〜↑	N〜↓	N〜↓	N〜↓	N〜↓
閉塞性（例：肺塞栓症）	↓	N〜↑	↑	N〜↓	↑	↑	↑	N〜↓

CI：心係数，SVR：体血管抵抗，PVR：肺血管抵抗，Svo_2：混合静脈血酸素飽和度，RAP：右房圧，RVP：右室圧，PAP：肺動脈圧，PAWP：肺動脈楔入圧，↑：上昇，↓：低下，N：正常
[a] 右房圧，肺動脈楔入圧，肺動脈拡張期圧，右室拡張期圧が等しい時は，心タンポナーデを示唆する．

1章 ショックとは

ALG 1.1 ショックの主な原因

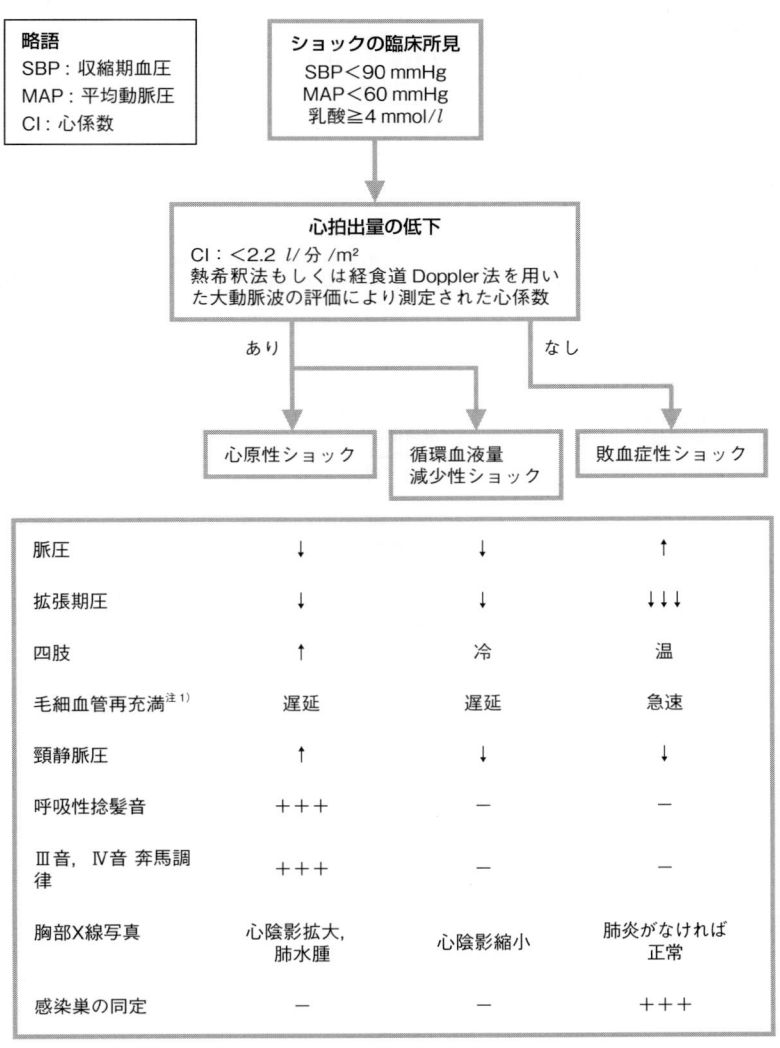

注1：末梢循環の指標。指の爪を白くなるまで押して離した後に、ピンク色になるまでの時間をみる。2秒未満であれば正常。

ALG 1.2 その他の原因のショック

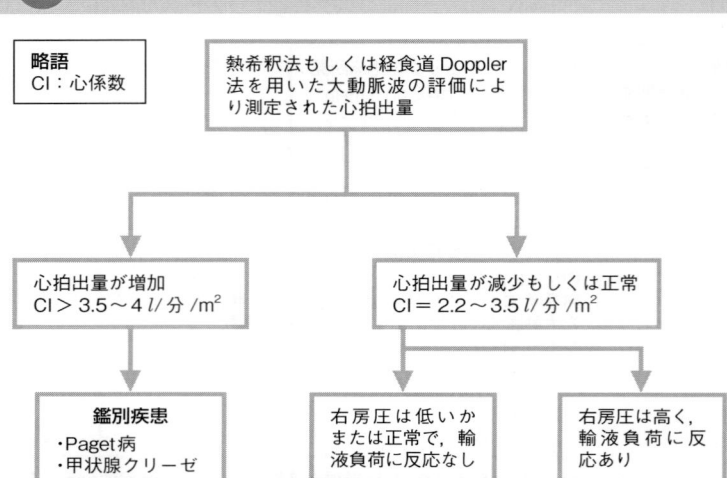

注1：66章「血液分布異常性(脊髄性)ショック」の項を参照。

循環血液量減少性ショック

Marin H. Kollef

循環血液量減少性ショック hypovolemic shock は，循環血液量が減少することにより起こり，そのほとんどは急性の出血による。また，高熱による血管内容量減少や，腹腔内への水分の移動によって起こることもある。表2.1 に，全血損失量による循環血液量減少性ショックの分類を示す。一般的に，全血損失量が大きくなるに従い，死亡率は上昇する。しかしながら，年齢，基礎疾患（心血管疾患など），迅速かつ十分な急速輸液などの因子が，循環血液量減少性ショックの転帰に影響を及ぼすということに注目しておかなければならない。

組織循環不全によって，循環血液量減少性ショックでは乳酸アシドーシスが起こる。血清乳酸値上昇の程度は循環血液量減少性ショックによる死亡率と相関があり，バイタルサインが正常のようにみえる時でも，組織循環不全の早期の指標となることがある。乳酸アシドーシスの治療は，臓器循環不全の回復にかかっている。以下に示す組織酸素運搬量の式はこれを反映している。組織への酸素運搬を最適にするためには，酸素を組織へ運搬するヘモグロビンの血中濃度を十分に保つ必要がある。さらに，心室への前負荷は心拍出量を決定する重要な因子である。十分な血管内容量を供給することで，組織での酸素需要とその他の栄養需要を満たすのに必要な1回拍出量と心拍出量を保つことができる。前負荷が十分であるにもかかわらず，心拍出量が組織での需要を満たすのに十分でない場合，心拍出量を増加させ酸素運搬を改善するためにドブタミンを使用することもある。

$$\dot{D}O_2 = CaO_2 \times CO$$
$$CaO_2 = (Hb \times 1.34 \times SaO_2) + 0.0031\, PaO_2$$
$$CO = SV \times HR$$

$\dot{D}O_2$ ＝酸素運搬量，CaO_2 ＝動脈血酸素含量，CO ＝心拍出量，Hb ＝ヘモグロビン濃度，SaO_2 ＝動脈血ヘモグロビン酸素飽和度，PaO_2 ＝動脈血酸素分圧，SV ＝ 1回拍出量，HR ＝心拍数

循環血液量減少性ショックの治療目標は，出血源をコントロールし，十分な血管内容量を補充することである。出血源のコントロールには，開放出血創を圧迫止血する程度で済むこともあれば，腹腔内や胸腔内の出血源を特定しコントロールするために緊急手術を要することもある。出血が持続する多発骨盤骨折など，外科的処置が困難な場合，血管造影による塞栓術により出血源をコントロールすることがある。それゆえ，循環血液量減少性ショックのほとんどが，外傷専門医により救急室で処置される。しかしながら，重症患者を扱う臨床医はみな，循環血液量減少性ショックの初期臨床所見を認識し，適切な輸液管理を開始できるようになることが望ましい。

ALG 2.1 循環血液減少性ショックの管理

略語
SBP：収縮期血圧
MAP：平均動脈圧
CVP：中心静脈圧

ショックの臨床所見
SBP < 90 mmHg
MAP < 60 mmHg
乳酸値 ≥ 4 mmol/l

↓ 上記が同時に生じる

- **急速な輸液／輸血を行うための血管確保**（8.5 Fr中心静脈カテーテル、もしくは14G末梢静脈カテーテルを2本）

- **出血源のコントロール**：露出血源の圧迫、出血している内部の血管や組織の視野を慎重に展開して止血、急速に出血している食道静脈瘤の結紮術もしくはバルーンタンポナーデ

↓ 出血のコントロールが達成されたか

はい → 急速輸液を継続し、適切な処置を行って、心タンポナーデ、気胸、脊髄損傷、肺塞栓、心筋損傷などの同時発生を防ぐ

いいえ → 急速輸液を継続し、ほかの止血方法を考慮する（例：血管塞栓術）

ヘモグロビンの測定

- < 9 g/dl → ヘモグロビン ≥ 9 g/dl になるまで赤血球輸血、凝固系もしくは血小板異常があれば補正する
- ≥ 9 g/dl → 生理食塩液もしくは乳酸リンゲル液の輸液

↓

CVPとMAPを測定する

- CVP < 8 mmHg → 少なくとも20 ml/kgの生理食塩液もしくは乳酸リンゲル液を再度急速輸液
- CVP ≥ 8 mmHg かつ MAP < 60 mmHg → 昇圧薬（ノルアドレナリンもしくはドパミン）の投与
- CVP ≥ 8 mmHg かつ MAP ≥ 60 mmHg → 急速輸液完了

表2.1 循環血液量減少性ショックの分類

分類	損失した出血の割合(%)	病態生理
軽度(代償性)	<20	脳や心臓などの重要臓器への血流を確保するため末梢血管が収縮する
中等度	20〜40	腎臓，腸，膵臓など臓器への血流低下
重度(非代償性)	>40	脳や心臓などへの血流低下

表2.2 循環血液量減少性ショックの補助治療

治療	理由
気道確保	肺での適切なガス交換を保ち，誤嚥を防ぐため
心機能・血行動態モニタリング	不整脈と不十分な輸液投与を発見するため(図2.1)
血小板・新鮮凍結血漿投与	持続する出血による消費と，晶質液と輸血による希釈効果に対応するために必要
	出血が持続している場合には，プロトロンビン時間(PT)と部分トロンボプラスチン時間(PTT)を補正し，血小板数を>50,000/mm^{3}に保つ
活性化第Ⅶ因子	凝固異常が補正されているにもかかわらず，びまん性の出血もしくは手術ができない出血が持続する場合に考慮
塩化カルシウム，塩化マグネシウム	低イオン化カルシウム血症と低マグネシウム血症を補正するため(輸血血液に含まれるクエン酸は，イオン化カルシウムやマグネシウムに結合して低イオン化カルシウム血症と低マグネシウム血症を引き起こす)
復温法(例：温かい輸液，ブランケット，放熱ランプ，ヘッドカバー，温かい加湿空気，体腔内の温水灌流)	低体温は大量輸血の合併症としてよく起こり，心機能不全と凝固異常をきたす
輸血関連急性肺損傷(TRALI)や輸血反応などの輸血関連合併症を監視・治療する	これらの合併症には免疫が関与している。TRALIではPEEP(呼気終末陽圧)を使って適切に人工呼吸管理を行う。重篤な気管支収縮や声門下浮腫，アナフィラキシーには気管支拡張薬やコルチコステロイドを使用する
抗菌薬	開放汚染創がある時には，細菌感染を予防，治療するため
コルチコステロイド	副腎損傷が疑われる患者と，ストレスに対して十分な反応ができない患者に対して

A19 **2.1**に循環血液量減少性ショックの輸液管理を示す。血液製剤もしくは晶質液の急速投与を行うために，太い末梢静脈カテーテル(14～16 G以上)を最低でも2本，もしくは8.5 Frの中心静脈カテーテルを留置する。輸血や晶質液の静注に要する時間を最短にするため，急速投与できる輸液ポンプを使用する。出血が続いている患者には，はじめに晶質液(生理食塩液もしくは乳酸リンゲル液)を2～4 l，それからO型の血液を投与する。ほとんどの病院では，4単位のRhプラスO型の血液を男性と非妊娠可能女性患者に，4単位のRhマイナスO型の血液を妊娠可能女性患者に用いている。適合血液の投与は通常，はじめに4単位のO型非適合輸血を行った後に行う。出血が持続している時の輸血の目標は，ヘモグロビンを8 g/dl以上に保つことである。

循環血液量減少性ショックでははじめに晶質液と赤血球輸血を投与する以外の治療が必要となる。これらの治療を**表2.2**に示すが，中でも大量輸血が必要な場合や，出血が持続している患者の処置は特に重要である。

(藤谷　茂樹)

参考文献

Bilkovski RN, Rivers EP, Horst HM. Targeted resuscitation strategies after injury. Curr Opin Crit Care. 2004；10：529-538.
鈍的または鋭的外傷による循環血液量減少性ショックの治療の最終目標を呈示している。
Kelley DM. Hypovolemic shock：an overview. Crit Care Nurs Q. 2005；28：2-19.
循環血液量減少性ショックの初期評価と治療に関する簡潔な総説。
Stein DM, Dutton RP. Use of recombinant factor VIIa in trauma. Curr Opin Crit Care. 2004；10：520-528.
外傷による出血が持続している患者に対する組み換え型第VIIa因子の使用の可能性についてまとめている。

重症敗血症と敗血症性ショック

Marin H. Kollef and Scott T. Micek

　重症敗血症 severe sepsis は，感染によって引き起こされる全身性炎症反応症候群 systemic inflammatory response syndrome(SIRS)で，最低1つの臓器不全を合併する。米国では，毎年約75万症例の敗血症が起こっている。重症敗血症の死亡率は30〜50％で，年齢とともに死亡率は増加する。敗血症の病態生理は，免疫活性，免疫抑制，凝固亢進，線溶系の低下が複雑に関与している。心血管系の管理は，敗血症性ショック septic shock の治療に重要な役割を果たす。低血圧は，血管平滑筋の収縮不全による末梢血管拡張によって起こる。目標指向型の心血管系蘇生は，敗血症性ショック患者の生存にかかわる重要な因子であることが示されている。心血管系の治療以外に，適切な初期抗菌薬治療も重症敗血症患者の予後に大きな影響を与える。

　重症敗血症，敗血症性ショックに関連した複雑な病態生理の研究がかなり進んでおり，現在では敗血症の機序の理解はもはや初歩的なレベルをはるかに超えている。これらの機序を狙った新薬や新たな治療戦略は，患者の死亡率を下げるのに貢献してきた(表3.1)。これらの薬物治療をどのようにして重症患者管理での生存率の改善に結びつけるかということが臨床医の課題である。Surviving Sepsis Campaignは，米国医療の質改善研究所(IHI)[注1]と共同でSevere Sepsis Bundle(重症敗血症に対する治療手段のバンドル)を作成している。このバンドルは，Surviving Sepsisガイドラインに示された個々の治療方法のタイミング，順序，目標を最適化することを目指している。目標指向型の血行動態安定化や適正な早期抗菌薬治療，重症敗血症への補助治療を統合した包括的治療プロトコルを，救急室で開始し集中治療室(ICU)で継続することによる効果がいくつかの前向き試験で報告されている(ALG 3.1〜3.3)。

　早期に集中的に急速輸液して，血行動態を安定化させることの有効性は，RiversらによるSIRSと低血圧のある救急室の患者を対象にした1施設での無作為化対照試験で証明された。救急室受診後6時間以内に血管内容量と組織の酸素化の指標を元に，晶質液，赤血球輸血，昇圧薬，強心薬を投与することで，発症後28日間の絶対的死亡率が16％低下した。治療群と対照群との大きな違いは，輸液量，赤血球輸血の単位数，ドブタミンの使用，この研究専属チームの存在であった。

　Riversらによってよくまとめられ，慎重に実践された治療方法と似た治療が臨床現場で実施されている。Micekらは，重症敗血症と敗血症性ショックに対する輸

注1：IHI(Institute for Healthcare Improvement)は非営利の任意団体であり，医療の質の改善には何が必要なのかを検討し，また医療の質を改善する活動を通して展開する目的で設立された。http://www.ihi.org/

表 3.1 敗血症性ショックでよく使用される薬物

		心拍出量	平均動脈圧	全身血管抵抗
Ⅰ. 昇圧薬				
ノルアドレナリン	0.05〜0.5 μg/kg/分	－/＋	＋＋	＋＋＋
ドパミン	5〜20 μg/kg/分	＋＋	＋	＋＋
アドレナリン	0.05〜2 μg/kg/分	＋＋	＋＋	＋＋＋
フェニレフリン	2〜10 μg/kg/分	0	＋＋	＋＋＋
バソプレシン	0.04 単位/分	0	＋＋＋	＋＋＋
Ⅱ. 強心薬				
ドブタミン	2.5〜10 μg/kg/分	＋＋＋	－/＋	－/0
Ⅲ. 活性化プロテインC[注1]	24 μg/kg/時 を 96 時間			
Ⅳ. コルチコステロイド				
ヒドロコルチゾン	50 mg を 6 時間ごと			
(＋/－フルドロコルチゾン 50 μg 経口 1 日 1 回)				
Ⅴ. 抗菌薬治療				
(ALG 3.3 参照)				

注1：わが国では未承認。

液と適切な初期抗菌薬投与に焦点を絞った標準化された指示セットを採用した．この指示セットで治療した患者は，昇圧薬の投与前に 20 ml/kg（体重）超の輸液投与を受けることがより多くなり，ICU への入室時に昇圧薬が必要となる頻度が低下した．また，初期に適切な抗菌薬を投与されることが増えた．積極的治療を救急室で開始し，ICU で継続することで，重症敗血症の指示セットを使って治療された群では，統計学的に有意に在院期間が短縮し，28 日間の死亡率が低下した．

　結論として，敗血症性ショック患者の初期治療は，予後に直結する重要な因子である．重症感染症患者の治療では，標準化された医師指示セットや，その他の系統的なアプローチを導入することにより，推奨された治療方法が確実に行われるようになり，結果として患者の予後が改善する．通常，エビデンスに基づいた治療戦略によって危険が増したり，医療費が増えることがほとんどないことを考えると，敗血症ショックの治療においてこのような指示セットを導入することを標準治療とするべきである．

〔藤谷　茂樹〕

3章 重症敗血症と敗血症性ショック

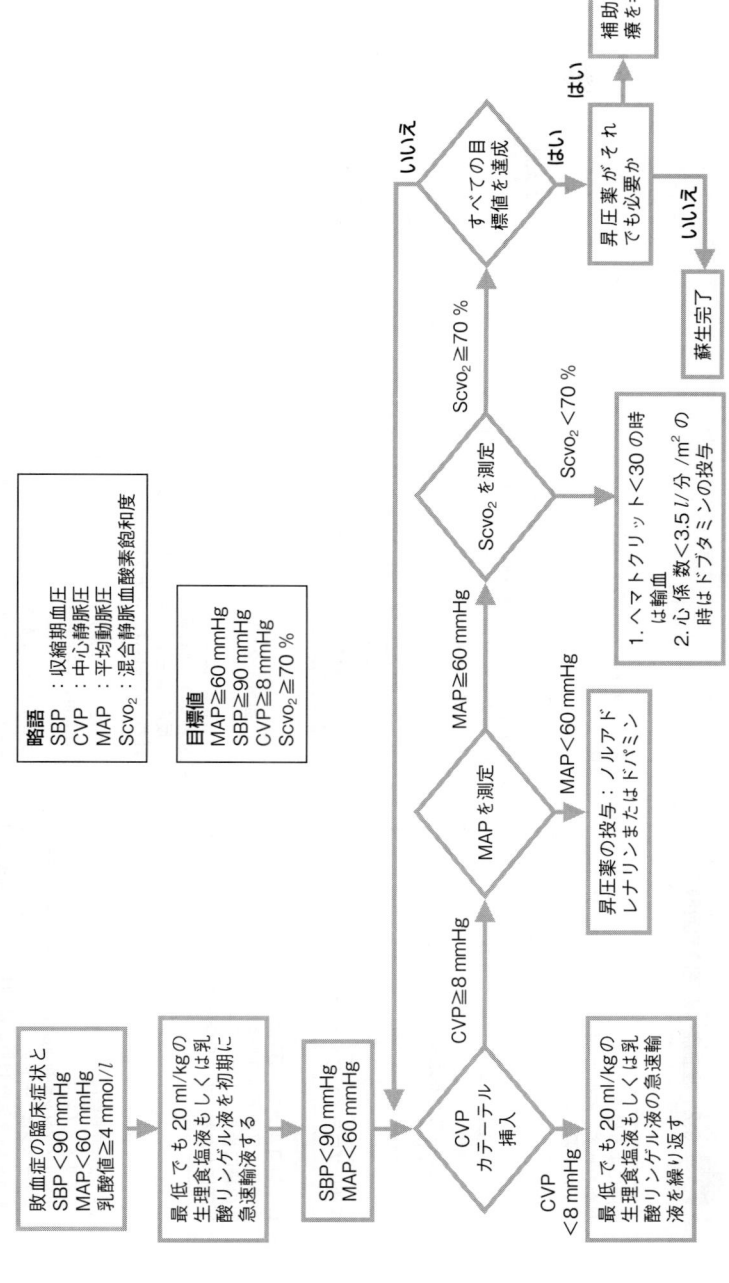

図3.1 敗血症性ショックの輸液管理

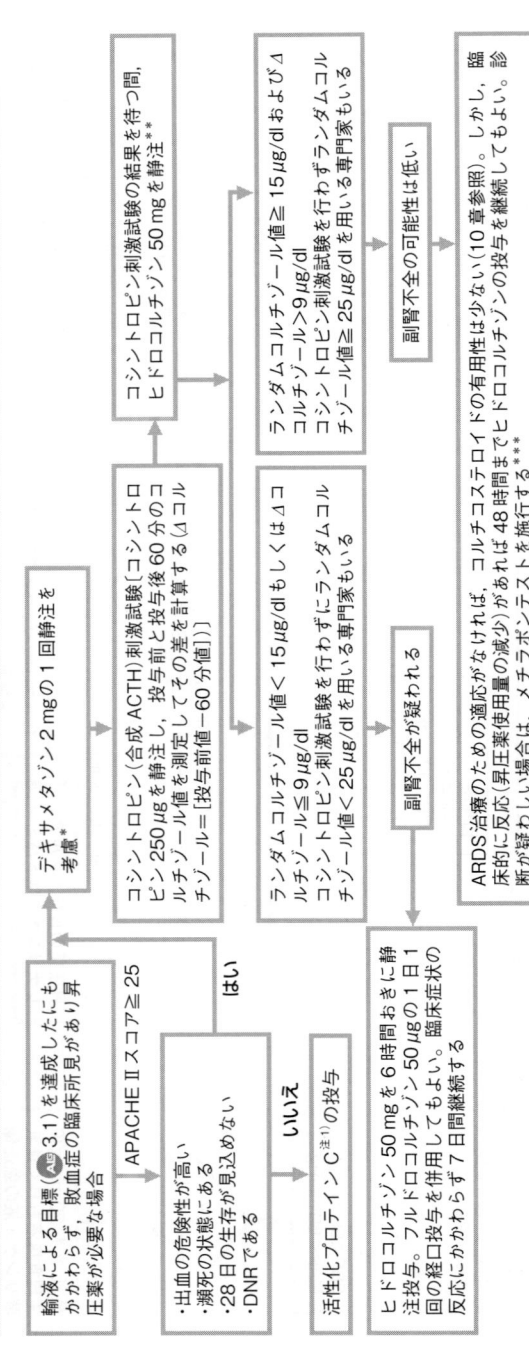

ALG 3.2 敗血症への補助的治療

輸液による目標（ALG 3.1）を達成したにもかかわらず、敗血症の臨床所見があり昇圧薬が必要な場合

- APACHE II スコア≧25
- 出血の危険性が高い
- 瀕死の状態にある
- 28日の生存が見込めない
- DNRである

はい → デキサメタゾン 2 mg の 1 回静注を考慮*

→ コシントロピン（合成 ACTH）刺激試験［コシントロピン 250 µg を静注し、コルチゾール値を測定してそのコルチゾール=60 分値]）

→ コシントロピン刺激試験の結果を待つ間、ヒドロコルチゾン 50 mg を静注***

- ランダムコルチゾール値 < 15 µg/dl もしくはコルチゾール値 < 9 µg/dl
  コシントロピン刺激試験を行わずにランダムコルチゾール値 < 25 µg/dl を用いる専門家もいる
  → 副腎不全が疑われる

- ランダムコルチゾール値 ≧ 15 µg/dl およびコルチゾール値 > 9 µg/dl
  コシントロピン刺激試験を行わずにランダムコルチゾール値 ≧ 25 µg/dl を用いる専門家もいる
  → 副腎不全の可能性は低い

いいえ → 活性化プロテイン C（注1）の投与

↓

ヒドロコルチゾン 50 mg を 6 時間おきに静注投与。フルドロコルチゾン 50 µg の 1 日 1 回の経口投与を併用してもよい。臨床症状の反応にかかわらず 7 日間継続する

ARDS 治療のための適応がなければ、コルチコステロイドの有用性は少ない（10 章参照）。しかし、臨床的に反応昇圧薬（使用量の減少）があれば 48 時間までヒドロコルチゾンの投与を継続してもよい。診断が疑わしい場合は、メチラポンテストを施行する***

ARDS：急性呼吸窮迫（促）症候群、DNR（do not resuscitate）：蘇生しない、Σコルチゾール：コルチゾールの変化値（µg/dl）
* デキサメタゾンはコシントロピン刺激試験に影響を与えず、静注 2 mg はヒドロコルチゾン 50 mg と同力価である。
*** メチラポンは、チトクローム（CYP）11B1 を阻害して 11-デオキシコルチゾールからコルチゾールへの変換を阻害し、急速にコルチゾールを低下させる。検査には、メチラポン 30 mg/kg を深夜 12 時に経口投与し、8 時間後に血清 11-デオキシコルチゾールとコルチゾールを測定する。正常では、翌朝午前 8 時の血清 11-デオキシコルチゾールが 7 µg/dl でコルチゾール値 < 5 µg/dl である。血清 11-デオキシコルチゾール値 < 7 µg/dl が副腎不全の診断基準である。メチラポンテストを受けた患者には、コルチコステロイドの補充を最低でも 24 時間投与を行う。米国では現在、メチラポンは一般臨床で使用されていない。
注1：わが国では未承認。

3章 重症敗血症と敗血症性ショック　13

 3.3　重症敗血症と敗血症性ショックの抗菌薬治療

免疫不全があるか？
・HIV陽性
・好中球減少
・コルチコステロイドの慢性使用
・栄養失調
・化学療法中

略語
HIV：ヒト免疫不全ウイルス
ESBL：広域スペクトルβラクタマーゼ
MRSA：methicillin耐性黄色ブドウ球菌

→（はい）感染症専門医へのコンサルトを考慮する。細菌感染のみでなく日和見感染に対しての抗菌薬が必要かもしれない

↓（いいえ）

臨床所見から細菌感染が疑わしい（免疫不全のない患者でもウイルス，真菌，エールリヒア感染で重症敗血症や敗血症性ショックを呈することもある）

医療関連感染の危険因子がある
・最近の入院
・介護施設またはリハビリテーション施設に入所している
・定期的に病院外来へ通院し透析を受けている
・在宅点滴もしくは創傷処置を受けている

→（はい）**抗菌薬耐性の院内感染の病原菌を考慮する**
・MRSA
・緑膿菌
・*Acinetobacter*属
・*Klebsiella pneumoniae*（ESBL陽性）
・大腸菌（ESBL陽性）

↓（いいえ）

抗菌薬感受性がある市中細菌感染の病原菌を考慮する
・肺炎連鎖球菌
・大腸菌
・*Legionella pneumophila*
・methicillin感受性黄色ブドウ球菌
・インフルエンザ菌
・*Klebsiella pneumoniae*

広域スペクトルセファロスポリン（セフェピム，セフタジジム）
　または
カルバペネム（イミペネム，メロペネム，ドリペネム）
　または
βラクタム／βラクタム阻害薬（タゾバクタム／ピペラシリン）
　＋
フルオロキノロン（シプロフロキサシンもしくレボフロキサシン）
　または
アミノグリコシド（ゲンタマイシン，トブラマイシン，アミカシン）
　＋
MRSA抗菌薬（バンコマイシン，リネゾリド，tigecycline）

単剤の選択，もし*Legionella pneumophila*が疑わしい場合には2剤を投与
・セフトリアキソン
　または
・アンピシリン／スルバクタム
　または
・ertapenem
　＋
・マクロライド系（アジスロマイシン，クラリスロマイシン）
　または
・フルオロキノロン（レボフロキサシン，モキシフロキサシン）

↓

同定された細菌と感受性試験の結果に基づいて抗菌薬を変更するか，もしくは抗菌域を狭める

参考文献

Annane D, Sébille V, Charpentier C, et al. Effect of treatment with low doses of hydrocortisone and fludrocortisone on mortality in patients with septic shock. JAMA. 2002 ; 288 : 862-871.
コルチコトロピン投与に正常に反応しない敗血症性ショックの患者に対してステロイドを投与することで, 生存率が改善することを示す無作為化試験。

Bernard GR, Vincent JL, Laterre PF, et al. Efficacy and safety of recombinant human activated protein C for severe sepsis. N Engl J Med. 2001 ; 344 : 699-709.
重症敗血症で重篤な患者に活性化プロテインCを投与することで死亡率が改善することを示す無作為化盲検試験。

Dellinger RP, Carlet JM, Masur H, et al. Surviving Sepsis Campaign guidelines for management of severe sepsis and septic shock. Crit Care Med. 2004 ; 32 : 858-873.
敗血症性ショックと重症敗血症の患者に対する, エビデンスに基づく初期の蘇生と治療の推奨。

Kollef MH, Sherman G, Ward S, et al. Inadequate antimicrobial treatment of infections : a risk factor for hospital mortality among critically ill patients. Chest. 1999 ; 115 : 462-474.
感染症に対して適切な初期抗菌薬治療を受けていない集中治療室の患者群は死亡率が上昇することを示したコホート研究。

Kortgen A, Niederprüm P, Bauer M. Implementation of an evidence-based "standard operating procedure" and outcome in septic shock. Crit Care Med. 2006 ; 34 : 943-949.
目標指向療法, 血糖のコントロール, ストレス用量のヒドロコルチゾン投与, ヒト活性化プロテインCの使用といった臨床的結果を改善することが示されている治療方法からなる蘇生アルゴリズムの評価。

Micek ST, Roubinian N, Heuring T, et al. Before-after study of a standardized hospital order set for the management of septic shock. Crit Care Med. 2006 ; 34 : 2707-2713.
救急室における標準的な指示セットを用いた管理を導入する前後において敗血症性ショックの患者の28日死亡率と在院日数が改善したことを示す研究。

Rivers E, Nguyen B, Havstad S, et al. Early goal-directed therapy in the treatment of severe sepsis and septic shock. N Engl J Med. 2001 ; 345 : 1368-1377.
重症敗血症性と敗血症性ショックの患者での初期蘇生に, 目標指向のアプローチを用いることで生存率が改善することを示した無作為化試験。

心原性ショック

Christopher Leach and Richard G. Bach

心原性ショック cardiogenic shock とは心機能不全のために十分な循環が確保できず，臓器循環不全をきたした状態のことである。この心臓のポンプ機能不全のため，重要臓器への循環を維持できなくなり，治療をしなければ多臓器不全から死に至る。ほかのショックとの鑑別として，十分な血管内容量（肺動脈楔入圧 15 mmHg 超）があるにもかかわらず，心拍出量が低下（典型的には 2.2 l/分/m^2 未満）しており，低血圧（収縮期圧 90 mmHg 未満）が遷延するという特徴がある。臨床的には，全身の循環不全による四肢の冷感と網状皮斑や，意識の変容，乏尿などの症状を示す。しかしながら，これらの典型的な徴候がないこともある。最近の治療の進歩にかかわらず，ポンプ機能不全による心原性ショックは，非常に死亡率が高い。心筋梗塞のため入院した患者のうち心原性ショックを合併した場合は，30 日以内の死亡率は 40 〜 50 ％，1 年以内の死亡率は 55 〜 65 ％にものぼる。

病因

心原性ショックの病因は多岐に及ぶが（**表 4.1**），最も頻度の高いものは急性心筋梗塞である。急性心筋梗塞の約 5 〜 10 ％がショックをきたす。ショックは，左室もしくは右室梗塞の結果として起こる。しかしながら，血行動態に影響を及ぼすような右室梗塞は一般的に左室下壁梗塞に合併することが多い。左室梗塞によるショックの重症度は，その他の因子にも影響されるが，一般的に失われた機能的心筋の量に左右される。急性心筋梗塞による合併症である，不整脈，心室中隔欠損，乳頭筋機能不全，心筋破裂による心タンポナーデもショックをきたす誘因となる。頻度はさほど高くないが，重症心筋症（拡張型または肥大型）や急性心筋炎，重度の弁疾患も心原性ショックをきたすことがある。

病態生理

心原性ショックは，一般的に心筋機能不全がある閾値を超えた時に起こる。心筋機能不全は，単発の広範囲心筋梗塞（典型的には心筋の 40 ％超に及ぶもの）や，複数の心筋梗塞による心筋損傷の累積，心筋梗塞以外の原因によるびまん性心筋損傷によって起こる。ショックでは左室拡張終期圧の上昇により心筋の酸素需要が増加しているものの，低血圧と心拍出量の低下により酸素の供給は減少している。この結果，虚血と心不全がとどまることなく進行し，最終的に死に至る（ALG **4.1**）。心原

表 4.1　心原性ショックの原因

急性心筋梗塞
　左室ポンプ機能不全
　　広範囲梗塞
　　小さな梗塞が既存の左心不全に合併した場合
　機械的合併症
　　自由壁破裂 / 心タンポナーデ
　　乳頭筋機能不全 / 断裂
　　右室梗塞
　　心室中隔欠損症
重度の心筋症 / うっ血性心不全
　拡張型心筋症
　ストレス誘発性もしくは「たこつぼ型」心筋症
急性心筋炎(感染，中毒・薬物，移殖臓器の拒絶反応)
心筋挫傷
急性 / 重度弁機能不全
　急性僧帽弁逆流(例：乳頭索の断裂)
　大動脈弁閉鎖不全
左室流出路の閉塞
　閉塞性肥大型心筋症
　大動脈弁狭窄
拡張期心室充満の障害
　心膜液貯蓄 / 心タンポナーデ
　僧帽弁狭窄
　左房粘液腫

性ショックの治療は，あらゆる段階でこの悪循環を中断することである。
　急性心筋梗塞による心原性ショック患者の大多数に重度の多枝冠動脈疾患があることで，状況はさらに複雑となる。このような患者では，梗塞のない部分の心筋収縮を代償性に増加させることは困難である。炎症カスケードに関する最近の観察研究により，冠動脈疾患に対する従来の考え方が変わってきた。まず，心原性ショックを伴う急性心筋梗塞患者の平均的な左室駆出率は 30 % であり，今まで考えられていた値より高い。しかし，駆出率が 30 % を大幅に下回る場合でも心原性ショックをきたさないことがよくある。そのうえ，心原性ショック患者の体血管抵抗は上昇していないことがよくあり，逆に予想以上に低下していることもある。これは，敗血症性ショックと大きく違わない全身性炎症反応症候群(SIRS)の結果として起こっている可能性があり，陰性変力作用および血管拡張作用のあるサイトカインと一酸化窒素の上昇に関連すると推測される。

患者の特徴

急性心筋梗塞におけるショックは，高齢者や女性，重度の基礎疾患(糖尿病，冠動

ALG 4.1 心原性ショックの病態生理

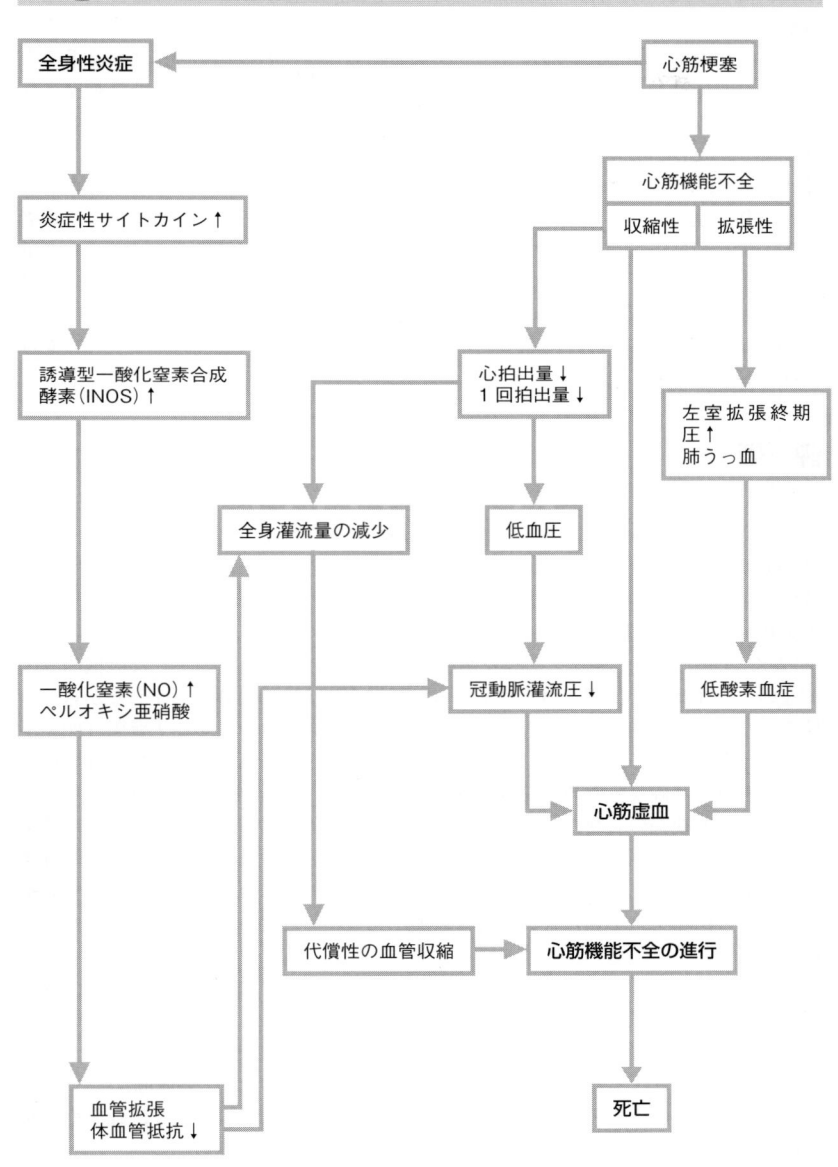

```
心筋梗塞
 ├──→ 全身性炎症
 │      │
 │      ↓
 │    炎症性サイトカイン↑
 │      │
 │      ↓
 │    誘導型一酸化窒素合成酵素（INOS）↑
 │      │
 │      ↓
 │    一酸化窒素（NO）↑
 │    ペルオキシ亜硝酸
 │      │
 │      ↓
 │    血管拡張
 │    体血管抵抗↓
 │      │
 │      → 全身灌流量の減少
 │
 ↓
心筋機能不全
 ├─ 収縮性 → 心拍出量↓／1回拍出量↓ → 低血圧 → 冠動脈灌流圧↓
 └─ 拡張性 → 左室拡張終期圧↑／肺うっ血 → 低酸素血症
                                      ↓
                                   心筋虚血
                                      ↓
                        代償性の血管収縮 → 心筋機能不全の進行
                                      ↓
                                     死亡
```

脈疾患の既往，脳血管疾患の既往，腎不全の既往)がある患者に起こりやすい．心原性ショックは，ST上昇型心筋梗塞にも非ST上昇型心筋梗塞にも合併して起こるが，前壁心筋梗塞に最も多くみられる．血管造影では，左前下行枝が責任病巣であることが最も多いが，心原性ショック患者には重度の多枝冠動脈疾患があることが多い．心原性ショックの徴候や症状は，たいてい入院後に出現し(心筋梗塞発症からショックとなるまでの中央値6.2時間)，そして大多数の患者では急性心筋梗塞発症から24時間以内にショックへと進行する．数は多くないとはいえ，最大25%もの患者が急性心筋梗塞後24時間以上たってから心原性ショックをきたすことがあり，原因として虚血の再発の可能性が考えられている．心原性ショック患者の中には，心拍出量が低下していて，全身の循環不全の所見があるのに明らかな低血圧を示さない患者層がある．このような患者は，正常血圧心原性ショックと呼ばれ，低血圧を伴う心原性ショック患者と比較すると死亡率は低いが(正常血圧群43%，低血圧群は66%)，循環不全のない急性心筋梗塞患者と比較すると死亡率はかなり高い．

評　価

迅速に心原性ショックを認識することが治療には必須であり，タイミングよく適切に治療することで死亡率は著明に低下する．低血圧(90 mmHg未満)の患者では，奇脈(心タンポナーデの可能性)，うっ血性心不全(頸静脈圧上昇，肺水腫，III音奔馬調律)，臓器の循環不全(四肢冷感と網状皮斑，脈の減弱，意識の混濁，尿量低下)がないか，早急に評価する必要がある．弁膜症や，その他のまれな機械的原因がないか，注意深く循環器の診察を行って評価するべきである．しかしながら，急性心筋梗塞や心機能低下の場合，僧帽弁逆流，重度の大動脈狭窄や大動脈弁閉鎖不全の心雑音が減弱していたり，全く聴取できないことがある．心電図は急性虚血や梗塞の有無を評価するため，即刻記録する．そして，心電図で診断できない場合でも，急性心筋梗塞の診断のため心筋バイオマーカーを初診時とその後継時的に測定すべきである．左室および右室機能と弁機能を評価して，心タンポナーデを除外するためにベッドサイドでの心エコーはなるべく早く行う．急性僧帽弁逆流症や心室破裂などの循環不全をきたす機械的な原因が見つかった場合には，緊急手術が必要になる．

　原因がはっきりしない場合，心原性と非心原性ショックの鑑別を行うのに，ベッドサイドでの肺動脈カテーテルが有用なこともある．しかしながら，急性心筋虚血や急性心筋梗塞が疑われるショックの場合，そのような検査のために左心カテーテルと冠動脈造影による決定的な診断評価を遅らせてはならない．肺動脈カテーテルは，診断のためのみならず昇圧薬や強心薬を使った治療の指針となり，臨床症状が発現する前に血行動態の改善または悪化を評価することができる．

ALG 4.2 心原性ショックが疑われる時の治療

心原性ショックの疑い
- 収縮期血圧＜90 mmHg
- 心拍出量低下の徴候（乏尿，意識レベルの低下，肺水腫）

↓

初期評価と同時に状態を迅速に安定させる
すぐに心電図をとる
注意：急性心筋梗塞があるか（ST上昇，新たな左脚ブロック，後壁心筋梗塞の疑い）
酸素投与／人工呼吸器の装着（低酸素血症に対して）
血圧の維持
収縮期血圧＜90 mmHg
ドパミン（5〜15 μg/kg/分）
収縮期血圧＜80 mmHg（ドパミン投与下で）
ノルアドレナリン（1〜20 μg/分）
目標平均動脈圧＞65 mmHg
注意：昇圧薬を投与されている患者はすべて，動脈ラインで血圧のモニターを行う

心電図（＋）の場合 ↙　　　　　　　↘ 心電図（−）の場合

迅速な再灌流療法

血栓溶解療法／
大動脈内バルーンポンプ
注意：心臓カテーテル室がすぐに使用できない場合のみ

その後移送 ↓

心臓カテーテル
・急性心筋梗塞発症後＜36時間
・ショック発症後＜12〜18時間
注意：その他に抗凝固療法の禁忌がないこと
大動脈内バルーンポンプ補助

↓

血行再建術の適応あり
経皮的冠動脈インターベンション
（梗塞責任血管のみ）
注意：ステントとabciximabの使用もしくは
緊急冠動脈バイパス術
（三枝病変，左主冠動脈病変，経皮的冠動脈インターベンションが不可能な場合）

緊急心エコー
左室と右室機能を評価
心原性ショックをきたす機械的合併症を除外
・急性僧帽弁閉鎖不全／乳頭筋断裂，心室中隔欠損，自由壁破裂，右室梗塞
肺動脈カテーテルモニタリング
注意：心原性の原因であることを確認
心係数＜2.2 l/分/m^2
肺動脈楔入圧＞15 mmHg

↓

血行再建術が不可能な場合
内科的治療を継続
もし血圧が安定しているならば，**強心薬**を考慮
ドブタミン（2.5〜10 μg/分）
ミルリノン（0.375〜0.7 μg/kg/分）
注意：低血圧では使用を避け，腎不全のある場合ミルリノン使用は避ける

↓

治療不応性のショック
注意：左心補助装置を考慮し，心臓移植の評価をする

治療

初期内科的治療

心原性ショック患者では，組織の循環不全が悪循環に陥るか，不可逆的な臓器障害が急速に悪化する前に循環動態を安定させるように速やかに配慮する（AIS **4.2**）。高度な医療技術を提供できる病院では，通常このような患者には中心静脈カテーテル，持続動脈圧モニター，尿量モニターが必要となる。特に急性心筋梗塞により急性の心機能不全をきたしている場合には，その他の原因によるショックで一般的に使われている治療により状態を悪化させることがある。したがって治療方法を選択する時には，ショックの原因をよく考える必要がある。明らかな肺うっ血がない場合，輸液蘇生は低血圧を改善させるのに有用かもしれないが，肺水腫と呼吸不全を避けるために注意深くモニターしなければならない。低血圧に対して初期に昇圧薬が必要となることがある。しかしながら，末梢血管の収縮はさらに後負荷を増大させ，虚血をきたしている心筋の酸素需要を増やすことになるため，昇圧薬は目標血圧を達成する最低量を使用する。心原性ショックによる低血圧の治療の第一選択は，通常ドパミン（5～20μg/kg/分）である。なぜならばドパミンにはその他の昇圧薬と比較して強心作用と昇圧作用の両方があり，少量で使った場合，理論上では腸間膜血管拡張による腎保護作用があるためである[注1]。低血圧がドパミンに反応しなければ，ノルアドレナリン（1～20μg/分）を追加する。ここでもう一度強調するが，末梢血管を収縮させることで心室の後負荷を増大させ，ポンプ不全を悪化させる可能性がある。

血圧が比較的安定している患者（収縮期血圧＞90 mmHg）で心拍出量低下と循環不全の所見がある場合には，強心作用のあるドブタミン（2.5～10μg/分）が有用なことがある。ドブタミンには末梢血管拡張作用があるため，低血圧の患者には使用を避けるか注意して用いる。

ミルリノン（0.375～0.75μg/kg/分，50μg/kgの初回負荷をすることもある）はもう一つの強力な強心薬であるが，著明な血管拡張作用があるため，低血圧患者には注意して使用しなければならない。また，腎不全のある患者では使用を避けるべきである。昇圧薬には副作用の可能性がある一方で，大動脈内カウンターパルセーションにより良好な効果が得られるため，心臓のポンプ機能不全が主な原因のショックでは，常に大動脈内バルーンポンプを早期に考慮する。しかしながら，肥大型心筋症があり流出路の閉塞によるショックが疑われる場合，強心薬や大動脈内バルーンポンプは避け，純粋な末梢血管収縮薬であるフェニレフリンを使用すべきである。

大動脈内バルーンポンプ

大動脈内バルーンポンプ intraaortic balloon pumping（IABP）は，穿刺可能な動脈より挿入する。通常は大腿動脈から挿入し，下行大動脈に留置する。コンピュータ化された制御装置により心周期に同期してヘリウムガスでバルーンの膨張と収縮を

注1：腎保護のみを目的として，低用量でドパミンを使用することはなくなった。

行い，ショック患者の血行動態を補助する．大動脈弁が閉鎖する直後にバルーンを膨張させ，次の心室収縮の直前に収縮させる．IABPは，後負荷と心筋酸素需要を減少させると同時に中心大動脈圧と重要臓器灌流(冠動脈灌流を含む)を増加させる唯一の手段である．早期のIABPによる補助は，血管再建術，一過性の気絶心筋からの回復，より高度な補助装置や心臓移植までのつなぎとして有用である．禁忌(重度大動脈弁閉鎖不全，重度末梢血管障害，大動脈解離)がないのであれば，ほとんどの心原性ショック患者に対して早期に使用を考慮すべきである．

再灌流療法：血栓溶解療法と直接的経皮的冠動脈インターベンション

虚血性心疾患による心原性ショックに対する最新治療の基本的な考えでは，急性心筋梗塞に対する迅速な再灌流と，閉塞性の冠動脈疾患に対する血行再建術が治療の中心である．臨床試験によって，これらの治療が死亡率を低下させることが証明されている．ST上昇型心筋梗塞に対する再灌流療法 reperfusion therapy についての無作為化試験によると，心原性ショックがある場合には血栓溶解療法による薬物再灌流の効果は低くなり，経皮的冠動脈インターベンションの成績のほうがよいことが示唆されている．したがって，心原性ショックを合併した急性心筋梗塞の患者に対しては，可能であれば直接的経皮的冠動脈インターベンションによる再灌流療法を早期に行うことが望ましい．

　分単位から時間単位の再灌流の遅れでも，心原性ショック患者の死亡率は明らかに上昇する．しかしながら，限られたデータではあるが，早期に冠動脈血管造影ができなかった症例で，血栓溶解療法とIABPを組み合わせ，機械的血行再建術ができるまでのつなぎとすることが有用であるとする報告もある．

冠動脈血行再建術

急性冠症候群と心原性ショックをきたしている患者には，緊急に左心カテーテル検査を行い，適応があれば冠動脈血行再建術 coronary revascularization を施行すべきである．急性心筋梗塞で心原性ショックのある75歳未満の患者を対象とし，早期の血行再建術と保存的治療を比較したSHOCKトライアルでは，早期の経皮的冠動脈インターベンションまたは冠動脈バイパス術により死亡率が著明に改善することが示されている．最新のガイドラインによると，可能であるならば急性心筋梗塞発症後36時間以内に早期の血行再建術を行うことが推奨されている．ただし，このような高リスク患者の冠動脈疾患は複雑かつ重度であり，SHOCKトライアルでは血行再建術を受けた患者のうち36％は冠動脈バイパス術を受けたと報告されている．75歳超の患者に対しても早期の血行再建術が有用であるかもしれないという非無作為化試験のデータもある．最新のガイドラインでは，そのような患者群に対する早期の血行再建術は症例に応じて検討するべきであるとしている．

左心補助装置

内科的治療とIABP補助では重要臓器への十分な灌流が得られない場合，さらに高度なサポートが必要になることがあるが，これは重要臓器が不可逆的損傷を受ける前に考慮すべきである．左心補助装置 left ventricular assist device(LVAD)は，心

拍出量，血圧，肺動脈楔入圧，重要臓器の灌流を著明に改善させ，救命に結びつく．LVADはこれまでは外科的に挿入されてきたが，最近では経皮的に挿入されている．LVADは，心原性ショックで適応がある場合に，同所性心臓移植などの決定的な治療へのつなぎとして最もよく使われる．しかしながら，心臓移植の適応がなく保存的治療に反応しない末期心不全の患者に，LVADを最終的な治療として用いる臨床試験も現在行われている．

心タンポナーデ

心タンポナーデ cardiac tamponade は独特なショックの原因であり，外部からの圧迫によって心臓の充満と拍出を障害する．心タンポナーデの発症はまれではなく，また心タンポナーデによるショックは急速に改善しうるので，迅速な発見が第一である．重要な臨床所見は奇脈である．奇脈があると吸気時に収縮期血圧が10 mmHg以上低下する．頸静脈の怒張も通常みられる．心タンポナーデの最も一般的な原因として，大量の心膜液貯留が挙げられる．しかしながら，頻度は高くないが心臓手術後に限局性の血栓が左房を圧迫して心タンポナーデを起こすことがある．典型的な心エコーの所見では，大量の心膜液貯留があり，拡張期に右心が圧迫され，Dopplerで計測される僧帽弁血流速度の呼吸性変動が増大している．低血圧がある場合，急速輸液により血圧を維持できる場合がある．しかし，原因となっている心膜液を経皮的剣状突起下心膜穿刺術もしくは外科的ドレナージによってすぐに排液する必要がある．診断に疑問があれば，肺動脈カテーテルによって，心タンポナーデに特徴的な血行動態である圧の均一化（上昇した右房圧と，右室拡張期圧，肺動脈拡張期圧，肺動脈楔入圧が同じになる）を示すことで確認できる場合もある．

結　論

心原性ショックは重篤な心機能不全を伴う状態である．いくつかの原因によって起こりうるが，最も頻度の高いものとして，急性心筋梗塞が挙げられる．死亡率は非常に高い．最善の治療には，早期発見と集中的な内科的治療が必要になり，機器を用いた治療が必要とされることもある．急性冠症候群からショックになっている患者では，解剖学的に可能であれば，早期の血行再建術によって短期的・長期的予後が改善することが示されている．

（藤谷　茂樹）

参考文献

Hochman JS. Cardiogenic shock complicating acute myocardial infarction：expanding the paradigm. Circulation. 2003；107：2998-3002.
　心原性ショックの総説で，病態生理と治療についての新しい情報をまとめている。

Hochman JS, Sleeper LA, Webb JG, et al. Early revascularization in acute myocardial infarction complicated by cardiogenic shock. N Engl J Med. 1999；341：625-634.
　75歳未満の患者では，心原性ショックを伴う急性心筋梗塞の治療に早期血行再建術を行ったほうが，保存的治療よりも死亡率が低下することを示した代表的な無作為化試験であるSHOCKトライアルの結果。

Hollenberg SM, Kavinsky CJ, Parrillo E. Cardiogenic shock. Ann Intern Med. 1999；131：47-59.
　心原性ショックとエビデンスに基づいた治療の一般的な総説。

Various Authors. J Am Coll Cardiol. 2000；36(3, Suppl 1).
　SHOCKトライアルとその患者データベースから派生した，臨床的に関連する研究文献を扱ったJACCのsupplement。

5 アナフィラキシーショック

Timothy J. Bedient

アナフィラキシー anaphylaxis とは，特徴的でしばしば生命を脅かす，免疫グロブリン E(IgE)を介した即時型過敏性反応の臨床症状を指す．この反応はさまざまな物質への曝露後に起こり，肥満細胞や好塩基球からの脱顆粒や，ヒスタミン，トリプターゼ，プロスタグランジンやロイコトリエンの分泌が関与している．アナフィラキシー様反応 anaphylactoid reaction は，臨床的にアナフィラキシーと鑑別することができないが，IgE を介していない点で異なる．アナフィラキシー様反応は，IgE を介さない直接的な肥満細胞の脱顆粒と，アラキドン酸代謝の変化のために起こると考えられている．アナフィラキシーとアナフィラキシー様反応をきたす物質は異なる．表5.1 にそれぞれの原因物質を示す．

アナフィラキシー反応とアナフィラキシー様反応は分単位で現れることもあるが，通常は原因物質への曝露後1時間未満に起こる．原因物質が血管内に投与された時は，より急速に発症する．初期の症状として，紅潮，瘙痒感，不吉な予感などが挙げられる．表5.2 に示すように，皮膚，眼，呼吸器，消化管，循環器，中枢神経系にさまざまな重症度の症状をきたす．心血管虚脱(ショック)は約30％の症例で起こり，(a)血管透過性亢進と血管内容量喪失による循環血液量低下，(b)末梢血管拡張による低血圧，(c)心筋抑制，(d)徐脈が原因である．50％もの患者が呼吸器症状を呈し，重度の上気道浮腫や気管支痙攣，心原性または非心原性肺水腫により呼吸不全へと進行することがある．20％もの患者が二相性の反応を示し，最初の反応から1〜8時間後に2度目の症状が起こる(72時間後に起こったという報告もある)．

診断は臨床所見に基づき，鑑別診断は多岐にわたる．鑑別診断には，蕁麻疹，喘息発作重積状態，バンコマイシンによるレッドマン症候群，scromboid魚中毒(マグロ，サバ，マヒマヒやアミキリなどの魚が傷んでできるヒスタミン様複合体による)，カルチノイド，褐色細胞腫，肥満細胞症，グルタミン酸モノナトリウム摂取や，パニック発作などがある．トリプターゼ(特にβサブタイプ)やヒスタミンの血清濃度が上昇していれば，診断の可能性が高くなる．トリプターゼ値は，症状発現後1〜6時間上昇するが，血清ヒスタミンは30〜60分以内に低下する．24時間尿中 n-メチルヒスタミン値を，後に測った基準値と比較することで診断の一助となる．可能性のある原因物質への曝露について問診しても，60％もの症例では原因物質を同定することができない．

American Academy of Allergy, Asthma, and Immunology と American College of Allergy, Asthma and Immunology の合同推奨に基づいた治療の概略を AIS 5.1 に示した．薬物療法として，呼吸器と循環器系作用を改善させるためにアドレナリンが，またヒスタミンの作用を阻害するために H_1 および H_2 受容体拮抗薬が使用

表5.1 アナフィラキシーとアナフィラキシー様反応の原因
（起こる可能性が高いほうの機序に分類してある）

アナフィラキシー（IgEが介在する）
 食物（特にナッツ，卵，魚，貝，牛乳）
 抗菌薬（特にペニシリン。ペニシリンアレルギーテスト陽性者のうち4%が，セファロスポリンでも陽性）
 ワクチン
 麻酔薬
 インスリンやその他のホルモン
 抗毒素
 血液と血液製剤
 虫刺傷と咬傷（ミツバチ，スズメバチ，アリ）
 蛇咬傷
 ラテックス
 アレルギー免疫療法

アナフィラキシー様反応（直接的な肥満細胞の脱顆粒，アラキドン酸代謝の変化）
 非ステロイド性抗炎症薬（特にアスピリン）
 オピオイド
 サルファ薬
 造影剤
 神経筋遮断薬（クロニウム類とスキサメトニウム）
 ガンマグロブリン
 抗血清
 運動

IgE：免疫グロブリンE

表5.2 アナフィラキシーとアナフィラキシー様反応の臨床症状

眼	**皮膚**
瘙痒感	瘙痒感
流涙	紅潮
結膜充血	蕁麻疹
眼周囲浮腫	血管性浮腫
循環器系	**呼吸器系**
低血圧	呼吸困難
頻脈（重度の場合では徐脈）	吸気性喘鳴／呼気性喘鳴／嗄声
不整脈	嚥下困難
心停止	肺水腫
消化器系	**神経系**
悪心・嘔吐	不安と「不吉な予感」
下痢	失神性めまい，失神発作
腹痛	痙攣

5.1 アナフィラキシーとアナフィラキシー様反応の急性期治療

呼吸器系，循環器系，消化器系の症状が重度の場合，急速にショック，呼吸不全から死へ進行するので，即座に治療を開始。**アドレナリンには絶対的禁忌はない**

↓

切迫する呼吸不全の疑いがある（吸気性喘鳴，呼気性喘鳴，頻呼吸，呼吸困難，嚥下困難）

- **はい** →
  挿管は遅れるとより困難になるためすぐ行う。重度な気道浮腫があれば輪状甲状間膜切開術が必要になることがある

- **いいえ** →
  患者をベッドに寝かせる
  大口径の静脈ラインを確保（しかし，アドレナリンの筋注を遅らせてはならない）
  血圧，心拍数，酸素飽和度，呼吸器症状を持続的にモニター

↓

1,000倍希釈アドレナリン（1 mg/ml）0.3〜0.5 mgを筋注。大腿前面もしくは側面に筋注するのが望ましい。必要があれば5分後に繰り返し投与（70％もの症例で2回目の投与が必要となる）
症状が重度か筋注に対して反応が鈍い場合には，アドレナリン0.1〜0.2 mg（1,000倍希釈アドレナリン1 ml＋生理食塩液10 ml [0.1 mg/ml]）を反応のあるまで1〜2分かけて静注
低血圧があれば，生理食塩液を1〜2 l 急速輸液

↓

すべての患者にH₁およびH₂受容体拮抗薬を投与
1) ジフェンヒドラミン（H₁）25〜50 mg 静注
2) ラニチジン（H₂）50 mg 静注
3) ファモチジン（H₂）20 mg 静注

◇ 臨床的に反応がみられるか？

- **はい** → （H₁/H₂投与へ）
- **いいえ** →
  患者がβ遮断薬を内服している場合
  1) グルカゴン1〜2 mgを5分おきに効果が出るまで静注または筋注
  低血圧が遷延する場合
  1) アドレナリン持続静注を0.1〜1 μg/kg/分にて開始し，治療効果によって調整
  2) 大量急速輸液を継続する（急速輸液装置があれば使用する）
  呼吸症状が持続し，挿管されていない場合
  1) β₂受容体作動薬（サルブタモール）の吸入：0.5％液0.5 ml＋生食2.5 mlを15分おきにネブライザー投与

される。アドレナリンの使用には禁忌はない。アドレナリンが救急室で十分に使用されておらず，治療の遅れのためにショックや呼吸不全に陥る場合があることが多数の研究で報告されている。Korenblatらによると，重篤な症状を示す患者のうち70％で少なくとも2回のアドレナリン投与が必要となると報告されている。ステロイドの静注は，アナフィラキシーの急性期治療においては意味がないが，最初の症状発現から72時間までの間に起こる二相性の反応を防ぐかもしれない。ステロイドは，初回にメチルプレドニゾロンを1～2mg/kg静注，もしくはそれと同価のステロイドを投与し，最大4日間まで静注もしくは経口で投与を続ける。退院時には，検査と観察のためアレルギー専門家へ紹介し，アドレナリン自己注射(エピペン®)を処方するべきである。

（藤谷　茂樹）

参考文献

Joint Task Force on Practice Parameters；American Academy of Allergy, Asthma and Immunology；American College of Allergy, Asthma and Immunology；Joint Council of Allergy, Asthma and Immunology. The diagnosis and management of anaphylaxis：an updated practice parameter. J Allergy Clin Immunol. 2005；115：S483-S523.
　アナフィラキシーとアナフィラキシー様反応の，定義，原因，症状，診断，治療についての2学会合同推奨。
Korenblat P, Lundie MJ, Dankner RE, et al. A retrospective study of epinephrine administration for anaphylaxis：how many doses are needed? Allergy Asthma Proc. 1999；20：383-386.
　アナフィラキシー105症例の後ろ向き総説。重症度と症状を改善するのに必要なアドレナリンの投与回数の関係を評価している。

6 機械的原因によるショック

Howard J. Huang

　機械的原因によるショックには，さまざまな種類の症候群が含まれており，直接的な肺血管の閉塞，または血管作用物質を介した肺血管収縮によって急激に肺血管抵抗が上昇する。このような機序により，急性肺性心や右室負荷が起こり，最終的には右室不全によるショックに至る。**機械的ショック** mechanical shockは，**閉塞性ショック** obstructive shockとも呼ばれ，文献の中では同義として使用されている。機械的ショック症候群の中では，急性広範性肺塞栓症が典型的で最も発生頻度が高い症候群である。しかし，空気塞栓症候群，脂肪塞栓症候群，羊水塞栓症候群の病因や臨床所見も似かよっている部分が多い。よって症候群が起こった臨床状況から診断を特定する。

　心タンポナーデは機械的ショックとして扱われるが，病態生理は閉塞性ショックとは異なる。心タンポナーデの病因，診断と治療については心原性ショックの章（4章）で扱う。本書ではさまざまなショックの原因を個別に扱っているが，同一の患者に複数のショックの原因が同時に存在する場合があることに留意すべきである。

　閉塞性ショックでの血行動態不全の重症度は，(a)肺動脈の閉塞や血管収縮の程度，(b)右室機能，(c)心肺疾患の既往に左右される。例えば，基礎疾患のない患者では通常生命を脅かすことのない区域枝の肺塞栓症であっても，肺動脈高血圧の既往や右室機能の低下がある患者では，血行動態不全をきたす。

　肺循環は，典型的には抵抗の低い血管系であるので，正常の右室は40 mmHgを超える平均肺動脈圧を維持することができない。平均肺動脈圧が40 mmHgを超えていて右室不全がなければ，亜急性もしくは慢性の肺動脈高血圧があることを示唆する。心肺疾患の既往がなければ，右室後負荷と平均肺動脈圧の上昇は，肺血管閉塞や肺血管収縮の程度と直接相関する。肺血管床断面積の25〜30％が失われると，急性右室不全の所見が心エコーで検出される。しかしながら，心肺疾患の既往がある場合には，肺血管床断面積の喪失がより小さくても血行動態不全に陥ることがあり，予測することは難しい。

　右室で代償できないような肺動脈圧や右室後負荷の急激な上昇は，迅速に介入しなければ，血行動態が悪化し，治療不応性のショックや循環虚脱に陥る。閉塞性ショックの原因となる多様な因子と機序の相互関係を 6.1 に示す。機械的ショック症候群をうまく管理するには，早期に認識し，安定した血行動態を回復・維持するために迅速に補助療法を開始することが必要である。機械的ショックの一般的な臨床症状には，頻脈，低血圧，臓器循環不全の徴候（例：尿量減少，四肢の冷感，意識障害）がある。換気血流不均衡のため低酸素血症と頻呼吸がしばしばみられる。重症例では，心室細動，心静止，無脈性電気活動（PEA）が初発症状となることがある。身体所見として，頸静脈怒張，三尖弁逆流性雑音，II音の肺動脈成

ALG 6.1 機械的ショックの病態生理

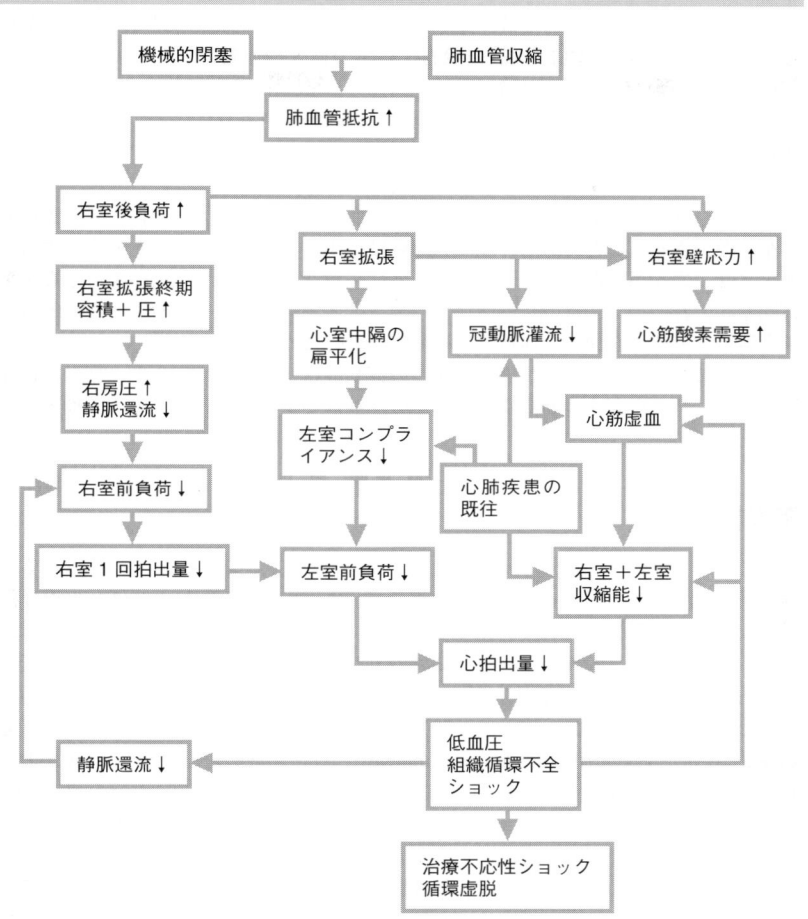

```
機械的閉塞              肺血管収縮
      ↓                    ↓
         肺血管抵抗↑
    ↓         ↓         ↓
右室後負荷↑  右室拡張    右室壁応力↑
    ↓         ↓         ↓
右室拡張終期  心室中隔の  冠動脈灌流↓  心筋酸素需要↑
容積+圧↑    扁平化          ↓         ↓
    ↓         ↓              心筋虚血
右房圧↑      左室コンプラ        ↑
静脈還流↓    イアンス↓     心肺疾患の
    ↓         ↓          既往
右室前負荷↓   ↓              ↓
    ↓         ↓         右室+左室
右室1回拍出量↓ 左室前負荷↓  収縮能↓
              ↓   ↓   ↓
                心拍出量↓
                  ↓
              低血圧
静脈還流↓  ← 組織循環不全
              ショック
                  ↓
              治療不応性ショック
              循環虚脱
```

分の亢進，肝頸静脈逆流，Kussmaul徴候などの右室不全の徴候を示すことがある。

心電図では洞頻脈がしばしばみられ，右室負荷や心筋虚血の所見を伴うことがある。経胸壁心エコー（TTE）は，一般的に右室の拡大や運動低下，三尖弁逆流，心室中隔の扁平化などの右室不全の所見を示す。McConnell徴候（心エコーにて右心の全体的な運動低下があるが，心尖部運動は比較的保持されていることを特徴とする）がみられることがある。右心カテーテル検査や経食道Dopplerでよくみられる血行動態所見については，本章の最初に記した。

機械的ショックの治療の中心は，安定した血行動態の回復・維持により臓器循環不全を改善させることである。輸液を過剰投与すると，右室拡張と左室充満障害を悪化させ，逆効果となる可能性があることに注意されたい。昇圧薬や強心薬を早期に開始し，輸液の追加は臨床的評価とベッドサイドの心エコーや経食道Doppler，肺動脈カテーテルを使った血行動態の測定を指針に行う。

以下に機械的ショックの代表的な4つの症候群についての病態生理，特徴，治療のアルゴリズムを記す。表6.1にこれらの症候群でよくみられる危険因子や徴候，症状を挙げる。

肺塞栓症

静脈血栓塞栓症venous thromboembolism（VTE）は，内科および外科系の重症患者によく起こる合併症である。集中治療室（ICU）患者にはたいてい，長期の臥床，外傷，悪性腫瘍，高齢，心肺疾患，血管内カテーテル留置などの主要な危険因子が複数ある。内科ICUでの臨床試験によると，深部静脈血栓症の予防をされていなければ，1/3もの患者が入院中にVTEをきたすとされている。VTEの患者のうち約5〜10％が肺塞栓症pulmonary embolism（PE）をきたし，そのうち10％が血行動態に重大な影響を受けるか広範性肺塞栓症massive PEである。ショックを合併した肺塞栓症の死亡率は，ショックがない場合の5〜7倍にもなる。肺塞栓症から心肺停止状態をきたした場合，死亡率が65％を超える。

ベッドサイドでの心エコーは，広範性肺塞栓症が疑われる患者の血行動態を評価する簡便な方法である。この方法で心筋症や，弁膜症，心タンポナーデ，心膜液貯留，大動脈解離などの鑑別疾患はすぐに除外することができる。時折，移動している巨大血栓が直接心エコーでみられることもある。確定診断を待つために，初期治療の開始が遅れることがあってはならない。治療では(a)安定した血行動態の回復と維持，(b)十分な酸素化の維持，(c)血栓の増大と肺塞栓症再発の防止に重点を置く。広範性肺塞栓症の治療アルゴリズムをAlg 6.2に示す。

広範性肺塞栓症に対する血栓溶解療法の有効性について，数多くの臨床試験が行われてきた。いまだに高用量の未分画ヘパリンや低分子量ヘパリンと比べて，血栓溶解療法が明らかに死亡率を改善することを示した臨床試験はない。しかし，血栓溶解療法を行うことによって右室機能と血行動態がより早く回復するという報告はいくつかある。急性広範性肺塞栓症で，保存的治療が血行動態の改善に有効でな

表6.1 機械的ショック状態の危険因子と主な症状

状態	危険因子	主な徴候と症状
広範性肺塞栓症	長期臥床	胸膜性胸痛
	過去3カ月以内の外科手術	呼吸困難
	静脈血栓塞栓症の既往	咳嗽
	悪性腫瘍	喘鳴
	慢性心肺疾患	喀血
	外傷	低酸素血症
	肥満	チアノーゼ
	中心静脈カテーテル	発熱
	凝固亢進状態	
空気塞栓症候群	右房より高い位置にある開放性の手術部位（開頭術，帝王切開）	不安
		迫り来る死の予感
	腹腔鏡や内視鏡手技での医療ガスの使用	胸痛
		呼吸困難
	循環血液量の減少	喘鳴
	圧外傷	チアノーゼ
	肺血管拡張薬	低酸素血症
	気道もしくは肺実質の生検	喘ぎ様呼吸
	静脈内留置器具	水車様心雑音
	造影剤の注入	興奮，譫妄，痙攣発作（全身性の空気塞栓）
	外傷	
脂肪塞栓症候群	鈍的外傷による長管骨・骨盤骨折	不安
	整形外科手術	譫妄
	広範な肋骨骨折	痙攣発作
	熱傷	発熱と悪寒
	急性膵炎	胸痛
	糖尿病	呼吸困難
	鎌状赤血球貧血	喘鳴
	脂肪吸引	チアノーゼ
	脂肪製剤の静脈投与	低酸素血症
		腋窩と体幹上部の点状出血斑
羊水塞栓症候群	妊娠	興奮，譫妄
	産褥期	痙攣発作
	分娩後（48時間まで）	発熱と悪寒
	難産	悪心，嘔吐
	陣痛促進薬使用	呼吸困難
	羊水穿刺	喘鳴
	妊娠初期6カ月までの流産	胸痛
	外傷	チアノーゼ
		低酸素血症
		構造的な異常がないのに大量出血
		胎児徐脈もしくは遅発一過性徐脈

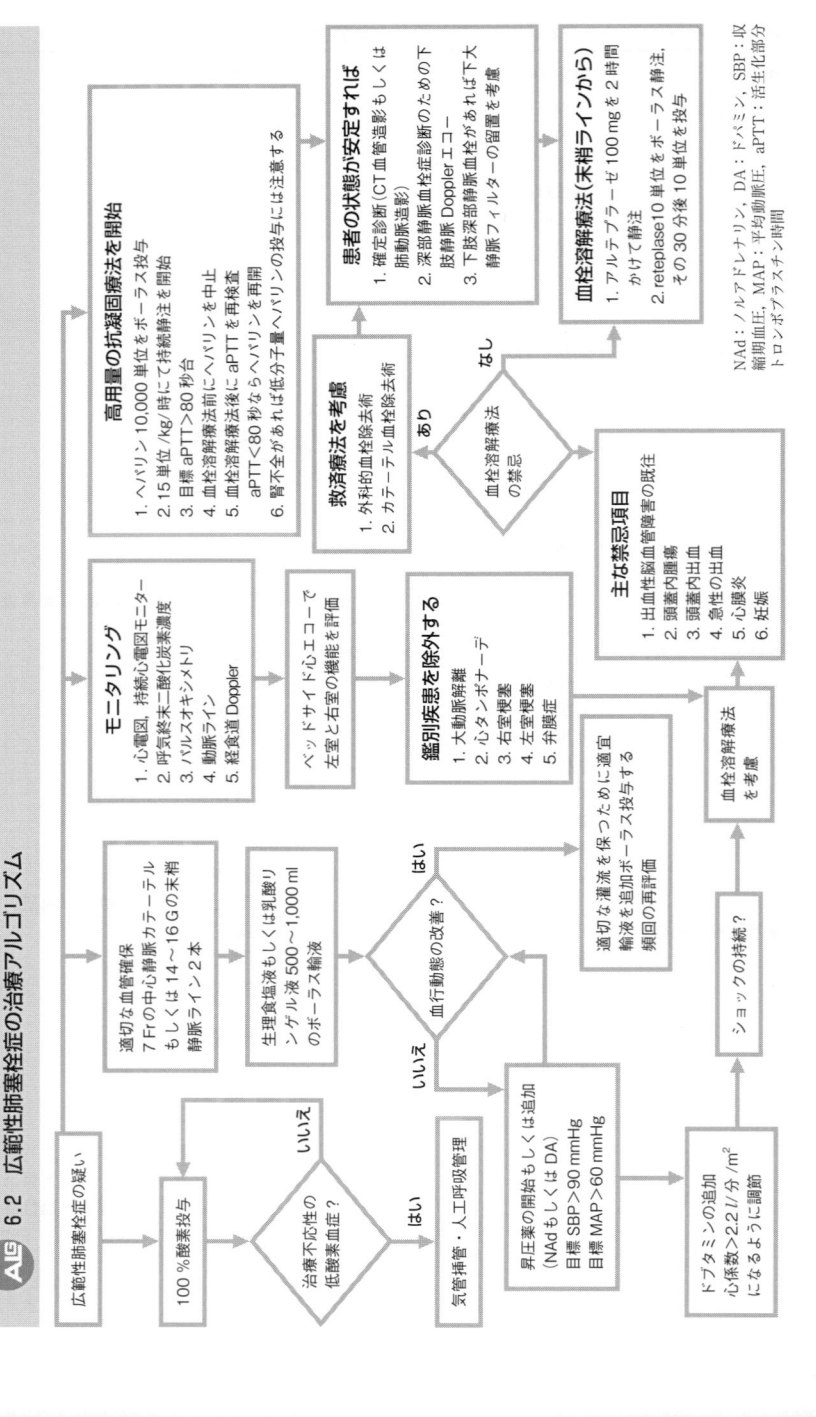

6.2 広範性肺塞栓症の治療アルゴリズム

広範性肺塞栓症の疑い
↓
100％酸素投与
↓
治療不応性の低酸素血症？
- はい → **気管挿管・人工呼吸管理**
- いいえ →

適切な血管確保
7 Fr の中心静脈カテーテル
もしくは 14〜16 G の末梢静脈ライン 2 本
↓
生理食塩液もしくは乳酸リンゲル液 500〜1,000 ml のボーラス輸液
↓
血行動態の改善？
- はい → **適切な灌流を保つために適宜輸液を追加ボーラス投与 頻回の再評価**
- いいえ → **昇圧薬の開始もしくは追加 (NAd もしくは DA) 目標 SBP>90 mmHg 目標 MAP>60 mmHg**
↓
ドブタミンの追加
心係数>2.2 l/分/m² になるように調節
↓
ショックの持続？
→ **血栓溶解療法を考慮**

モニタリング
1. 心電図，持続心電図モニター
2. 呼気終末二酸化炭素濃度
3. パルスオキシメトリ
4. 動脈ライン
5. 経食道 Doppler

↓
ベッドサイドエコーで左室と右室の機能を評価
↓
鑑別疾患を除外する
1. 大動脈解離
2. 心タンポナーデ
3. 右室梗塞
4. 左室梗塞
5. 弁膜症

高用量の抗凝固療法を開始
1. ヘパリン 10,000 単位をボーラス投与
2. 15 単位/kg/時にて持続静注を開始
3. 目標 aPTT>80 秒台
4. 血栓溶解療法前にヘパリンを中止
5. 血栓溶解療法後に aPTT を再検査 aPTT<80 秒ならヘパリンを再開
6. 腎不全があれば低分子量ヘパリンの投与には注意する

↓
患者の状態が安定すれば
1. 確定診断（CT 血管造影もしくは肺動脈造影）
2. 深部静脈血栓症診断のための下肢静脈 Doppler エコー
3. 下肢深部静脈血栓があれば大静脈フィルターの留置を考慮

↑
救済療法を考慮
1. 外科的血栓除去術
2. カテーテル血栓除去術

血栓溶解療法の禁忌
- あり → 救済療法を考慮
- なし → **血栓溶解療法（本邦ガイドラインから）**
  1. アルテプラーゼ 100 mg を 2 時間かけて静注
  2. reteplase 10 単位をボーラス静注，その 30 分後 10 単位を投与

主な禁忌項目
1. 出血性脳血管障害の既往
2. 頭蓋内腫瘍
3. 頭蓋内出血
4. 急性出血
5. 心膜炎
6. 妊娠

NAd：ノルアドレナリン，DA：ドパミン，SBP：収縮期血圧，MAP：平均動脈圧，aPTT：活性化部分トロンボプラスチン時間

く，かつ血栓溶解療法の絶対的禁忌がない場合に，ほとんどの専門家は血栓溶解療法を推奨している（AIS 6.2）。血栓溶解療法の強い禁忌がある場合には，救済療法としてカテーテル血栓除去術，開胸血栓除去術が試される場合がある．

　残念ながら，急性広範性肺塞栓症患者の死亡率はしばしば90％を超える．血行動態が回復したなら，CT血管造影もしくは肺動脈造影を用いて確定診断を行う場合がある．深部静脈血栓症の評価を行い，心機能が低下している患者に巨大深部静脈血栓症がある場合には，下大静脈フィルターの留置を考慮するべきである．

空気塞栓

空気塞栓症候群 air embolism syndrome（AES）は，空気が流入しやすいような圧較差や，不注意な注入により空気が静脈もしくは動脈に入り込んでしまった場合に起こり，血行動態およびガス交換の異常と臓器不全を引き起こす．中心静脈や末梢静脈ラインが開放されている時に一過性の胸腔内陰圧がかかった場合や，開放ラインが右房より高い位置にある時に空気が静脈循環に入る．14Gの末梢ラインに5 cmH$_2$Oの陰圧がかかるだけで，静脈循環へ毎秒100 mlもの速度で空気が流入する可能性がある．循環血液量が減少して中心静脈圧が低下している場合や，血管外に陽圧がかかっている場合（例：腹腔鏡下手術のCO$_2$注入）には，空気の流入速度が速くなる．空気は解剖学的シャントや，肺血管拡張薬の使用により動脈循環に入ることもある．大量の空気により肺循環の濾過機能が限界に達した時も同様である．結果として，静脈空気塞栓症の症例はすべて動脈空気塞栓症をきたしうる．静脈空気塞栓により引き起こされる血行動態障害やガス交換異常の程度は，(a)流入した空気の総量，(b)肺動脈循環への空気の流入速度，(c)心肺疾患の既往，(d)肺循環に沈着したガスによって引き起こされる炎症の程度によって左右される．

　空気塞栓症候群におけるショックの原因は，性質上閉塞が主なものと考えられる．しかしながら，動脈空気塞栓が冠動脈に流入すれば，心原性ショックの原因となる．大量の静脈空気塞栓は，右室流出部の完全閉塞をきたす．動物実験によると，急性の大量空気塞栓は致死的であるが，緩徐で持続的な少量の空気塞栓は総量が急性の場合より多くても死に至らない．ヒトの空気塞栓症候群の致死量は，空気がゆっくり入り込んだ場合約300～500 mlであるが，急性塞栓の場合は50 ml程度で血行動態不全を起こすこともある．血栓や脂肪などの固形の塞栓と異なり，肺動脈循環に流入する空気は肺胞毛細血管から拡散によって持続的に除去される．それゆえ，右室が肺動脈圧の急速な上昇を代償でき，空気の流入を阻止できる限り，塞栓を起こしたガスが消失するにつれて空気塞栓症候群によるショックは時間経過とともに改善する．

　臨床状況が合致するのであれば，急激に血行動態が不安定になったりガス交換に異常を示した場合には，空気塞栓症候群を鑑別診断として考える．空気塞栓症候群による循環呼吸器症状は，急性広範性肺塞栓症，脂肪塞栓，循環血液量減少性ショック，アナフィラキシーショック，敗血症性ショックと鑑別するのが難しい．奇異性塞栓が起こり，冠動脈循環に空気が流入した場合，臨床所見に心原性ショッ

ALG 6.3 空気塞栓症候群の治療アルゴリズム

空気塞栓症候群の疑い
↓
開放性の手術部位があれば、生理食塩液で満たす
↓
手術部位を右房よりも低い位置にする
↓
中心静脈圧が10～12 mmHgとなるよう等張晶質液もしくは膠質液で血管内容量を増加させる
↓
患者を左側臥位にする
↓
中心静脈カテーテルによる空気吸引を考慮

ベッドサイド心エコーで左室および右室機能を評価

鑑別疾患を除外
1. 急性肺塞栓症
2. 循環血液量減少性ショック
3. 敗血症性ショック
4. 心原性ショック
5. アナフィラキシー
6. 脂肪塞栓

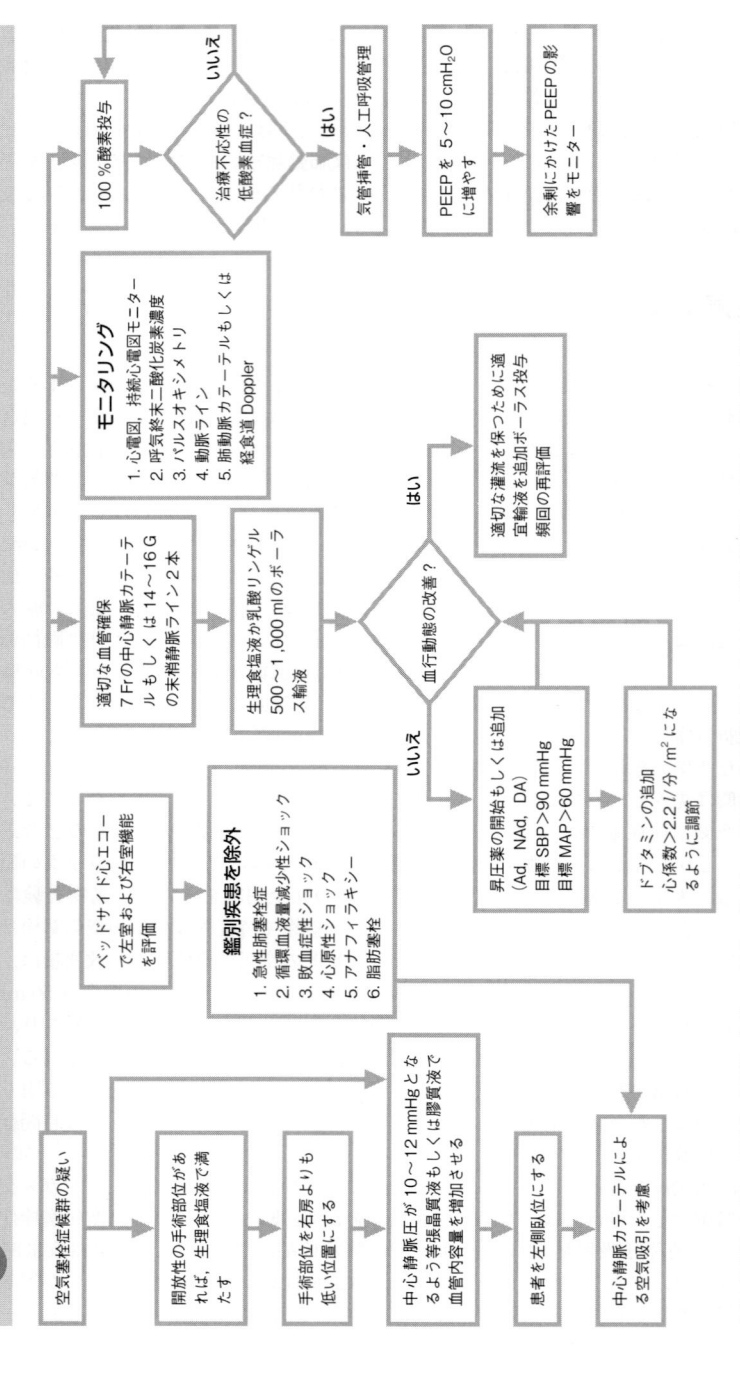

適切な血管確保
7Frの中心静脈カテーテルもしくは14～16Gの末梢静脈ライン2本
↓
生理食塩液か乳酸リンゲル 500～1,000 mLのボーラス輸液
↓
血行動態の改善？
- はい → 適切な灌流を保つために適宜輸液を追加ボーラス投与 頻回の再評価
- いいえ → 昇圧薬の開始もしくは追加 (Ad, NAd, DA) 目標 SBP>90 mmHg 目標 MAP>60 mmHg
  ↓
  ドブタミンの追加 心係数が2.2 L/分/m²になるように調節

モニタリング
1. 心電図、持続心電図モニター
2. 呼気終末二酸化炭素濃度
3. パルスオキシメトリ
4. 動脈ライン
5. 肺動脈カテーテルもしくは経食道 Doppler

100%酸素投与
↓
治療不応性の低酸素血症？
- いいえ → (戻る)
- はい → 気管挿管・人工呼吸管理
  ↓
  PEEPを5～10 cmH₂Oに増やす
  ↓
  余剰にかけたPEEPの影響をモニター

Ad：アドレナリン，NAd：ノルアドレナリン，DA：ドパミン，SBP：収縮期血圧，MAP：平均動脈圧，PEEP：呼気終末陽圧

クが加わることになる．経胸壁心エコーまたは経食道 Doppler，肺動脈カテーテルを用いて早期に心機能を評価することは，ショックの主な原因を決定するのに役立つ．

空気塞栓症候群の治療は対症療法であり，(a) 空気流入部の除去，(b) 安定した循環血行動態の回復と維持，(c) 流入した空気の迅速な除去に重点を置く．空気塞栓症候群の治療アルゴリズムを ALG 6.3 に示す．右室から空気を吸引することによる治療が報告されており，なかには 50％もの空気塞栓を取り除いて迅速に血行動態を改善できる症例がある．患者を左側臥位とし，右室を流出路より挙上することによって，流入した空気を右室内に戻すことができる．中心静脈カテーテルの先端を上大静脈と右房の接合部より約 2 cm 右房側に留置し，先端のポートから空気を吸引する．治療に反応しない心肺停止では，緊急開胸，非開胸心マッサージ，右室からの直接空気吸引が最後の手段として試されることもある．

重要なのは，十分な輸液を行い，適切な体位をとり，圧外傷を避け，中心静脈カテーテルの挿入と抜去に際しては適切な手技方法に従うなどして，手技中の空気塞栓を予防することである．空気塞栓症候群の危険が高い患者の場合，外科手術中に起こる空気塞栓を検出するために，カプノメータや前胸壁 Doppler 超音波を用いて綿密にモニターすべきである．早期に発見し，迅速な対症療法をとることで，空気塞栓症候群の予後は劇的に改善する．

脂肪塞栓

脂肪塞栓症候群 fat embolism syndrome（FES）は，外傷や組織傷害により壊死を起こした骨髄や脂肪細胞からの脂肪が静脈循環へ流入した時に起こる．肺血管床の機械的閉塞を起こし，全身性炎症反応を引き起こす．また，脂肪塞栓症候群の約 90％は，鈍的外傷による骨盤や長管骨の骨折の後に起こる．脂肪塞栓症候群をきたす危険性は，外傷の重症度や，骨髄を含む大きな骨の損傷数に従って高くなる．

脂肪塞栓症候群の病態生理は，肺動脈の機械的閉塞と，遊離脂肪酸が肺動脈に沈着して引き起こす重度の血管収縮と炎症反応と考えられる．しかしながら，この症候群の正確な機序は完全にはわかっていない．整形外科手術中の患者から採取した血液には循環する脂肪が認められると複数の研究で報告されている．これらの結果から，循環血液への脂肪流入は脂肪塞栓症候群を起こす必要条件であるが，十分条件ではないと考えられる．脂肪塞栓症候群の発症には，(a) 脂肪塞栓の総量や速度，(b) 塞栓物質の免疫原性，(c) 宿主炎症反応の程度，(d) 心肺疾患の既往といったいくつもの要因がかかわっていると考えられる．

脂肪塞栓症候群の病初期のショックは，主に肺血管の機械的な閉塞とそれによる急性右室不全が原因で起こる．受傷から 24〜72 時間以内には，有毒な遊離脂肪酸の代謝物質が全身性炎症や急性肺損傷，血行動態不全を伴う臓器不全を引き起こし，敗血症性ショックや分布異常性ショックなどに類似した病態となる．典型的な脂肪塞栓症候群の三徴，①低酸素血症，②神経学的機能不全，③体幹上部や腋窩の点状出血斑がみられることもある．

ALG 6.4 脂肪塞栓症候群の治療アルゴリズム

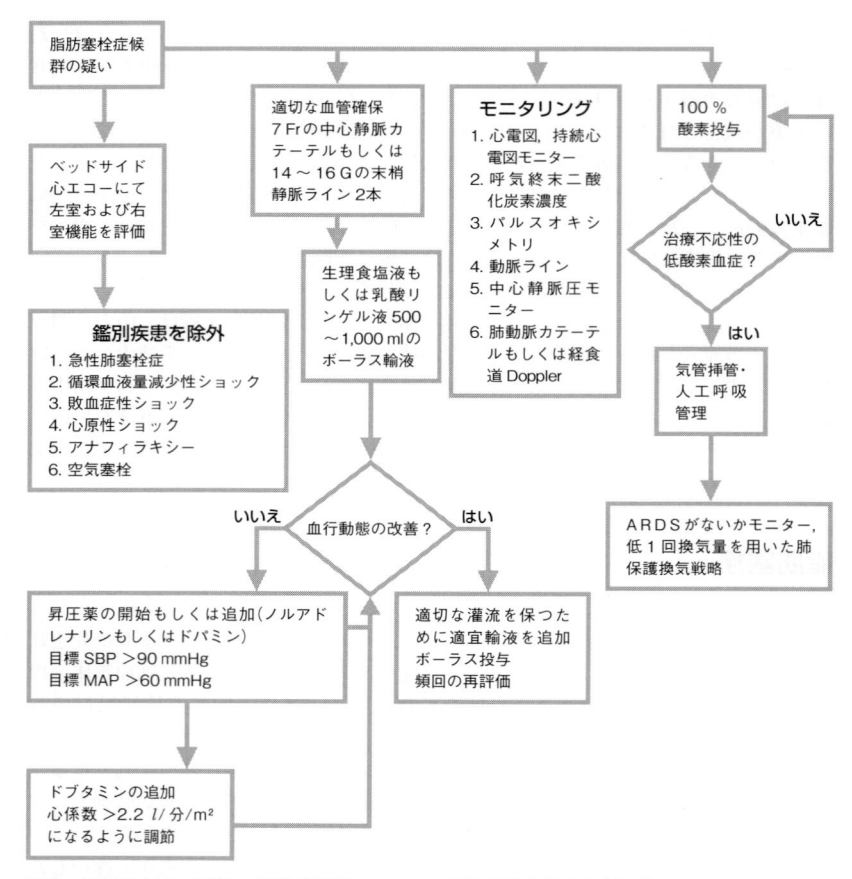

```
脂肪塞栓症候群の疑い
         │
         ├──────────────────┬──────────────────┬──────────────────┐
         ▼                  ▼                  ▼                  ▼
ベッドサイド       適切な血管確保        モニタリング          100％酸素投与
心エコーにて       7 Frの中心静脈カ      1. 心電図,持続心           │
左室および右       テーテルもしくは        電図モニター           ◆ いいえ
室機能を評価       14～16 Gの末梢        2. 呼気終末二酸化      治療不応性の ──→
         │         静脈ライン2本          炭素濃度          低酸素血症?
         ▼                  │            3. パルスオキシ             │
鑑別疾患を除外              ▼               メトリ              はい
1. 急性肺塞栓症     生理食塩液も         4. 動脈ライン              ▼
2. 循環血液量減少性ショック  しくは乳酸リ    5. 中心静脈圧モ       気管挿管・
3. 敗血症性ショック   ンゲル液500           ニター           人工呼吸管理
4. 心原性ショック    ～1,000 mlの         6. 肺動脈カテーテ          │
5. アナフィラキシー   ボーラス輸液            ルもしくは経食          ▼
6. 空気塞栓               │               道 Doppler      ARDSがないかモニター,
                         ▼                              低1回換気量を用いた肺
              いいえ ◆ 血行動態の改善? ▶ はい              保護換気戦略
                  │                  │
                  ▼                  ▼
        昇圧薬の開始もしくは追加（ノルアド    適切な灌流を保つた
        レナリンもしくはドパミン）          めに適宜輸液を追加
        目標 SBP >90 mmHg              ボーラス投与
        目標 MAP >60 mmHg              頻回の再評価
                  │
                  ▼
        ドブタミンの追加
        心係数 >2.2 l/分/m²
        になるように調節
```

SBP：収縮期血圧，MAP：平均動脈圧，ARDS：急性呼吸窮（促）迫症候群

6章 機械的原因によるショック　37

6.5 羊水塞栓症候群の治療アルゴリズム

羊水塞栓症候群の疑い

モニタリング
1. 心電図、持続心電図モニター
2. 呼気終末二酸化炭素濃度
3. パルスオキシメトリ
4. 動脈ライン
5. 中心静脈圧モニター
6. 肺動脈カテーテルもしくは経食道 Doppler
7. 胎児心拍モニター

ベッドサイド心エコーで左室および右室心機能を評価

鑑別疾患を除外
1. 急性肺塞栓
2. 循環血液量減少性ショック
3. 敗血症性ショック
4. 心原性ショック
5. アナフィラキシー
6. 脂肪塞栓
7. 空気塞栓

凝固障害と播種性血管内凝固(DIC)のモニター
→ 必要があれば輸血

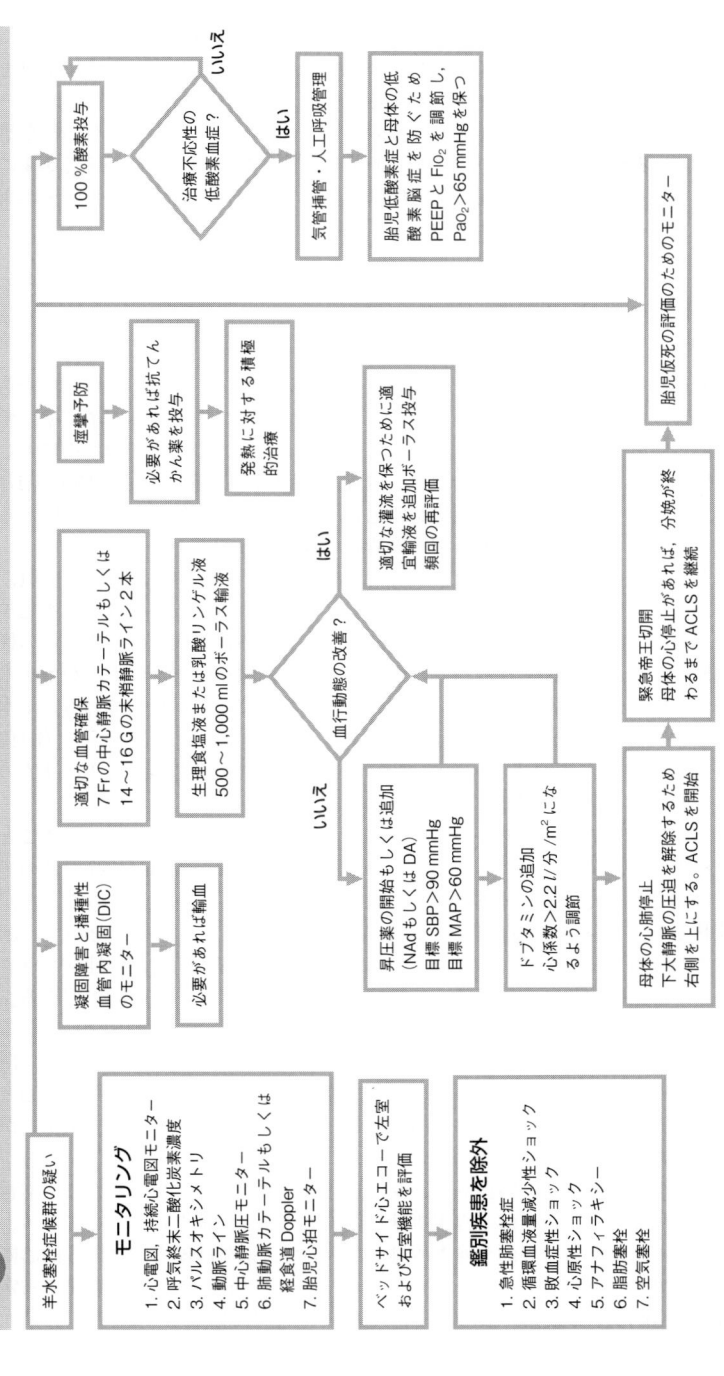

適切な血管確保
7Frの中心静脈カテーテルもしくは14〜16Gの末梢静脈ライン2本

生理食塩液または乳酸リンゲル液 500〜1,000mlのボーラス輸液

血行動態の改善？
- いいえ → 昇圧薬の開始もしくは追加 (NAdもしくはDA) 目標 SBP>90 mmHg 目標 MAP>60 mmHg
  → ドブタミンの追加 心係数>2.2 l/分/m²になるよう調節
  → 母体の心肺停止 下大静脈の圧迫を解除するため右側を上にする。ACLSを開始
  → 緊急帝王切開 母体の心停止があれば、分娩が終わるまでACLSを継続
- はい → 適切な灌流を保つために適宜輸液を追加ボーラス投与 頻回の再評価

痙攣予防
必要があれば抗てんかん薬を投与

発熱に対する積極的治療

100%酸素投与
→ **治療不応性の低酸素症？**
- いいえ
- はい → 気管挿管・人工呼吸管理
  → 胎児低酸素症と母体の低酸素脳症を防ぐためPEEPとFiO₂を調節し、PaO₂>65 mmHgを保つ

胎児仮死の評価のためのモニター

NAd：ノルアドレナリン、DA：ドパミン、SBP：収縮期血圧、MAP：平均動脈圧、ACLS：二次救命処置、PEEP：呼気終末陽圧、FiO₂：吸入酸素濃度、PaO₂：動脈血酸素分圧

特異的な診断的検査は存在しない。脂肪塞栓症候群の治療では，(a)安定した血行動態の回復と維持，(b)臓器不全を避けるための十分な酸素化の維持に重点を置く。脂肪塞栓症候群の高リスク群に対するコルチコステロイド予防的投与のデータはあるが，脂肪塞栓症候群を発症した後のコルチコステロイド投与の有効性を示す前向き試験のデータはない。脂肪塞栓症候群の治療アルゴリズムを 6.4 に示す。脂肪塞栓症候群を疑い早期に支持療法を開始することが，患者の予後を改善する。

羊水塞栓

羊水塞栓症候群 amnotic fluid embolism syndrome (AFES) は，比較的まれであるが重篤な症候群である。陣痛や分娩中，もしくは分娩後に子宮頸部，子宮壁，胎盤膜の損傷により羊水が母体循環に流入することにより起こる。典型的な所見としては，急性発症のショック，低酸素血症，脳症，凝固異常，播種性血管内凝固 (DIC) がある。多くの患者は，急激に症状が悪化し，発症後1時間以内に循環虚脱から死に至る。生存しても，重篤な神経学的後遺症が残ることが多い。

羊水塞栓症候群の病因は，完全には解明されていない。羊水は，水や電解質，ホルモン，胎児成分などのさまざまな物質により構成される。どの物質が羊水塞栓症候群の主要な原因になっているかは不明である。羊水の構成成分は，無症状の妊婦の血液検体からよく検出される。このことは，母体循環への羊水の流入が羊水塞栓症候群の発症の必要条件であるが，十分条件ではないことを示唆している。羊水塞栓症候群の発症には，(a)母体循環へ流入する羊水の絶対量と流入速度，(b)免疫原性と血管作動性に影響する羊水の構成成分，(c)母体の免疫反応，(d)母体の心肺疾患の既往などさまざまな要素に左右される。

羊水塞栓症候群でのショックの原因には，さまざまな要因が関係していることが多く，その原因は時間経過により変わってくる。ヒトでは，羊水塞栓症候群の早期には重度の急性左心不全と心原性ショックが主なショックの原因であることが多く，症状として，徐脈や心室細動，無脈性電気活動 (PEA)，心静止を示す。肺循環に羊水が沈着することにより，重度の肺血管収縮，右室負荷，閉塞性ショックが起こる。羊水塞栓症候群の後期は，一般的に症状発現から1～2時間で起こる。羊水の免疫原性成分によって引き起こされる全身性炎症反応症候群 (SIRS) によると思われる分布異常性ショックを合併することが多い。早期の心原性ショック，閉塞性ショックは，羊水塞栓症候群の後期まで持続することがあるが，時間の経過とともに改善する。さらに，播種性血管内凝固と，凝固障害を発症すると大量出血が起こることがあり，循環血液量減少性ショックの様相も加わる。

妊娠中や産褥期の患者に興奮や意識変容，呼吸困難が急性に発症したり，血行動態が不安定になった場合には，臨床所見から羊水塞栓症候群を疑うべきである。羊水塞栓症候群に対する特異的な検査所見はないので，除外診断を基に臨床的診断を行う。羊水塞栓症候群に対する治療は対症的であり，(a)母体の血行動態の安定回復と維持，(b)母体と胎児の低酸素を防ぐための適切な酸素化の維持，(c)貧血と

凝固異常の補正，(d)神経学的症状の治療，(e)早急な胎児娩出から成る。🅐🅛🅢 6.5 に羊水塞栓症候群の治療アルゴリズムを示す。羊水塞栓症候群では左室収縮機能不全がよく起こるため，過剰な急速輸液は逆効果になる可能性がある。ベッドサイドでの心エコーは，迅速に左室および右室機能を評価するのに有用な診断技術である。羊水塞栓症候群は経過中にさまざまな原因によるショックを合併することが多いため，経食道Dopplerもしくは肺動脈カテーテルを用いて血行動態をモニターし，輸液投与と昇圧薬・強心薬の調整の指針とする。この致死的な症候群をうまく治療するには，早期発見，迅速な支持療法の開始，集中治療医，産科医，麻酔科医の緊密な協力が必要である。

（藤谷　茂樹）

参考文献

Muth CM, Shank ES. Gas embolism. N Engl J Med. 2000；342；476-482.
静脈性および動脈性空気塞栓症候群についての簡潔な総説。
Goldhaber SZ. Echocardiography in the management of pulmonary embolism. Ann Intern Med. 2002；136：691-700.
肺塞栓症での主な心エコー所見についての総説。
Mellor A, Soni N. Fat embolism. Anaesthesia. 2001；56：145-154.
脂肪塞栓症候群の原因，診断，治療についての総説。
Moore J, Baldisseri MR. Amniotic fluid embolism. Crit Care Med. 2005；33［Suppl］：S279-S285.
羊水塞栓症候群の病因，診断，治療に関する詳細な議論。
Piazza G, Goldhaber SZ. The acutely decompensated right ventricle：pathways for diagnosis and management. Chest. 2005；128：1836-1852.
急性右室不全の徴候や症状，治療方法についての詳細な総説。
Wood KE. Major pulmonary embolism: review of a pathophysiologic approach to the golden hour of hemodynamically significant pulmonary embolism. Chest. 2002；121：877-905.
血行動態に影響を及ぼすような肺塞栓症の病因，診断，治療の包括的な総説。

呼吸器疾患の管理

7 呼吸不全へのアプローチ

Warren Isakow

呼吸不全 respiratory failure は集中治療室(ICU)への入室の主な理由であり,病態生理を異にする数多くの疾患の最終経路である。疾患機序に基づいたアプローチによって,呼吸不全の最も可能性の高い原因を突き止め,適切に治療することができる。通常は,呼吸不全の患者は障害を受けている呼吸器官の構成要素によって以下の2つのグループに分類できる。

- 高二酸化炭素性呼吸不全:換気不全の結果として起こり,動脈血二酸化炭素分圧 Pa_{CO_2} の上昇(海抜 0 m で > 45 mmHg)として認識される。これは呼吸器系ポンプ不全を意味し,正常肺でも起こりうる。
- 低酸素性呼吸不全:ガス交換不全の結果として起こり,低酸素血症〔動脈血酸素分圧(Pa_{O_2})< 60 mmHg〕として認識される。肺胞気-動脈血酸素分圧較差($A\text{-}aD_{O_2}$)が広がることもあれば,正常の場合もある。

高二酸化炭素性呼吸不全

高二酸化炭素性呼吸不全 hypercapnic respiratory failure の特徴は Pa_{CO_2} が 45 mmHg を超えて上昇することである。

- $$Pa_{CO_2} = K \times \frac{V_{CO_2}}{(1-Vd/Vt) \times \dot{V}E}$$

  Pa_{CO_2} =動脈血二酸化炭素分圧,K =定数,V_{CO_2} =二酸化炭素産生量,Vd/Vt =死腔換気率(1回換気量に占める死腔換気量の割合),$\dot{V}E$ =分時換気量

上記の式を分析すると,高二酸化炭素血症は3つの病態から起こりうることがわかる。すなわち,(a)二酸化炭素産生量の増加,(b)分時換気量の減少,(c)死腔換気量の増加,である。「呼吸器系ポンプ」を理解することによって,さまざまな患者

ALG 7.1 呼吸器系ポンプの構成要素に基づく高二酸化炭素性呼吸不全の原因

高二酸化炭素性呼吸不全 → **呼吸器系ポンプの1つまたはそれ以上の不全**

- **中枢神経系**
  - 薬物の影響
  - 延髄の脳血管障害
  - 中枢性無呼吸 / 低換気
  - 代謝性アルカローシス
  - 甲状腺機能低下症
  - 特発性(オンディーヌの呪い)

- **前角細胞**
  - ALS / 運動神経疾患
  - ポリオ
  - 頸椎損傷

- **運動神経**
  - Guillain-Barré 症候群
  - critical illness polyneuropathy
  - 魚の毒素, マダニ麻痺症, ジフテリア

- **神経筋接合部**
  - 重症筋無力症
  - Eaton-Lambert 筋無力症候群
  - ボツリヌス中毒
  - 有機リン中毒

- **筋肉**
  - ミオパチー:薬物, ステロイド, 感染, 重症疾患, 甲状腺機能低下症
  - 筋ジストロフィー
  - 多発性筋炎 / 皮膚筋炎
  - 横隔膜機能障害

- **気道と肺胞**
  - COPD, 喘息, 嚢胞性線維症
  - 肺線維症
  - 肺水腫

- **過度の呼吸仕事量**
  - 胸壁疾患, 側彎症
  - 肥満
  - 敗血症, 代謝性アシドーシス
  - 上気道閉塞
  - 緊満した腹水, 腹部コンパートメント症候群

ALS:筋萎縮性側索硬化症, COPD:慢性閉塞性肺疾患

ALG 7.2 低酸素性呼吸不全への一般的なアプローチ

```
低酸素性呼吸不全
    │
    ├──→ 肺胞気-動脈血酸素分圧較差の増大
    │         │
    │         └──→ $PaO_2$ は酸素投与によって改善するか？
    │                   │
    │              はい ─┴─ いいえ
    │               │      │
    │          換気血流比  シャント
    │           不均等
    │
    └──→ 肺胞気-動脈血酸素分圧較差は正常範囲
              │
              └──→ $PaCO_2$ は上昇しているか？
                        │
                   はい ─┴─ いいえ
                    │       │
                  低換気   高地、吸入酸
                 (→7.1.参照) 素濃度の低下
```

換気血流比不均等

気道疾患
- COPD、喘息、BOS
- 線維症、嚢胞性

間質性肺疾患
- IPF、サルコイドーシス、NSIP、DIP

肺胞充塡
- 右のリストを参照

肺血管疾患
- 血栓塞栓症
- 脂肪塞栓

シャント

肺胞充塡
- 肺水腫
- 左心不全
- 僧帽弁疾患
- あらゆる原因によるALI/ARDS
- 肺炎
- 外傷、肺挫傷
- 肺胞出血
- 肺胞蛋白症
- 薬物：ヘロイン、パラコート
- 輸血関連急性肺損傷
- 急性間質性肺炎
- 急性好酸球性肺炎
- 閉塞性細気管支炎性器質化肺炎
- 誤嚥
- 上気道閉塞
- 溺水

無気肺
- 術後性
- 安静不動による

肺動静脈奇形

肺内血管シャント

心内シャント
- PFO、ASD、VSD

PaO_2：動脈血酸素分圧、$PaCO_2$：動脈血二酸化炭素分圧、COPD：慢性閉塞性肺疾患、BOS：閉塞性細気管支炎症候群、IPF：特発性肺線維症、NSIP：非特異性間質性肺炎、DIP：剝離性間質性肺炎、ALI：急性肺損傷、ARDS：急性呼吸窮迫(促)迫症候群、PFO：卵円孔開存、ASD：心房中隔欠損、VSD：心室中隔欠損

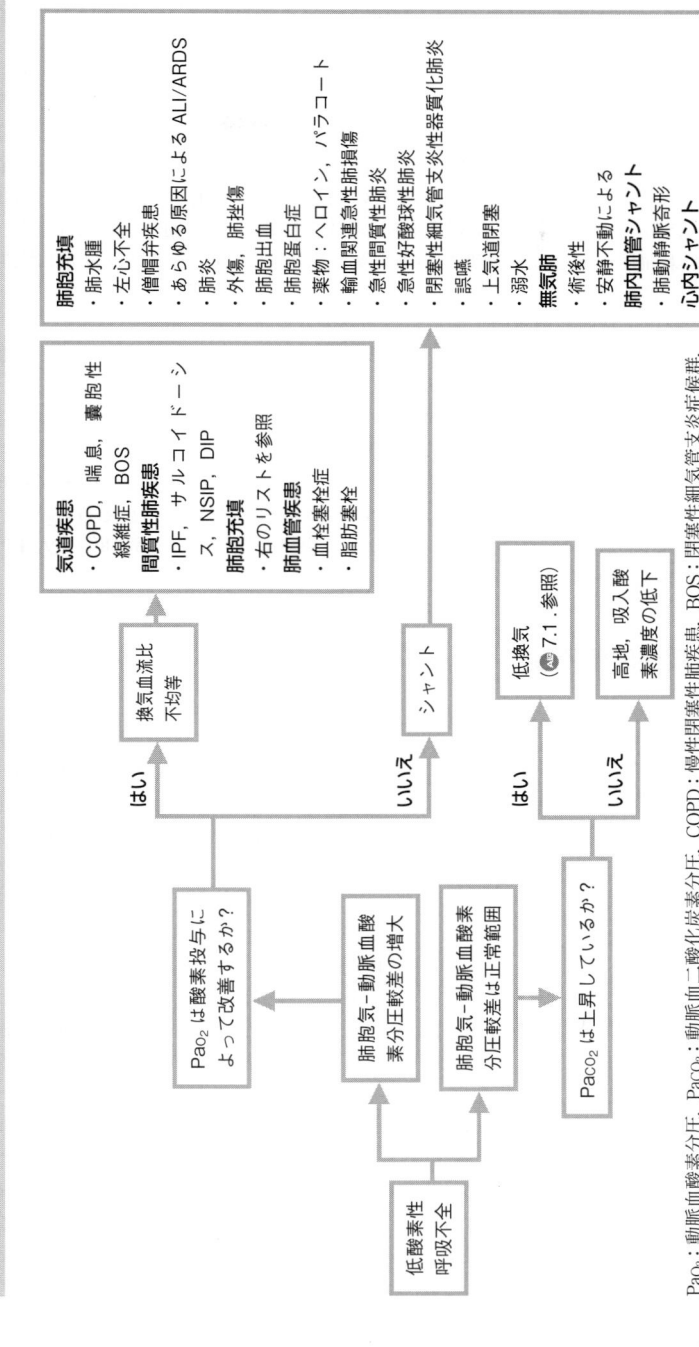

の高二酸化炭素性呼吸不全の原因を🔵7.1のように系統立てて考えることができる。

高二酸化炭素血症発症の急性度は，治療を決める重要な要素である。Pa_{CO_2} が急性に 10 mmHg 変化すれば，血液 pH はそれと反対の向きに 0.08 変化する。慢性高二酸化炭素血症の患者では，炭酸水素イオンの貯留による腎性代償が起こることで，pH は正常に近づくように補正される傾向にある。このような場合，Pa_{CO_2} が 10 mmHg 変化すると，血液 pH は反対の向きに 0.03 変化する。急性高二酸化炭素血症，あるいは慢性高二酸化炭素血症の急性増悪は，差し迫った呼吸停止と，重篤な低酸素血症への進展の前兆であるため，早期に認識することが非常に大切である。

高二酸化炭素血症患者の治療における重要な原則を次に示す。
- 高二酸化炭素血症のある患者，あるいは神経筋衰弱のある患者は決して鎮静してはならない。
- 酸素は種々のメカニズムにより高二酸化炭素血症を悪化させることがあるため注意して用いるべきである。悪化のメカニズムには換気血流比($\dot{V}/\dot{Q}$)不均等の増加，Haldane 効果，中枢性低酸素性ドライブの抑制がある。ヘモグロビン分子の 90% 超を飽和させるのに十分なだけの酸素は与えるべきである。
- 十分な換気を素早く開始する。注意深く患者を選べば，気管挿管・人工呼吸の前に非侵襲的換気法を試みることもできる。

低酸素性呼吸不全

低酸素性呼吸不全 hypoxemic respiratory failure はガス交換の障害または低換気によって起こり，$Pa_{O_2}<60$ mmHg と定義される。原因を突き止める最初のステップは併存する高二酸化炭素血症を探すことと，肺胞気式を用いて肺胞-動脈血酸素分圧較差を計算することである。高二酸化炭素血症は，低換気または死腔換気量の上昇を伴うような重篤な呼吸器疾患によって起こる。低酸素性呼吸不全へのアプローチを🔵7.2にまとめる。

肺胞気式を示す。

$$P_{AO_2} = F_{IO_2}(P_B - P_{H_2O}) - \frac{Pa_{CO_2}}{RQ}$$

P_{AO_2} ＝肺胞気酸素分圧，F_{IO_2} ＝吸入酸素濃度，PB ＝大気圧(海抜 0 m では 760 mmHg)，P_{H_2O} ＝水蒸気圧(47 mmHg)，Pa_{CO_2} ＝動脈血二酸化炭素分圧，RQ ＝呼吸商(0.8 と想定)

肺胞気-動脈血酸素分圧較差 ＝ $P_{AO_2} - Pa_{O_2}$，と計算され，正常値は 10〜15 mmHg である。年齢に影響を受け，30 歳以降では 10 歳ごとに 3 mmHg 増加する。$F_{IO_2} = 21\%$ であれば，5〜25 mmHg，$F_{IO_2} = 100\%$ であれば 150 mmHg 未満が正常である。肺胞気-動脈血酸素分圧較差の増加を伴う低酸素性呼吸不全は，$\dot{V}/\dot{Q}$ 不均等かシャントの病態生理によって引き起こされるが，この 2 つの病態は酸素投与により改善するかどうかによって区別できる。すなわち，$\dot{V}/\dot{Q}$ 不均等の

場合は改善し，シャントの場合は改善しない．肺胞が充満するような疾患や，無気肺，気道疾患，肺血管の問題が低酸素性呼吸不全の主な原因である．
　低酸素性呼吸不全患者の治療における原則を次に示す．
- 十分な動脈血酸素飽和度を迅速に回復する．そのためには気管挿管と人工呼吸が必要となることが多い．低酸素血症の患者は非侵襲的換気法に反応しにくい．
- 適切な呼気終末陽圧（PEEP）によってF_{IO_2}を非中毒域（$F_{IO_2}<60\%$）にまで下げる．
- 急性肺損傷や急性呼吸窘（促）迫症候群の患者では，低量1回換気量戦略を用い，高二酸化炭素許容人工換気法 permissive hypercapnia を行う．
- 肺疾患が回復するまでの間，ICUにて全身的な補助治療を行う．

　低酸素症は組織レベルの酸素不足を指しており，酸素運搬に依存していることを知っておくとよい．それゆえに低酸素症は組織への酸素運搬に影響を与えるどのような病態によっても起こり，その原因には以下のようなものがある．
- 低酸素性低酸素症（低い動脈血酸素飽和度と低い動脈血酸素分圧による）
- 貧血性低酸素症（血中ヘモグロビン値の低下によって，酸素運搬が障害されることによる）
- 循環障害性低酸素症（低心拍出量による）
- 組織中毒性低酸素症（シアン化物による中毒で，酸素は組織に運ばれるが利用することができない）

　　酸素運搬量　＝心拍出量×動脈血酸素含量
　　　　$D_{O_2} = CO \times C_{aO_2}$
　　　　$D_{O_2} = CO \times \{1.39 \times [Hb(g/dl)] \times S_{aO_2} + 0.003 \times P_{aO_2}\}$

（藤原　美和）

参考文献

Lanken PN. Approach to acute respiratory failure. In：Lanken PN, ed. The Intensive Care Unit Manual. Philadelphia：Saunders；2001；1-12.
あらゆる呼吸不全の患者に対する病態生理学的アプローチの確立に焦点を置いた，簡潔で秀逸な一章．

Wood LDH. The pathophysiology and differential diagnosis of acute respiratory failure. In：Hall JB, Schmidt GA, Wood LDH, eds. Principles of Critical Care. 3rd ed. New York：McGraw-Hill 2005；417-426.
別の秀逸な教科書の一章．病態生理に焦点を置いている．

8 人工呼吸器の初期設定

Warren Isakow

　集中治療室(ICU)に滞在している患者にとって人工呼吸の導入は重大な期間である。人工呼吸導入初期には患者の病態生理学的異常についての情報を得られることが多いので，注意して観察すべきである。簡単なベッドサイドでの観察を行うことによって，換気補助を必要とする代償不全の原因を確認し，疾患の重症度を評価して，標準的療法にどのように反応するか確認することができ，これから先の数日から数週間にわたる治療方針を立てるのに役立つ。

　表 8.1 はさまざまな臨床状況における人工呼吸器初期設定の一般的なガイドラインである。この表は単に指針に過ぎない。患者それぞれの臨床状況に応じて人工呼吸器の設定を調整する必要があることを理解しておかなければならない。

　Alg 8.1 は高い最高気道内圧が続く場合のトラブルシューティングで，ICU では人工呼吸器に関連してよくみられる問題である。**表 8.2** には呼気 1 回換気量低下や分時換気量低下をきたしうる原因を挙げた。

（藤原　美和）

表8.1 さまざまな臨床状況における人工呼吸器初期設定のガイドライン

人工呼吸の適応	モード設定	呼吸数(回数/分)	1回換気量(ml/kg)	FiO_2	PEEP	その他の設定	補助治療	コメント
気道確保、自発呼吸のある患者(肝性脳症、上気道閉塞など)	AC(従量式) SIMV PSV	10〜14	8〜10	100%に設定。ABGを測定し、sat92%超を保つように減量。$FiO_2$40%を目標にする	5	吸気流速60l/分。トリガー感度 −2cmH_2O	DVT GI	上気道の問題が解決するまで人工呼吸を続ける 肝性脳症の患者は呼吸性アルカローシスをきたしやすいので、1回換気量を減らすことが必要な場合もある
喘息急性増悪	AC(従量式)	低く設定する。8〜12	6〜8	100%に設定。ABGを測定し、sat92%超を保つように減量。$FiO_2$40%を目標にする	0〜5	吸気流速を高く設定し、呼気時間を十分に長くする。矩形波の使用を考慮する。トリガーしやすいようにフロートリガーを用いる	BD ST AB SDN DVT GI	高二酸化炭素血症、最高気道内圧上昇を許容する。内因性PEEPと圧外傷を監視する ABGを正常にすることを目標にしない トリガーするときの内因性PEEPに打ち勝つために外因性PEEPを利用する 初期には深い鎮静が必要になることが多い 気管支痙攣と急性期の問題が適切に解決すれば、ウィーニングに時間をかけずに、抜管を試す

PEEP：呼気終末陽圧、AC：アシスト・コントロール、SIMV：同調性間欠的強制換気、PSV：圧支持換気、ABG：動脈血ガス、sat：酸素飽和度、DVT：深部静脈血栓症、GI：消化管出血予防、BD：気管支拡張薬、ST：ステロイド、AB：抗菌薬、SDN：鎮静、COPD：慢性閉塞性肺疾患、NUTR：栄養補助、NIPPV：非侵襲的陽圧換気、ALI：急性肺損傷、ARDS：急性呼吸窮迫症候群、PCV：従圧式換気、HFO：高頻度振動換気、I:E比：吸気と呼気の時間比、IRV：吸気呼気比逆転換気、NIF：最大吸気圧、FiO_2：吸入酸素濃度

表 8.1 さまざまな臨床状況における人工呼吸器初期設定のガイドライン (続き)

人工呼吸の適応	モード設定	呼吸数 (回数/分)	1回換気量 (ml/kg)	FiO₂	PEEP	その他の設定	補助治療	コメント
COPD急性増悪	AC(従量式)	低く設定する。8〜12	6〜8	100%に設定。ABGを測定し、sat92%超を保つように減量。FiO₂40%を目標にする	0〜5	吸気流速を高く設定し、呼気時間を十分に長くする。トリガーしやすいようにフロートリガーを用いる	BD ST AB DVT GI NUTR	内因性PEEPを監視する 高二酸化炭素血症後アルカローシスを避ける 高二酸化炭素血症を許容する。正常ABGを目標にしない 圧外傷を監視する。トリガーするときの内因性PEEPに打ち勝つために外因性PEEPを利用する 抜管してNIPPVへ移行することを考慮する
低酸素性呼吸不全(肺炎、肺水腫)	AC(従量式)	必要な分時換気量が上昇するため、高い呼吸数が必要になることが多い。16〜24	6〜8	100%に設定。ABGを測定し、sat92%超を保つように減量。FiO₂40%を目標にする	5〜10	高い分時換気量が必要となることが多い	BD AB DVT GI NUTR	気道分泌物の処理が重要 敗血症の患者では、呼吸筋の心拍出量を他の重要臓器へ回すために完全な人工呼吸管理を行う。 肺コンプライアンスが改善するにつれて、臨床的に改善する

疾患	モード	呼吸数	FiO2他	PEEP	その他	注意点
ALI/ARDS	AC（従量式） PCV HFO	6	必要な分時換気量を設定。ABGを測定し、sat 92%超を保つように減量。「安全な」FiO2 60%未満を目標にする	5〜15	I:E 比 = 1:1 か 1.5:1 にする必要があることもある（IRV） 平均気道内圧を高くする必要があるpHが7.2になるまで高二酸化炭素血症を許容する	BD DVT GI NUTR SDN	プロスタサイクリンや一酸化窒素の吸入、HFOを考慮 圧外傷を監視する 深い鎮静が必要になることが多い 神経筋弛緩薬の使用は可能な限り避ける 7日以降に補助的なステロイド療法を考慮する 敗血症性合併症を監視する
術後呼吸不全	AC（従量式）	8〜10	100%に設定。sat 92%超を保つように急速に減量。FiO2 30%を目標にする	5	手術室で挿入されたすべてのライン、チューブの位置を確認する。吸気流速60 l/分	DVT GI	鎮静、筋弛緩薬の効果が切れるのを待って、急速なウィーニングを行う 抜管後は低換気になりやすい 疼痛のため無気肺や、体を動かさなくなりやすく、低酸素血症の原因となる
中枢神経系抑制や神経筋脱力による低換気	AC（従量式）	8〜10	100%に設定。ABGを測定し、sat 92%未満を保つように急速に減量する。FiO2 30%を目標にする	5	吸気流速60 l/分	GI DVT NUTR	鎮静を避ける 無気肺になりやすい 筋力低下のある患者ではNIFを測定する

PEEP：呼気終末陽圧、AC：アシスト・コントロール、SIMV：同調性間欠的強制換気、PSV：圧支持換気、ABG：動脈血ガス、sat：酸素飽和度、DVT：深部静脈血栓症、GI：消化管出血予防、BD：気管支拡張薬、ST：ステロイド、AB：抗菌薬、SDN：鎮静、COPD：慢性閉塞性肺疾患、NUTR：栄養補助、NIPPV：非侵襲的陽圧換気、ALI：急性肺損傷、ARDS：急性呼吸窮（促）迫症候群、PCV：従圧式換気、HFO：高頻度振動換気、I:E比：吸気と呼気の時間比、IRV：吸気呼気比逆転換気、NIF：最大吸気圧、FiO2：吸入酸素濃度

ALG 8.1 最高気道内圧が高い場合の管理

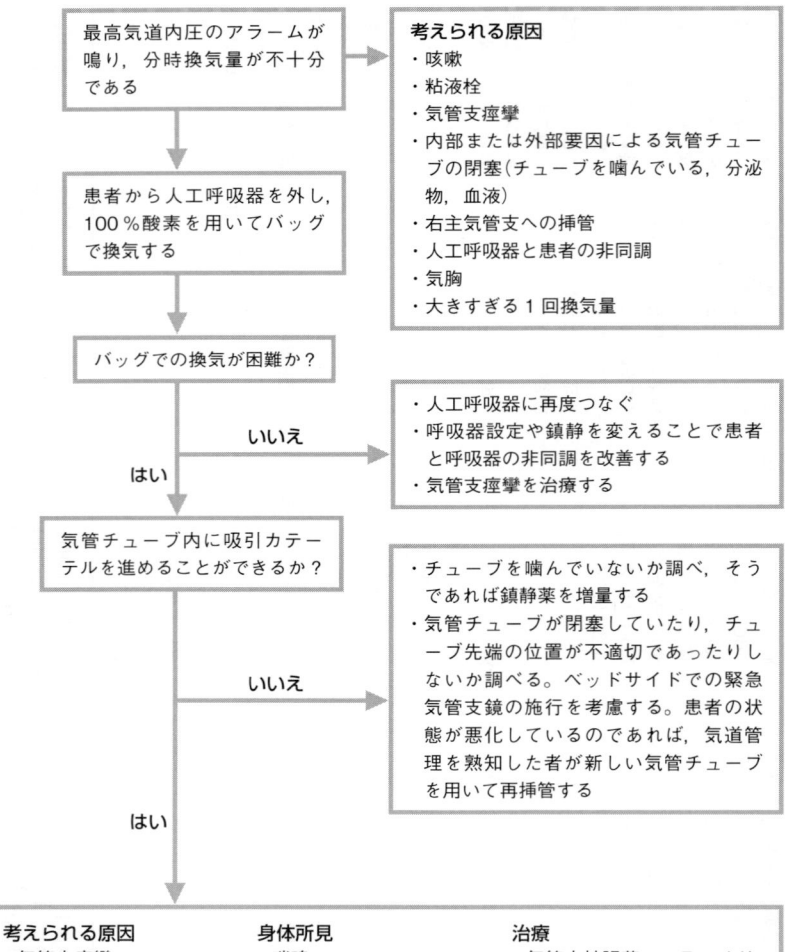

```
┌─────────────────────────┐         ┌─────────────────────────────────┐
│ 最高気道内圧のアラームが │         │ 考えられる原因                  │
│ 鳴り，分時換気量が不十分│────────▶│ ・咳嗽                          │
│ である                   │         │ ・粘液栓                        │
└─────────────┬───────────┘         │ ・気管支痙攣                    │
              │                     │ ・内部または外部要因による気管チュー│
              ▼                     │  ブの閉塞（チューブを噛んでいる，分泌│
┌─────────────────────────┐         │  物，血液）                     │
│ 患者から人工呼吸器を外し，│        │ ・右主気管支への挿管            │
│ 100％酸素を用いてバッグ │         │ ・人工呼吸器と患者の非同調      │
│ で換気する               │         │ ・気胸                          │
└─────────────┬───────────┘         │ ・大きすぎる1回換気量           │
              │                     └─────────────────────────────────┘
              ▼
┌─────────────────────────┐
│ バッグでの換気が困難か？│
└───┬─────────────────┬───┘
    │                 │ いいえ        ┌─────────────────────────────────┐
    │                 └──────────────▶│ ・人工呼吸器に再度つなぐ        │
    │ はい                             │ ・呼吸器設定や鎮静を変えることで患者│
    ▼                                  │  と呼吸器の非同調を改善する     │
┌─────────────────────────┐           │ ・気管支痙攣を治療する          │
│ 気管チューブ内に吸引カテー│          └─────────────────────────────────┘
│ テルを進めることができるか？│
└───┬─────────────────┬───┘
    │                 │ いいえ        ┌─────────────────────────────────┐
    │                 └──────────────▶│ ・チューブを噛んでいないか調べ，そう│
    │                                  │  であれば鎮静薬を増量する       │
    │                                  │ ・気管チューブが閉塞していたり，チュ│
    │ はい                             │  ーブ先端の位置が不適切であったりし│
    │                                  │  ないか調べる。ベッドサイドでの緊急│
    │                                  │  気管支鏡の施行を考慮する。患者の状│
    │                                  │  態が悪化しているのであれば，気道管│
    │                                  │  理を熟知した者が新しい気管チューブ│
    │                                  │  を用いて再挿管する             │
    ▼                                  └─────────────────────────────────┘
```

考えられる原因	身体所見	治療
・気管支痙攣	・喘鳴	・気管支拡張薬，ステロイド
・気管閉塞	・両側肺呼吸音の減弱	・緊急気管支鏡
・右主気管支への挿管	・左肺呼吸音の減弱	・気管チューブを引き上げる
・気胸	・患側で共鳴亢進し，呼吸音が減弱	・太めの針で鎖骨中線第二肋間を穿刺・減圧したのち，胸腔チューブを挿入する

表8.2 呼気1回換気量や分時換気量の低下で考えられる原因

回路からの漏れ
・気管カフの漏れ
・不注意な抜管や,気管チューブ先端の位置が高いことによる漏れ
・患者から人工呼吸器へ至る回路のどこかで接続が外れている
・大きな気管支胸腔瘻があるための,胸腔チューブからの漏れ
圧支持換気(PSV)を行っている患者では呼吸器系コンプライアンスの悪化
・患者の呼吸努力の低下
・患者の自発呼吸数の低下
・プレッシャーサポートの圧が不足
従圧式換気(PCV)を行っている患者では呼吸器系コンプライアンスの悪化

参考文献

Reily DJ, Lanken PN. Ventilator Alarm Situations. In：Lanken PN, ed. The Intensive Care Unit Manual. Philadelphia；Saunders；2001；553-561.
主な人工呼吸器アラームへの対処方法について,臨床的な情報も盛り込んだ実用的な一章。

9 上気道閉塞

Warren Isakow

　上気道閉塞 upper airway obstruction は内科的緊急事態であり，迅速に患者を評価すると同時に，酸素化と換気を確実に保つよう治療を行う必要がある．前兆となる症状や徴候を素早く認識すれば，状態を評価し，治療方針を立てるための貴重な時間を稼ぐことができる．頻度の高い上気道閉塞の原因を**表9.1**に挙げ，迅速に患者を評価し治療するためのアルゴリズムを🅐🅘🅢 **9.1** に載せた．多くの患者において上気道閉塞は臨床診断であって，急性期には検体検査，動脈血ガス分析，画像診断をする余裕はない．心肺停止を防ぎ気道を確保することに全精力を注ぐべきである．**図9.1～9.5**には上気道の解剖，挿管手技，緊急気道確保を行う際の実践的な内容を示す．

感染性喉頭蓋炎と喉頭炎

　小児へのインフルエンザ菌ワクチンの定期投与によって，いまや喉頭蓋炎 epiglottitis は小児より成人に多くみられるようになった．原因菌としてはインフルエンザ菌，パラインフルエンザ菌，肺炎連鎖球菌，化膿性連鎖球菌，黄色ブドウ球菌が挙げられ，時には嫌気性菌によることもある．一方，喉頭炎 laryngitis の多くはウイルスによって起こり，ワクチン接種していない人ではまれにジフテリア菌が原因になることもある．

　典型的な成人患者はよだれを垂らし，とても具合が悪そうで，いすの上で前屈みになり手を膝に置いた格好で座っている(tripod position)．このような患者は完全気道閉塞の危険性が高く，エンピリックに抗菌薬の静脈投与〔セフトリアキソン2 g を 24 時間ごと，もしペニシリンアレルギーがあれば，スルファメトキサゾール・トリメトプリム(ST 合剤) 10 mg/kg/日を 6 時間ごとに分割投与〕をすべきである．挿管困難例の扱いに経験のある医師を患者の評価のために呼び，診察室に気管切開術セットを準備するべきである．ファイバースコープを用いて診察を行う場合には，気管切開術セットを準備したうえで手術室で行う．診察によって気道狭窄をさらに悪化させないように，慎重に行う必要がある．

　喉頭蓋炎の場合，喉頭蓋は腫脹し厚ぼったくみえる．ジフテリアでは灰色の被膜が特徴である．血液培養は時に陽性になることもあり，頸部 X 線の側面像では腫大した喉頭蓋がみられることがある．検査のために患者を集中治療室(ICU)の外へ搬送したり，患者から目を離したりしてはならない．ほとんどの患者は抗菌薬で素早く改善する．ジフテリア患者にはウマ抗毒素とマクロライド系抗菌薬を投与すべきである．

表9.1 部位別の上気道閉塞の原因とその治療法

閉塞部位	原因	治療法
鼻咽頭	・鼻ポリープ	・点鼻ステロイド,手術
	・鼻腫瘍,リンパ腫	・放射線療法,手術,化学療法
	・アデノイド肥大	・アデノイド切除術
	・外傷	・骨折整復,血腫切開
	・鼻腔タンポン挿入	・副鼻腔炎に対する抗菌薬予防投与,加湿酸素
口腔咽頭	・Ludwig's アンギナ	・抗菌薬,排膿,気管切開が必要となることもある
	・歯原性膿瘍	・抗菌薬,排膿
	・咽後膿瘍	・抗菌薬,排膿
	・扁桃周囲膿瘍	・抗菌薬,排膿
	・扁桃肥大	・扁桃摘出術
	・巨舌症	・支持療法,気管切開
	・血管性浮腫	・抗ヒスタミン薬,ステロイド,アドレナリン(本文参照)
	・Stevens-Johnson症候群	・支持療法,気管切開
	・Burkitt リンパ腫	・化学放射線療法
	・唾液腺腫瘍	・切除
	・Le fort骨折ⅡまたはⅢ型	・気管切開,固定術
	・閉塞型睡眠時無呼吸	・CPAP,UPPP,気管切開
咽頭喉頭	・喉頭蓋炎	・抗菌薬
	・急性細菌性喉頭気管炎(ジフテリア)	・抗菌薬
	・腫瘍:扁平上皮癌,乳頭腫症	・切除,レーザー切除
	・血管性浮腫	・抗ヒスタミン薬,ステロイド,アドレナリン(本文参照)
	・関節リウマチ	・コルチコステロイド,気管切開
	・再発性多発性軟骨炎	・コルチコステロイド,気管切開
	・Wegener肉芽腫症	・コルチコステロイド,シクロホスファミド,気管切開
	・正中肉芽腫	・放射線治療
	・気管チューブによる損傷:声門下狭窄	・切除,拡張,凍結療法
	・外傷,熱傷,吸入による障害	・気管切開
	・血管腫	・レーザー治療,病巣内ステロイド注入,気管切開
	・異物誤嚥,抜けた歯	・内視鏡
	・医原性:喉頭痙攣,鼻出血	・支持療法

CPAP:持続性陽圧呼吸,UPPP:口蓋垂口蓋咽頭形成術

血管性浮腫

血管性浮腫 angioedema はさまざまな機序で起こり,顔面軟部組織の無痛性腫脹をきたす。主な誘因にはアンギオテンシン変換酵素阻害薬,免疫グロブリンE(IgE)

ALG 9.1 気道閉塞のある患者の治療アルゴリズム

問診や身体所見により気道閉塞が疑われる
- 吸気時の上気道性喘鳴：声門あるいは声門より上の病巣
- 吸気・呼気喘鳴：声門下あるいは声門より下の病巣
- 発声障害
- 呼吸音減弱
- 胸骨上窩の陥没
- 窒息の徴候
- 呼吸困難
- 頻脈
- 興奮
- 血管性浮腫
- 喘鳴
- 頸部の腫脹

患者は覚醒していて呼吸している

- 問診と身体所見から原因の特定に努める
- 困難な気道管理の治療に熟練した医師（麻酔科医，耳鼻咽喉科医）の助けを求める
- 挿管器具や気管切開術セットを準備する
- 利用できる器具や人手を最大限に活用するため手術室への移送を考慮する
- 注意深く間接喉頭鏡検査やファイバー鼻咽頭喉頭鏡検査を行う

↓

- 診断に基づいた管理
- 病因が進行していなければ，ヘリウム・酸素混合ガスあるいは二相性陽圧呼吸（BiPAP）を用いることもできる
- 綿密にモニターする

患者は意識消失している，あるいは今にも呼吸停止しそうな状態にある

- 困難な気道管理の治療に熟練した医師（麻酔科医，耳鼻咽喉科医）の助けを求める
- 頭部後屈，頸先挙上
- 下顎挙上（頸椎が不安定な場合）
- 経口または経鼻エアウェイを挿入する
- バッグマスク換気を行う
- 直接喉頭鏡による気管挿管を試みる
- 外科的気道確保（ベッドサイドでの気管切開術）
- ベッドサイドでの外科的気道確保を行う人がいなければ，輪状甲状間膜切開術や針による輪状甲状間膜穿刺術を行う

↓

病因に基づくさらなる管理

9章 上気道閉塞　55

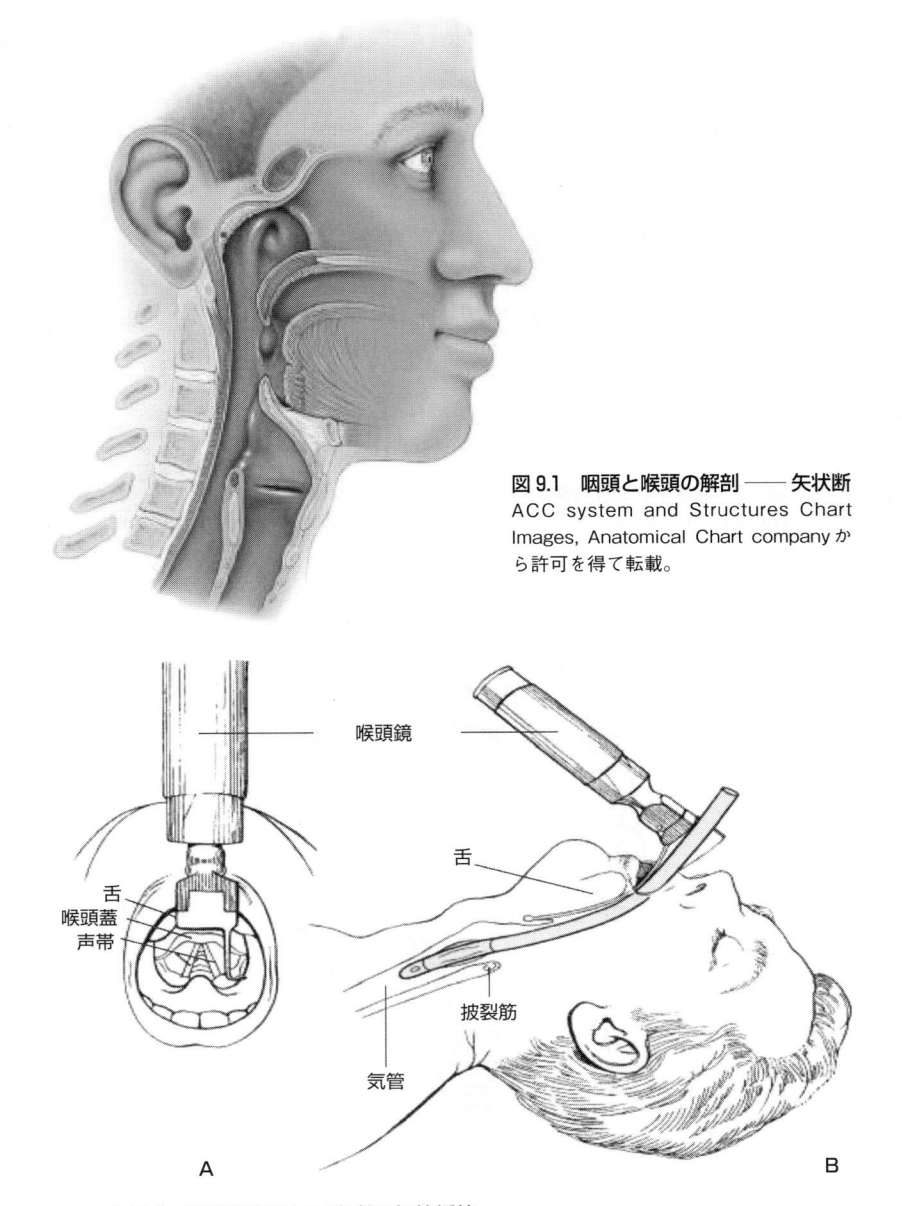

図9.1 咽頭と喉頭の解剖 — 矢状断
ACC system and Structures Chart Images, Anatomical Chart companyから許可を得て転載。

図9.2 頸椎損傷のない患者の気管挿管
A：気管挿管で適切に喉頭鏡を配置したときの主要な声門の目印を示した。B：気管チューブの位置。Smeltzer SC, Bare BG. Textbook of Medical-Surgical Nursing. 9th ed. Philadelphia：Lippicott Williams & Wilkins；2000 より転載。

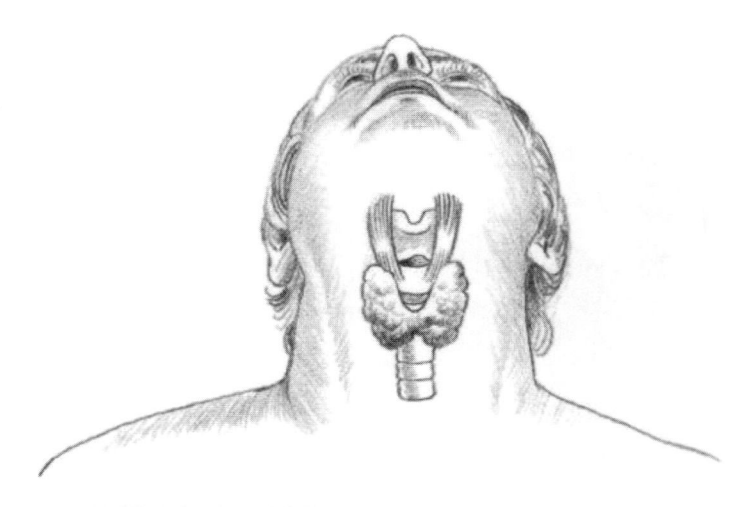

図 9.3 輪状甲状間膜穿刺術を行う際の目印
Nursing Procedures. 4th ed. Philadelphia：Lippincot Williams & Wilkins；2004 より転載。

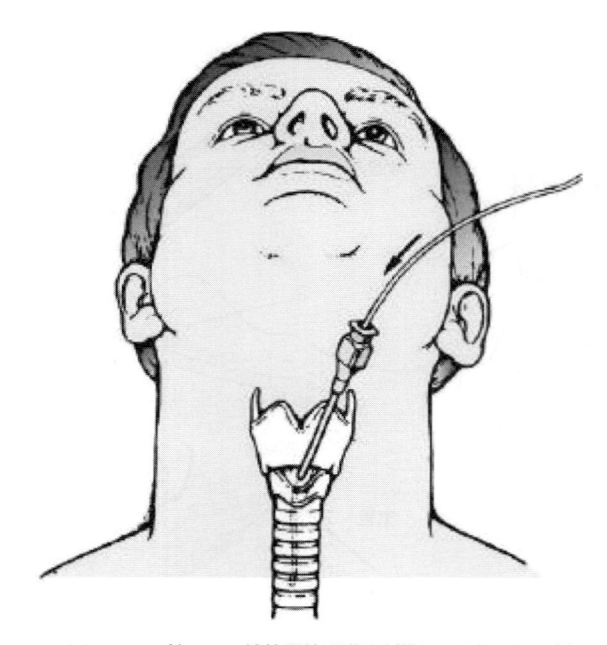

図 9.4 12 または 14 G 針による輪状甲状間膜穿刺術 needle cricothyrotomy
カテーテルは壁付けの高流量酸素（15 l/分）に接続する。Nettina SM. The Lippincott Manual of Nursing Practice. 7th ed. Philadelphia：Lippincot Williams & Wikins；2001 より転載。

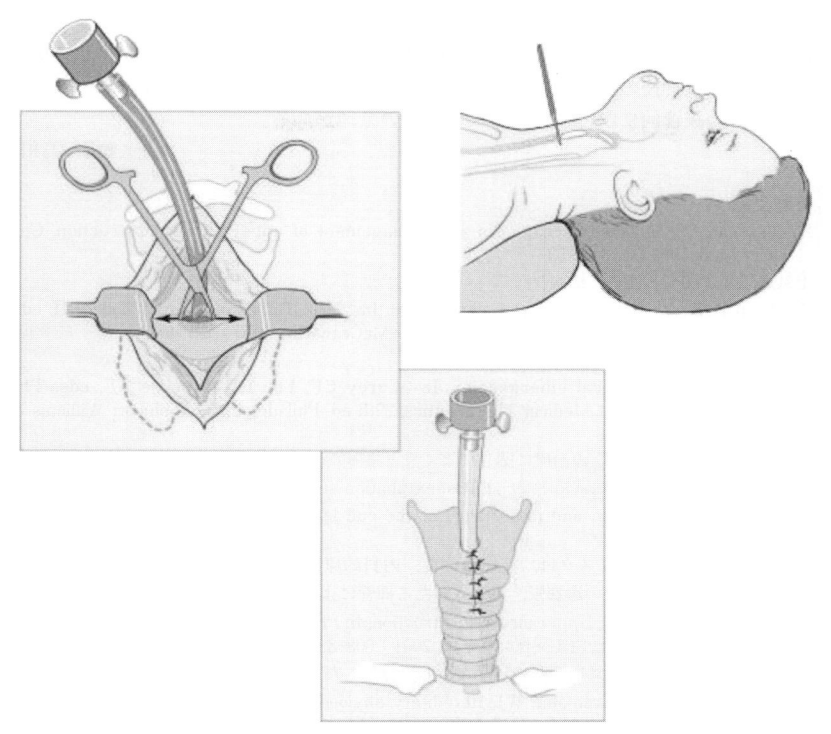

図 9.5 輪状甲状間膜切開術 cricothyrotomy
輪状甲状間膜の水平切開を行う際のメスの位置を示した。止血鉗子で気管チューブ挿入のための入り口を保ち，気管チューブを固定する。LifeART image. Philadelphia：Lippincott Williams & Wilkins より転載。

を介した食物や薬物に対するアレルギー反応，先天性あるいは後天性のC1エステラーゼ阻害因子欠損または機能障害がある。
　治療には抗ヒスタミン薬，ステロイド，アドレナリンを投与するとともに，アルゴリズムに示したように気道管理を行う。先天性C1エステラーゼ阻害因子欠損の患者はアンドロゲン（ダナゾール）や抗線維素溶解薬に反応する。

抜管後の上気道性喘鳴

抜管後の患者の15％に上気道性喘鳴が起こり，そのほとんどは喉頭浮腫が原因である。このような状況では喉頭痙攣や気道分泌物が喘鳴の原因となることは少ない。緊急時の治療に用いるラセミ体アドレナリンの吸入は局所の血管収縮を起こし浮腫を軽減する。ほとんどの医師は短期間のコルチコステロイド静注も行うが，有

効であることを示す無作為化試験のデータはない。このような患者はアルゴリズムに示したとおり、あらゆる予防策を講じてICUで監視するべきである。カフリークテストは抜管後の上気道性喘鳴を予想するのには正確な方法ではないため、すべての患者の抜管前に試行することには論議の余地がある。

(藤原 美和)

参考文献

Aboussouan LS, Stoller JK. Diagnosis and management of upper airway obstruction. Clin Chest Med. 1994；15：35-53.
上気道閉塞に関する優れた総説。

Gehlbach B, Kress JP. Upper airway obstruction. In：Hall JB, Schmidt GA, Wood LDH, eds. Principles of Critical Care. 3rd ed. New York：McGraw-Hill, 2005；455-464.
上気道閉塞に関する優れた総説。

Goodenberger D. Medical emergencies. In：Carey CF, Lee HH, Woeltje KF, eds. The Washington Manual of Medical Therapeutics. 29th ed. Philadelphia：Lippincott Williams & Wilkins, 1998；494-526.
ICUでよく起こる緊急事態の治療に関してよくまとまった優れた章。

Jaber S, Chanques G, Matecki S, et al. Post-extubation stridor in intensive care unit patients. Risk factors evaluation and importance of the cuff leak test. Intensive Care Med. 2003；29：69-74.
抜管後上気道性喘鳴のリスクは、疾患重症度、内科的原因による挿管、困難な挿管、自己抜管、気管チューブカフの過膨張、長期にわたる挿管によって上昇する。

Khosh MM, Lebovics RS. Upper airway obstruction. In：Parrillo JE, Dellinger RP, eds. Critical Care Medicine. 2nd ed., St Louis：Mosby, 2001：808-825.
解剖学的位置によって上気道閉塞の病因を詳しく分類した章。

Nzeako UC, Frigas E, Tremaine WJ. Hereditary angioedema：a broad review for clinicians. Arch Intern Med. 2001；161：2417-2429.
遺伝的な血管性浮腫、臨床症状、診断、治療、予防についての総説。

急性肺損傷と急性呼吸窮(促)迫症候群 10

Timothy J. Bedient and Daniel P. Schuster

　急性肺損傷 acute lung injury (ALI) と急性呼吸窮(促)迫症候群 acute respiratory distress syndrome (ARDS) は生命を脅かす急性肺水腫の一例である。ALI と ARDS の区別はもともと重症度を表すものと考えられたが (ALI は ARDS より軽症)、この2つが重複することがあまりにも多いので、専門家のほとんどがもはやこの区別は臨床上重要ではないと考えている。

　米国における ALI/ARDS の発生数は年間20万例、死亡率は35〜40％と推定されている。この死亡率は1980年代初期の65〜70％に比べて著しく低下した。ALI/ARDS による主な生理的な影響は低酸素症であるが、大部分の患者は難治性の低酸素症そのものではなく、原因となる疾患(敗血症など)や、関連した合併症(多臓器不全など)で最終的に死亡する。現在の ALI/ARDS 治療の中心は原因疾患の治療、低い1回換気量を用いて圧を低く保つことでさらなる肺損傷の予防を目指した呼吸戦略、適切な水分の管理である。

　1994年に、ARDSに関する米国・欧州の統一見解会議で ALI と ARDS の診断基準が作られた。この診断基準と、ALI と ARDS を区別することにあまり意義がないという最近の知見、血行動態モニター使用の発展(後述)を併せて考慮すると、以下の基準が満たされる時はいつでも ALI/ARDS の診断を考慮すべきである(ALS 10.1)。(a) 適切な臨床状況(もっともらしい原因疾患があるなど)、(b) 胸部X線の正面像で両側性の肺胞浸潤影、あるいは間質陰影の急速な出現(72時間以内)、(c) Pao_2 (動脈血酸素分圧)/F_{IO_2} (吸入酸素濃度) ≦ 300 mmHg、(d) 左室不全や血管内容量過多が胸部X線上の肺浸潤陰の急性出現の主な原因であるという臨床的所見がない。

　ALI/ARDS は肺実質への直接的傷害によっても、全身性傷害が肺循環を介して起こす間接的傷害によっても起こりうる(表10.1)。ALI/ARDS の直接的原因には肺炎、胃液の誤嚥、鈍的胸部外傷、溺水、毒素の吸入がある。間接的原因のうち頻度の高いものは、敗血症、大量の輸血(一般に15単位超)、広範な組織外傷、肺移植、心肺バイパス後の再灌流、薬物過剰摂取、膵炎である。60以上もの病態が ARDS に関連しているが、そのうち最も頻度の高い原因は敗血症で、肺炎、胃液の誤嚥が続く。

　ARDS の発症機序は肺または全身性の傷害が肺内で炎症性反応を引き起こすことから始まる。その結果起こる「非心原性の、透過性亢進による」肺水腫は、予測可能な臨床的・病理的な経過をたどり、その経過は臨床的に重要な3段階に分けられる。滲出期は発症後直ちに起こり、おおよそ3〜7日に及ぶ。病理学的には「びまん性肺胞損傷」を特徴とし、主に (a) 間質や肺胞腔内への血管外水分や蛋白質、炎症性細胞(主に好中球)の蓄積と、その結果として起こる肺胞内の「硝子膜」、(b) I型

10.1 ALI/ARDSの人工呼吸管理

以下を伴う急性低酸素性呼吸不全
- 該当する臨床状況
- 胸部正面X線上両側肺の斑状, びまん性の, あるいは一様な浸潤影
- $PaO_2/FIO_2 \leq 300$
- 左心不全の疑い

略語
PaO_2:動脈血酸素分圧 (mmHg)
FIO_2:吸入酸素濃度 (室内気では 0.21)
PEEP:呼気終末陽圧 (cmH_2O)
A/C:人工呼吸器のアシスト・コントロールモード

↓ 左心不全なし / 左心不全あり →

予想体重(kg)の算出
- 男性= 50+0.91×(身長cm −152.4)
- 女性= 45.5+0.91×(身長cm −152.4)

心原性肺水腫を示唆する所見
- 臨床的徴候
- 肺毛細血管楔入圧>18 mmHg
- 経気道 Doppler 超音波での心係数の減少と補正流量時間の増加
- 心エコー上での左心不全の所見

以下の初期設定を使い A/C モードで人工呼吸を開始
- 1回換気量 6 ml/kg×予想体重
- PEEP 5 cmH_2O
- 呼吸数≦ 35

人工呼吸の目標
- PaO_2 55〜80 mmHg, あるいは $SaO_2 \geq 88\%$
- プラトー圧≦ 30 cmH_2O
- FIO_2 <0.6
- pH 7.30〜7.45

少なくとも 4 時間ごとに 0.5 秒の吸気終末休止期をとり, プラトー圧を測る

目標を満たしているか?
はい → 10.2 へ
いいえ ↓

- プラトー圧>30 cmH_2O ならば, プラトー圧≦ 30 cmH_2O を達成するように 1 回換気量を予想体重あたり 1 ml/kg ずつ最小 4 ml/kg まで下げる
- プラトー圧<25 cmH_2O で 1 回換気量<6 ml/kg(予想体重)ならば, プラトー圧>25 cmH_2O あるいは 1 回換気量= 6 ml/kg になるまで 1 回換気量を 1 ml/kg ずつ上げる
- FIO_2 <0.7 を維持するのに必要なだけ最小限 PEEP を上げる(表 10.3 参照)*
- pH が 7.15〜7.30 であれば, pH>7.30 あるいは $PaCO_2$ <25 になるまで呼吸数を上げる(呼吸数= 35, かつ $PaCO_2$ <25 であれば炭酸水素ナトリウムの投与を考慮する)
- pH<7.15 ならば呼吸数を 35 まで増加させる。pH<7.15 のままで炭酸水素ナトリウムの投与をすでに行ったか考慮しているのであれば, pH>7.15 になるまで 1 回換気量を 1 ml/kg ずつ増加させる(プラトー圧は 30 cmH_2O を超えてもよい)

*プラトー圧などのその他のパラメータが許容範囲内であれば, ALI/ARDS初期の 48〜96 時間は PEEP を 10〜15 cmH_2O にするのを好む専門家もいる

目標を満たしているか?
いいえ ← 表 10.4 へ / はい →

表10.1　ALI/ARDSの主な原因

直接的原因	間接的原因
肺炎	敗血症
誤嚥	重症の外傷性ショック
吸入による障害	大量の輸血（15単位超）
鈍的胸部外傷	膵炎
溺水	心肺バイパス後の再灌流

表10.2　ALI/ARDSと間違えやすい疾患

心原性肺水腫	急性好酸球性肺炎
びまん性肺胞出血	粟粒結核
急性間質性肺炎	特発性器質化肺炎
（Hamman-Rich症候群）	播種性の癌

肺胞上皮細胞の壊死，(c)肺胞内出血がある。肺胞内が浮腫や細胞残屑で充満することにより，生理学的には肺胞換気が減少し，肺内シャントが生じ，肺コンプライアンスの低下により呼吸仕事量が増加する。臨床的には，呼吸仕事量を軽減させるために人工呼吸が，許容範囲の動脈血酸素分圧を維持するために高い吸入酸素濃度が，肺胞換気を改善するために全呼吸サイクルを通して気道陽圧が必要になる。

滲出期後期と重複して増殖期が始まる。増殖期は通常2～3週間続き，II型肺胞上皮細胞が増殖するのが特徴で，肺胞内浮腫や残屑が消失し，ガス交換が改善して，最終的には人工呼吸器から離脱する。

最終的に，2～3週間後に臨床的に明白な線維化期に進展する患者もいる。このような患者は間質および肺胞の線維化に進展し，時には破裂しやすい大きな気腫性のブラを伴うこともある。長期にわたって人工呼吸器管理が必要となり，死亡率・合併症発症率は高い。

治療方法が異なるため，ARDSは，心原性肺水腫やびまん性肺浸潤を起こすその他のより頻度の低い病因と区別しなければならない。もし急性肺浸潤影の原因となる疾患がはっきりしていなければ，びまん性肺胞出血，急性間質性肺炎，播種性の癌，急性好酸球性肺炎，粟粒結核，特発性器質化肺炎などの他の疾患を除外するために，CTや気管支肺胞洗浄，その他の診断的検査を行うべきである（**表10.2**）。これらの鑑別診断は，画像上や生理学的にはARDSと似ているものの，病理学的にはびまん性肺胞損傷が顕著ではない。

2000年に国立衛生研究所（NIH）のARDSネットワーク[注1]によって行われた代表的な臨床試験ARMAによって，ALI/ARDSに対する人工呼吸戦略のエビデンスは

注1：ARDSネットワーク（acute respiratory distress syndrome clinical trials network）とは，ARDSの治療成績を改善するために，1994年に設立された米国国立衛生研究所（National Institute of Health：NIH）の多施設研究ネットワークのこと（http://www.ardsnet.org/）。

表10.3 ARDSにおけるF_{IO_2}とPEEPの推奨される組み合わせ

F_{IO_2}	0.3	0.4	0.5	0.6
PEEP	5	5〜8	8〜10	10
F_{IO_2}	0.7	0.8	0.9	1.0
PEEP	10〜14	14	14〜18	18〜23

PEEP：呼気終末陽圧

強固なものとなった．この臨床試験は1回換気量を予想体重の6 ml/kgにすると，従来の12 ml/kgと設定したときと比べて，相対的に死亡率が22％も低下することを示した．低い1回換気量は比較的正常な肺胞に対して顕微鏡的な圧外傷barotraumaを防ぐと考えられる．圧外傷は炎症性肺水腫の範囲，重症度を悪化させ，この状態は時に**人工呼吸器関連肺損傷** ventilator-induced lung injury (VILI) と呼ばれる．

そのほか，人工呼吸に関していまだに議論が尽きないのが，呼気終末陽圧 positive end-expiratory pressure (PEEP) の使用についてである．PEEPは肺の含気を増加させることで，シャント率を低下させて酸素化を改善し，必要な吸入酸素濃度を低下させることができる．しかしながら，PEEPは圧外傷を起こしたり，心血管機能を低下させたりすることがある．このようにPEEPには対立しかねない効果があるので，高いPEEPと低いPEEPの相対的な利点を調べるために，ARDSネットワークによってもう1つの大きな臨床試験 (ALVEOLI) が行われた．この臨床試験の結果，高いPEEP（平均13.2 cmH_2O）と低いPEEP（平均8.3 cmH_2O）の間には予後に違いがないことが示された．それゆえに，0.7以下のF_{IO_2}で酸素化を維持できる最小のPEEPを使うことを推奨する専門家もいる．しかしながらALVEOLIでは，PEEP調整のアルゴリズムが臨床試験の途中で変更されており，不十分な統計的検出力のために生存率が改善する傾向が見逃された可能性がある．それゆえに専門家の中にはALI/ARDSの初期にはより高いPEEP (10〜15 cmH_2O) を低いPEEP (5〜10 cmH_2O) よりも好む者もいる（**表10.3**）．

換気補助に前述したアプローチを実施しているにもかかわらず酸素化が不十分な場合や，許容できないほど高いF_{IO_2}や気道内圧が必要な場合に，その他の換気戦略が「レスキュー治療」として使用されることがある．その換気戦略には腹臥位，呼気吸気比逆転換気，高頻度換気，体外膜型肺 (ECMO)，プロスタサイクリンや一酸化窒素の吸入がある（**表10.4**）．

原因疾患の治療にかかわらない薬物で，ALI/ARDSの死亡率を低下させると示されたものはグルココルチコイド以外にない．グルココルチコイド使用の利点や有害性は，用量，期間，投与時期によるようである．ARDSを発症した88人を含む308人の敗血症患者を対象にした1987年のBoneらによる前向き無作為化二重盲検プラセボ対照臨床試験では高用量メチルプレドニゾロン (30 mg/kg, 6時間ごとに4回) が投与された．ARDSを発症した患者では，発症から14日以内に回復した者はプラセボ群に比べてメチルプレドニゾロン投与を受けた群で有意に少なく（ステロイド群31％対プラセボ群61％），死亡率もメチルプレドニゾロンで治療した群

表10.4 ALI/ARDSにおけるレスキュー治療とステロイド[a]

以下の設定にもかかわらず，PaO_2＜55 mmHgあるいはSaO_2＜88％の場合にはレスキュー治療の適応となる
- FIO_2≧0.7 あるいは
- プラトー圧＞30 cmH$_2$O

吸入薬物[b]（83章：主な薬物の用量と副作用を参照）
- エポプロステノールの吸入
- 一酸化窒素の吸入
- iloprost（プロスタグランジンI_2）の吸入

腹臥位療法
- 禁忌
  - 腹側の開放創または熱傷
  - 不安定骨折
  - 不安定な脊椎
  - 頭蓋内圧亢進
  - 血行動態不安定
- 気管切開，胸腔チューブ，肥満，腹水があるときは注意する
- 24時間のうち18〜20時間は腹臥位を保つ

その他の補助的または救助的換気戦略
- 呼気吸気比逆転換気（吸気時間＞呼気時間）
- 高頻度換気
- 体外膜型肺（ECMO）

ステロイド
- 発症1〜7日。しかし72時間以内の使用開始が理想的
  - メチルプレドニゾロン1 mg/kg（または等価のステロイド）をボーラス静注後に，1 mg/kg/日を14日間持続静注
  - 筋弛緩薬を投与している場合，併用が必要なくなるまでステロイドの投与を待つ
  - 3〜5日たっても明らかな生理学的または画像的な改善がなれば中止する
  - 14日後あるいは抜管後に，0.5 mg/kg/日に減量して7日間静注。その後0.25 mg/kg/日に減量して7日間静注投与し，中止する
- 発症7〜14日，それまでにステロイドが開始されていなかった場合
  - 利益ははっきりしていないが，上記のプロトコルを患者ごとに判断して試みる。開始後3〜5日たっても明らかな生理学的または画像的な改善がなければ中止する
- 発症14日以降
  - おそらくステロイドの使用には意味がない（この時期にルーチンに使用すると死亡率が上昇する可能性がある）。しかし患者によっては，考慮することもある

[a] PaO_2：動脈血酸素分圧，SaO_2：動脈血酸素飽和度，FIO_2：吸入酸素濃度
[b] これらの薬物は，ガス交換をしていない肺胞の毛細血管拡張を引き起こしシャントを増悪させる可能性があるため，静脈投与すべきでない。

で有意に高かった（ステロイド群52％対プラセボ群22％）。1987年のBernardらによる前向き無作為化二重盲検プラセボ対照臨床試験では，99人の初期ARDS患者に同量のメチルプレドニゾロンを使用したが，45日後までの死亡率にもARDSからの回復にも違いはみられなかった。

10.2 ALI/ARDSにおける水分管理

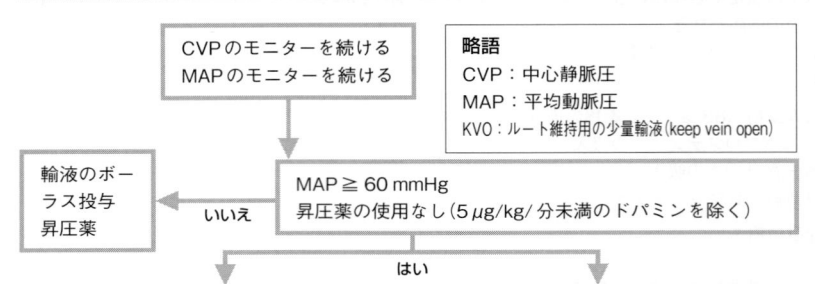

```
CVPのモニターを続ける
MAPのモニターを続ける
```

略語
CVP：中心静脈圧
MAP：平均動脈圧
KVO：ルート維持用の少量輸液(keep vein open)

↓

MAP ≧ 60 mmHg
昇圧薬の使用なし(5 μg/kg/分未満のドパミンを除く)

いいえ → 輸液のボーラス投与　昇圧薬

はい ↓

CVP	平均尿量<0.5 ml/kg/時		平均尿量≧ 0.5 ml/kg/時	
	心係数<2.5か末梢が冷たく皮膚斑状形成があり毛細血管再充満時間≧2秒	心係数≧2.5あるいは循環障害の所見がない	心係数<2.5か末梢が冷たく皮膚斑状形成があり毛細血管再充満時間≧2秒	心係数≧2.5か循環障害の所見がない
>13	1. ドブタミン，*フロセミド	5. フロセミド	9. ドブタミン，フロセミド	13. フロセミド
～13	2. ドブタミン	6. フロセミド	10. ドブタミン	14. フロセミド
4～8	3. 輸液ボーラス	7. 輸液ボーラス	11. 輸液ボーラス	15. フロセミド
<4	4. 輸液ボーラス	8. 輸液ボーラス	12. 輸液ボーラス	16. KVO

#1, 5, 6　（上表の番号に対応）フロセミド20 mg静注か3 mg/時にて持続静注。クレアチニン>3かクレアチニン0～3で検査所見が腎不全に合致する場合，あるいは12時間以内に昇圧薬または輸液ボーラスを必要とした場合には投与しない　　1時間後に再評価。尿量>0.5 ml/時となるまで1時間ごとにフロセミドを2倍に増量。最大量：24 mg/時または160 mg

#9, 13, 14, 15　フロセミド20 mg静注か3 mg/時にて持続静注。クレアチニン>3かクレアチニン0～3で検査所見が腎不全に合致する場合，あるいは12時間以内に昇圧薬または輸液ボーラスを必要とした場合には投与しない　　4時間後に再評価。まだフロセミドの適応となる欄にいる場合，尿量>3 ml/kg/時であれば同量，尿量≦3 ml/時であれば倍量のフロセミドを投与する。最大量：24 mg/時または160 mg

#3, 4, 7, 8　生理食塩液，酢酸リンゲル液，乳酸リンゲル液を15 ml/kg，または赤血球濃厚液を1単位，または25%アルブミンを25 g投与　　1時間後に再評価　　適応があれば24時間に3回までボーラス投与。それ以上の投与は医師が判断する

#11, 12　生理食塩液，酢酸リンゲル液，乳酸リンゲル液を15 ml/kg，または赤血球濃厚液を1単位，または25%アルブミンを25 g投与　　4時間後に再評価

#1, 2, 9, 10　ドブタミンを5 μg/kg/分で開始する　　心係数>2.5となるまで，5 μg/kg/分ずつ増量する

*フロセミドがなければブメタニドも使用可。用量比40：1(ラシックス40 mg＝ブメタニド1 mg)

2006年のFACCT trialより転載。このアルゴリズムは医師の裁量と判断のもとに使用された い。

対照的に，より最近の2007年のMeduriらによる中等量のメチルプレドニゾロン（1 mg/kgを2週間，その後2週間かけて減量）を使った前向き無作為化二重盲検プラセボ対照臨床試験は，有意な人工呼吸器装着期間の短縮（5日対9.5日，$p = 0.002$），集中治療室（ICU）滞在日数の短縮（7日対14.5日，$p = 0.007$），肺および肺外の臓器不全の減少を示した。またICUでの死亡率を有意に低下させ，（有意ではないものの）院内死亡率を低下させる傾向が強かった（$p = 0.07$）。さらに，コルチコステロイドで治療を受けた群では有意に感染症合併率が低かった（$p = 0.0002$）。

改善しないARDS（7日超）の患者に対するコルチコステロイドの前向き無作為化二重盲検プラセボ対照臨床試験がこれまでに2つ行われている（Meduriらのグループによる24人の患者を対象にした4施設での試験と，NIHのARDSネットワークによる180人を対象とした多施設試験）。ともに人工呼吸器装着日数，敗血症の日数，入院日数について有意な改善を示した。Meduriらによる試験はICUにおける死亡率（$p = 0.002$）と，院内死亡率（$p = 0.03$）の改善を示したが，ARDSネットワークは示さなかった。事実ARDSネットワークの試験はARDS発症から2週間以降のグルココルチコイド投与は死亡率を上昇させる傾向にあることを示した。後者の試験において考えられる交絡因子には，ステロイド群へ筋弛緩薬がより多く投与されていたこと，Meduriらのプロトコルに比べて治療期間が短いことがある。

全体として，これらのさまざまな臨床試験のデータは発症2週間未満のARDS患者に対して中等量のステロイドを投与することを支持している（表10.4）。筋弛緩薬を併用する必要がなくなるまでステロイド投与は控えるべきである。ステロイドの使用を開始してから3〜5日以内に生理学的・画像的指標に大幅な改善がみられるので，この期間を過ぎても何ら改善の徴候がなければステロイド使用を中止するのも妥当であろう。改善が認められる場合は，最長4週間までステロイドを続けるべきである（**表10.4**）。

発症から2週間以上たっても改善しないARDSの患者に，**ルーチンに**コルチコステロイドを開始すべきではないが，限られた症例では考慮してもよい。その場合は，長期投与を考慮する前に少なくとも3〜5日の投与を行い，生理学的・画像的に改善がみられるか確認する。

障害を受けたALI/ARDSの肺は，肺毛細血管圧の上昇によっても肺水腫の増悪をきたしやすい。しかしながら，最近までALI/ARDSの水分管理では，肺水腫を増悪させる危険があるにもかかわらず，血管内容量を維持して血行動態を最適化することが強調されてきた。血行動態を安定化し，臓器灌流を保つことは必要であるが，2006年のARDSネットワークによる臨床試験（FACTT）は，全身の臓器灌流を損なうことなく肺毛細血管圧を最小限に保つことにより，結果として人工呼吸器装着期間およびICU滞在期間が短縮することを示した（**10.2**）。しかし，死亡率は改善しなかった。

FACTTでは，ALI/ARDSの診断が確定した患者に対して，単純な中心静脈カテーテルでのモニタリングの代わりに肺動脈カテーテルを使って血行動態を管理しても生存率や臓器機能には改善はみられず，肺動脈カテーテルを使うことで合併症が増えるという結果が示された。それゆえALI/ARDSの血行動態の管理に肺動脈カテーテルをルーチンに使用することはもはや推奨されない。

ALI/ARDSを生き延びた患者の長期予後を調べる研究が数多くなされている。ある研究ではALI/ARDSによるICUの平均滞在日数は25日であった。退院時に患者の体重は18％減少しており，相当の機能制限があった。1年たっても，筋肉の消耗や衰弱のため機能制限が持続していた。6カ月から1年後には，生存者の肺気量やスパイロメータは正常かほぼ正常に近く（予想値の80％超と定義），ほとんどの患者は酸素投与を必要としなかった。

まとめると，ALI/ARDSは重篤な命にかかわる肺水腫で，特徴的な臨床的，画像的，生理学的所見を示す。原因となる病態を治療すること以外には，現在のALI/ARDS管理は容量と圧を制限した肺保護換気，制限した水分管理，早期の中等量のステロイドの使用を中心とする。レスキュー治療は，ステロイド投与や，最適な人工呼吸管理，水分管理にもかかわらず低酸素症が続く患者にのみ行うべきである。1年後，生存者は筋肉の消耗や衰弱によるある程度の機能障害に耐えなければならないが，肺機能検査は正常に近いと予測される。

（藤原 美和）

参考文献

Bernard GR, Artigas A, Bringham KL, et al. The American-European Consensus Conference on ARDS. Definitions, mechanism, relevant outcomes, and clinical trial coordination. Am J Respir Crit Care Med. 1994；149：818-824.
ARDSに関する米国・欧州統一見解会議は，米国胸部学会（American Thoracic Society）と欧州集中治療学会（European Society of Intensive Care Medicine）の間で1992年に設立された。この委員会の目標は，ALIとARDSの統一した定義を作り，急性肺損傷の機序を明らかにし，危険因子・有病率・予後を特定し，臨床試験への協力を促すことであった。委員会の成果がこの代表的な文献で発表されている。

Bernard GR, Luce JM, Sprung CL, et al. High-dose corticosteroids in patients with the adult respiratory distress syndrome. N Engl J Med. 1987；317：1565-1570.
99人のARDS患者に対するメチルプレドニゾロン治療（30mg/kgを6時間おきに24時間）の前向き無作為化二重盲検プラセボ対照臨床試験。2群間に死亡率，感染症合併率の差はなかった。

Bone RC, Fisher CJ Jr, Clemmer TP, et al. Early methylprednisolone treatment for septic syndrome and the adult respiratory distress syndrome. Chest. 1987；92：1032-1036.
敗血症患者に対するメチルプレドニゾロンによる早期治療がARDSの発生頻度を減らすか調べた前向き無作為化二重盲検プラセボ対照臨床試験。敗血症患者に対するメチルプレドニゾロンによる早期治療はARDSの発症を予防しなかった。さらに，メチルプレドニゾロンによる治療はARDSからの回復を妨げ，ARDS患者の死亡率を上昇させた。

Herridge MS, Cheung AM, Tansey CM, et al. One-year outcomes in survivors of the acute respiratory distress syndrome. N Engl J Med. 2003；348：683-693.
この縦断研究はカナダのトロントの4つの内科・外科ICUで行われた。退院時に患者の体重は18％減っており，71％の患者は1年以内に元の体重に戻っていた。予想値の80％以上を正常と定義すると，肺気量やスパイロメーター測定は6カ月後には正常に戻っていた。

Meduri GU, Golden E, Freire AX, et al. Methylprednisolone infusion in early severe ARDS：results of a randomized controlled trial. Chest. 2007；131：954-963.
テネシー州メンフィスの5施設の外科・内科ICUで行われた，早期ARDSに対する中等量メチルプレドニゾロンに関する無作為化二重盲検プラセボ対照試験。患者を2対1の割合で無作為化にメチルプレドニゾロン群とプラセボ群に割り振って28日まで治療した。メチルプレドニゾロン投与群では人工呼吸器装着期間，ICU滞在日数，臓器不全が有意に減少した。

Meduri GU, Headley AS, Golden E, et al. Effect of prolonged methylpredonisolone therapy in unresolving acute respiratory distress syndrome：a randomized controlled trial. JAMA. 1998；280：159-165.

テネシー州メンフィスの4施設の外科・内科ICUで行われた，ARDSに対するメチルプレドニゾロンの無作為二重盲検プラセボ対照試験。治療7日目までに肺損傷スコア(lung injury score)[注2]が改善しなかった25人のARDS患者を，2対1の割合でメチルプレドニゾロン群(初期に2mg/kg/日で32日まで継続)とプラセボ群に割り振った。メチルプレドニゾロン群では肺損傷，MODSスコア[注3]，ICU死亡率，入院死亡率で有意な改善がみられた。

The Acute Respiratory Distress Syndrome Network. Ventilation with lower tidal volumes as compared with traditional tidal volumes for acute lung injury and the acute respiratory distress syndrome. N Engl J Med 2000；342：1301-1308.

ARMA試験はARDSネットワークの大学病院10施設で行われた。ALI/ARDSの患者で，従来の1回換気量(平均11.8±0.8ml/kg 予想体重)と低い1回換気量(平均6.2±0.8ml/kg 予想体重)を比較した。低い1回換気量のグループで有意に死亡率が低いことが判明したため，試験は861人の患者を登録した時点で中止された(31％対39％)。

The National Heart, Lung, and Blood Institute ARDS Clinical Trials Network. Higher versus lower positive end-expiratory pressure in patients with the acute respiratory distress syndrome. N Engl J Med. 2004；351：327-336.

ALVEOLI試験はARDSネットワーク関連施設23カ所で行われた。試験は6ml/kg(予想体重)の1回換気量で換気を用い，高いPEEP(平均13.2±3.5cmH$_2$O)と低いPEEP(平均13.2±3.5cmH$_2$O)を比較した。死亡率に有意な差がみられなかったため，試験は549人の患者を登録した時点で中止された。

The National Heart, Lung, and Blood Institute ARDS Clinical Trials Network. Efficacy and safety of corticosteroids for persistent acute respiratory distress syndrome. N Engl J Med. 2006；354：1671-1684.

LaSRS試験はARDSネットワーク関連施設25カ所で行われた無作為二重盲検プラセボ対照試験である。少なくとも7～28日間ARDS/ALIのある患者180人が無作為にメチルプレドニゾロン群(2mg/kg 1回投与，その後0.5mg/kgを6時間ごとに14日間投与，0.5mg/kgを12時間ごとに7日間投与し，4日間かけて漸減)とプラセボ群に振り分けられた。60日死亡率に有意な差はなかったが(29.2％対28.6％)，コルチコステロイド投与群では生理学的・画像的に有意な改善がみられた。急速すぎるステロイドの減量や，2群間における筋弛緩薬の使用の違いを批判するものもいる。

The National Heart, Lung, and Blood Institute ARDS Clinical Trials Network. Comparison of two fluid-management strategies in acute lung injury. N Engl J Med. 2006；354：2564-2575.

FACTT試験はARDSネットワーク関連施設20カ所で行われた無作為化対照臨床試験である。発症から48時間未満のALI/ARDS患者1,000人を無作為に輸液を制限した群と，十分に輸液を与える群に割り当てて7日間治療した。また同じ患者を，モニターのために肺動脈カテーテルを使う群と中心静脈カテーテルを使う群に割り当てた(次の引用文献参照)。結果として60日死亡率では優位な差はみられなかったが(25.5％対28.4％)，水分を制限して管理した群では人工呼吸器装着期間，ICU滞在期間が有意に短縮された。

The National Heart, Lung, and Blood Institute ARDS Clinical Trials Network. Pulmonary artery versus central venous catheter to guide treatment of acute lung injury. N Engl J Med. 2006；354：2213-2224.

FACTT試験では上記のごとく，発症48時間以内のALI/ARDS患者1,000人を無作為に輸液を制限する群と十分に与える群に割り当てて7日間治療したが，同じ臨床試験からこの文献も発表された。患者は肺動脈カテーテルによるモニターを指針に治療する群と，中心静脈カテーテルによるモニターを指針にする群に無作為に割り当てられた。結果として，肺動脈カテーテル群と中心静脈カテーテル群との間で，60日後死亡率に有意な差はみられなかった(27.4％対26.3％)。

注2：肺損傷スコアは4つの項目(胸部X線, PaO_2/FIO_2, PEEP, 呼吸器系コンプライアンス)を5段階評価し，合計点により重症度を判定する。
注3：MODS(多臓器不全スコア)は6つの臓器システム，呼吸器(PO_2/FIO_2比)，腎(血清クレアチニン濃度)，肝(血清ビリルビン濃度)，血液(血小板数)，中枢神経(グラスゴー・コーマ・スケール)，心臓血管〔(心拍数×中心静脈圧)/平均動脈圧〕を5段階評価し，合計点により重症度を判定する。

喘息発作重積状態

Ravi Aysola and Mario Castro

　喘息asthmaはよくみられる疾患であり，米国人のおよそ3,000万人が患っている。気道の慢性炎症性疾患であり，気道過敏性と炎症，気管支収縮，粘液過分泌を特徴とする。米国では2002年に，喘息の増悪のために200万回近い救急受診と48万4,000回の入院があり，4,200人が死亡した。喘息のため，学校に通う子どもは年間およそ1,500万日欠席し，成人は年間に1,200万日欠勤する。経済に及ぼす喘息の影響は年間に130億ドルと推定されている。

　喘息で入院する患者の10％は集中治療室（ICU）に入院し，2％は挿管される。入院した患者の死亡率は0.5～3％である。喘息の罹患率と死亡率は，経済的に恵まれない人，女性，少数民族，特にアフリカ系米国人やプエルトリコ出身のラテン系米国人で高くなっている。最近の研究で，喘息による8万件以上の入院を集めた全米の入院調査によると，院内死亡率は0.5％と報告されている。喘息に関連した死亡の大部分は35歳以上の患者に起こっている。この研究では院内死亡率に人種による差はなく，少数民族への偏った影響は，医療機関へのアクセス，不十分な予防治療，受診の遅れなど入院以前の要因の結果であることが示唆された。喘息死の危険因子を**表11.1**に挙げた。

　臨床的に患者は呼吸困難，咳嗽，胸部圧迫感，喘鳴で来院する。重症喘息の場合には，気道閉塞，呼吸筋疲労，換気血流比の変化により高二酸化炭素性呼吸不全および低酸素性呼吸不全が起こりうる。本章は受診時およびICUにおける管理と喘息発作重積状態の人工呼吸戦略に焦点を置いた。

　喘息発作重積状態 status asthmaticus とは，標準的な初期治療に反応せずに呼吸不全に進展する恐れのある長引く重症の喘息発作，と定義される。発作は急速に始まることもあるが（数時間以内），典型的には数時間から数日にかけて増悪する。前者はしばしば**窒息喘息**と呼ばれ，症例のうち少数を占める。急速発症の喘息発作重積状態は男性に多く，アレルゲン，刺激物，運動，心理社会的なストレスや不法薬物の吸入などによって引き起こされることが多い。アスピリンや非ステロイド性抗炎症薬（NSAID），β遮断薬に過敏性のある患者では，これらの薬物に曝露された後に発症することもある。このようなタイプの喘息発作重積状態は，気管支攣縮を主体とした病態生理を呈し，治療によって急速に改善する。より頻度が高いタイプは，数時間から数日かけて悪化する喘息発作で，ウイルスや非定型感染症によって引き起こされる。このような場合の気道閉塞は気道の炎症，気管支収縮，粘液栓によって起こる。

　どちらのタイプでも，病理学的には気道閉塞と呼気気流の制限が起こる。不十分な呼気時間のためエアトラッピング，動的肺過膨張や持続する呼気終末肺胞陽圧を起こし，後者は**内因性呼気終末陽圧** intrinsic positive end-expiratory pressure（内

表11.1 喘息死の危険因子

社会経済的な地位が低い
女性
アフリカ系米国人，プエルトリコ出身のラテン系米国人
喫煙
ピークフローの変動が激しい「不安定な喘息」
血中好酸球増加
呼吸困難感に鈍感：失感情症（感情や体感を感じたり表現するのが困難な心理学的特性）
突発的な重症喘息増悪（窒息喘息）の既往がある
喘息による気管挿管の既往がある
喘息による集中治療室入室の既往がある
1年以内に2回以上の喘息入院歴がある
1年以内に3回以上の喘息による救急室受診歴がある
1カ月以内に喘息による入院や救急室受診歴がある
1カ月に短時間作用性 β_2 受容体作動薬を2容器以上使用する
経口ステロイドを使用しているか最近中止したばかり
気道閉塞に鈍感
心血管疾患が併存する
Alternaria 属に対して感受性がある

因性PEEP）とも呼ばれる。これにより横隔膜が力学的に不利な状態になると同時に，呼吸仕事が増加して肺力学が変化する。呼吸筋にかかる呼吸仕事量が増加するため，呼吸筋による酸素消費量と二酸化炭素産生量が増加し，悪循環を生じる。

動的肺過膨張 dynamic hyperinflation（DHI）は，吸気と呼気での胸腔内圧を劇的に変動させる（身体所見で奇脈としてはっきりわかる）ため，心血管機能に有害な影響を与える。吸気時には右室が過剰に充満し，心室中隔の奇異性運動が起こるため，結果として左室の充満が障害される。呼気時には胸腔内圧上昇により心室の拡張期充満が障害されるため，心拍出量が減少し，横隔膜への血流量が低下して，代謝性アシドーシスを悪化させ，呼吸筋が疲労することになる。このようなさまざまな病態生理学過程からなる悪循環により低酸素性・高二酸化炭素性呼吸不全が起こる（Alg 11.1）。

喘息発作重積状態の患者を迅速に評価することは大切であり，発症からの期間，誘因となりうる曝露，薬物の使用歴，重症発作の既往歴などに的を絞った病歴聴取をすべきである。患者には合併症や似たような症状を呈する疾患を示唆するような症状がないか質問するべきである（表11.2）。重要な病歴と身体所見を表11.3に挙げた。

治 療

すべての患者への標準的治療
■ 酸素
動脈血酸素飽和度（SaO_2）を92％超に保つための酸素投与。

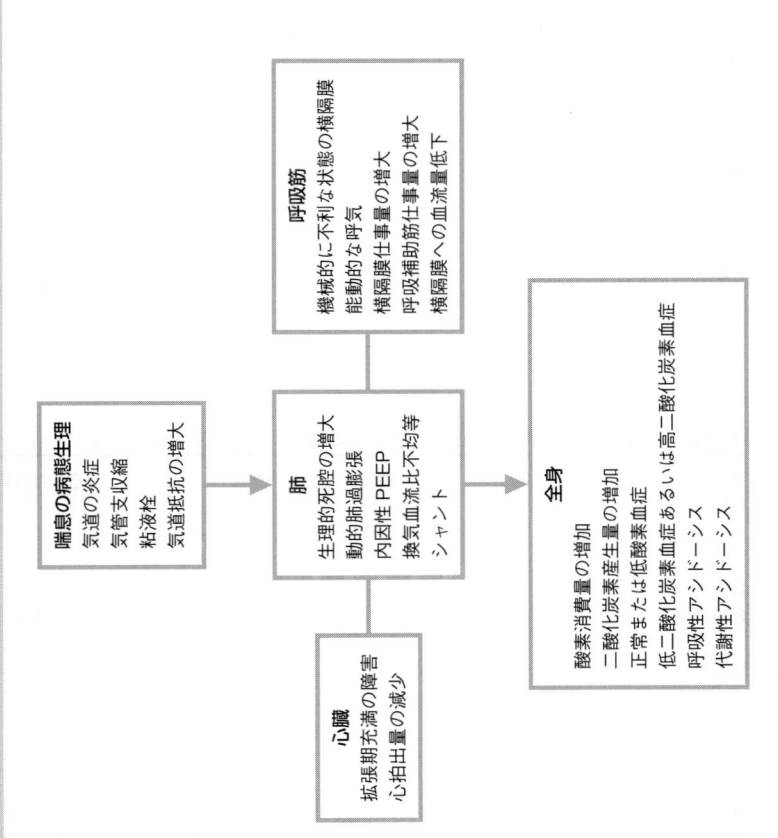

図 11.1 喘息発作重積状態の病態生理

喘息の病態生理
- 気道の炎症
- 気管支収縮
- 粘液栓
- 気道抵抗の増大

肺
- 生理的死腔の増大
- 動的肺過膨張
- 内因性 PEEP
- 換気血流比不均等
- シャント

心臓
- 拡張期充満の障害
- 心拍出量の減少

呼吸筋
- 機械的に不利な状態の横隔膜
- 能動的な呼気
- 横隔膜仕事量の増大
- 呼吸補助筋仕事量の増大
- 横隔膜への血流量低下

全身
- 酸素消費量の増加
- 二酸化炭素産生量の増加
- 正常または低酸素血症
- 低二酸化炭素血症あるいは高二酸化炭素血症
- 呼吸性アシドーシス
- 代謝性アシドーシス

表11.2 考慮すべき鑑別診断

上気道閉塞
腫瘍
喉頭蓋炎
声帯機能不全
異物誤嚥
気管支内病変
うっ血性心不全
胃食道逆流
閉塞型睡眠時無呼吸
気管軟化症
ヘルペス性気管気管支炎
僧帽弁狭窄症
薬物の副作用
　アスピリン過敏症
　アンギオテンシン変換酵素阻害薬
　β_2アドレナリン受容体遮断薬
　吸入ペンタミジン

表11.3 重症度別にみた喘息患者の典型的な身体所見と検査所見

所見	軽度	中等度	重度	切迫した呼吸停止
息切れ	歩行時 横たわれる	会話時 坐位を好む	安静時 背を丸めて前屈みになる	
会話	文章	句	単語	
意識状態	興奮していることがある	通常興奮している	通常興奮している	傾眠または混乱
呼吸数	増加	増加	>30回/分	
呼吸補助筋の使用と陥没呼吸	通常ない	通常ある	通常ある	
喘鳴	中等度,多くは呼気終末	大きい	通常大きい	ない
脈拍(回/分)	<100	100〜120	>120	徐脈(<60)
奇脈	ない(<10 mmHg)	存在することもある(10〜25 mmHg)	しばしば存在する(>25 mmHg)	なければ呼吸筋疲労を示唆する
最大呼気流速	>80%	60〜80%	<60%	
PaO_2	正常	>60 mmHg	<60 mmHg	
$PaCO_2$	<45 mmHg	<45 mmHg	>45 mmHg	
SaO_2	>95%	91〜95%	<90%	

■ 吸入気管支拡張薬

- スペーサーを用いた定量噴霧吸入器 metered dose inhaler (MDI) による β_2 受容体作動薬の吸入は，ネブライザー吸入と同じくらい効果がある．最初の1時間に，サルブタモール (2.5〜5 mg) のネブライザー吸入 (あるいはスペーサーの付いた MDI で 4〜8 パフ) を 20 分ごとに行う．心電図モニター下で，サルブタモール 10〜15 mg を 1 時間持続ネブライザー吸入することもある．
- levalbuterol (1.25 mg) を最初の1時間は 20 分ごとに吸入し，以後 40 分ごとに 3 回吸入する．
- 初期治療にはイプラトロピウム[注1] 0.5 mg をサルブタモールと併用して 20 分ごとに投与する (はじめの 36 時間で，喘息急性増悪の気流制限を改善することが示されている)．
- 挿管された患者では，気管支拡張薬を MDI で投与するべきである (サルブタモールを吸気回路から，あるいは Y ピースと挿管チューブの間から投与)．
- 長時間作用型 β_2 受容体作動薬であるサルメテロールとホルモテロールは，喘息急性増悪の治療に適応はない．長時間作用型 β_2 受容体作動薬は，入院患者や外来患者への追加治療として継続することもある．
- β_2 受容体作動薬の静脈内投与は吸入と比べて効果が高いわけではなく，吸入より有害である可能性があるため，推奨されない．

■ コルチコステロイド

- メチルプレドニゾロンの初期投与量は 125 mg を 1 回静注で，患者が経口摂取できるのであれば，同価のコルチコステロイドを経口投与する．
- 続いて，メチルプレドニゾロン 40〜60 mg を 6 時間ごとに静注投与する．消化管からの吸収障害を疑わなければ同価のコルチコステロイドを経口投与する．
- 36〜48 時間後に臨床的反応をみながら投与量を漸減することを考慮する．

その他の治療について

■ 抗菌薬

- 合併症のない喘息の増悪では推奨されない．
- 発熱や膿性の喀痰があるか，肺炎や細菌性副鼻腔炎などが喘息増悪に合併している所見がある時には使用する．

■ マグネシウム

- マグネシウムの静注 (2 g を 20 分かけて投与) は比較的安全ではあるが，標準的治療と比べて効果が高いわけではない．
- 吸入マグネシウムについてはあまりデータがないが，吸入気管支拡張薬に加えることもできる．

■ メチルキサンチン類

- 急性喘息の初期治療には推奨されない．
- β_2 受容体作動薬と同等の気管支拡張作用があるが，毒性 (頻脈性不整脈) の危険性が高い．

注1：わが国にはネブライザー用製剤はなく，MDI のみである．

■ アドレナリン
- 吸入気管支拡張薬による治療より優れているというエビデンスはなく，低酸素血症の患者では特に毒性の危険性がある．
- 集中的な気管支拡張吸入薬治療に反応しない，あるいは協力できない患者では使用を考慮する
- 用量：1,000倍希釈溶液 0.5 mg を 20 分ごとに投与し，必要であれば 3 回まで皮下注する．

■ ヘリオックス
- ヘリウムと酸素の混合ガス(heliox)は，空気に比べて密度が低いため，気流が乱流を起こさず層流になる．重症の閉塞性気道疾患の治療に使用される．
- ヘリウム：酸素の比が 60％：40％か 70％：30％のものを使う．
- 限られてはいるが，ヘリオックスを用いると，酸素と比べて気管支拡張薬のエアロゾルの運搬がよくなるというデータがある．
- 挿管されている患者へのヘリオックスの使用は，標準的な人工呼吸器での容量や圧のモニターが技術的に複雑になるため，経験が豊富で扱いに慣れている施設でのみ考慮するべきである．

人工呼吸戦略

喘息発作重積状態の管理の目標は，原因となる気道の炎症や気管支収縮を治療する一方で，呼吸筋への負荷を減らし，低酸素血症を是正し，十分な換気を与え，特に動的肺過膨張による肺の損傷を最小限に抑えることである．

■ 非侵襲的換気法
- 重症喘息における非侵襲的陽圧換気 noninvasive positive pressure ventilation (NIPPV) の使用のデータは限られている．
- 持続気道陽圧 continuous positive airway pressure (CPAP) や二相性陽圧呼吸 bilevel positive airway pressure (BiPAP) を用いた NIPPV は喘息発作重積状態で救急室を訪れた患者で，意識がはっきりしていて，協力的で，気道を保護でき，さらにフルフェイスのマスクに耐えられる場合の初期治療として考慮してよい．
- BiPAPの初期設定ではIPAP (吸気気道陽圧) を 8，EPAP (呼気気道陽圧) を 5 にする．患者の快適さとコンプライアンスを保ち，呼吸仕事量を減らす(呼吸数を

表11.4 喘息発作重積状態における人工呼吸器の初期設定

パラメータ	設定
モード	従量式
分時換気量	< 10 l
1回換気量	7〜8 ml/kg
呼吸数	12〜14 回/分
吸気流速	60〜80 l/分
PEEP	0〜5 cmH$_2$O
FIO$_2$	SpO$_2$ > 90％を保つよう調節する

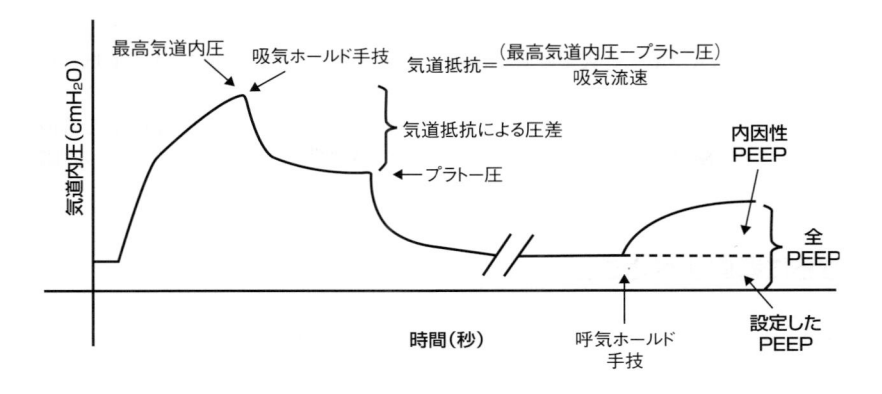

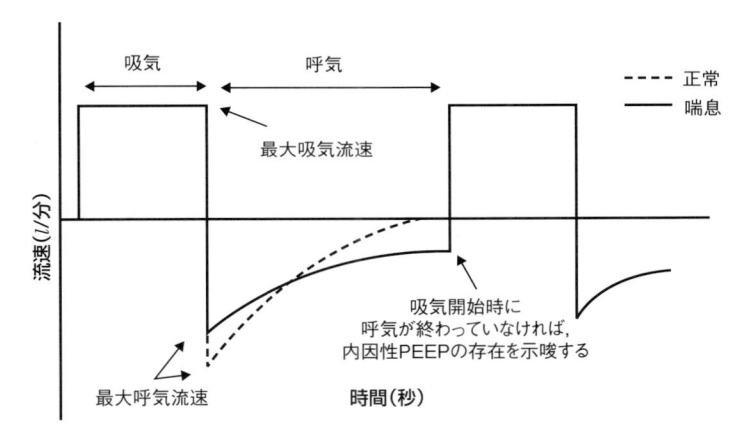

図11.1　内因性 PEEP
PEEP：呼気終末陽圧

減らし，1回換気量を増やす)のを目標に IPAP 15，EPAP 5 を超えない範囲で素早く調節する。
・嘔吐や誤嚥を引き起こす空気嚥下症は NIPPV で起こりうる合併症なので，患者を絶食にし，注意深く監視する。
・NIPPV を開始した後に臨床的に改善(呼吸数の減少，空気の出入りの改善，$Paco_2$ の減少)があったか，NIPPV と薬物療法を開始したのち短時間(30分以内)で確認する。
・改善がみられなければ，即座に挿管・人工呼吸が必要かを考慮し，必要であれば挿管を遅らせてはならない。
・NIPPV は，意識障害のある患者や血行動態が不安定な患者には禁忌である。

人工呼吸戦略では，動的肺過膨張や圧外傷を防ぐために十分な呼気時間を保つことに集中すべきである。人工呼吸では従量式換気が望ましい。**表11.4**に推奨される初期設定を示した。肺保護および高二酸化炭素許容人工換気法を行い，プラトー圧＜30 cmH$_2$Oを目標にする。呼気終末ホールド操作を行い，内因性PEEPを監視すべきである。「内因性PEEP＝全PEEP−人工呼吸器で設定したPEEP」である(**図11.1**)。内因性PEEP＜20 cmH$_2$Oを目標にする。

さらに考慮すべきこと

喘息発作重積状態の患者では，挿管後に低血圧がよく起こる。原因は複数あり，すでに動的肺過膨張や内因性PEEPのある患者に呼吸周期を通じて陽圧を加えること，循環血液量減少，鎮静が挙げられる。低血圧は，鎮静と大量の輸液，前述した動的肺過膨張を最小限にする換気戦略で管理する。必要があれば，酸素飽和度を監視しながら患者を人工呼吸器の回路から外し，閉じ込められた空気を吐き出させ，胸腔内圧を下げる。

十分に鎮静薬と鎮痛薬を使用しているにもかかわらず，人工呼吸器と呼吸が同調せず，プラトー圧と内因性PEEPが許容できないほど高い喘息発作重積状態の患者には，神経筋遮断薬の使用を考慮するべきである。連続4連刺激による神経筋モニターのもと，間欠的に神経筋遮断薬を投与すべきである。神経筋遮断薬の持続投与は，コルチコステロイドとの併用でミオパチーのリスクが高まるため避けるべきである。

(藤原 美和)

参考文献

Barr RG, Woodruff PG, Clark S, et al. Sudden-onset asthma exacerbations：clinical features, response to therapy, and a 2-week follow-up. Multicenter Airway Research Collaboration (MARC)investigators. Eur Respir J. 2000；15：266-273.

Brandstetter RD, Gotz VP, Mar DD. Optimal dosing of epinephrine in acute asthma. Am J Hosp Pharm. 1980；37：1326-1329.

British Guideline on the Management of Asthma. British Thoracic Society & Scottish Intercollegiate Guidelines Network. April 2004. Thorax 2003；58：Supplement I.

Calverley PMA, Koulouris NG. Flow limitation and dynamic hyperinflation：key concepts in modern respiratory physiology. Eur Respir J. 2005；25：186-199.

Castro M. Near-fatal asthma what have we learned? Chest. 2002；121：1394-1395.

Cates CJ, Crilly JA, Rowe BH. Holding chambers(spacers)versus nebulisers for beta-ago- nist treatment of acute asthma. Cochrane Database Syst Rev. 2006.

Dolan CM, Fraher KE, Bleecker ER, et al. Design and baseline characteristics of The Epidemiology and Natural History of Asthma：Outcomes and Treatment Regimens (TENOR)study：a large cohort of patients with severe or difficult-to-treat asthma. Ann Allergy Asthma Immunol. 2004；92：32-39.

Global Strategy for Asthma Management and Prevention. Global Initiative for Asthma (GINA). 2006. www. ginasthma.com. Accessed 7/12/2007.

Guidelines for the Diagnosis and Management of Asthma—expert panel report 2. National Asthma Education and Prevention Program, National Institutes of Health, National Heart, Lung, and Blood Institute. www.nhlbi.nih.gov/guidelines/asthma/index.htm. Accessed 7/12/2007.

Gupta D, Keogh B, Chung KF, et al. Characteristics and outcome for admissions to adult, general critical care units with acute severe asthma : a secondary analysis of the ICNARC case mix programme database. Crit Care. 2004 ; 9 : 112-121.

Krishnan V, Diette GB, Rand CS, et al. Mortality in patients hospitalized for asthma exacerbations in the United States. Am J Respir Crit Care Med. 2006 ; 174 : 633-638.

Levy BD, Kitch B, Fanta CH. Medical and ventilatory management of status asthmaticus. Intensive Care Med. 1998 ; 24 : 105-117.

MacIntyre NR. Current issues in mechanical ventilation for respiratory failure. Chest. 2005 ; 128 : 561-567.

McFadden ER. Acute severe asthma. Am J Respir Crit Care Med. 2003 ; 168 : 740-759.

Oddo M, Feihl F, Schaller MO, et al. Management of mechanical ventilation in acute severe asthma: practical aspects. Intensive Care Med. 2006 ; 32 : 501-510.

Pendergraft TB, Stanford RH, Beasley R, et al. Rates and characteristics of intensive care unit admissions and intubations among asthma-related hospitalizations. Ann Allergy Asthma Immunol. 2004 ; 93 : 29-35.

Ram FSF, Wellington SR, Rowe B, Wedzicha JA. Non-invasive positive pressure ventilation for treatment of respiratory failure due to severe acute exacerbations of asthma(review). Cochrane Database Syst Rev. 2005.

Rodrigo GJ, Castro-Rodriguez JA. Anticholinergics in the treatment of children and adults with acute asthma : a systematic review with meta-analysis. Thorax. 2005 ; 60 : 740-746.

Rodrigo GJ, Rodrigo C, Pollack CV, et al. Use of helium-oxygen mixtures in the treatment of acute asthma : a systematic review. Chest. 2003 ; 123 : 891-896.

Rodrigo GJ, Rodrigo C. First-line therapy for adult patients with acute severe asthma receiving a multiple-dose protocol of ipratropium bromide plus albuterol in the emergency department. Am J Resp Crit Care Med. 2001 ; 161 : 1862-1868.

Rodrigo GJ, Rodrigo C. Rapid-onset asthma attack: a prospective cohort study about characteristics and response to emergency department treatments. Chest. 2000 ; 118 : 1547-1552.

Rodrigo GJ, Rodrigo C. The role of anticholinergics in acute asthma treatment: an evidence-based evaluation. Chest. 2002 ; 121 : 1977-1987.

Serrano J, Plaza V, Sureda B, et al. Alexithymia : a relevant psychological variable in near-fatal asthma. Eur Respir J. 2006 ; 28 : 296-302.

Soroksky A, Stav D, Shpirer I, et al. A pilot prospective, randomized, placebo-controlled trial of bilevel positive airway pressure in acute asthmatic attack. Chest. 2003 ; 123 ; 1018-1025.

Turner MO, Noertjojo K, Vedal S, et al. Risk factors for near-fatal asthma. Am J Respir Crit Care Med. 1998 ; 157 : 1804-1809.

Weiss KB, Sullivan SD.The health economics of asthma and rhinitis. J Allergy Clin Immunol. 2001 ; 107 : 3-8.

Wenzel S. Severe asthma in adults. Am J Respir Crit Care Med. 2005 ; 172 : 140-160.

慢性閉塞性肺疾患の急性増悪

Chad A. Witt and Marin H. Kollef

　米国では，1,600万人以上の成人が慢性閉塞性肺疾患 chronic obstructive pulmonary disease (COPD) を患っている。COPDは主として慢性気管支炎として現れることもあれば，肺気腫として現れることもある。2001年には，COPDは1,600万件以上の外来受診，50万件の入院，11万件の死亡の原因となり，心疾患，癌，脳血管疾患に次いで米国で4番目に多い死因であった。人口の高齢化に伴ってCOPDの患者数は増加するものと予測されている。

　COPDの急性増悪については多くの定義がある。最も広く使われている定義の1つでは，以下の3つの症状に基づき増悪の重症度を評価する。(a)増悪する呼吸困難，(b)喀痰膿性度の増加，(c)喀痰量の増加。タイプ1(重度)の増悪は3つの症状すべてがあり，タイプ2(中等度)の増悪は3つの症状のうち2つを示す。タイプ3(軽度)の増悪は3つの症状のうち1つと以下の5項目のうち少なくとも1つがある。①過去5日以内の上気道感染，②明らかな原因のない発熱，③増悪する喘鳴，④増悪する咳嗽，⑤呼吸数ないし心拍数が普段より20％増加。急性増悪は感染により起こることもあれば，環境曝露により引き起こされることもある。しかし，多くの患者はうっ血性心不全や肺外感染症なども合併しているため，COPD急性増悪による症状とそれ以外の疾患による症状を定義するのは，臨床的診断である。COPD急性増悪に合致する症状を呈する患者にはすべて，肺炎あるいは肺水腫の所見を評価するための胸部X線撮影と，動脈血ガス分析による動脈血酸素含量の測定を行うべきである (ALG 12.1)。ルーチンでのスパイロメトリー検査が，COPD急性増悪において有益と示されたことはないので推奨されない。その他の検査は臨床シナリオに基づいて決定するべきである。

　COPD急性増悪の治療は広く研究されてきた。治療には，気管支拡張療法，酸素療法，コルチコステロイドの全身投与，抗菌薬などがある (表12.1)。コルチコステロイドと抗菌薬の正確な治療期間は決定されてはいないが，これらの薬物が有効であることは繰り返し示されている。

　気管支拡張療法の研究によると，気管支拡張薬の吸入は全身投与より優れており，定量噴霧式吸入器 (MDI) と比べてネブライザー投与による優位性はないことが示されている。気管支拡張療法には，短時間作用型のβ_2アドレナリン受容体作動薬と短時間作用型の抗コリン薬がある。概して，β_2アドレナリン受容体作動薬と比べて抗コリン薬のほうが副作用が少ないので，抗コリン薬を第1選択にするべきである。抗コリン薬を最大量使用しても改善しないならば，短時間作用型β_2作動薬を追加投与することが有益であると示されている。

　酸素療法は有効であると推測されてきたため，さほど厳密には研究されていない。酸素は鼻カニューレあるいはフェイスマスクを用いて投与する。高二酸化炭素

12.1 慢性閉塞性肺疾患(COPD)急性増悪の初期評価と治療

初期評価：
- 病歴と身体診察を含めた初期臨床的評価
- 血算と生化学を含めた基本的な臨床検査
- 胸部X線
- 動脈血ガス分析

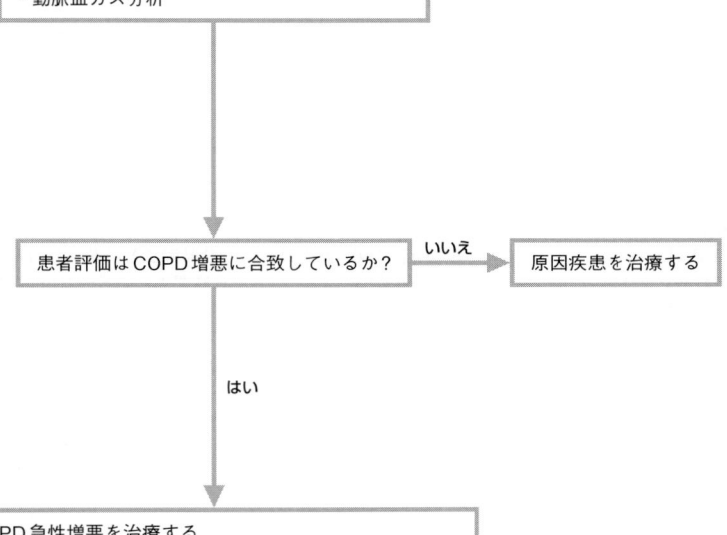

↓

患者評価はCOPD増悪に合致しているか？ ──いいえ→ 原因疾患を治療する

↓はい

COPD急性増悪を治療する
- 鼻カニューレあるいはフェイスマスクでの酸素療法。低酸素血症を是正しすぎて呼吸ドライブが低下しないように注意しながら，$Pao_2>60$ mmHg あるいは $Sao_2>90\%$ となるよう酸素投与量を調節する
- 気管支拡張療法(表12.1)
- コルチコステロイド治療(表12.1)
- 抗菌薬治療(表12.1)
- 必要なら人工呼吸管理を開始する(12.2)

表12.1 慢性閉塞性肺疾患の急性増悪でよく用いられる薬物

薬物	用量と投与経路	投与頻度
気管支拡張薬		
抗コリン薬	0.5 mgネブライザー吸入	4〜6時間ごと
臭化イプラトロピウム[注1]	または18〜36 μg MDI	
β_2アドレナリン受容体作動薬	2.5〜5 mgネブライザー	4〜6時間ごと
サルブタモール	吸入または180 μg MDI	
コルチコステロイド		
メチルプレドニゾロン	125 mg静注	6時間ごとに3日間,その後
	60 mg経口	1日1回4日間,その後
	40 mg経口	1日1回4日間,その後
	20 mg経口	1日1回4日間
prednisone	30〜60 mg経口	使用例:1日1回5〜7日間投与,あるいはより長期間投与して漸減
抗菌薬		
ST合剤	800 mg/160 mg経口	12時間ごとに5〜10日間
アモキシシリン	250 mg経口	6時間ごとに5〜10日間
ドキシサイクリン	200 mg経口	初日,その後
	100 mg経口	12時間ごとに5〜10日間
アジスロマイシン	500 mg経口	初日,その後
	250 mg経口	1日1回4日間または
	500 mg経口	1日1回3日間

注1:わが国にはネブライザー用製剤はなく,MDIのみである。

血症を助長する程度にまで酸素分圧を高めないよう注意しつつ,Pao_2が60 mmHgを超える,あるいはSao_2が90〜92%となるように投与すべきである。

　コルチコステロイド治療は広く研究されており,COPD急性増悪の患者をステロイド全身投与で治療することは有効である。コルチコステロイドの2週間投与と8週間投与を比較した最大規模の研究では,2週間に比べて8週間投与による利益はみられなかった。ほとんどの患者は5〜10日間のコルチコステロイド治療に反応する。

　COPD急性増悪への抗菌薬治療は,特に中等度から重度の急性増悪の患者に有効であることが示されている。COPD急性増悪患者の喀痰から最も頻繁に同定される病原菌は,肺炎球菌,*Moraxella catarrhalis*,インフルエンザ菌である。より重症の患者では,緑膿菌などのほかのグラム陰性菌が検出される頻度が高くなる。アモキシシリン,スルファメトキサゾール・トリメトプリム(ST合剤),テトラサイクリン,クラリスロマイシン,アジスロマイシン,レボフロキサシン,モキシフロキサシンやその他の抗菌薬が研究されてきた。より新しく抗菌域の広い抗菌薬が,より古く抗菌域の狭い抗菌薬より優れていると示した研究はない。しかし,抗菌薬耐性の懸念から,クラリスロマイシン,アジスロマイシン,レボフロキサシン,モキシフロキサシンといったより広域スペクトルの薬物が用いられることが多くなっ

ALG 12.2 慢性閉塞性肺疾患の急性増悪における人工呼吸管理

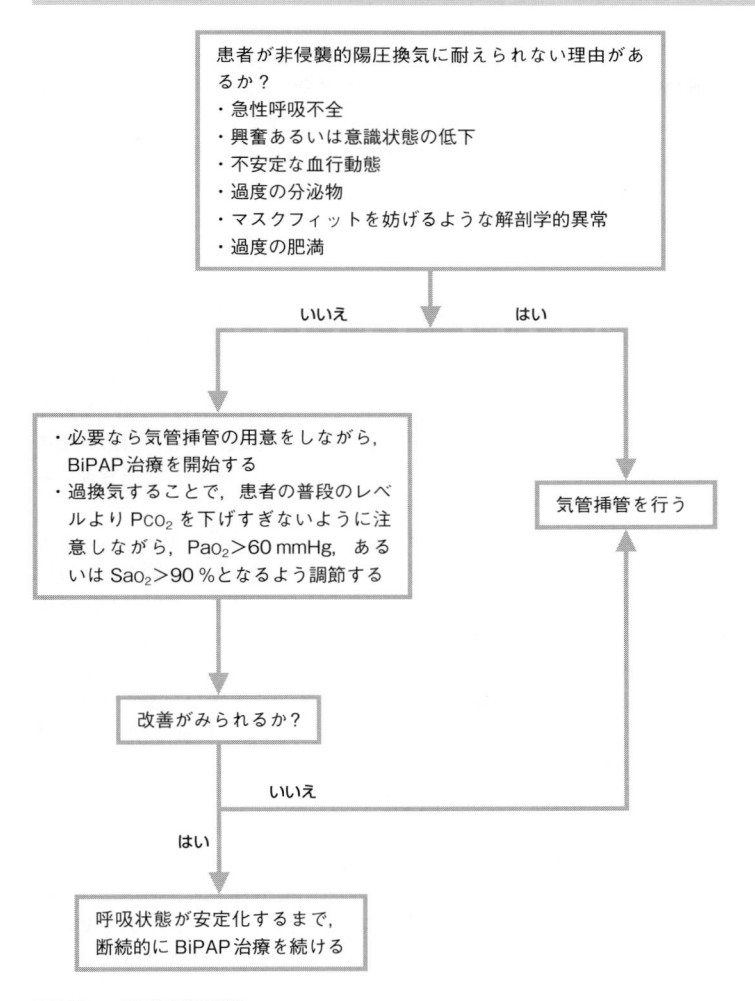

```
┌─────────────────────────────────────┐
│ 患者が非侵襲的陽圧換気に耐えられない理由があ │
│ るか？                                │
│ ・急性呼吸不全                        │
│ ・興奮あるいは意識状態の低下          │
│ ・不安定な血行動態                    │
│ ・過度の分泌物                        │
│ ・マスクフィットを妨げるような解剖学的異常 │
│ ・過度の肥満                          │
└─────────────────────────────────────┘
         │いいえ          │はい
         ▼                ▼
┌──────────────────────────┐   ┌──────────────┐
│・必要なら気管挿管の用意をしながら，│   │気管挿管を行う│
│ BiPAP 治療を開始する       │   └──────────────┘
│・過換気することで，患者の普段のレベ│          ▲
│ ルより $P_{CO_2}$ を下げすぎないように注│          │
│ 意しながら，$Pa_{O_2} > 60$ mmHg, あ │          │
│ るいは $Sa_{O_2} > 90\%$ となるよう調節する │  │
└──────────────────────────┘          │
         │                            │
         ▼                            │
   ┌──────────────┐                   │
   │改善がみられるか？│──いいえ───────┘
   └──────────────┘
         │はい
         ▼
┌──────────────────────┐
│呼吸状態が安定化するまで， │
│断続的に BiPAP 治療を続ける│
└──────────────────────┘
```

BiPAP：二相性陽圧呼吸

ている.厳密に治療期間を示すエビデンスがないので,5～10日間抗菌薬で治療することが最も多い.

COPD急性増悪の治療には,粘液溶解薬,胸部理学療法,メチルキサンチン気管支拡張薬なども用いられてきた.これらの治療の有効性を示すエビデンスはなく,逆に胸部理学療法,メチルキサンチンについては有害である可能性もある.COPD急性増悪に対する胸部理学療法の有効性を示した研究は今までないが,治療後に1秒量が一過性に低下することを示した研究が複数あり,胸部理学療法が有害である可能性を指摘している.メチルキサンチンの副作用は頻度が高くかつ重大であり,またこれらの薬物による予後の改善を示すエビデンスがないことから,COPD急性増悪に対してメチルキサンチンをルーチンに使用することは推奨されない.

上に述べた治療に加えて,重度のCOPD急性増悪では人工呼吸は重要な治療方法である(A 12.2).臨床評価,高二酸化炭素血症および呼吸性アシドーシスの悪化,低酸素血症の悪化,呼吸困難の悪化などから,呼吸窮迫の悪化を認める患者では,人工呼吸が一時的に必要になることがある.多くの研究で,COPD急性増悪に対して非侵襲的陽圧換気(NIPPV)が有効であることが示されている.NIPPVは気管挿管が必要となる可能性を減少させ,おそらく生存率をも改善する.意識状態の低下,急性呼吸不全,不安定な血行動態,極度の肥満がある場合には,気管挿管および人工呼吸に直接進む必要があるかもしれない.

COPD患者の人工呼吸器初期設定では,呼気時間を長くする必要があることを考慮しなければならない.適切な人工呼吸器初期設定は,従量式補助調節換気,呼吸数10～12回/分,1回換気量8 ml/kg,呼気終末陽圧(PEEP)0～5 cmH$_2$O,ヘモグロビン飽和度を92%程度に保つのに十分なF$_{IO_2}$であろう.吸気流速を速くして(最大吸気流速75～90 l/分),可能なら吸気:呼気比を1:4とする必要がある.患者が快適に呼吸しているか人工呼吸器と同調しているかを評価し,また動脈血ガス分析を用いることによって初期設定を調節するべきである.「正常な」動脈血ガスを目標に人工呼吸管理するべきでなく,患者の普段のレベルに近い高二酸化炭素血症は許容するべきである.

人工呼吸管理中にauto-PEEPが生じないかモニターすることもまた重要である.これは人工呼吸器の波形とカプノグラムの波形をモニターすることで検出できる.auto-PEEPは,吸気流速が不十分であったり,1回換気量が大きすぎたり,呼吸数が多いときに起こり,静脈還流が減少して全身性低血圧をきたす.また,auto-PEEPがあると患者が人工呼吸器をトリガーするのがより困難になるため,これを打ち消すために外因性PEEPを加えることがある.さらに,人工呼吸管理を受けているCOPD患者には,深部静脈血栓症とストレス潰瘍の適切な予防を行う.これらの患者で栄養補助は非常に重要だが,過度の炭水化物は二酸化炭素産生を増加させるので避けるべきである.

(齊藤 茂樹)

参考文献

Bach PB, Brown C, Gelfand SE, et al. Management of acute exacerbations of chronic obstructive pulmonary disease：a summary and appraisal of published evidence. Ann Intern Med. 2001；134：600-620.
COPD急性増悪治療の指針となる研究の総説。酸素療法，気管支拡張薬，コルチコステロイド，抗菌薬，非侵襲的陽圧換気に関するエビデンスを含んでいる。

Brochard L, Mancebo J, Wysocki M, et al. Noninvasive ventilation for acute exacerbations of chronic obstructive pulmonary disease. N Eng J Med. 1995；333：817-822.
COPD急性増悪に対して非侵襲的換気を使うことで，気管挿管の必要が減り，入院期間が短縮され，院内死亡率が低下することを示した無作為化試験。

Lightowler JV, Wedzicha JA, Elliot MW, et al. Non-invasive positive pressure ventilation to treat respiratory failure resulting from exacerbations of chronic obstructive pulmonary disease: Cochrane systematic review and meta-analysis. BMJ. 2003；326：185-189.
COPD急性増悪患者の気管挿管の必要を減らし死亡率を低下させるのに，非侵襲的陽圧換気を第1選択とするべきであることを示した無作為化試験の系統的総説。

McCrory DC, Brown C, Gelfand SE, et al. Management of acute exacerbations of COPD：a summary and appraisal of published evidence. Chest. 2001；119：1190-1209.
COPD急性増悪患者の評価，重症度分類，治療についてのデータの総説。

Niewoehner D, Erbland M, Deupree RH, et al. Effect of systemic glucocorticoids on exacerbations of chronic obstructive pulmonary disease. N Eng J Med. 1999；340：1941-1947.
COPD急性増悪に対してコルチコステロイドの全身投与が臨床的に有益であることを示した無作為化試験。2週間投与と比べて8週間のコルチコステロイド治療には利益がないことも示している。

Saginer A, Aytemur ZA, Cirit M, et al. Systemic glucocorticoids in severe exacerbations of COPD. Chest. 2001；119：726-730.
3日間投与と比べて，10日間のコルチコステロイド治療を受けた患者では，動脈血酸素分圧，1秒量，労作時呼吸困難が有意に改善することを示した無作為化試験。

Snow V, Lascher S, Mottur-Pilson C, et al. Evidence base for management of acute exacerbations of chronic obstructive pulmonary disease. Ann Intern Med. 2001；134：595-599.
COPD急性増悪管理での重症度分類，診断的検査，治療方法に関するエビデンスの総説。

Stoller J. Acute exacerbations of chronic obstructive pulmonary disease. N Engl J Med. 2002；346：988-994.
内科的治療および人工呼吸管理を含めたCOPD急性増悪の治療の総説。

13 集中治療室での睡眠呼吸障害

Tonya D. Russell

表13.1に示すように,睡眠は健常人の呼吸生理にさまざまな影響を及ぼす。重度の慢性閉塞性肺疾患(COPD)や神経筋疾患などの基礎疾患がある患者では,呼吸生理の変化は心肺状態の悪化につながりうる。さらに,閉塞型睡眠時無呼吸や睡眠関連肥満低換気症候群など,主な病態生理が睡眠中に起き,呼吸不全をきたすことがある睡眠関連呼吸障害がある。

閉塞型睡眠時無呼吸 obstructive sleep apneaは,過剰な軟部組織によって上気道が閉塞される場合に起き,睡眠時の気流制限や途絶に至り,覚醒や酸素飽和度低下の原因となる。閉塞型睡眠時無呼吸は日中の過度の眠気,高血圧,脳卒中,心不全のリスクを増加させうる。閉塞型睡眠時無呼吸低呼吸症候群 obstructive sleep apnea-hypopnea syndrome(OSAHS)の有病率は男性4%,女性2%と推定されている。表13.2に示したように,閉塞型睡眠時無呼吸の重症度は,1時間あたりの無呼吸・低呼吸の回数 apnea-hypopnea index(AHI)あるいは眠気の重症度で定量化することができる。

肥満低換気症候群 obesity hypoventilation syndrome(OHS)は,肥満患者で睡眠中に起きる低換気が日中の高二酸化炭素血症をきたした状態を指してしばしば用いられる。OHSの有病率は明らかではなく,また文献におけるOHSの定義もさまざまである。しかし,米国睡眠医学会の調査委員会は睡眠低換気症候群の診断基準に関する勧告を出しており,表13.3に示すように,OHSはその一部である。高二酸化炭素血症が重度のOSAHSのみによって起こることもあれば,無呼吸ないし低呼吸のない睡眠関連低換気(OHS)や,OSAHSとOHSの合併によって起こることがある。

表13.4に挙げたような徴候や症状のある高二酸化炭素性呼吸不全の患者をみれば,閉塞型睡眠時無呼吸と肥満低換気を疑うべきである。閉塞型睡眠時無呼吸のみによる高二酸化炭素血症の患者では,閉塞を解除する圧での持続性陽圧呼吸(CPAP)を使用することで高二酸化炭素血症は是正されるはずである。しかし,呼吸関連低換気の要素がある患者では,通常は二相性陽圧呼吸(BiPAP)が必要となる。

残念ながら,OSAHSないしOHSにおいてCPAPあるいはBiPAPの圧をエンピリックに設定することに関して,指針となるような情報が文献中には少ない。外来患者では,通常は分割睡眠テストが行われる。この検査では前半部分で睡眠呼吸障害の診断をつけ,後半部分でCPAPないしBiPAPの圧の調整をすることができる。入院中にできるのなら,OSAHSないしOHSの診断をつけ,治療に必要な圧を決定するのに睡眠検査は最善の方法であろう。しかし,睡眠検査をすることなしに治療を開始する必要があるなら,ICUないしステップ・ダウン病棟のように緊密にモニターできる環境で開始すべきである。

病的な肥満や重度の閉塞型睡眠時無呼吸がある患者では，睡眠呼吸障害を解消するのにしばしば高い圧が必要となる。圧を低く設定しすぎると，無呼吸や低換気が完全に解消されず，低酸素血症を遷延させることになる。エンピリックな圧設定でCPAPを使用したときに，重度の低酸素血症が起こりうることが報告されている。圧を高く設定しすぎると，**表13.5** に示すようなCPAPに関連したほかの合併症が起こる可能性があり，ひいては患者にCPAPやBiPAPを使うことが難しくなるかもしれない。

表13.1 呼吸生理への睡眠の影響

低酸素性換気応答の低下
高二酸化炭素性換気応答の低下
筋緊張低下の増大
気道抵抗の増大
気道抵抗増大に関連した無呼吸・低呼吸からの覚醒閾値の上昇（ノンレム睡眠＞レム睡眠）

表13.2 閉塞型睡眠時無呼吸の重症度

重症度	AHI[a]	日中の傾眠によって阻害される活動レベル
軽度	5〜15	最低限の集中を要する座って行うことの多い活動〔例：テレビ観賞，読書，乗車（運転しない）〕
中等度	15〜30	いくらかの集中を要する活動（例：ミーティング，コンサート）
重度	>30	積極的な集中を要する活動（例：会話，食事，運転）

[a] AHI（無呼吸・低呼吸指数）とは，1時間あたりの無呼吸および低呼吸の回数。無呼吸は気流の途絶と定義され，低呼吸は4%の酸素飽和度低下を伴う30%以上の気流低下と定義される。すべての無呼吸・低呼吸は最低10秒続く必要がある。

表13.3 睡眠低換気症候群の診断基準[a]

症状と徴候	モニター
肺性心 肺高血圧 説明できない過度の日中の眠気 赤血球増多 覚醒時の高二酸化炭素血症 　（$Paco_2$ > 45 mmHg）	睡眠中の$Paco_2$が，覚醒時仰臥位の値より10 mmHg超上昇 無呼吸あるいは低呼吸に関連しない睡眠中の酸素飽和度低下

[a] 上記項目の少なくとも1つの基準を満たす必要がある。

表 13.4　閉塞型睡眠時無呼吸低呼吸症候群および肥満低換気症候群の症状と徴候

肥満
いびき
鼻息または喘ぎながらの覚醒
無呼吸を他人に指摘される
過度の日中の眠気
朝の頭痛
頸囲が大きい
爽快感のない睡眠
コントロール不良の高血圧
頭蓋顔面異常（小顎症，下顎後退症，巨舌症）
夜間の酸素飽和度低下
ほかの原因では説明できない高二酸化炭素症
甲状腺機能低下症

表 13.5　持続性陽圧呼吸あるいは二相性陽圧呼吸の主な合併症と副作用

鼻・口腔の乾燥
眼の乾燥
マスクのリーク
空気嚥下・胃膨張
皮膚刺激

　CPAPあるいはBiPAPに耐えられない患者では，気管切開が閉塞型睡眠時無呼吸に対する治療のゴールドスタンダードである．なぜなら気管切開により上気道閉塞部位をバイパスできるからである．しかし，病的肥満のある患者のなかには，完全に閉塞を解除するために特注の気管切開チューブを必要とする者もいる．さらに，ただ単にOSAHSだけでなく，睡眠関連低換気の要素がある場合には，気管切開チューブを通した夜間人工呼吸が必要であろう．ALG 13.1 に，重度の閉塞型睡眠時無呼吸あるいは睡眠関連低換気があると疑われる集中治療室患者の評価と治療に提案されているアルゴリズムを示した．

（齊藤　茂樹）

13.1 重度の閉塞型睡眠時無呼吸低呼吸症候群あるいは肥満低換気症候群があると疑われる集中治療室患者の評価と治療に関するガイドラインの提案

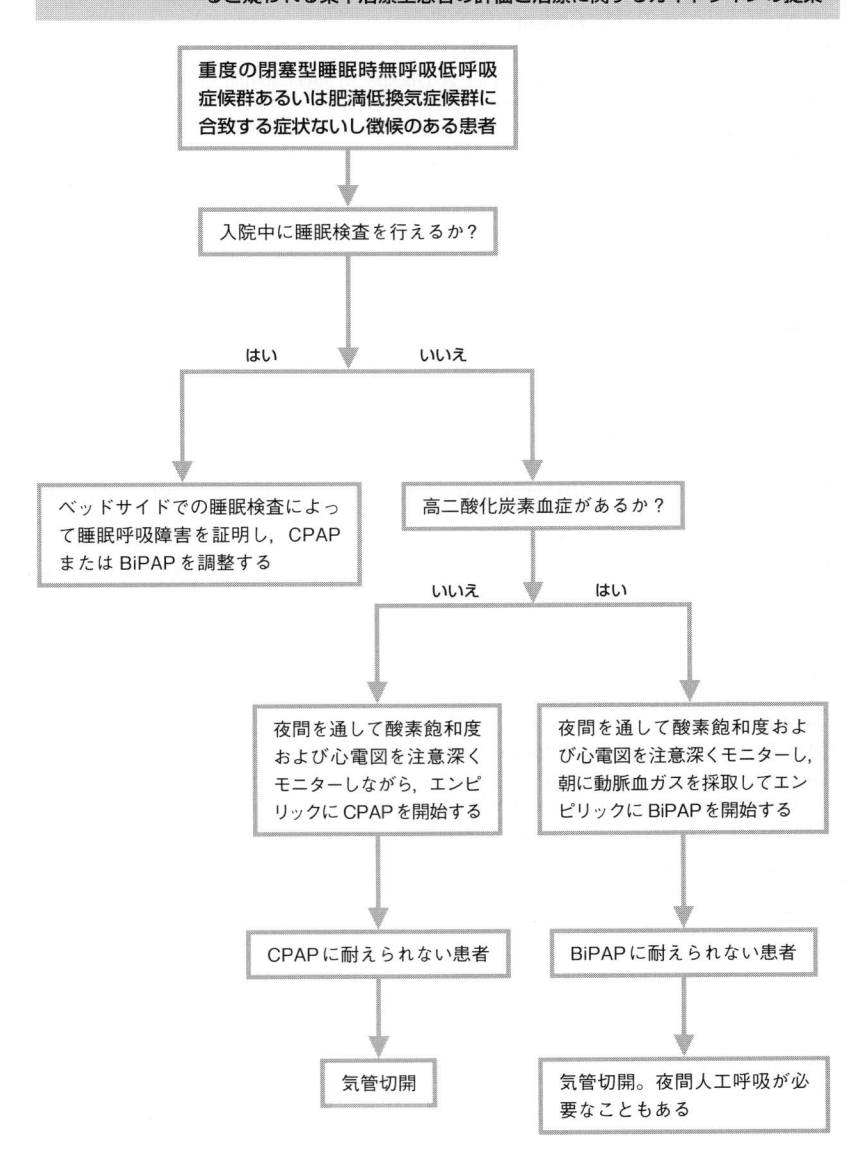

```
重度の閉塞型睡眠時無呼吸低呼吸
症候群あるいは肥満低換気症候群に
合致する症状ないし徴候のある患者
                │
                ▼
      入院中に睡眠検査を行えるか？
         │              │
        はい           いいえ
         │              │
         ▼              ▼
 ベッドサイドでの睡眠検査によっ    高二酸化炭素血症があるか？
 て睡眠呼吸障害を証明し，CPAP      │            │
 または BiPAP を調整する          いいえ         はい
                                 │            │
                                 ▼            ▼
                        夜間を通して酸素飽和度   夜間を通して酸素飽和度およ
                        および心電図を注意深く   び心電図を注意深くモニターし，
                        モニターしながら，エンピ  朝に動脈血ガスを採取してエン
                        リックに CPAP を開始する  ピリックに BiPAP を開始する
                                 │                     │
                                 ▼                     ▼
                        CPAP に耐えられない患者   BiPAP に耐えられない患者
                                 │                     │
                                 ▼                     ▼
                             気管切開         気管切開。夜間人工呼吸が必
                                              要なこともある
```

CPAP：持続性陽圧呼吸，BiPAP：二相性陽圧呼吸

参考文献

American Academy of Sleep Medicine Task Force. Sleep related breathing disorders in adults：recommendations for syndrome definitions and measurement techniques in clinical research. Sleep. 1999；22：667-689.
睡眠呼吸障害の診断に推奨される定義の総説。

Berger KI, Ayappa I, Chatr-Amontri B, et al. Obesity hypoventilation syndrome as a spectrum of respiratory disturbances during sleep. Chest. 2001；120：1231-1238.
日中の高二酸化炭素血症，過度の日中の眠気を有する23人の患者の後ろ向き研究。

Douglas NJ. Respiratory physiology：control of ventilation. In：Kryger MH, Roth T, Dement WC, eds. Principles and Practices of Sleep Medicine. Philadelphia：WB Saunders；2000：221-228.
睡眠中の呼吸生理の総説。

Kreiger J, Weitzenblum E, Monassier JP, et al. Dangerous hypoxaemia during continuous positive airway pressure treatment of obstructive sleep apnoea. Lancet. 1983；322：1429-1430.
閉塞型睡眠時無呼吸に対してエンピリックにCPAPを使用したことで，重度の低酸素血症が起こった患者の症例報告。

Krieger J. Respiratory physiology：breathing in normal subjects. In：Kryger MH, Roth T, Dement WC, eds. Principles and Practices of Sleep Medicine. Philadelphia：WB Saunders；2000：229-241.
睡眠中の呼吸生理の総説。

Meoli AL, Casey KR, Clark RW, et al. Hypopnea in sleep disordered breathing in adults. Sleep. 2001；24：469-470.
無呼吸および低呼吸の診断に推奨される定義の総説。

Shamsuzzaman AS, Gersh BJ, Somers VK. Obstructive sleep apnea—implications for cardiac and vascular disease. JAMA. 2003；290：1906-1914.
MEDLINEデータベースからの154のピアレビュー研究の報告。睡眠時無呼吸に関連した心血管合併症を評価している。

Thorpy M, Chesson A, Sarkis D, et al. Practice parameters for the treatment of obstructive sleep apnea in adults: the efficacy of surgical modification of the upper airway. Sleep. 1996；19：152-155.
閉塞型睡眠時無呼吸の外科的治療の適応と効果についての総説。

Young T, Palta M, Dempsey J, et al. The occurrence of sleep disordered breathing among middle-aged adults. N Engl J Med. 1993；328：1230-1235.
ポリソムノグラムを受けたウィスコンシン州雇用者の無作為化試験。ICUでの睡眠呼吸障害の罹患率を評価している。

14 集中治療室における肺高血圧と右室不全

Rael Sundy and Murali M. Chakinala

非代償性右室不全 decompensated right ventricular failure(DRVF)はショックの原因としてはさほど頻度が高くないが，過小診断されることが多く，その存在を認識するには一連の症状と徴候に対する警戒が必要となる。DRVFの治療はまた，本書の別の章で説明されている通常のショックに対する治療ガイドラインとはやや異なる。ほとんどの場合，もともと慢性肺高血圧(すなわち平均肺動脈圧25 mmHg以上)があるところに，急性疾患がきっかけとなり，それまで代償していた右室がDRVFへと移行し，不安定な血行動態の緊急事態となる。

右室不全の病態生理

右室は壁の薄い心室であり，右心収縮期全体を通じた収縮により，抵抗が低く容量の大きい肺血管循環へ駆出する。心拍出量が3～4倍に増加しても，肺血管を拡張させたり血流のなかった肺血管が開くおかげで，肺動脈圧および右室仕事量が増加することはない。急に右心後負荷が上昇した場合(例えば，広範性肺塞栓症)，右室は急速に代償不全になり，ショックへ陥る(ALG 14.1)。しかし右心には，限られてはいるものの心肥大を起こすことによって肺高血圧に適応するという元々の能力があるため，慢性肺高血圧では限られた期間は収縮能を維持することができる。とはいえ，急性に容量負荷または圧負荷がかかると，肥大して代償していた右室は急速に悪化することがある(ALG 14.1)。

DRVFの原因

表14.1に急性右室不全の原因を挙げる。表14.2には，すでに肺高血圧があるとわかっている患者における慢性代償不全の急性増悪の原因を挙げる。

DRVFの診断

臨床症候
DRVFは典型的に，血流が低下することによるショックとして現れる。肺高血圧の病歴があれば，表14.2に挙げた原因のいずれかによる，慢性代償不全の急性増悪の可能性を示唆する。DRVFの徴候と症状を表14.3に挙げる。

ALG 14.1 非代償性右室不全の病態生理

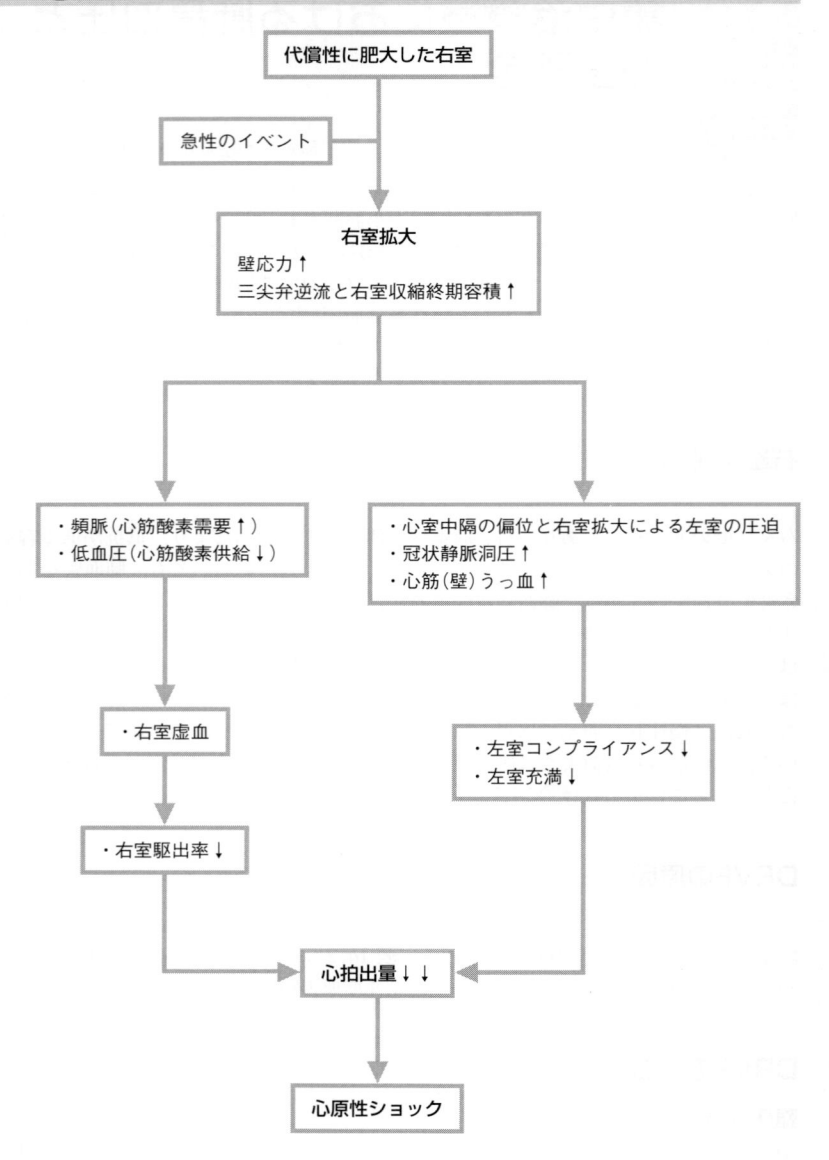

```
代償性に肥大した右室
        │
   急性のイベント
        │
        ▼
     右室拡大
    壁応力↑
    三尖弁逆流と右室収縮終期容積↑
        │
   ┌────┴────┐
   ▼         ▼
・頻脈(心筋酸素需要↑)     ・心室中隔の偏位と右室拡大による左室の圧迫
・低血圧(心筋酸素供給↓)   ・冠状静脈洞圧↑
                          ・心筋(壁)うっ血↑
   │                      │
   ▼                      ▼
・右室虚血              ・左室コンプライアンス↓
   │                   ・左室充満↓
   ▼                      │
・右室駆出率↓              │
   │                      │
   └──────→ 心拍出量↓↓ ←──┘
                │
                ▼
           心原性ショック
```

表14.1 右室不全の原因

右室梗塞あるいは周術期傷害
心タンポナーデ（右室不全に似る）
三尖弁不全
急性広範性肺塞栓症（血栓または，脂肪，空気，羊水による）
急性肺損傷，急性呼吸窮(促)迫症候群
鎌状赤血球胸部症候群
慢性肺動脈高血圧の急性代償不全（**表14.2**参照）

表14.2 慢性肺動脈高血圧で急性に血行動態が不安定になる原因

急性の薬剤不全（例：コンプライアンス不良，治療の中断）
不摂生な食事あるいは水分摂取
代謝需要の増加（例：感染，発熱，高い気温，妊娠）
静脈血栓塞栓症（亜広範性）
全身麻酔導入
手術（僧帽弁または大動脈弁修復，肺動脈血栓内膜摘除術，肺移植，肺葉切除，肺切除）
不整脈
内分泌疾患（例：甲状腺疾患，副腎不全）

診断的検査
画像検査

慢性肺高血圧があれば，胸部X線は末梢肺動脈の細小化を伴う中心肺動脈の拡張を示すことがある．右室拡大は側面像で胸骨後窩の充満として現れる．まれに右側の胸水がみられることがある．急性肺塞栓症が疑われるなら，下肢のDoppler検査と$\dot{V}/\dot{Q}$スキャンあるいは肺塞栓症プロトコルでのCTを行うべきである．

心電図
心電図でみられる右室変化を**表14.4**に示す．

検査データ
低拍出量状態を反映して，典型的な検査所見には，アニオンギャップ高値の代謝性アシドーシス，乳酸の上昇，前腎性の血液尿素窒素（BUN）/クレアチニン比上昇，尿ナトリウム値の低下がある．肝うっ血により肝酵素の上昇および高ビリルビン血症が起こる．右室負荷によりB型ナトリウム利尿ペプチド（BNP）が上昇する．トロポニンI値の上昇があれば右室梗塞に合致する．

心エコー
DRVFの診断で，心エコーはほぼ間違いなく最も有用な検査である．**表14.5**にDRVFにおける心エコー所見を挙げる．これにより右室不全を診断し，増悪原因を明らかにし，患者を以下の3群に分類するための迅速かつ重要なデータを得ることができる．3群とは，①肺動脈圧上昇を伴う右室不全，②肺動脈圧上昇を伴わない右室不全，③心膜疾患である（AL5 14.2）．

表14.3 徴候と症状

徴候	症状
失神,めまい	脈の減弱
右上腹部痛	四肢冷感
腹部膨満	下肢浮腫
体重増加	頸静脈拍動の上昇
早期満腹感	右側Ⅲ音
	肝頸静脈逆流
	腹水

表14.4 右室不全における心電図変化

洞性頻脈
心房細動
右軸偏位
右房拡張
右室肥大
右脚ブロック
V1誘導でのQrパターン
$S_I Q_{III} T_{III}$ パターン

肺動脈カテーテル

DRVFの管理における補助的診断手段に肺動脈カテーテル(PAC)がある。PAC使用の適応には,ポンプ不全とほかのショックの原因との鑑別,あるいはDRVF管理の補助(すなわち,循環血液量の調節,強心薬の使用,肺血管拡張薬への反応の評価)がある。DRVFにおいてPAC使用を難しくするのは,カテーテル挿入が困難であること,カテーテル先端のバルーンが過度に楔入することにより肺動脈破裂のリスクが高まること,不整脈による影響が大きいこと,などである。DRVFの特徴的なパターンには,中心静脈圧・右室圧・肺動脈圧の上昇と,心拍出量・1回拍出量・混合静脈血酸素飽和度の低下がある。末期右室不全あるいは右室梗塞では,右室が肺血管に血液を駆出するのに十分な力を生み出せないために,肺動脈圧は上昇していないことがある。肺動脈楔入圧はさまざまで,実際には左室コンプライアンスの悪化につれて上昇していることがある。三尖弁逆流や心内シャントがあると熱希釈法は信頼できなくなる。したがって,心拍出量の測定はFick法を用いて行うべきである。最後に,PACでは絶対値よりも,値の経時的変化により重点を置く。

急性DRVFの治療

急性DRVFの治療は以下のように行う(AIS 14.3)。

表14.5 右室不全の心エコー所見

右室肥大(慢性肺高血圧で)
右室拡大と運動低下
右室圧負荷による奇異性中隔運動
右房拡張
D型左室(心室中隔の左室方向への偏位)と収縮後期左室充満
心膜液
三尖弁逆流
肺動脈収縮期圧上昇
肺動脈拡張
下大静脈の吸気性虚脱消失

■ 増悪因子を同定し治療する。
■ 低酸素血症を補正する。
■ 低血圧を改善し、循環を回復する。
■ 循環血液量過剰および右室拡大による左室圧迫を治療する。

増悪因子の同定と治療

既知の肺高血圧と慢性右室不全のある患者では、増悪因子を同定し治療すべきである(**表14.2**)。長期留置静脈カテーテルのある患者では潜在感染に対する疑いを強くもつべきである。菌血症に対するエンピリックな治療が適切である。心房性頻脈性不整脈はジゴキシンまたはアミオダロンで低下させるか、カルディオバージョンを行う。β遮断薬やベラパミルは陰性変力作用があるので使うべきでない。徐脈に状況によっては一時的ペースメーカが必要かもしれない。

低酸素血症の補正

酸素は最も強力な肺血管拡張物質であり、十分な酸素投与は肺血管抵抗を減少させ心拍出量を改善する。酸素化を維持するために人工呼吸が必要となることがある。しかし、肺胞内血管圧迫による右室後負荷の上昇と静脈還流の減少を最小限にするよう、可能な限り低い呼気終末陽圧(PEEP)を用いるべきである。高二酸化炭素血症下では低酸素性肺血管収縮が増強されるので、高二酸化炭素許容人工換気法 permissive hypercapniaは避ける。

最後に、見逃されることが多いが、人工呼吸管理中の患者では気管支痙攣と興奮は肺血管抵抗上昇の原因となるので、積極的に治療すべきである。

低血圧の改善と循環の回復

右室拍出量を決める因子は左室と同じであり、前負荷、後負荷、心筋収縮能である。重症肺高血圧のある不安定な患者の治療には3つの因子がすべて含まれており、肺動脈カテーテル(PAC)が役立つことがある。

前負荷

DRVFでは、一般に、不十分な前負荷が問題になることはない。前負荷の減少(す

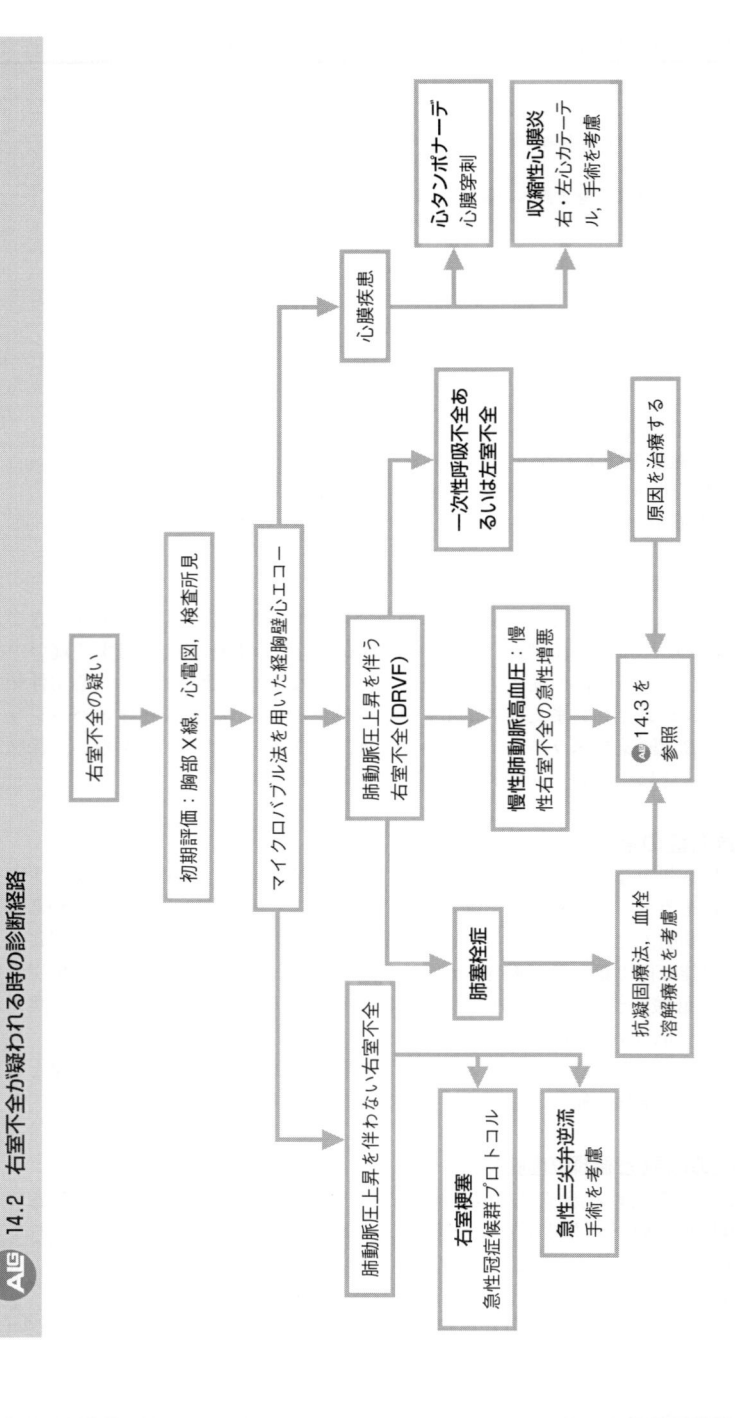

ALG 14.2 右室不全が疑われる時の診断経路

```
右室不全の疑い
    ↓
初期評価：胸部X線、心電図、検査所見
    ↓
マイクロバブル法を用いた経胸壁心エコー
    ├─→ 心疾患
    │     ├─→ 心タンポナーデ（心膜穿刺）
    │     └─→ 収縮性心膜炎（右・左心カテーテル、手術を考慮）
    │
    ├─→ 肺動脈圧上昇を伴う右室不全（DRVF）
    │     ├─→ 一次性呼吸不全あるいは左室不全 → 原因を治療する
    │     └─→ 慢性肺動脈高血圧：慢性右室不全の急性増悪 → ALG 14.3を参照
    │
    └─→ 肺動脈圧上昇を伴わない右室不全
          ├─→ 右室梗塞（急性冠症候群プロトコル）
          ├─→ 急性三尖弁逆流（手術を考慮）
          └─→ 肺塞栓症 → 抗凝固療法、血栓溶解療法を考慮 → ALG 14.3を参照
```

14.3 非代償性右室不全の治療

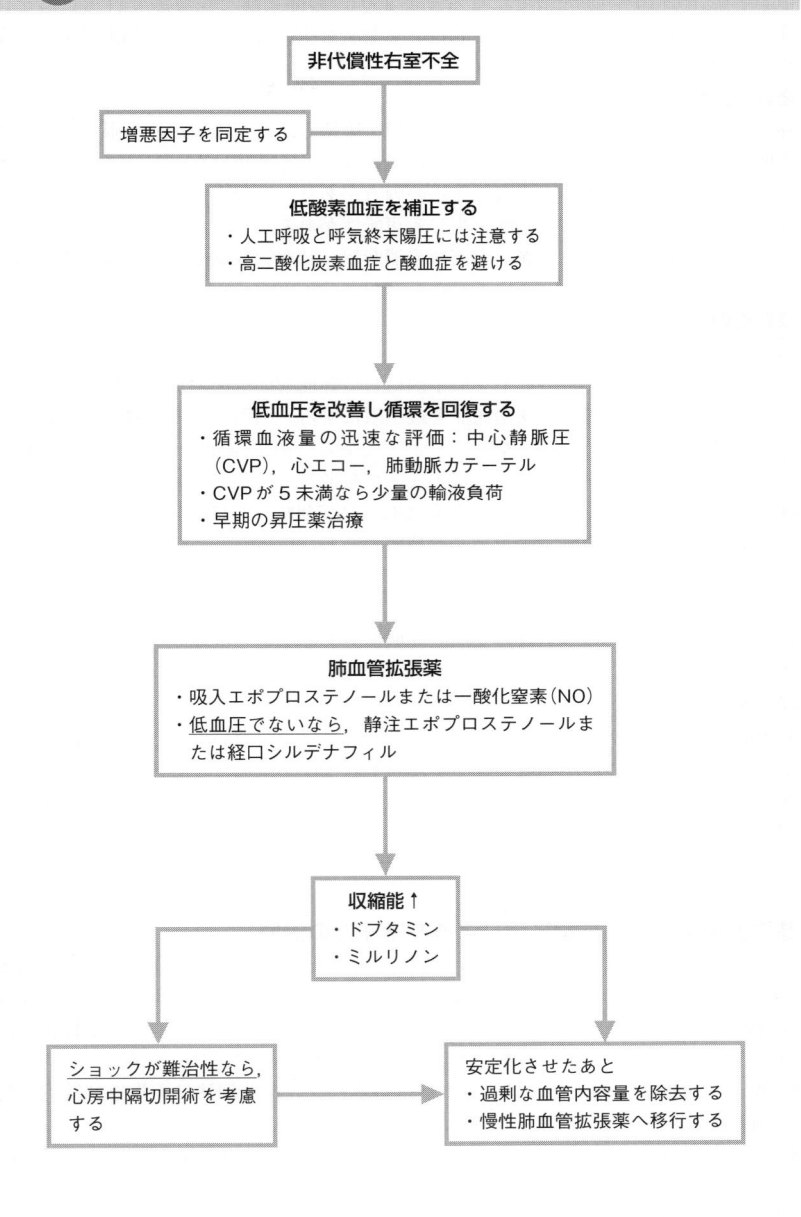

非代償性右室不全

↓ 増悪因子を同定する

低酸素血症を補正する
- 人工呼吸と呼気終末陽圧には注意する
- 高二酸化炭素血症と酸血症を避ける

↓

低血圧を改善し循環を回復する
- 循環血液量の迅速な評価：中心静脈圧（CVP），心エコー，肺動脈カテーテル
- CVP が 5 未満なら少量の輸液負荷
- 早期の昇圧薬治療

↓

肺血管拡張薬
- 吸入エポプロステノールまたは一酸化窒素（NO）
- 低血圧でないなら，静注エポプロステノールまたは経口シルデナフィル

↓

収縮能↑
- ドブタミン
- ミルリノン

↓

ショックが難治性なら，心房中隔切開術を考慮する

→ 安定化させたあと
- 過剰な血管内容量を除去する
- 慢性肺血管拡張薬へ移行する

なわち，中心静脈圧が5 mmHg未満）が原因でショックになっているのであれば，中心静脈圧が10～12 mmHgになるまで250 mlの晶質液で注意深く容量負荷を行う。過度の容量負荷は右室拡大を悪化させ左室を圧迫し，さらに心拍出量を低下させて低血圧を悪化させる。

全身性低血圧
昇圧薬は血圧を改善させることで心筋灌流を維持し，右室虚血を最小限にするのに重要な役割を担う。ほかと比べて明らかに優れている薬物はないが，ノルアドレナリンには強心作用と末梢血管収縮作用の両方があり，かつ重大な肺血管収縮をきたさない。ドパミンは著しい頻脈を生じる可能性があるが，代わりに使う薬物としては妥当である。頻拍，不整脈，心筋酸素消費量，肺血管収縮を最小限にするため，強心薬と昇圧薬は最少量を用いるべきである。

後負荷の軽減
右室代償不全の悪循環を断ち切るうえで，選択的肺動脈拡張は重要な治療法である。吸入薬は体血管抵抗の低下を最小限にして肺血管抵抗を選択的に低下させる。また換気血流比不均等と低酸素血症を最小限にする。利用できる薬物は，吸入一酸化窒素（NO）と吸入エポプロステノール[注1]である。最大40 ppmまでの吸入一酸化窒素をフェイスマスクあるいは気管チューブを通して投与し，メトヘモグロビン濃度を6時間ごとに測定する。連続噴霧器による5,000～20,000 ng/mlの吸入エポプロステノールはより廉価で，有効な代替薬である。いったん心拍出量と血圧が改善すれば，エポプロステノール持続静注に切り替えることができ，副作用と体血圧に応じて調節する。ニトロプルシド，硝酸薬，ヒドララジン，カルシウム拮抗薬といった非選択的血管拡張薬は，末梢血管拡張を引き起こし低血圧を悪化させるので使用すべきでない。

収縮能
血圧が正常でも末梢での代謝需要に酸素供給が追いつかない場合，次の手段は強心薬の追加である。体血圧を低下させずに右室収縮能を増加させる理想的な強心薬はない。選択肢としては，1～5 μg/kg/分のドブタミン，あるいはより長時間作用型のミルリノンがある。ミルリノンは腎不全では量を減らす必要がある。ジゴキシンはずっと弱い代替薬である。

循環血液量過剰と右室拡大による左室圧迫の治療
いったん適切な循環が回復し患者が安定したら，過剰な血管内容量を除去することができる。重症の右心不全では，腸管吸収の低下や，腎動脈灌流不全による糸球体濾過の低下，中心静脈圧上昇による腎静脈うっ血，強力な神経ホルモン活性化のために利尿薬抵抗性のことがある。推奨される段階的治療アプローチは，

1. ループ利尿薬のボーラス静注あるいは持続静注。持続静注は薬物を持続的に腎閾値に保ち，一定の利尿が得られ，聴器毒性はより少ない。
2. ループ利尿薬で利尿が不十分ならば，クロルタリドンの静注か経口 metolazone

注1：わが国では静注薬のみで，経口薬はない。
注2：わが国では経口薬のみで，静注薬はない。

を追加することができる。
3. 強力な神経ホルモン経路に対抗するうえでスピロノラクトンは有効であり，高カリウム血症がない限り追加することができる。
4. 最後に，持続的静静脈血液透析(CVVHD)による機械的体液除去が適切な治療となる。

外科的治療

心内の右−左シャントを心房レベルで作る心房中隔切開術には右心減圧の効果がある。右−左シャントは酸素飽和度低下をきたすが，これは左心充満，心拍出量，全酸素運搬の改善により相殺される。中隔切開は高い死亡率を伴う危険な手技であり，経験のある施設でのみ行うべきである。

一般的治療

1. 興奮をコントロールする。
2. 発熱を抑える。
3. 心内シャントを通した空気塞栓を防ぐために静脈カテーテルにフィルターをつける。
4. 深部静脈血栓を予防する。
5. Valsalva手技を最小限にする(例：便秘)。
6. 膠質液投与は注意深く行う。

(齊藤　茂樹)

参考文献

DeMarco T, McGlothin D. Managing right ventricular failure in PAH. Adv Pulm Hypertens. 2005；14(4)：16-26.
　優れたフローチャートやアルゴリズム，詳細な病態生理と治療に関する考察を含む総説。
Mebazaa A, Karpati P. Acute right ventricular failure—from pathophysiology to new treatments. Intensive Care Med. 2004；30：185-196.
　臨床例に基づいた総説。
Piazza G, Goldhaber S. The acutely decompensated right ventricle：Pathways for diagnosis & management. Chest. 2005；128：1836-1852.
　ますますよくみられるようになっている急性非代償性右心不全の病態生理，診断，治療に焦点を合わせた詳細な総説。
Taichman DB, Jeffery ME. Management of the acutely ill patient with pulmonary arterial hypertension. In：Mandel J, Taichman D, eds. Pulmonary Vascular Disease. Philadelphia：Saunders Elsevier；2006：254-265.
　肺動脈高血圧のある患者をICUで治療する時に考慮すべき問題を議論した教科書の章。

集中治療室における胸膜疾患

Brian Hamburg and Martin L. Mayse

胸膜疾患は集中治療室(ICU)で頻繁にみられる。胸膜疾患の管理は患者の転帰に重大な影響を及ぼす。本章では胸膜疾患の病態生理を概説し，ICUでの治療指針を述べる。

胸 水

胸腔 pleural space は，肺の外側表面を覆う臓側胸膜と，胸壁の内側を裏打ちする壁側胸膜の間の潜在的空間である。この空間には少量の液体が存在し，肺と胸壁を機械的に密着させ臓側胸膜と壁側胸膜の接触面を円滑にするよう機能する。胸水 pleural effusion は通常，高圧の体血管からの血液濾過により生じ，胸腔から壁側胸膜のリンパ開口を通じて壁側リンパ管へと流れ込むことで吸収される。病態によっては，肺間質，胸腔内リンパ管，胸腔内血管，腹膜腔から胸水が生じることがある。

　胸水 pleural effusion とは胸腔内の異常な液体貯留と定義される。胸水は産生速度が吸収速度を上回る時に生じる。胸水の最も多い原因を**表15.1**に示す。胸水は一般に，滲出性と漏出性に分類される。滲出性胸水 exudative pleural effusion は胸膜を直接侵している病態過程があることを意味し，胸膜や胸膜の血管への傷害がある。漏出性胸水 transudative pleural effusion は胸膜自体は正常である時に起こる。胸膜以外の疾患が静水圧や膠質因子に影響を及ぼすことによって，胸水産生を増加させたり胸水吸収を減少させたりする。胸膜への傷害の有無を決定することが，可能性のある鑑別診断を簡潔にするのに役立つ(**表15.2**)。

　胸水の存在を示唆する非特異的な徴候や症状が存在するが，ICUで確かめるのは困難であることが多い。胸痛があり，特に痛みの症状が鋭く，呼吸によって悪化する時には，胸水をきたすような胸膜の炎症が原因のことがある。呼吸苦もよくみられるが，これは胸水が横隔膜の力学に影響し，拘束性換気障害を引き起こしたり，圧迫性無気肺から低酸素血症をきたしたりするからである。病歴もまた胸水の原因を明らかにするのに有用である。例えば，発熱と喀痰を伴う咳嗽のある患者では肺炎が胸水を引き起こしている可能性がある。身体所見では，胸水が存在する時の症状には，胸水部分での打診上の濁音，声音振盪の消失，呼吸音の減弱があり，胸水直上の肺野では断続性ラ音やヤギ声が聴取される。

　ICU患者ではほとんどの場合，胸水は最初に胸部X線で発見されるであろう。胸部X線は後前(PA)像と側面像を撮ることが望ましいが，ICU患者では典型的にポータブルX線を撮影する。胸水が存在するときには，肋骨横隔膜角の鈍化と半月板徴候が最もよくみられる所見である。胸部X線側面像では最小175mlまでの

表15.1　胸水のおもな原因

1. うっ血性心不全　　　　36％
2. 肺炎　　　　　　　　　22％
3. 悪性腫瘍　　　　　　　14％
4. 肺塞栓症　　　　　　　11％
5. その他の感染症　　　　 7％
6. その他の原因　　　　　10％

表15.2　胸水の病態生理学的原因

胸膜がどう影響されるか	例	滲出性/漏出性
胸膜に傷害がある		
胸腔の局所的疾患	悪性腫瘍	滲出性
胸腔に隣接した局所的疾患	肺炎，肺塞栓症，横隔膜下膿瘍	滲出性
胸膜表面に影響する全身疾患	自己免疫疾患（ループス，関節リウマチ）	滲出性
胸膜に傷害はない		
胸膜表面には直接は影響しない全身疾患	うっ血性心不全，粘液水腫	漏出性

液体が発見できるのに対し，後前像では約500 mlの液体がないと発見できない。ポータブル撮影はより感度が低く，半月板徴候を示さないことが多い。ポータブル胸部X線での所見には，横隔膜陰影の消失や，一側胸郭全体にわたって肺尖部から肺底部にかけて増強する陰影がある。いったん画像検査で胸水が検出されると，胸水のある側を下にした側臥位正面（デクビタス）像を撮影することによって胸水の量を定量し，胸水が自由に動くか被包化しているか判断できる。胸水が自由に動くなら，胸水は胸壁と肺の下側境界との間の直線として検出することができる。胸壁と肺の下側境界の距離を測定することで，おおよそどのくらいの胸水が存在するのかがわかる。一般にこの距離が1 cmより大きければ，有意な量の胸水があるとされている。これ以降の胸水の診断的評価を⑭15.1および15.2に示す。

　ほかの画像検査でも胸水の発見や定量ができ，時には胸水の特徴を知ることもできる。胸部CTは胸水を評価するのに有用な画像検査であり，胸水が存在することを診断するのみならず，可能性のある原因を明らかにするのにも有用である。得られる情報は検査方法によって異なるので，適切な方法を選択することが重要である。

- 非造影CT：胸腔内の液体量，液体が被包化しているか否かに関し有用な情報が得られる。また，標準的な胸部X線では胸水と重なって不明瞭であった肺野の異常を同定することができる。
- 標準造影CT：非造影CTで得られる情報に加えて，膿胸あるいは胸膜悪性疾患を示唆する胸膜表面の異常を評価することができる。
- 肺塞栓プロトコルによる造影CT：胸水の原因となる肺塞栓を同定することはできるが，胸膜表面についての情報は非造影CT以上には得ることができない。

ALG 15.1　原因不明の胸水の評価

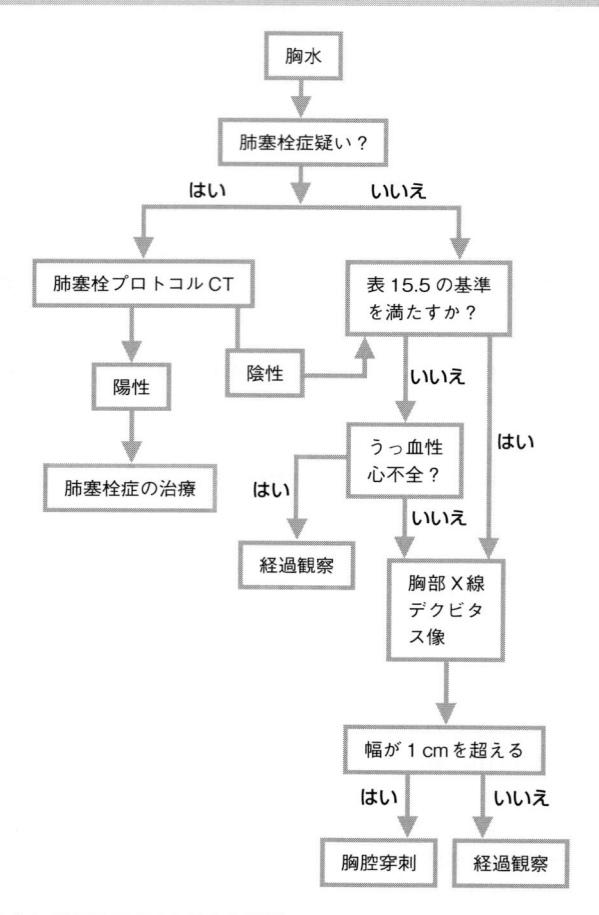

```
          胸水
           │
           ▼
      肺塞栓症疑い？
       │        │
      はい      いいえ
       │        │
       ▼        ▼
  肺塞栓プロトコルCT   表15.5の基準を満たすか？
       │        │        │
       ▼      いいえ     はい
  陽性  陰性     │        │
   │            ▼        │
   ▼      うっ血性心不全？  │
 肺塞栓症の治療   │    │    │
          はい いいえ  │
           │    │    │
           ▼    ▼    ▼
        経過観察  胸部X線デクビタス像
                    │
                    ▼
              幅が1 cmを超える
               │        │
              はい      いいえ
               │        │
               ▼        ▼
            胸腔穿刺   経過観察
```

注意：胸水のうち 90%は表 15.1 に示した原因による。

15.2 胸腔穿刺後の胸水の評価と治療

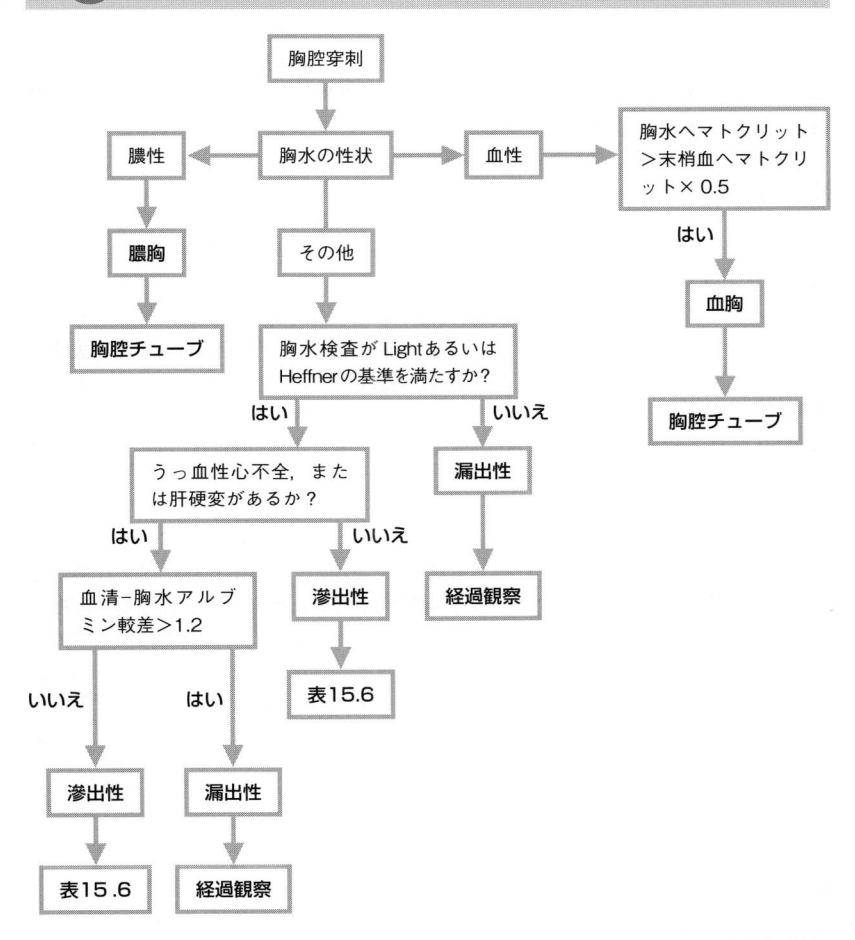

```
                    胸腔穿刺
                       │
         ┌─────────────┼─────────────┐
        膿性        胸水の性状       血性 ──→ 胸水ヘマトクリット
         │             │                     ＞末梢血ヘマトクリ
         ▼             ▼                     ット×0.5
        膿胸         その他                       │はい
         │             │                         ▼
         ▼             ▼                        血胸
       胸腔チューブ  胸水検査がLightあるいは        │
                   Heffnerの基準を満たすか？      ▼
                   はい │ │ いいえ           胸腔チューブ
                    ┌──┘ └──┐
                    ▼        ▼
              うっ血性心不全，  漏出性
              または肝硬変が    │
              あるか？         ▼
              はい │ │ いいえ  経過観察
               ┌──┘ └──┐
               ▼        ▼
         血清-胸水アルブ  滲出性
         ミン較差＞1.2    │
         いいえ│ │はい    ▼
          ┌──┘ └──┐  表15.6
          ▼        ▼
        滲出性    漏出性
          │        │
          ▼        ▼
        表15.6   経過観察
```

Colice GL. Medical and surgical treatment of parapneumonic effusions. Chest. 2000；118：1161 から許可を得て転載。

CTはベッドサイドでは行えないため，ICUの外に搬送するには不安定な患者を扱う時には大きく不利である。

超音波は以下のような多くの理由により有益である。超音波はベッドサイドで行えてリアルタイムの画像を提供し，胸水があるという診断に使えるだけでなく，診断的および治療的手技(すなわち，胸腔穿刺，胸腔ドレナージ)の補助にもなる。超音波によって胸水が被包化しているか自由に動くかを検出することができ，胸水が漏出性か，滲出性か，あるいは膿胸 empyema かどうかについてまで手掛かりを得ることができる。

いったん胸水が確認されたら，検査用の検体を採取して胸水の原因診断に努めることが重要である。胸水採取は胸腔穿刺により行われることが最も多い。胸部X線デクビタス像で1cmを超える幅の胸水がある限り，人工呼吸器を装着している患者でも胸腔穿刺は安全に行える。検査のために少量の胸水を採取することもできるし，あるいは診断と治療の両方を兼ねて1回の穿刺につき1,500 mlまで除去することもできる(🅰️ 15.2〜15.4)。滲出性胸水と漏出性胸水を区別するのに最もよく使われる診断基準はLightの基準として知られている(**表15.3**)。Heffnerの基準(**表15.4**)もまた滲出性と漏出性を区別することができる。Heffnerの基準の感度はLightの基準と同程度であるが(それぞれ98.4％，97.9％)，Lightの基準と違って胸腔穿刺時の同時採血は必要ない。

ほかの特異的検査(**表15.6**)が特異的診断を決定するのに有効な場合がある。

胸水の20％は広範な検査を行っても診断がつかず，このような状況では適切な胸水の管理は明らかでないことが多い。臨床的あるいは画像的に悪性腫瘍の証拠のない，このような原因不明の胸水は，さらなる治療をしなくても自然に消失することが多い。ICUでは初期評価で診断がつかないときには，患者の状態が臨床的に悪化しない限り，胸水に対して保存的にアプローチするのが有効である。繰り返し胸腔穿刺を行っても状態が悪化するようなら，胸水を評価する次のステップとして胸腔鏡を考慮する。

さまざまな胸膜疾患

肺炎随伴性胸水

肺炎随伴性胸水 parapneumonic effusionは，肺炎，肺膿瘍，気管支拡張症に随伴したあらゆる胸水と定義される。肺炎随伴性胸水は段階的に進行し，患者がどの段階で受診するかによって胸水の治療は異なる。主要な区別は，胸水が非複雑性か複雑性かである。複雑性胸水および膿胸は自然消失せず，治療には胸腔チューブを要する。🅰️ 15.3 および**表15.7**に示したように，胸水の画像的，微生物学的，生化学的特徴によって，治療には胸腔穿刺と抗菌薬のみで十分なのか，胸水を効果的に治療するために胸腔チューブを挿入しなければならないかが決まる。胸腔チューブが胸水のドレナージに効果的でないなら，被包を壊して感染性胸水を効果的にドレナージするために胸腔内線溶療法が必要かもしれない。線溶療法で効果がなければ，胸腔鏡による癒着剥離あるいは開胸術による被膜剥離術を含めたより侵襲的な治療が必要となる。

ALG 15.3 肺炎随伴性胸水の治療

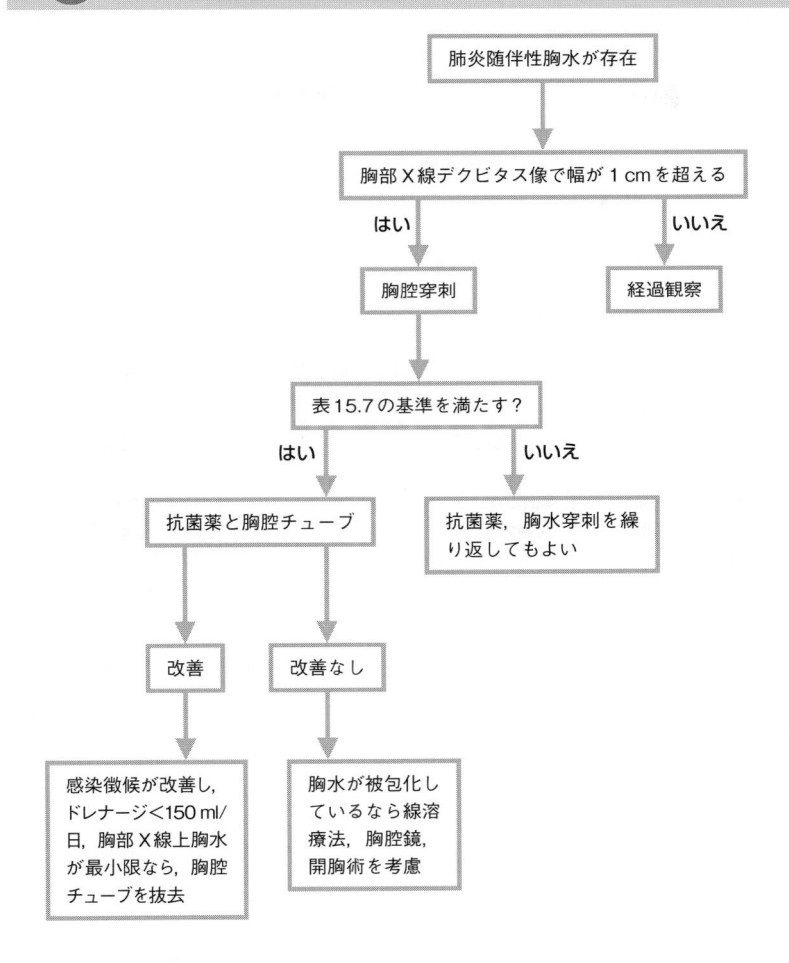

```
           肺炎随伴性胸水が存在
                   │
                   ▼
        胸部X線デクビタス像で幅が1cmを超える
         はい ／          ＼ いいえ
             ▼              ▼
          胸腔穿刺         経過観察
             │
             ▼
        表15.7の基準を満たす？
         はい ／          ＼ いいえ
             ▼              ▼
       抗菌薬と胸腔チューブ   抗菌薬，胸水穿刺を繰
         ／      ＼         り返してもよい
        ▼        ▼
       改善     改善なし
        ▼        ▼
  感染徴候が改善し，   胸水が被包化し
  ドレナージ<150ml/   ているなら線溶
  日，胸部X線上胸水   療法，胸腔鏡，
  が最小限なら，胸腔   開胸術を考慮
  チューブを抜去
```

ALG 15.4 再発性悪性胸水の治療

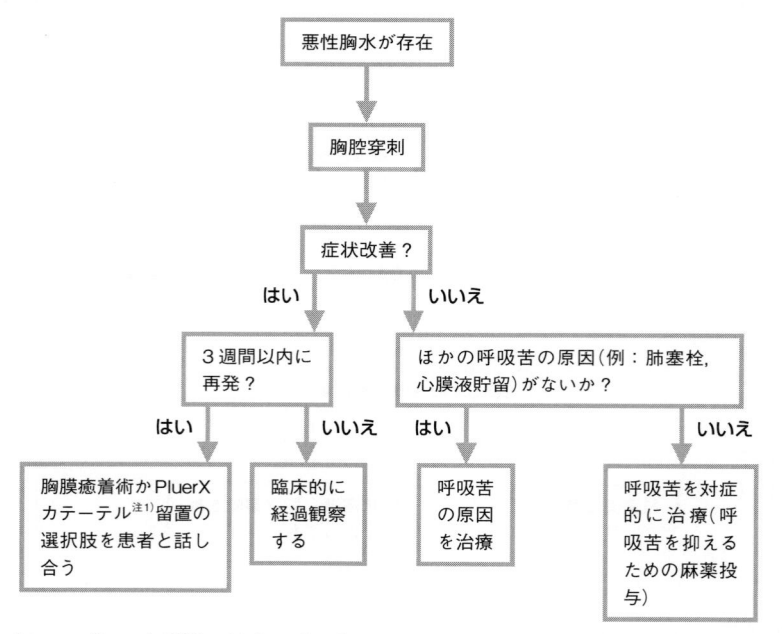

```
悪性胸水が存在
      ↓
   胸腔穿刺
      ↓
   症状改善？
   ／      ＼
  はい      いいえ
   ↓         ↓
3週間以内に   ほかの呼吸苦の原因（例：肺塞栓,
 再発？     心膜液貯留）がないか？
 ／   ＼      ／      ＼
はい  いいえ   はい     いいえ
 ↓    ↓      ↓        ↓
胸膜癒着術かPluerX  臨床的に  呼吸苦   呼吸苦を対症
カテーテル注1)留置の  経過観察  の原因   的に治療（呼
選択肢を患者と話し   する     を治療   吸苦を抑える
合う                         ための麻薬投
                             与）
```

Antunes G, et al. BTS guidelines for the management of malignant pleural effusions. Thorax. 2003；58［Suppl II］：ii30 から許可を得て転載。
注1：長期留置型胸腔ドレーン。陰圧ボトルを使って在宅で患者自身が胸水をドレナージ可能。

表 15.3　Light の基準

- 胸水蛋白 / 血清蛋白＞ 0.5
- 胸水 LDH/ 血性 LDH ＞ 0.6
- 胸水 LDH ＞血清 LDH 正常上限値の 2/3

LDH：乳酸デヒドロゲナーゼ

表 15.4　Heffner の基準

- 胸水蛋白＞ 2.9 g/dl
- 胸水 LDH ＞血清 LDH 正常上限値× 0.45

LDH：乳酸デヒドロゲナーゼ

表 15.5　胸腔穿刺の適応

1. 原因不明の胸水
2. 長期にわたり胸水がある状況での発熱
3. 胸腔内の気液界面（ニボー）
4. 胸水量の急速な増加
5. 膿胸発生の懸念があるとき

表 15.6　胸水の評価で考慮すべき診断的検査

診断的検査	胸水の種類
1. 細胞診	1. 悪性胸水
2. グラム染色あるいは培養陽性	2. 感染性胸水（すなわち，細菌性，真菌性）
3. 抗酸菌染色陽性，胸水アデノシンデアミナーゼ（ADA）＞ 70 単位 /l	3. 結核性胸水
4. 関節リウマチ細胞	4. リウマチ性胸水
5. カイロミクロンが存在，胸水トリグリセリド＞ 110 mg/dl	5. 乳び胸
6. 胸水中に唾液アミラーゼが存在	6. 食道破裂
7. 胸水クレアチニン / 血清クレアチニン＞ 1	7. 尿胸

表 15.7　肺炎随伴性胸水での胸腔チューブの適応

1. 画像的
    - 胸水が被包化している
    - 胸水が一側胸郭の半分以上を占める
    - 気液界面（ニボー）が存在する
2. 微生物学的
    - 胸腔内に膿がある
    - グラム染色にて微生物が観察される
    - 胸水培養が陽性
3. 生化学的
    - 胸水 pH ＜ 7.2
    - 胸水グルコース＜ 60

表15.8 悪性胸水の原因となるよくある原発悪性腫瘍

原発悪性腫瘍	率(%)
肺	38
乳房	17
リンパ腫	12
原発不明	11
泌尿器	9
消化管	7

表15.9 血胸の原因

原因	例
外傷性	貫通外傷(銃創),鈍的外傷(通常転位肋骨骨折に伴う)
非外傷性	転移性悪性胸膜疾患,肺塞栓症に対する抗凝固療法の合併症
医原性	経皮的カテーテル挿入手技による中心静脈穿孔,胸腔穿刺,胸膜生検

悪性胸水

悪性胸水 malignant pleural effusionはさまざまな原因で起こる。胸膜転移は胸膜の透過性亢進を引き起こし,またリンパ管閉塞によって局所リンパ管を通した胸水のドレナージを障害する。**表15.8**は胸水の原因となる悪性腫瘍のうち最も頻度の高いものを示す。悪性腫瘍による胸水は量が多く,顕著な症状を引き起こすことが多い。胸水はしばしば再発するので,胸腔穿刺のみによるドレナージだけでは十分でないことが多い。ほかの治療上の選択肢には,胸腔チューブ挿入とその後の胸膜癒着術がある。胸膜癒着術は胸腔を閉塞し胸水の再発を防ぐことができる。あるいは,長期留置カテーテルを挿入すれば在宅で胸水をドレナージすることができるようになるので,入院を減らし患者のQOLを高めるのに有効で実行可能な選択肢である。悪性胸水の治療については ALG 15.4 に要点をまとめた。

血 胸

血胸 hemothoraxとは,「胸水ヘマトクリット＞血液ヘマトクリット×0.5」となるような胸腔内の血液の存在である。血胸は重大な状態の可能性があり,治療のためにICU入室が必要かもしれない。血胸は外傷性,非外傷性,あるいはまれに医原性に起こる(**表15.9**)。胸腔穿刺で血性胸水がみられた時に診断がなされる(ALG 15.2)。少量の血液でも胸水が血性にみえることがあるので注意する。したがって,血胸の存在を確定するためには胸水と末梢血のヘマトクリットを比較しなければならない。どのような原因の血胸でも,初期治療は胸腔ドレナージである。出血が多量で持続するようなら,輸血および外科的治療が必要かもしれない。

気 胸

気胸 pneumothoraxとは胸腔内に空気が存在する状態であり,迅速な治療を必要とするような緊急事態になることがある。気胸には自然気胸と外傷性気胸がある。自

表15.10 気胸に対する胸腔チューブ抜去の適応

1．気胸が消失
2．胸腔チューブに空気漏れが存在しない
3．胸腔チューブを24時間水封(ウォーターシール)した後も肺が拡張したままである

懸念が残るなら，胸腔チューブを4〜8時間クランプした後に胸部X線を撮ってもよい．肺が拡張したままであるなら，胸腔チューブを安全に抜去できる．

然気胸 spontaneous pneumothorax は，ほかの病態がないなら一次性，慢性閉塞性肺疾患などの基礎疾患があるなら二次性と分類される．外傷性気胸 traumatic pneumothorax には，手技(すなわち中心静脈ライン挿入)の後に起きる医原性の原因あるいは圧外傷がある．一次性自然気胸および外傷性気胸はしばしば経過観察ないし胸腔チューブ挿入で効果的に治療できる．二次性自然気胸は典型的には胸腔チューブ挿入を必要とし，確定的治療のために胸膜癒着が必要かもしれない．

緊張性気胸 tension pneumothorax は気胸の最も重大な結果である．これは一方向弁が生じた時に起き，吸気時に空気が胸腔内に流入するが呼気時に流出しないために起こる．空気が胸腔に蓄積するにつれて，肺および胸腔内血管は圧迫され，呼吸困難や低酸素血症，血行動態の危機に至る．身体所見では，気胸のある側での呼吸音の消失や対側への気管偏位がみられるかもしれない．一側の胸郭で呼吸音のない不安定な患者や，突然状態が悪化した人工呼吸器管理中の患者，安定しているか改善しつつある既知の気胸のある患者の状態が突然悪化した場合，気胸を起こすと知られている手技の最中あるいは後に不安定になった患者では緊張性気胸を疑う．
AE 15.5 に気胸の評価と治療に関するさらなる情報を示した．**表15.10** には胸腔チューブの抜去の適応を挙げてある．

(齊藤 茂樹)

参考文献

Abrahamian FM. Pleural effusions. Available at：http://www.emedicine.com/emerg/topic 462.htm. Accessed October 24, 2006.
Antunes G, Neville E, Duffy J, et al. BTS guidelines for the management of malignant pleural effusions. Thorax. 2003；58[Suppl II]：ii29-ii38.
Colice GL, Curtis A, Deslauriers J, et al. Medical and surgical treatment of parapneumonic effusions：an evidence-based guideline. Chest. 2000；118：1158-1171.
Fartoukh M, Azoulay E, Galliot R, et al. Clinically documented pleural effusions in medical ICU Patients：how useful is routine thoracentesis. Chest. 2002；121：178-184.
Ferrer JS, Munoz XG, Orriols RM, et al. Evolution of idiopathic pleural effusion：a prospective, long-term follow-up study. Chest. 1996；109：1508-1513.
Heffner JE, Brown LK, Barbieri CA. Diagnostic value of tests that discriminate between exudative and transudative pleural effusions. Chest. 1997；111：970-980.
Lichtenstein DA, Meziere G, Lascols N, et al. Ultrasound diagnosis of occult pneumothorax. Crit Care Med. 2005；33：1231-1238.
Light RW. Pleural Diseases. 4th ed. Philadelphia： Lippincott Willams & Wilkins；2001.
Mattison LE, Coppage L, Alderman DF, et al. Pleural effusions in the medical ICU：prevalence, causes, and clinical implications. Chest. 1997；111：1018-1023.
Tu C-Y, Hsu W-H, Hsia T-C, et al. Pleural effusions in febrile medical ICU patients： chest ultrasound study. Chest. 2004；126：1274-1280.

Vives M, Porcel JM, Vicente de Vera M, et al. A study of Light's criteria and possible modifications for distinguishing exudative from transudative pleural effusions. Chest. 1996；109：1503-1507.

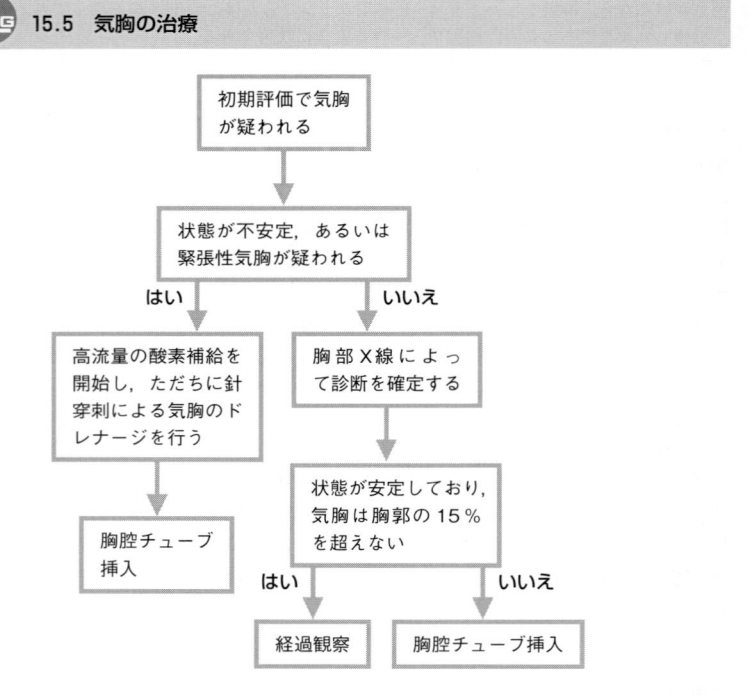

ALG 15.5　気胸の治療

```
        ┌─────────────────┐
        │ 初期評価で気胸  │
        │ が疑われる      │
        └────────┬────────┘
                 ▼
        ┌─────────────────┐
        │ 状態が不安定，あるいは │
        │ 緊張性気胸が疑われる │
        └────────┬────────┘
         はい         いいえ
          ▼             ▼
 ┌──────────────┐   ┌──────────────┐
 │ 高流量の酸素補給を │   │ 胸部X線によっ │
 │ 開始し，ただちに針 │   │ て診断を確定する │
 │ 穿刺による気胸のド │   └────────┬─────┘
 │ レナージを行う    │            ▼
 └────────┬─────┘   ┌──────────────┐
          ▼          │ 状態が安定しており， │
 ┌──────────────┐   │ 気胸は胸郭の15％  │
 │ 胸腔チューブ  │   │ を超えない        │
 │ 挿入          │   └────────┬─────┘
 └──────────────┘       はい      いいえ
                         ▼          ▼
                   ┌────────┐  ┌──────────────┐
                   │ 経過観察 │  │ 胸腔チューブ挿入 │
                   └────────┘  └──────────────┘
```

16 人工呼吸からのウィーニング

Chad A. Witt

　人工呼吸の段階的な中断を**ウィーニング（離脱）**weaningと呼ぶ。ウィーニングは2つの要素に分けられる。(a)**liberation（解放）**とはもはや人工呼吸器による補助を必要としないことを指し，(b)**extubation/decannulation（抜管）**とは気管チューブあるいは気管切開チューブの抜去を指す。人工呼吸には感染や気道損傷といったよく知られた合併症があるため，患者が耐えられる限りできるだけ早く解放・抜管に進むことが重要である。

　患者を人工呼吸から離脱させるための第一のステップは，自発呼吸トライアルspontaneous breathing trialをする準備ができているか見極めることである。患者が自発呼吸トライアルに耐えるには，いくつかの条件を満たさなければならない。最も重要なことは，最初に呼吸不全に至った原因が有意に改善しているか解消していることである。さらに，患者は覚醒していて協力でき，血行動態が安定しており，かつ咳ができ気道を保護できなければならない。挿管され人工呼吸されている患者では，自発呼吸トライアルを行う準備ができているか毎日評価するべきである（Alg 16.1）。看護師や呼吸療法士主導のプロトコルはウィーニング過程の効率を改善することが証明されている。

　多数のウィーニング戦略および自発呼吸トライアルプロトコルがある。自発呼吸トライアルは，圧支持換気 pressure support ventilation（PSV）や持続性陽圧呼吸（CPAP），Tチューブ法を用いて行う。PSVを使う際には，気管チューブの抵抗に打ち勝つのを助けるために5〜7 cmH$_2$Oの圧支持を供給する。CPAPトライアルでは，自発呼吸している患者に5 cmH$_2$OのCPAPを供給する。最後に，Tチューブ法では自発呼吸トライアル中，圧支持やCPAPなしに酸素流を供給する。Tチューブ法を用いた自発呼吸トライアルの成否の判断は綿密に研究されており，最も有用な方法はrapid shallow breathing index（RSBI）である。これは呼吸数 /1 回換気量（単位：呼吸数 / 分 / l）と定義され，自発呼吸トライアル中に100未満なら抜管できる確率がより高いことを意味する。あらゆる客観的評価によって準備ができていると思われる患者でも，抜管に失敗することがあることを忘れてはならない。しかし，まさにそうした患者こそ早期気管切開の恩恵を最も受ける可能性がある。

　離脱困難な患者とは，人工呼吸導入に至った病態過程が解消した48〜72時間以内に人工呼吸器から離脱しない患者である。こうした患者で考慮すべき条件の頭文字をとって，"WEANS NOW"という語呂合わせが作られている（**表16.1**）。

（齊藤　茂樹）

ALG 16.1 人工呼吸からの解放・離脱への準備

自発呼吸トライアルへの準備ができているか？
- 呼吸不全の原因が解消されている
- 覚醒して，意識がはっきりしていて，協力的である
- 酸素化が適切（例えば，PEEP ≦ 5 cmH$_2$O，FIO_2 < 0.50 で PaO_2 > 60 mmHg）
- 血行動態が安定している：昇圧薬や強心薬を投与されていないか，安定した最小量のみ投与されている。心筋虚血の所見がない。心拍数 < 140 回 / 分
- 熱がない（体温 < 38.0 ℃）
- 元々の呼吸状態に対して，pH と PaCO_2 が適切である

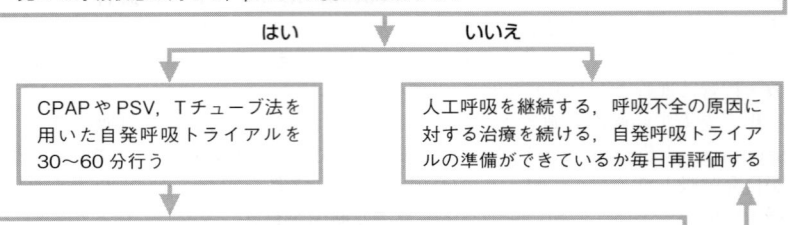

↓ はい / いいえ ↓

はい: CPAP や PSV，T チューブ法を用いた自発呼吸トライアルを 30〜60 分行う

いいえ: 人工呼吸を継続する，呼吸不全の原因に対する治療を続ける，自発呼吸トライアルの準備ができているか毎日再評価する

自発呼吸トライアルに耐えられているか？
- RSBI < 100 回 / 分
- 許容できるガス交換（SaO_2 ≧ 90 %，PaO_2 ≧ 60 mmHg，pH ≧ 7.32，トライアル開始からの PaCO_2 の上昇 ≦ 10 mmHg）
- 呼吸数が安定している（呼吸数 ≦ 30〜35 回 / 分，呼吸数の変化 < 50 %）
- 血行動態が安定している（心拍数 < 120〜140，心拍数増加 < 20 %，収縮期血圧 > 90 mmHg かつ < 180 mmHg，収縮期血圧の変化 < 20 %）
- 意識状態の有意な変化や，不安あるいは興奮の所見がない
- 発汗や呼吸仕事量増加の徴候（呼吸補助筋の使用，奇異呼吸）がない

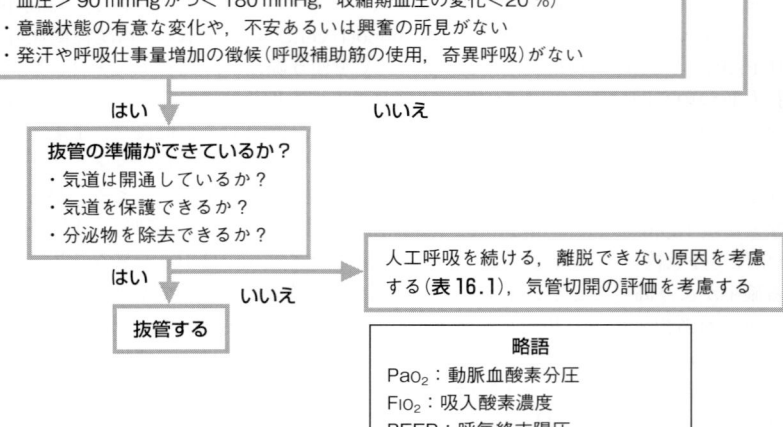

↓ はい / いいえ ↓

はい: 抜管の準備ができているか？
- 気道は開通しているか？
- 気道を保護できるか？
- 分泌物を除去できるか？

はい → 抜管する

いいえ: 人工呼吸を続ける，離脱できない原因を考慮する（**表 16.1**），気管切開の評価を考慮する

略語
- PaO_2：動脈血酸素分圧
- FIO_2：吸入酸素濃度
- PEEP：呼気終末陽圧
- PaCO_2：動脈血二酸化炭素分圧
- CPAP：持続性陽圧呼吸
- PSV：圧支持換気
- RSBI：rapid shallow breath index
- SaO_2：動脈血酸素飽和度

表16.1　ウィーニングがうまくいかないときに考慮すべき事柄(WEANS NOW)

ウィーニングパラメータ(Weaning parameter)(🅰 16.1を参照)
気管チューブ(Endotracheal tube)
　できるだけ太い径のチューブを使う
　自発呼吸中に圧支持換気(PSV)で補助することを考慮する
　分泌物を吸引する
動脈血ガス(Arterial blood gas)
　代謝性アルカローシスを避ける，または治療する
　呼吸ドライブが鈍くなるのを避けるためPao_2を60〜65 mmHgに維持する
　二酸化炭素貯留のある患者では，$Paco_2$が普段のレベルかそれより高くなるようにする
栄養(Nutrition)
　適切な栄養サポートを確保する
　電解質不足を避ける
　過度のカロリーを避ける
分泌物(Secretion)
　定期的に除去する
　過度の脱水を避ける
神経筋要因(Neuromuscular factor)
　筋力低下のある患者では神経筋抑制薬物(神経筋遮断薬，アミノグリコシド，クリンダマイシン)の使用を避ける
　不必要なコルチコステロイドの使用を避ける
気道閉塞(Obstruction of airway)
適切な時には気管支拡張薬を使用する
　気道内の異物を排除する
覚醒(Wakefullness)
　過度の鎮静を避ける
　午前中か，患者が最も覚醒している時に離脱する

The Washington Manual of Medical Therapeutics. 31st ed. Philadelphia：Lippincott Williams & Wilkins；2004：192 より転載。

参考文献

Calfee C, Matthay M. Recent advances in mechanical ventilation. Am J Med. 2005；118：584-591.
　非侵襲的換気法や急性呼吸窮(促)迫症候群での人工呼吸，人工呼吸からの離脱を含む人工呼吸の総説。

Kollef MH. Critical Care. Green GB, Harris IS, Lin GA, Moylan KC, eds. The Washington Manual of Medical Therapeutics. 31st ed. Philadelphia：Lippincott Williams & Wilkins, 2004：192.
　人工呼吸器からの離脱が困難な患者での"WEANS NOW"を記している

Kollef MH, Shapiro SD, Silver P, et al. A randomized, controlled trial of protocol-directed versus physician-directed weaning from mechanical ventilation. Crit Care Med. 1997；25：567-574.
　プロトコルに基づいた看護師と呼吸療法士による人工呼吸ウィーニングは有効であり，医師の指示によるウィーニングより早く抜管に至ることを示した無作為化試験。

MacIntyre N. Evidence-based guidelines for weaning and discontinuing ventilatory support：a collective task force facilitated by the American College of Chest Physicians；the American Association for Respiratory Care；and the American College of Critical Care

Medicine. Chest. 2001；120：375-396.
自発呼吸トライアル，ウィーニングプロトコル，ウィーニングに失敗したときの気管切開の使用を含めた，ウィーニングに関するエビデンスに基づいた総説とガイドライン。

Manthous CA, Schmidt GA, Hall JB. Liberation from mechanical ventilation：a decade of progress. Chest. 1998；114：886-901.
人工呼吸からの解放の評価やウィーニング戦略，抜管に関する現在の診療と進歩についての総説。

Meade M, Guyatt G, Cook D, et al. Predicting success in weaning from mechanical ventilation. Chest. 2001；120：400-424.
rapid-shallow breathing indexを含めた，ウィーニングの成否の指標を評価した63の研究のメタ分析。

Rumbak MJ, Newton M, Truncale T, et al. A prospective, randomized, study comparing early percutaneous dilational tracheotomy to prolonged translaryngeal intubation (delayed tracheotomy) in critically ill medical patients. Crit Care Med. 2004；32：1689-1694.
早期の経皮気管切開が長期の経喉頭挿管（後期気管切開）よりも有益であることを示した前向き無作為化試験。

Tobin M. Advances in mechanical ventilation. N Engl J Med. 2001；334：1986-1996.
人工呼吸モードや，呼気終末陽圧(PEEP)の使用，人工呼吸の停止を含めた人工呼吸戦略の総説。

17 非侵襲的陽圧換気

Michael Lippmann

　非侵襲的陽圧換気 noninvasive positive pressure ventilation(NIPPV)では機械的な呼吸の補助を行うのに鼻マスクまたはフェイスマスクを密着させて用いることによって,気管挿管が不要となる。NIPPVは通常,圧サイクルで行われ,圧支持換気あるいは二相性陽圧呼吸(BiPAP)が用いられる。多くの臨床状況で活用できるものの,NIPPVには特有の禁忌がある(**表17.1**)。また臨床的に適応があれば気管挿管や侵襲的換気法を遅らせてはならない。さらに,NIPPVは補助療法であり,呼吸不全に至った原因に対する迅速な治療を要する。

　NIPPVの開始前には,綿密な患者評価が不可欠である。NIPPVが適応にならないのは,心停止または呼吸停止,呼吸器以外の臓器不全,意識障害,不安定な心調律,不安定な血行動態,重度の上部消化管出血,上気道の保護あるいは分泌物の除去ができない場合,顔面手術,顔面外傷,顔面変形のある場合である。

　臨床試験やそれに続くメタ分析は,慢性閉塞性肺疾患 chronic obstructive pulmonary disease(COPD)の急性増悪や,心原性肺水腫,免疫不全患者における急性呼吸不全,低酸素性呼吸不全の一部にNIPPVが有効であることを示している(**表17.2**)。緊急挿管の適応がなく,禁忌がなく,NIPPVを扱える医療従事者がいるのであれば,このような状態の患者にはNIPPVを試みる。試行後短時間でpHおよびP_{CO_2}が改善する患者は予後がよい。ガス交換が悪化したり頻呼吸が増悪,血行動態が不安定化,意識状態が変化した場合は,気管挿管と侵襲的人工呼吸を必要とする。🅐🅘🅓 17.1に,COPD急性増悪の患者にNIPPVを開始する際のアルゴリズム的アプローチを示す。

　米国呼吸療法学会は,禁忌がなく以下の3つの基準のうち2つ以上を満たすとき,COPD急性増悪患者に対しNIPPVを開始するよう推奨している。3つの基準とは,①中等度から重度の呼吸困難を伴う呼吸窮迫,②動脈血pH 7.35未満かつP_{aCO_2} 45超,③呼吸数25回/分以上である。このような患者では,NIPPVは挿管率や死亡率,合併症,治療の失敗,入院期間を減少させる。呼吸機能障害がそれほどひどくない場合には,NIPPVを利用する利益はなく,患者は治療に耐えられないことが多くなる。グラスゴー・コーマ・スケール(GCS)11未満,pH 7.25未満,呼吸数30回/分超の患者は,NIPPVを試行しても失敗する確率がより高い。

　心原性肺水腫では,NIPPVは胸腔圧を上昇させて静脈還流を減らすことにより前負荷を減少させ,胸腔内経大動脈圧を減らすことで後負荷を減少させる。呼吸仕事量を減少させることによってもまた心筋の酸素需要を減らす。15の無作為化試験のメタ分析は,NIPPVによって死亡率が低下し,挿管の必要が減ることを示した。BiPAPの使用により心筋梗塞のリスクが増加するという当初の懸念は,より大規模なより最近の複数の試験では確認されなかった。

表 17.1 非侵襲的陽圧換気の禁忌

心停止または呼吸停止	不安定な心調律
呼吸器以外の臓器不全	顔面手術，外傷，あるいは変形
重度の脳症	上気道閉塞
重度の上部消化管出血	気道を保護できない
血行動態が不安定	分泌物を除去できない
誤嚥の危険性が高い	

表 17.2 非侵襲的陽圧換気の適応 (無作為化試験により支持されているもの)

COPD 急性増悪
心原性肺水腫
免疫不全患者の肺浸潤影を伴う低酸素性呼吸不全
COPD でのウィーニング補助

COPD：慢性閉塞性肺疾患

　急性呼吸不全の免疫不全患者を対象にした無作為化試験は，NIPPVを使った群では，(NIPPVを使わない)通常の治療を受けるよう無作為に割り当てられた群に比べて，気管挿管率，重篤な合併症率，全原因死亡率が低いことを示した。
　NIPPVは一部の低酸素性呼吸不全に有用なようである。複数の無作為化試験は，死亡率，挿管率，集中治療室(ICU)滞在日数，敗血症や院内肺炎を含めた重篤な合併症が低減することを示した。このような治療効果は Pa_{CO_2} が 45 mmHg より高い患者で最も顕著である。
　抜管後すぐに NIPPV を使用すると，呼吸不全の発生率は低下すると考えられる。COPD の患者や抜管前の自発呼吸トライアルで高二酸化炭素血症があった患者で特にこの傾向が強い。抜管後間もない患者が呼吸不全を起こした後に NIPPV を適用しても，再挿管を予防しない。このような患者を対象にした無作為化試験によると，試験的に NIPPV を使用した群では，標準的な医療を受けた群と比べて，全原因死亡率の上昇を示した。
　NIPPVを開始する時には，換気モード，マスクの種類，呼吸器の設定を選択する。ほとんどの研究は，従圧式呼吸器を用いた NIPPV を適用している。このようなモードでは吸気を補助するように吸気気道陽圧(IPAP)を設定し，低い呼気気道陽圧(EPAP)で吸気筋の負荷を軽減し，虚脱した気道を開くように設定する。この二相性換気法は一般に患者によく受け入れられ，呼吸仕事量を減少させる。吸気陽圧のみを適用する圧支持換気(PSV)と比べてより効率的にガス交換を改善する。
　フルフェイスマスクを使うと鼻マスクに比べて生理学的パラメータが改善する。これはおそらく，口からの空気漏れが減少することと，どのような吸気圧でも気流を減少させる高抵抗の鼻道をバイパスするためである。しかし，鼻マスクのほうが患者に受け入れられる傾向にあり，腹部膨満を生じにくい傾向にある。どのようなマスクでも，適切にマスクをフィットさせることが患者の快適さと効果的な換気補

17.1 慢性閉塞性肺疾患（COPD）急性増悪患者での非侵襲的陽圧換気の開始についてのアルゴリズム

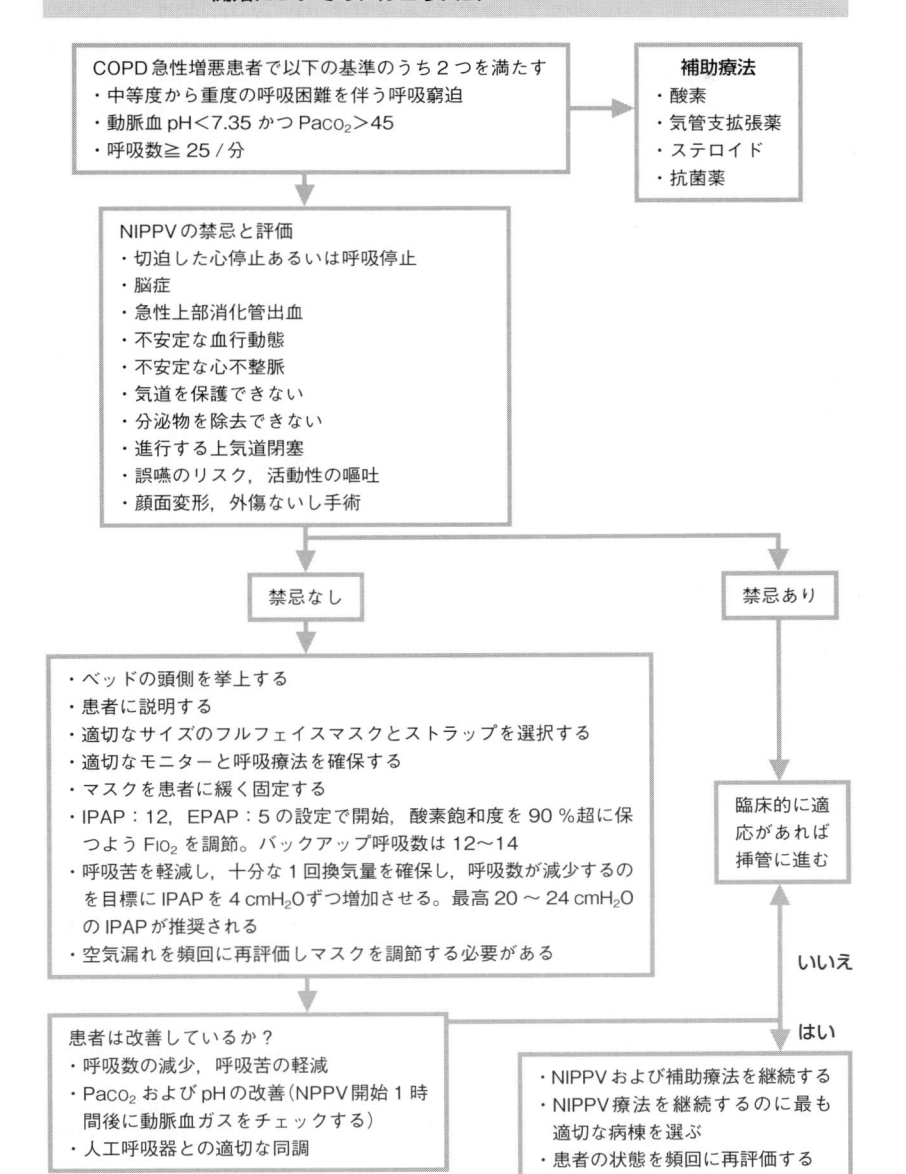

```
┌─────────────────────────────────────────────┐       ┌──────────────┐
│ COPD急性増悪患者で以下の基準のうち2つを満たす      │       │ 補助療法      │
│ ・中等度から重度の呼吸困難を伴う呼吸窮迫          │ ────▶ │ ・酸素        │
│ ・動脈血 pH＜7.35 かつ PaCO₂＞45              │       │ ・気管支拡張薬 │
│ ・呼吸数 ≧ 25/分                              │       │ ・ステロイド  │
└─────────────────────────────────────────────┘       │ ・抗菌薬      │
                      │                                └──────────────┘
                      ▼
┌─────────────────────────────────────────────┐
│ NIPPVの禁忌と評価                              │
│ ・切迫した心停止あるいは呼吸停止                  │
│ ・脳症                                        │
│ ・急性上部消化管出血                            │
│ ・不安定な血行動態                              │
│ ・不安定な心不整脈                              │
│ ・気道を保護できない                            │
│ ・分泌物を除去できない                          │
│ ・進行する上気道閉塞                            │
│ ・誤嚥のリスク，活動性の嘔吐                     │
│ ・顔面変形，外傷ないし手術                       │
└─────────────────────────────────────────────┘
           │                             │
           ▼                             ▼
      ┌────────┐                    ┌────────┐
      │ 禁忌なし │                    │ 禁忌あり │
      └────────┘                    └────────┘
           │                             │
           ▼                             ▼
┌─────────────────────────────────────────────┐   ┌──────────────┐
│ ・ベッドの頭側を挙上する                         │   │ 臨床的に適    │
│ ・患者に説明する                                │   │ 応があれば    │
│ ・適切なサイズのフルフェイスマスクとストラップを選択する │   │ 挿管に進む    │
│ ・適切なモニターと呼吸療法を確保する              │   └──────────────┘
│ ・マスクを患者に緩く固定する                      │           ▲
│ ・IPAP：12, EPAP：5の設定で開始，酸素飽和度を90％超に保│           │
│   つようFiO₂を調節。バックアップ呼吸数は12〜14      │           │
│ ・呼吸苦を軽減し，十分な1回換気量を確保し，呼吸数が減少するの │    │
│   を目標にIPAPを4 cmH₂Oずつ増加させる。最高20〜24 cmH₂O │  │
│   のIPAPが推奨される                            │           │
│ ・空気漏れを頻回に再評価しマスクを調節する必要がある  │           │
└─────────────────────────────────────────────┘          いいえ
                      │                                    │
                      ▼                                    │
┌──────────────────────────────┐              はい │
│ 患者は改善しているか？            │                 │
│ ・呼吸数の減少，呼吸苦の軽減       │ ──────────────▶ ┌──────────────────────┐
│ ・PaCO₂ およびpHの改善（NPPV開始1時│                 │ ・NIPPVおよび補助療法を継続する │
│   間後に動脈血ガスをチェックする）  │                 │ ・NIPPV療法を継続するのに最も │
│ ・人工呼吸器との適切な同調        │                 │   適切な病棟を選ぶ             │
└──────────────────────────────┘                 │ ・患者の状態を頻回に再評価する  │
                                                  └──────────────────────┘
```

NIPPV：非侵襲的陽圧換気，IPAP：吸気気道陽圧，EPAP：呼気気道陽圧，FiO₂：吸入酸素濃度

助を確かにするうえでのカギである.マスクがフィットしていないために空気漏れがあれば,呼吸器が患者の吸気努力と呼気の終わりを感知できず,トリガー不全あるいは患者-人工呼吸器の不同調に陥る.また吸気量が減ったり,過度の角膜乾燥の危険が増えたりする.マスクをきつくしすぎると皮膚壊死を起こす.呼吸器設定とマスクのフィットを慎重に調節することで,患者の受け入れが改善する.

NPPVで治療されている患者は綿密にモニターし,頻回に臨床評価を行う必要がある.研究によると,注意深く患者を選べばより急性度の低い病棟でも治療ができることが示されているが,ほとんどの患者はICUに入室することになるであろう.意識状態や呼吸数,呼吸補助筋の使用,胸壁運動,呼吸努力と人工呼吸器の同調性,全般的な快適さを評価しなければならない.パルスオキシメトリは酸素飽和度をモニターするがPa_{CO_2}は測定しないので,NPPVに対する反応を評価するうえでは動脈血ガス分析に取って代わるものではない.

(齊藤 茂樹)

参考文献

Antonelli M, Conti G, Rocco M, et al. A comparison of non-invasive positive pressure ventilation and conventional ventilation in patients with acute respiratory failure. N Engl J Med. 1998;339:429-435.
人工呼吸を要する低酸素性急性呼吸不全患者で,非侵襲的陽圧換気と気管挿管による従来の人工呼吸を比較した前向き無作為化試験.非侵襲的陽圧換気は従来の人工呼吸と比べてガス交換の改善により同等の効果があり,重大な合併症が少なく,ICU滞在日数が短かった.

Baudouin S, Blumenthal S, Cooper B, et al. Non-invasive ventilation in acute respiratory failure. Thorax. 2002;57:192-211.
英国標準治療委員会による非侵襲的陽圧換気の使用に関する推奨.

Brochard L, Mancebo J, Wysocki M, et al. Noninvasive ventilation for acute exacerbations of chronic obstructive pulmonary disease. N Engl J Med. 1995;333:817-822.
15ヵ月の間に5つのICUに入室した85人の患者を対象に,フェイスマスクによる非侵襲的圧支持換気と標準治療を比較した前向き無作為化試験.慢性閉塞性肺疾患の急性増悪の患者の一部では,非侵襲的陽圧換気により気管挿管の必要な症例が減り,入院期間と院内死亡率が低減した.

Esteban A, Frutos-Vivar F, Ferguson ND, et al. Noninvasive positive-pressure ventilation for respiratory failure after extubation. N Engl J Med. 2004;350:2452-2460.
抜管後に呼吸不全を再発した221人の患者を対象とした多施設無作為化試験.研究は中間解析ののち早期に中止された.非侵襲的陽圧換気群では標準治療群に比べICUでの死亡率が高く(25%対14%,相対危険度1.78,95%信頼区間1.03〜3.20,$p=0.048$),呼吸不全から再挿管までの時間の中央値が長かった(12時間対2時間30分,$p=0.02$).

Ferrer M, Esquinas A, Leon M, et al. Non-invasive ventilation in severe hypoxemic respiratory failure: a randomized clinical trial. Am J Respir Crit Care Med. 2003;168:1438-1444.
低酸素血症性呼吸不全の患者に非侵襲的陽圧換気を使用すると,高濃度酸素治療に比べ,挿管を予防し,敗血性ショックの発生率を低下させ,生存率を改善した.

Nava S, Ambrosino N, Clini E, et al. Noninvasive mechanical ventilation in the weaning of patients with respiratory failure due to chronic obstructive pulmonary disease: a randomized, controlled trial. Ann Intern Med. 1998;128:721-728.
最初の自発呼吸トライアルに失敗したCOPD患者50人を対象にした多施設無作為化試験.これらの患者は①抜管してフェイスマスクによる非侵襲的圧支持換気を使用する群と,②気管挿管による侵襲的圧支持換気を継続する群の2つのウィーニング方法に無作為に割り振られた.ウィーニング中に非侵襲的圧支持換気を使用した群ではウィーニング時間が短縮し,ICU滞在期間が短縮し,院内肺炎の発生率が低下し,60日生存率が改善した.

III 心疾患

18 急性心筋梗塞

Phillip S. Cuculich and Andrew M. Kates

　急性心筋梗塞 acute myocardial infarction(AMI)は入院患者や重症患者によくみられる疾患である．米国では，毎年 65 万人が新たに AMI に罹患し，45 万人が AMI を再発する．数十年の間に院内生存率は向上したものの，AMI の診断で入院し無事退院したうちおよそ 25 人に 1 人が，1 年以内に死亡する．

　来院時に虚血性の胸痛を呈する患者の初期診断は，急性冠症候群 acute coronary syndrome(ACS)ということになる(ACS 18.1)．速やかに心電図をとり，ST 上昇型(STE-ACS)と非 ST 上昇型(NSTE-ACS)を鑑別する．**心筋梗塞** myocardial infarction(MI)の診断は心筋壊死の証明，すなわち，心筋特異的な血清生化学マーカー(トロポニン，ミオグロビン，クレアチンキナーゼ MB アイソザイムなどの心筋逸脱酵素)の上昇によって裏付けられる．ACS を呈し ST 上昇をきたす患者の多くが実際に心筋梗塞を起こしつつあるので，**ST 上昇型心筋梗塞** ST elevation myocardial infarction(STEMI)という用語は STE-ACS としばしば同義に用いられる．さらに，ST 上昇を伴わない患者は，心筋逸脱酵素の上昇がなければ不安定狭心症に，上昇があれば非 ST 上昇型心筋梗塞 non-ST elevation myocardial infarction(NSTEMI)に分類される．

　ACS 患者は典型的には 15 分を超えて続く中等度～重度の胸部不快感を呈する．しかし，糖尿病，高齢，女性の場合は非典型的な症状を呈することが多い．ACS 患者では，STEMI，NSTEMI，不安定狭心症に直ちにリスク分類し，虚血に対する適切な治療を行うことが目標となる．

ST 上昇型急性冠症候群

　ST 上昇型急性冠症候群(STE-ACS)は冠動脈の突然の閉塞によって起こり，ほとん

18.1 急性冠症候群の分類

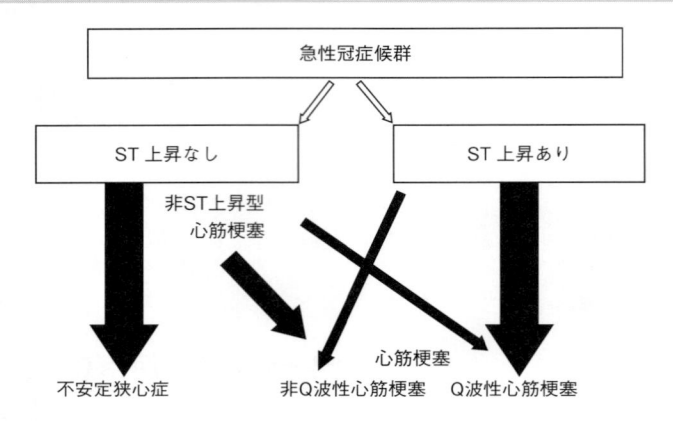

Antman EM, Braunwald E. Acute myocardial infarction. In：Braunwald EB, ed. Heart Disease：A Textbook of Cardiovascular Medicine. Philadelphia, PA：WB Saunders, 1997 より改変.

どすべての症例で,冠動脈のアテローム性動脈硬化に血栓形成が合併することにより生じる。現代の各種治療方法を駆使しても STE-ACS 患者の3人に1人は死亡するが,そのうちのほぼ半数は,発症1時間以内の心室性不整脈によるものである。心筋壊死の範囲は虚血時間が長くなるにつれて広くなり,しばしば「時間は筋肉である time is muscle」と言われるように心合併症率と死亡率に強い相関を示す。したがって,ここに挙げた機械的,薬物的治療は,可能な限りの早い再灌流を目的としている。

18.2 は,STE-ACS および STEMI の治療において推奨される管理アルゴリズムで,発症から再灌流が行われるまでの各場面で何を何分以内に行うべきかという具体的な治療内容とその目標時間を示している。

非ST上昇型急性冠症候群

非 ST 上昇型急性冠症候群(NSTE-ACS)患者の多くに共通する所見は,心筋の酸素需要と供給の不均衡である。NSTE-ACS 患者の中には,(STE-ACS と同様に)不安定な冠動脈プラークが血栓を形成するが,完全な血流の途絶には至らない患者もいる。一方,冠動脈の固定した粥腫があり,安静時には虚血を起こさないが,酸素消費が増加した時(頻脈,手術,重症の高血圧など)や,酸素供給が減少した時(貧血,低酸素症,低血圧など)に虚血を起こす患者もいる。心筋虚血は,よくある術中合併症で,しばしば酸素需要が増加する一方で酸素供給が減少する結果起こる。これは,術後早期に心筋逸脱酵素が上昇して明らかになることが多い。

NSTE-ACS 患者を評価する際の最初の目標は,主要有害心イベント major

表18.1 急性冠症候群患者の入院治療および退院時チェックリストとしてのABCDE

A	Antiplatelet(抗血小板薬)	アスピリンを生涯継続。必要に応じてクロピドグレル
	Antithrombin(抗トロンビン薬)	入院中はヘパリンまたはエノキサパリン
	ACE阻害薬	EF低下(<40%)またはリスクの高い患者では特に有用
	ATⅡ-receptor blocker(アンギオテンシンⅡ受容体拮抗薬)	ACE阻害薬耐性の患者
B	Beta-blocker(β遮断薬)	すべての患者
	Blood pressure(血圧)	CRI, DM患者の目標:<130/80 その他の目標:<140/90
C	Cigarette cessation(禁煙)	完全禁煙。代替ニコチン製剤, 経口薬, カウンセリング
	Cholesterol(コレステロール)	目標:LDL<70 mg/dl, HDL>40 mg/dl。スタチンが好んで選択される
D	Diet(食事)	体重過量があれば1日摂取量を500 kcal以上減らす
	Diabetes(糖尿病)	目標:Hb A_{1C} < 7.0 %
E	Exercise(運動)	1日30分以上の運動を週に最低4回。監視型心臓リハビリテーションが有効なことがある
	Ejection fraction(駆出率)	退院前にEFを測定。適応があればアルドステロン拮抗薬, ジギタリスを投与し, ICDを留置する

EF:駆出率, CRI:慢性腎不全, DM:糖尿病, LDL:低比重リポ蛋白, HDL:高比重リポ蛋白, Hb:ヘモグロビン, ICD:植込み型除細動器

adverse cardiac event(MACE)を防ぐために, 患者のリスク分類を行うことである。主要有害心イベントは, 死亡, 死に至らない心筋梗塞, 緊急の血行再建の必要性と定義される。このリスク分類として, 有用かつ十分に検証された方法が, TIMI(thrombolysis in myocardial ischemia)リスクスコアである。患者のTIMIリスクスコアが高いほど, 主要有害心イベントを合併する確率が高くなる。高リスク患者では早期の積極的な薬物治療および再灌流による恩恵が大きい。NSTE-ACSの治療について推奨されるアルゴリズムを 18.3 に示す。

ACS患者の院内ケア

ACS患者は, 入院中および退院後の心筋梗塞再発と死亡のリスクが高い。入院中に

18.2 ST上昇型心筋梗塞の目標と治療

患者発症
目標：発症から5分以内に救急隊を呼ぶ

↓

搬送
目標：救急隊は8分以内に到着
病院前血栓溶解療法を行う（可能な場合）

↓

医療施設の3つのD：データ(data)，決定(decision)，薬物(drug)
データ：焦点を絞った病歴聴取と身体診察。目標：心電図10分以内
ST上昇型心筋梗塞：<u>虚血症状および</u>
1) 隣接した2つの誘導で1 mm以上のST上昇　**または**
2) 新しい左脚ブロック
・下壁梗塞であれば（Ⅱ，Ⅲ，aVF誘導）→右室梗塞を考慮して<u>右側心電図</u>(rV4)
・前胸部誘導でST低下→後壁梗塞を考慮して<u>後壁心電図</u>(V7, V8, V9)

決定：プライマリーPCI
目標：到着からバルーン拡張までの時間
(door-to-balloon time) 90分以内
可能であれば<u>血栓溶解療法よりも優先する</u>
以下の場合にも選択される：
・心原性ショック
・血栓溶解療法の禁忌
・病院到着が遅い（発症から3時間超経過）
・ST上昇型心筋梗塞の診断が疑わしい

↓

次ページに続く

決定：血栓溶解療法
目標：到着から穿刺までの時間(door-to-needle time) 30分以内
以下の時に選択する
・PCI施設がない
・PCI施設への搬送が遅れる
血栓溶解療法の<u>絶対的</u>禁忌：
　出血性梗塞の既往
　1年以内の脳梗塞
　頭蓋内腫瘍の診断
　活動性の内出血
　大動脈解離の診断あるいは疑い
血栓溶解療法の<u>相対的</u>禁忌
　血圧＞180/110
　CPR＞10分
　絶対的禁忌に属さない脳梗塞の既往
　INR＞2.0
　最近の外傷，大手術，または4週間以内の内出血
　圧迫することができない部位の血管穿刺

↓

次ページに続く

18.2 ST上昇型心筋梗塞の目標と治療（続き）

薬物：禁忌がない限りすべての患者に以下の薬を用いる
- アスピリン 160〜325 mg，噛み砕いて服用
- メトプロロール 5 mg 静注×3回[注1)]。SBP＜100，心拍数＜50，ショックの早期徴候があれば注意
- ニトログリセリン静注を 10 μg/分で開始し，症状に合わせて調節。下壁梗塞の疑い，SBP＜90 mmHg，心拍数＜50 bpm または＞100 bpm，24時間以内に勃起不全に対しホスホジエステラーゼ阻害薬を服用した場合は注意
- 硝酸薬に反応しない胸痛にはモルヒネ 2〜4 mg を静注
- 抗トロンビン療法：
  UFH 60 単位/kg をボーラス静注（最大 4,000 単位）の後，14 単位/kg/時（最大 1,000 単位/時まで）。あるいは，エノキサパリン（クレキサン®）1 mg/kg を皮下注。腎不全では避ける
- クロピドグレル（プラビックス®）300〜600 mg を経口投与。**外科的治療の必要な CAD（高齢，糖尿病，多枝病変 CAD など）を強く疑う時以外**

薬物：プライマリー PCI
GP Ⅱb/Ⅲa 拮抗薬を考慮：
abciximab 0.25 mg/kg 静注
ボーラス後 0.125 μg/kg/分
（最大 10 μg/分）

↓

再灌流：プライマリー PCI
目標：TIMI 3 血流の回復
血栓溶解療法に比べて PCI の優れている点
1）冠動脈血流の回復が優れている
2）解剖とリスク分類を決定できる
3）合併症が少ない
4）血栓とプラークの両方を治療できる

薬物：血栓溶解療法（処方は以下のとおり）
1. reteplase＋UFH（**75 歳以上に**）
   reteplase 10 単位を 2 分かけてボーラス静注し，30 分後に 10 単位のボーラス静注を繰り返す
   UFH 静注は上記と同様に行う
2. tenecteplase＋エノキサパリン（**75 歳未満の場合や症状発現から 4 時間超経過しており PCI が不可能な場合**）
   tenecteplase の用量は体重に基づきボーラス静注*
   エノキサパリン 30 mg を静注後，1 mg/kg を皮下注
3. 半量の reteplase＋abciximab＋半量の UFH（**75 歳未満または大きな前壁梗塞**）
   reteplase 5 単位を 2 分かけてボーラス静注し，30 分後に 5 単位ボーラス静注を繰り返す
   abciximab 0.25 mg/kg をボーラス静注後，0.125 μg/kg/分で持続静注（最大 10 μg/分）
   UFH を 60 単位/kg ボーラス静注（最大 4,000 単位まで）した後，7 単位/kg/時で持続静注（最大 1,000 単位/時まで）

↓

再灌流：血栓溶解療法
以下を認めれば成功とみなす
1）胸痛が完全に回復
2）ST 上昇が 50％超改善
3）促進心室固有調律

---

*tenecteplase の用量

体重（kg）	tenecteplase（mg）
＜60	30
60〜69	35
70〜79	40
80〜89	45
≧90	50

PCI：経皮的冠動脈インターベンション，CPR：心肺蘇生，INR：国際標準比，SBP：収縮期血圧，bpm：拍/分，CAD：冠動脈疾患，TIMI3：末梢まで正常に造影される状態，UFH：未分画ヘパリン
注1：静注製剤はわが国では未発売。

18.3 非ST上昇型急性冠症候群のリスク分類と治療

評価における3つのD：データ(data)，決定(decision)，薬物(drug)
データ：焦点を絞った病歴聴取と身体診察，心電図，心筋逸脱酵素
心電図での虚血の徴候：ST低下，T波逆転，異常Q波

決定：高リスクのACS	決定：中等度リスクのACS	決定：低リスクのACS
CADまたは心筋梗塞の既往，年齢＞75歳	CAD，末梢血管疾患，脳血管障害の既往，年齢＞70歳，糖尿病	新たに発症した20分未満の狭心痛
進行性の安静時痛＞20分		リスク因子が1つ以上ある非典型的な胸痛
新しいST低下＞0.5 mm	安静時痛＞20分で軽快	狭心痛があるが心電図変化なし
心筋逸脱酵素の上昇	T波逆転	
新たな心不全の所見	異常Q波	心筋逸脱酵素が正常

薬物：禁忌がない限りすべての患者に以下の薬を用いる
- アスピリン160～325 mgを噛み砕いて服用。その後81 mgを1日1回内服
- メトプロロール5 mgを静注×3 注1)。その後25 mgを6時間ごとに内服。SBP＜100，心拍数＜50，ショックの早期徴候があれば注意
- 活動性の胸痛に対し硝酸薬（下壁梗塞の疑いがある場合，SBP＜90 mmHg，心拍数＜50 bpmまたは＞100 bpm，24時間以内に勃起不全に対しホスホジエステラーゼ阻害薬を服用した場合は注意）
  - ニトログリセリン（舌下）を5分ごとに2回繰り返す，**または**
  - ニトログリセリンの静注を10 μg/分で開始し症状に応じて調節，**または**
  - ニトロペースト（経皮的）1 cmを胸壁に塗布

薬物：高リスクおよび中等度リスクのACSに以下の薬物を用いる
- ヘパリン60単位/kgをボーラス静注（最大5,000単位まで）し，その後12単位/kg/時で持続静注（最大1,000単位/時まで）

または
- エノキサパリン（クレキサン®）1 mg/kgを12時間おきに皮下注。腎不全では避ける

リスク分類
TIMIリスクスコア（それぞれ1ポイント）
- 年齢≧65歳
- 3つ以上のリスク因子（下記参照）*
- CADの既往（狭窄50％以上）
- 最近のアスピリン服用
- 24時間以内に2回以上の胸痛のエピソード
- 心筋逸脱酵素の上昇
- ≧0.5 mmのST上昇

TIMIリスクスコア≧3 → 次ページに続く

TIMIリスクスコア＜3 → 次ページに続く

*冠動脈リスク因子は，糖尿病，喫煙，高血圧(140/90 mmHgあるいは降圧薬服用)，HDLコレステロール低値(＜40 mg/dl)，若年発症のCADの家族歴(第1度近親の55歳以下の男性，65歳以下の女性)，年齢(男性では45歳以上，女性では55歳以上)。

18.3 非ST上昇型急性冠症候群のリスク分類と治療（続き）

計算した TIMI リスクスコア	14 日目のMACE のリスク
0 または 1	5%
2	8%
3	13%
4	20%
5	28%
6 または 7	41%

TIMI リスクスコア ≧ 3

早期侵襲的治療戦略
GPⅡb/Ⅲa拮抗薬：
eptifibitide 180 μg/kg ボーラス投与（最大 22.6 mg）後，2 μg/kg/分（最大15 mg/時）で持続静注
CrCl<50 ml/分なら持続投与を1 μg/kg/分に減量
または
tirofiban 0.4 μg/kg/分を30 分で投与後，0.1 μg/kg/分で持続静注。CrCl<30 ml/分の場合はボーラス量と持続投与量を半分に減量
クロピドグレル（プラビックス®）300～600 mg（負荷投与量）経口投与を考慮する
〔外科的治療の必要なCAD（高齢，糖尿病，多枝病変CADなど）を強く疑うときは使わない〕

TIMI リスクスコア<3

保存的治療戦略
非侵襲的心臓負荷試験
予後予測には運動負荷がよい
気管支攣縮があればアデノシンは避ける
頻脈性不整脈，重症の大動脈弁狭窄症，コントロール不良の高血圧，腹部大動脈瘤があればドブタミンは避ける
トレッドミル運動負荷（男性）：感度68 %，特異度77 %
トレッドミル運動負荷（女性）：感度61 %，特異度70 %
運動負荷またはアデノシン負荷タリウム：感度88 %，特異度77 %
運動負荷またはドブタミン負荷エコー：感度76 %，特異度88 %

高リスクの結果 →

早期侵襲的治療計画
4～48 時間以内に心臓カテーテル検査
胸痛が治まらなければ緊急カテーテル検査を考慮
内科的治療（ABCDE**）

低リスクの結果 →

保存的治療計画
内科的治療（ABCDE**）
心臓リスク因子を修正
その他の胸痛の原因を考慮

ACS：急性冠症候群，CAD：冠動脈疾患，SBP：収縮期血圧，bpm：拍/分，TIMI：thrombolysis in myocardial ischemia，HDL：高密度リポ蛋白質，MACE：主要有害心イベント，CrCl：クレアチニンクリアランス
** 表 18.1 参照．
注1：静注製剤はわが国では未発売．

は，患者とともにこれらの有害事象のリスクを積極的に減らすことに取り組む．入院中および退院後に行うべきさまざまな事柄を整理した"ABCDE"リストを挙げる（**表18.1**）．ここに挙げた12項目は，ACS患者の急性期治療ガイドおよび退院時チェックリストとして活用する．

心筋梗塞後合併症

梗塞後合併症の発症率は，早期の再灌流療法が採用されるようになって激減した．しかし，広範囲の梗塞，無症候性の梗塞，発症後の来院の遅れ，再灌流の遅れ，不完全な再灌流などがある場合は依然として重篤な合併症を発症するリスクが高い．集中治療室にて高リスク患者を治療するときには，生命に危機を及ぼす重大な合併症を"FEAR AMI"という論理的な記憶法で覚えておくとよい．以下，梗塞後合併症をFEAR AMIに沿って検討する．

心不全（Failure）

左室機能不全は，心筋梗塞後の生存率を決定する最も強力な単一予測因子である．低血圧，頻脈，低酸素症があると，特に予後が悪くなると予測される．臨床的な心不全は，広範囲梗塞や高齢あるいは糖尿病に合併しやすい．梗塞後心不全に対する治療には，酸素投与，利尿薬，血管拡張薬またはレニン-アンギオテンシン系の阻害による後負荷軽減，ジギタリスがある．重症の心不全では血管収縮薬の投与が必要な場合がある．β作動薬であるドブタミンやドパミン，ホスホジエステラーゼ阻害薬であるミルリノンは，アドレナリン，ノルアドレナリン，イソプロテレノールに比べて作用機序の点で理論上は優れている（**21章**参照）．

心膜液貯留と心膜炎（Effusion and pericarditis）

心筋梗塞後の心膜液貯留が致死的になることはまれである．しかしながら，心タンポナーデの病態がある場合には，心室破裂による出血性心膜液貯留を考えなければならない．一般的には，心筋梗塞後に心エコーで心膜液貯留が認められた場合，抗凝固を中断し，心膜血腫に至らないようにする．抗凝固療法が中止できない場合には，注意深い経過観察が不可欠である．

　心筋梗塞後心膜炎は，心筋梗塞の発症初日～6週間後までの間に起こる．心膜炎は心膜の局所炎症によって起こり，通常は貫壁性心筋梗塞が原因である．重要なのは，心膜炎と虚血の再発を鑑別することである．心膜炎の痛みは，しばしば深吸気によって増悪し，前屈すると改善し，肩甲骨に放散する．典型的心電図変化を伴うこともある．

　Dressler症候群は，心筋梗塞発症1～8週間後に起こる心筋梗塞後心膜炎の型の1つである．これは免疫学的機序で起こると考えられ，最も有用な治療法は高用量のアスピリンである．コルチコステロイドやその他の非ステロイド性抗炎症薬（NSAID）は，梗塞後の最初の1カ月には使用すべきではない．なぜなら，これらの薬物は心室の治癒を阻害し，心室破裂のリスクを増加させるからである．

表 18.2 虚血関連の房室伝導障害の特徴

	近位伝導障害	遠位伝導障害
障害血管	右冠動脈・後下行枝（90％）	左前下行枝の中隔穿通枝
ブロックの部位	房室結節内[注1]	房室結節以下[注1]
梗塞の部位	後下壁	前壁中隔
房室ブロックの種類	1度または Mobitz I 型（Wenckebach型）	3度または Mobitz II 型
房室ブロックの持続時間	一過性（2～3日）	一定しない
死亡率	CHFや低血圧がなければ低い	広範囲の梗塞のため高い
一時的ペースメーカ	まれ	早期から考慮（特に前壁梗塞と2枝ブロックを示す場合）
永久ペースメーカ	ほとんどない	His-Purkinje線維内高度ブロックや脚ブロックを伴う場合に適応となる

CHF：うっ血性心不全
注1：右冠動脈（RCA）は典型的には洞房結節，房室結節，遠位右脚を養い，左冠動脈は His 束，近位右脚，左前枝を養う。左後枝は通常は RCA の枝である後下行枝により養われる〔遠位左前下行枝（LAD）からのこともある〕。

不整脈（Arrhythmia）

多くの一般的な不整脈の管理については他章で述べる（19章参照）。ここでは梗塞特有の重篤な不整脈を扱う。促進心室固有調律 accelerated idioventricular rhythm は，「再灌流調律 reperfusion rhythm」と考えられ，再灌流が成功した直後にみられることが多い。この不整脈が再灌流の臨床経過に付随して起こる時には，治療は特に必要ないとされる。

心室頻拍は，梗塞発症前後の時期における終末調律 terminal rhythm であり，来院から48時間以内に起こるものは死亡率の増加と関連がある。抗不整脈薬（アミオダロン，リドカイン）投与または同期下直流カルディオバージョンによって，積極的に洞調律への回復を図る。急性心筋梗塞に伴う低カリウム血症と低マグネシウム血症は持続性心室頻拍 sustained ventricular tachycardia と関連するので，心筋梗塞が起こった時には，カリウムを 4 mEq/l 超に，マグネシウムを 2 mEq/l 超に補正するのが適切である。対照的に，非持続性心室頻拍 non-sustained ventricular tachycardia（NSVT）は，急性心筋梗塞による初回入院中もしくは最初の1年間の死亡のリスクを上昇させないので，心筋梗塞後患者における無症候性の NSVT は通常，治療対象にはならない。

心筋梗塞によって刺激伝導系のどのレベルもブロックされうる。梗塞の部位は，合併する伝導障害の予後と治療方法に大きく影響する。一般的に，近位の（房室結節の）伝導障害は右冠動脈の梗塞に関連する。この場合，房室ブロックは一過性であることが多く，症状がなければ一時的ペースメーカ挿入の適応はない。例外的に，右室梗塞に伴う症候性の房室ブロックでは，ペーシングによる心房と心室の同調が右室を充満させ心拍出量を改善するので，一時的ペースメーカの適応となる。

遠位(房室結節以下)の伝導障害は，左前下行枝や心室中隔の梗塞に伴って起こることが多く，遷延して生命にかかわる病態になりやすい．したがって，即座にペーシングを開始しなければならない．房室伝導障害の特徴を**表18.2**に示し，その急性期治療については**19章**で述べる．

心室破裂(Rupture)

心室破裂は，着明で生命にかかわる臨床像を示すことが多い．破裂は，心室自由壁，心室中隔，乳頭筋に起こりうる(**表18.3**)．その存在を疑い，心エコー検査や肺動脈カテーテル挿入を適時に行うことが，この重篤な合併症の早期発見には不可欠である．

心室瘤(Aneurysm)

真性の左室瘤を合併するのは急性心筋梗塞の5％未満である．左室瘤は，支配冠動脈が完全に閉塞し，側副血行路からの血流が十分でないため生じると考えられている．したがって，前壁心尖部瘤(左前下行枝の閉塞による)が下後壁瘤の4倍起きやすい．

　左室瘤を合併すると生存率が低下する．同等の左室駆出率がある患者と比べた場合，左室瘤患者の死亡率は6倍で，その主な死因は心室性不整脈である．左室瘤は線維組織で支持されていることが多く，破裂することはまれである．特徴的な心電図所見は持続するST上昇を伴うQ波であるが，診断には非侵襲的画像検査が最適である．壁在血栓形成と塞栓症のリスクがあるため，一般的にワルファリンによる長期間の抗凝固療法が行われる．さらに，再灌流が成功した後でもST部分がなかなか低下しないことがあるので，心電図による左室瘤の診断には一般的に，持続性のST上昇(急性心筋梗塞後4週間超)が必要である．

　このような真性の心室瘤と異なる病態としては，仮性瘤がある．仮性瘤には筋層はなく，その実体は，心筋の穿孔が起こるが[注1]，閉じ込められた状態である(contained rupture)．仮性瘤は下壁梗塞で最もよくみられ，緊急手術で治療を行う．外科的治療を行っても内科的治療を行っても死亡率は非常に高い．

再梗塞(Myocardial Infarction)

心筋梗塞後の胸痛の訴えは，血行再建が不完全であることによる再虚血の症状の場合がある．血栓溶解療法を受けた患者の20～30％，経皮的血行再建後の患者の10％に再虚血が合併する．心筋逸脱酵素と心電図の経済的なモニターは，再虚血のリスクがある患者の発見に有用である．通常は，抗狭心症薬(ヘパリン，硝酸薬，β遮断薬)が症状軽快に奏効する．

　心筋梗塞後の新たなST上昇の原因には，再梗塞，心膜炎，心室区域の壁運動異常や瘤形成がある．ステント血栓症による再梗塞は通常，劇的な臨床像を呈し，内科的治療に不応性の激しい胸痛と，心電図上進行性のST上昇を伴う．このような所見があれば，再度の迅速な血行再建の適応になる．

(讃井　將満)

注1：破裂したが心外膜に波及せず，心外膜1枚で覆われている状態．

表18.3 心筋梗塞の機械的合併症の臨床的特徴

	心室中隔穿孔	自由壁破裂	乳頭筋断裂
心筋梗塞後日数	3〜5日	3〜6日	3〜5日
前壁心筋梗塞	66%	50%	25%
新たな心雑音	90%	25%	50%
触知できる振戦	あり	なし	まれ
心筋梗塞の既往	25%	25%	30%
2Dエコー所見	欠損部確認	心膜液を認めることがある	動揺または逸脱する弁
超音波Doppler所見	欠損部シャント		左房内の逆流ジェット
肺動脈カテーテル検査	右室内の酸素飽和度増大	拡張期圧が均一化	PCWPの波形でc-v波の増大
内科的治療による死亡率	90%		90%
外科的治療による死亡率	50%	90%	40〜90%
		症例報告レベル	

2D：2次元，PCWP：肺毛細血管楔入圧
Labovitz AJ, Miller LW Kennedy HL. Mechanical complications of acute myocardial infarction. Cardiovasc Rev Rep. 1984；5：948から許可を得て改変。

参考文献

2005 American Heart Association Guidelines for Cardiopulmonary Resuscitation and Emergency Cardiovascular Care, Part 8：Stabilization of the patient with acute coronary syndromes. Circulation. 2005；112[Suppl I]：IV-89-110.
ACS管理の基礎となる臨床研究の詳細な総説。www.circulationaha.orgから閲覧可能。

Antman EM, Cohen M, Bernink PJ, et al. The TIMI risk score for unstable angina/non-ST elevation MI：a method for prognostication and therapeutic decision making. JAMA. 2000；284：835-842.
NSTE-ACSに対する代表的なTIMIリスクスコアの有効性を示した文献の1つ。

Antman EM, Anbe DT, Armstrong PW, et al. Management of patients with STEMI：executive summary. J Am Coll Cardiol. 2004；44：671-719.
STEMI患者の最新治療について詳述した，非常に貴重なコンセンサスガイドライン。www.acc.orgから閲覧可能。

Braunwald E, Antman EM, Beasley JW, et al. Management of patients with unstable angina and non-ST-segment elevation myocardial infarction update. J Am Coll Cardiol. 2002；40：1366-1374.
NSTE-ACS患者についての非常に貴重なコンセンサスガイドライン。上記のSTEMI編より数年古いので，アップデートが待たれる。www.acc.orgから閲覧可能。

Gluckman TJ, Baranowski B, Ashen MD, et al. A practical and evidence-based approach to cardiovascular disease risk reduction. Arch Intern Med. 2004；164：1490-1500.
実証されたがしばしば見過ごされているACSの診療をより多くの医療従事者がガイドラインに従って行えるように，手際よくまとめられたアプローチを使って解説している。

# 心不整脈と伝導障害

Timothy J. Bedient and Timothy W. Smith

この章では，院内患者と重症患者の心不整脈の原因，その認識，治療について述べる。不整脈によって心拍数 heart rate(HR)あるいは 1 回拍出量 stoke volume (SV)が損なわれ，結果として心拍出量 cardiac output(CO)が低下することがある($CO=HR \times SV$)。心不整脈の臨床像はさまざまで，(a)無症候性で 12 誘導心電図あるいはモニター心電図で見つかるもの，(b)症状(動悸など)はあるが血行動態が安定しているもの，(c)血行動態が不安定だが意識が保たれているもの，(d)心停止がある。院内患者の初期評価は，(a)適切に気道確保と呼吸の補助がなされているか，(b)心調律，血圧，酸素飽和度がモニターされているか，(c)適切な静脈路が確保されているかの 3 つのポイントから始まる。可能であれば心調律は 12 誘導心電図で評価すべきであるが，集中治療室(ICU)ベッドサイドモニター心電図や除細動器付属のモニター心電図をみて初期治療を行わなければならない場合もある。時間が許せば，不整脈の種類を特定し，不整脈の原因を追求し，それに併せて治療も変更する。しかし，**心停止の場合や重篤な症状を伴う頻脈や徐脈の場合，二次救命処置 advanced cardiac life support(ACLS)のアルゴリズムに沿って直ちに治療を行う必要がある。**これらのアルゴリズムを，本章の後半で示す（ALS 19.4，19.5，19.6）。

頻脈性不整脈

頻脈あるいは頻拍 tachycardia とは，心拍数が 100 回/分超と定義され，(a)心室より上のどこかを起源とするもの，すなわち**上室頻拍** supraventricular tachycardia(SVT)，および(b)心室内のどこかを起源とするもの，すなわち**心室頻拍** ventricular tachycardia に分けられる。頻拍は一般的に，心拍数，QRS 群の幅と形状，PR 間隔に基づいて分類される。幅の狭い QRS 群を伴う頻拍 narrow QRS complex tachycardia，および幅の広い QRS 群を伴う頻拍 wide QRS complex tachycardia それぞれの鑑別診断のためのアプローチを ALS 19.1 および 19.2 に示す。

上室頻拍

洞頻脈 sinus tachycardia は洞結節を起源とし，通常は本来の意味での不整脈とは見なされない。心電図上ではすべての QRS 群の前に P 波を認める。ICU における洞頻脈は，血管内容量の不足，発熱，痛み，不安，ショック，低酸素などに対する生理的反応として，または昇圧薬や強心薬投与中に現れることが多い。ヒトの最大

ALG 19.1　QRS幅の狭い頻拍の鑑別アプローチ

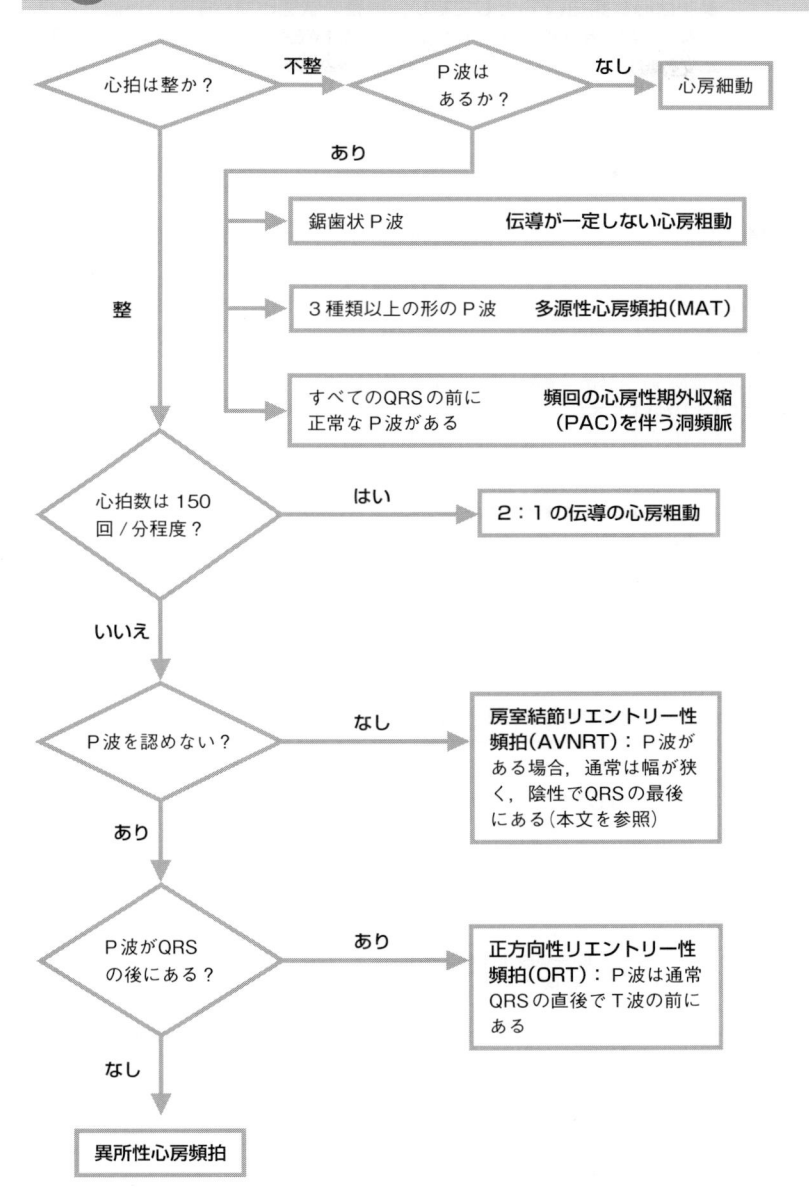

```
心拍は整か？ ──不整──▶ P波はあるか？ ──なし──▶ 心房細動
     │                        │
     │                        あり
     │                        │
     │    ┌───────────────────┴──────────────────┐
     │    ▶ 鋸歯状P波              伝導が一定しない心房粗動
     │    ▶ 3種類以上の形のP波      多源性心房頻拍（MAT）
     │    ▶ すべてのQRSの前に       頻回の心房性期外収縮
     │      正常なP波がある         （PAC）を伴う洞頻脈
     整
     │
     ▼
心拍数は150回/分程度？ ──はい──▶ 2:1の伝導の心房粗動
     │
    いいえ
     ▼
P波を認めない？ ──なし──▶ 房室結節リエントリー性頻拍（AVNRT）：P波がある場合，通常は幅が狭く，陰性でQRSの最後にある（本文を参照）
     │
     あり
     ▼
P波がQRSの後にある？ ──あり──▶ 正方向性リエントリー性頻拍（ORT）：P波は通常QRSの直後でT波の前にある
     │
     なし
     ▼
異所性心房頻拍
```

ALG 19.2 QRS幅の広い頻拍の鑑別アプローチ。QRS幅の広い頻拍をみたらまずは心室頻拍（VT）として扱い、患者の状態と血行動態の評価により治療の緊急度を決める（明らかな洞頻脈に変行伝導を伴うものは例外）（詳細は本文参照）。

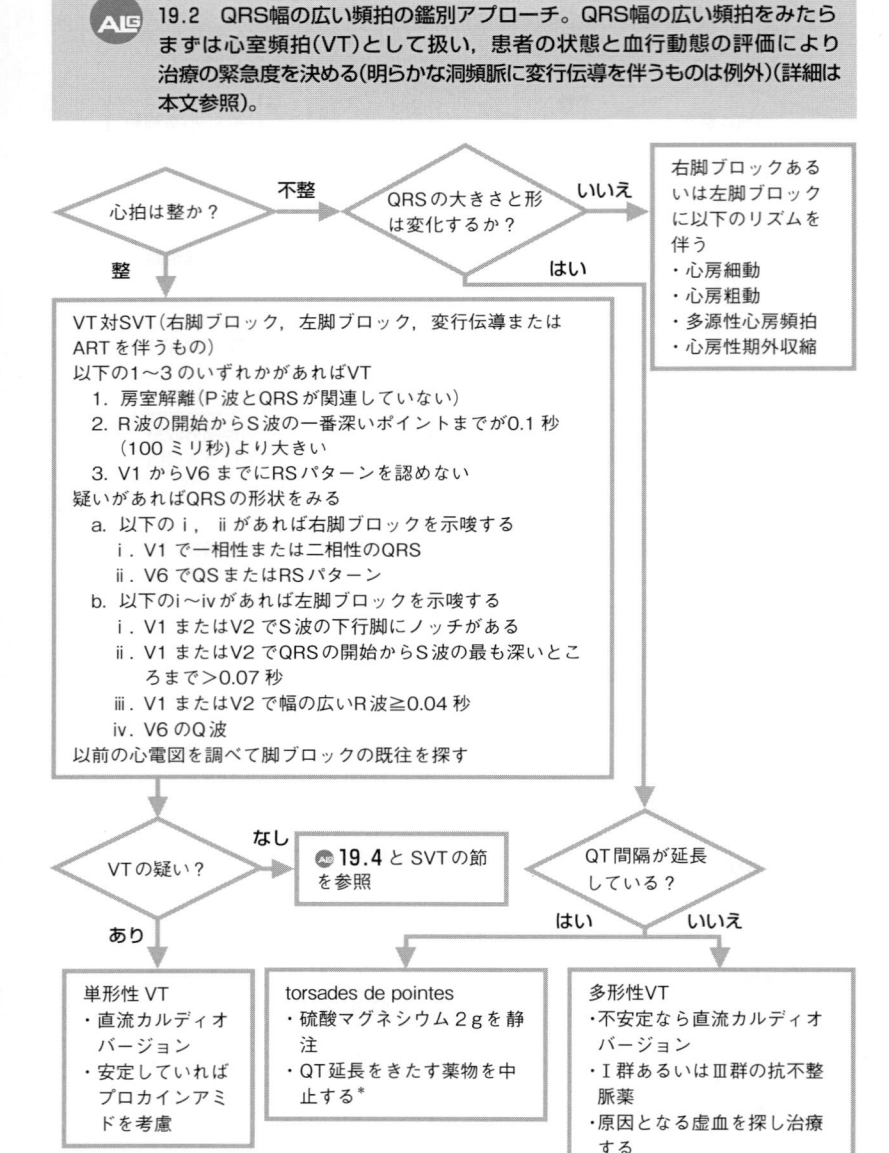

```
                    心拍は整か？
                    ／      ＼
                   整       不整
                   ↓         ↓
                            QRSの大きさと形は変化するか？
                            ／          ＼
                          はい          いいえ
                                         ↓
                                    右脚ブロックあるいは左脚ブロック
                                    に以下のリズムを伴う
                                    ・心房細動
                                    ・心房粗動
                                    ・多源性心房頻拍
                                    ・心房性期外収縮
```

VT対SVT（右脚ブロック，左脚ブロック，変行伝導またはARTを伴うもの）
以下の1〜3のいずれかがあればVT
1. 房室解離（P波とQRSが関連していない）
2. R波の開始からS波の一番深いポイントまでが0.1秒（100ミリ秒）より大きい
3. V1からV6までにRSパターンを認めない

疑いがあればQRSの形状をみる
 a. 以下のi, ⅱがあれば右脚ブロックを示唆する
  ⅰ. V1で一相性または二相性のQRS
  ⅱ. V6でQSまたはRSパターン
 b. 以下のi〜ivがあれば左脚ブロックを示唆する
  ⅰ. V1またはV2でS波の下行脚にノッチがある
  ⅱ. V1またはV2でQRSの開始からS波の最も深いところまで＞0.07秒
  ⅲ. V1またはV2で幅の広いR波≧0.04秒
  ⅳ. V6のQ波
以前の心電図を調べて脚ブロックの既往を探す

VTの疑い？
- なし → **ALG 19.4** とSVTの節を参照
- あり ↓

QT間隔が延長している？
- はい → torsades de pointes
- いいえ → 多形性VT

単形性VT
・直流カルディオバージョン
・安定していればプロカインアミドを考慮

torsades de pointes
・硫酸マグネシウム2gを静注
・QT延長をきたす薬物を中止する*

多形性VT
・不安定なら直流カルディオバージョン
・Ⅰ群あるいはⅢ群の抗不整脈薬
・原因となる虚血を探し治療する

SVT：上室性頻拍
*QT延長をきたす薬物のリストはオンライン（http://www.arizonacert.org/medical-pros/druglists/drug-lists.htm）でみることができる。

心拍数は年齢に依存し，220 マイナス年齢以上にはならないと大まかに覚えておけばよい(例えば 70 歳男性では 150 回/分以上にならない)。

洞頻脈では第一に基礎疾患を**治療**する。具体的には，感染や発熱に対する治療，容量負荷，抗不安薬投与や痛みのコントロールなどを行う。心拍数抑制のための薬物治療は通常不要であるが，極度の不安や疼痛時のように重度の頻脈で心拍出量が低下している場合は適応となる。反射性の洞頻脈は適切な心拍出量を維持するうえで重要な場合があり，基礎疾患を治療せずに安易に心拍数のみをコントロールしようとすると状態を悪化させることがある。

心房細動 atrial fibrillation は，350～600 回/分の無秩序な心房内調律であり，心電図上 P 波を認識できない。房室結節の不応期のために，心房細動による心房心拍がすべて心室に伝導されるわけではなく，房室伝導のタイミングが一定しないので，心室心拍は不整になる。なかでも，心室心拍数が 100 回/分以上の場合，速い心室反応があると言われる。この場合，心拍数が速く正常な心房収縮がないため心拍出量が低下するので，すぐに治療しなければならない。秩序のある心房収縮がなくなるため血液が心房内で滞留し，心房内血栓と血栓塞栓症が起きやすくなる。

心房細動は慢性の心肺疾患患者に認められる病態である。それ以外にも，甲状腺中毒，感染，肺塞栓，急性アルコール中毒，心膜炎，ストレスなどに合併し，術後の一般的な合併症でもある。しかし，急性心筋梗塞で心房細動を認めることはまれである。

典型的な**心房粗動** atrial flutter は，右房内に限局したリエントリー調律が原因であり，その結果ほぼ 300 回/分の心房興奮が起こる。心室心拍数は，房室結節内の 2：1 ブロックによって 150 回/分(心房心拍数の半分)であることが多い。3：1 ブロックになれば，心房興奮が 3 回に 1 回心室へ伝わり，心室心拍数はほぼ 100 回/分になる。心房の大部分が一度に脱分極するので，典型的には心電図の基線が「鋸歯状」にみえ，下壁誘導(Ⅱ，Ⅲ，aVF)では狭い陰性の粗動波が認められる。心室心拍数は通常規則的であるが，伝導が一定でない(すなわち 2：1 伝導と 3：1 伝導が交互に起こる)と不規則になることがある。心房粗動は基礎心疾患に合併してみられ，開心術後に合併することが多い。治療せずに放置していると，心房細動に移行することがある。

心房細動と心房粗動の**治療**の概要を 19.3 に示す。ここに挙げた増悪因子を探し出し治療することが必要である。術前に β 遮断薬を投与すると，術後の心房細動・心房粗動の発症率が減少する。血栓塞栓症のリスクを減少させるためには通常，ワルファリンによる抗凝固療法を行うが，INR(国際標準比)が 2 を超えるまではヘパリン静注を併用する。抗凝固が禁忌である患者には，可能であればアスピリンを投与する。長期の抗凝固療法に関しては，本章の範囲を超える。

発作性上室頻拍 paroxysmal supraventricular tachycardia(PSVT)は，(発作性という名前が示すように)突然の発症と停止が特徴である。成人の最も一般的な PSVT は，**房室結節リエントリー性頻拍** atrioventricular nodal re-entrant tachycardia(AVNRT)である。これは，房室結節内の電気的な回避回路(リエントリーループ)が原因で起こる。心拍数は通常 120～250 回/分で，変行伝導や脚ブロックがなければ QRS 群の幅は狭い。典型例では，心房と心室がほとんど同時に

ALG 19.3 心房細動と心房粗動の治療（83章「主な薬物の用量と副作用」を参照）

心房細動・粗動で血行動態が不安定な徴候や症状がありすぐに治療が必要？
- はい → 同期下カルディオバージョン
- いいえ ↓

WPW症候群を伴う心房細動・粗動？
- はい → （下記†へ）
- いいえ ↓

心房細動・粗動の持続時間

48時間以内

step1．心拍数のコントロール
心室機能が保たれている
ジルチアゼムかベラパミル，またはメトプロロール（またはその他のβ遮断薬）
かつ以下のうちの一剤を考慮する
プロカインアミドかアミオダロンかジゴキシン
心室機能の低下がある（EF＜40%）
ジルチアゼムかジゴキシンかアミオダロン

step2．調律の転換
カルディオバージョンと抗不整脈薬の併用または単独使用*
心室機能が保たれている
以下のうちの一剤を用いる
アミオダロン，プロカインアミド，ibutilide，フレカイニド，プロパフェノン
心室機能の低下がある（EF＜40%）
アミオダロン

48時間以上または持続時間不明

step1．心拍数のコントロール
心室機能が保たれている
ジルチアゼムかベラパミル，またはメトプロロール（またはその他のβ遮断薬）
抗不整脈薬は調律を転換し塞栓症を起こす可能性があるので，心拍数コントロール目的での使用は避ける
心室機能の低下がある（EF＜40%）
ジルチアゼムかジゴキシンかアミオダロン

step2．調律の転換†
カルディオバージョン*
緊急カルディオバージョン
1. ヘパリン静注開始
2. 心房血栓を除外するために経食道心エコーを行う
3. 血栓がなければ24時間以内にカルディオバージョン
4. 調律が転換したら，抗凝固療法をさらに4週間継続

待機的カルディオバージョン
1. INRを2〜3に維持して3週間抗凝固療法を行う
2. カルディオバージョン
3. 調律が転換したら，抗凝固療法をさらに4週間継続

---

† WPWなら房室結節遮断薬は頻拍を増悪させる可能性があるので使用禁止
1) カルディオバージョン　または
2) ソタロール，アミオダロン，プロカインアミド，プロパフェノン，フレカイニド

WPW：Wolff-Parkinson-White，EF：駆出率，INR：国際標準比

*可能なら鎮静薬（ジアゼパム，ミダゾラム，ケタミン，etomidateなど）および鎮痛薬（フェンタニル，モルヒネなど）の前投薬を行う．同期下カルディオバージョンの際，二相性では100J，200J，300J，360Jと最も低いレベルから必要に応じてエネルギーを上昇させ，一相性では同等のエネルギーを用いる．同期下カルディオバージョンの遅れが臨床状況を悪化させる場合，非同期下カルディオバージョンを行う．

脱分極するので，P波はしばしばQRS群に隠れてみえない．もしみえる場合，通常はQRS群の終わりに幅の狭い陰性のP波としてみえ，V1誘導の偽性R波あるいはII誘導の偽性S波と表現される．房室結節リエントリー性頻拍の関連疾患は特になく，どんな年齢でも起こり，女性に多い．

PSVTは，心房と心室の間の房室結節以外の副伝導路が原因で起こることがある．**顕在性**の副伝導路の場合，非発作時の洞調律心電図に早期興奮がδ波として現れる．また，副伝導路には房室結節のような興奮伝導の遅れがないので，早期興奮ではPR間隔が短くなる．副伝導路は順行性（δ波を形成する）のこともあれば，逆行性に興奮を伝導することもある．**伏在性**副伝導路は逆行性の興奮のみを伝導し，非発作時の洞調律心電図では判別できない．どちらの伝導路も**正方向性リエントリー性頻拍** orthodromic re-entrant tachycardia を引き起こすことがあるが，この場合，電気的興奮は房室結節を順行性に伝わり，副伝導路を介して逆方向性に心室から心房へと伝わる．結果として，QRS幅の狭い頻拍となり，典型的には陰転化した逆方向性のP波がQRSとT波の間にみられる（ただし変行伝導，すなわち脚ブロックや束枝ブロックによってQRS幅が広くなることもある）．

非発作時の洞調律において顕在性の早期興奮（δ波と短いPR間隔）を示し，動悸を伴う（通常は発作性の正方向性リエントリー性頻拍による）ものを，**Wolff-Parkinson-White（WPW）症候群**と呼ぶ．WPW症候群患者では，副伝導路を順行性に伝導する不整脈が起こりやすい．このような不整脈には，**逆方向性リエントリー性頻拍** antidromic re-entrant tachycardia があり，この場合興奮が順行性に副伝導路を伝わり，逆行性に房室結節を伝導する．心房性の不整脈（心房細動を含む）も副伝導路を順行性に伝わることがある．副伝導路の不応期は短いので，心室への興奮伝導が非常に速くなる．このため速い「早期興奮性の心房細動 pre-excited atrial fibrillation」と呼ばれる心室心拍数が300回/分にも達する調律になり，血行動態が悪化して緊急に治療を要する病態に陥ることが多い．副伝導路を介する心房細動の速い伝播により心室細動が誘発されることがある．これがWPW症候群患者にまれに起こる突然死の原因と考えられている．

PSVTの**治療**は，房室結節を伝わるリエントリー調律を遮断することを目的としており，このために迷走神経手技〔Valsalva手技，頸動脈マッサージ，冷たい水に顔をつける（浸水反射）〕や，アデノシン（半減期は約10秒）6 mgの急速静脈内投与を行う．初回投与が無効であれば，1～2分後に12 mgを2回目に投与し，さらに必要であれば3回目として12または18 mgを投与する．これらの治療に反応しなければ，房室結節の伝導を抑制する薬物であるβ遮断薬やカルシウム拮抗薬，ジゴキシンを投与する．WPW症候群患者における早期興奮性の心房細動や心房粗動の場合には，直流カルディオバージョンまたは，class IA, IC, またはIII群の薬物（例えばプロカインアミド，フレカイニド，アミオダロン）で直ちに治療しなければならない．これらの薬物は心筋伝導を遅らせ，不応期を延長させる作用がある．一方，房室結節の伝導を抑制する薬物は，副伝導路を通じた伝導を促進するので用いてはならない（図19.3）．

異所性心房頻拍 ectopic atrial tachycardia は，心房内で洞房結節以外の単一フォーカスの自動能が亢進した時に起こる．洞頻脈と同様にすべてのQRSの前

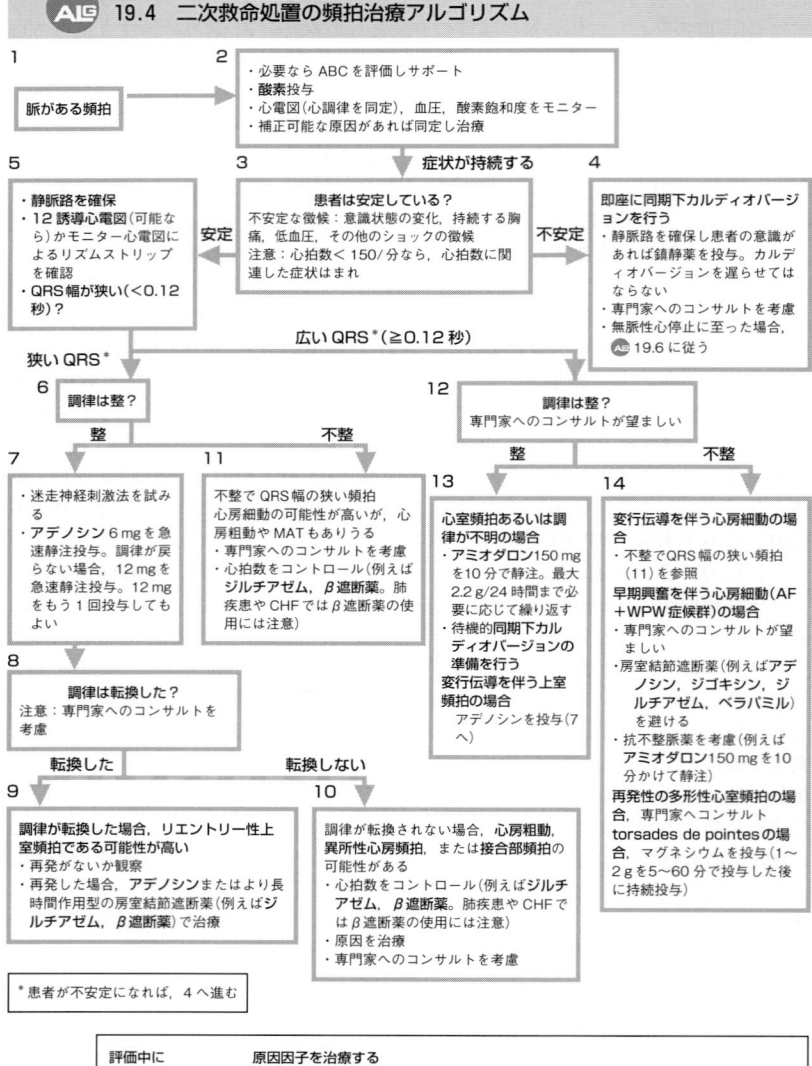

ALG 19.4 二次救命処置の頻拍治療アルゴリズム

1 脈がある頻拍

2
- 必要なら ABC を評価しサポート
- 酸素投与
- 心電図(心調律を同定),血圧,酸素飽和度をモニター
- 補正可能な原因があれば同定し治療

症状が持続する

3 患者は安定している?
不安定な徴候:意識状態の変化,持続する胸痛,低血圧,その他のショックの徴候
注意:心拍数が<150/分なら,心拍数に関連した症状はまれ

5 (安定)
- 静脈路を確保
- 12 誘導心電図(可能なら)モニター心電図によるリズムストリップを確認
- QRS幅が狭い(<0.12秒)?

4 (不安定) 即座に同期下カルディオバージョンを行う
- 静脈路を確保し患者の意識があれば鎮静薬を投与。カルディオバージョンを遅らせてはならない
- 専門家へのコンサルトを考慮
- 無脈性心停止に至った場合,ALG 19.6 に従う

狭い QRS* / 広い QRS*(≧0.12秒)

6 調律は整?   整 / 不整

7
- 迷走神経刺激法を試みる
- アデノシン 6 mg を急速静注投与。調律が戻らない場合,12 mg を急速静注投与。12 mg をもう1回投与してもよい

11 不整で QRS幅の狭い頻拍
心房細動の可能性が高いが,心房粗動や MAT もありうる
- 専門家へのコンサルトを考慮
- 心拍数をコントロール(例えばジルチアゼム,β遮断薬。肺疾患や CHF では β遮断薬の使用には注意)

12 調律は整?
専門家へのコンサルトが望ましい
整 / 不整

13 心室頻拍あるいは調律が不明の場合
- アミオダロン 150 mg を 10 分で静注。最大 2.2 g/24 時間まで必要に応じて繰り返す
- 待機的同期下カルディオバージョンの準備を行う
変行伝導を伴う上頻拍の場合
アデノシンを投与(7へ)

14 変行伝導を伴う心房細動の場合
- 不整でQRS幅の狭い頻拍(11)を参照
早期興奮を伴う心房細動(AF+WPW症候群)の場合
- 専門家へのコンサルトが望ましい
- 房室結節遮断薬(例えばアデノシン,ジゴキシン,ジルチアゼム,ベラパミル)を避ける
- 抗不整脈薬を考慮(例えばアミオダロン 150 mg を 10 分かけて静注)
再発性の多形性心室頻拍の場合,専門家へコンサルト
torsades de pointes の場合,マグネシウムを投与(1~2 g を 5~60 分で投与した後に持続投与)

8 調律は転換した?
注意:専門家へのコンサルトを考慮
転換した / 転換しない

9 調律が転換した場合,リエントリー性上室頻拍である可能性が高い
- 再発がないか観察
- 再発した場合,アデノシンまたはより長時間作用型の房室結節遮断薬(例えばジルチアゼム,β遮断薬)で治療

10 調律が転換されない場合,心房粗動,異所性心房頻拍,または接合部頻拍の可能性がある
- 心拍数をコントロール(例えばジルチアゼム,β遮断薬。肺疾患や CHF では β遮断薬の使用には注意)
- 原因を治療
- 専門家へのコンサルトを考慮

*患者が不安定になれば,4 へ進む

評価中に
- 気道を評価,確保し可能なら静脈路を確保
- 専門家へのコンサルトを考慮
- カルディオバージョンの準備

原因因子を治療する
- Hypovolemia 循環血液量低下
- Hypoxia 低酸素
- Hydrogen ion 水素イオン(アシドーシス)
- Hypo-/hyperkalemia 低カリウム血症または高カリウム血症
- Hypoglycemia 低血糖
- Hypothermia 低体温
- Toxin 毒素
- Tamponade, cardiac 心タンポナーデ
- Tension pneumothorax 緊張性気胸
- Thrombosis 血栓症(冠動脈または肺動脈)
- Trauma 外傷(循環血液量減少)

にP波があるが，P波の軸が異なる．自動能亢進が洞房結節を含む心房内の3〜4カ所で起こる場合があり，このような病態は**多源性心房頻拍** multifocal atrial tachycardia(MAT)と呼ばれる．心電図上少なくとも3つの異なるP波が出現するのが特徴である．両者ともジギタリス中毒(自動能を亢進させる)，重症の心肺疾患，低カリウム血症，アドレナリン分泌亢進状態や，テオフィリンの副作用としてみられる．

　治療は，房室結節を抑制する薬物の投与と，原因薬物や誘発因子を取り除くことで行う．

心室頻拍

心室起源の頻脈性不整脈の主な2つは，**心室細動** ventricular fibrillation(VF)と**心室頻拍**(VT)である．VTは，QRS波形が一定であれば単形性(monomorphic)心室頻拍，QRS波形が一定でなければ，多形性(polymorphic)心室頻拍と呼ばれる．多形性心室頻拍は単形性心室頻拍に比べるとVFにより近く，無秩序に心室を活性化するため多くの場合血行動態が不安定になり，心停止や突然死の原因になる可能性がある．またVFと同様に，急性の虚血，梗塞や急性心不全に合併することが多い．

　単形性心室頻拍が起こるのは，心室内の電気的興奮のリエントリーがある場合か，頻回に自発的に活動電位を発する場所が心室内にあって，その興奮が残りの心室部分に伝播する場合である．VTの心電図上の特徴は，幅の広いQRS群で(0.12秒超)，通常心拍数は100〜200回/分である(より速い場合もある)．30秒未満に停止するVTは**非持続性心室頻拍** nonsustained VT(NSVT)と呼ばれ，30秒以上持続するものを持続性心室頻拍 sustained VTと呼ぶ(単純にこちらを心室頻拍と呼ぶ場合もある)．単形性心室頻拍を合併する最も一般的な病態は陳旧性心筋梗塞である．急性の虚血や心筋梗塞ではその頻度は下がる．重要な点として，単形性心室頻拍は構造的な心疾患がない場合にも起こることがある．このような「特発性心室頻拍」の予後は悪くなく，血行動態も不安定にならないことがある．評価して治療すべきは心電図ではなく，患者の状態であるということを肝に命じなければならない．

　特に注意を要する多形性心室頻拍は，**torsades de pointes**である．これは，(非発作時の洞調律にて)QT延長を伴う多形性心室頻拍のことで，その原因は(a)薬物(特に三環系抗うつ薬，特定の抗不整脈薬，マクロライド，フルオロキノロンなど．詳細は🅐 19.2で挙げたウェブサイトを参照)，(b)電解質異常(低カリウム血症，低マグネシウム血症，低カルシウム血症)，(c)先天性のQT延長症候群など多岐にわたる．torsades de pointesは心電図上，QRSの振幅が周期的に変化するという特徴を示し，基線に沿って「ねじれる」と表現されることもある．torsades de

---

🅐 **19.4** 脚注
CHF：うっ血性心不全，MAT：多源性心房頻拍，SVT：上室性頻拍，WPW：Wolff-Parkinson-White
2005 American Heart Association Guidelines for Cardiopulmonary Resuscitation and Emergency Cardiovascular Care, Part 7.3：Management of Symptomatic Bradycardia and Tachycardia. Circulation. 2005；112［suppl IV］：IV-70 から許可を得て掲載．

pointesは通常，症状を伴うが，非持続性のこともある。持続すれば，血行動態が不安定になり，失神や突然死を起こすことがある。

QRS幅の広い頻拍を見たら（明らかに変行伝導を伴う洞頻脈は別にして）まずはVTであると想定して，患者を評価し血行動態から判断して治療の緊急性を決定しなければならない。したがって初期には，VTであるか幅の広いQRSを伴うSVTであるかの鑑別は重要ではない。変行伝導を伴うSVTと決めてかかると治療を誤る可能性がある。QRS幅の広い頻拍の鑑別診断は，（a）VT，（b）変行伝導（典型的な脚ブロックや束枝ブロック，非典型的な変行伝導）を伴うSVT，（c）早期興奮性の上室調律（心房細動を含む）で非発作時にδ波を認めるものの3つである。

表 19.2にVTを示唆する基準を示す。また，以前の心電図があれば，脚ブロックや心室早期興奮症候群の有無を調べることは必須である。繰り返しになるが，QRS幅の広い頻拍の診断が不明であれば，必ずVTとして扱い，患者の状態に応じて治療を進める。

NSVTは急性の虚血に伴って起こることがあるため，その評価と治療は虚血に重点を置いたものにすべきである。虚血や梗塞に伴うNSVTにおいては，薬物（例えばリドカインやアミオダロン）による直接的な不整脈の抑制は推奨されない。急性の虚血がなければ，NSVTは無症状であることが多く，構造的な心疾患や心室機能障害が特になければ，悪性の不整脈の発症予測には有用でない。NSVTで症状を伴う場合には薬物治療の適応になるが，その主たる目的は症状の軽減である。

持続性心室頻拍は心拍出量が減少するので通常，低血圧，意識消失などの症状を伴い，心停止に至ることもある。また，VFに至る可能性もある。

症状を伴うVTで脈を触知する場合の**治療**は，同期下カルディオバージョンであり（覚醒患者では鎮静か麻酔下に行う），VTが許容範囲内であれば抗不整脈薬投与（プロカインアミド，アミオダロン，リドカインなど）を行う。血行動態が不安定な場合や，単形性心室頻拍で脈を触れない場合，多形性心室頻拍の場合は通常，即座に非同期除細動を行い，必要に応じて抗不整脈薬を投与する（「心停止」の項を参照）。

持続的な torsades de pointesで血行動態が不安定な場合には，やはり非同期下カルディオバージョンが必要である。torsades de pointesの治療の目標は，原因となる電解質異常を補正し，QT間隔を延長する可能性のある薬物を停止することである。これらの原因をすぐに除去しなければtorsades de pointesが再発する可能性が高くなる。硫酸マグネシウム1～2 mgの静脈内投与が，特に低マグネシウム血症の患者で有用である。リドカインまたはフェニトインも抑制的に働く。torsades de pointesはしばしば**徐脈の場合**に起こることが多いので，一時的なペーシングまたはイソプロテレノール投与によって心拍数を増加させ，再発を防止する場合がある。

VFは，心室内の無秩序な電流により起こり，心室の協調的収縮を妨げる。VFは心電図で無秩序な波形を呈し，判別できるQRS群を認めない。VFを放置すれば急速に死に至る。VFの前にVTが起こる場合があり，急性心筋梗塞患者で最も頻繁にみられる。

VFの**治療**は緊急の非同期下電気的除細動で，安定した調律に戻った場合には抗

不整脈薬を投与する(「心停止」の項を参照)。また，治療アルゴリズム(19.6)を参照されたい。

徐脈性不整脈

徐脈は心拍数が1分間に60回未満と定義され，(a)洞房結節の機能不全，または(b)房室伝導の障害により起こる。臨床的に有意な徐脈とは，心拍出量が不十分で，一般的に低血圧を伴う場合を言い，前失神状態，失神，疲労，混乱，意識レベルの低下，胸痛，ショック，うっ血性心不全などの徴候を呈する。急性期治療の目標は，十分な心拍出量まで回復させ，徐脈の種類とその原因を特定することである。

洞房結節の機能障害はICUの各種の病態生理学的状態，例えば頭蓋内圧亢進，閉塞型睡眠時無呼吸・低呼吸症候群患者での長時間の無呼吸発作，心筋梗塞(特に右冠動脈のもの。洞房結節は通常右冠動脈支配)，進行した肝疾患，甲状腺機能低下症，低体温，高二酸化炭素血症，酸血症，迷走神経緊張，特定の感染症により起こる。また，薬物による洞結節の抑制によっても起こり，β遮断薬やクロニジンのような交感神経遮断薬，心選択性の高いカルシウム拮抗薬であるベラパミルやジルチアゼム，副交感神経作用薬，抗不整脈薬のアミオダロンが原因となる。洞不全症候群とは内因性の洞結節機能不全のことで，前述したような心拍出量の減少による臨床症状を伴う。洞不全症候群の重要な亜型の1つに，心房細動やその他の心房性不整脈が停止した後に起こる洞徐脈や長時間の洞停止がある。これは，頻脈性不整脈の間に洞房結節の自動能が抑制されるために起こり，回復に時間がかかることがある。このような洞不全症候群の亜型では失神が症状としてよくみられ，**頻脈-徐脈症候群**と呼ばれる。

房室伝導系の障害は，心房，房室結節，またはHis-Purkinje系のいずれにも起こりうる。房室伝導系のいずれかの部分に完全ブロックがある場合(**3度房室ブロック**と呼ばれる)，通常は補充調律ペースメーカが働く。房室結節で完全ブロックが発生すると，His束の補充調律ペースメーカが働き，心拍数を40〜60回/分程度に保つ。もともと脚ブロックやその他の変行伝導がなければ心電図は幅の狭いQRS群を示す。房室結節より遠位に完全ブロックがある場合は，伝導系のより遠位の部位が補充調律ペースメーカになり，心拍数は通常25〜45回/分になる。このような束枝性の補充調律ではペースメーカの位置に合致したQRS波形を示す(例えば補充ペースメーカが右脚にあればQRSは左脚ブロックのパターンをとる)。伝導系がこのような補充調律を作れない場合には，心室心筋からのリズムによって心拍が起こり，QRSは心室起源の幅の広いものになる。したがって，一般的に，補充調律が遠位になればなるほど，心拍は遅く不確実になる傾向がある。不規則な束枝性の補充調律のある心ブロックの場合，速やかに一時的ペーシングを行う必要がある。心電図は房室解離を示し，P波は伝導されず，心室補充調律とは無関係にリズムを刻む。3度心ブロックの原因は数多くあり，これには急性心筋梗塞，薬物中毒(例えばジギタリス，β遮断薬，心選択性のカルシウム拮抗薬)，慢性の心肺疾

患，特発性線維症，先天性心疾患，浸潤性疾患(サルコイドーシス)，感染症や炎症性疾患，膠原病，外傷，腫瘍などがある。

1度房室ブロックは真の意味でのブロックではなく，PR間隔が200ミリ秒超のものを指す。それ自体は一般的に良性だが，重度の場合には房室間の同期が不良となり，症状が発現する可能性がある。

2度房室ブロックとは，心室へ伝導されない心房刺激がある場合を指す。その中で**Mobitz I型2度房室ブロック**(Wenckebach型)は心電図上，PR間隔が変動(通常は徐々に延長)し，最終的に伝導されない心房心拍を生じることが特徴である。Mobitz I型ブロックが完全房室ブロックに進行することはまれであり，起きたとしても，His束内のペースメーカからの40〜60回/分の補充調律によって，通常は適切な心拍出量が保たれる。Mobitz I型ブロックは，ジゴキシン，β遮断薬，特定のカルシウム拮抗薬などの薬物，心筋虚血(特に下壁)，健康人の迷走神経緊張状態などで起こる。

Mobitz II型2度房室ブロックは，通常，His-Purkinje系の異常によって起こり，心電図上ではPR間隔が一定していて，1つ以上の伝導されない心房刺激があることを特徴とする。Mobitz I型ブロックに比べ完全心ブロックになりやすく，急速に進行することもある。より遠位のHis-Purkinje系に補充ペースメーカがあり，典型的には補充調律の心拍数は25〜45回/分で，QRS幅は広い。補充調律は心拍出量を維持するために十分でなく，急速に心停止や死に進行することがある。Mobitz II型ブロックは，心筋虚血(特に前壁中隔梗塞)，心内膜炎，弁膜症や先天性心疾患，薬物(プロカインアミド，ジソピラミド，キニジンなど)，または特発性進行性刺激伝導系疾患により起こる。

臨床的に有意な徐脈の**治療**は，🅰 19.5のACLSアルゴリズムに従い，十分な心拍出量の維持を目標とする。アトロピンは薬物療法の第1選択で，より遠位のHis-Purkinje系のブロックに比べて洞徐脈や房室結節内のブロックに有効である。臨床的に不安定な患者は緊急経皮または経静脈ペーシングを必要とする。また可逆的原因を同定する必要がある。洞結節機能不全の患者でその原因が不可逆的な場合は，永久ペースメーカによって症状を緩和できる。永久ペースメーカの典型的な適応は，Mobitz II型2度房室ブロックまたは3度房室ブロックである。Mobitz I型2度房室ブロックでも，徐脈による症状がある場合は，永久ペースメーカの適応になる。

心停止

心停止とは，血圧や脈拍が非侵襲的測定によって検知できないことを意味する。心停止は，主要な3つの型，すなわち(a)無脈性電気活動(PEA)，(b)無脈性VTとVF，(c)心静止asystoleに分類できる。3つの型とも，🅰 19.6に示されている無脈性心停止の範疇に入る。PEAと心静止の治療は同一で，心停止の可逆的原因を同定し，薬物治療を行うことが中心になる。一方，VTとVFでは直ちに電気的除細動を行う。

19.5 ACLSの徐脈治療アルゴリズム

1
徐脈
心拍数＜60回/分で臨床状況からは不適切に低い

2
- 気道開存を維持し，必要であれば換気を補助する
- 酸素投与
- 心電図（調律を同定），血圧，酸素飽和度をモニター
- 静脈路を確保する

3
徐脈による低灌流の徴候や症状がある？（急性の意識状態変化，持続する胸痛，低血圧やその他のショックの徴候など）

灌流が十分 → **4A** 観察・モニター

灌流が低下 → **4**
- 経皮的ペーシングの準備をする。高度のブロック（Ⅱ型の2度ブロックや3度房室ブロック）では遅延なく行う
- ペーシングができるようになるまでアトロピン0.5 mgの静注を考慮。最大3 mgまで繰り返し投与可能。効果がなければペーシングを開始
- ペーシングができるようになるまで，もしくはペーシングの効果がない場合，アドレナリン（2〜10μg/分）またはドパミン（2〜10μg/kg/分）の持続静注を考慮

4A関連：
- 無脈性心停止に至った場合，19.6に進む
- 原因を治療する
  - Hypovolemia 循環血液量低下
  - Hypoxia 低酸素
  - Hydrogen ion 水素イオン（アシドーシス）
  - Hypo-/hyperkalemia 低カリウム血症または高カリウム血症
  - Hypoglycemia 低血糖
  - Hypothermia 低体温
  - Toxin 毒素
  - Tamponade, cardiac 心タンポナーデ
  - Tension pneumothorax 緊張性気胸
  - Thrombosis 血栓症（冠動脈または肺動脈）
  - Trauma 外傷（循環血液量減少，頭蓋内圧亢進）

5
- 経静脈的ペーシングの準備
- 原因に対する治療
- 専門家へのコンサルトを考慮

2005 American Heart Association Guidelines for Cardiopulmonary Resuscitation and Emergency Cardiovascular Care, Part 7.3: Management of Symptomatic Bradycardia and Tachycardia. Circulation. 2005；112[suppl IV]：IV-68から許可を得て掲載。

ICUにおける心停止の治療には，ACLSの訓練を受けた看護師と医師から構成されるチームが必要である。理想的には，経験豊富な一目でわかるチームリーダーがいて，継続的に患者の状態と心電図の評価を行い，得られたデータを統合してすべての指示を出すようにする。加えて，記録者を設定して，患者の状態，心電図，検査データの変化，行われた治療を記録させる。初期患者評価は，いわゆる心停止のABCに従い，統合され相互に補完し合う方法で，適切に気道確保を行い，呼吸(すなわち換気)，循環を安定化させる。挿管されていない患者には，口腔エアウェイを挿入しバッグバルブマスクを用いて換気を行う。可能であれば気管挿管を行う。すぐに心肺蘇生 cardiopulmonary resuscitation(CPR)を開始し，胸骨圧迫は1分間に100回，胸骨が4～5cm沈み，圧迫と圧迫の間に胸郭が完全に元に戻るように行う。患者をすぐに自動体外式除細動器 automated external defibrillator(AED)に接続するか，AEDを利用できない場合は手動式の除細動器に接続する。除細動器を胸壁に配置した2つのパッドまたはパドルに接続するが，その2つのうち1つは第2肋間胸骨右縁を中心とし，もう1つは第5肋間中腋窩線上を中心とした領域に置く。薬物や輸液投与のための静脈路も確保する必要がある。初期には末梢静脈路で十分であるが，大腿静脈，鎖骨下静脈，または内頸静脈からできるだけ早く中心静脈カテーテルを挿入しなければならない。脈拍の触知には大腿動脈が最も適しているが，頸動脈を使用してもよい。気道を確保し，除細動器に接続すれば，心調律を迅速に分析できる。

無脈性VTとVF

血行動態の虚脱を伴うVTとVFが確認された場合には，**即座に非同期下除細動**を行う。典型的なAEDでは，与える二相性(biphasic)のショックを200，300，360ジュール(J)の順で増加していく。手動式除細動装置には単相性(monophasic)波形のものと，二相性波形のものがある。二相性の手動式装置を使用する際に推奨投与エネルギー量が不明な場合には，初期投与量は200Jとし，以後のショックは同量またはそれ以上のエネルギーで行う。単相性の場合はすべてのショック用量を360Jに設定する。患者の心調律，血圧，応答の有無を継続的にモニターし，必要があれば適宜治療を調節する(例えば，CPRの継続や中止，新しい薬の投与)。VT・VFが持続または再発する場合，最初のショックの後すぐにCPRを再開し，マスクまたは気管チューブを介して換気しながら引き続き2分間CPRを継続する。心調律と脈拍をショックの2分後に再評価する。無脈性VT・VFのままなら，ショックを再度行い，CPRのサイクルを繰り返す。静脈路が確保されれば，蘇生と並行してアドレナリン1mgを3～5分ごとに静脈内投与する。バソプレシン40単位の静脈内投与を最初または2回目のアドレナリンの代用として用いることができる。入院患者の心停止にアドレナリンとバソプレシンを比較した研究では，生存率に差がなかった。3回目のショックの後も依然としてVT・VFのままならば ALG **19.6** に示されている用量でのアミオダロンやリドカインの投与を考慮する。モニター上のリズムが torsades de pointes を示すようであれば，硫酸マグネシウムを投与する。治療のいずれかの時点で脈拍が確認できれば，心調律を同定し，ALG **19.4** および **19.5** に従って適切に治療を行う。

無脈性電気活動と心静止

無脈性電気活動 pulseless electrical activity（PEA）には，徐脈性心静止 brady-asystolic rhythm，心室固有調律 idioventricular rhythm，心室補充調律など，多くの無脈性心調律が含まれる。PEA と心静止は電気的除細動で治療することができない。治療の中心は 🅰 19.6 に示すような確実な CPR と薬物治療である。アドレナリン 1 mg を 3～5 分ごとに静脈内投与するか，バソプレシン 40 単位を最初または 2 回目のアドレナリンの代用として用いることができる。モニター上でみられている心調律が遅い場合は，アトロピン 1 mg の静脈内投与を考慮する。静脈路が確保できない場合にこれらの薬物を気管内投与することができるが，その場合には一般的に投与量を 2 倍にする。

🅰 19.6 にある 6 つの H と 5 つの T は，心停止の原因として多くみられる病態である。気道管理と換気により**低酸素血症** hypoxemia を補正する。**循環血液量減少** hypovolemia を補正するため，輸液を全開投与または急速輸液器を用いて投与する。**低血糖** hypoglycemia の疑いがある場合，50％ブドウ糖 1 アンプルを静脈内投与するか，静脈路が確保できない場合にはグルカゴン 1 mg を筋肉内投与する。**高カリウム血症** hyperkalemia やアシドーシス（**水素イオン** hydrogen ion）が疑われる場合，炭酸水素ナトリウム 1 アンプル（50 mEq の $NaHCO_3$）[注1]を投与する。**低体温** hypothermia は **31 章**で概説されている方法で治療を行う。**心タンポナーデ** cardiac tamponade が疑われる症例では，すぐに心膜穿刺術を行う（**79 章**参照）。**緊張性気胸** tension pneumothorax が疑われる場合は，鎖骨中線第 2 肋間から大口径カテーテル（14 または 16 G）を挿入するか，片側または両側に胸腔チューブを挿入して急速に脱気する。**冠動脈血栓症** coronary thrombosis による心筋虚血があればすぐさま同定し，状態が安定していれば治療する（**18 章**を参照）。**肺血栓症** pulmonary thrombosis が疑われる場合には血栓溶解薬が有用なことがあるが，ルーチンでの使用は推奨されない。

患者の脈拍を触知し血圧を確認するまで，あるいは蘇生失敗と判断されるまでは，CPR サイクルを継続する必要がある。蘇生を中止すべき時間的基準はない。CPR 中止の決定は，蘇生のための試みがすべて失敗し，患者の脈拍が回復し神経系の機能が回復する見込みが非常に乏しい場合に，蘇生チームにより行われる。患者の脈拍が回復した場合，モニター上の心調律を同定し，それに応じて治療を行う。血圧をチェックして，低血圧であれば昇圧薬と輸液で治療する。動脈血ガスおよびその他の臨床検査を行い，異常があれば補正する。

心停止からの蘇生後は自然に低体温になることが多い。蘇生後の積極的な低体温誘導も，院内・院外の VF による心停止や PEA・心静止による心停止の患者を対象にした多数の無作為化試験で評価されてきた。これらの研究では昏睡ではあったが血行動態が安定した患者が対象となった。患者は主に冷却ブランケットを用いて数分から数時間以内で約 32～34℃ まで冷却された。このように積極的に冷却された患者では，予後と代謝エンドポイントが改善した。これらの結果から，米国心臓協会 American Heart Association（AHA）は現在，蘇生後に意識はないが血行動態

注1：8.4％製剤で 50 ml 投与した場合。日本には 50 ml のアンプルはない。

19.6 ACLSの無脈性心停止アルゴリズム

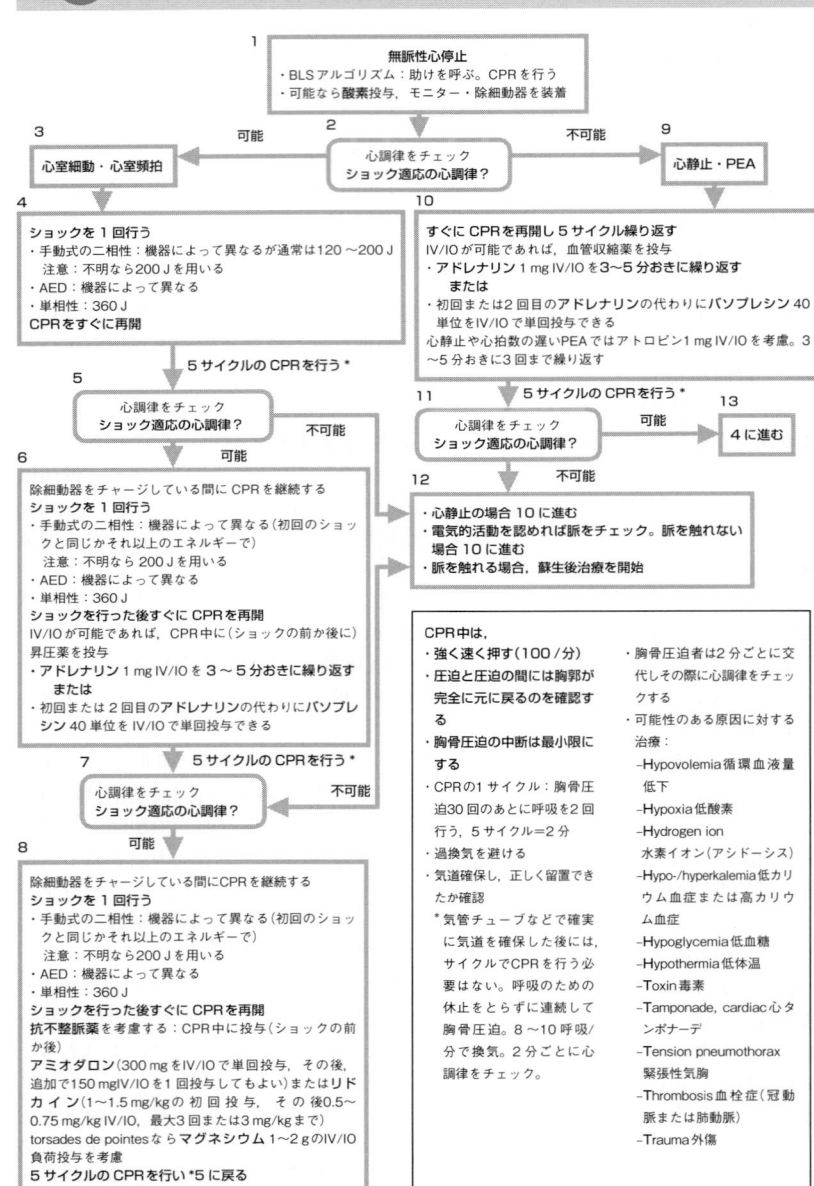

1. 無脈性心停止
- BLSアルゴリズム：助けを呼ぶ。CPRを行う
- 可能なら酸素投与，モニター・除細動器を装着

2. 心調律をチェック ショック適応の心調律？
- 可能 → 3
- 不可能 → 9

3. 心室細動・心室頻拍

4.
- ショックを1回行う
- 手動式の二相性：機器によって異なるが通常は120〜200 J
  - 注意：不明なら200 Jを用いる
- AED：機器によって異なる
- 単相性：360 J
- CPRをすぐに再開

5サイクルのCPRを行う*

5. 心調律をチェック ショック適応の心調律？
- 不可能
- 可能

6.
- 除細動器をチャージしている間にCPRを継続する
- ショックを1回行う
- 手動式の二相性：機器によって異なる（初回のショックと同じかそれ以上のエネルギーで）
  - 注意：不明なら200 Jを用いる
- AED：機器によって異なる
- 単相性：360 J
- ショックを行った後すぐにCPRを再開
- IV/IOが可能であれば，CPR中に（ショックの前か後に）昇圧薬を投与
- アドレナリン1 mg IV/IOを3〜5分おきに繰り返す
- または
- 初回または2回目のアドレナリンの代わりにバソプレシン40単位をIV/IOで単回投与できる

5サイクルのCPRを行う*

7. 心調律をチェック ショック適応の心調律？
- 不可能
- 可能

8.
- 除細動器をチャージしている間にCPRを継続する
- ショックを1回行う
- 手動式の二相性：機器によって異なる（初回のショックと同じかそれ以上のエネルギーで）
  - 注意：不明なら200 Jを用いる
- AED：機器によって異なる
- 単相性：360 J
- ショックを行った後すぐにCPRを再開
- 抗不整脈薬を考慮する：CPR中に投与（ショックの前か後）
- アミオダロン（300 mgをIV/IOで単回投与，その後，追加で150 mgIV/IOを1回投与してもよい）またはリドカイン（1〜1.5 mg/kgの初回投与，その後0.5〜0.75 mg/kg IV/IO，最大3回または3 mg/kgまで）
- torsades de pointesならマグネシウム1〜2 gのIV/IO負荷投与を考慮
- 5サイクルのCPRを行い*5に戻る

9. 心静止・PEA

10.
- すぐにCPRを再開し5サイクル繰り返す
- IV/IOが可能であれば，血管収縮薬を投与
- アドレナリン1 mg IV/IOを3〜5分おきに繰り返す
- または
- 初回または2回目のアドレナリンの代わりにバソプレシン40単位をIV/IOで単回投与できる
- 心静止や心拍数の遅いPEAではアトロピン1 mg IV/IOを考慮。3〜5分おきに3回まで繰り返す

5サイクルのCPRを行う*

11. 心調律をチェック ショック適応の心調律？
- 可能 → 13
- 不可能

12.
- 心停止の場合10に進む
- 電気的活動を認めれば脈をチェック。脈を触れない場合10に進む
- 脈を触れる場合，蘇生後治療を開始

13. 4に進む

CPR中は，
- 強く速く押す（100／分）
- 圧迫と圧迫の間には胸郭が完全に元に戻るのを確認する
- 胸骨圧迫の中断は最小限にする
- CPRの1サイクル：胸骨圧迫30回のあとに呼吸を2回行う，5サイクル＝2分
- 過換気を避ける
- 気道確保し，正しく留置できたか確認

*気管チューブなどで確実に気道を確保した後には，サイクルでCPRを行う必要はない。呼吸のための休止をとらずに連続して胸骨圧迫。8〜10呼吸／分で換気。2分ごとに心調律をチェック。

- 胸骨圧迫者は2分ごとに交代しその際に心調律をチェックする
- 可能性のある原因に対する治療：
  - Hypovolemia循環血液量低下
  - Hypoxia低酸素
  - Hydrogen ion 水素イオン（アシドーシス）
  - Hypo-/hyperkalemia低カリウム血症または高カリウム血症
  - Hypoglycemia低血糖
  - Hypothermia低体温
  - Toxin毒素
  - Tamponade, cardiac 心タンポナーデ
  - Tension pneumothorax 緊張性気胸
  - Thrombosis血栓症（冠動脈または肺動脈）
  - Trauma外傷

が安定している患者に対して，院内心停止と心室細動以外による心停止には class Ⅱb，院外の心室細動による心停止には class Ⅱaのエビデンスレベルで，心停止後12〜24時間 32〜34℃に冷却することを推奨している。自然な低体温を呈する患者を積極的に加温してはならない。冷却による合併症には凝固異常と不整脈がある。

(讃井 將満)

参考文献

2005 American Heart Association Guidelines for Cardiopulmonary Resuscitation and Emergency Cardiovascular Care. Part 3：Overview of CPR, Part 4：Adult basic life support, Part 5：Electrical therapies, Part 6：CPR techniques and devices, Part 7：Advanced cardiovascular life support. Circulation. 2005；112[Suppl Ⅳ]：Ⅳ12-88.
現在のAHA心肺蘇生ガイドライン。2005年の International Consensus Conference on Cardiopulmonary Resuscitation and Emergency Cardiovascular Careにおいて検討された。雑誌Circulationの補遺に掲載されている。

Aung K, Htay T. Vasopressin for cardiac arrest：a systematic review and meta-analysis. Arch Intern Med. 2005；165：17-24.
心停止においてバソプレシンとアドレナリンを比較した5つの無作為化試験の総説。バソプレシンはアドレナリンに比べて明確な優位性はなかった。

Hypothermia After Cardiac Arrest Study Group. Mild therapeutic hypothermia to improve the neurologic outcome after cardiac arrest. N Engl J Med. 2002；346：549-556.
心室細動による心停止後に蘇生された患者を対象にした多施設試験。患者は低体温療法群あるいは正常体温に維持した標準治療群に割り当てられた。一次エンドポイントである6カ月後の良好な神経学的予後の割合が低体温群の55%に対し正常体温群の39%で，低体温により改善した。死亡率は41%対55%で低体温群のほうがよかった。

19.6 脚注
BLS：一次救命処置，CPR：心肺蘇生，PEA：無脈性電気活動，AED：自動外部除細動器，IV/IO：静脈内／骨内
2005 American Heart Association Guidelines for Cardiopulmonary Resuscitation and Emergency Cardiovascular Care. Part 7.2：Management of Cardiac Arrest. Circulation. 2005；112[suppl Ⅳ]：Ⅳ-59から許可を得て掲載。

20 大動脈解離

Anthony J. Hart and Alan C. Braverman

　大動脈解離 aortic dissection は生命を脅かす可能性が高い急性大動脈症候群で，心血管系疾患の中では頻度は少ないが重要な割合を占める。この疾患の合併症率と死亡率は高く，治療しなければ最初の48時間で死亡率が1時間あたり1％増加する。大動脈解離患者への初期アプローチを 20.1 に示す。

　大動脈解離は典型的なものが約90％を占めるが，その原因は大動脈内膜層が一部裂け，血液がそこから中膜層に侵入し，順行性または逆行性に進展して2つ目の腔である「偽腔」を形成することである。内膜が別な箇所で裂ければ偽腔が真腔に再度接続する(いわゆる **double-barrel型大動脈**)。異型大動脈解離として，穿通性動脈硬化性大動脈潰瘍や大動脈壁内血腫がある。穿通性動脈硬化性潰瘍は，動脈硬化プラークが大動脈中膜の中へ破裂し，大動脈解離フラップを作り，大動脈に沿って各種の進展をみせるものをいう。大動脈壁内血腫は，解離フラップは認められないものの大動脈栄養血管の破綻によって二次的に大動脈壁内に血腫が形成されるものである。ひとたび解離が発生すると，圧力の変化速度(dP/dt)に起因する流体力学的な力と平均血圧が解離の進展に寄与する。

　大動脈解離にはいくつかの誘因があるが，主に正常の動脈壁構成要素の破綻が原因となる(**表20.1**)。遺伝性の状態であるMarfan症候群やIV型Ehlers-Danlos症候群は，大動脈拡張と解離を特に起こしやすい。先天性大動脈二尖弁は大動脈基部の異常を合併し，大動脈の拡大や解離のリスク増大につながる可能性がある。高血圧，炎症，直接外傷などの後天性の病態も，動脈壁を損傷しうる。内膜は傷害されるとずり応力に対して脆弱になり，壁内出血，破裂，解離へと進行しやすくなる。

　大動脈解離にはいくつかの分類システムがあり，上行大動脈を含むか含まないかで大別される(**図20.1**)。DeBakey I型とII型あるいはStanford A型は解離が左鎖骨下動脈起始部より近位に発生するもので，その遠位に解離が及ぶものと及ばないものがある。遠位解離(DeBakey III型またはStanford B型)は，大動脈の左鎖骨下動脈起始部より遠位のいずれかの部位から解離が起こるものをいう。大動脈解離の解剖学的位置は，それによって患者管理が変わるため重要である。大まかに言えば，近位大動脈に解離が及んでいる場合は緊急手術が必要となり，大動脈弓部より遠位から解離が始まっている場合(DeBakey III型またはStanford B型)には内科的に初期管理することが多い。

　大動脈解離の臨床症候はさまざまであるので，診断のためには疑いをもつことが必要である。多数の症状が解離により起こるとされるが，最も一般的なのは胸部や頸部，両肩甲骨間領域に突然発症する激しい，鋭く，「裂けるような」痛みである。四肢の血圧測定での20 mmHg超の差は，大動脈解離の独立予測因子といえる。しかし，患者が低血圧であっても，腕頭動脈や左鎖骨下動脈，遠位大動脈の閉塞に

ALG 20.1 大動脈解離のアルゴリズム

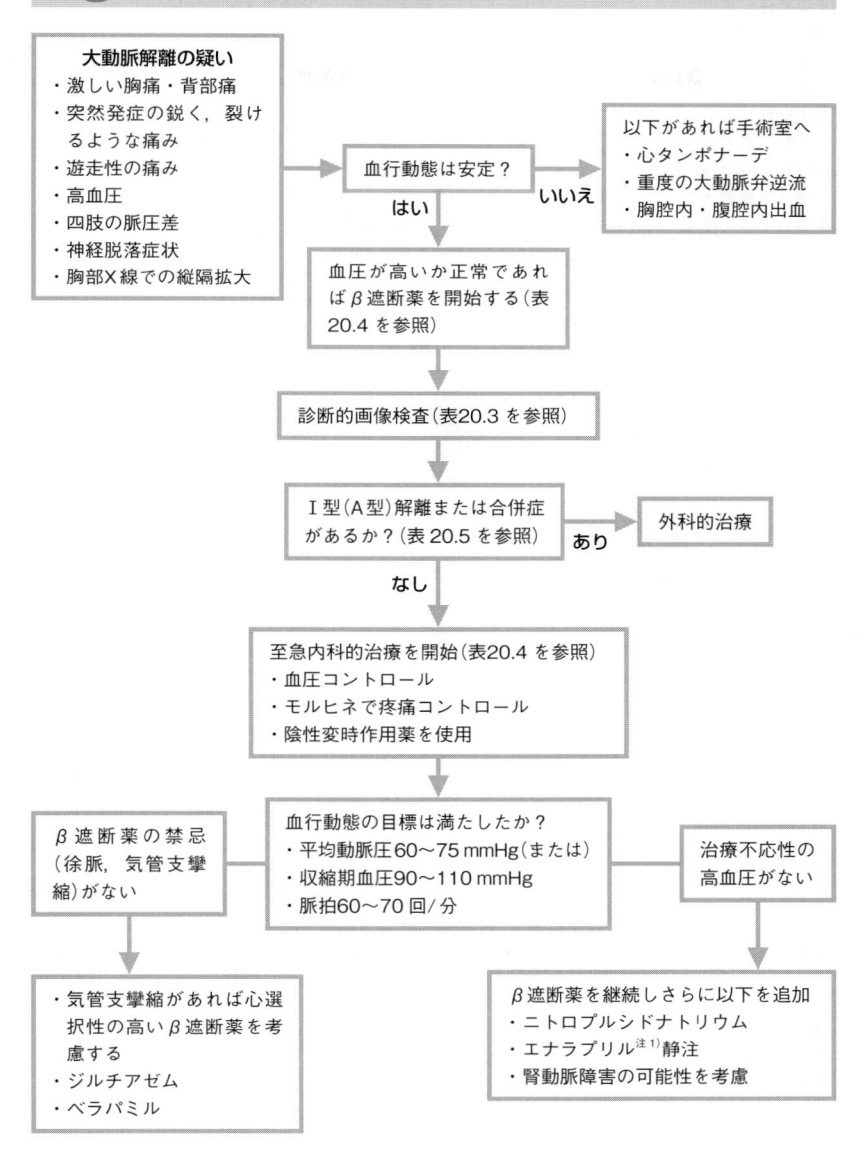

大動脈解離の疑い
- 激しい胸痛・背部痛
- 突然発症の鋭く,裂けるような痛み
- 遊走性の痛み
- 高血圧
- 四肢の脈圧差
- 神経脱落症状
- 胸部X線での縦隔拡大

↓

血行動態は安定?
- はい ↓
- いいえ → 以下があれば手術室へ
  - 心タンポナーデ
  - 重度の大動脈弁逆流
  - 胸腔内・腹腔内出血

↓

血圧が高いか正常であれば β 遮断薬を開始する(表20.4 を参照)

↓

診断的画像検査(表20.3 を参照)

↓

Ⅰ型(A型)解離または合併症があるか?(表20.5 を参照)
- あり → 外科的治療
- なし ↓

至急内科的治療を開始(表20.4 を参照)
- 血圧コントロール
- モルヒネで疼痛コントロール
- 陰性変時作用薬を使用

↓

血行動態の目標は満たしたか?
- 平均動脈圧60〜75 mmHg(または)
- 収縮期血圧90〜110 mmHg
- 脈拍60〜70 回/分

β 遮断薬の禁忌(徐脈,気管支攣縮)がない
- 気管支攣縮があれば心選択性の高い β 遮断薬を考慮する
- ジルチアゼム
- ベラパミル

治療不応性の高血圧がない
- β 遮断薬を継続しさらに以下を追加
- ニトロプルシドナトリウム
- エナラプリル[注1]静注
- 腎動脈障害の可能性を考慮

注1:わが国には静注製剤はなく経口薬のみ。

表 20.1　急性大動脈解離の主な危険因子

- ■ 高血圧
- ■ 結合組織病
  ・Marfan症候群
  ・血管性 Ehlers-Danlos症候群
  ・大動脈二尖弁
  ・大動脈縮窄症
  ・Loeys-Deitz症候群
  ・遺伝的胸部大動脈瘤・解離
- ■ コカインの使用
- ■ 動脈硬化, 穿通性大動脈潰瘍
- ■ 外傷(鈍的または医原性)
  ・カテーテル
  ・大動脈/大動脈弁手術
  ・冠動脈バイパス術
  ・自動車事故(シートベルト外傷)
- ■ 炎症性の病態
  ・巨細胞性動脈炎
  ・高安動脈炎
  ・Behçet病

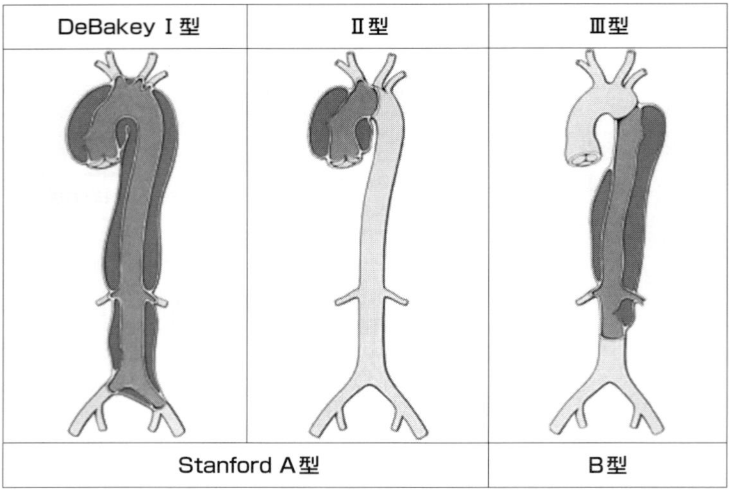

DeBakey I 型	II 型	III 型
Stanford A型		B型

DeBakey分類
I 型　上行大動脈にエントリーがあり，解離が少なくとも大動脈弓に及ぶか，しばしばそれを超え遠位に及ぶもの
II 型　上行大動脈にエントリーがあり，解離が上行大動脈に限局するもの
III 型　下行大動脈にエントリーがあり，解離が大動脈に沿って遠位に及ぶか，まれに逆行性に大動脈弓部や上行大動脈に及ぶもの

Stanford分類
A型　エントリーの位置にかかわらず，解離が上行大動脈を含むものすべて
B型　上行大動脈を含まない解離すべて

図 20.1　大動脈解離の分類
StanfordとDeBakey の 2 種類がある。Nienaber CA, Eagle KA. Aortic dissection: new frontiers in diagnosis and management. Part I : from etiology to diagnostic strategies. Circulation. 2003;108:628-635 から許可を得て掲載。

表 20.2 大動脈解離の合併症

- 大動脈破裂
- 神経脱落症状：昏睡，意識状態の変化，失神
- 灌流障害：心筋，腸管，四肢，脊髄，腎臓，肝臓
- 低血圧
- 血胸
- 心膜液貯留やタンポナーデ
- 急性大動脈弁逆流やうっ血性心不全
- 大動脈瘤形成の続発

よって血圧が下がり，いわゆる偽性低血圧 pseudohypotension が生じている可能性を除外する。ベッドサイドでは主要な血管をすべて注意深く診察する。脈拍強度や血圧の差を認める場合には，大動脈解離の診断の手掛かりになることがある。心臓の聴診では大動脈弁逆流雑音を示す場合があるが，診察だけでは大動脈解離を除外するのに不十分なことが多い。脈拍差と大動脈弁逆流性雑音があるのは少数の患者のみである。胸部 X 線前後像は縦隔の拡大や大動脈の輪郭異常を示す場合もあるが，大動脈解離の 20 ％では胸部 X 線で明らかな異常を認めない。

大動脈解離の合併症率と死亡率が有意に高いのは，臓器障害と大動脈破裂が原因である（**表 20.2**）。虚血による臓器障害は，分枝動脈壁に直接解離が及ぶか，偽腔が拡大して血管を圧迫することによって分枝血管が閉塞されて起こる。心血管系と神経系合併症が大動脈解離のきわめて重大な 2 つの合併症である。上行大動脈に解離がある場合，急性大動脈弁逆流から心不全が起こることがある。心タンポナーデ，大動脈破裂，冠動脈閉塞による心筋梗塞は，心原性ショックおよび死につながる可能性がある。急性解離に続発して脳血流低下による失神，意識障害，脳梗塞などの神経学的合併症が起こることがある。肋間動脈，大前根動脈（Adamkiewicz 動脈），胸部根動脈の閉塞により脊髄灌流が障害されることがある。このような脊髄虚血は，横断性脊髄炎，進行性脊髄症，対麻痺または四肢麻痺の形で発症する。

大動脈解離は重篤な病態を呈するので，大動脈解離の疑いがある場合にはすぐに診断を確定することが不可欠である。どの画像診断を用いるかの選択は，検査の感度と特異度，患者が安定しているか否か，検査が利用可能か，検査に習熟しているか，といった点により決まる（**表 20.3**）。患者の血行動態が不安定あるいは低血圧の場合，経食道心エコーや CT で迅速な評価を行い，心膜液貯留，大動脈弁逆流，大動脈破裂などの解離の合併症を評価する必要がある。タンポナーデが発生した時に経皮的心膜穿刺を行うと，出血が増えてショックが進展することで予後が悪化すると報告されている。そのため，経皮的心膜穿刺は避け，緊急手術を選択すべきである。腎不全がある患者で安定している場合，MRI で評価を行うこともできる。

大動脈解離が疑われる場合には，診断確定までの間にβ遮断薬による治療を開始することにより，剪断力を低減させることが最優先である（**表 20.4**）。臓器灌流を維持しつつ血圧をできるだけ低いレベルにまで下げる。目標心拍数である 70 回/分未満を達成するためにβ遮断薬による治療が推奨される。β遮断薬療法が禁忌の場

表 20.3　画像診断法の比較

検査	感度(%)	特異度(%)	利点	欠点
経胸壁心エコー	35〜80	39〜96	ベッドサイドで素早くできる検査。近位解離の診断(感度・特異度が最も高い)，タンポナーデと大度脈弁逆流の評価に有用	他の検査と比べて，解離の発見には正確度が劣る
経食道心エコー	98〜99	94〜97	大動脈基部，胸部下行大動脈，大動脈弁，心膜の評価に優れる	食道にプローブを挿入する必要がある。胸部大動脈に限定
CT	96〜100	96〜100	大動脈弓部血管，腹部内臓動脈，腸骨動脈の描出に優れる	エントリーの場所の同定が困難。腎毒性のあるヨード系造影剤が必要
MRI	98	98	すべてのタイプの解離診断に対して正確度，感度，特異度に優れる	いつでもすぐに施行できるわけではない。検査に時間がかかる

Khan IA, Nair CK. Clinical, diagnostic, and management perspectives of aortic dissection. Chest. 2002;122;311-328 から許可を得て転載。

表 20.4　薬物治療の例[a]

- ラベタロール[注1]：20 mg を 2 分かけて静注後，適切な反応があるまで 15 分おきに 40〜80 mg を静注(最大 300 mg)。その後，効果をみながら 2〜10 mg/分を持続静注。αおよびβ受容体への拮抗作用がよい
- エスモロール：500 μg/kg をボーラス静注後，効果をみながら 50〜200 μg/kg/分で持続静注。半減期が短いので用量調節がしやすい
- ニトロプルシドナトリウム：ボーラス投与をせず 20 μg/分で持続静注を開始し，効果をみながら用量を調節(最大 800 μg/分)。**必ず心拍数をコントロールする薬物とともに用いる**
- エナラプリル[注1]：0.625〜1.25 mg を静注後，効果をみながら 6 時間おきに 0.625〜1.25 mg ずつ増量して最大 5 mg を 6 時間おきに投与。高血圧のある腎動脈解離症例では理想的な薬物である
- ジルチアゼム：0.25 mg/kg を 2 分かけて静注後，効果をみながら 5〜15 mg/時で持続静注。β遮断薬が禁忌である場合に心拍数をコントロールする目的で使用

[a] 心拍数を 70 回/分以下とし，血圧をできるだけ低くかつ臓器灌流障害をきたさないように維持することを治療目標とする。
注 1：わが国には静注製剤はなく経口薬のみ。

表20.5 外科的治療の適応[a]

- DeBakey I 型, II 型 (Stanford A 型) 解離
- DeBakey III 型 (Stanford B 型) 解離で以下の病態を伴う
  - 破裂
  - 分枝血管の虚血による重要臓器の機能不全
- 治療不応性の痛み
- 治療不応性の高血圧
- 破裂
- 動脈瘤の拡大

[a] 遠位解離によるある種の大動脈・分枝合併症には，血管内ステントグラフトによる修復が有効な場合がある。

合，心選択性の高いカルシウム拮抗薬 (ジルチアゼム，ベラパミル) を投与する必要がある。直接血管拡張薬は反射性頻脈から dP/dt を上昇させて解離を悪化させる危険性があるので，陰性変時作用薬を併用せずに使用するのは避ける。

DeBakey I 型と II 型 (Stanford A 型) の解離は，内科的治療のみでは合併症率と死亡率のリスクが高くなるので，外科的治療の適応になる。DeBakey III 型 (Stanford B 型) に対する外科的治療は，臓器虚血，治療に反応しない痛み，制御不能な高血圧，または急速に拡大する大動脈径などの生命を脅かす合併症がある場合にのみ行う (**表20.5**)。遠位大動脈解離治療のための，ステントグラフトとバルーン開窓術を利用した経皮的インターベンションの施行が増えてきている。この方法ではステントで内膜の裂け目を被覆し，偽腔の開窓をして虚血を緩和することができる。このような技術により，複雑な大動脈解離の治療がさらに進歩している。

(讃井 將満)

参考文献

Hagan PG, Nienaber CA, Isselbacher EM, et al. The international registry of acute aortic dissection (IRAD): new insights into an old disease. JAMA. 2000; 283: 897-903.
急性大動脈解離の最大のデータベース。臨床症候に重点を置いている。

Hirst AE Jr, Johns VJ Jr, Kime SW Jr. Dissecting aneurysms of the aorta: a review of 505 cases. Medicine. 1958; 37: 217-279.
大動脈解離の初期の総説。

Isselbacher EM, Cigarroa JE, Eagle, KA. Cardiac tamponade complicating proximal aortic dissection. Is pericardiocentesis harmful? Circulation. 1994; 90: 2375-2379.
小規模な後ろ向き研究。心タンポナーデを合併した大動脈解離に心膜穿刺を行った症例と行わなかった症例の予後を比較している。

Khan IA, Nair CK. Clinical, diagnostic, and management perspectives of aortic dissection. Chest. 2002; 122: 311-328.
大動脈解離についての幅広い概説。二次的な臓器障害について簡潔に説明している。

Mehta RH, Suzuki T, Hagan PG, et al. Predicting death in patients with acute type A aortic dissection. Circulation. 2002; 105: 200-206.
IRAD (International Registry of Acute Aortic Dissection) に参加した547人の患者を対象にした研究。急性大動脈解離A型の患者のリスク予測ツールを開発した。

Nienaber CA, Eagle KA. Aortic dissection: new frontiers in diagnosis and management. Part I: from etiology to diagnostic strategies. Circulation. 2003; 108: 628-635.
大動脈解離についての幅広い総説。大動脈解離の病因と検査方法に重点を置いている。

Nienaber CA, von Kodolitsch Y, Petersen B, et al. Intramural hematoma of the thoracic aorta.

Diagnostic and therapeutic implications. Circulation. 1995；92：1465-1472.
大動脈壁内血腫の患者の臨床的特徴と予後について説明している。
von Kodolitsch Y, Schwartz AG, Nienaber CA. Clinical prediction of acute aortic dissection. Arch Intern Med. 2000；160：2977-2982.
急性大動脈解離の独立予後因子が提唱されており，解離のリスクを推定するための予測モデルを作成している。

急性非代償性心不全

Christopher L. Holley and Gregory A. Ewald

　高齢者人口の増加と近年の急性心筋梗塞 myocardial infarction(MI)の再灌流療法の成功により，左室機能不全や心不全 heart failure(HF)の患者数は流行病のような勢いで増加した。500万人の米国人が心不全とともに暮らし，毎年新たに50万人の患者が発生すると推定される。実際に心不全は65歳以上の患者の最も多い入院理由で，米国ではその年間費用は約400億ドルであり，欧州では保健医療予算全体のおよそ1〜2％と試算される。心不全による1年間死亡率は重度の場合で50％に達し，米国では年間に30万人が死亡する計算になる。

　慢性心不全の管理は過去10年で大幅に改善された。臨床試験によって裏付けられた優れたアプローチが確立され，エビデンスに基づく数多くのガイドラインに記載されている。これらのアプローチについてここでは詳しく述べないが，(a)神経ホルモン活性化の調節，特にレニン・アンギオテンシン・アルドステロン系の調節〔アンギオテンシン変換酵素阻害薬 angiotensin converting enzyme inhibitor(ACEI)，アンギオテンシン受容体拮抗薬 angiotensin receptor blocker(ARB)，アルドステロン拮抗薬による〕と交感神経系の調節(β遮断薬による)，(b)循環血液量管理(利尿薬とナトリウム・水の制限による)，(c)心仕事量の軽減と心拍出量の改善(ヒドララジンや硝酸薬，ジゴキシンによる)などがある。

　慢性心不全とは対照的に，急性非代償性心不全 acute decompensated heart failure(ADHF)の治療は無作為化対照試験にてまだ十分に検討されておらず，エビデンスに基づくガイドラインも最近発表されたばかりである。現在，急性非代償性心不全治療の推奨事項を示すガイドラインは2つあり，1つは欧州心臓病学会 European Society of Cardiology(ESC)から，もう一つは米国心不全学会 Heart Failure Society of America(HFSA)から発表されている。本章では，これらのガイドラインでの治療法と一致した集中治療における心不全に対するわれわれのアプローチを提示している。

　心不全が以前からあっても診断されていない場合や，心筋梗塞や急性心筋症により急性心不全を呈する場合があるため，心不全を認識することが最初のステップとして重要である。患者は一般的に，冠動脈疾患や心筋梗塞，心不全の既往があり，発作性夜間呼吸困難 proxysmal nocturnal dyspnea(PND)や起坐呼吸，労作時呼吸困難などを訴える。心不全と関連する身体所見には，Ⅲ音(S3)，頸静脈怒張や肝頸静脈逆流，肺ラ音，下肢の浮腫などの循環血液量過剰の徴候がみられる。胸部X線上で心拡大や肺静脈うっ血を認める場合がある。心電図に特異的所見はないが，心房細動や心室肥大，陳旧性心筋梗塞の所見などを認めることがある。

　心不全は臨床診断であるが，収縮能不全や拡張能不全を証明するためには心エコーや血管造影，侵襲的血行動態モニターが有用であることを覚えておくとよい。

表21.1 急性非代償性心不全の増悪因子

主なもの	まれなもの
服薬・食事のコンプライアンス不良	周産期心筋症
急性心筋梗塞	急性心筋炎
高血圧クリーゼ	感染性心内膜炎
不整脈	心臓弁膜症
敗血症	心タンポナーデ
貧血	甲状腺中毒症

　心不全の診断において血液検査の役割は限られているが，診断がはっきりしない時にはB型ナトリウム利尿ペプチドB-type natriuretic peptide(BNP)レベルが参考になることがある．特に，血清BNPが100 pg/ml未満では非代償性心不全である可能性が低く，500 pg/ml超では心不全の診断に合致する．ただし，血液透析患者や推定糸球体濾過率が60 ml/分未満の患者では典型的にBNPが心不全の程度以上に上昇するので，診断に使用すべきではない．血清クレアチニンや肝機能検査の上昇は，心拍出量低下による臓器血流障害を示唆することがある．

　非代償性心不全の増悪因子を正確に評価することが重要である．主な増悪因子には，急性心筋梗塞，高血圧クリーゼ，不整脈，敗血症，貧血，薬物や食事のコンプライアンス不良による慢性心不全の単純な増悪などがある．その他のまれな増悪因子としては，急性心筋炎，周産期心筋症，心臓弁膜症(感染性心内膜炎など)，心タンポナーデ，甲状腺機能亢進症などがある(**表21.1**)．

　急性非代償性心不全の診断が確定すれば，初期治療アルゴリズムに沿った方法で患者の状態を安定させ，心臓の調律，酸素化，血行動態，循環血液量の非侵襲的な評価に焦点を当てる(AIS **21.1**)．評価に基づいて，ジゴキシンやアミオダロンによって速い心室反応を伴う心房細動を治療し，血管拡張薬によって後負荷と不全心の仕事量を軽減させ，強心薬によって不十分な臓器血流を改善するといった治療方針が決定される．

　急性非代償性心不全ではKillip分類とForrester分類の2つの分類法がよく使われるが，どちらも心筋梗塞による急性非代償性心不全のために作られたものである．Forrester分類は，非侵襲的データ(臨床的な灌流状態と肺うっ血の所見)または侵襲的血行動態データのいずれにも有用である(AIS **21.2**)．血行動態および循環血液量を臨床的に正確に評価することが難しい場合には，肺動脈カテーテル(Swan-Ganzカテーテル)を用いることで心係数cardiac index(CI)，肺毛細血管楔入圧pulmonary capillary wedge pressure(PCWP)，全身血管抵抗systemic vascular resistance(SVR)を測定し，さらに治療に対する反応をモニターすることもできる．しかし，肺動脈カテーテル挿入手技にはリスクが伴うので，症例を限定し，経験のある術者が行うべきである(**76章**参照)．

21.1 急性非代償性心不全に対するアルゴリズム的アプローチ

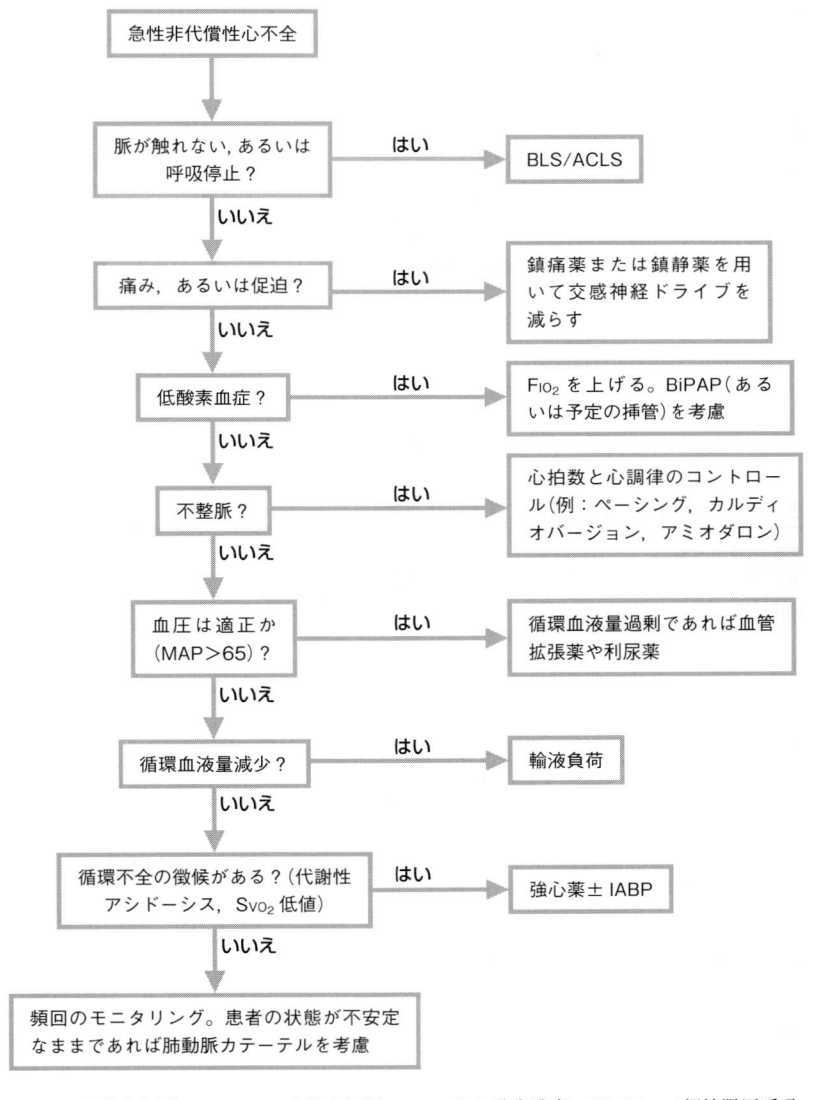

```
急性非代償性心不全
      ↓
脈が触れない,あるいは呼吸停止?  ──はい──→ BLS/ACLS
      ↓いいえ
痛み,あるいは促迫?  ──はい──→ 鎮痛薬または鎮静薬を用いて交感神経ドライブを減らす
      ↓いいえ
低酸素血症?  ──はい──→ $F_{IO_2}$を上げる。BiPAP(あるいは予定の挿管)を考慮
      ↓いいえ
不整脈?  ──はい──→ 心拍数と心調律のコントロール(例:ペーシング,カルディオバージョン,アミオダロン)
      ↓いいえ
血圧は適正か(MAP>65)?  ──はい──→ 循環血液量過剰であれば血管拡張薬や利尿薬
      ↓いいえ
循環血液量減少?  ──はい──→ 輸液負荷
      ↓いいえ
循環不全の徴候がある?(代謝性アシドーシス,$S_{VO_2}$低値)  ──はい──→ 強心薬±IABP
      ↓いいえ
頻回のモニタリング。患者の状態が不安定なままであれば肺動脈カテーテルを考慮
```

BLS:一次救命処置, ACLS:二次救命処置, F_{IO_2}:吸入酸素濃度, BiPAP:二相性陽圧呼吸, MAP:平均動脈圧, IABP:大動脈内バルーンポンプ, S_{VO_2}:静脈血酸素飽和度

21.2 臨床徴候に基づく急性非代償性心不全の治療(Forrester分類)

	class Ⅰ：正常 治療：慢性心不全の治療	class Ⅱ 治療：利尿薬， 血管拡張薬 （肺水腫）
CI 2.2	class Ⅲ： 循環血液量減少性ショック 治療：輸液	class Ⅳ： 心原性ショック 血圧正常：血管拡張薬 血圧低下：強心薬，血管収縮薬

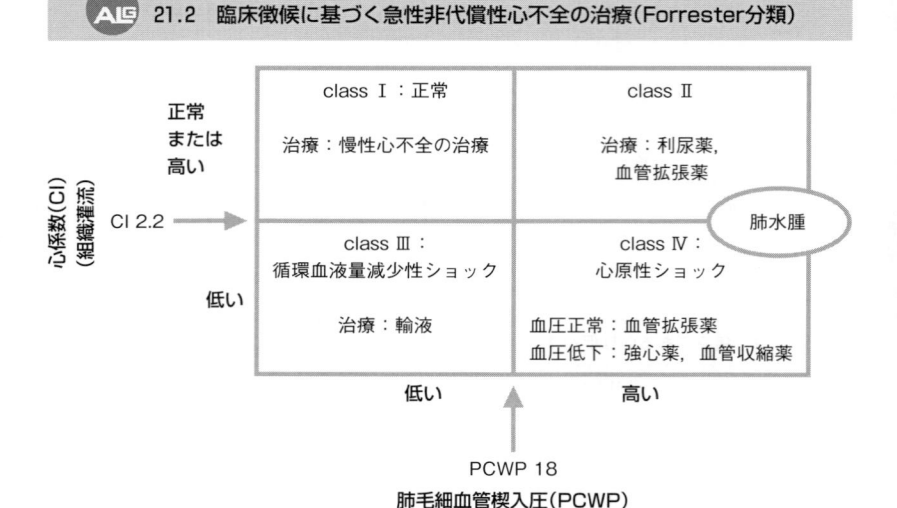

縦軸：心係数(CI)（組織灌流）正常または高い／低い
横軸：肺毛細血管楔入圧(PCWP) 低い／高い、PCWP 18

表 21.2 急性非代償性心不全に対する利尿薬

循環血液量過剰の重症度	利尿薬	用量	コメント
軽度〜中等度	フロセミド	20〜40 mg経口または静注	Na^+とK^+をフォローする
重度	フロセミド	40〜120 mg静注または2〜20 mg/時の持続静注	ボーラス投与は最高6時間おきまで
ループ利尿薬に反応しない	フロセミドを投与する30分前に毎回metolazoneを投与	2.5〜5 mg経口	CrCl＞30 ml/分の場合に最も有用
ループ利尿薬とチアジド系利尿薬の併用療法に反応しない	腎灌流が不十分であれば強心薬（ドブタミン）を投与 腎不全がある場合は腎代替療法（血液透析やCVVHDF）を投与		

CrCl：クレアチニンクリアランス，CVVHDF：持続的静静脈血液濾過透析

治 療

ほとんどの急性非代償性心不全の患者は循環血液量過剰と肺うっ血を呈する。治療の主な柱は利尿薬と血管拡張薬投与であるが，これらを開始する前に血圧（収縮期血圧＞85〜90 mmHg）と臓器血流を維持するのに十分な心拍出量があることを確認する（21.2 Forrester分類 class Ⅱ）。このような治療は欧州心臓病学会によ

表21.3 血管拡張薬（どの薬物も低血圧をきたしうるので注意が必要）

適応	血管拡張薬	用量(μg/分)	コメント
急性非代償性心不全	ニトログリセリン	10〜200	頭痛，頻脈
急性非代償性心不全	nesiritide	0.01〜0.03	ボーラス投与時は注意
高血圧クリーゼ	ニトロプルシド	0.5〜5	シアン中毒

り class I で推奨され，その効果は前負荷と後負荷の両者を軽減することにより不全心が行うべき仕事量を軽減させることである．利尿薬静注による初期治療の効果は比較的急速に現れ，右房圧とPCWP，肺血管抵抗を5〜30分以内に低下させる．高用量のフロセミドが必要となる患者ではフロセミド1 mg/kg以上のボーラス投与よりも持続静注のほうが効果が高いことがある．実用的な利尿薬使用のためのガイドラインを**表21.2**に示しており，表中で治療に反応しない症例に対するチアジド利尿薬の追加についても触れている．急性非代償性心不全患者の中には（例えば肺水腫を伴う心筋梗塞），ニトログリセリン静注による血管拡張療法を第1選択とすべきものもいる（**表21.3**）．適切な量のニトログリセリンを静注すると，動脈と静脈の両方にバランスよく血管拡張作用がゆきわたり，組織灌流を損なうことなく，効果的に前負荷と後負荷を軽減できる．ニトログリセリンは低用量では（有意な冠動脈拡張なく）静脈拡張を起こし，不全心の負荷軽減効果は小さい場合がある．このため，心筋梗塞による急性非代償性心不全では慎重に血圧を監視しながらニトログリセリンの投与量をこまめに調節する必要がある．その他の急性非代償性心不全による肺うっ血では，ニトログリセリンとループ利尿薬の併用により迅速に症状を軽減することができ，高用量の利尿薬単独使用より効果が高いことが知られている．

　nesiritideは遺伝子組換えBNPであるが，ニトログリセリンと同様にバランスのとれた動脈および静脈拡張薬で，ループ利尿薬と組み合わせるとナトリウム利尿も促進できる．急性非代償性心不全患者では，速やかにPCWPを低下させ呼吸困難を改善する．nesiritideは初期ボーラスせずに0.01 μg/kg/分で開始するのが最も安全で，最大0.03 μg/kg/分まで増量することができる．

　ACEIとARBは慢性心不全の治療において重要な役割を担っているが，急性非代償性心不全における役割はあまり明確ではない．ACEIまたはARBによる慢性治療は後負荷軽減を促進するが，腎機能を損なうことなく利尿を促進するために，急性期には投与量を減量または中止しなければならない場合がある．ACEIまたはARBによる治療を集中治療室（ICU）で急性期から開始するとよい場合があるが，腎機能と電解質の注意深いモニターが必要である．短時間作用型のACEIであるカプトプリル（開始量6.25〜12.5 mgで6〜8時間おきに）を治療目標（収縮期血圧<100 mmHg，SVRの低下，または1日量300 mg）に到達するまで1回ごとに用量を調節して投与する．慢性心不全の患者では急性非代償性心不全が安定して約48時間たってからACEIまたはARBを再開すべきだが，患者がICUから転床した後の場合が多い（class I 推奨，エビデンスレベルA）．

　β遮断薬やカルシウム拮抗薬といったその他の内科的治療は，急性非代償性心不全ではほとんど役割がない．β遮断薬は急性心筋梗塞や慢性心不全の治療の中心で

表21.4 強心薬と血管収縮薬

薬物	作用	用量(μg/kg/分)	コメント
ドブタミン	強心薬	2.5〜10	急性非代償性心不全の第一選択
ミルリノン	強心薬・血管拡張薬	0.25〜0.75	β遮断薬投与例に有用
ドパミン	強心薬・血管収縮薬	5〜50	作用は比較的弱い
アドレナリン	強心薬・血管収縮薬	0.05〜0.5	ドブタミンに反応しない場合
ノルアドレナリン	血管収縮薬	0.05〜1	敗血症によりよい適応

あるが,心筋梗塞による急性非代償性心不全で低血圧や軽度から中等度以上の肺うっ血がある患者は,関連するほとんどの臨床試験から除外されている。このような場合メトプロロール[注1)]やその他の薬物は,陰性変力作用があるので慎重に投与する。慢性的にβ遮断薬による治療を受けている患者では投与量を減らすが,反跳性の血圧上昇を避けるため,突然の中止はしない。このような患者で強心薬が必要な場合は,βアドレナリン受容体よりも下流で作用するミルリノンを投与すべきである。カルシウム拮抗薬(ジルチアゼム,ベラパミル,アムロジピンなど)には陰性変力作用があるため急性非代償性心不全の患者では禁忌とされる。

　心原性ショックで低血圧と組織灌流不全の所見がある場合(AIS 21.2,Forrester分類 class Ⅳ),選択すべき強心薬はドブタミンとミルリノンである。ドブタミンは,主にβ1とβ2アドレナリン受容体に作用し,陽性変力作用と陽性変時作用の両方をもつ。交感神経緊張が反射性に低下することにより高頻度でSVRが低下し,心拍出量がさらに増大する。慢性的にβ遮断薬による治療を受けている患者や頻脈が問題になる患者では,ミルリノンがドブタミンの代替薬として効果的である。ミルリノンはホスホジエステラーゼⅢ阻害薬で,陽性変力作用と末梢血管拡張作用をもつ。残念ながら腎臓から排泄されるという欠点があるため,腎不全の患者では禁忌となる。ミルリノンの末梢血管拡張作用により低血圧が起こることがあり,特に循環血液量が不足している患者に不適切に投与した時に顕著である(AIS 21.2,Forrester分類 class Ⅲ)。ドブタミンやミルリノンは心筋酸素需要を増加させるため,心原性ショックと全身性循環不全が診断または疑われる時以外は投与を控える。軽度の急性非代償性心不全では適応とならない。緊急の際は患者の状態が安定するまで,血圧を維持するために血管収縮薬(例えばドパミンやノルアドレナリン)も必要となることがあるが,後負荷が増大して臓器灌流が減少する危険性があるので迅速に減量する。表21.4に強心薬と血管収縮薬の典型的な投与量を示した。

　内科的治療で状態が安定しない患者,特に心臓移植や左心補助装置 left ventricular assist device(LVAD)による機械的循環補助といった高度な心不全治療の適応がある場合には機械的補助を検討する。大動脈内バルーンポンプは心拍出量の低下した患者において機械的に後負荷を減らし,大動脈拡張期圧を上昇させることによって

注1:わが国には静注製剤はなく,内服薬のみである。

冠動脈の灌流を改善する．急性透析，特に持続的静静脈血液濾過透析 continuous venovenous hemodiafiltration (CVVHDF) は，腎不全で利尿薬に反応しない患者の循環血液量を調節する目的で使用できる．不可逆的な臓器障害がなく適切な設備のある医療施設に入院中の患者では，より高度な機械的治療(例えば左心補助装置)または心臓移植が現実的な選択肢として増加している．

（讃井 將満）

参考文献

Cuffe MS, Califf RM, Adams KF Jr, et al. Short-term intravenous milrinone for acute exacerbation of chronic heart failure：a randomized controlled trial. JAMA. 2002；287：1541-1547.
この無作為化試験は急性非代償性心不全に対して強心薬をルーチンに投与する危険性を強調している．強心薬は臨床的に有意な循環不全の所見がある患者にのみ投与すべきであるとしている．

Heart Failure Society of America. Executive summary：HFSA (Heart Failure Society of America) 2006 Comprehensive Heart Failure Practice Guideline. J Card Fail. 2006；12：10-38.
ESCガイドラインが急性非代償性心不全に特化しているのに対し，HFSA 2006 ガイドラインは，コンセンサスをもとにして，心不全全般における診断と治療の最良の診療を確立している．その中で急性非代償性心不全にも言及している．

Hunt SA, Abraham WT, Chin MH, et al. ACC/AHA 2005 Guideline Update for the Diagnosis and Management of Chronic Heart Failure in the Adult：a report of the American College of Cardiology/American Heart Association Task Force on Practice Guidelines (Writing Committee to Update the 2001 Guidelines for the Evaluation and Management of Heart Failure)：developed in collaboration with the American College of Chest Physicians and the International Society for Heart and Lung Transplantation：endorsed by the Heart Rhythm Society. Circulation. 2005；112：e154-235.
慢性心不全に関する米国心臓病学会(ACC)/米国心臓協会(AHA)診療ガイドライン．心不全の最新治療を裏付けるデータを広くレビューしている．

McCullough PA, Nowak RM, McCord J, et al. B-type natriuretic peptide and clinical judgment in emergency diagnosis of heart failure：analysis from Breathing Not Properly (BNP) Multinational Study. Circulation. 2002；106：416-422.
心不全の鑑別診断における血清BNP測定の有用性を検証した研究のうち，最も広く認められた臨床試験．

Nieminen MS, Bohm M, Cowie MR, et al. Executive summary of the guidelines on the diagnosis and treatment of acute heart failure：the Task Force on Acute Heart Failure of the European Society of Cardiology. Eur Heart J. 2005；26：384-416.
ESCガイドラインは急性非代償性心不全の診断と治療を体系的方法で解説した最初のものである．このエグゼクティブサマリーは，ADHFとそれに関する科学的文献の優れた概説となっている．

Publication Committee for the VI. Intravenous nesiritide vs nitroglycerin for treatment of decompensated congestive heart failure：a randomized controlled trial.[erratum appears in JAMA. 2002；288：577]. JAMA. 2002；287：1531-1540.
nesiritideが急性非代償性心不全患者の血行動態を改善するのに有用であることを示した研究．

Thom T, Haase N, Rosamond W, et al. Heart Disease and Stroke Statistics— 2006 Update：a report from the American Heart Association Statistics Committee and Stroke Statistics Subcommittee. Circulation. 2006；113ie85-e151.
このAHAの最新報告は，米国において心血管疾患が大きな経済的負担になっている状態を詳述している．

22 高血圧性緊急症

Daniel H. Cooper

現在の医療環境では，真の高血圧性緊急症 hypertensive emergency は集中治療室(ICU)に入室する原因としては比較的まれになった。未治療の高血圧患者が血圧上昇によるクリーゼを起こして救急室を受診する，といったかつてはよくみられたシナリオは，降圧薬の普及によって急激に減少している。一生の間に高血圧性緊急症を経験するのは，高血圧患者のうちわずか1〜2％に過ぎない。しかし，患者が重度の高血圧で受診することはまれなことではない。これは一見矛盾するように思えるが，真の高血圧性緊急症は，他の高血圧症候群とは異なり急性で進行性の臓器障害がみられることにより診断される。高血圧症候群を表現するのに用いられる用語にはしばしば重複と混乱があるので，ここで以下の用語を定義しておく。

- **高血圧クリーゼ** hypertensive crisis：重度の血圧上昇により標的臓器(心臓，血管系，腎臓，眼，脳)の障害が起こる可能性がある。高血圧クリーゼには**緊急症**と**切迫症**の2種類がある。
- **高血圧性切迫症** hypertensive urgency：重度の血圧上昇があるが，急性で進行性の標的臓器障害の所見がないもの。
- **高血圧性緊急症** hypertensive emergency：重度の血圧上昇があり，急性で進行性の標的臓器障害の所見があるもの。
    - **高血圧性脳症** hypertensive encephalopathy：高血圧性緊急症のうち，血圧の急激で大幅な上昇が原因で易刺激性，頭痛，意識状態の変化を呈するもの。
    - **急速進行性悪性高血圧** accelerated malignant hypertension：高血圧性緊急症のうち，眼底検査で乳頭浮腫の所見(Keith-Wagener網膜症のIV群)あるいは急性網膜出血および浸出(Keith-Wagener網膜症のIII群)を呈するもの。図22.2を参照。

高血圧性緊急症と高血圧性切迫症の速やかな鑑別は不可欠である。それによって重度の血圧上昇を示す患者をトリアージして，必要な治療とモニターレベルによって外来フォローアップ，一般病棟入院，ICU入室に振り分け，適切な降圧薬(非経口薬か経口薬)を開始し，どれくらいの期間で血圧を下げるのか(分〜時間の単位か，日〜週の単位か)といった目標を設定できる。急性で進行性の臓器障害がなければ，血圧の上昇だけでは緊急治療は必要とならない。上述の定義で意図的に血圧の絶対値を記載していないのは，標的臓器障害を起こす血圧レベルは人によって異なり，基礎疾患や血圧上昇の速度に影響されるからである。例えば，長年にわたってコントロール不良の高血圧がある患者は血圧が230/120 mmHgを超えても急性の臓器障害の所見を呈さないことがあるが，若くて生来健康な患者が急性糸球体腎炎を起こした場合には，はるかに低い血圧で脳症をきたす場合もある。

22章 高血圧性緊急症

ALG 22.1 高血圧性緊急症に対する一般的アプローチ

重度の高血圧
（血圧 >180/120 mmHg）

目標：的確かつ短時間での病歴聴取と身体診療を同時に行う
1) 高血圧性緊急症のリスクを上昇させるような患者の特徴をみつける
2) 標的臓器障害の徴候と症状をみつける

病歴
- 現病歴：臓器障害の症状
  - 中枢神経系
    意識状態の変化，頭痛，筋力低下，視野の変化
  - 心臓
    胸痛，息切れ・労作時呼吸困難，起坐呼吸
  - 腎臓
    血尿，尿量↓
- 既往歴
  - 高血圧
  - 中枢神経系，心臓・大動脈，腎疾患
  - 産婦人科疾患
- 薬物歴
  - 降圧薬：用量の変更，コンプライアンス
  - MAO阻害薬，市販薬，漢方薬
- 社会歴，家族歴
  - コカインやアンフェタミン，その他の違法薬物の使用
  - 心疾患・大動脈疾患の家族歴

身体所見
- バイタルサイン
  - 両上下肢での血圧測定，心拍数↑，SaO_2↓
- 全身
  - 興奮，不安，不穏
- 眼底検査
  - 出血，滲出，乳頭浮腫
  - 図22.2を参照
- 心血管系
  - Ⅲ音，Ⅳ音，大動脈弁閉鎖不全による拡張期雑音，頸静脈圧の上昇，末梢浮腫
  - 動脈雑音，脈拍欠損
- 肺
  - 断続性ラ音，ラ音
- 神経系
  - 意識状態の変化，"AAO<4"
  - 神経脱落症状

診断的検査
- 血算
- 電解質
- BUN・クレアチニン
- 血糖
- 尿検査（赤血球，円柱）
- 心筋逸脱酵素
- 胸部X線（縦隔の拡大，肺水腫）
- 心電図（ST・T波変化，Q波，左室肥大）

注意：可能なら以前の心電図や胸部X線，検査結果を取り寄せて，新たな変化がないか確認する

急性で，進行性の標的臓器障害の所見がある？

あり →

高血圧性緊急症

一般的目標
- 標的臓器障害の進行を止める
- 治療による臓器循環不全を避ける

強調すべきポイント
- 非経口薬による治療をすぐに開始する。さらなる診断的検査のために治療を遅らせてはならない
- ICU入室のうえ，動脈カテーテルで血圧をモニターすることが望ましい
- 一般的には，最初の数分〜1時間での血圧低下が20%を超えないようにする。患者が最初の血圧低下に耐えられた場合には，次の2〜6時間で血圧が160/110 mmHg程度になるようにする
- 図22.1に示したように高血圧症候群の種類に応じて非経口降圧薬を選択する
- 合併症と普段の内服薬に応じて経口薬の処方を計画し始める
- 12〜24時間にわたって血圧がコントロールされ，自動調節能が再度確立されれば，非経口薬を漸減し適切な経口薬を開始する
- 急性期治療を開始後，必要な場合には二次性高血圧の原因検索を開始する

なし →

高血圧性切迫症
- 合併症と普段の内服薬に応じて経口薬による治療を開始する
- 基礎疾患と，頻回の外来フォローアップが可能かどうかによりモニターのレベルを決定する
- ほとんどの患者は外来で治療可能である。その場合，最初の1〜2日でMAPを20%下げ，その後数週から数カ月かけて外来レベルへと下げることを目標にする
- 外来でのフォローアップを48〜72時間以内に行う。服薬コンプライアンスを確かめ，長期の血圧コントロールにより心血管疾患のリスクを低下させることの重要性を強調する

→ 高血圧症候群の種類に応じた治療目標については図22.1を参照

MAO：モノアミン酸化酵素，SaO_2：動脈血酸素飽和度，AAO<4（not awake, alert and oriented to either person, place, time, or situation）：覚醒して（Awake），清明であり（Alert），人，場所，時間，状況の見当識が保たれている（Oriented）という正常な意識状態が損なわれている状態，MAP：平均動脈圧

表22.1 高血圧性緊急症に使用される非経口薬物

薬物	用量	作用発現・持続時間	副作用[a]	注意点
ニトロプルシドナトリウム	初期：0.2〜0.50 μg/kg/分で持続静注 維持：目標血圧を指標に投与速度を調節（最大8〜10μg/kg/分）	発現：数秒 持続：投与中止後2〜3分で消失	チオシアン酸およびシアン化中毒、悪心、嘔吐、血圧↓	■ 強力な動脈および静脈拡張薬で、作用の発現と消失が早い ■ ほとんどの高血圧性緊急症で好んで使われる薬物 ■ 大動脈解離に使用する場合にはβ遮断薬と併用する ■ ICUで動脈カテーテルによる血圧モニターを指標に持続静注 ■ チオシアン酸およびシアン化物の蓄積による腎または肝機能障害に注意する ・中毒の徴候には代謝性アシドーシス、振戦、痙攣、悪心、嘔吐などがある ・チオシアン酸濃度＞10mg/dlは避ける ■ すべての患者で長期（24〜48時間超）使用を避ける。中毒を避けるために最大量での投与は10分未満にとどめる ■ 頭蓋内圧を上昇させるが、体血管抵抗を低下させるので効果が相殺される。したがって高血圧性脳症でも推奨される
ラベタロール[注1)]	ボーラス：20mg×1回、その後20〜80mgを10分おきに最大300mgまで 持続投与：0.5〜2mg/分	発現：5〜10分 持続：3〜6時間	心拍数↓、心ブロック、心不全、気管支攣縮、悪心、嘔吐、紅潮	■ αおよびβアドレナリン遮断の両方の作用をもつ薬物 ■ ボーラス静注でも持続静注でも投与可能。極端な血圧低下はまれ ■ ほとんどの高血圧性緊急症に有用だが、CHFと重症喘息では使用を避ける ■ 妊娠中の高血圧ではヒドララジンとともによく使われる
ニトログリセリン	初期：5μg/分 維持：3〜5分ごとに調整（最大100μg/分）	発現：2〜5分 持続：5〜15分	耐性、頭痛、血圧↓、悪心、メトヘモグロビン血症	■ ニトロプルシドナトリウムに似るが主に静脈拡張を起こし、高用量でも細動脈拡張効果は小さい ■ 心疾患（心筋虚血・梗塞、左室不全・肺水腫）を合併する緊急症で最も有用 ■ CABGの術後高血圧の治療でも適応になる ■ 長期使用で耐性が生じる

薬剤	用量	発現/持続	副作用	特記事項
ヒドララジン	ボーラス：10〜20 mgを30分おきに目標血圧まで	発現：10〜30分 持続：2〜4時間	血圧↓，心拍数↑，紅潮	■ 直接細動脈拡張薬であり，有意な静脈拡張作用はない ■ 反射性の交感神経刺激が起こるため，CADや大動脈解離の患者では注意．このような患者ではβ遮断薬を併用する ■ 頭蓋内圧上昇のある患者では避ける ■ 上記の薬物に比べて血圧降下作用がつきにくいため，可能であれば使用は妊娠中の高血圧に限定する
エナラプリル[注1]	初期：1.25 mg×1回，その後6時間おきに1.25〜5 mg	発現：15〜30分 持続：6〜12時間	血圧↓，腎不全，高カリウム血症	■ 静注で使用できる唯一のアンギオテンシン転換酵素阻害薬[注1] ■ 反応は血清レニン活性と循環血液量に依存し，予測しにくい ■ CHFや強皮症腎クリーゼの補助薬物として最も有用 ■ 妊娠と腎動脈狭窄では禁忌
ニカルジピン	初期：5 mg/時，20分ごとに2.5 mg/時ずつ増量（最大15 mg/時）	発現：15〜30分 持続：1〜4時間	血圧↓，心拍数↑，心不全，頭痛，悪心，紅潮	■ ジヒドロピリジン系カルシウム拮抗薬 ■ ほとんどの高血圧性緊急症で有効だが，急性心不全では使用を避ける ■ β遮断薬を併用することで反射性頻脈を避けることができる
fenoldopam	初期：0.1 µg/kg/分 維持：15分ごとに調節（最大0.6 µg/kg/分）	発現：3〜5分 持続：30分	心拍数↑，頭痛，悪心，紅潮	■ 末梢性の選択的ドパミン-1受容体作動薬で，主として動脈拡張作用を発揮し，作用発現は速く作用消失も比較的速い ■ 腎灌流を改善することが示されているため，腎障害のある患者で有用 ■ 緑内障の患者では禁忌
エスモロール	ボーラス：500 µg/kgを5分後に繰り返す 持続：50〜100 µg/kg/分（最大300 µg/kg/分）	発現：1〜5分 持続：15〜30分	心拍数↓，心ブロック，心不全，気管支攣縮，悪心，嘔吐，紅潮	■ 短時間作用型のβ1選択的β遮断薬 ■ β遮断薬の重大な副作用が心配な場合，持続の短いエスモロールが有用な場合がある
フェントラミン	ボーラス：5〜10 mg 5〜15分おきに繰り返す 持続：0.2〜5 mg/分	発現：1〜2分 持続：10〜20分	心拍数↑，頭痛，悪心	■ αアドレナリン拮抗薬で主にカテコールアミン過剰に関連する症候群（褐色細胞腫，MAOI服用中のチラミン摂取など）で使用される

CHF：うっ血性心不全，CABG：冠動脈バイパス術，CAD：冠動脈疾患，MAOI：モノアミン酸化酵素阻害薬
[a] ここでは頻度が高いまたは生命に関わる重大な副作用のみを示した．起こりうるすべての副作用を示すものではない．
注1：わが国では経口薬のみで静注製剤はない．

高血圧性緊急症:症候群に応じた管理を開始する

高血圧性脳症
重篤な高血圧によって脳血流量の自動調節能が破綻し、脳灌流過剰と脳浮腫が起こる/興奮/不眠・疲労から傾眠、悪心、嘔吐や、痙攣、昏睡まで示し得る症状を呈する/異型のない神経脱落症状は認められない/ある患者はすべて頭部CTの適応である

治療のコツ:
- 最初の数分~1時間でのMAPの低下が20~25%を超えないように、患者の後の6時間で血圧を160/110に低下させる
- 従来からニトロプルシドナトリウムの使用が推奨されてきた。その他の使用可能な薬物としてはラベタロール[a]、fenoldopam、ニカルジピンがある
- 治療により神経症状が悪化する場合はその他の原因を考える

急速進行性悪性高血圧
定義は本文参照。症状には頭痛、悪心、嘔吐、視野の変化がある/眼底検査:出血、滲出液、乳頭浮腫/腎、神経学的障害を伴うこともある

治療のコツ:
- ニトロプルシドナトリウム:最初の数分~1時間でMAPの低下が20~25%を超えず、患者が耐えられる場合はその次の5時間で血圧を160/110に

心臓
不安定狭心症/心筋虚血/心筋梗塞/急性肺水腫を伴う左室不全

病態:
胸痛、息切れ、PND、発汗/心リスク因子:糖尿病、高血圧、コレステロール、年齢/喫煙度や食事の不摂生/服薬コンプライアンス/服薬:アスピリン、硝酸薬、CAD、CHFの既往

身体所見:
心拍数↑、呼吸数↑、SaO₂↓、頸静脈圧↑、Ⅲ音、Ⅳ音、心尖拍動の偏位/断続的ラ音、舌音、末梢浮腫

診断的検査:
心筋逸脱酵素↑、BNP↑/心電図:動的ST-T波変化/心エコー図:胸部X線:拡大心陰影に合致する両側肺浸潤影

治療のコツ:
- ニトログリセリン持続静注。症状経快を目標に調整
- 肺水腫があればループ利尿薬を加える(急性左心不全では β遮断薬は代わりに用いられて循環血液量が正常になるまで投与を控える)
- 禁忌がない限りACEIを開始する
- さらに詳しい解説は18章(急性心筋梗塞)および21章(うっ血性心不全)を参照

腎臓
急性腎不全/急性糸球体腎炎/強皮症性腎クリーゼ/腎動脈狭窄/移植腎拒絶反応

病態:
血尿/尿量の減少/最近の上気道感染/服薬:ACEI、NSAID、シクロスポリン、コルチコステロイド、利尿薬

身体所見:
強皮症の皮膚所見/腹部血管雑音/肉眼的血尿

診断的検査:
血清クレアチニン↑/尿検査:赤血球、円柱

治療のコツ:
- 高血圧治療は腎障害の結果の変化によることも推測するためには、以前のクレアチニン値を知ることが不可欠である
- ニカルジピンまたはfenoldopam
- fenoldopam:腎機能を改善する
- ニトロプルシドナトリウム:腎障害、水利尿、CrClと比較する
- 目標:数分~1時間でMAPを10~20%低下させ、その次の5時間でさらに10%低下させる
- 必要であれば血液透析
- ACEIを含める

カテコールアミン過剰

褐色細胞腫/MAOI服用患者のチラミン摂取/コカイン/アンフェタミン反跳性高血圧

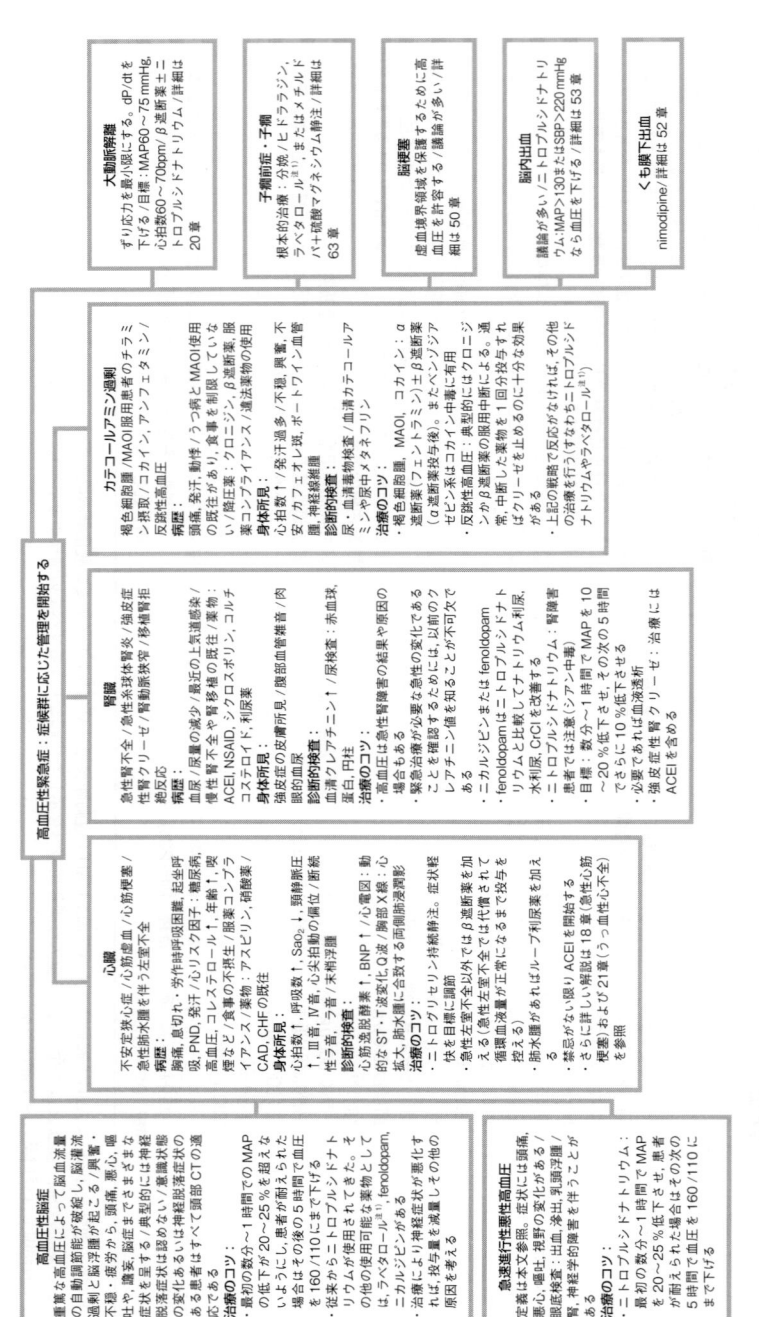

病態:
頭痛、発汗、動悸/うつ病とMAOI使用の既往があり、食事を制限していない/服薬:クロニジン、β遮断薬、服薬コンプライアンス/違法薬物の使用

身体所見:
心拍数↑/発汗過多/不眠、興奮、不安/カフェイン現、ボトリン血管腫、神経線維腫種

診断的検査:
尿・血液薬物検査/血漿カテコールアミンや尿中メタネフリン

治療のコツ:
- フェントラミン、MAOI、コカイン:α遮断薬(フェントラミン)±β遮断薬(α遮断薬投与後)、またはベンゾジアゼピン系薬。コカイン中毒に有用
- 反跳性高血圧:典型的にはクロニジンなどの服用中断によるため、中断した薬物を1回分投与すれば、ボリュースを止めるのに十分な効果がある
- この戦略で反応がなければ、その他の治療を行う(少なくともニトロプルシドナトリウムやラベタロール[a])

大動脈解離
ずり応力を最小限に保てすると、dP/dtを下げる/目標:MAP60~75mmHg、心拍数60~70bpm/β遮断薬 ± ニトロプルシドナトリウム/詳細は20章

子癇前症・子癇
根本的治療:分娩/ヒドララジン、ラベタロール[a]、または メチルドパ/硫酸マグネシウム静注/詳細は63章

脳塞栓
虚血境界領域を保護するために高血圧を許容する(頭蓋内圧が高い場合はSBP≥220mmHgなら血圧を下げる/詳細は50章

脳内出血
議論が多い/ニトロプルシドナトリウム(MAP≥130またはSBP≥220mmHgなら血圧を下げる)/詳細は52章

＜もも膜下出血＞
nimodipine/詳細は53章

図22.1 高血圧性緊急症の特異的治療

MAP:平均動脈圧、PND:発作性夜間呼吸困難、CHF:うっ血性心不全、CAD:冠動脈疾患、SaO₂:動脈血酸素飽和度、BNP:B型ナトリウム利尿ペプチド、ACEI:アンギオテンシン変換酵素阻害薬、NSAID:非ステロイド性抗炎症薬、CrCl:クレアチニンクリアランス、MAOI:モノアミン酸化酵素阻害薬、dP/dt:圧の変化加速度、bpm:回/分。注:わが国では経口薬のみで静注製剤はなく、ここで示すような急性期の治療には適さない。

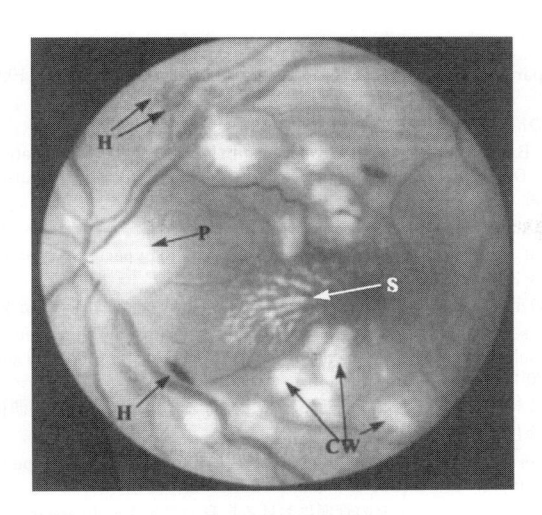

図 22.2　悪性高血圧における高血圧性視神経網膜症
悪性高血圧のある 30 歳男性の眼底写真で，高血圧性視神経網膜症の特徴的所見をすべて示している．線状出血(H)，綿花様白斑(CW)，乳頭浮腫(P)，黄斑部の星芒状白斑(S)．
Nolan CR. The patient with hypertension. In：Schrier RW, ed. Manual of Nephrology. Philadelphia：Lippincott Williams & Wilkins；2000：236 から許可を得て転載．

　重度の血圧上昇に対するアプローチを 22.1 に概説する．このような患者を診察する時は短時間で病歴聴取と身体診察を行い，その中で(a)高血圧性緊急症のリスクになるような特徴を素早くみつけ，(b)標的臓器障害の徴候あるいは症状を探す．迅速な評価から真の高血圧性緊急症があると判断した場合には，直ちに治療を開始して ICU で管理する．
　高血圧性緊急症の治療目標は単純で，「標的臓器障害の進行を止める」ことである．治療が複雑なのは，動脈圧を十分かつ素早く下げることと同時に，臓器循環不全の原因となるような急激な血圧の低下を避けるというバランスを慎重に維持しなければならないためである．このバランスを達成するには，動脈カテーテルによる血圧モニターを指標としながら，作用発現が速くかつ半減期の短い非経口薬を使うのが最適である．ニトロプルシドナトリウムはこのような「スイッチのようにオン-オフを切り替えられる」という理想的な特性をもった薬物である．そのため高血圧性緊急症の多くで好んで使用される(**表 22.1** にニトロプルシドと高血圧性緊急症で使用されるその他の薬物の詳細を示す)．一方，かつて高血圧クリーゼによく使われたニフェジピンの舌下投与は降圧効果が一定でなく，予測不可能，で調節もできないため，冠動脈や腎臓，脳の循環不全を起こすことがある．したがって使用は避けるべきである．ほかにも妥当な代替薬があるので，**図 22.1** に示すように高血圧性緊急症の種類に合わせた治療を行うべきである．

（讚井　將満）

参考文献

Calhoun DA, Oparil S. Treatment of hypertensive crisis. N Engl J Med. 1990 ; 323 : 1177-1183.
　高血圧クリーゼの治療方法に関する総説。

Choubanian AV, Bakris GL, Black HR, et al. Seventh report of the Joint National Committee on Prevention, Detection, Evaluation and Treatment of High Blood Pressure. Hypertension. 2003 ; 42 : 1206-1252.
　JNC Ⅶ。専門家による高血圧の包括的な総説。高血圧性緊急症へのアプローチのみを扱った項がある。

Elliot WJ. Clinical features in the management of selected hypertensive emergencies. Prog Cardiovasc Dis. 2006 ; 48 : 316-325.
　高血圧性緊急症の定義や疫学，病態生理学，特異的治療法についての簡潔な総説。

Grossman E, Messerli FH, Grodzicki T, et al. Should a moratorium be placed on sublingual nifedipine capsules given for hypertensive emergencies and pseudoemergencies ? JAMA. 1996 Oct. 23-30 ; 276(16) : 1328-1331.
　高血圧性緊急症に対してニフェジピンを舌下投与することによって，予後が悪化する可能性があることを議論している。

Kaplan NM. Hypertensive crises. In : Kaplan NM, ed. Kaplan's Clinical Hypertension. 9th ed. Philadelphia : Lippincott Williams & Wilkins ; 2006 : 311-324.
　高血圧の権威による高血圧クリーゼの管理における自身のアプローチの紹介。この教科書の他の章では，妊娠高血圧，カテコールアミン過剰状態，腎不全などについてより詳細に述べられている。

Rehman SU, Basile JN, Vidt DG. Hypertensive emergencies and urgencies. In : Black HR, Elliot WJ, eds. Hypertension : A Companion to Braunwald's Heart Disease. Philadelphia : Saunders-Elsevier ; 2007 : 517-524.
　高血圧性切迫症や緊急症へのアプローチに関する最新の総説。高血圧のすべての側面を扱った，この分野の権威による包括的な教科書の1章。

IV

電解質異常

23 電解質異常

Kamalanathan K. Sambandam

ナトリウム濃度の異常

高ナトリウム血症，低ナトリウム血症の根本は，**水分バランスの異常**，あるいはさまざまな**体液区分間**での水分分布の異常といえる。ナトリウム(Na^+)量の変化により一過性にナトリウム濃度($[Na^+]$)が変化し，体水分浸透圧(mOsm/l)が変動して，視床下部の浸透圧受容体により感知される。抗利尿ホルモン antidiuretic hormone(ADH，またはバソプレシン)作用および視床下部の渇中枢を介した水分バランスの代償性変化により$[Na^+]$は正常に戻る。持続的に$[Na^+]$の異常が続くには，渇中枢かバソプレシン作用の異常があることが条件となるが，重症患者ではこのどちらにも異常をきたしやすい。事実，集中治療室(ICU)での低ナトリウム血症，高ナトリウム血症の発症率はそれぞれ15〜30％である。$[Na^+]$異常は直接個々の患者へ影響を及ぼすばかりでなく，死亡率の予測にもつながる。低ナトリウム血症または高ナトリウム血症のある患者の院内死亡率は30〜40％で，$[Na^+]$が正常の患者に比べはるかに高い。死亡率が高い理由は$[Na^+]$異常そのものに由来するのではなく，一般的に重篤な基礎疾患が原因となる。

低ナトリウム血症

低ナトリウム血症 hyponatremia には主に4つのメカニズムがある(ALG 23.1)。(a) 高浸透圧の細胞外液による希釈，(b) 真の循環血液量または有効循環血液量の低下に対する適切なバソプレシン分泌，(c) 不適切なバソプレシン分泌(SIADH)，(d) 低張液の負荷である。

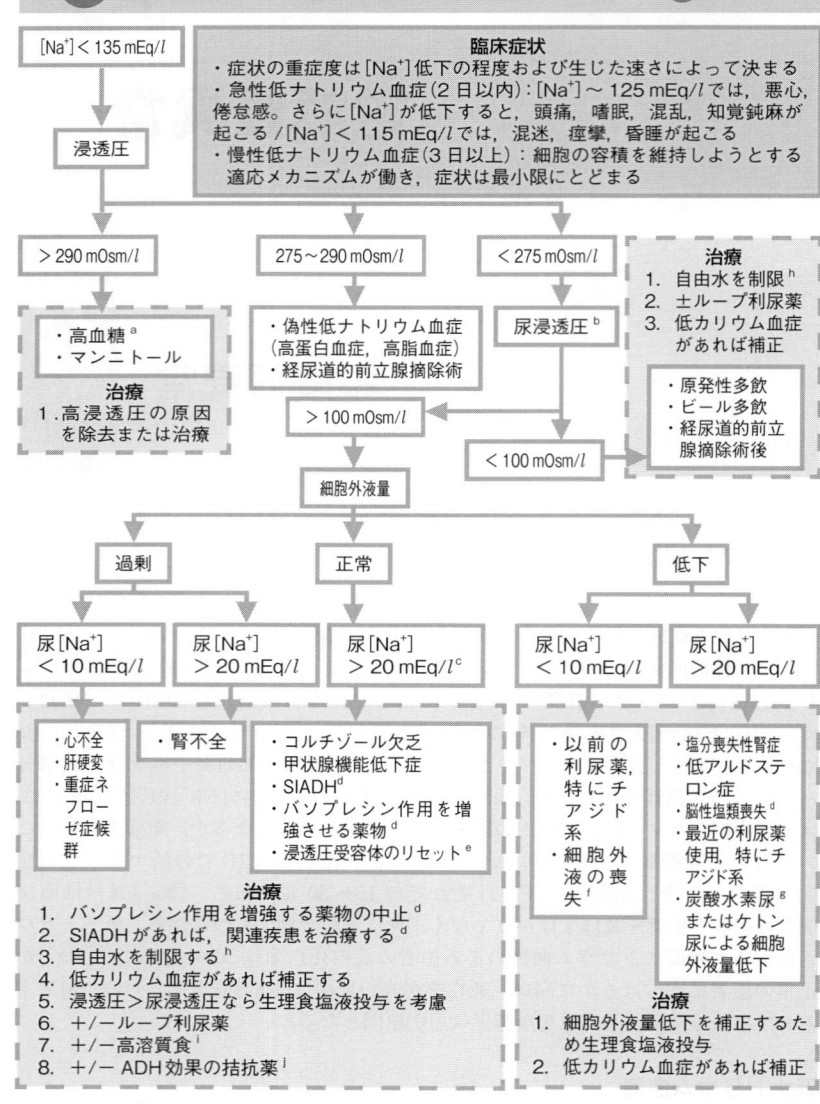

ALG 23.1 低ナトリウム血症の臨床症状と診断・治療へのアプローチ（ALG 23.2参照）

[Na⁺] < 135 mEq/l

↓

臨床症状
- 症状の重症度は[Na⁺]低下の程度および生じた速さによって決まる
- 急性低ナトリウム血症（2日以内）：[Na⁺] ～ 125 mEq/lでは，悪心，倦怠感。さらに[Na⁺]が低下すると，頭痛，嗜眠，混乱，知覚鈍麻が起こる／[Na⁺] < 115 mEq/lでは，混迷，痙攣，昏睡が起こる
- 慢性低ナトリウム血症（3日以上）：細胞の容積を維持しようとする適応メカニズムが働き，症状は最小限にとどまる

↓

浸透圧

- **> 290 mOsm/l**
  - ・高血糖 [a]
  - ・マンニトール

  治療
  1. 高浸透圧の原因を除去または治療

- **275～290 mOsm/l**
  - ・偽性低ナトリウム血症（高蛋白血症，高脂血症）
  - ・経尿道的前立腺摘除術

- **< 275 mOsm/l**
  - **尿浸透圧** [b]
    - **> 100 mOsm/l**
    - **< 100 mOsm/l**
      - ・原発性多飲
      - ・ビール多飲
      - ・経尿道的前立腺摘除術後

      治療
      1. 自由水を制限 [h]
      2. ±ループ利尿薬
      3. 低カリウム血症があれば補正

↓

細胞外液量

過剰	正常	低下
尿[Na⁺] < 10 mEq/l / 尿[Na⁺] > 20 mEq/l	尿[Na⁺] > 20 mEq/l [c]	尿[Na⁺] < 10 mEq/l / 尿[Na⁺] > 20 mEq/l

過剰
- 尿[Na⁺] < 10 mEq/l：
  - ・心不全
  - ・肝硬変
  - ・重症ネフローゼ症候群
- 尿[Na⁺] > 20 mEq/l：
  - ・腎不全

正常（尿[Na⁺] > 20 mEq/l [c]）
- ・コルチゾール欠乏
- ・甲状腺機能低下症
- ・SIADH [d]
- ・バソプレシン作用を増強させる薬物 [d]
- ・浸透圧受容体のリセット [e]

治療
1. バソプレシン作用を増強する薬物の中止 [d]
2. SIADHがあれば，関連疾患を治療する [d]
3. 自由水を制限する [h]
4. 低カリウム血症があれば補正する
5. 浸透圧>尿浸透圧なら生理食塩液投与を考慮
6. +/−ループ利尿薬
7. +/−高溶質食 [i]
8. +/− ADH効果の拮抗薬 [j]

低下
- 尿[Na⁺] < 10 mEq/l：
  - ・以前の利尿薬，特にチアジド系
  - ・細胞外液の喪失 [f]
- 尿[Na⁺] > 20 mEq/l：
  - ・塩分喪失性腎症
  - ・低アルドステロン症
  - ・脳性塩類喪失 [d]
  - ・最近の利尿薬使用，特にチアジド系
  - ・炭酸水素尿 [g] またはケトン尿による細胞外液量低下

治療
1. 細胞外液量低下を補正するため生理食塩液投与
2. 低カリウム血症があれば補正

---

[a] 血清[Na⁺]は血糖値が正常値上限から100 mg/dl上昇するごとに2.4 mEq/l下がる。 [b] 尿比重は尿浸透圧より正確性に欠けるが，ベッドサイドですぐに調べることができ，次の式で浸透圧へ変換できる。浸透圧＝(尿比重−1)×35,000。 [c] Na⁺摂取が少ないと尿[Na⁺]<20 mEq/lになることがある。 [d] 詳細は本文を参照。 [e] 尿浸透圧は水負荷後100 mOsm/l未満かもしれない。 [f] 消化管からの喪失(嘔吐，下痢，瘻孔)，皮膚からの喪失(熱傷，発汗)，サードスペースへの水分移行(腹膜炎，膵炎)と同時に低張液補充を行った場合。 [g] 嘔吐による濃縮性アルカローシスまたは近位尿細管アシドーシス。 [h] 自由水摂取は尿量以下に制限する。 [i] 高蛋白食または尿素投与(30～60 g/日)など。 [j] ほかの方法が奏功しなかったときに用いる。conivaptan, demeclocyclinine(300～600 mg/日)，またはリチウムがある。

重症患者で特に重要な病因
高血糖 hyperglycemia（高浸透圧性低ナトリウム血症）
ブドウ糖は細胞外液に限局するため浸透圧物質として働く。糖尿病性ケトアシドーシス（DKA）による顕著な高血糖および高浸透圧性高血糖では，細胞外高浸透圧（多くは290 mOsm/l超）により水が細胞内から細胞外へ移動し，希釈性低ナトリウム血症が起こる。血漿[Na^+]は血糖値が正常値上限から100 mg/dl上昇するごとに2.4 mEq/l下がる。DKAでは尿中に陰イオンケトンが排泄されると尿中電荷を中性に維持するため腎性Na^+喪失が生じ，低ナトリウム血症の一因となる。

浮腫をきたす状態（細胞外液量過剰性低ナトリウム血症）
心不全，肝硬変，重症ネフローゼ症候群により有効循環血液量が減少すると，非浸透圧性に渇中枢を刺激しバソプレシンの分泌を促す。自由水の排泄が障害されると，尿浸透圧は100 mOsm/l超になる（ALG 23.1）。全体液量の増加が全Na^+量の増加を上回ると，低ナトリウム血症が起こる。低ナトリウム血症の重症度は，基礎疾患の重症度と比例する。

不適切 ADH 分泌症候群（細胞外液量正常性低ナトリウム血症）
不適切ADH分泌症候群（SIADH）の病態生理にも，下垂体後葉または異所性による非浸透圧性バソプレシン分泌がかかわっている。細胞外液量が正常で血清尿酸値が低い（4 mg/dl未満）ことが，浮腫をきたす状態との鑑別のポイントである。浮腫状態のように有効循環血液量が少ないときは尿酸値が高くなる。多くの場合，神経精神疾患（髄膜炎，脳炎，急性精神疾患，脳血管障害，頭部外傷），肺疾患（肺炎，結核，陽圧換気，急性呼吸不全），悪性疾患（多くは肺小細胞癌），生理的・感情的ストレスおよび疼痛が原因となる。SIADHの診断確定の前に，バソプレシン作用を促進する以下の薬物を中止しなければならない。

- ■ ニコチン，カルバマゼピン，抗うつ薬，オピオイド，抗精神病薬，抗腫瘍薬：バソプレシン分泌を促進するため。
- ■ クロルプロマジン，メチルキサンチン，非ステロイド性抗炎症薬（NSAID）：バソプレシン作用を増強するため。
- ■ オキシトシン，硝酸デスモプレシン：バソプレシン類似薬であるため。

脳性塩類喪失 cerebral salt wasting（細胞外液量低下性低ナトリウム血症）
脳神経外科手術や中枢神経外傷，特にくも膜下出血は，過剰な腎性Na^+排泄をきたすこともある。メカニズムはよくわかっていないが，脳性ナトリウム利尿ペプチド（BNP）放出あるいは腎性交感神経活動の低下がかかわっていると考えられている。Na^+喪失により細胞外液量は減少し，非浸透圧性バソプレシン分泌が促進される。この細胞外液量低下は，脳性塩類喪失とSIADHを区別するうえで重要な特徴である。しかし，低ナトリウム血症は体液量補正を行った後も必ずしも正常化しない。これは障害を受けた脳からバソプレシンが同時に分泌されているためと考えら

ALG 23.2 ナトリウム異常の初期・急性期治療（ALG 23.1および23.3を参照）

低ナトリウム血症

- 神経学的異常なし〜軽度
- 重度の神経学的異常 [a]
  - $[Na^+] > 125\,mEq/l$ または高浸透圧性低ナトリウム血圧 [b] → 神経学的異常を説明できるほかの原因があるか検索
  - $[Na^+] \leq 125\,mEq/l$
    1. 3％食塩液を静注
    2. $[Na^+]$を2〜4時間ごとにチェックし，初めの3〜4時間に1.5〜2 mEq/l/時で上昇，または症状軽快を目標とする

1 lの輸液投与後の$[Na^+]$は Adrogue-Madias 式から推定できる
$$\Delta[Na^+] = \{[Na^+i]+[K^+i]-[Na^+s]\} \div \{(Wt \times 0.6)+1\}$$
$[Na^+i]$と$[K^+i]$は輸液中のナトリウム，カリウムの濃度。
$[Na^+s]$は輸液前の血清ナトリウム濃度を，Wtは現体重をkgで示す。女性の場合分母を$\{(Wt \times 0.5)+1\}$と修正する
この式では閉鎖回路を想定しており，持続する電解質および水の喪失は別に考えなければならない。「高ナトリウム血症」の治療の項で用いた式を参照

低ナトリウム血症の持続期間
- ＜2日：$[Na^+]$の変化が急速に起こることがあるが，急速な補正は推奨されない → ALG 23.1 参照
- ≧2日：$[Na^+]$の変化は初めの24時間で10 mEq/l，はじめの48時間で18 mEq/lを超えないようにする → ALG 23.3 参照

- ＜2日：$[Na^+]$の変化が急速に起こることがあるが，急速な補正は推奨されない
- ≧2日：$[Na^+]$は0.4 mEq/l/時を超えないようにする（10 mEq/l/日まで）

1. 5％ブドウ糖液を静注
2. 2〜4時間ごとに検査をフォロー

高ナトリウム血症の持続期間
- ＜2日
- ≧2日

- 神経学的異常なし〜軽度
- 重度の神経学的異常 [a]
  - $[Na^+] < 155\,mEq/l$ → 神経学的異常を説明できるほかの原因があるか検索
  - $[Na^+] \geq 155\,mEq/l$

高ナトリウム血症

れる．症例によってはフルドロコルチゾンを投与すると[Na$^+$]低下を改善できることもある．

治 療

低ナトリウム血症の治療を ⒶⓁⓈ 23.1 と ⒶⓁⓈ 23.2 に示す．高浸透圧性および等浸透圧性の低ナトリウム血症は，水分が細胞内へ移動することによる神経細胞腫脹をきたさないので，臨床的にはあまり重要でない．同様に，軽度の無症候性低ナトリウム血症は，浸透圧受容体のリセット reset osmostat でよくみられるが，特別な治療は必要ない．より重度の低浸透圧性低ナトリウム血症が起きたら，治療は3段階に分けて考える．(a)[Na$^+$]補正の必要速度を設定し，(b)設定した速度で低浸透圧を補正し，(c)原因疾患を治療する．急性低ナトリウム血症(2日未満の発症)は急速に補正してもいいが，長期(2日以上)にわたって起きた低ナトリウム血症で細胞容積を守るための調節機構が働いているため，橋中心髄鞘融解症 central pontine myelinolysis(CPM)が起こらないようゆっくり補正する必要がある．CPM の最も顕著な症状としては，弛緩性麻痺，構音障害，嚥下困難がある．症状が軽度の場合は CT や MRI で確認できる．24時間以内に[Na$^+$]を 12 mEq/l 以上補正すると CPM が起こりやすい．24時間以内に補正した絶対値のほうが，補正速度よりも重要と考えられる．よって，はじめの補正速度が速くても数時間後に補正速度を落としてそのまま補正中止するほうがリスクは少なく，ゆっくりと同じ速度で補正して1日当たり 12 mEq/l 以上の[Na$^+$]上昇があればリスクは高くなる．CPM が起こりやすくなるリスク因子としては，低酸素血症，もともとある低カリウム血症，低栄養，アルコール中毒がある．原発性多飲に対して単純に水制限する場合や，細胞外液量が低下している患者に生理食塩液で補充をすると，低ナトリウム血症を急激に補正しすぎてしまうことがあるので注意する．これは自由水を投与したり，バソプレシンアナログであるデスモプレシンを使って自由水排泄を減らすことで防げる．

1 l の輸液を投与した時の[Na$^+$]の変化は，Adrogue-Madias 式にて推定できる(ⒶⓁⓈ 23.2 参照，高ナトリウム血症治療の項目に使用例を示す)．重度の神経機能障害があれば一般的に 3% 食塩液で治療を行う．しかし，尿よりも高張な食塩液であれば，水分摂取を制限している限り[Na$^+$]は上昇する．尿浸透圧よりも低張の晶質液を投与した場合には，たとえ輸液中の[Na$^+$]が血清[Na$^+$]より高くても，実際には低ナトリウム血症が悪化する．例えば，SIADH によって[Na$^+$]が 108 mEq/l で尿浸透圧が持続的に 500 mOsm/l 超の患者に，低ナトリウム血症を補正するため生理食塩液を投与したとする．その場合，生理食塩液 1 l 中には浸透圧が 308 mOsm あり，これは 0.6 l の尿量(308 mOsm ÷ 500 mOsm/l)で排泄され 0.4 l の自由水が残ることになる．このように[Na$^+$]はさらに下がることになる．

ループ利尿薬を同時に静注すると自由水排泄が促され，この逆説的にみえる作用

ⒶⓁⓈ **23.2** 脚注
[a] 著明な混乱，昏迷，痙攣がある．[b] 顕著な高血糖があるか，マンニトール点滴を行っている場合の血漿浸透圧 >290mOsm/l．[c] [Na$^+$]は高張食塩液で 513mEq/l で，生理食塩液で 143mEq/l，5%ブドウ糖液で 0mEq/l である．

ALG 23.3 高ナトリウム血症の臨床症状と診断・治療へのアプローチ

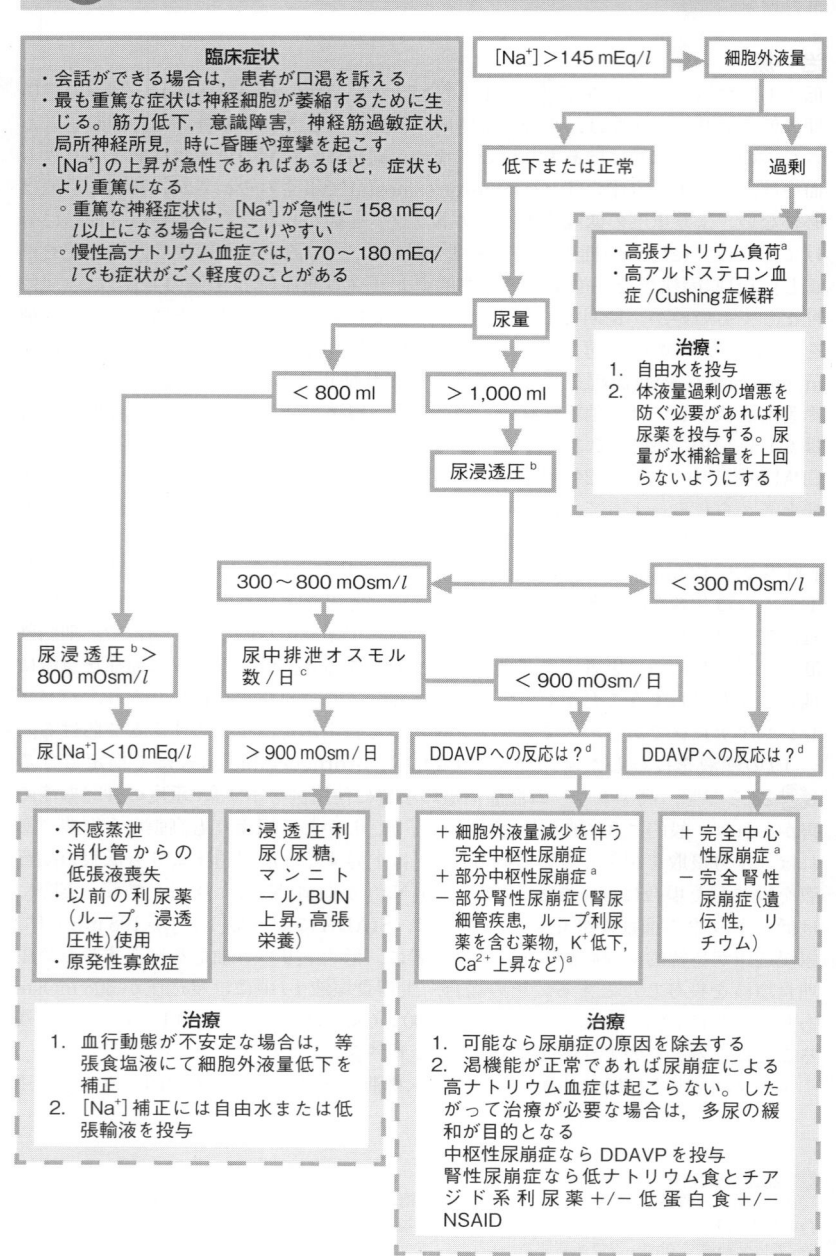

臨床症状
- 会話ができる場合は，患者が口渇を訴える
- 最も重篤な症状は神経細胞が萎縮するために生じる。筋力低下，意識障害，神経筋過敏症状，局所神経所見，時に昏睡や痙攣を起こす
- [Na^+]の上昇が急性であればあるほど，症状もより重篤になる
  - 重篤な神経症状は，[Na^+]が急性に158 mEq/l以上になる場合に起こりやすい
  - 慢性高ナトリウム血症では，170〜180 mEq/lでも症状がごく軽度のことがある

[Na^+] > 145 mEq/l → 細胞外液量

細胞外液量: 低下または正常 / 過剰

過剰の場合:
- 高張ナトリウム負荷[a]
- 高アルドステロン血症 / Cushing症候群

治療:
1. 自由水を投与
2. 体液量過剰の増悪を防ぐ必要があれば利尿薬を投与する。尿量が水補給量を上回らないようにする

低下または正常の場合: 尿量
- < 800 ml
- > 1,000 ml → 尿浸透圧[b]
  - 300〜800 mOsm/l
  - < 300 mOsm/l

尿浸透圧[b] > 800 mOsm/l の場合: 尿[Na^+] < 10 mEq/l
- 不感蒸泄
- 消化管からの低張液喪失
- 以前の利尿薬（ループ，浸透圧性）使用
- 原発性寡飲症

300〜800 mOsm/l の場合: 尿中排泄オスモル数/日[c]
- > 900 mOsm/日
  - 浸透圧利尿（尿糖，マンニトール，BUN上昇，高張栄養）
- < 900 mOsm/日 → DDAVPへの反応は？[d]
  - ＋ 細胞外液量減少を伴う完全中枢性尿崩症
  - ＋ 部分中枢性尿崩症[a]
  - − 部分腎性尿崩症（腎尿細管疾患，ループ利尿薬を含む薬物，K^+低下，Ca^{2+}上昇など）[a]

< 300 mOsm/l の場合: DDAVPへの反応は？[d]
- ＋ 完全中枢性尿崩症[a]
- − 完全腎性尿崩症（遺伝性，リチウム）

治療（低張液喪失等）
1. 血行動態が不安定な場合は，等張食塩液にて細胞外液量低下を補正
2. [Na^+]補正には自由水または低張輸液を投与

治療（尿崩症）
1. 可能なら尿崩症の原因を除去する
2. 渇機能が正常であれば尿崩症による高ナトリウム血症は起こらない。したがって治療が必要な場合は，多尿の緩和が目的となる
中枢性尿崩症ならDDAVPを投与
腎性尿崩症なら低ナトリウム食とチアジド系利尿薬＋/− 低蛋白食＋/− NSAID

を是正できる。

高ナトリウム血症

高ナトリウム血症 hypernatremia には主に3つのメカニズムがある（🅰 23.3）。(a) Na^+ 過剰摂取，より頻度の高いのは，(b)腎外性低張液喪失，または(c)腎性低張液喪失である。

重症患者で特に重要な病因
不感蒸泄
健常な成人では，室温で1日当たり400〜500 ml程度の低張液が皮膚や呼吸器から失われる。しかし，この不感蒸泄は呼吸数，体温，室温，湿度によって大きく左右される。人工呼吸を行い，低体温または高体温状態であるICU患者においては，どの程度不感蒸泄があるのかを予測することは困難である。一般的には，体温が37℃以上では，1度上昇するごとに自由水喪失は1日当たり100〜150 ml増加する。さらに，皮膚からの水分喪失は発汗や重症熱傷によって1時間当たり100 mlから2,000 mlまで大きく変化する。自由水喪失に加えてこの不感蒸泄を適切に補正しない場合に高ナトリウム血症が起こる。

Na^+ 過剰摂取
重症患者では高張食塩液の投与を必要とすることが多い。心肺蘇生中に0.9％生理食塩液を大量に輸液したり，血漿よりも高張である炭酸水素ナトリウム（$NaHCO_3$）を数アンプル投与するといった例がよくある。腎臓は細胞外液量増加に反応して腎性 Na^+ 排泄を大幅に増やす能力があるので，Na^+ 過剰摂取のみからというよりは低張液喪失が同時に起こって高ナトリウム血症が生じる。

尿崩症
高ナトリウム血症に対して腎臓が適切に反応すれば，少量（1日800 ml未満）の濃縮尿（800 mOsm/l超）が排泄される。中枢性尿崩症 central diabetes insipidus（CDI）や腎性尿崩症 nephrogenic diabetes insipidus（NDI）ではこのような反応が低下しているが，前者ではバソプレシン分泌障害が，後者ではバソプレシン抵抗性がその原因である。中枢性尿崩症で最も多い原因は，外傷，脳神経外科手術，肉芽腫，腫瘍，血管障害，感染症によって生じた神経下垂体障害である。症例によっては中枢

🅰 **23.3** 脚注
DDAVP：デスモプレシン，BUN：血液尿素窒素，NSAID：非ステロイド性抗炎症薬，＋：デスモプレシンに反応して尿浸透圧が上昇する，－：デスモプレシンに反応せず尿浸透圧がほとんど上昇しない

[a] 詳細は本文を参照。[b] 尿比重は尿浸透圧より正確性に欠けるが，ベッドサイドですぐに調べることができ，次の式で浸透圧へ変換できる。浸透圧＝（比重－1）× 35,000。[c] 1日当たりの尿中排泄オスモル数は尿浸透圧×24時間当たりの平均尿量と計算でき，蓄尿から計算するかまたは1回尿から推定できる。[d] 水分制限をした後，10 μg のデスモプレシンを経鼻投与して判定する。完全中枢性尿崩症では少なくとも50％以上尿浸透圧が上昇するが，腎性尿崩症では変化しない。

性尿崩症は原因不明で，時に遺伝性のこともある。後天性腎性尿崩症は，以下の4つに分類できる。① 内因性腎疾患(例：鎌状赤血球性腎症，多発性囊胞腎，閉塞性腎症，Sjögren症候群)，② 薬物性(例：リチウム，demeclocycline，アムホテリシン，glyburide)，③ 電解質異常(高カルシウム血症と低カリウム血症)，および ④ 腎髄質の高張度を低下させるような病態(例：浸透圧利尿，水中毒，ループ利尿薬使用)。

浸透圧利尿

遠位ネフロンの管腔に到達する溶質の量が増加すると，腎性自由水排泄を増加させることが必要になる。浸透圧利尿の原因で多いのはコントロール不良の糖尿病による尿糖である。ほかの原因としては，マンニトール静注，糸球体濾過量低下の程度に比して重度の高窒素血症(例えば，異化状態にあるICU患者に中程度の腎機能障害があり高蛋白食とストレス量のステロイドを投与されている場合)，高浸透圧食の大量経腸投与が挙げられる。このような原因による高ナトリウム血症は尿崩症と混同されることがあるが，1日当たりの尿中排泄オスモル数を計算して鑑別することができる(ALG 23.3)。

治　療

高ナトリウム血症の治療をALG 23.2 と ALG 23.3 に示す。高ナトリウム血症の治療は3段階で考える。(a)補正速度を設定し，(b)水分欠乏量と細胞外液量低下を設定した速度で補正し，(c)基礎疾患を治療する。低ナトリウム血症と同様に，高ナトリウム血症の補正速度は高ナトリウム血症がどのくらいの速さで起こったか，また神経学的異常があるかどうかによって決まる。急性高ナトリウム血症(2日未満)は急速に補正してもよいが，長期にわたって生じた高ナトリウム血症を急速に補正すると，すでに高浸透圧状態に適応していた神経細胞へ急激に水分が移動することにより，痙攣や不可逆性神経障害が生じうる。したがって，2日以上の高ナトリウム血症では[Na^+]を下げるのに時間当たり 0.4〜0.5 mEq/l(1日当たり 10 mEq/l)までとし，誤差を許しても，1日当たり 12 mEq/l という安全な補正速度を維持できるようにする(低ナトリウム血症の治療の際も同様)。

　一般的には，重症な神経学的異常があれば，まずは5％ブドウ糖液の静注で浸透圧を下げる。神経学的所見の改善が認められたら，残りの自由水欠乏量は腸管から自由水を投与するか，5％ブドウ糖液を持続静注するか，カリウム(K^+)含有または非含有の 1/4 食塩液[注1)]を点滴することで補うことができる。水分と電解質両方の喪失が消化管からまたは利尿薬によって生じている場合は，1/4 食塩液が最も適している場合がある。低ナトリウム血症と同様に，輸液投与による[Na^+]の変化はAdrogue-Madias式で推定できる(ALG 23.2)。この式は閉鎖回路を想定しており，持続的な喪失には別の計算が必要となる。

　例えば，70 kg の女性に1日 2l の下痢があり，倦怠感と[Na^+]160 mEq/l，カリウム濃度([K^+])3.0 mEq/l を認めたとする。尿量は1日当たり 0.7l だった。補正液に

注1：Na^+ 38.5mEq/l, Cl^- 38.5 mEq/l の輸液製剤。わが国に同じ製剤はない。

は 20 mEq/l の塩化カリウムを加えた 1/4 食塩液を用いた。この輸液を 1 l 投与すると [Na$^+$] は推定で 2.8 mEq/l 下がることになる〔[38.5(1/4 食塩液の [Na$^+$])＋20−160]÷[(70×0.5)＋1]〕。閉鎖回路では，1 日当たり 10 mEq/l 下げるのに，この輸液が 1 日当たり 3,600 ml 必要と計算できる（[10 mEq/l]÷[点滴 1,000 ml 当たり 2.8 mEq/l]）。尿量 0.7 l/日と下痢 2 l/日が続く場合，このぶんの輸液も考慮した 6.3 l（3.6 l＋0.7 l＋2 l）を次の 24 時間に 260 ml/時で投与する。これは概算なので，[Na$^+$] を細かくチェックし，治療内容はそれに応じて調節する。電解質を含まない自由水の持続的喪失を考えながら高ナトリウム血症を治療することは困難であるので，高張液投与を増やすよりむしろ減らすことになる。

カリウム濃度の異常

正常成人の全身のカリウム（K$^+$）量はおよそ 3,000〜4,000 mEq といわれており，そのうち 98％が細胞内にある。正常血清カリウム濃度（[K$^+$]）は 3.5〜5.0 mEq/l であり，細胞内濃度は約 150 mEq/l である。われわれが血清 [K$^+$] を測定している細胞外液区分は全身の K$^+$ の 2％しか含んでいない。したがって，血清 [K$^+$] の変動は K$^+$ 全体の欠乏や過剰の程度について誤解を招く恐れがある。腎臓が K$^+$ 排泄において重要な臓器であるが，K$^+$ バランスはアルドステロンと [K$^+$] 自体の 2 つの生理的刺激によって調節されている。アルドステロンはアンギオテンシン II 高値，または高カリウム血症に反応して分泌され，腎性 K$^+$ 排泄を増加させる。血清 [K$^+$] もアルドステロンと関係なく尿中 K$^+$ 排泄に直接影響する。

低カリウム血症

低カリウム血症 hypokalemia には 3 つのメカニズムがある（23.4）。(a) 細胞内への K$^+$ の移動，(b) 不適切な腎性 K$^+$ 排泄，(c) 腎外性 K$^+$ 喪失である。

重症患者で特に重要な病因
細胞内への K$^+$ の移動
K$^+$ が細胞内へ移動すると，体全体の K$^+$ 量が変化しなくても血清 [K$^+$] は一過性に低下する。変化の程度は比較的小さく，1 mEq/l 未満であることが多いが，ほかの原因による低カリウム血症をさらに悪化させることがある。細胞内への K$^+$ 移動の原因としては，アルカリ血症，インスリン，カテコールアミン（ストレスに由来した内因性の産生と外因性の投与）がある。同化亢進でも K$^+$ の細胞内移動が起こる。最もよくみられる例はリフィーディング症候群であり，長期の飢餓状態の後で，栄養補給を開始したときに起こる。

消化管からの K$^+$ 喪失
一般的には，消化管液には K$^+$ が多く含まれており，過剰に消化管液を喪失すると低カリウム血症を起こす。下部消化管から喪失している場合には，炭酸水素の喪失により同時に代謝性アシドーシスになる。上部消化管からの喪失では通常，代謝性

23.4 低カリウム血症の臨床症状と診断・治療へのアプローチ

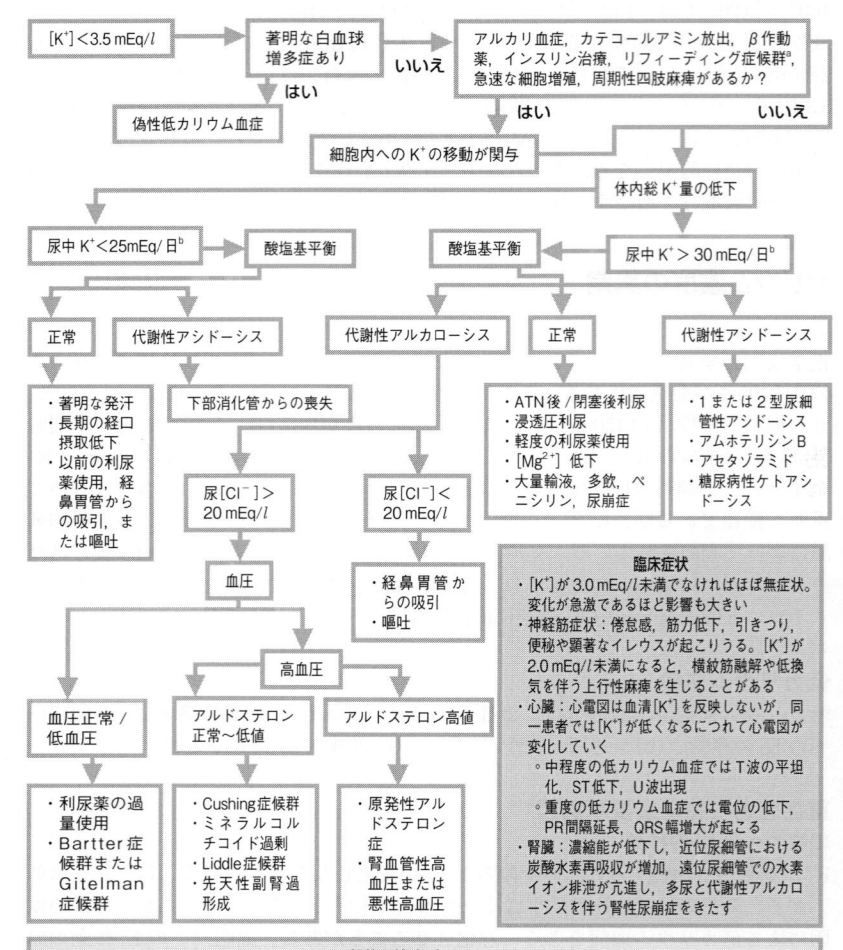

```
[K⁺]<3.5 mEq/l
├─ 著明な白血球増多症あり
│   └─ はい → 偽性低カリウム血症
└─ いいえ → アルカリ血症，カテコールアミン放出，β作動薬，インスリン治療，リフィーディング症候群ᶜ，急速な細胞増殖，周期性四肢麻痺があるか？
    ├─ はい → 細胞内へのK⁺の移動が関与
    └─ いいえ → 体内総K⁺量の低下
```

体内総K⁺量の低下

- 尿中K⁺<25 mEq/日ᵇ → 酸塩基平衡
  - **正常**
    - ・著明な発汗
    - ・長期の経口摂取低下
    - ・以前の利尿薬使用，経鼻胃管からの吸引，または嘔吐
  - **代謝性アシドーシス**
    - 下部消化管からの喪失
  - **代謝性アルカローシス**
    - 尿[Cl⁻]>20 mEq/l → 血圧
      - 血圧正常/低血圧
        - ・利尿薬の過量使用
        - ・Bartter症候群またはGitelman症候群
      - 高血圧
        - アルドステロン正常〜低値
          - ・Cushing症候群
          - ・ミネラルコルチコイド過剰
          - ・Liddle症候群
          - ・先天性副腎過形成
        - アルドステロン高値
          - ・原発性アルドステロン症
          - ・腎血管性高血圧または悪性高血圧
    - 尿[Cl⁻]<20 mEq/l
      - ・経鼻胃管からの吸引
      - ・嘔吐

- 尿中K⁺>30 mEq/日ᵇ → 酸塩基平衡
  - **正常**
    - ・ATN後/閉塞後利尿
    - ・浸透圧利尿
    - ・軽度の利尿薬使用
    - ・[Mg²⁺]低下
    - ・大量輸液，多飲，ペニシリン，尿崩症
  - **代謝性アシドーシス**
    - ・1または2型尿細管性アシドーシス
    - ・アムホテリシンB
    - ・アセタゾラミド
    - ・糖尿病性ケトアシドーシス

臨床症状
- [K⁺]が3.0 mEq/l未満でなければほぼ無症状．変化が急激であるほど影響も大きい
- 神経筋症状：倦怠感，筋力低下，引きつり，便秘や顕著なイレウスがこりうる．[K⁺]が2.0 mEq/l未満になると，横紋筋融解や低換気を伴う上行性麻痺を生じることがある
- 心臓：心電図は血清[K⁺]を反映しないが，同一患者では[K⁺]が低くなるにつれて心電図が変化していく
  ◦ 中程度の低カリウム血症ではT波の平坦化，ST低下，U波出現
  ◦ 重度の低カリウム血症では電位の低下，PR間隔延長，QRS幅増大が起こる
- 腎臓：濃縮能が低下し，近位尿細管における炭酸水素再吸収が増加，遠位尿細管での水素イオン排泄が亢進し，多尿と代謝性アルカローシスを伴う腎性尿崩症をきたす

一般的な治療ガイドライン
1. 細胞外液量低下があれば補正し，基礎疾患の治療を行う
2. 低マグネシウム血症の評価および治療を行うᶜ
3. K⁺欠乏量を推定する．血清[K⁺]が1 mEq/l低下すると，体全体では200〜400 mEqのカリウム欠乏である
4a. 心電図異常や症状があれば静注にて補充
   - 末梢ラインから投与する場合は[K⁺]を40 mEq/l以下に，中心静脈ラインでは100 mEq/l以下とする
   - 麻痺や悪性の心室性不整脈がなければカリウム投与速度を20 mEq/時以下にする
4b. 心電図変化や症状がなければ，経口にて補充
5. 治療中は[K⁺]を頻回にモニターする

ᵃ 詳細は本文参照．ᵇ1日当たりのK⁺排泄量はスポット尿中の[K⁺]に1日の尿量を掛け合わせれば推定できる．スポット尿の[K⁺]のみを用いるもう1つの方法がある（尿中[K⁺]が20 mEq/l未満なら腎外性喪失があるためK⁺を適切に再吸収していると示唆される）が，多尿や乏尿時には正確性が劣る．ᶜ低マグネシウム血症の治療については表23.7を参照．

アルカローシスが生じる。

腎性 K^+ 喪失
尿中への K^+ 喪失は遠位尿細管の流量を増加させる因子，または遠位尿細管の[K^+]を上昇させる因子が原因となる。遠位尿細管流量の増加は利尿薬の使用，浸透圧利尿，尿崩症，急性尿細管壊死 acute tublar necrosis (ATN)の多尿期に起こる。遠位尿細管の[K^+]上昇には，チアジドやループ利尿薬の使用，さまざまな原因による高アルドステロン血症(多くは細胞外液量低下による)，尿中への陰イオン排泄(K^+を含む陽イオンを同時に排泄する必要がある)，低マグネシウム血症，アムホテリシンBが原因となる。したがって，糖尿病性ケトアシドーシスでよくみられる低カリウム血症は，いくつかのメカニズムを介して起こる。それらは尿糖に由来する浸透圧利尿，細胞外液量減少による高アルドステロン血症，陰イオンケトンの尿中排泄，インスリン治療による細胞内への K^+ の移動である。同様に，嘔吐や経鼻胃管からの吸引による低カリウム血症では，細胞外液量低下とアルカローシスによる炭酸水素尿(HCO_3^- は陰イオンであるため)によって腎性 K^+ 喪失が起こり，さらに胃液からの K^+ 喪失とアルカリ血症による細胞内への K^+ の移動が起こる。

治　療
低カリウム血症の治療を🅰23.4 に示す。症状や心電図変化があれば低カリウム血症を急速に補正する必要がある。このような症例や患者が経口で K^+ を摂取できない場合は，静注での K^+ 補充が望ましい。その他の場合，経口にて低カリウム血症を補正するほうが安全であり，K^+ の静注速度に制限があることを考慮すると，経口投与のほうがより大量の K^+ を投与することができる。投与経路を問わず，一般的には塩化カリウムを選択する。これは低カリウム血症を迅速に補正すると同時に代謝性アルカローシスを補正する点でほかの製剤よりも優れているからである。慢性下痢や尿細管性アシドーシスによるアシドーシスのある低カリウム血症を補正するには炭酸水素カリウム[注2)]かクエン酸カリウム[注2)]が有効である。すべての低カリウム血症では低マグネシウム血症を評価し，K^+ 補充をする前あるいは同時にマグネシウムの補正を行う〔低マグネシウム血症：治療(p.192)を参照〕。マグネシウム補正をしなければ，Henleのループおよび集合管における K^+ の再吸収は低下するので，K^+ を投与してもすぐに喪失してしまう。K^+ 欠乏量を予測する方法はあるが，細胞内外の K^+ 移動のメカニズムは予測するのが困難で，K^+ 欠乏量は血清[K^+]とほとんど関連しない。したがって，治療中は血清[K^+]を頻回にモニターする必要がある。

高カリウム血症
高カリウム血症 hyperkalemia には3つのメカニズムがある(🅰23.5)。(a)糸球体濾過の低下，(b)低アルドステロン血症，(c)細胞外への K^+ の移動である。正常な腎臓は大量の K^+ を排泄できるので，高カリウム血症が持続する時はほぼ常に糸球体濾過能の低下がかかわっている。

注2：いずれもわが国では使用されていない。

ALG 23.5 高カリウム血症の臨床症状と診断・治療へのアプローチ

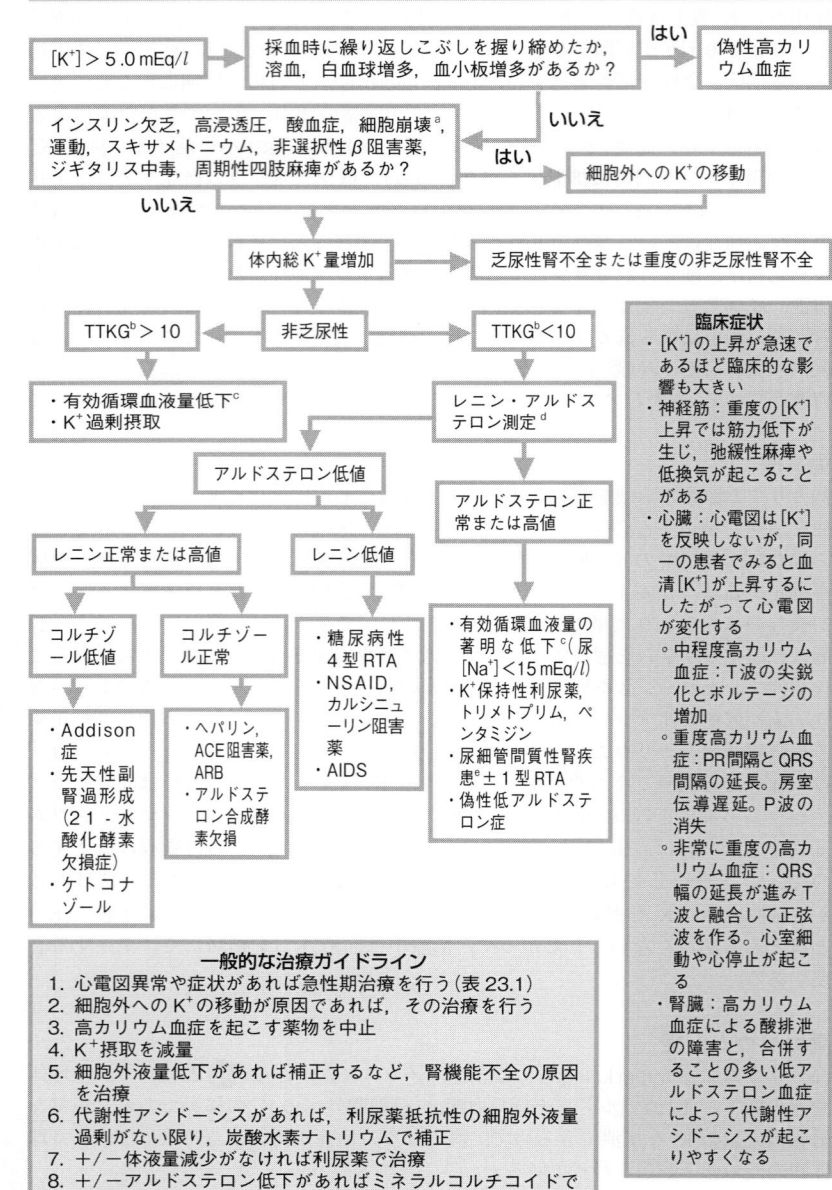

```
[K⁺] > 5.0 mEq/l → 採血時に繰り返しこぶしを握り締めたか，溶血，白血球増多，血小板増多があるか？
                   → はい → 偽性高カリウム血症
                   → いいえ ↓

インスリン欠乏，高浸透圧，酸血症，細胞崩壊ᵃ，運動，スキサメトニウム，非選択性β阻害薬，ジギタリス中毒，周期性四肢麻痺があるか？
   → はい → 細胞外へのK⁺の移動
   → いいえ ↓

体内総K⁺量増加 ─── 乏尿性腎不全または重度の非乏尿性腎不全

非乏尿性
 ├─ TTKGᵇ > 10
 │   ・有効循環血液量低下ᶜ
 │   ・K⁺過剰摂取
 │
 └─ TTKGᵇ < 10 → レニン・アルドステロン測定ᵈ
      │
      ├─ アルドステロン低値
      │   ├─ レニン正常または高値
      │   │    ├─ コルチゾール低値
      │   │    │    ・Addison症
      │   │    │    ・先天性副腎過形成（21-水酸化酵素欠損症）
      │   │    │    ・ケトコナゾール
      │   │    └─ コルチゾール正常
      │   │         ・ヘパリン，ACE阻害薬，ARB
      │   │         ・アルドステロン合成酵素欠損
      │   └─ レニン低値
      │        ・糖尿病性4型RTA
      │        ・NSAID，カルシニューリン阻害薬
      │        ・AIDS
      │
      └─ アルドステロン正常または高値
           ・有効循環血液量の著明な低下ᶜ（尿[Na⁺]<15 mEq/l）
           ・K⁺保持性利尿薬，トリメトプリム，ペンタミジン
           ・尿細管間質性腎疾患ᵉ±1型RTA
           ・偽性低アルドステロン症
```

臨床症状
- [K⁺]の上昇が急速であるほど臨床的な影響も大きい
- 神経筋：重度の[K⁺]上昇では筋力低下が生じ，弛緩性麻痺や低換気が起こることがある
- 心臓：心電図は[K⁺]を反映しないが，同一の患者でみると血清[K⁺]が上昇するにしたがって心電図が変化する
  - 中程度高カリウム血症：T波の尖鋭化とボルテージの増加
  - 重度高カリウム血症：PR間隔とQRS間隔の延長。房室伝導遅延。P波の消失
  - 非常に重度の高カリウム血症：QRS幅の延長が進みT波と融合して正弦波を作る。心室細動や心停止が起こる
- 腎臓：高カリウム血症による酸排泄の障害と，合併することの多い低アルドステロン血症によって代謝性アシドーシスが起こりやすくなる

一般的な治療ガイドライン
1. 心電図異常や症状があれば急性期治療を行う（表23.1）
2. 細胞外へのK⁺の移動が原因であれば，その治療を行う
3. 高カリウム血症を起こす薬物を中止
4. K⁺摂取を減量
5. 細胞外液量低下があれば補正するなど，腎機能不全の原因を治療
6. 代謝性アシドーシスがあれば，利尿薬抵抗性の細胞外液量過剰がない限り，炭酸水素ナトリウムで補正
7. +/－体液量減少がなければ利尿薬で治療
8. +/－アルドステロン低下があればミネラルコルチコイドで治療
9. +/－腎代替療法を行う

重症患者で特に重要な原因
細胞外へのK$^+$の移動
K$^+$が細胞内から細胞外へ移動することにより,体全体のK$^+$量に変化はなくても血清[K$^+$]が一過性に上昇する。これによりほかの原因による高カリウム血症をさらに悪化させることが多い。細胞外へK$^+$が移動する原因としては,インスリン欠乏,細胞外液高浸透圧,酸血症,激しい運動,細胞融解(腫瘍崩壊症候群,横紋筋融解,血管内または血管外溶血)がある。糖尿病性ケトアシドーシスでは,はじめの3つのメカニズムによりK$^+$移動が生じ,体全体ではK$^+$が欠乏しているにもかかわらず高カリウム血症を起こすことがある。細胞外へのK$^+$移動を促す薬物としては非選択性β阻害薬,ジギタリス過剰,スキサメトニウムがある。スキサメトニウムによって起こる高カリウム血症は軽度(0.5 mEq/l)で,短時間(10〜15分で改善する)だが,広範な外傷や,熱傷,神経筋疾患のある患者では顕著な高カリウム血症をきたすことがある。

腎機能障害
腎不全が進行するにつれて,腎臓では機能しているネフロン当たりのK$^+$排泄量が増える。K$^+$摂取量を低く保てば,糸球体濾過量 glomerular filtration rate(GFR)が乏尿のレベルにまで低下しない限り,この腎臓の適応により正常[K$^+$]を維持できる。したがって,乏尿のない患者に高カリウム血症が生じた場合は通常,高カリウムになるほかの原因があるか,腎障害が重度で短時間に急速に進行している。有効循環血液量の減少により遠位尿細管の流量が減少するというメカニズムが,重症患者での高カリウム血症の原因として多い。このような場合,塩分および水分が遠位尿細管腔にわずかしか存在しないため,Na$^+$再吸収と交換で行うK$^+$排泄が十分にできない。

薬物
ICU患者での高カリウム血症には通常複数の原因があるが,カリウム利尿拮抗作用のある薬物もそのうちの1つである。ヘパリン,ケトコナゾール,ACE阻害薬,

---

23.5 脚注
TTKG:集合管内外カリウム濃度勾配,NSAID:非ステロイド性抗炎症薬,RTA:尿細管性アシドーシス,AIDS:後天性免疫不全症候群,ACE:アンギオテンシン変換酵素,ARB:アンギオテンシンII受容体拮抗薬
[a] 詳細は本文参照。
[b] TTKG=([K^+_u]÷[K^+_p])÷(Osm$_u$÷Osm$_p$)。[K^+_u]=尿カリウム濃度,[K^+_p]=血清カリウム濃度,Osm$_u$=尿浸透圧,Osm$_p$=血漿浸透圧。この式はバソプレシンが分泌されて活性があることを前提としている。このことは尿浸透圧>血漿浸透圧から確認できる。
[c] 原因には循環血液量減少,心不全,肝硬変,ネフローゼ症候群がある。
[d] レニンおよびアルドステロン値の測定は理想的には低塩分食にし,前夜にループ利尿薬を投与して軽度の体液濃縮を起こした状態にして,早朝に採血する。
[e] 原因には鎌状赤血球症,慢性閉塞,腎移植後拒絶反応,全身性エリテマトーデスがある。
[f] フルドロコルチゾン量の補充量は0.05〜0.2mgまで幅がある。

表 23.1 高カリウム血症の急性期治療

治療	投与量	効果発現時間/持続時間	[K⁺]低下の程度	コメント
カルシウム	1gのグルコン酸カルシウムか塩化カルシウムを2~3分で静注。5分後に心電図の改善を認めなければ再投与	即効、30~60分持続	なし	点滴漏れによる皮膚壊死のリスク減少のため、塩化カルシウムは中心静脈ラインから注入する。高カルシウム血症の徴候に注意
インスリン	レギュラーインスリン10単位を静注。高血糖がなければ、50gのブドウ糖液と合わせ静注	15分で発現、6~8時間持続	~1 mEq/l	低血糖、高血糖(ブドウ糖を静注する場合)に注意。ブドウ糖も注入する場合、[K⁺]を下げる効果は低下する
サルブタモール	ネブライザーで10~20 mgを15分かけて吸入。または0.5 mgを5%ブドウ糖液100 mlに混ぜ15分かけて静注	10~30分で発現、3~6時間持続	1~1.5 mEq/l	頻脈や血圧に対してさまざまな影響がでることがある。高血糖が悪化することで、K⁺を下げる効果が低下することがある
炭酸水素ナトリウム	炭酸水素イオン値が正常化するまで2~4 mEq/分で持続静注(8.4%炭酸水素ナトリウム3アンプルを蒸留水または5%ブドウ糖液に溶かす)	4時間で発現、6時間以上持続	0.5~0.75 mEq/l	治療前に代謝性アシドーシスがなければ有効ではない。利尿薬抵抗性の場合には循環血液量過剰に注意。血清イオン化[Ca²⁺]を低下させ、不整脈が起こりやすくなることがある
ループ利尿薬またはチアジド系利尿薬	GFRにより投与量は異なる	発現まで30~60分、4~6時間持続(腎機能不全があればさらに持続)	利尿薬に対する反応によりさまざま	循環血液量が正常になるまで投与しない。GFRが正常なら、通常は生理食塩液の投与のみで十分
ポリスチレンスルホン酸ナトリウム[注2)]	25~50gを20%ソルビトール100 mlに溶かし経口投与、または30%ソルビトール200 mlに50gを溶かし経直腸的に投与	発現まで1~2時間、4~6時間持続	0.5~1 mEq/l	術後患者では腸管壊死のリスクがあるため注意を要する。Na⁺交換による体液量過剰または高ナトリウム血症に注意
血液透析	[K⁺]により異なる	即効、透析が終わるまで効果あり	透析量と透析液の[K⁺]により変わる	透析が終わった直後の[K⁺]のリバウンドに注意

GFR:糸球体濾過量
注1:わが国での商品名はケイキサレート。

アンギオテンシンII受容体拮抗薬はアルドステロン産生を抑制する。スピロノラクトンはアルドステロン拮抗薬である。NSAIDはレニン分泌を抑制し、結果的に数段階後の過程であるアルドステロン放出を抑える。NSAIDはまた輸入腎細動脈において血管拡張作用のある腎性プロスタグランジンを阻害して遠位への溶質運搬を減少させるため、結果として糸球体濾過量は低下する。シクロスポリンはレニン値を下げ、同時にアルドステロン作用を弱める。K^+保持性利尿薬、トリメトプリム、ペンタミジンはすべて、遠位尿細管におけるK^+分泌とNa^+再吸収の交換を阻害する。

治 療

高カリウム血症の治療を <ins>A図</ins> 23.5 および表 23.1 に示す。高カリウム血症に伴う症状や心電図変化があれば、即座に血中[K^+]を低下させる治療を開始する(表23.1)。細胞内のK^+が大量に細胞外へ移動したために生じる高カリウム血症で、速やかに治療可能な原因(例：糖尿病性ケトアシドーシスによる顕著な高浸透圧血症とアシドーシス)がある場合は、さらなる治療を行わなくても致命的な高カリウム血症を十分に補正できることを覚えておく。カルシウムは[K^+]を減少させないが、心筋細胞の細胞膜を安定化させる。カルシウムを投与すると同時に細胞内へK^+を移動させる治療(インスリンやサルブタモール)と、K^+排泄を促す治療(ポリスチレンスルホン酸ナトリウム[注3]や利尿薬、透析)を開始する。

炭酸水素ナトリウム($NaHCO_3$)を用いて細胞内へのK^+移動を促す治療は行われなくなってきている点に注意する。これは大量の炭酸水素ナトリウム(400 mEq)を投与してもK^+の低下は軽度であり、作用発現までに時間がかかる(投与4時間後にようやく0.7 mEq/l低下する)ためである。重度の高カリウム血症でも、細胞外液量減少をすぐに是正するなどカリウム利尿拮抗作用をすぐに補正できる場合には、透析治療は必ずしも必要ない。透析を4時間行えばおよそ120 mEqのK^+を除去できるが、腎機能が正常の患者では2日以上持続する高カリウム血症でも1日400 mEq以上のK^+を排泄できる。

治療上もう1つ重要なのは、外的K^+付加を制限することである。わかりにくいものもあるが、例えば高蛋白経管栄養の8オンス1缶(約230 ml)にはおよそ10 mEqのK^+が含まれており、長期保存された赤血球輸血1単位[注4]には約5 mEqのK^+が含まれている。

カルシウム濃度の異常

全身のカルシウム(Ca^{2+})のおよそ99%は骨に、残り1%のほとんどが細胞外液に存

注3：わが国での商品名はケイキサレート。
注4：1単位は約440〜450 mlの全血液由来であり、通常220〜250 mlの赤血球濃厚液となるため、300 mlという記載は多めである。なお、わが国では1単位は200 mlの全血液由来であり、約100〜120 mlの赤血球濃厚液となる。

表 23.2 低カルシウム血症の鑑別診断，臨床症状，治療
補正[Ca^{2+}]＜8.4 mg/dl またはイオン化[Ca^{2+}]＜4.2 mg/dl，なお
補正[Ca^{2+}]＝[Ca^{2+}]＋(0.8 ×（4.0−血清アルブミン濃度))

病因	特徴的検査所見
副甲状腺機能低下症	
自己免疫性副甲状腺破壊（多腺性自己免疫症候群1型）	低い，または不適切に正常な iPTH，[PO_4^{3-}]↑
浸潤性疾患（ヘモクロマトーシス，Wilson病，悪性細胞浸潤）	低い，または不適切に正常な iPTH，[PO_4^{3-}]↑
医原性（副甲状腺全摘出術）	低い，または不適切に正常な iPTH，[PO_4^{3-}]↑
先天性（家族性低カルシウム血症，DiGeorge症候群）	低い，または不適切に正常な iPTH，[PO_4^{3-}]↑
重度の高マグネシウム血症または重度の低マグネシウム血症	低い，または不適切に正常な iPTH，[PO_4^{3-}]↑
副甲状腺ホルモン抵抗性	
中等度の低マグネシウム血症	iPTH↑
偽性副甲状腺機能低下症1a，1b，2型	iPTH↑，[PO_4^{3-}]↑
ビスホスホネート，硝酸ガリウム，カルシトニンによる治療	iPTH↑，[PO_4^{3-}]↓
ビタミンD欠乏	
進行性慢性腎疾患	iPTH↑，[PO_4^{3-}]↑，1,25($OH)_2D_3$↓
ビタミンD依存性くる病1型	iPTH↑，[PO_4^{3-}]↓，1,25($OH)_2D_3$↓
ビタミンD前駆体の摂取不足または日光曝露不足による吸収不良	iPTH↑，[PO_4^{3-}]↓，25($OH)D_3$↓
重症肝不全	iPTH↑，[PO_4^{3-}]↓，25($OH)D_3$↓
重症ネフローゼ症候群	iPTH↑，[PO_4^{3-}]↓，25($OH)D_3$↓
P450酵素誘導性薬物（抗てんかん薬の多く，イソニアジド，リファンピン）	iPTH↑，[PO_4^{3-}]↓，25($OH)D_3$↓
カルシウムキレート	
高リン血症（横紋筋融解，腫瘍崩壊，大量溶血，リン酸ソーダによる腸の前処置）	iPTH↑，[PO_4^{3-}]↑
高シュウ酸血症（エチレングリコール中毒）	iPTH↑
膵炎	iPTH↑
副甲状腺機能亢進症後の飢餓骨症候群	iPTH↓，[PO_4^{3-}]↓
アルカリ血症	iPTH↑
クエン酸を含む血液製剤の大量輸血	iPTH↑
ホスカルネット投与	iPTH↑
その他	
敗血症	iPTHはさまざま
ガドリニウムによる偽性低カルシウム血症	iPTH正常，イオン化[Ca^{2+}]正常

臨床症状
急性の中等度の低カルシウム血症：
  口周囲または遠位感覚の異常およびテタニー，手掌足背のスパズム
  不顕性のテタニーがいくつかの手技で誘発できる
    Trousseau徴候：収縮期圧より高い圧で3分間以上血圧計のカフを膨らませると，手根部のスパズムが起こる
  Chvostek徴候：耳の前方で顔面神経を軽くたたくと顔面筋が攣縮する
急性の重度低カルシウム血症：
  喉頭痙攣，意識混濁，痙攣，徐脈および非代償性心不全による血管虚脱
  心電図：徐脈を伴うQT間隔延長および完全房室ブロック
慢性の低カルシウム血症：無症候性のこともあるが，白内障や基底核石灰化を起こすこともある

表23.2 低カルシウム血症の鑑別診断，臨床症状，治療
補正$[Ca^{2+}]<8.4$ mg/dl またはイオン化$[Ca^{2+}]<4.2$ mg/dl，なお
補正$[Ca^{2+}]=[Ca^{2+}]+\{0.8 \times (4.0-$血清アルブミン濃度$)\}$（続き）

一般的な治療ガイドライン

1. 心電図異常または症状があれば静注にて補充
   a. 高リン血症または高シュウ酸血症による場合は早期に透析導入を考慮
   b. 既知の低マグネシウム血症がある場合，または腎機能が正常であればエンピリックに2gの硫酸マグネシウムを15分以上かけ静注
   c. グルコン酸カルシウム2g（10%のグルコン酸カルシウム20mlまたは2アンプル[注1]。1gに93mgのカルシウムを含有）を50〜100mlの5%ブドウ糖液または生理食塩液に溶かし10〜15分以上で点滴静注
   d. Ca^{2+}の持続静注を開始する。6gのグルコン酸カルシウム（あるいは10%の塩化カルシウムを2g，20ml，すなわち2アンプル[a]。塩化カルシウム1g中に272mgのCa^{2+}を含有）を500mlの5%ブドウ糖液または生理食塩液で希釈し，Ca^{2+} 0.5〜1.5 mg/kg/時で点滴
   e. イオン化$[Ca^{2+}]$または補正$[Ca^{2+}]$を6時間ごとに再検査し，$[Ca^{2+}]$が正常化するまで持続静注
   f. 同時に経口による補充を開始
2. 1〜2gの経口カルシウムを分3または分4で投与する。高リン血症がなければ食間に投与
3. +/−ビタミンD欠乏の場合には特に，0.25〜4μg/日のカルシトリオールまたはergocalciferolを投与
4. +/−高カルシウム尿症が起きたら，塩分制限およびヒドロクロロチアジド投与

iPTH：インタクト副甲状腺ホルモン，$[PO_4^{3-}]$：血清リン酸濃度
注1：わが国のグルコン酸カルシウム製剤は8.5%。
注2：わが国の塩化カルシウム製剤は，濃度が異なることに注意。
[a] グルコン酸カルシウムは末梢投与が可能だが，塩酸カルシウムは中心静脈からのみ投与可能。

在する。イオン化カルシウム濃度($[Ca^{2+}]$)は神経筋作用を適切に保つため，副甲状腺ホルモン(PTH)によるネガティブフィードバック作用により正確にコントロールされ，非常に狭い範囲(4.6〜5.1 mg/dl)で維持されている。PTHは骨吸収を刺激し，腎臓でのCa^{2+}再生を促し，腎臓にて25ヒドロキシビタミン$D_3(25[OH]D_3)$を活性型の1,25ジヒドロキシビタミン$[1,25[OH]_2D_3$(カルシトリオール)]へ変換し，消化管におけるCa^{2+}吸収を促すことにより血清$[Ca^{2+}]$を増加させる。

$[Ca^{2+}]$異常，特に低カルシウム血症は重症患者によく認められる。イオン化$[Ca^{2+}]$低値はICU患者の88%にみられる。さらに，低カルシウム血症は疾患の重症度の目安となり，APACHE-IIスコアおよび患者の死亡率と関連がある。

低カルシウム血症

低カルシウム血症hypocalcemiaには主に3つのメカニズムがある（表23.2）。(a) 副甲状腺機能低下，(b) ビタミンD欠乏症，(c) 体循環からのCa^{2+}キレート作用である。

重症患者で特に重要な病因

偽性低カルシウム血症 pseudohypocalcemia

血清 Ca^{2+} のおよそ 50 %が非結合型のイオン化 Ca^{2+} であるが,残り 40 %はアルブミンと,10 %はリンなどの陰イオンと結合している。血清アルブミンと血清陰イオンの変化は,臨床的に意味のあるイオン化[Ca^{2+}]には影響を与えずに血清総[Ca^{2+}]を変化させる。低アルブミン血症はICUで高頻度に起こり,全身性炎症反応や大量輸液によりアルブミン濃度が低下する。このような場合,血清総[Ca^{2+}]値は低下するが,イオン化[Ca^{2+}]は正常範囲内である。イオン化[Ca^{2+}]を測定できない場合は以下の式により,低アルブミン血症があっても血清総[Ca^{2+}]をもとに補正できる。

$$補正[Ca^{2+}] = [Ca^{2+}] + [0.8 \times (4.0 - 血清アルブミン濃度)]$$

キレート

陰イオンが増加するとすぐに Ca^{2+} と結合するため,イオン化 Ca^{2+} がキレートされて低カルシウム血症の原因になる。キレート作用は血管外でも血管内でも起こりうる。血管外キレート作用の例としては,重症膵炎で陰性荷電した脂肪酸が放出される場合がある。また長期にわたる重症の副甲状腺機能亢進症に対して副甲状腺摘出術を行うと急激にホルモン値が正常化し,骨にカルシウムとリンが大量に沈着する。この飢餓骨症候群 hungry bone syndrome による低カルシウム血症は,数カ月持続する。

血管内キレート作用は重症患者におけるいくつかの状況下で認められる。アルカリ血症では水素イオン濃度が低下するため,アルブミンの陰性側鎖がより Ca^{2+} と結合するようになる。大量のリン負荷(例:腫瘍崩壊,横紋筋融解)もイオン化[Ca^{2+}]の低下を招く。新鮮凍結血漿や赤血球濃厚液などクエン酸を含む血液製剤を大量に投与した場合も,低カルシウム血症を起こす。これは通常一過性であるが,肝機能不全のようにクエン酸代謝が障害される状態では長引くことがある。

敗血症

低カルシウム血症は,特にグラム陰性菌による敗血症に多い。事実,ある研究では,低イオン化カルシウム血症はグラム陰性菌敗血症の 30 %に認められ,グラム陽性菌の場合には認められなかった。病因はよくわかっていないが,ほとんどの患者では PTH が上昇し,カルシトリオール値は低下している。これらの患者の多くではプロカルシトニン値の上昇も認められ,重症患者ではこのホルモン前駆体が低カルシウム血症に影響を与えていることが示唆されている。

治 療

低カルシウム血症の治療を**表 23.2** に示す。低カルシウム血症による症状や心電図異常を伴う場合は,迅速かつ積極的に治療を行う。このような場合には Ca^{2+} の静注による補充を開始する。

低カルシウム血症を効果的に補正するためには,低マグネシウム血症があればま

ずこちらを治療する。低[Ca^{2+}]の原因が高リン血症または高シュウ酸血症である場合には、心臓への影響や症状が明らかに認められる症例のみに限定してCa^{2+}の静注補充を行うことが重要である。このような症例にCa^{2+}補充を積極的に行いすぎると転移性石灰化が生じ、後にリバウンドで高カルシウム血症をきたしうる。この例として重症の横紋筋融解症が挙げられる。高リン血症や高シュウ酸血症による重度の低カルシウム血症では[Ca^{2+}]の高い透析液を用いた透析を早期から開始するべきであり、これによってキレート作用のある物質を除去できる。重篤敗血症やほかのショック状態で生じる低カルシウム血症について、治療の指針となるようなエビデンスは十分ではない。Ca^{2+}投与によって心収縮能や血圧の上昇は認められるが、再灌流障害および死亡率の上昇を示唆する動物実験のデータもある。

低カルシウム血症による症状がなければ、経口Ca^{2+}製剤、および消化管Ca^{2+}吸収を促すためのビタミンD製剤または活性型ビタミンDであるカルシトリオールで治療を行う。治療を続けても高カルシウム尿が血清[Ca^{2+}]8.5 mg/dl以下で生じる場合には(特に副甲状腺機能低下症にて)、塩分制限とチアジド系利尿薬の使用で腎性Ca^{2+}排泄量が減少することがある。

高カルシウム血症

高カルシウム血症 hypercalcemiaには主に4つのメカニズムがある(表23.3)。(a)副甲状腺機能亢進症、(b)ビタミンD過剰、(c)PTHを介さない骨吸収、(d)腎性Ca^{2+}排泄の低下である。重症患者での致命的な高カルシウム血症の多くは悪性腫瘍に関連したもので、上記(a)、(b)、(c)はさまざまな癌による高カルシウム血症の機序を有する。(d)の原因はほとんどの場合、高カルシウム血症による細胞外液量低下によってCa^{2+}排泄が低下するという二次的なものである。

重症患者で重要な病因
腫瘍随伴体液性高カルシウム血症 humoral hypercalcemia of malignancy

癌は、PTHとは少し異なるが同様の生理的作用をもつホルモンを産生する場合がある。PTH関連ペプチドは肺・頭部・頸部・食道の扁平上皮癌、腎臓・膀胱・卵巣癌で最も多く認められ、頻度は少ないが褐色細胞腫でも産生される。原発性副甲状腺機能亢進症と同様に、高カルシウム血症と低リン血症が起こるが、高カルシウム血症のほうがより重度になることが多く、インタクトPTHは抑制される。腫瘍随伴体液性高カルシウム血症の症例の多くは、症状も進行しており臨床的にも明らかである。

腫瘍または肉芽腫によるカルシトリオール産生

活性型ビタミンDはHodgkin病や非Hodgkinリンパ腫のリンパ球によって産生される。単核細胞によるカルシトリオールの産生は、サルコイドーシスや、真菌または結核感染症といった肉芽腫性病変でもみられる。これらの状態では異所性産生により1,25(OH)$_2$D$_3$値が上昇し、消化管からのCa^{2+}およびリンの吸収が高まる。[Ca^{2+}]上昇のためPTHは抑制されるが、この上昇は腫瘍随伴体液性高カルシウム血症と比較して軽度である。腫瘍随伴体液性高カルシウム血症と同様に、多くの場

表 23.3 高カルシウム血症の鑑別診断および臨床症状
（[Ca^{2+}]＞10.3mg/dl またはイオン化[Ca^{2+}]5.2mg/dl）

原因	特徴的検査所見
副甲状腺機能亢進症	
原発性副甲状腺機能亢進症 （腺腫 85%，4つの副甲状腺びまん性過形成 14%，副甲状腺癌 1%）	高いか，不適切に正常な iPTH，[PO_4^{3-}]↓，尿 Ca^{2+}＞200 mg/日または FE Ca^{2+}＞1%[a]
三次性副甲状腺機能亢進症	高いか，不適切に正常な iPTH，[PO_4^{3-}]↓，尿 Ca^{2+}＞200 mg/日または FE Ca^{2+}＞1%[a]
リチウムの使用	高いか，不適切に正常な iPTH，[PO_4^{3-}]正常，尿中 Ca^{2+}＜200 mg/日または FE Ca^{2+}＜1%[a]
家族性低カルシウム尿性高カルシウム血症	高いか，不適切に正常な iPTH，[PO_4^{3-}]正常，25(OH)D_3 正常[b]，尿 Ca^{2+}＜200 mg/日または FE Ca^{2+}＜1%[a]
腫瘍随伴体液性高カルシウム血症[c]	iPTH↓，[PO_4^{3-}]↓，副甲状腺ホルモン関連ペプチド(PTHrP)↑
ビタミンD過剰	
ビタミンD前駆体中毒	iPTH↓，[PO_4^{3-}]↑，25(OH)D_3↑
腫瘍によるカルシトリオール産生[c]	iPTH↓，[PO_4^{3-}]↑，1,25(OH)$_2 D_3$↑
広範な肉芽腫性病変[c]	iPTH↓，[PO_4^{3-}]↑，1,25(OH)$_2 D_3$↑
カルシトリオール過剰摂取	iPTH↓，[PO_4^{3-}]↑，1,25(OH)$_2 D_3$↑
末端肥大症	iPTH↓，[PO_4^{3-}]↑，1,25(OH)$_2 D_3$↑
副甲状腺に由来しない骨吸収	
悪性腫瘍による骨溶解性高カルシウム血症[c]	iPTH↓，[PO_4^{3-}]↑，アルカリホスファターゼ↑↑
Paget病	iPTH↓，[PO_4^{3-}]↑，アルカリホスファターゼ↑↑
安静不動	iPTH↓
ビタミンA中毒	iPTH↓
甲状腺機能亢進症	iPTH↓
副腎不全	iPTH↓，[K^+]↑，[HCO_3^-]↓
腎性カルシウム排泄低下	
細胞外液量低下	iPTH↓
ミルクアルカリ症候群	iPTH↓，[HCO_3^-]↑
チアジド系利尿薬	iPTH↓

臨床症状

一般的には[Ca^{2+}]12 mg/dl超ではじめて徴候および症状が出現する。[Ca^{2+}]上昇が急激に起こると，より重篤な所見となる

急性高カルシウム血症
  腎：多尿および細胞外液量低下
  消化管：食思不振，嘔吐，便秘，まれに膵炎による腹痛
  神経：筋力低下，倦怠感，意識混濁，昏迷，昏睡
  心電図：QT間隔の短縮，非常に重度の高カルシウム血症ではさまざまな程度の房室ブロック

慢性高カルシウム血症
  腎：多尿，不可逆性腎不全に伴う腎結石，腎石灰化
  筋骨格系：外傷がほとんどなくても骨折，褐色腫を伴う囊胞性線維性骨炎。副甲状腺機能亢進症が重度で持続するとまれに骨髄置換が起こることがある

iPTH：インタクト副甲状腺ホルモン，FECa^{2+}：Ca^{2+}排泄率
[a] FE Ca^{2+} =（尿[Ca^{2+}]× 血漿クレアチニン）÷（血漿[Ca^{2+}]× 尿クレアチニン）。
[b] 原発性副甲状腺機能亢進症に伴うビタミンD欠乏を除外する。
[c] 詳細は本文参照。

合，基礎疾患は容易にみつけることができる。

癌による骨溶解性高カルシウム血症

癌による骨溶解性高カルシウム血症では，腫瘍細胞から産生されるサイトカイン〔インターロイキン(IL)-1，IL-6など〕が局所的に作用して破骨細胞による骨吸収を促す。高カルシウム血症や高リン血症は腫瘍による広範な骨浸潤がある場合にのみ生じ，血清アルカリホスファターゼ(ALP)は著明に上昇することが多い。この場合もPTHは抑制される。高カルシウム血症の原因となる悪性腫瘍で多いのは，乳癌，非小細胞肺癌，骨髄腫，リンパ腫である。

治　療

高カルシウム血症の治療を**表23.4**に示す。重篤な症状があるかまたは[Ca^{2+}]が12 mg/dl超の場合は，高カルシウム血症に対する迅速な治療が必要である。まず，細胞外液量低下によるカルシウム利尿拮抗作用を是正するため等張液をボーラス投与する。細胞外液量が正常に補正された後も生理食塩液の輸液を持続することでさらにCa^{2+}排泄を促す。ループ利尿薬には生理食塩液のカルシウム利尿作用以上の作用はほとんどなく，有効循環血液量の維持を妨げることになる場合がある。しかし，循環血液量過剰の所見がみられればループ利尿薬は有用である。その他にはカルシトニンの投与や低カルシウム濃度の透析液を用いた透析が，血清[Ca^{2+}]を数時間で補正する唯一の方法である。

これまで述べた急性期の治療を開始すると同時に，長期のCa^{2+}コントロールを目的とした治療を開始する必要があることが多い。一般的にはビスホスホネートを静注し，破骨細胞による骨からのCa^{2+}再吸収を低下させる。ビタミンD過剰がある場合や，多発性骨髄腫などの血液悪性疾患により高カルシウム血症が起こっている場合，グルココルチコイド単独またはビスホスホネートとの併用が血清[Ca^{2+}]を下げるのに有効である。

リン濃度の異常

体内のリン(PO_4^{3-})のおよそ85％は骨内に存在し，残りのほとんどは細胞内にある。事実，PO_4^{3-}は細胞内の重要な陰イオンである。体内のリン総量の1％のみが細胞外液中に存在する。したがって，血清リン濃度([PO_4^{3-}])は全身のリン貯蔵量を反映しない。PO_4^{3-}は骨形成に重要であるのに加えて，ATP(アデノシン3リン酸)の重要な構成要素であり，正常な細胞代謝に不可欠である。さらに，赤血球内では2,3-ビスホスホグリセリン酸として存在し，ヘモグロビンの酸素親和度を調節していることから，組織酸素運搬にも重要な役割を果たしている。

PO_4^{3-}調節は4つの因子によって制御されている。その4つとは，① PTH，②[PO_4^{3-}]，③カルシトリオール，④インスリンである。PTHは近位尿細管においてPO_4^{3-}の再吸収を低下させ，尿中に排泄することで血清[PO_4^{3-}]を下げる。[PO_4^{3-}]自体も腎排泄を調節して，高リン血症において近位尿細管でのPO_4^{3-}再吸収を抑え

表23.4 高カルシウム血症の治療

治療	投与量	効果発現時間/持続時間	コメント
等張生理食塩液	循環血液量が正常化するまで等張食塩液を静注（3～4 l 必要となることがある），その後尿量100～150 ml/時を保つように輸液速度を調節	2～4時間で発現	細胞外液量過剰の所見に注意。細胞外液量過剰が生じない限り，ループ利尿薬は控える
カルシトニン	4～8 IU/kgを6～12時間ごとに筋注または皮下注	4～6時間で発現，タキフィラキシーは2～3日後に発現	血清Ca^{2+}を1～2 mg/dl低下させる。副作用は顔面紅潮，悪心，まれにアレルギー反応
ビスホスホネート	ゾレドロン酸4 mgを15分かけ静注，またはパミドロン酸60～90 mgを2～4時間で静注	2日後に発現，最大効果は4～6日後，作用は2～4週間持続	腎機能低下患者ではパミドロン酸の投与速度を遅くし，ゾレドロン酸の投与量を減らす
硝酸ガリウム	100～200 mg/m²/日で持続静注，最大5日間まで	2日後に発現，作用は1～2週間持続	腎毒性のリスクが高く，クレアチニン値2.5 mg/dl超では禁忌
グルココルチコイド	prednisoneを20～60 mg/日（または同価のグルココルチコイド）	5～10日で発現	骨髄腫などの血液腫瘍，ビタミンD過剰状態，ビタミンA中毒でのみ有効
血液透析	$[Ca^{2+}]$によって異なる	即効，透析終了まで持続	重度の高カルシウム血症（16 mg/dl超）や，利尿薬抵抗性の細胞外液量過剰により生理食塩液投与ができない場合に有効

一般的な治療ガイドライン

1. 通常細胞外液量低下があるので補正する
2. 心電図変化または症状がある場合か，$[Ca^{2+}]$が12超の場合には，即効性の治療（生理食塩液，カルシトニン＋/−透析）を組み合わせて行う
3. 長期作用型治療（ビスホスホネート，ガリウム，グルココルチコイド）は作用発現に時間を要するため，早期に開始する

る。カルシトリオールは消化管からのPO_4^{3-}吸収を増加させ，血清$[PO_4^{3-}]$を上昇させる。インスリンは細胞内へPO_4^{3-}を移動させることで血清濃度を低下させる。低リン血症は外科ICU患者の29％に認められる。腎不全は高リン血症の主な要因であるため，内科ICU患者でも高リン血症がよくみられる。

低リン血症

低リン血症 hypophosphatemia には主に3つのメカニズムがある（**表23.5**）。(a)細胞内への移動，(b)消化管からの吸収低下，(c)腎性PO_4^{3-}喪失である。

重症患者で特に重要な病因
細胞内へのリンPO_4^{3-}の移動
呼吸性アルカローシスは再分布性低リン血症の原因として特に多い。これは細胞内

表23.5 低リン血症(2.8mg/dl 未満)の鑑別診断,臨床症状,治療

病因	特徴的検査所見
細胞内へのリンの移動	
インスリン投与[a]	FE PO_4^{3-} <5%[b] または尿 PO_4^{3-} <100 mg/日
リフィーディング症候群	FE PO_4^{3-} <5%[b] または尿 PO_4^{3-} <100 mg/日
呼吸性アルカローシス	FE PO_4^{3-} <5%[b] または尿 PO_4^{3-} <100 mg/日
カテコールアミン放出,β作動薬投与	FE PO_4^{3-} <5%[b] または尿 PO_4^{3-} <100 mg/日
吸収低下	
リン結合薬(ほとんどの制酸薬を含む)過剰服用	FE PO_4^{3-} <5%[b] または尿 PO_4^{3-} <100 mg/日
吸収不良・栄養不良	FE PO_4^{3-} <5%[b] または尿 PO_4^{3-} <100 mg/日
ビタミンD欠乏[c]	FE PO_4^{3-} >5%[b] または尿 PO_4^{3-} >100 mg/日,[Ca^{2+}]↓, iPTH↑, $25(OH)D_3$↓
腎性排泄増加	
副甲状腺機能亢進症(原発性または三次性)	FE PO_4^{3-} >5%[b] または尿 PO_4^{3-} >100 mg/日,[Ca^{2+}]↑, iPTH↑
浸透圧利尿・アセタゾラミド	FE PO_4^{3-} >5%[b] または尿 PO_4^{3-} >100 mg/日
細胞外液量増加	FE PO_4^{3-} >5%[b] または尿 PO_4^{3-} >100 mg/日
慢性アルコール中毒	FE PO_4^{3-} >5%[b] または尿 PO_4^{3-} >100 mg/日
テオフィリン使用	FE PO_4^{3-} >5%[b] または尿 PO_4^{3-} >100 mg/日
コルチコステロイド使用	FE PO_4^{3-} >5%[b] または尿 PO_4^{3-} >100 mg/日
X連鎖低リン血症性くる病	FE PO_4^{3-} >5%[b] または尿 PO_4^{3-} >100 mg/日
Fanconi症候群	FE PO_4^{3-} >5%[b] または尿 PO_4^{3-} >100 mg/日
腫瘍原性骨軟化症	FE PO_4^{3-} >5%[b] または尿 PO_4^{3-} >100 mg/日
その他	
敗血症	
集中透析(特に持続的腎代替療法)	FE PO_4^{3-} >5%, [Ca^{2+}]↓
副甲状腺機能亢進症後の飢餓骨症候群	FE PO_4^{3-} <5%, [Ca^{2+}]↓
偽性低リン血症(高ビリルビン血症,異常蛋白血症,マンニトール投与)	FE PO_4^{3-} >5%, [Ca^{2+}]↓

臨床症状

典型的には全身の PO_4^{3-} 欠乏があり,[PO_4^{3-}] が1 mg/dl 未満になってはじめて徴候や症状が出現する
筋肉:筋力低下,横隔膜機能障害(特にCOPDにて),イレウス,横紋筋融解,心不全
神経:感覚異常,構音障害,意識混濁,昏迷,痙攣,昏睡
血液:まれに溶血,出血を伴う血小板機能異常
慢性低リン血症は,小児ではくる病,成人では骨軟化症を起こす

のpHが上昇すると解糖が刺激されて,糖代謝経路のさまざまな中間産物がリン酸化されるためである。低栄養状態を急激に改善しようとしてブドウ糖輸液の投与や中心静脈から栄養補給を行うと,同化作用が亢進し PO_4^{3-} を細胞内へ移動させる(リフィーディング症候群)。インスリンの急激な分泌により細胞内への移動がさらに促進される。ICUでの低リン血症の主な原因はリフィーディング症候群で,これは術後わずか2日間であっても経口摂取なしで過ごした外科ICU患者の34%で認められる。重症の慢性閉塞性肺疾患(COPD)患者はしばしば低栄養状態であり,全身の総 PO_4^{3-} 欠乏状態にある。COPD増悪時に用いるβ作動薬を含むカテコールアミンは PO_4^{3-} を細胞内へ移動させ,低リン血症がさらに進む。テオフィリンとコルチコステロイドはともに腎性 PO_4^{3-} 喪失を助長し,低リン血症を悪化させる。低リン血症によって横隔膜の筋力低下が生じるため,COPD患者では低リン血症の傾向に

表 23.5 低リン血症(2.8mg/dl 未満)の鑑別診断, 臨床症状, 治療(続き)

一般的な治療ガイドライン

1. 症状がある, または経口摂取ができなければ, 静注にて補充(腎機能不全があれば減量して投与)
   a. 重度の低リン血症(1 mg/dl 以下): 0.6 mmol/kg(理想体重)を 6 時間かけ静注[d]
      血圧が低下したら, 低カルシウム血症を疑い, 静注を中断する
   b. 中等度の低リン血症(1~1.8 mg/dl): 0.4 mmol/kg(理想体重)を 6 時間かけ静注[d]
   c. 軽度低リン血症(1.9~2.5 mg/dl): 0.2 mmol/kg(理想体重)を 6 時間かけて静注[d]
2. 無症候性なら, 0.5~1 g の元素リンを 1 日 2~3 回に分け経口投与。この方法でほとんどの低リン血症は 1 週間以内に補正できる。経口リン製剤には以下のものがある
   a. Neutra-Phos®: 250 mg[8 mmol]のリンと Na^+ と K^+ を 7 mEq ずつ含有
   b. Neutra-Phos K®: 250 mg のリンと 14 mEq の K^+ を含有
   c. K-Phos Neutral®: 250 mg のリンと 13 mEq の Na^+, および 1.1 mEq の K^+ を含有
3. ビタミン D 欠乏があれば治療する(表 23.2「一般的な治療ガイドライン」を参照)

$FE\ PO_4^{3-}$: リン排泄率, COPD: 慢性閉塞性肺疾患
[a] ブドウ糖輸液によっても内因性インスリン放出が起こり低リン血症をきたす患者がいる。
[b] $FE\ PO_4^{3-} = (尿[PO_4^{3-}] \times 血漿クレアチニン) \div (血漿[PO_4^{3-}] \times 尿クレアチニン)$。
[c] 表 23.2「ビタミン D 欠乏」の病因を参照。重症腎不全が高リン血症の原因として多い。
[d] 2 種類の静注リン製剤がある。腎機能が正常で$[K^+] < 4mEq/l$ であればリン酸カリウムを投与する。腎機能低下があるか$[K^+] > 4mEq/l$ であればリン酸ナトリウムを用いる。

特に注意する。

腎性喪失

副甲状腺機能亢進症はその原因によらず, 腎性 PO_4^{3-} 喪失を増加させる。慢性飲酒者でも, メカニズムはよくわかっていないが腎性 PO_4^{3-} 喪失を生じる。このような患者は多くの場合低栄養状態にあるため, 両者の組み合わせにより全身の総 PO_4^{3-} 欠乏となる。肝不全による呼吸性アルカローシス, アルコール離脱による交感神経優位, ブドウ糖輸液によるリフィーディング症候群によって細胞内への PO_4^{3-} 移動が起こることで, 入院中のアルコール中毒患者では重度の低リン血症を認めることがある。腎尿細管の流量増加をきたすようなさまざまな原因によって, 尿 PO_4^{3-} 排泄が増加する。例えば, DKA でみられる尿糖に対する大量輸液や浸透圧利尿によって PO_4^{3-} 排泄が促される。さらに, DKA でインスリン治療を行うと細胞内へ PO_4^{3-} が移動し, 低リン血症が悪化する。

治 療

低リン血症の治療を**表 23.5** に示す。軽度の低リン血症(1.9~2.5 mg/dl)は入院患者でしばしば認められるが, 単に細胞内への PO_4^{3-} 移動によるものであることが多い。基礎疾患の治療以外は特に補正は必要ない。しかし, 重度の症状のある低リン血症(1.0 mg/dl 未満)には PO_4^{3-} の静注治療が必要となる。重症患者に対しては大量の PO_4^{3-} の急速静注(30 分で 0.8 mmol/kg)は安全で効果的であることは示されているが, 高リン血症を起こさないよう注意する必要がある。これは高リン血症によ

り低カルシウム血症が生じ，組織に異所性石灰化をきたすことがあるためである。腎機能不全があれば，PO_4^{3-}の静注は緩徐に，かつ注意して行う必要がある（重度の腎不全があれば通常の33％の投与量とする）。[PO_4^{3-}]が1.5 mg/dl超になったら静注から経口投与に切り替える。経腸投与では下痢や吐き気を生じることがある。細胞内貯蔵を補充する必要があるため，補充には24～36時間を要する。無症候性の低リン血症で積極的にPO_4^{3-}補充を行う利点については明確に示されていない。例えばDKAの治療では，PO_4^{3-}の補充を行っても特に生命予後には影響せず，むしろ低カルシウム血症を起こして合併症を増やす場合があることが示唆されている。

高リン血症

高リン血症 hyperphosphatemia の病因，検査所見，臨床症状および治療を**表23.6**に示す。

マグネシウム濃度の異常

体内マグネシウム（Mg^{2+}）のおよそ60％は骨にあり，残りのほとんどは細胞内にある。約1％のみが細胞外液中に存在する。Mg^{2+}はこの3つの貯蔵場所の間を容易に移動できないため，血清マグネシウム濃度（[Mg^{2+}]）の変動には緩衝作用がほとんど働かない。さらに，[Mg^{2+}]は細胞内および全身Mg^{2+}量の予測にはほとんど役に立たない。これまで述べてきたほかの電解質とは異なり，Mg^{2+}バランスを特異的に調節するホルモンはない。Mg^{2+}バランスを決める主な要素は血清[Mg^{2+}]である。低マグネシウム血症は腎尿細管からのMg^{2+}の再吸収を刺激し，高マグネシウム血症は再吸収を抑制する。

　臨床的に重要な高マグネシウム血症はまれである。その理由の1つとしては，腎機能不全がなければ腎臓にはMg^{2+}を大量に排泄できる能力があるからである。しかし，ICUでは低マグネシウム血症が多くみられる。Mg^{2+}はCa^{2+}流入・流出における重要な因子であり，ATP消費における補因子でもあるため，多くの生理的反応において重要である。

低マグネシウム血症

低マグネシウム血症 hypomagnesemia には主に3つのメカニズムがある（**表23.7**）。(a)尿へのMg^{2+}喪失，(b)腎外性喪失，(c)体内循環からのMg^{2+}キレート作用である。

重症患者で特に重要な病因
消化管からの喪失
消化管分泌液にはMg^{2+}が豊富に含まれており，下部消化管液では特に多い。したがって，瘻孔，長期にわたる消化管ドレナージ，下痢ではMg^{2+}バランスがマイナスになる。

表 23.6　高リン血症($[PO_4^{3-}] > 4.5\,mg/dl$)の鑑別診断，臨床症状，治療

病因	特徴的検査所見
細胞外へのリンの移動	
横紋筋融解	$[Ca^{2+}]\downarrow$，尿 $PO_4^{3-} > 1,500\,mg/$日[a]
腫瘍崩壊症候群	$[Ca^{2+}]\downarrow$，尿 $PO_4^{3-} > 1,500\,mg/$日[a]
大量溶血	$[Ca^{2+}]\downarrow$，尿 $PO_4^{3-} > 1,500\,mg/$日[a]
代謝性アシドーシス(特に乳酸アシドーシスとケトアシドーシス)	$[Ca^{2+}]\downarrow$，尿 $PO_4^{3-} > 1,500\,mg/$日[a]
低インスリン血症(糖尿病性アシドーシスなど)	$[Ca^{2+}]\downarrow$，尿 $PO_4^{3-} > 1,500\,mg/$日[a]
摂取量・吸収量増加	
リン酸ソーダによる腸前処置	$[Ca^{2+}]\downarrow$，尿 $PO_4^{3-} > 1,500\,mg/$日[a]
ビタミンD前駆体中毒	$[Ca^{2+}]\uparrow$，尿 $PO_4^{3-} > 1,500\,mg/$日[a]，$25(OH)_2 D_3 \uparrow$
腫瘍性カルシトリオール産生	$[Ca^{2+}]\uparrow$，尿 $PO_4^{3-} > 1,500\,mg/$日[a]，$1,25(OH)_2 D_3 \uparrow$
広範な肉芽腫病変	$[Ca^{2+}]\uparrow$，尿 $PO_4^{3-} > 1,500\,mg/$日[a]，$1,25(OH)_2 D_3 \uparrow$
カルシトリオール過剰摂取	$[Ca^{2+}]\uparrow$，尿 $PO_4^{3-} > 1,500\,mg/$日[a]，$1,25(OH)_2 D_3 \uparrow$
腎性排泄低下	
急性または慢性腎機能不全	$[Ca^{2+}]\downarrow$，尿 $PO_4^{3-} < 1,500\,mg/$日
副甲状腺機能低下症[b]	$[Ca^{2+}]\downarrow$，尿 $PO_4^{3-} < 1,500\,mg/$日
偽性副甲状腺機能低下症 1a, 1b, 2 型	$[Ca^{2+}]\downarrow$，尿 $PO_4^{3-} < 1,500\,mg/$日
末端肥大症[c]	$[Ca^{2+}]$軽度$\uparrow$，尿 $PO_4^{3-} < 1,500\,mg/$日，$1,25(OH)_2 D_3 \uparrow$
腫瘍性石灰沈着症[c]	$[Ca^{2+}]$軽度$\uparrow$，尿 $PO_4^{3-} < 1,500\,mg/$日，$1,25(OH)_2 D_3 \uparrow$
その他	
偽性高リン血症(体外溶血，血小板増多症，まれな異常蛋白血症)	真のリン値は正常，検査器具の問題のため異常な結果となる

臨床症状

症状や所見は低カルシウム血症(表 23.2 参照)と軟部組織(血管，角膜，皮膚，腎臓，関節周囲)への転移性石灰化により決まる
　カルシフィラキシー(抵抗性カルシウム形成)：慢性腎疾患の患者では，小血管の石灰化とそれによる血栓のため皮膚虚血および壊死が起こる

一般的な治療ガイドライン

1. 基礎疾患を治療する(腎機能正常でリン排泄が正常に行われている場合，高リン血症は 12 時間以内に補正)
2. 生理食塩液蘇生 +/−アセタゾラミド(15 mg/kg 4 時間ごと)を考慮する
3. 重度の高リン血症で特に，すぐに改善しない腎機能低下がある場合には，透析か持続的腎代替療法を開始する
4. 慢性高リン血症に対してはリン結合薬を用いる(高カルシウム血症が同時にある場合は，非カルシウム製剤を使う)

[a] 細胞外液量低下や腎機能不全がない場合。[b] 表 23.2 の「副甲状腺機能低下症」のさまざまな病因を参照。[c] $1,25(OH)_2 D_3$ により腸管からのリン吸収が増加して生じる。

表23.7 低マグネシウム血症（1.3mEq/l または 1.6mg/dl 未満）の鑑別診断，臨床症状，治療

病因	特徴的検査所見
摂取不足または腎外性喪失	
飢餓	尿 Mg^{2+}<2 mEq/日 または FE Mg^{2+}<2%[a]
吸収不良および下痢	尿 Mg^{2+}<2 mEq/日 または FE Mg^{2+}<2%[a]
長期消化管ドレナージ（経鼻胃管による吸引，腸瘻，胆汁ドレナージなど）	尿 Mg^{2+}<2 mEq/日 または FE Mg^{2+}<2%[a]
熱傷	尿 Mg^{2+}<2 mEq/日 または FE Mg^{2+}<2%[a]
腎性喪失	
高カルシウム血症	尿 Mg^{2+}>2 mEq/日 または FE Mg^{2+}>2%
浸透圧利尿または急性尿細管壊死（ATN）回復中の多尿期	尿 Mg^{2+}>2 mEq/日 または FE Mg^{2+}>2%
細胞外液量増加	尿 Mg^{2+}>2 mEq/日 または FE Mg^{2+}>2%
慢性尿細管間質疾患	尿 Mg^{2+}>2 mEq/日 または FE Mg^{2+}>2%
慢性アルコール中毒	尿 Mg^{2+}>2 mEq/日 または FE Mg^{2+}>2%
Gitelman症候群（より頻度は低いが Bartter症候群でも）	尿 Mg^{2+}>2 mEq/日 または FE Mg^{2+}>2%
薬物（ループまたはチアジド系利尿薬，アミノグリコシド，アムホテリシンB，プラチナ製剤の化学療法，ペンタミジン，シクロスポリン）	尿 Mg^{2+}>2 mEq/日 または FE Mg^{2+}>2%
キレート[b]	
高リン血症（横紋筋融解，腫瘍崩壊，大量溶血，リン酸ソーダによる腸前処置）	尿 Mg^{2+}<2 mEq/日 または FE Mg^{2+}<2%[a]
高シュウ酸血症（エチレングリコール中毒）	尿 Mg^{2+}<2 mEq/日 または FE Mg^{2+}<2%[a]
膵炎	尿 Mg^{2+}<2 mEq/日 または FE Mg^{2+}<2%[a]
副甲状腺機能亢進症後の飢餓骨症候群	尿 Mg^{2+}<2 mEq/日 または FE Mg^{2+}<2%[a]
アルカリ血症	尿 Mg^{2+}<2 mEq/日 または FE Mg^{2+}<2%[a]
クエン酸を含む血液製剤の大量輸血	尿 Mg^{2+}<2 mEq/日 または FE Mg^{2+}<2%[a]
ホスカルネット投与	尿 Mg^{2+}<2 mEq/日 または FE Mg^{2+}<2%[a]

臨床症状

$[Mg^{2+}]$ が 1 mEq/l（1.2 mg/dl）未満になってはじめて症状が出現する
神経筋：嗜眠，意識混濁，運動失調，眼振，振戦，筋攣縮，テタニー，痙攣
心臓：心房性または心室性不整脈，特にジゴキシンを服用している患者
心電図：PRおよびQT間隔延長，QRS幅拡大およびU波出現。典型的な不整脈に torsades de pointes がある
低カリウム血症（● 23.4 を参照）および低カルシウム血症（表 23.2 を参照）が症状・徴候に関与していることがある

一般的な治療ガイドライン

1. 心電図変化または症状があれば，静注による補充を開始（腎機能低下があれば投与量を減らす）
    a. 硫酸マグネシウム 1～2 g（1 g $MgSO_4$=96 mg 元素 Mg^{2+}=8 mEq Mg^{2+}）を 15分かけて静注した後，硫酸マグネシウム 6 g を混注した輸液 1 l を 24 時間かけて投与
    b. 全身貯蔵量を再補充するために 3～7 日間の持続静注が必要となる場合がある。$[Mg^{2+}]$ を 24 時間ごとにチェックし（腎機能低下があればさらに頻回に），$[Mg^{2+}]$ を 2.5 mEq/l 以下に維持するよう静注。高マグネシウム血症に対しては腱反射を頻回にチェックする
2. 無症候性で心電図変化もなければ，
    a. 軽度の低マグネシウム血症：1 日当たり元素マグネシウム[c] 240 mg を経口分割投与
    b. 重度の低マグネシウム血症：1 日当たり元素マグネシウム[c] 720 mg を経口分割投与
    c. 経口摂取ができないか下痢がある場合：1 g/時以下の早さで硫酸マグネシウム 2～6 g を静注
3. 腎性喪失による慢性低マグネシウム血症では，高用量のアミロライドを考慮する

FE Mg^{2+}：Mg^{2+}排泄率，[a] FE Mg^{2+}=(尿$[Mg^{2+}]$ × 血漿クレアチニン) ÷ (血漿$[Mg^{2+}]$ × 尿クレアチニン)。[b] キレート剤による低カルシウム血症の原因と類似している。[c] 酸化マグネシウム=1mg 当たり 0.6mg の元素マグネシウム。

腎性喪失

慢性アルコール中毒では腎尿細管機能低下が起こり，不適切な Mg^{2+} 消耗をきたす。これはアルコール中毒に多くみられる栄養不良でさらに悪化するが，1カ月禁酒すればもとに戻る。多くの薬物も同様に，尿中 Mg^{2+} 喪失をきたす。アミノグリコシドを長期に投与すると，尿細管障害から特徴的な Mg^{2+} 喪失と多尿を起こす。低マグネシウム血症は治療を終えてから起こることもあり，尿細管での Mg^{2+} 輸送障害が数カ月持続することもある。

キレート

Mg^{2+} は Ca^{2+} と同様の電荷および大きさのイオンであるため，前述したキレート作用による低カルシウム血症の原因はすべて，軽度ではあるが低マグネシウム血症も起こしうる。この現象は，例えば重症急性膵炎の症例で報告されている。低マグネシウム血症は PTH 分泌を低下させ PTH 作用を減弱させるため，低カルシウム血症をさらに悪化させる(**表 23.2**)。

治 療

低マグネシウム血症の治療を**表 23.7** に示す。Mg^{2+} の補充方法は Mg^{2+} 欠乏による臨床症状の有無で決定し，$[Mg^{2+}]$ によっての決定は行わない。心電図異常のない無症候性の低マグネシウム血症は，たとえ Mg^{2+} 欠乏が重度であっても，吸収不良がない限り経口薬で治療できる。Mg^{2+} の静注により $[Mg^{2+}]$ が急激に上昇することで，投与した Mg^{2+} の腎臓からの排泄が増加するが，経口投与によりこれを避けることができる。経口または経腸の Mg^{2+} 投与の主な副作用には下痢がある。慢性の腎性 Mg^{2+} 喪失では，アミロライドなどのカリウム保持性利尿薬を投与することで腎性 Mg^{2+} 喪失を減らすことができる。症候性の低マグネシウム血症は静注にて治療し，しばしば経口または静注による補充を細胞内貯蔵回復のため3～7日間続ける。静注を積極的に行っている間，深部腱反射を何度もチェックし，高マグネシウム血症を示唆する腱反射低下が起きていないかを確認する。軽度でも腎機能低下があれば投与量を減らし，より頻回にモニターをする必要がある。

高マグネシウム血症

表 23.8 に高マグネシウム血症 hypermagnesemia の病因，臨床症状および治療を示す。

〈金城 光代〉

表 23.8 高マグネシウム血症の鑑別疾患, 臨床症状, 治療

病因
Mg^{2+}を含む制酸薬や緩下薬の過剰投与(特に腎機能低下のある場合) 子癇・子癇前症の治療のために積極的にMg^{2+}を静注した場合 テオフィリン中毒 糖尿病性ケトアシドーシス 腫瘍崩壊症候群 副腎不全 時に原発性副甲状腺機能亢進症

臨床症状
血清[Mg^{2+}]が 4 m Eq/l(4.8 mg/dl)超になってはじめて症状および徴候が出現する 神経筋:マグネシウム中毒の初めの徴候は腱反射低下で,筋力低下,嗜眠から傾眠および麻痺,イレウスへ進展する。横隔膜病変があると呼吸不全に至る。 心臓:低血圧,徐脈,心停止 心電図:[Mg^{2+}]5〜10 mEq/lでは徐脈,PR間隔,QRSおよびQT間隔延長が起こる。 [Mg^{2+}]15 mg/l超では完全心ブロックおよび心停止が起こる

一般的な治療ガイドライン
1. Mg^{2+}製剤の投与を中止する 2. 心電図変化または症状があれば, 　a. 10分かけてグルコン酸カルシウム1〜2gを静注 　b. すぐに改善しない腎機能不全がある場合には血液透析の開始を考慮 3. +/−生理食塩液による強制的輸液蘇生を考慮

参考文献

Adrogue H, Madias N. Aiding fluid prescription for the dysnatremias. Intensive Care Med. 1997 ; 23 : 309-316.
ナトリウム異常における初期治療を計画するうえでの Androgue-Madias 式の使用法を初めて紹介した論文. この方式の基本概念と, どのようにこの式が生まれたのかを示し, いくつかの例を用いて以前の方式と比較している.

Allon M, Shanklin N. Effect of bicarbonate administration on plasma potassium in dialysis patients: interactions with insulin and albuterol. Am J Kidney Dis. 1996 ; 28 : 508-514.
高カリウム血症に対する急性期治療の時間経過を研究し比較している. 急性期の高カリウム血症において炭酸水素ナトリウムによる治療の有効性が比較的低いことを示した論文のうちの1つ.

Amanzadeh J, Reilly RF. Hypophosphatemia : an evidence-based approach to its clinical consequences and management. Nat Clin Pract Nephrol. 2006 ; 2 : 136-148.
これまでの臨床データに基づいた低リン血症の影響および治療に関する優れた総説.

Fraser CL, Arieff AI. Epidemiology, pathophysiology, and management of hyponatremic encephalopathy. Am J Med. 1997 ; 102 : 67-77.
ケースコントロールに基づいて, 低ナトリウム血症の病態生理および神経学的障害に結びつく要素をまとめた総説. 従来のものとは異なる治療ガイドラインを示している. このテーマに関連した主な文献のほとんどを参考文献として含む.

Kraft MD, Btaiche IF, Sacks GS. Treatment of electrolyte disorders in adult patients in the intensive care unit. Am J Health-Syst Pharm. 2005 ; 62 : 1663-1682.
ここで取り上げたすべての電解質異常について臨床症状と治療方法を広くまとめてある. 可能な限り多くの臨床研究が参考文献として引用されている.

Palevsky PM, Bhagrath R, Greenberg A. Hypernatremia in hospitalized patients. AnnIntern Med. 1996 ; 124 : 197-203.
高ナトリウム血症患者のコホートを用いて, 入院患者における高ナトリウム血症の頻度と臨床的特徴, 病態生理学的機序およびその予後を述べている.

Palmer BF. Hyponatremia in patients with central nervous system disease : SIADH versus CSW. Trends Endocrinol Metab. 2003 ; 14 : 182-187.
脳性塩類喪失という難しいテーマについての優れた総説.

Rose B, Post T. Clinical Physiology of Acid-Base and Electrolyte Disorders. 5th ed. New York : McGraw-Hill ; 2001.
正常生理学的および病態生理学的な観点から, 腎臓によるナトリウム, カリウム, 水の調節について詳細に記載している教科書. 本全体を通じて, 腎の生理についての数多くの典型的な実験が, 原理の説明のために記載されている.

Zivin JR, Gooley T, Zager RA, et al. Hypocalcemia : a pervasive metabolic abnormality in the critically ill. Am J Kidney Dis. 2001 ; 37 : 689-698.
さまざまな重症患者で低カルシウム血症が高頻度に起こることを示した研究. 低カルシウム血症と重症度に関連があることを示している.

酸塩基平衡障害

24 代謝性酸塩基平衡障害

Namrata Chawla and Matthew J. Koch

　集中治療の現場では酸塩基平衡障害 acid-base disorder によく遭遇する。順序立てて評価することによってホメオスタシス反応が適切かを判断し，治療への正しいアプローチと，基礎疾患の診断へ結びつけることができる。本章では代謝性アシドーシスと代謝性アルカローシスの診断と治療を取り上げる。呼吸性アシドーシスと呼吸性アルカローシスについては **25章**を参照されたい。

　病的状態でなければ，炭水化物・脂肪・蛋白質の異化から 1 日約 15,000 mmol の二酸化炭素(CO_2)と約 50〜100 mEq の水素イオン(H^+)が産生されるにもかかわらず，ホメオスタシスは保たれる。生命を維持できる細胞外 pH の範囲は比較的狭い範囲(H^+で 15〜150 nmol/l，pH で 6.8〜7.8)であるため，酸塩基平衡を保つことは非常に重要である。酸塩基平衡障害とそれに対する適切な治療は，炭酸水素‐二酸化炭素緩衝系を精査することで明らかとなる。

$$H_2O + CO_2 \leftrightarrow H_2CO_3 \leftrightarrow H^+ + HCO_3^-$$

炭酸脱水素酵素 carbonic anhydrase が水(H_2O)と二酸化炭素(CO_2)の反応を触媒して，炭酸(H_2CO_3)ができる。炭酸が解離して炭酸水素イオン(HCO_3^-)と水素イオン(H^+)になる。炭酸水素イオンは細胞外液の主要な緩衝イオンであり，酸塩基平衡は腎臓による炭酸水素イオンと水素イオンの産生と排泄の調整，および呼吸による二酸化炭素排出の代償性調節によって保たれている。急性代謝性アシドーシスに対する適切な呼吸性代償では血清炭酸水素イオンが 1 mEq/l 低下するごとに二酸化炭素分圧(P_{CO_2})が 1.2 mmHg 低下する。代償はすぐに始まるが完了するまでに 12〜24 時間かかることがある。代謝性アルカローシスに対する呼吸性代償では血清炭酸水素イオン HCO_3 が 1 mEq/l 上昇するごとに P_{CO_2} が 0.7 mmHg 上昇する(**表 24.1**)。P_{CO_2} が上昇するためには低換気を行う必要があるが，心疾患や肺疾患のある重症患者では低換気ができないことも多い。

表 24.1 代謝性アシドーシス，代謝性アルカローシスにおける呼吸性代償と P_{CO_2} 予測値

代謝性アシドーシス	単一障害では P_{CO_2} は 10 mmHg 超となる $[HCO_3^-]$ が 24 mEq/l から 1 mEq/l 低下するごとに，P_{CO_2} は 1.2 mmHg 低下する
代謝性アルカローシス	単一障害では P_{CO_2} は 60 mmHg 未満となる $[HCO_3^-]$ が 24 mEq/l から 1 mEq/l 上昇するごとに，P_{CO_2} は 0.7 mmHg 上昇する

　代謝性アシドーシスまたは代謝性アルカローシスの評価には次の step を使う (24.1)。
1. まず異常が代謝性アシドーシスなのか代謝性アルカローシスなのか，またはその両者なのかを判断する。
2. 酸塩基平衡障害に寄与する因子が何かを判断する(アニオンギャップ高値の代謝性アシドーシス ± アニオンギャップ正常の代謝性アシドーシス ± 代謝性アルカローシス)。次にデルタギャップを調べる。
3. 呼吸性代償が適切かどうかを判断する。
4. 基礎疾患が何かを検索し，緊急治療が必要かどうか判断する。

代謝性アシドーシス

急性代謝性酸塩基平衡障害のなかで，酸血症が集中治療の現場で最も多い。ホメオスタシスを維持しようとする4つの機序は，以下のとおりである。
1. 細胞外液緩衝(主に HCO_3^- による)
2. 細胞内液と骨による緩衝(酸負荷の 55〜60 % をこれによって緩衝)
3. 腎臓による H^+ の排泄と炭酸水素の再生
4. 肺胞換気による CO_2 の排泄

　代謝性アシドーシス metabolic acidosis はアニオンギャップ(AG)高値の代謝性アシドーシス単独のこともあれば，アニオンギャップ(AG)正常の代謝性アシドーシス単独のこともある。2つの酸塩基平衡障害の合併には，代謝性アシドーシス(AG高値または AG 正常)に代謝性アルカローシスが合併した場合と，AG高値の代謝性アシドーシスに AG 正常の代謝性アシドーシスが合併した場合がある。3つの代謝性酸塩基平衡障害の合併(AG高値の代謝性アシドーシス＋ AG 正常の代謝性アシドーシス＋代謝性アルカローシス)も臨床的にありうるが，通常検査データからは明らかでない。呼吸性代償が不適切な場合には，さらに呼吸性アシドーシスやアルカローシスの要素も加わる。

24章 代謝性酸塩基平衡障害

ALG 24.1 代謝性アシドーシス，代謝性アルカローシスに対するアプローチ

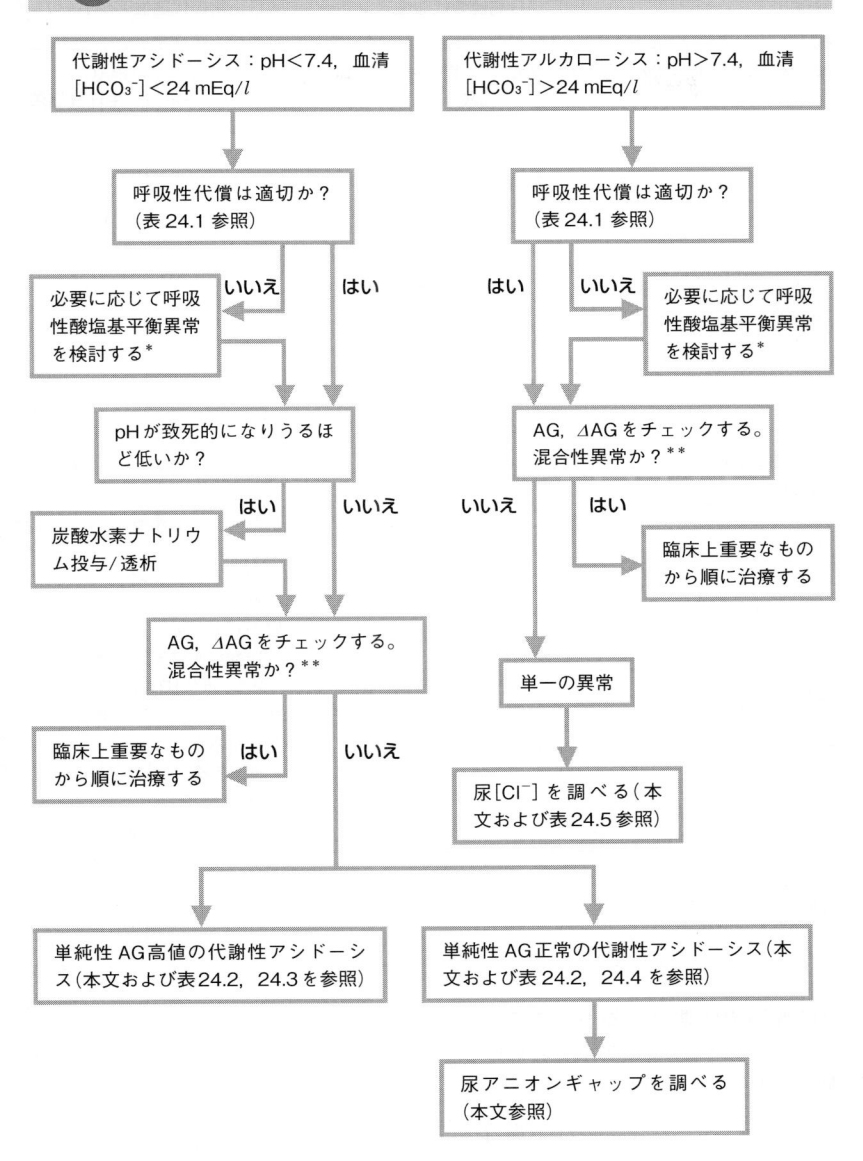

```
代謝性アシドーシス：pH＜7.4，血清              代謝性アルカローシス：pH＞7.4，血清
[HCO₃⁻]＜24 mEq/l                          [HCO₃⁻]＞24 mEq/l
            ↓                                           ↓
呼吸性代償は適切か？                            呼吸性代償は適切か？
（表24.1参照）                                  （表24.1参照）
   いいえ ←──→ はい                          はい ←──→ いいえ
   ↓                                                      ↓
必要に応じて呼吸                                         必要に応じて呼吸
性酸塩基平衡異常                                         性酸塩基平衡異常
を検討する*                                              を検討する*
            ↓                                           ↓
pHが致死的になりうるほ                          AG, ΔAG をチェックする。
ど低いか？                                      混合性異常か？**
   はい ←──→ いいえ                          いいえ ←──→ はい
   ↓                                                      ↓
炭酸水素ナトリウ                                         臨床上重要なもの
ム投与/透析                                             から順に治療する
            ↓                                           ↓
AG, ΔAG をチェックする。                       単一の異常
混合性異常か？**                                        ↓
   はい ←──→ いいえ                          尿[Cl⁻]を調べる（本
   ↓                                            文および表24.5参照）
臨床上重要なもの
から順に治療する
            ↓                                           ↓
単純性AG高値の代謝性アシドーシ                  単純性AG正常の代謝性アシドーシス（本
ス（本文および表24.2, 24.3を参照）              文および表24.2, 24.4を参照）
                        ↓
                尿アニオンギャップを調べる
                （本文参照）
```

AG：アニオンギャップ，ΔAG：デルタアニオンギャップ
* 致死的な酸塩基平衡障害があり，代償のため適切に過換気や低換気ができない患者では，挿管・人工呼吸を必要とする場合がある。
** 詳細は本文を参照。

表 24.2 AG 高値の代謝性アシドーシスと AG 正常の代謝性アシドーシスの原因

機序	AG 高値の代謝性アシドーシス[a]	AG 正常の代謝性アシドーシス
酸の産生増加または酸の投与	乳酸アシドーシス：乳酸, D-乳酸 ケトアシドーシス 重症横紋筋融解 中毒： 　メタノール・ホルムアルデヒド：ギ酸 　エチレングリコール：グリコール酸，シュウ酸 　トルエン：馬尿酸 　サリチル酸 　パラアルデヒド：有機アニオン 　L-5 オキソプロリン尿	塩化アンモニウム摂取 高カロリー輸液，生理食塩液投与
炭酸水素喪失亢進または炭酸水素前駆体喪失		消化管から喪失(UAG＜0) 　下痢 　膵・胆・小腸瘻 　ストーマ 　コレスチラミン 　セベラマー 腎からの喪失 　炭酸脱水酵素阻害薬 　2 型(近位)RTA 　ケトアシドーシス治療期
酸排泄の低下(UAG＞0)	慢性腎不全	急性腎不全 慢性腎不全 1 型(遠位)RTA 低アルドステロン症(4 型 RTA)

UAG：尿アニオンギャップ，RTA：尿細管性アシドーシス
[a] 詳しくは表 24.3 を参照．

AG 高値の代謝性アシドーシス

アニオンギャップとはアニオンギャップ計算式の中に含まれない正常の陰イオンの血清濃度のことである．

$$\text{アニオンギャップ} = 血清[Na^+] - (血清[Cl^-] + 血清[HCO_3^-])$$

アニオンギャップの正常値は約 8〜12 mEq/l である．病的な陰イオンの緩衝に炭酸水素が使用されると AG 高値の代謝性アシドーシス anion gap metabolic acidosis となる．原因として，乳酸アシドーシス，毒素摂取，ケトアシドーシス，横紋筋融

解,腎不全が挙げられる(表24.2と24.3)。

クロール(Cl^-)や炭酸水素以外の陰イオン(主にアルブミン)が減少したり,ナトリウム以外の陽イオンが増加する状態では,[Cl^-]が増えて電荷の変化を代償するため計算上はアニオンギャップが減少することになる。血清アルブミンが1g/dl減少するごとに計算上のアニオンギャップは2.5～3 mEq/l減少する。したがって,血清アルブミン値が低い患者では,このことに気をつけないと有意なAG高値の代謝性アシドーシスが存在しても見過ごしてしまうことになる。アニオンギャップ低下の原因としては,低アルブミン血症のほかに臭化物やリチウム中毒,多発性骨髄腫,重度高ナトリウム血症(170 mEq/l超)や高脂血症での検査によるアーチファクトが挙げられる。

エタノールやメタノール,エチレングリコールといった毒素摂取によるAG高値の代謝性アシドーシスが疑われる場合には,血清浸透圧ギャップが有用である(表24.3)。浸透圧ギャップの上昇は非特異的所見であり,ほかのAG高値の代謝性アシドーシスでみられることもある。浸透圧ギャップの正常値は約10 mOsm/kgである。

浸透圧ギャップ＝血清浸透圧実測値−血清浸透圧計算値
血清浸透圧計算値＝$2 \times [Na^+] + [BUN] \div 2.8 + [血糖] \div 18$
BUN：血液尿素窒素

AG正常の代謝性アシドーシス

AG正常の代謝性アシドーシス nonanion gap metabolic acidosisは,炭酸水素が喪失するが,病的な陰イオンが存在しない場合に起こる。電気的中性を保つために[Cl^-]が増加するので,計算上のアニオンギャップは正常のままである。ただし,病的な陰イオンがあってもその量が少ない時には,正常腎排泄によってアニオンギャップが正常となることもある。AG正常の代謝性アシドーシスの鑑別診断は,消化管からの炭酸水素イオンの喪失もしくは腎性喪失である(表24.2)。

臨床的にAG正常の代謝性アシドーシスの原因が明らかでない場合には,炭酸水素イオンの喪失源を特定するのに尿アニオンギャップ(UAG)を用いる。

$$UAG = (尿[Na^+] + 尿[K^+]) - 尿[Cl^-]$$

UAGは通常0,もしくは若干陽性である。腎臓以外の原因によるAG正常の代謝性アシドーシスでは腎臓からのアンモニウム(NH_4^+)排泄がNH_4Clとして適切に増加するため,UAGは陰性となる(通常−20～−50 mEq/l)。慢性腎疾患や遠位尿細管性アシドーシスといった腎臓からの酸排泄が障害された病態では,UAGは陽性のままか,軽度陰性になるのみである。UAGは,循環血液量減少や,乏尿,尿[Na^+]低値,AG高値の代謝性アシドーシスがある場合には有用でない。

尿細管性アシドーシス

尿細管性アシドーシス renal tubular acidosis(RTA)は,腎臓からのH^+の総分泌量が低下することによって高クロール性代謝性アシドーシスを呈することが特徴であ

表24.3 AG 高値の代謝性アシドーシスの原因と治療

病態	原因と症状	治療	コメント
乳酸アシドーシス ピルビン酸 ↕ 乳酸	乳酸産生増加 1. ピルビン酸産生増加：グリコーゲン分解や糖新生の酵素欠損 2. ピルビン酸利用の低下：ピルビン酸デヒドロゲナーゼやカルボキシラーゼ欠損 3. ピルビン酸から乳酸への変換の亢進：代謝率亢進，てんかん大発作，激しい運動，低体温時の振戦，ショック・心停止・急性肺水腫，重症低酸素血症，一酸化炭素中毒*，シアン化物中毒* 乳酸利用の低下 循環不全 アルコール中毒* 肝疾患	基礎疾患の治療と循環不全の治療がメイン 炭酸水素ナトリウム投与については議論が分かれる。重度のアシドーシス($pH<7.1$)，または緩衝能の著しい低下（$[HCO_3^-]<5$ mEq/l）がある場合には投与してもよい。治療抵抗性の場合には透析の適応になることがある **代替治療法**（ヒトを対象にした無作為化対照試験により有効性が実証されていない） Tham(tromethamine)：不活アミノアルコールで，CO_2 を産生せずに酸の緩衝をする。腎臓から排泄され，乏尿または無尿の患者では高カリウム血症，低血糖，呼吸抑制を起こすことがある Carbicarb：炭酸ナトリウムと炭酸水素ナトリウムを同モルで混合。炭酸水素ナトリウムに比べて高二酸化炭素血症や細胞内アシドーシスのリスクが少ない ジクロロ酢酸：ピルビン酸デヒドロゲナーゼを活性化してピルビン酸の酸化を促し，乳酸への変換を減らす	**炭酸水素ナトリウム療法を行う際の注意点：** 循環血液量過剰 回復期の代謝性アルカローシス 高ナトリウム血症 CO_2 産生増加，循環不全がある場合では CO_2 貯留をきたして混合静脈血 P_{CO_2} が悪化することがある 細胞内アシドーシス イオン化カルシウムの減少と，それによる心収縮能の低下
プロピレングリコール中毒*	ピルビン酸・乳酸に変換する ロラゼパム[注1)]やその他の薬物の溶媒として用いられるため，持続静注により乳酸の蓄積や浸透圧ギャップの上昇をきたすことがある	投与中止	
ケトアシドーシス (28章参照)	インスリン欠乏状態で起こる 症状は嘔吐，腹痛，重度の循環血液量低下と脱水	インスリンと輸液：アシドーシスはインスリンによってケト酸の代謝が進んで血清炭酸水素が再生することで改善する	

表 24.3 AG 高値の代謝性アシドーシスの原因と治療（続き）

病態	原因と症状	治療	コメント
サリチル酸中毒*	血清濃度が40～50 mg/dlを超えると中毒となる（治療域は20～35 mg/dl） 代謝性アシドーシスと呼吸性アルカローシスが混合する ケト酸と乳酸産生が増加する 診断：血清サリチル酸濃度の上昇	神経毒性を避けるためにサリチル酸濃度を下げる 血清をアルカリ化してpHを7.45～7.5超にすると，サリチル酸をイオン化型に変換し，中枢神経系での濃度を下げることができる 尿のアルカリ化で尿細管からのイオン化サリチル酸の再吸収を抑制する 血清濃度が 80 mg/dl 以上の場合には透析も考慮する	もとの疾患が呼吸性アルカローシスの場合には，それ以上アルカリ化する必要はない
メタノール* ↓ ホルムアルデヒド ↓ ギ酸	最低致死量は 50～100 ml 症状は筋力低下，頭痛，霧視，失明 診断：血清メタノール分析	メタノール中毒もエチレングリコール中毒も治療は同じ 速やかな治療が重要である 　経口活性炭 　炭酸水素ナトリウム 　エタノールまたはfomepizoleの投与（エタノールはメタノールやエチレングリコールの代謝と拮抗，fomepizoleは不活化することによって毒性のある代謝産物の産生を防ぐ） 　葉酸，チアミン，ピリドキシンの投与 　透析により毒性のある代謝産物とメタノールやエチレングリコール除去する	エタノールの半減期をfomepizoleが延長するので，併用は推奨されない
エチレングリコール* ↓ グリコール酸とシュウ酸	不凍剤や溶媒の成分 症状は神経症状と心肺異常，側腹部痛，腎不全 封筒や針の形をしたシュウ酸結晶が尿中で観察できることがある 診断：血清エチレングリコール分析		
L-5 オキソプロリン中毒	先天性グルタチオン合成酵素欠損により小児でアニオンギャップが非常に高いアシドーシスをきたす 後天性オキソプロリン尿症はアセトアミノフェンなどの薬物による 腎不全や敗血症患者ではリスクが高まる 診断：毒物スクリーニング検査が陰性，血清・尿オキソプロリン濃度上昇，尿有機酸スクリーニング	治療の柱は原因薬物の中止 N-アセチルシステインはグルタチオンを補充してL-5オキソプロリンの濃度を下げるので効果的な場合がある	
D-乳酸アシドーシス ブドウ糖 ↓ 大腸での細菌 ↓ 異常増殖 D-乳酸	短腸症候群や D-乳酸過剰産生による 症状：発作性アニオンギャップアシドーシス（通常炭水化物の多い食事後に起こる），小脳失調，混乱，ろれつが回らないなどの神経症状 診断：D-乳酸の酵素分析	治療は炭酸水素ナトリウム投与と抗菌薬	

*32 章を参照
注1：わが国には静注製剤はなく，プロピレングリコール中毒の原因とはならない．

表24.4 尿細管性アシドーシス (RTA)

	遠位 (1型) RTA	近位 (2型) RTA	低レニン・低アルドステロン性 (4型) RTA
原因	特発性、家族性、Sjögren症候群、高カルシウム血症、関節リウマチ、鎌状赤血球症、SLE、アムホテリシン	特発性/多発性骨髄腫、炭酸脱水酵素阻害薬、重金属(鉛・水銀)、アミロイドーシス、低カルシウム血症、ビタミンD欠乏	糖尿病、ACE阻害薬、尿細管間質性腎炎、NSAID、ヘパリン、副腎不全、閉塞性腎症、カリウム保持性利尿薬
欠損	遠位尿細管からのH⁺排泄(遠位での尿の酸化)障害	近位尿細管から炭酸水素再吸収障害。尿糖、アミノ酸尿、リン酸尿を伴うこともある	アルドステロン欠乏または抵抗性
血清[HCO_3^-]	さまざま。通常アシドーシスの度合いは強く、10 mEq/l未満のことが多い	遠位RTAよりアシドーシスは軽症である。通常12〜20 mEq/l	通常>15 mEq/l
酸血症のある状態での尿pH[a]	>5.3	さまざま。血清[HCO_3^-]値が再吸収閾値より高ければ尿pH>5.3となる。過剰なHCO_3が尿中に漏れ出すために尿pHが高くなる。再吸収閾値より血清[HCO_3^-]が低ければ尿pH<5.3	通常<5.3
血清カリウム	通常低い。アルカリ治療で正常化することが多い	低い。アルカリ治療で起こる炭酸水素塩尿により、低カリウム血症が悪化することが多い	高い
尿アニオンギャップ	>0	さまざま。診断の助けとはならない	>0
合併疾患	腎結石・腎石灰化	くる病/骨軟化症/Fanconi症候群	なし
治療	アルカリ治療：クエン酸ナトリウム・クエン酸カリウム・炭酸水素ナトリウム	アルカリ治療：炭酸水素塩尿があるため高用量が必要。治療抵抗例ではチアジド系利尿薬を試してもよい	低アルドステロン症の原因の治療／低カリウム食／ループ利尿薬

SLE：全身性エリテマトーデス、ACE：アンギオテンシン変換酵素、NSAID：非ステロイド性抗炎症薬
[a] 代謝性アシドーシスで腎からの酸排出が正常ならば尿pHは5〜5.3以下となる。
Rose B, Post T. Clinical Physiology of acid-base and electrolyte disorders. 5th ed. New York: McGraw-Hill, 2000 より改変。

る。急性腎不全や中等度〜重度の慢性腎不全がある場合にはRTAの診断はできない。もともとRTAがある，もしくは発症したてのRTAがある重症患者の代謝性アシドーシスの診断は困難なこともあるが，急性期の治療自体にはほとんど影響はない。RTAの存在を最初に認識することは，アシドーシスを他の病態ととり違えずに診断することと，アシドーシスの慢性状態を適切に治療するうえで重要である（**表24.4**）。RTAの詳細は他書を参照されたい。

治療

さまざまな病態に対する治療法を**表24.3**にまとめる。代謝性アシドーシス治療の重要な柱は基礎疾患の治療である。炭酸水素ナトリウムの投与はアシドーシスを改善してもほかの臨床パラメータを悪化させることがあるため，議論が多い。しかし，致死的で重度の代謝性アシドーシス(pH<7.1)や，血清炭酸水素濃度が非常に低い場合(10〜12 mEq/l未満)では，効果的な呼吸性代償がなくなると致死的なアシドーシスとなるので，炭酸水素ナトリウム投与による部分的補正を行うべきである。例えばpHが7.2で血清[HCO_3^-]が8 mEq/lとすると，適切な呼吸性代償によりP_{CO_2}は20 mmHgとなる。しかし呼吸性代償が不十分となり，P_{CO_2}は55 mmHgまで上昇すると，pHはおよそ6.9にまで突然低下する。血清[HCO_3^-]がさらに低下したり，呼吸性代償が突然破綻するリスクを避けるために10〜12 mEq/lを目標にして血清[HCO_3^-]を補正するのがよいだろう。

重度の循環障害がある場合は投与に注意を要する。動脈血ガスではアシドーシスが改善しているようにみえても，全体としてはアシドーシスが悪化していることもある。投与した炭酸水素ナトリウムから産生される二酸化炭素の排出が遅延して，静脈血ガスのpHが低下するのである。このような場合には，動脈と静脈両方の血液ガスを採取してモニターするべきである。適切な臨床症状がみられる場合，重度で治療抵抗性のアシドーシス治療に持続的もしくは間欠的透析を用いることもある。代謝性と呼吸性アシドーシスの両方がある場合には炭酸水素ナトリウム投与や透析を始めるよりも前に呼吸性アシドーシスの治療を行う。

炭酸水素欠乏

代謝性アシドーシスを補正するために必要な炭酸水素ナトリウム量を，次の式から推定することができる。

全体重(kg) × (0.4＋2.4÷[HCO_3^-])＝みかけの分布容積(Vd)
みかけの分布容積×目標とする[HCO_3^-]までの変化＝炭酸水素ナトリウム投与量(mEq)

例えば，体重60 kgの患者の血清[HCO_3^-]が5 mEq/lであり，12 mEq/lまで上げたい場合には，

みかけのVd ＝ 60 kg × [0.4＋2.4÷5] ＝ 53 l
目標値12までの血清[HCO_3^-]の変化量は12−5 ＝ 7 mEq/lであるので，
炭酸水素ナトリウム投与量 ＝ 53 × 7 ＝ 371 mEqとなる。

表24.5 クロール反応性およびクロール抵抗性代謝性アルカローシス

クロール反応性代謝性アルカローシス (尿[Cl⁻]≦25 mEq/l)	クロール抵抗性代謝性アルカローシス (尿[Cl⁻]>25 mEq/l)
胃酸 H^+ の喪失：嘔吐，胃管吸引 ループ利尿薬またはチアジド系利尿薬の使用歴 クロール喪失性下痢：絨毛腺腫，緩下薬乱用による虚偽性下痢症の一部 嚢胞性線維症(汗中 Cl⁻ 高値) 高二酸化炭素血症治療後	ミネラルコルチコイド過剰：原発性アルドステロン症，Cushing症候群，Liddle症候群，ステロイド薬服用，甘草服用 ループ利尿薬またはチアジド系利尿薬使用中 Bartter症候群，Gitelman症候群 アルカリ投与：炭酸水素投与，クエン酸を含む血液製剤，制酸剤（ミルクアルカリ症候群） 重度低カリウム血症
治療は 0.9％もしくは 0.45％食塩液投与およびカリウム補充	**基礎疾患の治療，カリウムの補充など**

この計算から，定常状態では[HCO_3^-]を 12 mEq/l まで上げるには約 400 mEq 近い炭酸水素ナトリウムを投与する必要があることがわかる。ただし，この式はあくまでも推定値を出すものであって，持続的に炭酸水素が体外に喪失したり酸産生の負荷があることは考慮されていない。標準的な炭酸水素ナトリウム製剤は，1 アンプル 50 ml 中に 50 mEq 入っている[注1]。そのままボーラス静注するか，もしくは 5％ブドウ糖液に溶解して投与する。

代謝性アルカローシス

集中治療室(ICU)における代謝性アルカローシス metabolic alkalosis のほとんどは，胃液吸引や嘔吐による胃酸の喪失，または利尿薬の投与を原因とする。ほかの原因としては，炭酸水素ナトリウム投与，高二酸化炭素血症後，血漿交換・大量輸血・新鮮凍結血漿に伴うクエン酸がある。腎不全があると炭酸水素排泄が遅延するため，代謝性アルカローシスは悪化しやすい。代謝性アルカローシスは単独で起こることや，代謝性アシドーシス（アニオンギャップまたは非アニオンギャップ）や，呼吸性アシドーシス，呼吸性アルカローシスに合併することもある。注意すべきは，代謝性アルカローシスが存在するだけでアニオンギャップが上昇する場合があることである。これは細胞外液量の濃縮によるアルブミン濃度の上昇に関係することが多い。代謝性アルカローシスはクロール反応性とクロール抵抗性に大別される(**表24.5**)。

注1：わが国の炭酸水素ナトリウム製剤には 8.4％と 7％の 2 種類がある。8.4％製剤は 1 mEq/ml だが，7％製剤は 0.833 mEq/ml である。

代謝性アルカローシスの主な原因
胃液の喪失
胃液の喪失は胃管ドレナージによる胃内容物の除去や嘔吐によって起こる。正常状態では胃から分泌された水素イオンは十二指腸に達して膵臓から消化管への炭酸水素を含んだ膵液の分泌を促し、酸塩基平衡が保たれる。胃内容物が失われると炭酸水素イオンが分泌されず血清炭酸水素が上昇し、結果として代謝性アルカローシスとなる。摂食障害や詐病患者は自分で嘔吐を誘発しているとは言わないことが多いが、尿クロールが低値であることで診断が示唆される。

濃縮性アルカローシス
濃縮性アルカローシスは、クロールを大量に含み炭酸水素を含まない体液が大量に失われる時に起こる。ループ利尿薬またはチアジド系利尿薬の使用で最も多くみられるが、胃液の喪失や嚢胞性線維症(汗の[Cl^-]が高いため)で起こることもある。細胞外液の「濃縮」のため、炭酸水素濃度が相対的に上昇する。このような状況では、相対的な血管内容量低下があるにもかかわらず、炭酸水素とともにナトリウムが尿中に強制的に排泄される。そのため濃縮性アルカローシスでは、血管内容量の指標として尿クロールのほうが尿ナトリウムよりも有用である。

高二酸化炭素血症後アルカローシス
慢性呼吸性アシドーシスでは、適切な代償により血清炭酸水素濃度が上昇する。慢性にP_{CO_2}が上昇しているときに人工呼吸によって急激にP_{CO_2}を正常化すると、急性で時に致死的なpHの上昇が起こる。したがって、慢性呼吸性アシドーシスが代償されている時に急速にP_{CO_2}を補正してはならない。

リフィーディング症候群
長期間飢餓状態にあった患者に高炭水化物食を与えると、代謝性アルカローシスが急性に起こることがある。これは、細胞内に水素イオンが移動することにより起こるとされる。リフィーディング症候群では、このほか低リン血症もみられる。

重度低カリウム血症
重度の低カリウム血症では、さまざまな機序により水素イオンの分泌と炭酸水素の再吸収が起こる。こうした場合の代謝性アルカローシスは、カリウムを補正しない限り治療に反応しない。

ミルクアルカリ症候群
ミルクアルカリ症候群は、慢性的にカルシウムを大量に摂取することによって起こる(通常、カルシウムを含む制酸薬の服用によることが多い)。腎不全を伴うことが多い。

治療

クロール反応性代謝性アルカローシスは，生理食塩液の静注により改善する(**表24.5**)．治療への反応は尿pHと尿[Cl^-]でモニターするとよい．治療抵抗性の重度代謝性アルカローシスの場合(腎不全で炭酸水素ナトリウム投与後のことが多い)，まれではあるが塩化水素を中心静脈カテーテルから点滴投与することもある．その他の治療法として，緩衝液中の炭酸水素濃度を最低限にして間欠的に透析を行う(ほとんどの透析システムで炭酸水素濃度勾配を制限することが可能である)か，炭酸水素やクエン酸を含まない補充液による持続的血液濾過を行ってもよい．

循環血液量過剰で利尿薬を使い続ける必要があるにもかかわらず，代謝性アルカローシス(クロール非反応性)が悪化している状況では，アセタゾラミドによる治療を考慮してもよい．アセタゾラミドは二酸化炭素と水を炭酸に変換する炭酸脱水素酵素を阻害することにより，腎臓から炭酸水素イオンを排泄し水素イオンを貯留させる．炭酸脱水素酵素を阻害することにより炭酸水素の排泄が増加し，代謝性アシドーシスが起こり代謝性アルカローシスを相殺する．アセタゾラミド単剤では利尿作用は強くないが，血清炭酸水素濃度が高い状態でループ利尿薬やチアジド系利尿薬と併用すると相乗作用がある．アセタゾラミドをほかの利尿薬と併用しても代謝性アルカローシスはそれほど改善しない場合があるが，アルカローシスが悪化するのを防ぐことがある．

混合性酸塩基平衡障害

デルタ(Δ)アニオンギャップは，AG高値の代謝性アシドーシスとAG正常の代謝性アシドーシスの合併や，アニオンギャップアシドーシスに代謝性アルカローシスが合併しているか調べるのに有用である．

$$\text{デルタアニオンギャップ}(\Delta/\Delta) = \frac{\Delta^* AG 〔アニオンギャップ正常値(通常10)からの変化値〕}{\Delta^* HCO_3 〔炭酸水素正常値(通常25)からの変化値〕}$$

$^*\Delta$ = 変化

この比は，AG高値の代謝性アシドーシスでは炭酸水素以外の緩衝により，通常1より大きくなる(つまり，アニオンギャップの増加分のほうが血清炭酸水素値の減少ぶんより大きくなる)．この比が1より小さい場合は，AG高値の代謝性アシドーシスとAG正常の代謝性アシドーシス両方が存在している可能性が示唆される．比が1よりかなり大きくなる場合には，AG高値の代謝性アシドーシスに加えて代謝性アルカローシスもある可能性が示唆される．急性乳酸アシドーシスの初期には炭酸水素以外の緩衝がほとんどないため，この比が1になることもある．

(金城　紀与史)

参考文献

Arroliga AC, Shehab N, McCarthy K, et al. Relationship of continuous infusion lorazepamto serum propylene glycol concentration in critically ill adults. Crit Care Med. 2004；32：1709-1714.
ロラゼパム持続静注投与とプロピレングリコールの蓄積の用量依存関係を評価した前向き観察研究。

Gauthier PM, Szerlip HM. Metabolic acidosis in the intensive care unit. Crit Care Clin. 2002；18：289-308.
集中治療領域における代謝性アシドーシスの診断・治療アプローチについての詳細な総説。

Gehlbach BK, Schmidt GA. Bench-to-bedside review：treating acid-base abnormalities in the intensive care unit—the role of buffers. Crit Care. 2004；8：259-265.
代謝性アシドーシスでの炭酸水素ナトリウム療法の役割，および乳酸アシドーシスでの代替治療を詳細に議論した総説。

Judge BS. Differentiating the causes of metabolic acidosis in the poisoned patient. Clin Lab Med. 2006；26：31-48, vii.
メタノールや，エチレングリコールなどによる服薬中毒と，それによる酸塩基平衡障害，診断・治療について述べている。

Rose B, Post T. Clinical Physiology of Acid Base and Electrolyte Disorders. 5th ed. New York：McGraw-Hill. 2000.
代謝性酸塩基平衡障害についての病態生理学的機序，診断，治療について述べたきわめて包括的な教科書。

Tailor P, Raman T, Garganta CL, et al. Recurrent high anion gap metabolic acidosis secondary to 5-oxoproline (pyroglutamic acid). Am J Kidney Dis. 2005；46：e4-10.
アニオンギャップ代謝性アシドーシスの原因としてよくあるものの，見逃されることの多いL-5オキソプロリン中毒についての症例提示。

25 呼吸性酸塩基平衡障害

Andrew Labelle

呼吸性酸塩基平衡障害 respiratory acid-base disorder は集中治療室(ICU)でよくみられ，単独で起こることもあれば，代謝性酸塩基平衡障害と合併することもある(**24章**参照)。呼吸性酸塩基平衡障害の特徴は，血清二酸化炭素値が異常となることである〔血清二酸化炭素値は動脈血ガス分析で動脈血二酸化炭素分圧($Paco_2$)として測定する〕。呼吸性アシドーシスでは $Paco_2$ が上昇して pH が低下する。呼吸性アルカローシスでは $Paco_2$ が低下して pH が上昇する。健常人の $Paco_2$ は 35～45 mmHg で pH は 7.35～7.45 である。計算の都合上，正常値を $Paco_2$ 40 mmHg，pH7.4 と考えるとよい。一般的に $Paco_2$ が急性に 10 mmHg 変化するごとに，動脈血 pH は 0.08 変化する。例えば，血清 pH が 7.4 だった患者で，$Paco_2$ が 40 から 50 mmHg に急性に上昇すると，pH は 7.4 から 7.32 に低下することが予想される。反対に，$Paco_2$ が 40 から 30 mmHg に急性に低下すると，pH は 7.4 から 7.48 に上昇すると考えられる。

呼吸性酸塩基平衡障害では，腎臓が $Paco_2$ の変化に対して血清炭酸水素(HCO_3^-)を増減することで代償する。呼吸性アシドーシスなら血清[HCO_3^-]を増やし，呼吸性アルカローシスであれば減らす。急性呼吸性酸塩基平衡障害では血清[HCO_3^-]の変化はほとんどなく，細胞緩衝がメインとなる。腎臓による慢性の代償は数日～数週かけて行われ，血清[HCO_3^-]が大きく変化する。**表25.1** に急性・慢性の呼吸性アシドーシス・呼吸性アルカローシスの時に予想される血清[HCO_3^-]の変化を示す。健常人の血清[HCO_3^-]は 22～26 mEq/l であるので，計算上の都合から正常値は 24 mEq/l と考えるとよい。代償性に[HCO_3^-]が変化することにより，pH は正常値に近づくように変化する。しかし，代償のみでは pH は正常まで戻ることはなく，**代償しすぎることもない**。したがって，$Paco_2$ が異常値であるにもかかわらず pH が正常である場合には，混合性呼吸性・代謝性酸塩基障害があることになる。例えば，pH が 7.4 で $Paco_2$ が 60 mmHg の場合には，呼吸性アシドーシスに加えて代謝性アルカローシスがあり，そのために pH が正常値に戻ったと解釈する(step 4 を参照)。混合性酸塩基平衡障害には急性・慢性呼吸性酸塩基平衡障害で起こる腎臓での[HCO_3^-]による代償は含まない。

呼吸性酸塩基平衡障害の評価は，急性呼吸性アシドーシスまたはアルカローシスが単独で起こる場合，例えば，若年者の喘息発作や不安症による過呼吸症候群の場合には比較的簡単である。しかし，重症患者に代謝性酸塩基平衡障害が重なると評価は困難となる。評価をさらに難しくするのが，急性・慢性呼吸性酸塩基平衡障害で起こる腎での代償性[HCO_3^-]の変化である。**25.1** の step 1～6 で呼吸性酸塩基平衡障害へのアプローチを示す。しかしこれは一般的なルールであり，一次性呼吸性酸塩基平衡障害を評価する際に，病歴や身体所見といった情報なしに正しく診

表 25.1 急性・慢性呼吸性酸塩基平衡障害における[HCO_3^-]の変化予測値（変化前の[HCO_3^-]値が 24 mEq/l であったと仮定する）

急性呼吸性アシドーシス	$Paco_2$ が 40 mmHg から 10 mmHg 上がるごとに，[HCO_3^-]は 1 mEq/l 上昇する
慢性呼吸性アシドーシス	$Paco_2$ が 40 mmHg から 10 mmHg 上がるごとに，[HCO_3^-]は 3 mEq/l 上昇する [a]
急性呼吸性アルカローシス	$Paco_2$ が 40 mmHg から 10 mmHg 下がるごとに，[HCO_3^-]は 2 mEq/l 低下する
慢性呼吸性アルカローシス	$Paco_2$ が 40 mmHg から 10 mmHg 下がるごとに，[HCO_3^-]は 4 mEq/l 低下する [a]

[HCO_3^-]：血清炭酸水素，$Paco_2$：動脈血二酸化炭素分圧
[a] 慢性呼吸性アシドーシスには 3.5 mEq/l，慢性呼吸性アルカローシスには 5 mEq/l を使う場合もある．

表 25.2 呼吸性アルカローシスの原因

P(A-a)O_2 gradient 正常	
人工呼吸	薬物
中枢神経系	サリチル酸
心因性過換気	プロゲステロン
発熱	カテコールアミン類
疼痛	低酸素症
脳炎・髄膜炎	高地
腫瘍	重度貧血
妊娠	エンドトキシン血症
甲状腺機能亢進症	肝硬変

P(A-a)O_2 gradient 正常 [a]	
換気血流不均等	シャント

P(A-a)O_2 gradient：肺胞気－動脈血酸素分圧較差
[a] P(A-a)O_2 gradient 上昇を伴う呼吸性アルカローシスの鑑別診断は，P(A-a)O_2 gradient 上昇を伴う低酸素症と同様である．7章 7.2 を参照．

断を行うことは困難である（step 5 に詳しく説明）．

　呼吸性アシドーシス respiratory acidosis は肺胞低換気による高二酸化炭素血症が原因で起こる．高二酸化炭素血症へのアプローチと鑑別診断を 7 章の 7.1 に挙げる．高二酸化炭素血症は，中枢神経系，末梢神経系，胸壁，呼吸筋，胸膜，上気道，肺など，呼吸器系のどの部分が障害されても起こる．

　呼吸性アシドーシスの治療は基礎疾患に対して行い，内容は本書の他章に記載されているとおりである．一般的に，治療は肺胞換気を改善することを目標とし，喘息や慢性閉塞性肺疾患（COPD）に対する気管支拡張薬，二相性気道陽圧，人工呼吸（慢性呼吸性アシドーシスがあり血清[HCO_3^-]が上昇している患者では二酸化炭素分圧（Pco_2）を急激に補正すると致死的代謝性アルカローシスを引き起こすことがあ

ALG 25.1 呼吸性酸塩基障害へのアプローチ

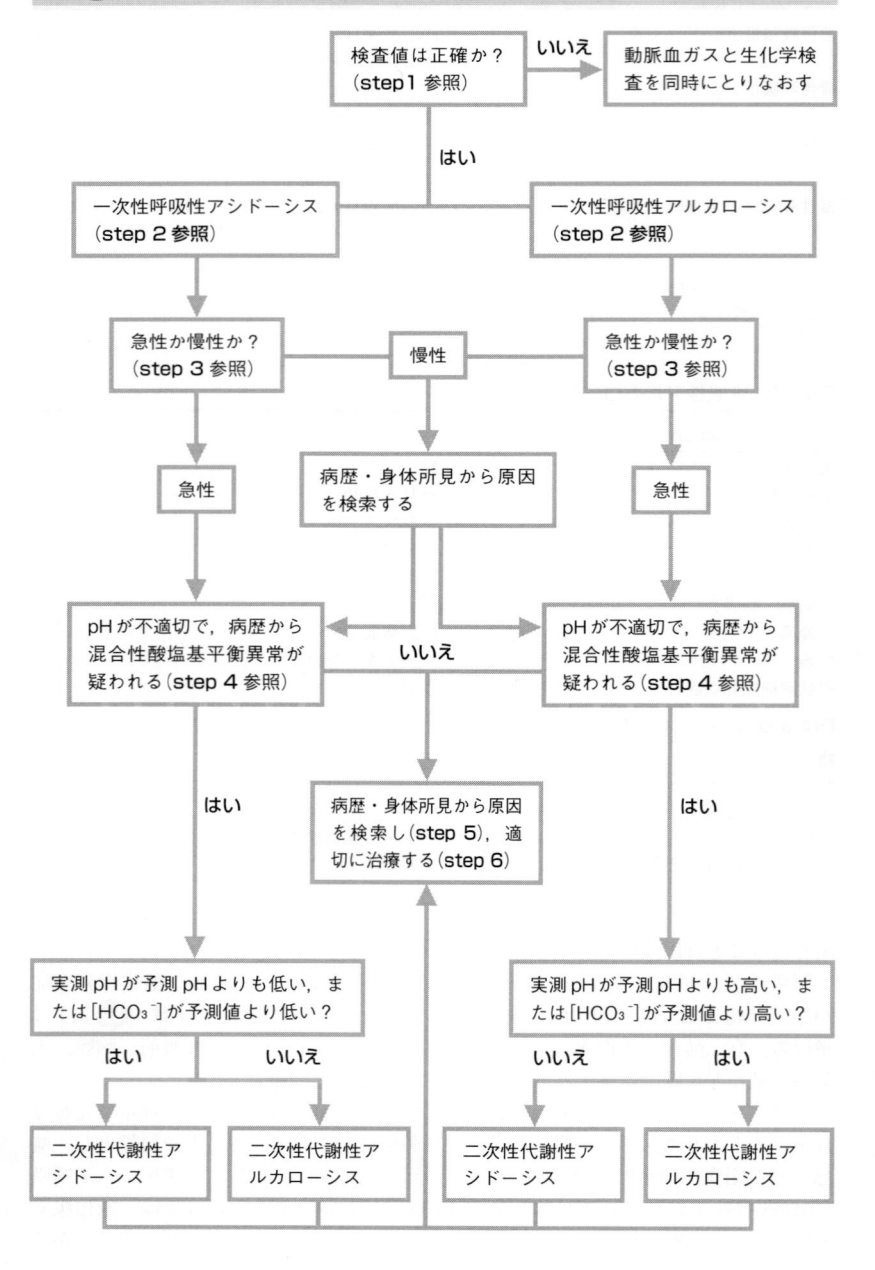

```
                    検査値は正確か?        いいえ     動脈血ガスと生化学検
                    (step1 参照)       ─────→    査を同時にとりなおす
                         │
                        はい
         ┌───────────────┴───────────────┐
  一次性呼吸性アシドーシス                一次性呼吸性アルカローシス
    (step 2 参照)                         (step 2 参照)
         │                                       │
   急性か慢性か?          慢性            急性か慢性か?
   (step 3 参照) ←─────────────────→   (step 3 参照)
         │                 │                     │
        急性         病歴・身体所見から原因        急性
         │              を検索する                │
         ↓                                        ↓
  pHが不適切で,病歴から                    pHが不適切で,病歴から
  混合性酸塩基平衡異常が   ←── いいえ ──→   混合性酸塩基平衡異常が
  疑われる(step 4 参照)                     疑われる(step 4 参照)
         │                                        │
                         病歴・身体所見から原因
        はい              を検索し(step 5),適切     はい
                         に治療する(step 6)
         ↓                                        ↓
  実測pHが予測pHよりも低い,            実測pHが予測pHよりも高い,
  または[HCO₃⁻]が予測値より低い?       または[HCO₃⁻]が予測値より高い?
     │         │                          │         │
    はい      いいえ                      いいえ      はい
     ↓         ↓                          ↓         ↓
  二次性代謝性ア  二次性代謝性ア       二次性代謝性ア  二次性代謝性ア
  シドーシス     ルカローシス          シドーシス     ルカローシス
```

るため注意が必要である)，薬物作用への拮抗を行い，肺水腫および神経筋疾患の治療を行う．炭酸水素ナトリウム投与は高二酸化炭素血症や肺水腫を悪化させたり，代謝性アルカローシスを引き起こすことがあるため推奨されない．重度のアシドーシス(pH＜7.1)で治療抵抗性の高二酸化炭素血症がある場合には，少量の炭酸水素ナトリウムを投与してもよい．

呼吸性アルカローシス respiratory alkalosis の原因を表25.2に示す．それぞれの病態生理は肺胞過換気である．呼吸性アルカローシスにおける肺胞気−動脈血酸素分圧較差〔$P(A-a)O_2$ gradient，略して A-a gradient〕は正常である場合も上昇している場合もある(7章で詳説)．A-a gradient が上昇している患者での鑑別診断は，A-a gradient が上昇している低酸素症の患者と同様である(AB 7.2 参照)．A-a gradient 正常の場合の鑑別診断としては，中枢神経系の疾患(腫瘍，脳炎，不安症，発熱)，高地または重度貧血による低酸素症，挿管・人工呼吸管理を受けている患者での過換気，内分泌疾患，薬物などがある．

呼吸性アシドーシスと同様，呼吸性アルカローシスの治療は基礎疾患に対して行う．低酸素症があれば原因を究明して治療する．人工呼吸管理を受けている患者では，呼吸回数や1回換気量を減らすことにより分時換気量を減らす．心因性過換気では患者を安心させ，抗不安薬を使うこともある．高地の患者では，アセタゾラミドを使って代謝性アシドーシスを誘発し，呼吸性アルカローシスを代償してもよい．

step 1. 動脈血ガス(ABG)を採取し(**70章**，動脈カテーテル挿入の項を参照)，Henderson の式を用いて[HCO_3^-]の値が正しいことを確かめる．

$$[HCO_3^-] = 24 \times Pa_{CO_2} \div [H^+]$$

H^+濃度と対応する pH

pH	[H^+] mEq/l
7.10	79
7.20	63
7.30	50
7.40	40
7.50	32
7.60	25

もしくは ABG と生化学検査を同時に測定し，両者の[HCO_3^-]値を比べて正確かどうかを確かめる[注1)]．両者の誤差は 2 mEq/l 以内のはずである．

step 2. 異常が一次性呼吸性アシドーシスなのかアルカローシスなのかを判断する(代謝性アシドーシスとアルカローシスについては別章に詳述)．

注1：わが国の生化学検査では[HCO_3^-]は測定されないことが多い．

1. 一次性呼吸性酸塩基障害があるかどうかは，$Paco_2$ が異常であり pH が $Paco_2$ と逆方向に変化していることで判断できる。
   a. 呼吸性アシドーシス：$Paco_2$ が 40〜45 mmHg 超で pH が低下している。
   b. 呼吸性アルカローシス：$Paco_2$ が 35〜40 mmHg 未満で pH が上昇している。

step 3．pH, $Paco_2$, 血清 $[HCO_3^-]$ から，呼吸性酸塩基平衡障害が急性か慢性かを判断する。
1. 上述のように，$Paco_2$ が急性に 10 mmHg 変化するごとに pH は反対の向きに 0.08 変化する(または 1 mmHg ごとに 0.008 変化する)。
2. 部分的に代謝性代償が行われると，$Paco_2$ が 10 mmHg 変化するごとに pH は反対の向きに 0.03〜0.08 変化する。
3. 完全に代謝性代償が行われると，$Paco_2$ が 10 mmHg 変化するごとに pH は約 0.03 変化するが，代償によって pH が**完全に正常に戻ることはない**。
4. **表25.1** に急性・慢性呼吸性酸塩基平衡障害での代謝性代償(血清 $[HCO_3^-]$ の変化)の予測値を示す。血清 $[HCO_3^-]$ がこの予測値から大きく外れている場合には，呼吸性に加えて代謝性酸塩基平衡障害があることが示唆される。

step 4．混合性呼吸性・代謝性酸塩基平衡障害があるかどうか確かめる。
1. $Paco_2$ が 10 mmHg 変化するごとに pH が**反対向き**に 0.08 **以上**変化している場合には，代謝性酸塩基平衡障害の合併が示唆される。
   a. $Paco_2$ に基づく予測よりも pH が低ければ，呼吸性アシドーシスに代謝性アシドーシスが合併している。例えば pH7.1, $Paco_2$ 60 mmHg であるとする。急性に $Paco_2$ が 60 mmHg まで上昇した場合の pH 予測値は 7.24 であるが，実際の pH は 7.1 であるので，これよりも低い。したがって代謝性アシドーシスが合併している。
   b. $Paco_2$ に基づく予測よりも pH が高ければ，呼吸性アルカローシスに代謝性アルカローシスが合併している。例えば pH7.55, $Paco_2$ 30 mmHg であるとする。急性に $Paco_2$ が 30 mmHg まで低下した場合の pH 予測値は 7.48 であるが，実際の pH は 7.55 であるので，これよりも高い。したがって代謝性アルカローシスが合併している。
2. $Paco_2$ が上昇または低下しているにもかかわらず pH が正常(約7.4)の場合には，アシドーシスとアルカローシスが並存している。
   a. 上述のように，代償によって pH が正常化することはない。したがって，$Paco_2$ の異常がある時に pH が正常であれば，代謝性代償の程度にかかわらず代謝性酸塩基平衡障害の合併が示唆される。

step 5．step1〜4 と患者の病歴や身体所見を照らし合わせて，正しい診断を導き出す。

　例えば，pH 7.2, $Paco_2$ 80 mmHg, $[HCO_3^-]$ 33 mEq/l という動脈血ガスの結果を考えてみる。pH が低下し $Paco_2$ が上昇しているので一次性の障害が呼吸性アシドーシスであることがわかる(**step 2**)。予測 $[HCO_3^-]$ 値は急性呼吸性アシドーシス

であれば28 mEq/l,慢性呼吸性アシドーシスであれば38 mEq/lとなる(**step 3**)。Pa_{CO_2}の変化が急性ならpHは7.08となるはずである(Pa_{CO_2}が急性に10 mmHg変化するごとにpHは0.08変化する)。したがって,この動脈血ガスの結果からは,単純な呼吸性アシドーシスではないことがわかる(**step 4**)。しかし,この結果からはいくつかの妥当な解釈も得られる。可能性としては,部分的に代償された呼吸性アシドーシス,もしくは呼吸性アシドーシスに代謝性アルカローシスを合併している状態(そのために[HCO_3^-]が正常よりも高くなっている)や,代償された慢性呼吸性アシドーシスに急性呼吸性アシドーシスが重なった状態などが考えられる。このように,どの解釈が正しいかは患者の病歴と身体所見なしには決められない。重症だが代償されたCOPDのある患者に急性肺水腫が合併しているのであれば,この動脈血ガスの結果は,慢性代償性呼吸性アシドーシスに急性呼吸性アシドーシスが合併していると解釈するのが妥当であろう。

step 6. 原因がわかったところで適切な治療を行う。

(金城 紀与史)

参考文献

Epstein SK, Singh N. Respiratory acidosis. Respir Care. 2001;46:366-383.
呼吸性アシドーシスの病態生理,評価,原因に関する総説。
Foster GT, Vazin ND, Sassoon CS. Respiratory alkalosis. Respir Care.2001;46:384-391.
呼吸性アルカローシスの病態生理,評価,原因に関する総説。
Kaufman D, Kitching AJ, Kellum JA. Acid-base balance. In:Hall JB, Schmidt GA, Wood LD, eds. Principles of Critical Care. 3rd ed online, New York:McGraw-Hill 2002;1202-1208.
酸塩基平衡障害について網羅した教科書。

VI

内分泌疾患

26

甲状腺疾患

William E. Clutter

甲状腺機能亢進症

甲状腺機能亢進症 hyperthyroidism の主な臨床所見を**表 26.1** に示す。頻脈，心房細動，心不全，冠動脈疾患の増悪など循環器系所見が主になることもある。まれに重症甲状腺機能亢進症から発熱とせん妄を発症し，**甲状腺クリーゼ**と呼ばれることがある。

　甲状腺機能亢進症の主な原因を**表 26.2** に示す。Graves 病（眼球突出を起こすこともある）が最も多い。

　重症患者で甲状腺機能亢進症が疑われる場合には，血漿中の甲状腺刺激ホルモン thyroid-stimulating hormone(TSH)と遊離サイロキシン free thyroxine(T_4)を測定する。臨床的甲状腺機能亢進症では TSH は 0.1 μU/ml 未満に抑制される。したがって，血漿 TSH が抑制されていなければ甲状腺機能亢進症は除外できる。重症の非甲状腺疾患でも血漿 TSH が抑制されることがある〔集中治療室（ICU）患者の約 10 ％で TSH が 0.1 μU/ml 未満となる〕。またドパミン，高用量グルココルチコイドによる治療も TSH を抑制することがある。したがって TSH が抑制されているだけでは診断は確定できない。

　血漿 TSH が抑制され血漿遊離 T_4 が上昇していれば，甲状腺機能亢進症の診断が確定する。血漿遊離 T_4 が上昇していなければ，上で挙げたような TSH が抑制されるその他の原因による可能性が高い。ヘパリン治療を受けている患者では人工的に血漿遊離 T_4 値が上昇することがあるので，このような患者では血漿全 T_4 値を測るべきである。

表 26.1 甲状腺機能亢進症の主な臨床所見

主な所見	重症例でみられる所見
■ 高熱不耐性	■ 心不全
■ 体重減少	■ 冠動脈疾患の増悪
■ 動悸	■ 発熱,譫妄(甲状腺クリーゼ)
■ 洞頻脈	
■ 心房細動	
■ 腱反射亢進	
■ 微細振戦	
■ 眼瞼遅滞	
■ 近位筋の筋力低下	

表 26.2 甲状腺機能亢進症の主な原因

放射性ヨウ素取り込みが亢進
■ Graves病
■ 中毒性多結節甲状腺腫
■ 甲状腺腫
放射性ヨウ素取り込みが低下
■ ヨウ素誘発性甲状腺機能亢進症(アミオダロンやヨウ素を含む造影剤による[a])
■ 無痛性甲状腺炎
■ 亜急性甲状腺炎
■ 虚偽性甲状腺機能亢進症(甲状腺ホルモンや甲状腺組織を隠れて飲んでいる)

[a] ヨウ素過剰摂取は甲状腺機能亢進症も低下症も起こしうる。これは患者のもともとの甲状腺機能と,普段からのヨウ素摂取量によって影響される。

治 療

甲状腺機能亢進症の原因により長期的治療法は決まる。しかし重症患者ではそのような鑑別診断を待つ余裕がないこともある。心不全・急性冠症候群の悪化がある甲状腺機能亢進症や,甲状腺クリーゼでは,緊急治療(**表 26.3**)が適応となる。緊急治療の際はチオナミド系薬物のプロピルチオウラシルにより甲状腺ホルモン生成と T_4 からトリヨードサイロニン(T_3)への変換を速やかに抑制し,ヨウ素により甲状腺ホルモン分泌を抑制し,β遮断薬によって甲状腺機能亢進症の心血管系への影響を抑制する。ヒドロコルチゾンも T_4 から T_3 への変換を抑制するため推奨されることが多い。

アミオダロンによる甲状腺機能亢進症の治療はグルココルチコイドのみで行うべきであるとする者もいるが,ここで記述した治療法はこのような場合にも高率に奏功する。

3〜7日ごとに血漿遊離 T_4 を測定する。遊離 T_4 値が正常閾に近くなったらプロピルチオウラシルとヨウ素をゆっくり減量する。ヨウ素は通常,退院時に中止できる。Graves病や中毒性多結節性甲状腺腫に対しての放射性ヨウ素療法はその2〜3週後に予定する。

表26.3 甲状腺機能亢進症の緊急治療

プロピルチオウラシル：300 mg を 6 時間ごとに内服
ヨウ素（ヨウ化カリウム飽和液）：2 滴を 12 時間ごとに内服
β遮断薬（頻脈をコントロールすべく用量を調整する）：初期量は，
　プロプラノロール 40 mg を 6 時間ごとに内服
　エスモロール 500 μg/kg を静注したのち，50 μg/kg/分にて持続静注
ヒドロコルチゾン：50 mg を 8 時間ごとに静注

表26.4 甲状腺機能低下症の主な臨床所見

主な所見	重症例でみられる所見
■ 寒冷不耐性	■ 低体温
■ 疲労	■ 徐脈
■ 眠気	■ 低換気
■ 便秘	■ 低血圧
■ 体重増加	■ 低ナトリウム血症
■ 腱反射遅延	■ 心膜液，胸水
■ 非陥凹性浮腫（粘液水腫）	
■ 皮膚乾燥	

表26.5 原発性甲状腺機能低下症の主な原因

■ 慢性リンパ球性甲状腺炎（橋本病）
■ 医原性（放射性ヨウ素治療後や甲状腺摘出後）
■ 薬物性
　　ヨウ素過剰摂取（例：アミオダロン，ヨウ素を含む造影剤による[a]）
　　リチウム
　　インターフェロン アルファ
　　インターロイキン 2
■ ヨウ素欠乏症

[a] ヨウ素過剰摂取は甲状腺機能亢進症も低下症も起こしうる。これは患者のもともとの甲状腺機能と，普段からのヨウ素摂取量によって影響される。

甲状腺機能低下症

甲状腺機能低下症 hypothyroidism の主な臨床所見を**表26.4**に示す。重症甲状腺機能低下症に重症疾患が併発すると低体温，低換気，徐脈，低血圧，低ナトリウム血症を引き起こすことがある。

　甲状腺機能低下症の主な原因を**表26.5**に示す。90％以上が一次性甲状腺機能低下症であり，医原性や，慢性自己免疫性甲状腺炎がほとんどである。下垂体や視床下部疾患が二次性甲状腺機能低下症を起こすこともあるが，通常ほかの臨床所見により診断は容易であることが多い。

表26.6 甲状腺機能低下症の緊急治療

サイロキシン:最初の24時間は50〜100μgを6〜8時間ごとに静注,その後経口摂取が可能になるまで75〜100μgを24時間ごとに静注
ヒドロコルチゾン:50mg 8時間ごとに静注

重症患者で甲状腺機能低下症を疑った場合には血漿TSHと遊離T_4を測定する。軽度でも一次性甲状腺機能低下症であれば血漿TSH値は上昇するので,TSHが正常という時点で甲状腺機能低下症は除外できる。血漿TSH値が20μU/ml超であれば一次性甲状腺機能低下症の診断が確定する。TSHがそれほど上昇していない場合は多くが一次性甲状腺機能低下症であるが,重症の非甲状腺疾患の回復期にもTSHが一過性に上昇することがある。

血漿遊離T_4が低く血漿TSHが上昇していない場合,二次性甲状腺機能低下症があるかもしれないが,重症患者ではむしろ非甲状腺疾患によるTSHとT_4分泌の機能的抑制(euthyroid sick症候群)により生じていることが多い。患者に甲状腺機能低下症を示唆する所見がある場合は,サイロキシン療法をとりあえず開始して重症疾患から回復後に診断を再度検討するのがよい。もしくはすぐには治療せず,回復に伴ってホルモン異常が改善するかどうかを血漿TSHと遊離T_4を定期的に測定してモニターしてもよい。

治療

緊急治療は,甲状腺機能低下症によると思われる臨床所見(徐脈,低換気,低体温,低血圧)があれば行ってよい(**表26.6**)。しかし甲状腺機能低下症単独でこのような徴候が起こるのはまれであり,これらの徴候に対する標準的治療も同時並行に行う。治療によって心疾患が増悪することがあるので,バイタルサインと心調律をモニターする必要がある。重症甲状腺機能低下症では副腎機能が障害されるため,ヒドロコルチゾンを投与する。甲状腺機能低下症の適切な緊急治療法を検討した臨床研究はないものの,**表26.6**に示した方法は副作用のリスクを最小限にしつつ早急に甲状腺ホルモン欠乏を改善する。非甲状腺疾患によるTSHやT_4の機能的抑制を治療するのがよいとするエビデンスはない。

(金城 紀与史)

参考文献

Cooper DS. Antithyroid drugs. N Engl J Med. 2005;352:905-917.
チオアミド系薬物の包括的総説。

Fliers E, Alkemade A, Wiersinga WM. The hypothalamic-pituitary-thyroid axis in critical illness. Best Practice Res Clin Endocrinol Metab. 2001;15:453-464.
非甲状腺疾患における甲状腺機能変化の病態生理,診断,治療についての総説。

Osman F, Franklyn JA, Sheppard MC, et al. Successful treatment of amiodarone-induced thyrotoxicosis. Circulation. 2002;105:1275-77.
チオアミド系薬物単独でも高い成功率を示した症例検討。

重症疾患における副腎不全

Timothy J. Bedient and Marin H. Kollef

重症疾患で血中および組織内のコルチコステロイド濃度が上昇するのは重要な適応反応である。通常は重症疾患やストレスによって視床下部-下垂体-副腎(HPA)軸が刺激され，副腎皮質刺激ホルモン放出ホルモン corticotropin releasing hormone (CRH)が視床下部から分泌される。CRHは下垂体前葉を刺激して副腎皮質刺激ホルモン adrenocorticotropic hormore(ACTH)を分泌させ，ACTHは副腎皮質束状帯でのコルチゾール産生を促進する。重症感染症や外傷，熱傷といった急性疾患によりコルチゾールの産生は平常時の6倍にまで跳ね上がる。正常では血中のコルチゾールはコルチコステロイド結合グロブリン corticosteroid-binding globulin(CBG)に結合しており，ホルモン活性のある遊離コルチゾールは10%未満しかない。しかし急性疾患ではCBG値が50%近く低下し，遊離コルチゾールが増加する。生理活性があるのは遊離コルチゾールだが，現在検査可能なのは総コルチゾール濃度のみである。健常人でストレスのない状態ではHPA軸は日内変動を示すものの，重症疾患ではこの日内変動は失われる。血中コルチゾールの主な生理的作用には，①血糖の上昇，②ストレス下での細胞へのブドウ糖運搬の促進，③アンギオテンシンIIやアドレナリン，ノルアドレナリンへの正常な心血管反応性の促進，④心収縮性や血管緊張，血圧の維持，⑤抗炎症作用および免疫抑制作用などがある。

まれに慢性副腎不全(Addison病)が集中治療室(ICU)入室の理由になることがあるが，**重症疾患で起こるHPA軸の機能不全**すなわち **critical illness-related corticosteroid insufficiency**(CIRCI)とはまったく異なる。急性疾患でコルチゾールの上昇が不適切に低いことがCIRCIの特徴である(相対的副腎不全ともいう)。これには炎症性サイトカインが，(a)CRHとACTHの分泌，(b)副腎でのコルチゾール生成，(c)グルココルチコイド受容体の転座と転写の3つを抑制することが一部関連している。CIRCIに加え，重症疾患における副腎不全は一次性と二次性の2つに分類できる。一次性副腎不全は副腎自体の機能不全によるもので，二次性副腎不全は中枢でのCRHやACTH放出が障害されて起こる。急性疾患での一次性副腎不全の原因には外傷，副腎梗塞，感染症，悪性腫瘍，出血による直接的副腎損傷のほか，薬物性コルチゾール合成抑制，自己免疫性副腎炎がある。二次性副腎不全の原因としては慢性的に免疫療法を受けている患者が突然コルチゾール服用を中止した場合や，中枢神経系悪性腫瘍，頭部外傷がある。副腎不全の原因を**表27.1**に示す。

HPA軸機能不全によるコルチコステロイド欠乏の徴候・症状を**表27.2**に示す。副腎機能低下がもともとあると，急性疾患発症前から表に示したような所見を呈している場合がある。しかしこのような所見がなくても，重症患者に輸液だけでは改善せず昇圧薬を必要とするような低血圧がある場合には，常に副腎不全の可能性を

表 27.1　副腎不全の原因

原因	例
感染症	敗血症・敗血症性ショック
	HIV 感染
	サイトメガロウイルス
	黄色ブドウ球菌(毒素産生型)
	真菌感染症(ヒストプラズマ症，ブラストミセス症，クリプトコッカス症)
	結核
薬物	視床下部と下垂体からの副腎皮質刺激ホルモン放出ホルモン(CRH)
	放出抑制
	コルチコステロイド
	megestrol acetate
	コルチゾール合成酵素阻害
	etomidate
	ケトコナゾール
	メチラポン
	コルチゾール代謝促進
	リファンピシン
	フェニトイン
悪性腫瘍	副腎転移
副腎出血	ショックに続発
	抗凝固
	髄膜炎菌血症(Waterhouse-Friderichsen症候群)
	播種性血管内凝固(DIC)
	抗リン脂質抗体症候群
自己免疫性	Addison病
視床下部・下垂体疾患	二次性副腎不全をきたす
	感染症
	下垂体腫瘍または転移
	浸潤性疾患(サルコイドーシス，組織球増加症)
	分娩後下垂体壊死(Sheehan症候群)
	外傷(鈍的，放射線，術後)

HIV：ヒト免疫不全ウイルス

表 27.2　副腎不全の徴候・症状

器官系	徴候・症状
心血管	低血圧(輸液に反応せず昇圧薬を要することが多い)，高心拍出状態であることが多い，頻脈(重症甲状腺機能低下症を合併しない限り)
内分泌・電解質	低血糖，低ナトリウム血症，高カリウム血症，発熱
血液	好酸球増多，貧血
神経・筋	筋力低下，疲労，筋痛，関節痛，頭痛，記銘力低下，うつ
消化管	食欲低下，下痢，悪心，塩分渇望，体重減少
皮膚	白斑，脱毛

考慮すべきである。
　急性疾患によってHPA軸が刺激されてコルチゾール値が上昇することはよく知られているものの，どの程度上昇するのが適切なのかは明らかでない。さらにCIRCIはすべての重症患者で考慮すべきであるものの，ほとんどの臨床研究は重症敗血症や敗血症性ショックの患者を対象にしている。これまでの研究ではランダムコルチゾール値[注1)]が25〜34 μg/dl超あれば相対的副腎不全は考えにくいとされてきた。しかし最近の研究では，副腎不全の診断にランダムコルチゾール値はあまり有用ではないという結果も出され(例外はコルチゾール基礎値が10〜15 μg/dl未満の患者)，重症疾患においてはコシントロピン(合成ACTH)250 μgを静注して刺激した60分後のコルチゾールの増加が9 μg/dl以下であれば副腎不全の可能性が高いことが示された。
　Annaneらによる敗血症性ショック患者189人を対象にした2000年の前向き発端コホート研究では，コシントロピン刺激試験によりコルチゾールの増加が9 μg/dl以下だった群の予後は中等度または不良という結果になった。最も死亡率が高かった群は，刺激試験でコルチゾールの増加が9 μg/dl以下だったことに加えて基礎値が34 μg/dl超の群だった。Annaneらによる別の試験(2006年)では101人の敗血症患者，41人の敗血症のない患者，32人の健常な対照群にメチラポン刺激試験(方法はALG 27.1を参照)を行ってコシントロピン刺激試験の有用性を検討した。結果は，コルチゾールの基礎値が10 μg/dl未満もしくはコシントロピン刺激後の増加量が9 μg/dl以下なら副腎不全の可能性が高く，逆に刺激後のコルチゾール値が44 μg/dl以上でコシントロピン刺激による増加量が16.8 μg/dl以上であれば副腎不全の可能性は低いというものであった。こうした診断基準は2007年にLipiner-FriedmanらによってさらにCORTICUS研究の後ろ向きコホート研究で検討された。この後ろ向き多施設コホート研究では477人の重症敗血症・敗血症性ショック患者に敗血症発症初日にACTH刺激試験を行った。ランダムコルチゾール値が15 μg/dl以上であることはショック改善や院内死亡率，生存期間の独立予測因子ではなかった(カットオフ値をさまざまに変えても結論は変わらなかった)。しかしコルチゾール基礎値が15 μg/dl未満であるか，またはコシントロピン刺激後のコルチゾール増加量が9 μg/dl以下の患者はショック持続時間が長く，生存期間も短かった。44％の患者でコルチコステロイドが使用され，大幅に死亡リスクが減少した〔オッズ比(OR)0.21，98％信頼区間(CI)0.08〜0.52〕。コシントロピンを投与してから30分後と60分後の2回コルチゾール値を測るのと60分後にのみ測るのとでは診断的意義は変わらなかった。
　副腎不全(定義はまちまちであるが)の患者に対するコルチコステロイド療法の有用性が複数の無作為化試験で検討されている。Annaneらによる2002年のプラセボ対照無作為化二重盲検試験では300人の敗血症性ショック患者を対象に250 μgのコシントロピン刺激試験の後，ヒドロコルチゾン50 mg 6時間ごととフルドロコルチゾン50 μg 1日1回を7日間投与する群とプラセボ投与群に無作為に割り付

注1：ランダムコルチゾール値とは任意の時間に測定したコルチゾール値のこと。コシントロピン刺激試験を行う場合は，コシントロピン投与前の基礎値に相当する。

ALG 27.1 重症患者での副腎不全に対する治療・診断アプローチ

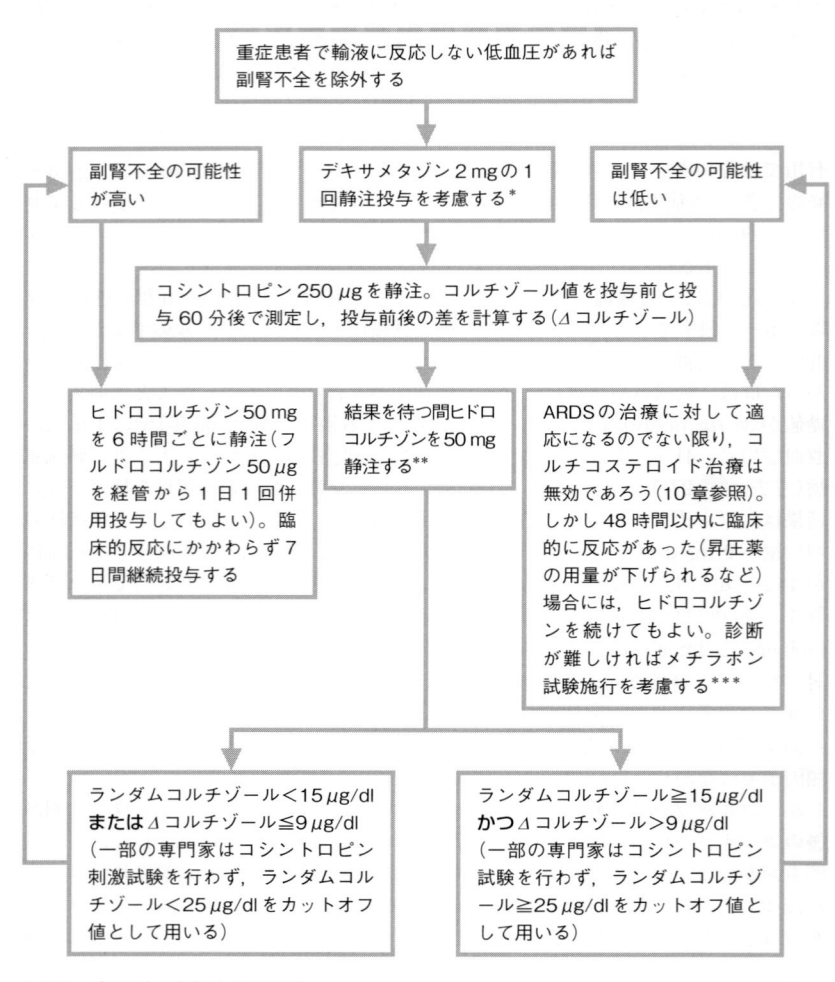

```
重症患者で輸液に反応しない低血圧があれば
副腎不全を除外する
```

↓

- 副腎不全の可能性が高い
- デキサメタゾン2mgの1回静注投与を考慮する*
- 副腎不全の可能性は低い

↓

コシントロピン250μgを静注。コルチゾール値を投与前と投与60分後で測定し,投与前後の差を計算する(Δコルチゾール)

↓

ヒドロコルチゾン50mgを6時間ごとに静注(フルドロコルチゾン50μgを経管から1日1回併用投与してもよい)。臨床的反応にかかわらず7日間継続投与する	結果を待つ間ヒドロコルチゾンを50mg静注する**	ARDSの治療に対して適応になるのでない限り,コルチコステロイド治療は無効であろう(10章参照)。しかし48時間以内に臨床的に反応があった(昇圧薬の用量が下げられるなど)場合には,ヒドロコルチゾンを続けてもよい。診断が難しければメチラポン試験施行を考慮する***

↓

- ランダムコルチゾール<15μg/dl **または** Δコルチゾール≦9μg/dl (一部の専門家はコシントロピン刺激試験を行わず,ランダムコルチゾール<25μg/dlをカットオフ値として用いる)
- ランダムコルチゾール≧15μg/dl **かつ** Δコルチゾール>9μg/dl (一部の専門家はコシントロピン試験を行わず,ランダムコルチゾール≧25μg/dlをカットオフ値として用いる)

ARDS:急性呼吸窮(促)迫症候群

* デキサメタゾンはコシントロピン刺激試験に影響しない。デキサメタゾン2mg静注は,ヒドロコルチゾン50mgに相当する。

** 最初にデキサメタゾンを投与していない場合のみ。

*** メチラポンはCYP11B1による11-デオキシコルチゾールからコルチゾールへの転換を阻害してコルチゾールを急速に低下させる。メチラポン試験では,メチラポン30mg/kgを経口で午前0時に投与し,8時間後に11-デオキシコルチゾールとコルチゾールを測定する。正常な反応では午前8時の11-デオキシコルチゾール値7〜22μg/dl,コルチゾール値<5μg/dlとなる。血清11-デオキシコルチゾール値が7μg/dl未満である場合,副腎不全であることを示す。メチラポン試験を行った患者には試験ののち最低24時間はコルチコステロイド補充治療を行う。現在メチラポンは米国では入手困難である。

けた。相対的副腎不全(コシントロピン刺激後のコルチゾール増加量が 9 μg/dl 以下と定義した)のあった 229 人の患者(115 人がプラセボ群，114 人がコルチコステロイド群)では，コルチコステロイド投与群で有意に死亡率が低下し(73 人 対 60 人，$p = 0.02$)，昇圧薬を 28 日以内に中止できる頻度が増え(46 人 対 65 人，$p = 0.001$)，副作用も差がなかった。コシントロピン刺激でコルチゾールが 9 μg/dl 以上増加した 70 人の患者ではコルチコステロイド療法による同様の転帰への影響はなく，効果を示唆する傾向もなかった。これらの結果は重症敗血症と敗血症性ショック患者に対するグルココルチコイド投与を検討した 2 つのメタ分析でも確認され，同程度の用量のグルココルチコイドを投与すれば死亡率が低下することが示された。それより以前にコルチコステロイド療法を検討した研究では死亡率が上昇するという結果になったが，コルチコステロイドの投与量が多く(23,975 mg 対 1,209 mg)，投与期間が短いという違いがあった。

しかしながら CORTICUS 試験の無作為化試験の予備的結果によれば(本書の出版時には正式な結果が発表されていない[注2))，敗血症性ショック患者に対してコルチコステロイド治療の効果はなく，この結果はコシントロピン刺激試験でコルチゾール増加量が 9 μg/dl 以下のサブグループでも同様であった。CORTICUS 試験には Annane らによる 2002 年の最初の無作為化試験と異なる点がある。その違いとは，CORTICUS では敗血症性ショック発症後 72 時間までの患者を無作為化試験に登録していること(Annane 試験ではショック発症後 8 時間以内)，敗血症性ショックだけでなく重症敗血症・敗血症性ショック両者を対象にしたこと(つまり昇圧薬を必要とするような低血圧がない患者も含まれている)，コルチコステロイド投与期間が 7 日間でなく 11 日間であること，フルドロコルチゾン投与がされなかったことである。この研究結果により敗血症性ショックにおける副腎不全に対する臨床医の判断が今後どのように変化するかはまだわからない。

重症患者全員にグルココルチコイドを投与することは得策でないだろうことが 2006 年に Britt らのケースコントロール研究で示された。この研究では，ステロイド投与を受けた熱傷・外傷 ICU の患者 100 人(6 人が敗血症性ショック)をマッチする 100 人の対照患者と比較したところ，ステロイド使用患者で感染率が高く，ICU 在室期間・挿管期間が長くなり，死亡率が高くなる傾向がみられた。

まとめると，重症患者における相対的副腎不全の診断基準は確立されていない。専門家の一部には，コシントロピンで生理的量をはるかに超えた刺激を与えたときのコルチゾール生成の反応をみることは，すでに最大限ストレスを受けている副腎機能の評価としてはあまり意味がなく，基礎値が大切であるという意見もある。しかし，いくつもの研究で相対的副腎不全(コシントロピン刺激によりコルチゾール増加量が 9 μg/dl 以下と定義)に対するコルチコステロイド補充療法の効果が示されており，少なくとも後ろ向き研究ではコルチゾール基準値が 10～15 μg/dl 超であるということよりも 250 μg のコシントロピン刺激 60 分後のコルチゾール値による副腎予備能の評価のほうが重要であることが示唆されている。

注 2：正式な研究結果は 2008 年 1 月に New Engl J Med に発表された(N Engl J Med 2008；358：111-124)。

したがって，重症患者での相対的副腎不全についての理解は今後も進んでいくであろうが，重症患者でコルチゾール値が10〜15μg/dl未満であれば副腎不全があるだろうという見解は，多くの研究で一致している。そして，少なくとも輸液に反応しない敗血症性ショック患者では，コルチコステロイド補充療法に反応する可能性が高い患者群を同定する付加的診断としてコシントロピン刺激試験が有用かもしれない。筆者らは，ショックの重症患者が輸液に反応せず昇圧薬を必要とする場合に，27.1に示すように副腎不全の評価を行い，治療することを推奨する。デキサメタゾンはコシントロピン刺激試験に干渉しないため，コシントロピン刺激試験の結果を待つ間デキサメタゾン2mgを静注してもよい。またはコシントロピン刺激試験を行ったら結果を待たずにヒドロコルチゾンをすぐに開始するべきである。いったん治療を開始してから，副腎不全のさらなる原因検索を行う。重症疾患に関連する副腎不全のある患者の多くで回復とともにHPA軸も正常化することが見込める。専門家によってはランダムコルチゾール値のみを用い，値が25μg/dl以上であれば副腎不全は考えにくいとし，コシントロピン刺激試験を追加する意義は少ないとする意見もある。さらなる研究が求められる。

(金城 紀与史)

参考文献

Annane A, Bellissant E, Bollaert PE, et al. Corticosteroids for severe sepsis and septic shock：a systematic review and meta-analysis. BMJ. 2004；329：480-489.
　重症敗血症と敗血症性ショック患者合計2,063人を含む無作為化，準無作為化試験16件のメタ分析。低用量コルチコステロイド治療(300 mg以下のヒドロコルチゾンもしくはそれに相当する量のステロイド)を長期間(5日間以上)投与することで28日間死亡率と院内死亡率が低下することを示した。

Annane D, Maxime V, Ibrahim F, et al. Diagnosis of adrenal insufficiency in severe sepsis and septic shock. Am J Respir Crit Care Med. 2006；174：1319-1326.
　コシントロピン刺激試験による副腎不全の診断に関するアップデート。

Annane D, Sebille V, Charpentier C, et al. Effect of treatment with low dose of hydrocortisone and fludrocortisone on mortality in patients with septic shock. JAMA. 2002；288：862-871.
　相対的副腎不全を合併した敗血症性ショック患者を対象としたプラセボ対照無作為化二重盲検試験。低用量ヒドロコルチゾンとフルドロコルチゾンを7日間投与することにより，副作用を増加させずに死亡のリスクが低下することを示した。

Annane D, Sebille V, Troche G, et al. A 3-level prognostic classification in septic shock based on cortisol levels and cortisol response to corticotropin. JAMA. 2000；283：1038-1045.
　敗血症患者におけるコルチゾール値とコシントロピン刺激試験の予後予測に関する有用性を検討した発端コホート研究。

Cooper MS, Stewart PM. Corticosteroid insufficiency in acutely ill patients. N Engl J Med. 2003；348：727-734.
　重症患者における副腎不全の病態生理と治療に焦点を絞った総説。

Lipiner-Friedman D, Sprung CL, Laterre PF. Adrenal function in sepsis：The retrospective Corticus cohort study. Crit Care Med. 2007；35：1012-1018.
　ヨーロッパの20のICUにおける後ろ向きコホート研究で，コルチゾール基礎値とコシントロピン刺激後の値と重症敗血症・敗血症性ショック患者の死亡率との関連を検証した。基礎値ではなく刺激後のコルチゾール増加量が臨床的転帰と関連することを示した。

Marik P. Mechanisms and clinical consequences of critical illness associated adrenal insufficiency. Curr Opin Crit Care. 2007；13：363-369.
　重症患者における副腎不全の原因と帰結に関する総説。

Marik PE, Zaloga GP. Adrenal insufficiency in the critically ill. Chest. 2002；122：1784-1796.
　重症患者における副腎不全の一般的概説。

糖尿病性ケトアシドーシスと高浸透圧性高血糖状態

28

Timothy J. Bedient, Runhua Hou, and Garry S. Tobin

　糖尿病性ケトアシドーシス diabetic ketoacidosis(DKA)と高浸透圧性高血糖状態 hyperosmolar hyperglycemic state(HHS)は生命に危害を及ぼす糖尿病の合併症であり，集中治療室(ICU)入室の理由としても多い．DKAの発症率は糖尿病患者1,000人につき年間4.6〜8回である．HHSの年間発症率はDKAより低く，糖尿病が主原因で入院する患者の1％未満である．死亡率はDKAで5％未満，HHSでは約15％だが，この数字は重症度や患者の年齢，基礎疾患によって大きく変わる．誘因には不十分なインスリン治療やコンプライアンス不良，新規発症の糖尿病，感染症(最も多いのは肺炎と尿路感染症)，心血管系疾患，妊娠などがある．DKAは主に1型糖尿病の患者に起こるが，頻度は圧倒的に少なくなるものの2型糖尿病でもみられる．HHSは典型的には2型糖尿病の患者に限られる．

　DKAは高血糖(血糖値は通常250 mg/dl以上)や，アシドーシス(pH 7.3以下)，ケトーシス(尿ケトン体や血清ケトン体陽性)に脱水や電解質異常がさまざまな度合いで組み合わさるのが特徴である．初期症状で目立つのは悪心・嘔吐，腹痛，多尿である．HHSは高血糖(典型例は血糖値600〜1,200 mg/dl)，高浸透圧(血清浸透圧320〜380 mOsm/l)，著明な脱水(血行動態不安定，腎前性腎不全，尿量減少)，神経症状(軽度傾眠〜昏睡)が特徴である．HHS発症は緩徐で，数週かけて多尿や多飲，体重減少，神経症状(疲労・混乱・昏睡)が進む．**表28.1**にDKAとHHSの相違点を示す．

　DKAとHHSは糖尿病患者のインスリン欠乏状態が原因となっている．どちらの病態でもインスリン欠乏によって肝臓での解糖と糖新生が増加し，末梢組織での糖利用が障害されることによって，高血糖が起こる．DKA患者ではインスリンが絶対的に欠乏するために拮抗ホルモン(コルチゾール，成長ホルモン，カテコールアミン，グルカゴン)が増加し，それにより脂肪組織の脂肪分解が促進され遊離脂肪酸の放出が起こる．肝臓では遊離脂肪酸がケトンに変換される．HHSでは外因性のインスリン(インスリン投与)がなくても，拮抗ホルモンの放出を抑えるのに十分なだけの内因性インスリンが膵β細胞によって産生される．したがって拮抗ホルモン値は軽度上昇するのみで，肝臓による糖新生が増えても血清ケトン値はそれほど上昇しない．

　どちらの場合でも高血糖により浸透圧利尿が起こる．しかしHHSの高血糖のほうがより顕著であるため浸透圧利尿の程度も強い．浸透圧利尿により脱水になると腎機能が障害され，糖の尿中排泄も低下するために高血糖がさらに悪化する．DKAではこれとは対照的に肝臓からケトンが生成されるために代謝性アシドーシスとなる．両者とも利尿によりナトリウムとカリウムが喪失する．発症初期の検査でのナトリウム，カリウムの値はさまざまであるが，体内の全ナトリウム・カリウ

表 28.1 糖尿病性ケトアシドーシスと高浸透圧性高血糖状態の発症初期の検査所見

検査	糖尿病性ケトアシドーシス			高浸透圧性高血糖状態
	軽度	中等度	重度	
血糖値（mg/dl）	>250	>250	>250	>600
動脈血 pH	7.25〜7.30	7〜7.24	<7	>7.30
血清炭酸水素（HCO_3^-）	15〜18	10〜14	<10	>15
尿・血清ケトン体	陽性	陽性	陽性	微量・少量
血清浸透圧（mOsm/l）	<320	<320	<320	330〜380
アニオンギャップ	>10	>12	>12	<12
意識状態	清明	清明〜傾眠	混迷〜昏睡	混迷〜昏睡
ナトリウム（mmol/l）	125〜135	125〜135	125〜135	135〜145
カリウム（mmol/l）	正常〜↑	正常〜↑	正常〜↑	正常
クレアチニン（mg/dl）	軽度↑	軽度↑	軽度↑	中等度↑

ム量はともに欠乏している。

　DKAとHHSの治療にはインスリン投与によって高血糖を治療し，循環血液量と体内総水分量の不足および電解質欠乏を補うことが必要である（ALG 28.1）。インスリンと輸液の投与によりDKA患者のアシドーシスは改善するが，カリウムが細胞内に移るため急激に低カリウム血症が進む。DKAとHHSを安全に治療するには，頻回にモニターし患者の状態や検査値に応じて治療方針を決定することが必要である。DKAやHHSの誘因を検索して治療する。

　DKAやHHSの患者にはインスリンを静注投与する。もし静注投与できない場合には，筋注や皮下注も選択肢ではあるが，重症患者の治療に必要なインスリン値を達成する方法としては心もとない。HHS患者のほうがDKAの患者に比べてインスリンの効きがよいので，より少ない量のインスリンが用いられる（ALG 28.1）。どちらの場合でも血糖値は時間当たり50〜75 mg/dl低下させるのが目標である。血糖値を時間当たり75〜100 mg/dl以上の速さで低下させると浸透圧性脳症を起こす危険性がある。輸液の効果も手伝って，最初の2時間には血糖値が急速に低下することがある。

　血糖値が250 mg/dlまで低下したら，5％ブドウ糖液を輸液に加えて低血糖を防ぎながら生理的量以上のインスリンを持続投与する。DKAでは高血糖がアシドーシスよりも先に改善するが，脂肪分解と肝臓でのケトン生成を抑制して末梢組織でのケトン利用を増加させるには生理的量以上のインスリンが必要となる。DKAでは血糖値はアニオンギャップが正常化するまで150〜200 mg/dlに保つ。HHSでは血糖値をもうすこし高めの250〜300 mg/dlに維持し，頭蓋内の液体移動を緩徐に補正する。HHSでは患者の意識状態の改善が得られるまで血糖値を250〜300 mg/dlに保つ。

　DKAではアニオンギャップが正常化した時，HHSでは患者の意識状態が改善した時にインスリン投与を静注から皮下注へ変更できる（ALG 28.1）。インスリン静注投与を中止する時に皮下注を始めないとリバウンドで高血糖が起こり，DKAでは

28.1 糖尿病性ケトアシドーシス(DKA)と高浸透圧性高血糖状態(HHS)の治療

インスリン治療
1. レギュラーインスリン 0.1～0.15 単位/kg 静注(静脈ラインがなければ皮下注や筋注も可能)
2. 輸液ポンプを使ってインスリン持続静注を開始する
   標準的組成：レギュラーインスリン 100 単位を生理食塩液 100 ml に混注(静注レギュラーインスリンの半減期は 5～9 分)
   DKA　0.1 単位/kg/時で開始
   HHS　0.05 単位/kg/時で開始

血糖モニター
1. 血糖値は最初は 1 時間ごとに測定。**血糖値降下の目標は 1 時間ごとに 50～75 mg/dl**
2. 3 回連続で目標値に入って安定したら測定は 2 時間ごとにする。インスリン点滴の量を変えたら血糖値測定も 1 時間ごとに戻す(下記を参照)
3. 血糖値が 250 mg/dl 未満になったら輸液に 5％ブドウ糖液も加える
   DKA の血糖目標値は 150～200 mg/dl(アニオンギャップが正常化するまで)
   HHS の血糖目標値は 250～300 mg/dl(意識状態が改善するまで)

インスリン点滴速度の変え方
1. 血糖値が 1 時間に 100 mg/dl 超降下したら点滴速度を半分にする*
2. 血糖値が 1 時間に 50 mg/dl 未満しか降下しなかったら点滴速度を倍にする
3. DKA と HHS では血糖値が 250 mg/dl まで下がったら点滴速度を半分にしないと血糖目標値内に安定しないことがある(上記血糖モニターを参照)

インスリン皮下注を開始するタイミング
1. DKA でアニオンギャップが正常化した
2. DKA で血清 HCO_3^- 値が 15 mEq/l 超になった
3. 患者が食事摂取可能である
4. HHS で患者の意識が改善した

以下のすべてが満たされた場合にインスリン持続点滴を中止する**
1. 時間当たりインスリン静注投与量の倍量の超速効型インスリン(アスパルトやリスプロ)を皮下注投与する(例：持続点滴速度が 5 単位/時なら短時間型インスリン 10 単位を皮下注する)
2. 長時間型インスリン(レギュラー，NPH[注1]，グラルギン)0.2～0.3 単位/kg もしくは普段使っている量のインスリンを投与する
3. 患者が食事摂取可能か確認する

* 1 時間に血糖値を 100 mg/dl 超で急激に下げると浸透圧脳症を起こすことがある。
** 静注インスリンの半減期は 5～9 分と短いため、皮下注投与を行わないと高血糖やケトーシスのリバウンドが起こることがある。
注1：中間型インスリン

ALG 28.1 糖尿病性ケトアシドーシス(DKA)と高浸透圧性高血糖状態(HHS)の治療(続き)

輸液治療
輸液治療は患者の年齢や体重，血行動態，合併疾患にもよって異なる．以下に平均的治療法を示す
1. **血管内容量を補充する**
   生理食塩液 1 l を 30〜60 分かけて投与する．血行動態が安定して尿量が増加するまで生理食塩液 1〜2 l を 30〜60 分ごとに追加投与
2. **体内総水分量を補充する**
   輸液を 0.45 %食塩液に変更し 150〜500 ml/時で点滴
   血糖値が 250 mg/dl 未満になったら，5 %ブドウ糖液も加えて点滴速度を 100〜200 ml/時に減らす
- 脱水は 12〜24 時間かけて補正する．平均で DKA 患者は 3〜6 l，HHS 患者は 8〜12 l 喪失している
- 尿量，心拍数，血圧，呼吸状態をモニターする．心不全や腎疾患の既往のある患者では要注意である

電解質治療
1. 生化学検査，動脈血ガス分析，マグネシウム(Mg^{2+})，リン(PO_4^{3-})を最初に測る
2. 電解質異常の程度に応じて生化学，Mg^{2+}，PO_4^{3-} を 2〜4 時間ごとに測定する

カリウム(K^+)
$K^+ \geq 5.5$ mEq/l：K^+ の入っていない輸液製剤を用いる
K^+ 4〜5.4 mEq/l：輸液 1 l 当たり塩化カリウム 20 mEq を加える
K^+ 3〜3.9 mEq/l：輸液 1 l 当たり塩化カリウム 40 mEq を加える
$K^+ < 3$ mEq/l：輸液 1 l 当たり塩化カリウム 60 mEq を加える
DKA 患者で最初の K^+ が 3.3 mEq/l 未満の時には血清 K^+ を 3.4 mEq/l 以上に補正するまではインスリン静注を**始めない**こと(重度の低カリウム血症を惹起する危険があるため)

ナトリウム(Na^+)
高血糖により偽性低ナトリウムとなる．補正式で補正する
補正 Na^+ ＝実測 Na^+[mmol/l]＋1.6×(血糖値 [mg/dl]－100)÷100
Na^+ 不足は最初生理食塩液(0.9 %)1〜3 l で補正し，次に 0.45 %食塩液に変える(上述の輸液治療を参照)

炭酸水素(HCO_3^-)
通常 DKA のみに該当
インスリンが脂肪分解を抑制して HCO_3^- 欠乏を補うので，炭酸水素の投与は通常不要
ただし次のような場合に HCO_3^- 補充を考慮する(24 章，代謝性アシドーシスを参照)
1. 重度アシドーシス pH が 7 未満(炭酸水素治療は pH が 7.1 を上回った時点で中止する)
2. HCO_3^- が 5〜10 mEq/l 未満であり，緩衝能が著しく損なわれている場合
3. アシドーシスによって呼吸・循環不全に陥った場合
4. 重度高カリウム血症

マグネシウムとリン
重度低マグネシウム血症・低リン血症は DKA や HHS の合併症としてよくあるわけではない(起きた場合の治療法は 23 章を参照)ので通常補充は不要

28.1 糖尿病性ケトアシドーシス(DKA)と高浸透圧性高血糖状態(HHS)の治療(続き)

誘因の治療

DKAやHHSの原因を検索し，治療する必要がある。よくある原因としてはインスリン治療の中止，感染症(肺炎，敗血症，尿路感染症，上気道感染)，外傷，心筋梗塞，妊娠などがある。糖尿病の初発症状の場合もある

アシドーシスが，HHSでは意識障害が再燃することがある。

　脳浮腫はDKAとHHSの両者でみられる深刻な合併症であり，成人よりも小児に多くみられる。症状には頭痛や意識障害があり，意識状態は初期に改善したのち急に悪化することがある。脳浮腫のリスクは過剰な自由水投与や血糖値の速すぎる低下である。治療中に血清ナトリウム濃度が上昇してこなければ，自由水投与が過剰である手がかりとなる。迅速に診断してマンニトール静注やコルチコステロイドで治療を始めることが，神経後遺症を防ぐために必須である。CTで脳浮腫があることがわかる。脳浮腫が出現した場合には合併症と死亡のリスクが高くなる。

(金城　紀与史)

参考文献

Faich GA, Fishbein HA, Ellis SE. The epidemiology of diabetic acidosis: a population based study. Am J Epidemiol. 1983; 177: 551-558.
1979〜1980年にロードアイランド州のすべての急性期病院で行われた12カ月の疫学研究。DKAの発生率，死亡率，誘因，DKAで入院した患者の医療費を調べた。

Kitabchi AE, Guillermo EU, Murphy MB, et al. Management of hyperglycemic crises in patients with diabetes. Diabetes Care. 2001; 24: 131-153.
DKA・HHSの定義，原因，徴候・症状，病態生理，治療に関する丁寧な総説。

Magee MF, Bhatt BA. Management of decompensated diabetes. Diabetic ketoacidosis and hyperglycemic hyperosmolar syndrome. Crit Care Clin. 2001; 17(1): 75-106.
DKA・HHSの総説。

29 集中治療室における血糖コントロール

Timothy J. Bedient, Runhua Hou, and Garry S. Tobin

　高血糖は，糖尿病の既往の有無にかかわらず，集中治療室(ICU)の患者ではよくみられる。重症患者において高血糖を引き起こす原因としては，コルチゾールやグルカゴンのようなホルモンの増加，肝臓のインスリン抵抗性増大，身体活動低下による心臓や骨格筋でのインスリン刺激性グルコース取り込みの低下のほか，グルココルチコイド，糖を含んだ輸液製剤，高カロリーの経腸栄養，中心静脈栄養の投与などが挙げられる。心臓手術後や外科手術後，急性心筋梗塞，脳卒中，内科重症疾患などさまざまな病態のICU患者で，高血糖は疾病率や死亡率の独立危険因子であることが多くの観察研究で示されている。

　つい最近まで，高血糖状態を重症患者における単なる良性の生理的指標と考えていいのか，または予後を悪化させる原因のうち治療可能なものとすべきなのか，あまり明らかにされていなかった。この疑問に対して，いくつかの無作為化試験が行われ，重症患者において高血糖を治療することが合併症の発生率や死亡率を低下させることが示された。しかしながら，どのような患者がこの血糖コントロールにより最も恩恵を受けるのか，また目標血糖値をどこに置くのが最適なのかは依然明確にされていない。この章では，最新のエビデンスや推奨，さらにまだ明確になっていない領域について述べる。

　Van den Bergheらは，重症患者を対象にした血糖コントロールに関する萌芽的無作為化試験を行い，2001年に発表した。この試験は，外科ICUにおける人工呼吸管理中の患者1,548人(13％に糖尿病の既往)を対象とし，厳密な血糖コントロールを行った群(目標血糖値80～110 mg/dl，$n=765$)と，通常の血糖コントロールを行った群(血糖値180～200 mg/dlを目標に血糖値>215 mg/dlでインスリン治療，$n=783$)とに無作為に割り付けた。その結果，ICUにおける死亡率は厳密な血糖コントロールを行った群で42％低く(4.6％対8％，$p<0.04$)，この死亡率改善効果は5日超ICUに在室した患者において統計学的に有意なものであった。死亡率が改善した大きな要因としては，敗血症から多臓器不全に至る頻度が減少したことが挙げられた。

　さらに2006年，Van den Bergheらは内科ICUの患者に限定して行った無作為化試験の結果を発表した。これは1,200人(16.9％に糖尿病の既往)の内科重症患者を対象とし，2001年に発表した臨床試験と同じプロトコルを使った2群に分けて検討したものである。しかしながら，この研究では外科ICUの患者においてみられたような死亡率の改善を再現することはできず，全体として，院内死亡率に関しては2群間で有意差がみられなかった(37.3％対40％，$p=0.33$)。ICUに3日以上在室した767人の患者を抽出して検討すると，院内死亡率は厳密な血糖コントロールをした群で有意に低下していたが(43％対52.5％，$p=0.009$)，一方でICU在室期間

が3日未満の患者のみの検討では，有意ではないものの逆に死亡率が上昇する傾向にあった(12.9％対9.6％，$p=0.41$，背景因子としての危険因子を補正後の検討)。全体としての死亡率の改善はみられなかったものの，厳密な血糖コントロールを行った群では，新たな腎障害の発症，人工呼吸器装着期間，ICU在室日数，在院日数などは減少した。菌血症の発症頻度や抗菌薬使用期間に関しての差はみられなかった。

Van den Bergheらによるこれら2つの研究では，厳密な血糖コントロール群において低血糖(血糖値<40 mg/dl)の発生頻度が高かった(外科ICUでは5.2％対0.7％，内科ICUでは18.7％対3.1％)。その一方，循環虚脱や痙攣などの重篤な副作用は起こらなかった。腎不全や肝不全の患者は低血糖になりやすいことから，内科ICUでの低血糖の発生頻度が高かったのかもしれないが，2006年の研究では低血糖が内科ICUにおける死亡の独立危険因子の1つであることが示された。しかしながら，そうした死亡例は低血糖が起きてから少なくとも24時間以上経過してから起こっており，死亡率が上昇した理由は明らかでない。

The Diabetes Insulin-Glucose Infusion in Acute Myocardial Infarction (DIGAMI)という臨床試験は，急性心筋梗塞で入院した糖尿病患者を対象に，厳密な血糖コントロールと従来の方法を比較検討した。この研究では，厳密な血糖コントロール群に対しては最初の24時間にインスリンを持続投与し，その後3カ月の間，インスリン皮下投与により積極的な血糖コントロールを行った。予後指標とした1年後の死亡率は，厳密な血糖コントロール群において29％低下した。しかしながら，入院中と外来通院中の血糖コントロールのどちらがどの程度死亡率の低下に寄与したかがはっきりしなかったために，引き続いてDIGAMI-2試験が行われた。DIGAMI-2では1,253人の糖尿病患者を，入院期間中のみ厳密な血糖コントロールを行った群，入院中に加え外来通院中も厳密な血糖コントロールを行った群，および外来通院中のみ積極的に血糖コントロールを行った群の3群に無作為に割り付けた。しかし，この試験では十分な患者数を登録できず，また平均血糖値の違いはわずかなものであったため，予想されたとおり1年後の死亡率には3群間での違いはみられなかった。

急性心筋梗塞患者に対する血糖コントロールの効果が不明であることに加え，最近発表された2つの観察試験では，入院中に低血糖に陥った患者の死亡率が上昇することが示された。

以上の臨床試験に基づいてなされた結論や，さらに現時点での推奨される目標血糖値については見解が分かれるところである。**表29.1**に，米国糖尿病学会(Position Statement 2006)と米国内分泌学会による，ICUにおける血糖コントロールの最新の推奨を示す。しかしながら専門家の中には，この血糖目標値では厳しすぎるとする意見もあり，内科ICU，外科ICUともに，可能であれば血糖値<110 mg/dlを目標とすればよいが，一般的には血糖値<140～150 mg/dlを目標とするのが妥当であるという意見もある。冠疾患ICUにおいては，低血糖が死亡率を増加させる可能性があること，また早期の血糖コントロールの有効性が示されていないことを考慮すると，目標血糖値<180 mg/dlとするのが妥当かもしれない。総じてこれまでの研究結果からは，ICUに3～5日間超在室する予定の患者に対する厳

表 29.1　集中治療室における推奨される目標血糖値

米国糖尿病学会	米国内分泌学会
可能な限り110 mg/dlに近づける（一般的には＜180 mg/dl）	＜110 mg/dl

　密な血糖コントロールは支持される．その理由としては，高血糖を予防することにより合併症を予防できるが，合併症が起こるのには時間がかかるためと仮説付けられている．内科ICUでは，食事の経口摂取をしていて，ICU在室期間が3日未満と予測される患者では厳密な血糖コントロールから除外するのが妥当と思われる．しかしながら，ICU在室期間をいつも予測できるわけではないので，医師の判断が必要となる．

　ICUで治療する重症患者では，すべての経口血糖降下薬とインスリン皮下注を中止し，静注でインスリンを投与すべきである．静注で投与されたインスリンの半減期は5〜9分であり，低血糖が起こった場合でもすぐに対処できる．現在，ほとんどのICUには標準化された血糖コントロールのアルゴリズムがあり，一般的には看護師による管理がなされているが，これは血糖管理をする有効な方法であることが示されている．最も効果的な血糖コントロールのアルゴリズムは，血糖値の動的変化率を組み込んでインスリン投与量を調節するものである．**表29.2** に，有効性が証明されているインスリン持続投与プロトコルを示す．プロトコルにはインスリン持続静注の開始方法，血糖値の測定間隔や低血糖時の対処法の概略が記載されている．**Alg 29.1** は，インスリン持続投与流量の調節法を示したものである．

　血糖値を管理するためには，炭水化物摂取量の変化に応じたインスリン投与量の調節をしなければならない．例えば，5％ブドウ糖液を150 ml/時(24時間の炭水化物摂取量にすると180 g)から75 ml/時(24時間の炭水化物摂取量で90 g)に変更した場合，低血糖を起こさないようにするためにインスリン投与速度を低下させなければならない．重症患者の場合，経静脈栄養，経腸栄養，ブドウ糖を含む輸液などといった，複数の炭水化物摂取源を考慮に入れておくことが必要である．血糖値の大きな変動を起こさないためには，経腸栄養でも経静脈栄養でも，間欠的なボーラス投与をするよりも持続投与をするべきである．12〜24時間ごとに栄養摂取量を再評価することが必要となる場合がある．腎不全や肝不全の患者は低血糖を起こしやすいため，きめ細かい注意を払い，少し緩めのインスリン投与調節スケジュールにすることが，インスリン投与を安全に行うコツである．精神状態が障害された患者では，低血糖症状に気付きにくく対応が遅れやすいので，細心の注意が必要となる．

　文献から応用されたものであろうと，自施設で開発したものであろうと，特にインスリン静注投与プロトコルのように複雑な血糖コントロールのプロトコルを実施する場合は十分な教育とトレーニングが必要となる．管理された状況下ですら，プロトコルからの逸脱はしばしば起こりうる．プロトコルからの逸脱としては，単純な血糖測定のチェック忘れ程度のものから，インスリン投与速度の調節間違いという重大なものまで起こりうる．つまり，血糖コントロールを評価する際にはヒュー

表29.2 インスリン持続投与プロトコル

インスリン持続静注の開始
レギュラーインスリン100単位を0.9％生理食塩液100 mlに入れる
シリンジポンプを使い静脈内投与することが望ましい（インスリン半減期＝5〜9分）

血糖値＞150 mg/dlの場合，初期ボーラス投与をする
最初の血糖値を70で割り，最も近い0.5単位レベルに概算する（例：血糖＝250の場合。250 ÷ 70 ＝ 3.57。概算すると3.5であるから，インスリン3.5単位をボーラス投与）
ボーラス投与後すぐに時間当たりにして同量のインスリンを持続投与開始する（上記例では，3.5単位／時にする）

血糖値＜150 mg/dlの場合，初期ボーラス投与はしない
最初の血糖値を70で割った値の概算値を時間当たりにして持続投与開始する（例：血糖値＝150の場合。150 ÷ 70 ＝ 2.15。最も近い0.5単位レベルに概算すると2.0となるから，インスリン2単位／時で持続投与開始）
次に，🔍 29.1の指示に従ってインスリン持続投与流量を変更する

血糖値のモニタリング
血糖値が安定するまで1時間ごとにチェックする（3回連続で目標血糖値を達成するまで）
いったん血糖値が安定したら2時間ごとのチェックに変更
2時間ごとのチェックで12〜24時間安定していれば，次は3〜4時間ごとのチェックにする（栄養投与量や全身状態の変化がないことが条件である）
以下の状態になり，かつ血糖＞70 mg/dlの場合には1時間ごとのチェックに変更となる
1. インスリン持続投与流量の変更があった場合
2. コルチコステロイドや昇圧薬が開始された場合，または中止となった場合
3. 臨床状態に重大な変化があった場合
4. 栄養投与量の変更があった場合（開始，中止，または変更時）
5. 血液浄化療法の開始時，または中止時

低血糖（血糖値＜70 mg/dl）の時の対処法
血糖値＜50 mg/dlの場合
　持続投与を中止して50％グルコース50 mlを静注
　　その後，10〜15分ごとに血糖値をチェックする
　　血糖値＞90 mg/dlになったら，1時間後に再チェックする。再度血糖値＞90 mg/dlであれば，中止時の半量でインスリン持続投与を再開する
血糖値50〜69 mg/dlの場合
　持続投与を中止する
　　低血糖症状があるかその判断がつかない時には，50％グルコース50 mlを静注。その後，10〜15分ごとに血糖値をチェックする
　　低血糖症状がなければ，50％グルコース25 mlを静注するか，250 ml程度のフルーツジュースを飲ませる。その後，15〜30分ごとに血糖値をチェックする
　　血糖値＞90 mg/dlになったら，1時間後に再チェックする。再度血糖値＞90 mg/dlであれば，中止時の75％の流量でインスリン持続投与を再開する

Goldberg PA, Siegel MD, Sherwin RS, et al. Implementation of a safe and effective insulin infusion protocol in a medical intensive care unit. Diabetes Care. 2004；27：461-467 より許可を得て改変。

ALG 29.1 インスリン持続投与流量の変更の仕方

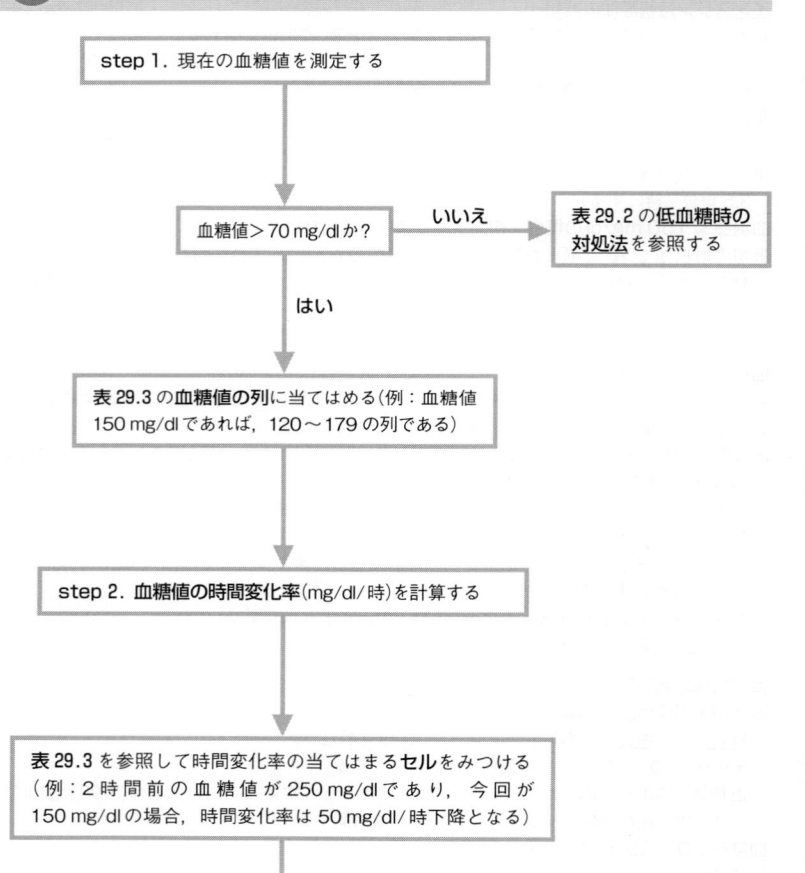

```
step 1. 現在の血糖値を測定する
          ↓
     血糖値>70 mg/dl か？ ──いいえ──→ 表29.2 の低血糖時の対処法を参照する
          ↓ はい
表29.3 の血糖値の列に当てはめる(例：血糖値
150 mg/dl であれば，120〜179 の列である)
          ↓
step 2. 血糖値の時間変化率(mg/dl/時)を計算する
          ↓
表29.3 を参照して時間変化率の当てはまるセルをみつける
(例：2 時間前の血糖値が 250 mg/dl であり，今回が
150 mg/dl の場合，時間変化率は 50 mg/dl/時下降となる)
          ↓
step 3. 表29.3 の右端の列をみて，指示に従って投与流量
を変更する。Δ はインスリン投与流量の変化(単位/
時)を表したものであり，現在のインスリン投与流
量に基づいて，表29.4 のように決定する(例：現在
の血糖値＝150 mg/dl で，時間変化率が 50 mg/dl/
時下降であれば，"Δ" だけ投与流量を減じるという
指示になる。もし，現在のインスリン持続投与流量
が 5 単位/時であれば，1 単位/時だけ流量を減量
する)
```

表 29.3　現在の血糖測定結果に基づくインスリン投与流量の変更 [a]

血糖値 70〜89 mg/dl	血糖値 90〜119 mg/dl	血糖値 120〜179 mg/dl	血糖値 ＞180 mg/dl	流量変更 (表29.4参照)
		血糖値上昇 (＞40 mg/dl/時)	血糖値上昇	流量を"2Δ"だけ増量
	血糖値上昇 (＞20 mg/dl/時)	血糖値上昇 (1〜40 mg/dl/時) または 血糖値変化なし	血糖値変化なし または 血糖値下降 (1〜40 mg/dl/時)	流量を"Δ"だけ増量
血糖値上昇	血糖値上昇 (1〜20 mg/dl/時) または 血糖値変化なし または 血糖値下降 (1〜20 mg/dl/時)	血糖値下降 (1〜40 mg/dl/時)	血糖値下降 (41〜80 mg/dl/時)	流量変更なし
血糖値変化なし または 血糖値下降 (1〜20 mg/dl/時)	血糖値下降 (21〜40 mg/dl/時)	血糖値下降 (41〜80 mg/dl/時)	血糖値下降 (81〜120 mg/dl/時)	流量を"Δ"だけ減量
血糖値下降 (＞20 mg/dl/時) [b]	血糖値下降 (＞40 mg/dl/時)	血糖値下降 (＞80 mg/dl/時)	血糖値下降 (＞120 mg/dl/時)	30分間持続投与を中止。その後，流量を"2Δ"だけ減量

[a] 29.1 を参照．
[b] 注入を中止し，15〜30 分ごとに血糖測定．血糖値＞90mg/dl であれば前回流量の 75％の投与流量で再開する．

表 29.4　インスリン投与流量の変更（"Δ"単位／時）

現在の投与流量（単位／時）	流量変更（単位／時）：Δ	流量変更（単位／時）：2Δ
＜3.0	0.5	1
3.0〜6.0	1	2
6.5〜9.5	1.5	3
10〜14.5	2	4
15〜19.5	3 [a]	6 [a]
20〜24.5 [a]	4 [a]	8 [a]
＞25 [a]	5 [a]	10 [a]

[a] 通常のインスリン投与流量は 2〜10 単位／時である．20 単位／時以上が必要な場合，医師に知らせて，インスリンの希釈方法や投与方法が間違っていないか確認すること．

マンエラーを考慮に入れておかなければならない．インスリン投与速度の計算をコンピュータ化することで，誤りを最小限にしアウトカムを改善できる場合がある．

　患者の状態が改善し ICU から退室できるようになったら，持続静注のインスリンを皮下投与に切り替える必要がある．単にインスリンのスライディング・スケールに変更するだけでは，高血糖のリバウンドが起こりやすい．ベースに長時間作用型のインスリン（中間型かグラルギン）を使い，併せて食事の時間にスライディング・スケールで超速効型のインスリン（アスパルト，リスプロ，グルリジン）を使うと血糖コントロールを行いやすい．インスリン投与量を計算する際には，糖尿病の既往歴やそのタイプ，ストレスの程度，これまでのインスリン投与量，コルチコステロイド使用の有無や全身状態を考慮に入れる必要がある．インスリン持続静注を中止する際には，長時間作用型のインスリンをオーバーラップさせ，高血糖を予防する．われわれの施設では，持続静注しているインスリンの2倍量に当たる量の超速効型インスリンを皮下投与すると同時に長時間作用型のインスリンを皮下投与し（通常は 0.2〜0.3 単位/kg/日で開始），その後すぐインスリンの持続静注を中止している．超速効型インスリンを併用投与しない場合は，長時間作用型のインスリンを皮下投与してから2〜3時間後にインスリン持続静注を中止する．

　以上をまとめると，現時点では推奨される血糖値の目標については議論のあるところであるが，重症患者では高血糖の治療により合併症や死亡率が低下する．研究データはまだ少ないものの，ICU 在室期間が3〜5日以上になる内科疾患患者や術後患者は厳密な血糖コントロールによる恩恵を受ける可能性が高い．初期に行われた研究結果では，重症の内科疾患患者や冠疾患患者は低血糖の影響を受けやすいと示唆されているため，重症患者でのインスリン投与は低血糖になったとしてもすぐに対処しやすい持続静注で行うべきである．教育・トレーニングを十分に受けたスタッフによりインスリン持続投与プロトコルが実施されれば，血糖コントロールを効果的に行うことができる．血糖値を注意深く監視しつつ，同時に患者の臨床状態や栄養状態の変化に注意を払うことが低血糖を減らすことにつながるであろう．本稿執筆時点で，ICU の重症患者における高血糖治療の今後の方向性を示すべく，いくつかの大規模な無作為化臨床試験が進行中である．

（橋本　圭司）

参考文献

American Diabetes Association. Standards of medical care in diabetes-2006. Diabetes Care 2006；28 Supplement 1：4-42.
米国糖尿病学会がまとめた，糖尿病と高血糖の診断および治療についての推奨。

Garber AJ, Moghissi ES, Bransome ED Jr, et al. American College of Endocrinology position statement on inpatient diabetes and metabolic control. Endocr Pract. 2004；10：77-82.
米国内分泌学会がまとめた，入院中の糖尿病・非糖尿病患者に対する血糖コントロールの，エビデンスに基づいた推奨。

Goldberg PA, Siegel MD, Sherwin RS, et al. Implementation of a safe and effective insulin infusion protocol in a medical intensive care unit. Diabetes Care. 2004；27：461-467.
インスリン投与プロトコルの使用により，看護師主導による重症患者の血糖コントロールを安全かつ効果的に行えることが示されている。プロトコルには血糖値の変化率を組み込んでいる。

Inzucchi SV. Management of hyperglycemia in the hospital setting. N Eng J Med. 2006；355：1903-1911.
入院患者，重症患者における血糖コントロールの総説。治療のエビデンスや血糖コントロールの戦略，また現時点での推奨を示している。

Krinsley JS. Association between hyperglycemia and increased hospital mortality in a heterogeneous population of critically ill patients. Mayo Clin Proc. 2003；78：1471-1478.
ICU患者における血糖値を後ろ向きに検討したもの。患者の死亡率は平均血糖値が80～99mg/dlであった場合に最も低く（死亡率9.6％），平均血糖値が上昇するにつれて死亡率が上昇することを示している（血糖値の平均が300mg/dl以上であった患者の死亡率は42.5％であった）。

Malmburg K, Rydén L, Efendic S, et al. Randomized trial of insulin-glucose infusion followed by subcutaneous insulin treatment in diabetic patients with acute myocardial infarction (DIGAMI study)：effects on mortality at 1 year. J Am Coll Cardiol. 1995；26：57-65.
急性心筋梗塞の患者を対象とした無作為化試験。入院中から継続して3カ月間にわたって厳密な血糖コントロールを行った群では，通常の血糖コントロールを行った群と比較して1年死亡率が29％減少したことを示した。

Malmberg K, Rydén L, Wedel H, et al. Intense metabolic control by means of insulin in patients with diabetes mellitus and acute myocardial infarction (DIGAMI 2)：effects on mortality and morbidity. Eur Heart J. 2005；26：650-651.
DIGAMI試験に引き続いて行われた急性心筋梗塞の患者を対象とした無作為化試験。厳密な血糖コントロールを入院期間中のみ行った群と入院中に引き続き外来通院でも行った群，さらに通常の血糖コントロールを行った群で比較したが，1年後の死亡率に差がみられなかった。しかしながらこの研究では，登録患者数が少なかったこと，3群間の平均血糖値の差が小さかったという問題がある。

Pinot DS, Skolnick AH, Kirtane AJ. U-Shaped relationship of blood glucose with adverse outcomes among patients with ST-segment Elevation Myocardial Infarction. J Am Coll Cardiol. 2005；46：178-180.
TIMI 10-A/B試験，LIMIT-AMT試験，OPUS試験を集めて検討したもの。急性のST上昇型心筋梗塞(STEMI)患者のうち，入院中に血糖値＜81 mg/dlの低血糖があった患者では有意に死亡率が上昇した。ただし，低血糖であった患者のうち糖尿病と診断されていた患者は8.7％に過ぎなかった。

Van den Berghe G, Wouters P, Weekers F, et al. Intensive insulin therapy in critically ill patients. N Engl J Med. 2001；345：1359-1367.
外科ICUの患者を対象にした無作為化試験。厳密な血糖コントロールを行った群（目標血糖値：80～110 mg/dl）では，通常の血糖コントロールを行った群（目標血糖値：180～200 mg/dl）と比較してICUでの死亡率が減少した。

Van den Berghe G, Wilmer A, Hermans G, et al. Intensive insulin therapy in the medical ICU.

N Eng J Med. 2006；354：449-461.
内科ICUの患者を対象にした無作為化試験。厳密な血糖コントロールを行った群(目標血糖値：80〜110 mg/dl)では，通常の血糖コントロールを行った群(目標血糖値：180〜200 mg/dl)と比較して，合併症の発生率は有意に減少したが院内死亡率には差が認められなかった。

VII

悪性腫瘍に伴う緊急事態

30

悪性腫瘍に伴う緊急事態

John Welch and Alex E. Denes

悪性腫瘍に関連して引き起こされる代謝異常，局所圧迫，血液学的異常などの合併症で，迅速な診断と治療を行わないと生命にかかわったり，重篤な障害を残したりするものを悪性腫瘍に伴う緊急事態 oncologic emergency と呼ぶ．すでに悪性腫瘍の診断のついている患者，もしくは未診断の癌で，その初発症状として認められることのある重要な悪性腫瘍に伴う緊急事態の具体例としては，脊髄圧迫，腫瘍崩壊症候群，上大静脈症候群，白血球増多による白血球停滞がある．本章ではこれらの急性期対応について概説する．気道閉塞，消化管閉塞，心タンポナーデ，高カルシウム血症，副腎不全，血液学的異常，頭蓋内圧亢進，発熱性好中球減少症といった，ほかの悪性腫瘍の重篤な合併症の急性期対応は他章で論じる．

脊髄圧迫

脊髄圧迫 spinal cord compression に伴ってみられる症状のうち最も頻度の高いものは背部痛・腰痛であり，神経障害の出現に先立って認められることが多い．痛みは背部・腰部に限られることもあるが，当該神経根領域に沿って片側もしくは両側へ放散することもある．神経根障害による痛みは，咳や動作で増悪することがある．また，焼け付くような痛み，皮膚の神経過敏，しびれなどの感覚障害を認めることもある．頸部の脊髄圧迫では知覚長経路が障害され，圧迫部位より下位のさまざまな皮膚分節に症状をきたすことがある．運動神経障害の出現様式はさまざまで，感覚障害の前に出現することも後に出現することもある．よくみられる症状としては，脱力，四肢の重い感じ，弛緩性麻痺，膀胱直腸障害などが挙げられる．脊髄圧迫による症状は急速に進行することもあれば徐々に進行することもある．

患者を診るにあたって最も重要なのは，診察所見から脊髄圧迫を疑うことであ

る。特に癌患者で背部・腰部痛が新しく出現した場合は，詳細に神経所見をとる必要がある。徐々に脊髄圧迫が進行する場合には，患者自身が感覚障害に気づいていないこともあるが，診察を丁寧に行えばこれを見逃さずに同定できる。脊髄圧迫の起こっている部位よりも遠位の領域では，筋力低下や腱反射亢進，Babinski 反射陽性といった神経所見が認められる一方，圧迫領域直下では腱反射は低下していることが多い。排尿障害を認めるか疑う場合は，カテーテル導尿もしくは超音波にて排尿後の残尿量を評価する必要がある。肛門括約筋の機能は脊髄圧迫の末期まで保たれることが多いが，指診による評価をしておくことは大切である。急性の高度な脊髄圧迫では，脊髄性ショック spinal shock を起こして当該部位以下すべての部位で腱反射低下と弛緩性麻痺を認めることもある。

　脊髄圧迫を疑う全例に脊髄の画像診断を行う。可能であれば MRI が適切であるが，不可能であれば造影 CT もしくは CT ミエログラフィを行う。複数の部位に脊髄圧迫を認めることもあるので，全脊髄の画像を得ることが重要である。X 線や骨シンチグラフィでは腫瘍の軟部組織部分の評価ができないので，その有用性は限られている。脊髄を圧迫している腫瘍があり，どのような腫瘍なのか不明な場合には，外科的もしくは放射線画像ガイド下で生検を行い組織診断をつけることが重要である。ただし，癌の診断のついていない患者で脊髄圧迫が認められたのであれば，ほかの部位の画像診断でリンパ節腫大などの病変が見つかることがあり，この中で解剖学的にアプローチの容易なものを生検すればよい。

治　療

脊髄圧迫のある患者の一般的な評価と対処方法の概要を🅰️30.1 に示す。脊髄圧迫を診断して早急に対応し，患者の機能を保持・改善することが重要である。これは文字どおり緊急を要する事態であり，迅速な評価と治療が必須である。

　脊髄圧迫が疑われたら，組織診断がなくてもコルチコステロイドを投与すべきである。ステロイドは脊髄圧迫に伴う浮腫を軽減し，一時的に症状を緩和する。よく使用される方法は，デキサメタゾンを 10 mg 静注もしくは経口で投与した後，6 時間ごとに 4 mg 静注か経口で投与を続けるというものである。胃潰瘍の危険が上昇するので，粘膜保護のため H_2 阻害薬もしくはプロトンポンプ阻害薬を使用するべきである。症状の改善の有無によらず，2〜3 週間かけて徐々に漸減する。

　かつての後方椎弓切除による外科的除圧術プラス放射線治療の成績は，放射線治療単独の成績と差がなかったため，外照射治療がスタンダードとなってきた。典型的には 25〜40 Gy を 10〜20 回に分割して照射する。いわゆる外科手術の適応としては，組織診が必要な場合や，放射線感受性の低い腫瘍の切除，外科切除が治療の中心となる腫瘍(肉腫など)，そしてすでに放射線照射後の領域に脊髄圧迫がある場合とされてきた。しかし，最近の無作為化試験の結果により，脊髄圧迫のある患者へのアプローチは大きく変わった。外科的除圧術プラス放射線治療を行う群と，放射線治療のみを行う群とを比較した臨床試験の中間解析の結果，外科手術を行った群が，もともと歩いていた患者が治療後歩いている率(84％対 57％)，歩けなくなっていた患者が歩けるようになる率(62％対 19％)で有意に優れていたため，この試験は中断された。このため現在では，脊髄圧迫のある患者すべてに，外科手術

30 章　悪性腫瘍に伴う緊急事態　241

ALG 30.1　悪性腫瘍による脊髄圧迫（確定または疑い）患者の診断・治療

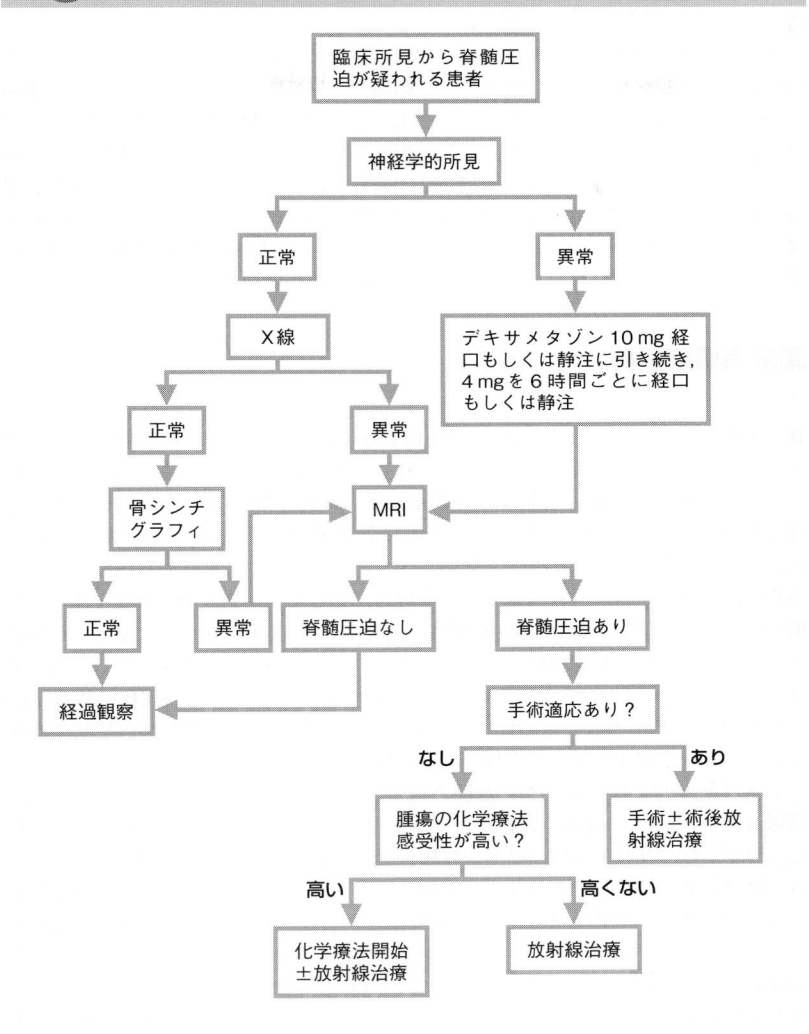

```
          臨床所見から脊髄圧
          迫が疑われる患者
                │
            神経学的所見
            ┌───┴───┐
           正常     異常
            │       │
           X線   デキサメタゾン 10 mg 経
            │    口もしくは静注に引き続き，
       ┌────┤    4 mg を 6 時間ごとに経口
      正常  異常   もしくは静注
       │    │         │
    骨シンチ  │         │
    グラフィ  │         │
       │    └────→ MRI ←────┘
    ┌──┤          ┌──┴──┐
   正常 異常    脊髄圧迫なし  脊髄圧迫あり
    │   │         │        │
  経過観察 ←──────┘     手術適応あり？
                          ┌──┴──┐
                         なし    あり
                          │      │
                    腫瘍の化学療法  手術±術後放
                    感受性が高い？  射線治療
                    ┌──┴──┐
                   高い   高くない
                    │      │
                化学療法開始  放射線治療
                ±放射線治療
```

を考慮する。ワシントン大学では脊髄圧迫のある患者の全例につき治療開始前に脊椎外科医，腫瘍放射線科医，腫瘍内科医が評価するというアプローチをとっている。

突然の症状の出現，もしくは急速な症状の進行は，椎体破裂骨折による骨破片が原因の脊髄圧迫の可能性を示唆する。この場合，脊髄腔内からの骨破片の除去手術を緊急で行わなくてはならない。腫瘍による骨破壊が広範で椎体が不安定な患者では，放射線治療後にも圧迫骨折と症状の再燃の危険が伴う。そのような患者では椎体の安定化手術を考慮する。この手術は創の回復に7〜10日かかり，その後放射線治療を開始することになる。ホルモン治療や化学療法，そしてゾレドロン酸(ゾメタ®)による全身治療も適宜併用する。例えば，前立腺癌，胚細胞腫瘍，リンパ腫など特に治療感受性の高い腫瘍ではこの併用療法が適切である。

腫瘍崩壊症候群

腫瘍崩壊症候群 tumor lysis syndrome(TLS)とは，死滅する腫瘍細胞からカリウム，リン，プリン代謝物が急速に放出されることにより引き起こされる代謝異常状態である。TLSは，増殖が早く，腫瘍量が多く，化学療法開始後急速に崩壊する腫瘍でみられるとされてきた。典型的には急性リンパ芽球性白血病(ALL)，Burkittリンパ腫などが有名である。しかし，化学療法のみならず抗体治療などの生物学的治療，コルチコステロイド，放射線，そして化学塞栓療法などで大量の腫瘍が急速に破壊されれば，ほかの悪性疾患でもTLSは起こりうる。臨床症状はさまざまで，不整脈，精神状態の変化，テタニー，意識昏迷，腎不全，そして高カリウム血症による心停止での突然死もありうる。ただし，これらの症状自体はTLSの経過の指標としては有用ではない。TLSの可能性を念頭に置いて，症状や重篤な代謝異常が出現する前に手を打つのが理想的である。

TLSは基本的に採血結果から診断される。急性腎不全および高カリウム血症，高尿酸血症，高リン血症，低カルシウム血症といった電解質異常所見が認められる。腎不全は，リンや尿酸の結晶が腎尿細管で結晶を作ることにより引き起こされる。腎機能低下によりさらにリンや尿酸の排泄が低下して蓄積するため，悪循環となる。TLSのリスクのある患者は化学療法前からある程度の腎機能障害が認められることが多く，この一因として輸液不十分であることが挙げられる。最もリスクの高いのは，Burkittリンパ腫や急性リンパ芽球性白血病といった，悪性度の高いもしくは腫瘍量の多いリンパ系腫瘍の患者である。慢性リンパ性白血病や肺小細胞癌といった治療感受性の高い悪性腫瘍や，腫瘍量の極端に多い悪性腫瘍などもリスクとなりうる。

治療

TLSの予防および管理の一般的なアプローチを🅰30.2にまとめた。TLSで最も大切なのは予防である。TLSのリスクの高い患者には化学療法開始前に十分輸液を行っておくべきで，治療開始から2〜3日間は等張液輸液を200〜300ml/時程

30.2 腫瘍崩壊症候群(TLS)のリスクのある患者の予防・治療

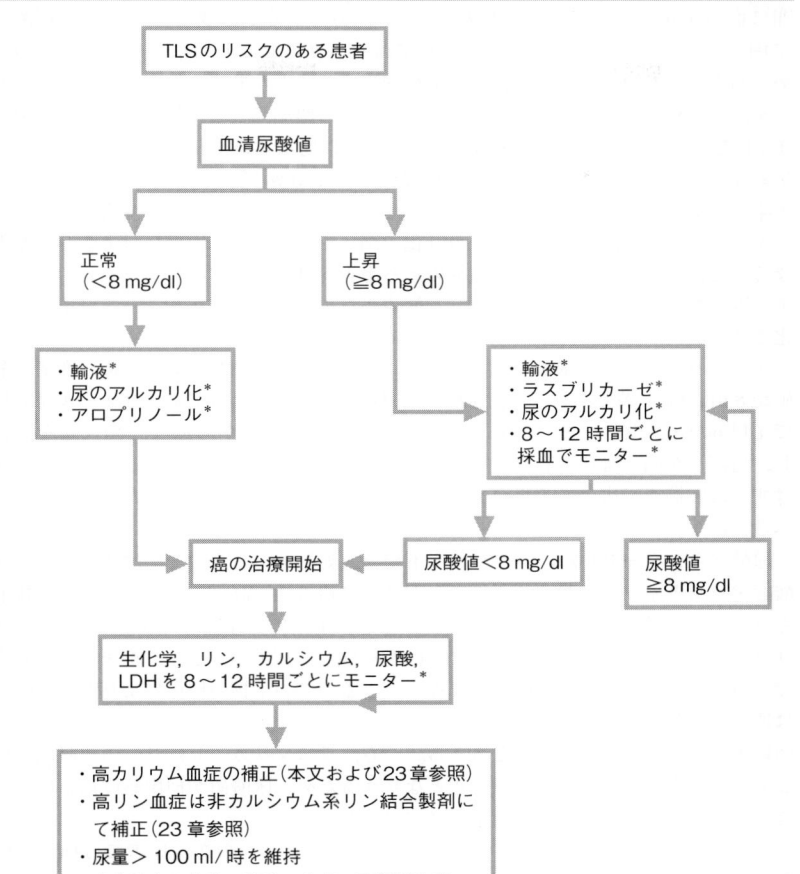

```
                    TLSのリスクのある患者
                            ↓
                        血清尿酸値
                       ↙        ↘
                   正常          上昇
                (<8 mg/dl)    (≧8 mg/dl)
                    ↓             ↓
              ・輸液*         ・輸液*
              ・尿のアルカリ化*  ・ラスブリカーゼ*
              ・アロプリノール*  ・尿のアルカリ化*
                              ・8〜12時間ごとに
                               採血でモニター*
                                  ↓
                          ┌───────┴───────┐
                      尿酸値<8 mg/dl    尿酸値
                          ↓           ≧8 mg/dl
                    癌の治療開始
                          ↓
                 生化学，リン，カルシウム，尿酸，
                 LDHを8〜12時間ごとにモニター*
                          ↓
              ・高カリウム血症の補正(本文および23章参照)
              ・高リン血症は非カルシウム系リン結合製剤に
                て補正(23章参照)
              ・尿量>100 ml/時を維持
              ・高カリウム血症，高リン血症，高尿酸血症，
                アシドーシスが持続する場合は透析
```

LDH：乳酸デヒドロゲナーゼ
*詳細は本文を参照。

度のスピードで行うことにより尿量を多くする必要がある．輸液の目的は，腎機能の維持と腫瘍細胞の崩壊産物を体外に排泄することである．治療開始から2～3日間は血液生化学検査(特にカリウム，リン，カルシウム，クレアチニン，尿酸，LDH)を8～12時間ごとにモニターしておく．フロセミド利尿薬は尿量を保つため，およびカリウムの排泄を促すために使用することがある．尿中の尿酸およびリンを，可溶性のイオンの状態で保ち，尿細管で尿酸結晶として析出させないために尿pHを7より高く保つ必要がある．われわれは通常0.45%食塩液1l当たり8.4%炭酸水素ナトリウム1アンプルを加えたものか，5%ブドウ糖液1lに8.4%炭酸水素ナトリウム2～3アンプルを加えたものを点滴して尿のアルカリ化を図る．アセタゾラミドを併用して尿のアルカリ化を図ってもよいが，実際にはあまり必要となることはない．重篤な高リン血症のある患者では，炭酸水素ナトリウムの使用により腎の微小血管および尿細管でリン酸カルシウムの結晶化が起こって腎不全を悪化させる場合があるので，慎重に投与するべきである．

アロプリノールが尿酸値を低下させるのには2～3日必要であるため，血清尿酸値が8 mg/dl未満であれば，化学療法の24～48時間前からアロプリノールを経口で1日600 mg投与する．アロプリノールはキサンチンから尿酸への代謝を阻害し，可溶性が高く排泄されやすいキサンチンレベルを保つ．アロプリノールの用量はすでに腎機能障害のある場合や，治療により腫瘍量が低下してきた場合に減量するべきである．

尿酸オキシダーゼ(ウリカーゼ)はヒトでは欠如している蛋白分解酵素であり，尿酸をアラントインに分解する．アラントインは可溶性が高く，腎臓から容易に排泄される．尿酸値が8 mg/dl以上の患者には遺伝子組換え尿酸オキシダーゼ(ラスブリカーゼ)を投与する．0.15～0.2 mg/kgを静注し，尿酸値が8 mg/dl未満となるまで1日1回最長7日間まで繰り返し投与できる．この薬物の使用により血清尿酸値は速やかに低下して4時間以内に正常値となることが多く，腎機能も改善する．2回以上の投与が必要となることもある．一方，ラスブリカーゼはリンの再吸収を促してリン酸カルシウムの蓄積が問題となりうるため，尿酸値が検出感度以下になったとしても，積極的な輸液と利尿が必要である．

高カリウム血症は急速に進行するため，TLSのリスクのある患者では血清電解質を8～12時間ごとに検査し，TLSが顕在化したらさらに頻回に検査すべきである．軽度の高カリウム血症(<5.5 mmol/l)はケイキサレートレジンと輸液で対応できるが，さらに重度の高カリウム血症(>5.5～6 mmol/l，もしくは心電図異常)の場合にはまずグルコン酸カルシウム2アンプルを速やかに静注して心臓の膜電位を安定化させ，さらに50 mlの50%ブドウ糖溶液と10単位のレギュラーインスリンを静注して，細胞外のカリウムを細胞内に移行させて高カリウム血症を迅速に緩和させる(GI療法)．しかし，GI療法はカリウムの細胞外から細胞内への一時的な移行を推進するのみであり，体内の総カリウム量は不変である．つまり治療効果としては一時的であるため，引き続いてケイキサレートを使用してカリウムの体外排泄を促す必要がある(**23章**の**高カリウム血症**の項を参照)．

高リン血症は非カルシウム系リン結合製剤の使用により治療可能であり，患者に腎不全患者向けの食事をとらせ，リンとカリウムの摂取を制限すべきである(**23章**

の**高リン血症**の項を参照)。

　透析の適応としては，体液量過剰，ラスブリカーゼを複数回使用しても血清尿酸値 10 mg/dl 超が持続する場合，血清リン値が急速に上昇する場合，高カリウム血症のコントロールが困難である場合が挙げられる。TLSによる腎不全は通常，可逆的であり，透析を必要とした患者でもTLSが改善するとともに腎機能は正常化することが多い。

上大静脈症候群

　上大静脈 superior vena cava(SVC)症候群患者は通常，呼吸困難，咳嗽，顔面・頸部・上肢のむくみ，頭痛，胸痛などの症状を呈する。症状は急速に進行することもあるが，徐々に現れることもある。前傾姿勢になったり，横になったりすることで症状が悪化することもある。重症患者でも，SVC症候群のみによって危篤状態となることはまれである。SVC閉塞は生命を脅かすような緊急事態ではないが，自覚症状が強く合併症を併発するため，迅速な対応を要する。

　身体所見では，頸部静脈の怒張，顔面・上肢・頸部・鎖骨上領域のむくみが認められる。SVCが徐々に閉塞する場合，側副血行路が発達し，これが胸壁皮膚に容易に観察される。胸部X線では右の肺門上腫瘤，もしくは縦隔の拡大が認められることがあるが，正常の場合もある。

　CTやMRIは，SVCの閉塞度および周囲の解剖学的状態の観察により腫瘍性病変の有無などを評価できるため，生検や治療の計画を立てるにあたり重要な検査である。SVC症候群が初発症状として発症した患者，既知の腫瘍につき組織診断のついていない患者，もしくは複数の癌があり，SVC症候群の原因となっている腫瘍がどれか不明である患者では，アプローチしやすい部位の外科的もしくは経皮的生検が必須である。SVC症候群の管理では組織診断が必須であり，腫瘍のタイプにより治療が異なる。病理診断なしに治療を開始しなくてはならない状況はきわめてまれである[注1]。

治　療

　SVC症候群への一般的なアプローチをALG30.3にまとめた。放射線治療がSVC症候群の治療の中心となる。治療効果は腫瘍によるが，20 Gyの放射線治療により約87％の患者で改善を認める。化学療法感受性の高い腫瘍，例えば胚細胞腫瘍，肺小細胞癌，悪性リンパ腫などでは化学療法を先に行い，その後放射線治療を行うというアプローチをとる。SVCの拡張ステント挿入は閉塞による症状を改善させるのに有効である。このような治療を考慮するのは，放射線療法による迅速な症状緩和が期待できない場合，もしくは放射線治療後にSVC症候群が再発して同部位への放射線治療が困難な場合などである。

注1：男性で妊娠検査反応陽性であり，胚細胞腫瘍が確定しているが，迅速な治療を必要とするため生検を待てない場合などがある。

SVC症候群を発症した患者の一部は悪性腫瘍以外の原因によることがあり，このような場合にはステントでの対応を考慮する。また中心静脈カテーテル挿入後の合併症としてSVCを閉塞させるような血栓が生じた場合などは，血栓の移動を防ぐため中心静脈カテーテルを留置したまま，深部静脈血栓症として抗凝固治療を開始する。癌患者では，抗凝固療法は癌が残存していると考えられる限り継続すべきであり，癌のない患者では，カテーテルの抜去後6カ月間継続すべきである。中心静脈カテーテルによる血栓性のSVCの狭小化の場合には，透視下でバルーン拡張術による治療が可能である。この場合ステントを留置することもある。

白血球停滞

白血球停滞 leukostasis とは，未熟な白血球（芽球）が末梢血流中に増加することにより引き起こされる症候群を示す。症状としては呼吸困難，頭痛，錯乱，意識昏迷，局所神経所見などがある。ただし，それぞれの症状は非特異的であり，感染症，心不全，血管疾患などでも引き起こされうるものであるから，白血球停滞の診断には臨床所見の慎重な評価が重要である。数時間のうちに急速に発症することもあり，迅速に認識して対応しないと致死率は40％に達する。

白血球停滞は芽球が急速に増加すると生じる。通常100,000/ml超でみられるが，50,000/ml程度でみられることもあるので注意が必要である。患者は通常，低酸素血症を伴っている。しかし動脈採血後に迅速に検査を行わなければ，芽球の盛んな代謝によって採血管の中で酸素が消費されることで見かけ上 PaO_2 が異常に低値になることがあるため，鑑別が必要である。胸部X線上では非特異的なびまん性の肺浸潤影がみられることが多い。眼，腎臓，肝臓などほかの臓器に障害をもたらすこともある。乳酸アシドーシスは遅れて認められることもある。

白血球停滞は，急性白血病，特に骨髄単球性（M4）および単球性（M5）でみられることが多いが，慢性骨髄性白血病の急性芽球性転化などほかの骨髄性白血病での報告もある。リンパ系の白血病ではしばしば芽球数が多くなるが，急性リンパ芽球性白血病や，慢性リンパ球性白血病では白血球停滞はあまりみられない。白血球停滞の病理学的所見としては，肺や脳など複数の臓器における微小血管内で芽球が凝縮して血管閉塞を起こしている像が典型的である。

治　療

白血球数の超増多時の一般的なアプローチを●30.4に示す。病理学的診断をつけるとともに，迅速に白血球除去のプロセスを開始する必要がある。初期治療としては，輸液，アロプリノール投与が重要であり，また，芽球数が50,000/ml以下となるまでは1日量50〜100 mg/kgのヒドロキシウレア〔ヒドロキシカルバミド（ハイドレア®）〕を3分割投与する。白血球停滞では貧血が同時に認められることが多いが，赤血球輸血を行うと血液の粘稠度が増加して症状が悪化することがあるので控える。これらの治療に引き続き迅速に白血球除去を行い，芽球数を50,000/ml未満に減少させる。白血球除去は白血球停滞の症状を緩和もしくは消失させ，また，

ALG 30.3 上大静脈(SVC)症候群(確定または疑い)患者の診断・治療

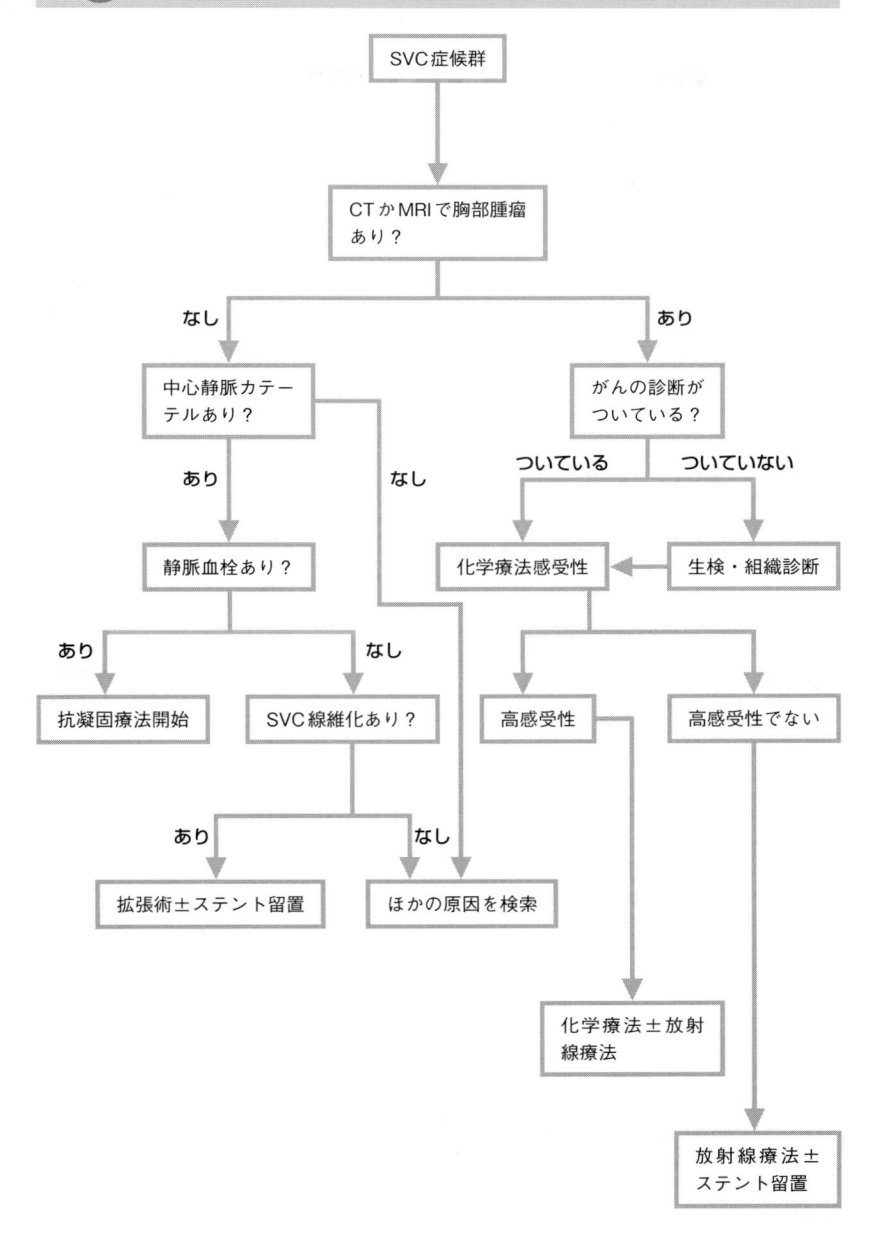

```
                    SVC症候群
                        │
                        ▼
                  CTかMRIで胸部腫瘤
                     あり？
           ┌───────────┴───────────┐
          なし                     あり
           │                        │
           ▼                        ▼
      中心静脈カテー          がんの診断が
      テルあり？              ついている？
      ┌────┴────┐          ┌─────┴─────┐
     あり      なし      ついている  ついていない
      │        │            │           │
      ▼        │            ▼           ▼
   静脈血栓あり？ │        化学療法感受性 ← 生検・組織診断
   ┌───┴───┐   │         ┌────┴────┐
  あり    なし  │       高感受性  高感受性でない
   │      │    │          │           │
   ▼      ▼    │          │           │
 抗凝固  SVC線維化あり？    │           │
 療法開始 ┌──┴──┐          │           │
        あり  なし          │           │
         │    │             │           │
         ▼    ▼             ▼           ▼
    拡張術±  ほかの原因   化学療法±    放射線療法±
    ステント留置 を検索    放射線療法   ステント留置
```

30.4 白血球超増多の患者の診断・治療

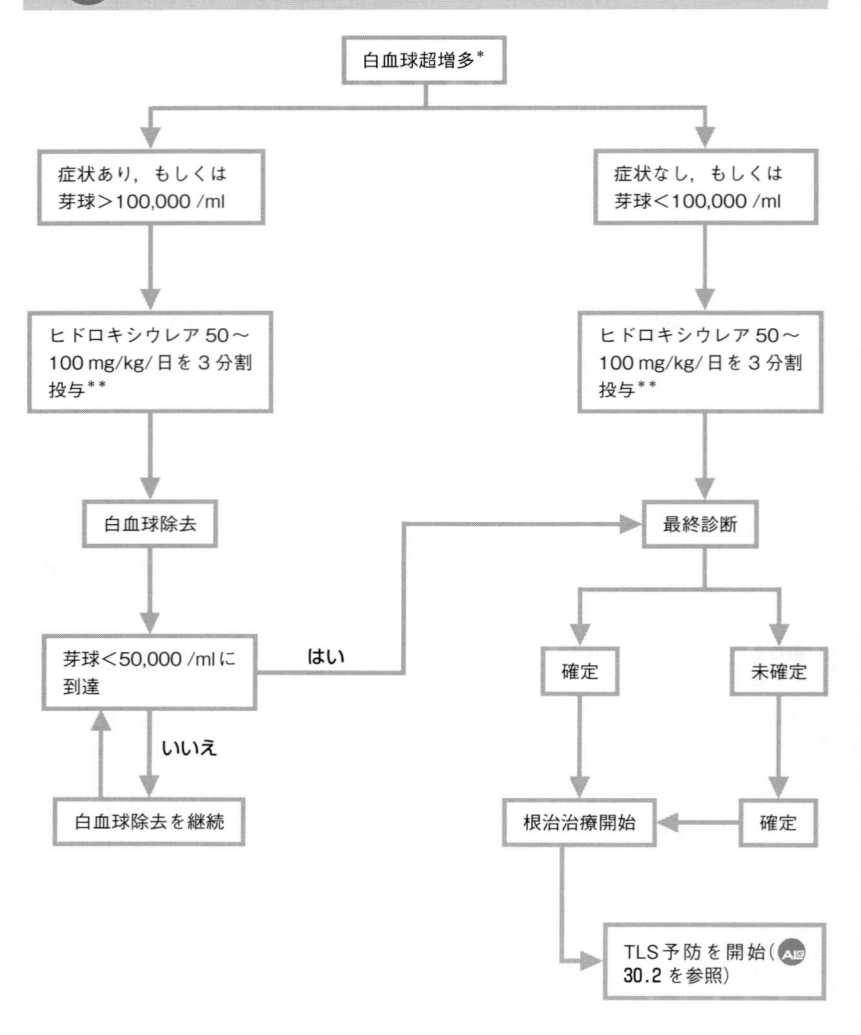

```
                    白血球超増多*
                    ┌──────┴──────┐
                    ▼             ▼
         症状あり，もしくは    症状なし，もしくは
         芽球>100,000 /ml    芽球<100,000 /ml
                    │             │
                    ▼             ▼
         ヒドロキシウレア50〜    ヒドロキシウレア50〜
         100 mg/kg/日を3分割   100 mg/kg/日を3分割
         投与**               投与**
                    │             │
                    ▼             ▼
              白血球除去         最終診断
                    │          ┌──┴──┐
                    ▼          ▼      ▼
         芽球<50,000 /mlに    確定   未確定
         到達 ──はい──→              │
           ▲    │                    ▼
           │   いいえ                確定
           │    │                    │
         白血球除去を継続             │
                              根治治療開始 ←─┘
                                    │
                                    ▼
                            TLS予防を開始
                            (30.2を参照)
```

> *すべての患者に
> ・脳浮腫があればデキサメタゾン10 mg静注の後，6時間ごとに4 mgを投与
> ・低酸素血症があれば集中治療室でモニターし人工呼吸器管理を考慮
> ・凝固障害があれば補正

TLS：腫瘍崩壊症候群
** 芽球が50,000/ml 超である限り継続。

中枢神経系合併症の頻度を下げる。芽球数は白血球除去後も一気に回復してくることがあるので，できる限り早く根治治療を開始する。

その他の合併症の検索も行い，対応する。播種性血管内凝固や血小板減少があれば中枢神経系出血のリスクを下げるために血漿，血小板の輸血を適宜行う必要がある。白血球除去は血小板をも除去しうるので，白血球除去処置の後は血小板数を慎重にモニターする必要がある。また，同時に感染症を合併していると考えられる患者では，局所の炎症が細胞の接着因子の発現を促すことにより，さほど芽球数が多くなくても白血球停滞を引き起こす場合があるので，迅速に血液培養検査を行って広域抗菌薬の投与を開始すべきである。

〔大木 康弘〕

参考文献

Ahmann, Fredrick R. A reassessment of the clinical implications of the superior vena cava syndrome. J Clin Oncol. 1984；2：961-969.
SVC症候群を呈した患者のうち，悪性腫瘍の診断がつかないまま治療を開始された1,986症例の報告。病理診断のつかないまま治療を開始することは推奨されないと結論づけている。

Patchell RA, Tibbs PA, Regine WF, et al. Direct decompressive surgical resection in the treatment of spinal cord compression caused by metastatic cancer：a randomized trial. Lancet. 2005；366：643-648.
多施設無作為化非盲検試験。転移性悪性腫瘍による脊髄圧迫の患者を，手術および放射線療法（$n=50$）もしくは放射線療法のみ（$n=51$）に無作為に振り分けた。中間解析にて除圧手術および放射線療法が，放射線療法のみに比べて優れていることが判明し，試験は途中終了して発表されている（本文にも述べた）。

Rampello E, Fricia T, Malaguarnera M. The management of tumor lysis syndrome. Nat Clin Pract Oncol. 2006；3：438-447.
腫瘍崩壊症候群の治療についての総説。

Silverman P, Distelhorst CW. Metabolic emergencies in clinical oncology. Semin Oncol. 1989；16：504-515.
腫瘍崩壊症候群を含む悪性腫瘍に伴う代謝異常についての総説。

Tanigawa N, Sawada S, Mishima K, et al. Clinical outcome of stenting in superior vena cava syndrome associated with malignant tumors. Acta Radiol. 1998；39：669-674.
SVC症候群の患者33人を対象にした小規模の研究。23人が金属ステント，10人が放射線治療のみで治療された。この研究では，生存および臨床的改善においてこれら2つのアプローチに差がないとされた。

Wilson E, Lyn E, Lynn A, et al. Radiological stenting provides effective palliation in malignant central venous obstruction. Clin Oncol (R Coll Radiol). 2002；14：228-32.
腫瘍もしくは血栓によるSVC閉塞を呈した18人の患者の報告。すべての患者がステントもしくは血栓溶解療法による治療を受けた。平均87日間の症状緩和が得られ，治療関連の合併症は認められなかった。

Zarkovic M, Kwaan HC. Correction of hyperviscosity by apheresis. Semin Thromb Hemost. 2003；29：535-542.
白血球超増多時の白血球除去の原理，方法，適応，そして合併症に関する総説。

VIII 体温調節

31 体温変化

Derek E. Byers

体温調節

体温調節には熱産生と熱放散のバランスが関与している。基礎代謝の過程で熱が発生し，血管拡張と発汗から，血管収縮と震えにわたるさまざまな適応過程により，正常体温は37℃に保たれる。体温は，脳幹のセロトニン作動系である視床下部と，細胞のミトコンドリアにおける酸化的リン酸化によって調整・維持される。これらの過程のいずれが中断または変化しても，体温の異常調節を引き起こす。

発熱と高体温

発熱 fever とは，進化の過程で保持された感染に対する反応であり，視床下部の体温設定を上げることによる体温の上昇である。一方，高体温 hyperthermia とは体温調節中枢での正常な設定下における体温の上昇を指し，熱産生の増加か熱放散の低下によるものである。研究によると，体温が上昇すると免疫活性は増強され，細菌増殖は抑制される。したがって，感染に反応して体温が上昇するのを(強制冷却や解熱薬で)阻害すると，感染による症状を長引かせる可能性がある。しかし高熱によって，痙攣や播種性血管内凝固，腎不全，死といった望まれざる結果も起こりうる。

集中治療と感染症の学会を含む委員会によって，**発熱**とは信頼できる部位(口腔，直腸，耳，血管内，膀胱)で測定した体温が38.3℃以上と定義されている。体温が38.3℃を超す時には，感染症が原因でないか調べるため，徹底した身体診察

ALG 31.1 発熱および高体温の検索

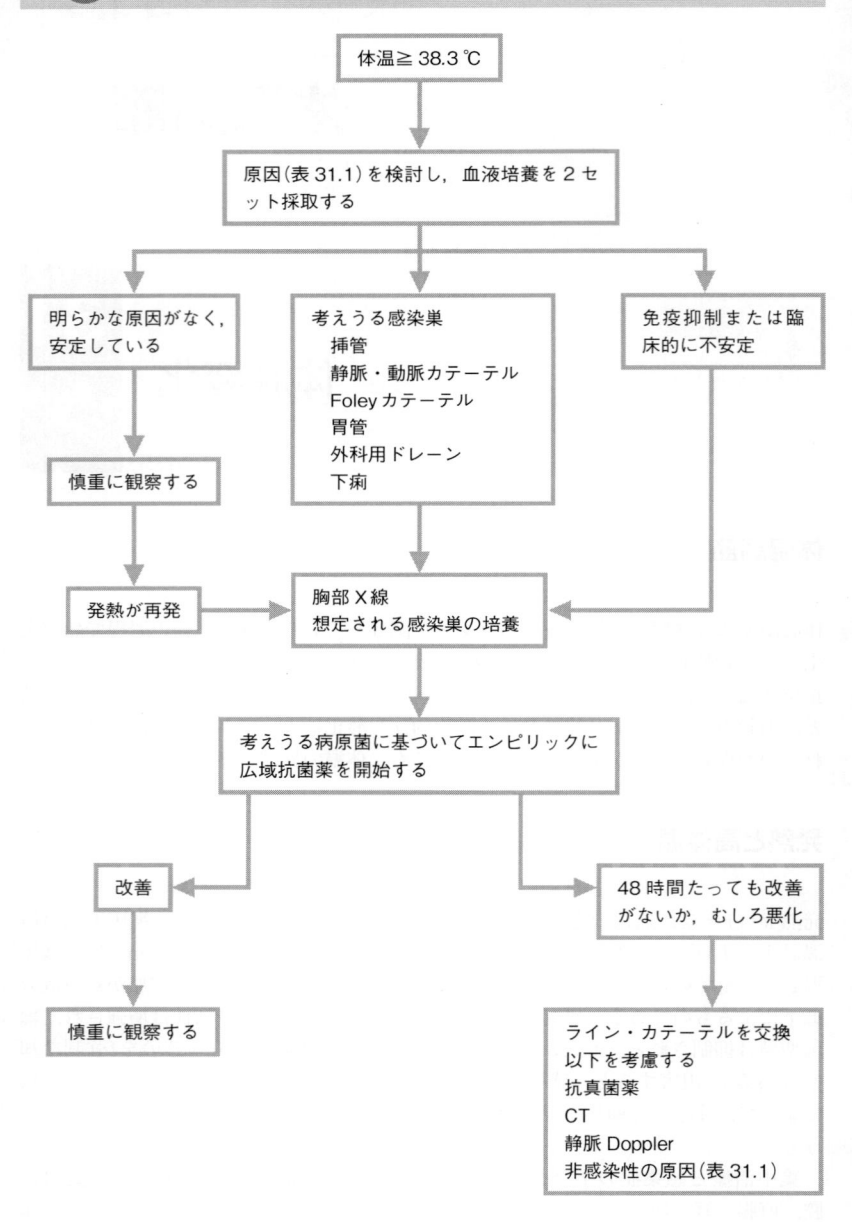

```
体温≧38.3℃
    ↓
原因(表31.1)を検討し，血液培養を2セットを採取する
    ↓
┌──────────────┬──────────────────┬──────────────┐
明らかな原因がなく，     考えうる感染巣           免疫抑制または臨
安定している          挿管                床的に不安定
                 静脈・動脈カテーテル
    ↓            Foleyカテーテル
慎重に観察する         胃管
    ↓            外科用ドレーン
発熱が再発  →       下痢
                    ↓
             胸部X線
             想定される感染巣の培養     ←
                    ↓
         考えうる病原菌に基づいてエンピリックに
         広域抗菌薬を開始する
           ↓              ↓
         改善           48時間たっても改善
           ↓           がないか，むしろ悪化
         慎重に観察する        ↓
                      ライン・カテーテルを交換
                      以下を考慮する
                      抗真菌薬
                      CT
                      静脈Doppler
                      非感染性の原因(表31.1)
```

を行う必要がある．🅐 31.1 に示すように，別の清潔部位から採取した最低 2 セットの血液培養，胸部 X 線(特に挿管されている患者の場合)や，その他の培養・検査が必要になることがある．抗菌薬治療を開始するかどうかは，臨床的な安定具合，感染症の可能性，免疫状態によって決まる．免疫不全の患者にはエンピリック

表 31.1　発熱と高体温の原因

感染性の原因
　人工呼吸器関連肺炎
　Clostridium difficile 腸炎
　血管内カテーテル感染
　尿路感染症
　院内病原菌(グラム陰性桿菌，*Candida* 属)
　副鼻腔炎
　膿瘍形成(腹腔内，その他)
　創傷感染(褥瘡性潰瘍)

非感染性の原因
　輸血後
　急性呼吸窮(促)迫症候群(ARDS)
　深部静脈血栓症
　化学的血栓性静脈炎
　脂肪塞栓
　膵炎
　無石胆嚢炎
　くも膜下出血
　アルコールまたは薬物からの離脱
　甲状腺機能亢進症または甲状腺クリーゼ
　急性副腎不全
　褐色細胞腫
　移植拒絶反応
　横紋筋融解症，破傷風
　結合組織病
　血栓性血小板減少性紫斑病
　悪性疾患(B 症状)
　中枢性または視床下部性発熱
　薬物(抗菌薬，化学療法薬，サイトカイン)
　高体温症候群
　　悪性高熱(ハロタン，イソフルラン，スキサメトニウム)
　　セロトニン症候群(選択的セロトニン再取り込み阻害薬，さまざまな再取り込み阻害薬)
　　神経遮断薬性悪性症候群(フェノチアジン系抗精神病薬，ハロペリドール，メトクロプラミド，プロクロルペラジン)
　　抗コリン性中毒(アトロピン，三環系抗うつ薬，抗ヒスタミン薬)
　　交感神経作動薬中毒(モノアミン酸化酵素阻害薬，コカイン，アンフェタミン，メタンフェタミン)

に広域抗菌薬を投与しなければならない(**39章**参照)。患者が安定していて明らかな感染源がない場合には，抗菌薬を開始せずに発熱の再発と培養結果を慎重に観察することもできる。

表31.1に集中治療室(ICU)における発熱・高体温の感染性および非感染性の原因を挙げる。ICUにおける発熱の多くは感染を原因としており，適切に抗菌薬治療を行うことで数日以内に改善する。しかし，38.3℃以上の体温が非感染性の原因によることもある。検索をすることで診断的検査，抗菌薬，時間を浪費したあげくに，検査で何も見つからないということも起こる。38.9℃を超える体温が非感染性の原因によることはまれであるが，例外として薬物(高体温症候群を含む)，輸血，血液悪性腫瘍がある。

多くの薬物が高体温を起こしうるが，特定の高体温症候群を引き起こす薬物がある。薬物性高体温症候群は，薬物歴と臨床症状から診断される。

悪性高熱 malignant hyperthermiaは吸入麻酔薬(例：ハロタン，イソフルラン)や，スキサメトニウムなどの脱分極性筋弛緩薬に曝露されてから数分〜数時間以内に起こる。臨床徴候としては急激な体温上昇や，頻脈，筋固縮，高二酸化炭素血症があり，横紋筋融解症，循環虚脱，死へと進行することがある。悪性高熱は骨格筋のカルシウム代謝異常による遺伝疾患である。

セロトニン症候群 serotonin syndromeは，典型的にはセロトニン作動系に作用する薬物を併せて使った数時間以内に発症する。これらの薬物には選択的セロトニン再取り込み阻害薬(SSRI)とそれに類する抗うつ薬や，三環系抗うつ薬，モノアミン酸化酵素(MAO)阻害薬，リネゾリド，デキストロメトルファン，ペチジンなどがある。臨床診断は認知障害(混乱，興奮)，自律神経不安定，神経筋異常(クローヌス，反射亢進，振戦)の3徴に基づく。高体温はおよそ半数の症例でみられ，興奮と振戦による筋活動の亢進が原因である。

神経遮断薬性悪性症候群 neuroleptic malignant syndromeは通常，神経遮断薬(フェノチアジン系抗精神病薬，ハロペリドール，メトクロプラミド，プロクロルペラジンなど)を新たに開始，あるいはL-dopaのようなドパミン作動薬を急速に中止してから数時間〜数日以内に起こる。臨床症状には高体温や，「鉛管様」筋固縮(セロトニン症候群とは対照的にクローヌスではない)，自律神経不安定，意識障害(昏迷，意識低下)がある。若年〜中年男性に起こることが多い。高体温は，筋固縮と中枢性視床下部調節異常の結果起こる。

抗コリン性中毒 anticholinergic toxicityはまれであり，抗ヒスタミン薬，アトロピン，三環系抗うつ薬などの中枢性・末梢性ムスカリン受容体を阻害する薬物を投与した後に起こる。臨床症状には混乱，振戦，幻覚，散瞳，口内乾燥，便秘，尿閉，昏睡などがある(**32章**参照)。

交感神経作動薬中毒 sympathomimetic poisoningはモノアミン酸化酵素阻害薬と，コカインやアンフェタミン，メタンフェタミン，またはその誘導体(エクスタシーなど)といった乱用薬物を服用した後に起こる。臨床症状には高体温，発汗，頻脈，運動失調，不眠，横紋筋融解症，痙攣などがある。これらの薬物はセロトニン作動系路を介して作用するが，ドパミン作動系路も関連している(**32章**参照)。

外傷，腫瘍，出血，梗塞による視床下部の損傷は，**視床下部**の設定温度を上げ，

表 31.2　発熱および高体温の治療法

解熱薬
　アセトアミノフェン(禁忌がなければ第 1 選択)
　非ステロイド性抗炎症薬
外部冷却
　冷却用ブランケット
　スポンジング
　送風機
　氷浴
内部冷却
　胃または腹腔洗浄
　輸液
　血液透析
　血管内冷却カテーテル
必要ならば，鎮静と筋弛緩
薬物性高体温
原因物質を除去
薬物療法[a]
　ダントロレン：悪性高熱，神経遮断薬性悪性症候群
　ブロモクリプチン：神経遮断薬性悪性症候群
　シプロヘプタジン：セロトニン症候群
　physostigmine：抗コリン性中毒
　神経遮断薬性悪性症候群では心室細動のリスクが高いので，プロカインアミドの予防投与を考慮する

[a] 一般的な薬物の用量と副作用は付録を参照。

視床下部性または**中枢性発熱**と呼ばれる状態を起こすことがある。これは真の発熱であり，高体温とは異なる。中枢性発熱を示唆する手がかりには，発熱が一定している，解熱薬への反応がよくない，発汗がない，視床下部損傷の疑いまたは確診があるなどがある。しかし，視床下部病変のほとんどは低体温を起こす。

治　療

発熱を治療するかどうかの判断は，原因，臨床状況，体温上昇の程度による。治療法を**表 31.2**に列挙する。軽度の発熱を治療する明らかな利益はなく，治療することで疾患特異的な熱型(マラリア感染でみられる 3 日おきか 4 日おきの発熱，リンパ腫でみられる Pel-Ebstein 熱など)を隠してしまう可能性がある。発熱は酸素消費を著しく増大させるので，重大な呼吸器および循環器疾患のある重症患者では悪影響を及ぼしうる。

　発熱は意識障害や痙攣を引き起こすこともある。このような状況では発熱の治療が必要になる。高体温症候群では原因となる物質を取り除き，**表 31.2**に示すような薬物療法を行う必要がある。さらに，高体温症候群は解熱薬に反応不良なので，外部冷却をすぐに始めなければならない。重症例では，内部冷却が必要になること

もある。

低体温

低体温 hypothermia は，中核温度が35℃未満と定義される。**表31.3**に原因を挙げる。救急領域では過度の寒冷曝露が最も多い原因であるが，ICUでは重症敗血症，中毒，内分泌疾患もよくみられる原因である。多くの場合，高齢者，衰弱した患者，ホームレス，中毒患者，慢性基礎疾患のある患者に起こる。

低体温は信頼できる中核体温測定によって，軽度(32〜35℃)，中等度(28〜32℃)，重度(28℃未満)の3段階に分けられる。軽度低体温は振戦，冷たい四肢，蒼白を特徴とする。中等度と重度の低体温は，意識レベルの低下，運動失調，徐脈または上室性頻拍，反射低下，低換気，脈拍触知不能，瞳孔散大といった特徴があり，昏睡，肺水腫，心停止に至ることもある。低体温が悪化するにつれて振戦は減少する。

血液検査ではアシドーシス，凝固異常，腎機能障害，肝機能障害を示すことがあるが，電解質の変化は予測できるものではない。主要臓器機能不全は心拍出量が低下することと，代謝による毒素や薬物の除去が低下することによって起こる。心電図異常にはJ波(Osborn波)や，PR・QRS・QT間隔の延長がある。J波とは左室電極においてQRSとSTの間にみられる陽性波であり，低体温患者の80％にみられる。新たな右脚ブロックと間違えられることもある。

重度低体温の患者は心停止を起こすリスクが最も高い。低体温の心停止患者に対する二次救命処置 advanced cardiac life support(ACLS)には修正が加えられている。低体温による徐脈と末梢血管収縮によって脈が触れにくくなっていることに注意すべきである。そのため，低体温患者で脈が触れない時には，直ちに心臓モニターに繋いで心調律を確認しなければならない。初期治療はACLSのABC(A：気道，B：呼吸，C：循環)に従うが，同時に**表31.4**に示したように能動的内部・外部復温を積極的に目指す。中核温度が30℃未満の場合，心室細動や心室頻拍に対する1回の除細動は適切であるが，中核体温が30℃を超えるまではそれ以上の除細動は控えるべきである。さらに，低体温の患者では心血管作動薬の代謝は低下し，効果が減弱する。したがって，心血管作用薬は体温が30℃未満の時は使用を控えることが多く，30℃を超えている場合でも毒性の蓄積を防ぐために投与間隔を長くすべきである。心停止後の低体温療法については**19章**で述べる。

治療

低体温の治療は，濡れた衣服を取り除き，熱喪失を防ぎ，不整脈予防のため過度の体動を避けるところから始まる。軽度低体温では通常，受動的復温で十分である。しかし，中等度・重度低体温にはさらに能動的復温療法が必要になることがある(**表31.4**)。専門家の中には，外部復温をすることで冷たい末梢血が中枢に移動し，"afterdrop"と呼ばれる体温低下をきたすと信じる者もいる。これは能動的内部復温を同時に使うことで防ぐことができる。また，復温中の患者では末梢血管拡張に

表 31.3　低体温の原因

寒冷曝露
重症敗血症
薬物（アルコール中毒，鎮静薬，全身麻酔，降圧薬）
甲状腺機能低下症／粘液水腫昏睡
糖尿病性ケトアシドーシス
多臓器外傷
長時間の心停止
腎不全
肝不全
大量輸液
持続または間欠的血液透析
視床下部病変（多発性硬化症）

表 31.4　低体温の治療と，予想される中核体温の変化

復温方法	℃／時間
受動的外部	0.5〜4
ブランケット	
高い室温	
加湿した吸入気	
能動的外部	1〜4
ブランケット（あらかじめ温めておくか，空気または液体を送り込んで温めるもの）	
温水に浸ける	
温水パック	
能動的内部	さまざま
温めた加湿空気（42℃）	
温めた点滴（42℃）	
温かい生理食塩液での体腔洗浄（消化管，膀胱，腹腔，胸腔）	
体外循環	
血液透析／血液濾過	2〜3
持続的動静脈復温	3〜4
心肺バイパス	7〜10

Aslam AF, Aslam AK, Vasavada BC, et al. Hypothermia : evaluation,electrocardiographic manifestations, and management. Am J Med. 2006 ; 119 : 297-301 から許可を得て転載。

よる低血圧がよくみられる。したがって，輸液を投与し血圧を頻回にモニターする必要がある。中核温度を持続的にモニターすることにより，毎時1〜2℃という復温目標を確認することができる。心電図を持続モニターし，電解質を頻回に測定し迅速に補正することによって不整脈のリスクを最小限にすることができる。先に述べたように，心停止した重度低体温患者にはさらに急速な復温を用いる。予後は原

因，併存疾患，合併症による。最も重症の症例では死亡率は100％にも上る。復温できるまでは，確実に死亡を確認することはできないと考える専門家もいる。

凍傷のある部位は温かい湯(40〜42℃。熱い湯はさらに傷害を引き起こすので避ける)に浸けて温める。凍傷部位を動かすことでさらに傷害が起こることがあるので，避けるべきである。組織が復温されると水疱を形成することがよくある。透明な水疱は切除してさらなる組織損傷を予防し，血性の水疱はそのままにして感染を防ぐようにする。湯に浸けた箇所は清潔野において，外科医が組織生存度を評価しなければならないが，これを決めるのに数カ月かかることもある。緊急切断術が必要になるのはまれであるが，コンパートメント症候群を起こさないかモニターする必要がある。

(田中 竜馬)

参考文献

2005 American Heart Association Guidelines for Cardiopulmonary Resuscitation and Emergency Cardiovascular Care, Part 10.4：hypothermia. Circulation. 2005：112[SupplIV]：IV 136-IV 138.
低体温患者におけるACLSを修正した現在のAHAガイドライン。
Aslam AF, Aslam AK, Vasavada BC, et al. Hypothermia：evaluation, electrocardiographic manifestations, and management. Am J Med. 2006；119：297-301.
低体温の原因，診断的徴候，治療についての総説。
Hadad E, Weinbroum AA, Ben-Abraham R. Drug-induced hyperthermia and muscle rigidity：a practical approach. Eur J Emerg Med. 2003；10：149-154.
薬物性高体温症候群の総説。鑑別診断と治療に役立つ。
Marik, PE. Fever in the ICU. Chest. 2000；117：855-869.
ICUにおける発熱の原因と，合理的な治療へのアプローチの総説。
O'Grady NP, Barie PS, Bartlett J, et al. Practice parameters for evaluating new fever in critically ill adult patients. Crit Care Med. 1998；26：392-408.
Society of Critical Care MedicineとInfectious Disease Society of Americaの専門家13人による合意声明。ICUにおける発熱への合理的で費用効率のよい診断・治療方法を示している[注1]。
注1：2008年に改訂版が発表されている(Crit Care Med 2008；36：1330-1349)。

IX

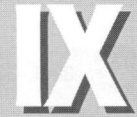

薬物中毒

32

薬物中毒

James A. Driscoll and Steven L. Brody

　米国中毒事故管理センターによる記録では，2004 年に 240 万件を超える偶発的または意図的中毒 poisoning があった．これによって 1,183 人が死亡し，80,000 件を超える集中治療室(ICU)への入院があった．死亡したうちの約 83 ％は 20 歳以上であった．死亡症例で最も多かったのは意図的過剰摂取によるもので，摂取したのはエタノール，鎮痛薬(特にアセトアミノフェンとアスピリン)，違法薬物，鎮静薬・睡眠薬・抗うつ薬，心血管薬であった．初期治療の多くは救急室で行われるが，集中治療医も中毒患者の治療に精通していなければならない．

中毒患者治療における重要なステップ

　🅐32.1 に中毒患者への治療の概要を示した．
1. すべてに優先して，"ABC"〔airway, breathing, circulation(気道，呼吸，循環)〕に対処する．
   ■ 気道保護と呼吸不全に対しての気管挿管，人工呼吸管理
   ■ 低血圧に対する晶質液の静脈投与
2. 意識障害，昏睡の可逆的な原因の治療
   ■ 迅速血糖値検査，またはブドウ糖 25 g をエンピリックに静注(50 ％ブドウ糖液を 1 アンプル)
   ■ チアミン(ビタミン B_1)100 mg 静注
   ■ オピオイド中毒が考えられる場合，ナロキソン 0.4〜2 mg を静注または筋注
3. 適応のある場合は特異的解毒薬を投与する(表 32.4 参照)．地域の中毒事故管理センター(米国の場合，電話 1-800-222-1222)に連絡し，治療に関するアドバイスを求める[注1]．

ALG 32.1 中毒患者の初期治療におけるポイント

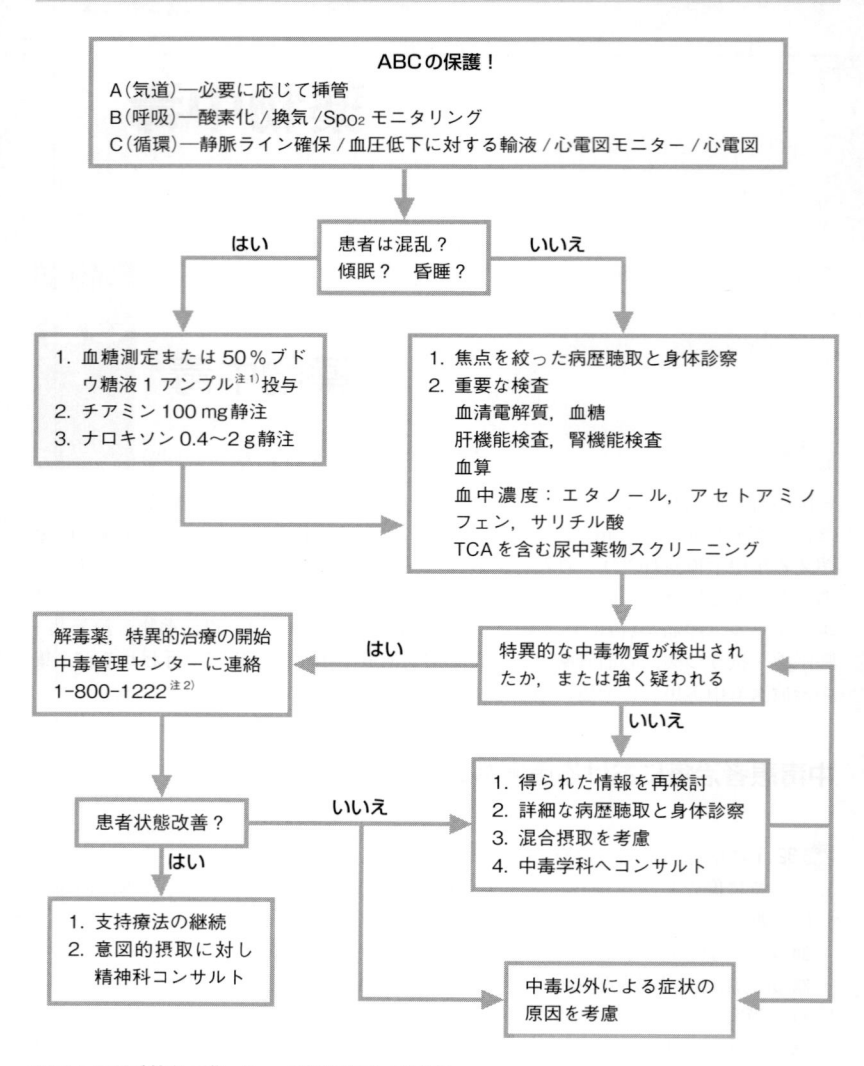

ABCの保護！
A（気道）―必要に応じて挿管
B（呼吸）―酸素化／換気／Sp_{O_2} モニタリング
C（循環）―静脈ライン確保／血圧低下に対する輸液／心電図モニター／心電図

↓

患者は混乱？ 傾眠？ 昏睡？

はい：
1. 血糖測定または50％ブドウ糖液1アンプル[注1]投与
2. チアミン100 mg静注
3. ナロキソン0.4～2 g静注

いいえ：
1. 焦点を絞った病歴聴取と身体診察
2. 重要な検査
   血清電解質，血糖
   肝機能検査，腎機能検査
   血算
   血中濃度：エタノール，アセトアミノフェン，サリチル酸
   TCAを含む尿中薬物スクリーニング

↓

特異的な中毒物質が検出されたか，または強く疑われる

はい → 解毒薬，特異的治療の開始
中毒管理センターに連絡
1-800-1222[注2]

↓

患者状態改善？

はい →
1. 支持療法の継続
2. 意図的摂取に対し精神科コンサルト

いいえ →
1. 得られた情報を再検討
2. 詳細な病歴聴取と身体診察
3. 混合摂取を考慮
4. 中毒学科へコンサルト

↓

中毒以外による症状の原因を考慮

TCA：三環系抗うつ薬，Sp_{O_2}：経皮的酸素飽和度
注1：米国の1アンプルは50ml，わが国では20ml入りが多い。
注2：本文の注1を参照。

4. 適応のある場合，中毒物質の吸収を阻害(**胃浄化**の項を参照)。
5. 適応のある場合，中毒物質の排泄を促進(**中毒物質排泄の促進**の項を参照)。

救急評価

　中毒患者における初期評価は前述の"ABC"から行う。呼吸抑制，気道保護反射の消失，誤嚥は薬物摂取の結果よく起こる。覚醒している患者でも遅れて薬物作用が現れることがあるため，緊密なモニタリングが必要となる。傾眠のある患者，また痙攣を繰り返す患者には緊急気管挿管が必要となる。疑わしい時には挿管して気道保護をするべきである。また，気道分泌物の除去，閉塞解除のための処置が必要となる。

　中毒患者における換気不全は呼吸抑制(例：鎮静薬)または筋麻痺・筋力低下(例：ボツリヌス中毒症)によることがある。動脈血ガス arterial blood gas(ABG)では二酸化炭素分圧($Paco_2$)の上昇を認める。$Paco_2$ が上昇している時に傾眠があれば挿管，換気補助の適応となる。吸入による気道損傷やその他の中毒物質などで気管支攣縮がみられることもあり，気管支拡張薬が有効な場合がある。

　低酸素血症は中毒による低換気，誤嚥，肺水腫により引き起こされるため，傾眠のある患者すべてに初期評価の間，酸素を投与すべきである。重度の低酸素血症の治療には人工呼吸管理や高濃度吸入酸素が必要となる。一酸化炭素中毒やメトヘモグロビン血症に対する特異的治療法については別の項で述べる。

　中毒患者では不整脈，低血圧，循環不全・ショックを合併することがある。静脈ラインを確保し，低血圧に対して輸液投与すべきである。また，持続的な心電図モニタリングも開始する。脈拍を触知できない患者，また血行動態の不安定な患者には二次救命処置(ACLS)を施す。しかし，中毒による心停止においては，中毒に対する特異的治療が必要になることもある。例えば，三環系抗うつ薬(TCA)による幅広い QRS を示す無脈状態では炭酸水素ナトリウムによる迅速な治療が必要である。同じことがサリチル酸中毒での高カリウム血症による心肺停止にもいえる。さらに，通常よく用いられる治療も，特定の中毒状態には避ける必要がある(例：コカイン中毒時の β 遮断薬)。

　意識障害の患者すべて(特に中毒患者)で低血糖のスクリーニングをするか，エンピリックにブドウ糖を静注(25 g，すなわち 50％ブドウ糖液を 1 アンプル)して治療する。Wernicke 脳症，オピオイド中毒の可能性がある患者にはそれぞれ，チアミン(ビタミン B_1)100 mg，ナロキソン 0.4〜2 mg を静注投与する。チアミンを投与した患者にはブドウ糖も静注投与する。

注1：わが国では，(財)日本中毒情報センター中毒110番
　　　　医療機関専用有料電話(情報提供料：1件につき 2,000 円)
　　　　　大阪 072-726-9923　　365 日　24 時間対応
　　　　　つくば 029-851-9999　　365 日　9〜21 時対応
　　　　タバコ専用電話(情報提供料：無料，テープによる一般市民向け情報提供)
　　　　　072-726-9922　　365 日　24 時間対応

診断方針

重要な原則
- すべての薬物過剰摂取患者は，そうでないと証明されるまで多種の薬物を過剰摂取したものとして扱う．多種薬物過剰摂取にはエタノールとオピオイドが含まれることが多い．
- 特異的な治療法があるため以下の致死的薬物摂取は常に除外すべきである．
    アセトアミノフェン（血清濃度）
    三環系抗うつ薬（尿定性試験）
    サリチル酸（血清濃度）
- 既存の疾患のため典型的な中毒症状がわかりにくくなることがある．
- 「薬物スクリーニング検査」で調べられる中毒物質の種類は施設によって異なる．自施設の検査をよく知ること．
- 中毒物質の種類がわかっていない場合には，特定の中毒物質への曝露を同定または確定することに焦点を絞って病歴聴取，身体診察，検体検査を行う．

中毒症候
中毒症候 toxidrome とは，特定の中毒物質に曝露した後にみられる一連の徴候や症状である（**表 32.1**）．特異的な中毒症候を示唆するバイタルサイン，意識状態，瞳孔径，精神運動状態に注意を払って身体診察を行わなければならない．

中毒物質摂取に関する情報
正確な摂取歴の裏づけを行い，特に摂取方法と摂取量を追求し，外来処方薬のリストを入手する．関連する詳細な情報は初期対応者（例：救急隊），または患者の家族や友人から得られることがある．得られた情報は信頼性に欠け，不完全なことがあるため，多種薬物を摂取した可能性を徹底的に評価する必要がある．

検体検査の最適利用
基本検査として生化学検査（電解質，腎機能検査，肝機能検査を含む）と血算を行う．血清エタノール，アセトアミノフェン，サリチル酸の血清濃度と一般的な乱用薬物，三環系抗うつ薬の尿スクリーニング検査を提出すべきである．呼吸窮迫や，意識障害，傾眠，昏睡，チアノーゼがある時には CO-オキシメトリによって動脈血ガスを分析すべきである．患者がジゴキシン，リチウム，テオフィリン，フェニトイン，鉄剤などの薬物を服用しているか，身近にあることがわかっているのであれば，それらの血中濃度も有用かもしれない．

　特異的中毒を知る手がかりは，「3つのギャップ」に注目することにある．3つのギャップとは，アニオンギャップ，浸透圧ギャップ，酸素飽和度ギャップである．
　アニオンギャップ anion gap の上昇はエチレングリコール，メタノール，サリチル酸などの中毒物質摂取を示唆することがある．以下に血清アニオンギャップの計算式を示す．アニオンギャップ上昇，低下の原因を**表 32.2** にまとめた．

表 32.1　臨床中毒症候

薬物の種類	予想される特徴	原因薬物
交感神経刺激薬	高血圧，頻脈，頻呼吸，高体温，散瞳，興奮，幻覚，発汗	コカイン アンフェタミン エフェドリン 偽エフェドリン テオフィリン カフェイン
抗コリン作用薬	高血圧，頻脈，頻呼吸，高体温，散瞳，興奮，錯乱，幻覚，皮膚乾燥，口内乾燥，イレウス，尿閉	三環系抗うつ薬 抗ヒスタミン薬 アトロピン フェノチアジン系薬 スコポラミン ベラドンナアルカロイド系薬
コリン作用薬	唾液分泌，流涙，排尿，下痢，消化管のむかつき，嘔吐，徐脈，縮瞳，錯乱，昏睡，気管支収縮	有機リン physostigmine ピリドスチグミン エドロホニウム
オピオイド	低血圧，徐脈，呼吸低下，緩徐呼吸，低体温，縮瞳，中枢神経系抑制・昏睡，腸音減弱，肺水腫	ヘロイン オキシコドン モルヒネ ペチジン フェンタニル コデイン methadone
催眠・鎮静薬	低血圧，徐脈，呼吸低下，緩徐呼吸，中枢神経系抑制，昏睡	ベンゾジアゼピン系薬 バルビツール酸系薬 アルコール類
錐体外路系	硬直，斜頸，後弓反張，開口障害，注視痙攣，情動不安	プロクロルペラジン ハロペリドール クロルプロマジン その他の抗精神病薬

$$\text{アニオンギャップ} = [\text{Na}^+] - ([\text{Cl}^-] + [\text{HCO}_3^-])$$

Na^+：ナトリウムイオン，Cl^-：クロールイオン，HCO_3^-：炭酸水素イオン
注意：正常値は 7〜13 mEq/*l* であるが，検査室により差がある。

　浸透圧ギャップ osmolal gap の上昇はアルコール摂取による中毒でみられることがある。血清浸透圧ギャップとは測定した血清浸透圧の値と計算で得られた血清浸透圧の値の差である。よって，浸透圧ギャップの上昇は，通常の浸透圧計算式に含まれない浸透圧作用物質が血清中に存在していることを反映する。浸透圧ギャップ計算に必要な式を以下に示す。また浸透圧ギャップ上昇の原因を**表 32.3** に示す。

表32.2 アニオンギャップが上昇・低下する原因

上昇の原因	その他の原因
中毒物質摂取	乳酸アシドーシス
サリチル酸	ケトアシドーシス
エチレングリコール	糖尿病性
メタノール	飢餓性
パラアルデヒド	アルコール性
イソニアジド	尿毒症性アシドーシス
鉄	
低下の原因	
低アルブミン血症	
リチウム	
免疫グロブリンG(IgG)の上昇(例：骨髄腫)	

表32.3 浸透圧ギャップが上昇する原因

アニオンギャップ正常の場合	アニオンギャップ高値の場合
イソプロパノール	メタノール
アセトン	エチレングリコール
マンニトール	ホルムアルデヒド
ジエチルエーテル	パラアルデヒド

　　血清浸透圧(計算値)
　　　＝ 2 $[Na^+]$＋$[BUN]/2.8$＋$[グルコース]/18$＋$[エタノール]/4.6$
$[Na^+]$の単位は mmol/l, BUN(血液尿素窒素), グルコース, エタノールの単位は mg/dl。

　　浸透圧ギャップ
　　　＝血清浸透圧(実測値)−血清浸透圧(計算値)　　(正常値＜10)

　酸素飽和度ギャップ oxygen satulation gap とはパルスオキシメトリで測定(SpO_2), または動脈血酸素分圧(PaO_2)から予測したオキシヘモグロビン比率と, CO-オキシメトリで測定したオキシヘモグロビン比率(SaO_2)の差を示す用語である。酸素飽和度ギャップは一酸化炭素や, シアン化物, 硫化水素などの中毒, またはメトヘモグロビン血症でみられるような後天性異常ヘモグロビン症を示唆することがある。それらの中毒物質を疑う場合, 動脈血はCO-オキシメトリで測定しなければならない。CO-オキシメトリでは検体中のオキシヘモグロビン, デオキシヘモグロビン, メトヘモグロビン, カルボキシヘモグロビンの4つの濃度を測定することが可能である。これに対して, パルスオキシメトリの多くは2波長(オキシヘモグロビン, デオキシヘモグロビンに相当)の吸収のみ測定する。さらに動脈血ガス計測器のなかには, 計測した PaO_2 を標準的な酸素ヘモグロビン解離曲線上に当てはめて, そこからオキシヘモグロビン比率を計算しているものがある。これらの値(SpO_2 または計算で得られた SaO_2)は後天性異常ヘモグロビン症がある場合には

表 32.4 中毒物質に対する特異的解毒薬

中毒物質	解毒薬
アセトアミノフェン	N-アセチルシステイン
一酸化炭素	100％酸素，時に高圧酸療法（以下の一酸化炭素の項を参照）
コリンエステラーゼ阻害薬（例：有機リン）	アトロピン1～5 mgを静注，喘鳴や気管支漏が続く場合5～10分ごとに繰り返し投与する
	プラリドキシム1～2 gを30分かけて静注後，筋力低下や攣縮が遷延する場合，1時間後に再投与
シアン化物	亜硝酸ナトリウム300 mgを2～5分かけて静注
ジゴキシン	抗ジゴキシン特異的抗体フラグメント（Fab） 急性：10～20バイアル 慢性：3～6バイアル
エチレングリコール	fomepizole 15 mg/kgを30分かけて静注（初回量），そして10 mg/kgを12時間ごとに4回，後に15 mg/kgを必要に応じて12時間ごとに静注投与
鉄	デフェロキサミン5 mg/kg/時で開始。副作用がなければ15 mg/kg/時まで増量，最大量6～8 g/日
イソニアジド	摂取したイソニアジド1 gに対してピリドキシン1 g（最大量70 mg/kgまたは5 g）を0.5 g/分で痙攣が止まるまで静注。残りは後の4～6時間で投与
メタノール	fomepizole 15 mg/kgを30分かけて静注（初回量），そして10 mg/kgを12時間ごとに4回，後に15 mg/kgを必要に応じて12時間ごとに静注投与
メトヘモグロビン血症	メチレンブルー1～2 mg/kgを5分かけて静注して30 mlの生理食塩液でフラッシュ
オピオイド	ナロキソン0.4～2 mg静注（筋注，皮下注，気管内投与も可能）
スルホニル尿素	オクトレオチド50μgを6時間ごとに皮下注

酸素化の指標として誤っていることがあるので，CO-オキシメトリで分析する必要がある。

治療

解毒薬

限られた種類の中毒物質に対して，特異的解毒薬 antidoteが利用できる。救命の可能性があるものの，解毒薬の多くには副作用があり，不適切に使用すると有害となる。使い慣れていない解毒薬を処方する時には中毒事故管理センターや中毒学者

表 32.5　腸洗浄の適応，禁忌

鉄中毒
リチウム中毒
徐放剤や腸溶性製剤による中毒
梱包した違法薬物の体内残留（例：体内隠匿運搬者）

禁忌
腸閉塞，イレウス，腸穿孔
保護されていない気道，繰り返す嘔吐
不安定な血行動態，中毒性大腸炎

へコンサルトする。解毒薬の一部を**表 32.4**に示す。

消化管除染

消化管からの薬物吸収を阻害する方法のうち，活性炭投与と腸洗浄のみが特定の状況下で推奨される。ルーチンでの胃洗浄，催吐（例：吐根シロップによる），緩下薬の使用は推奨されない。

　活性炭 activated charcoal は経口または経鼻胃管から投与され，ほとんどの中毒物質を速やかに吸収する。これにより中毒物質の全身への吸収と，毒性を防ぐ。活性炭によりあまり吸収されない中毒物質の例としては，アルコール，鉄剤，リチウムがある。活性炭投与は中毒物質摂取から1時間以内が最も効果的である。青年，成人では活性炭の単回投与（1 g/kg）が推奨される。活性炭の繰り返し投与は，後述するように特殊な中毒の場合の排泄目的に用いられることがある。活性炭使用の禁忌は，気道が保護されていない状態，炭化水素摂取後である。重篤な消化管病変，または最近の消化管手術の既往がある場合には注意が必要である。

　腸洗浄 whole-bowel irrigation（WBI）とは，中毒物質が消化管から吸収される前に迅速に排泄させるために，多量の浸透圧調整ポリエチレングリコール電解質液を腸管に投与して下痢を誘発することである。比較試験は発表されていないが，特定の中毒の治療に考慮されることがある（**表 32.5**）。WBIは経鼻胃管を使用することによって最適に施行できる。WBI液を1,500〜2,000 ml/時で腸管に投与し，肛門から透明の排液が確認できるまで続けることが推奨される。禁忌は気道が保護されていない状態，腸穿孔，腸閉塞，イレウス，重篤な消化管出血，中毒性大腸炎，嘔吐の危険，そして血行動態の不安定な場合である。

　胃洗浄 gastric lavage では大口径の（36〜40 Fr）の経口胃管を使用して水か生理食塩液の注入・吸引を繰り返して（200〜300 mlずつ），胃内にまだ残存しているかもしれない摂取物を取り除く。摂取後1時間を過ぎてから施行しても，薬物の効果的な回収は難しい。また限られた数の臨床研究からは，臨床的な利点は証明されていない。胃洗浄の禁忌は，気道の保護されていない状態，腐食性物質または炭化水素摂取時，消化管出血や穿孔の危険が大きい場合，最近の手術，凝固障害などである。まれな状況（例：毒性の高い薬物を摂取した直後に受診した場合）では，禁忌がなければ胃洗浄を考慮してよい場合もある。

有効性が証明されておらず,また腸管に投与した特異的解毒薬に干渉してしまうため,催吐(例:吐根シロップによる)は推奨されていない。

緩下薬は急性中毒患者の治療には推奨されていない。

中毒物質排泄の促進

尿のアルカリ化とは炭酸水素ナトリウムの静脈投与(例:1〜2 mEq/kgを3〜4時間かけて静注)によって,尿のpHを7.5以上にすることで,特定の中毒物質の腎排泄を促す方法である。最もよい適応は,透析を必要とする基準を満たさない中等度のサリチル酸中毒である。そのほか,適応になる可能性のある中毒を**表 32.6**に示す。尿のアルカリ化を効果的に行うため,低カリウム血症時にはカリウム投与が必要になる場合がある。尿のpHを頻回(初期は1時間ごと)にモニターして,目標値であるpH7.5以上になるようにする。血清電解質も2〜4時間ごとにモニターすべきである。治療時の合併症にはアルカリ血症や低カリウム血症がある。腎不全では禁忌である。

活性炭繰り返し投与 multiple-dose activated charcoal(MDAC)とは,活性炭を繰り返し腸管に投与することで,特定の中毒物質の排泄を促すことがある(**表 32.7**)。投与量はまちまちだが,代表的な処方では1 g/kgを初期負荷量として,その後0.5 g/kgを2〜4時間ごとに,少なくとも3回投与する。血液から腸管内腔に

表 32.6 尿アルカリ化の適応,禁忌

サリチル酸:血液透析の適応を満たさない重症例
メトトレキサート:血液灌流を優先考慮
2,4-ジクロロフェノキシ酢酸:目標尿 pH > 8,尿量 > 600 ml/時
クロルプロパミド:通常はブドウ糖液の輸液だけで十分である
フェノバルビタール:活性炭の繰り返し投与がより効果的な場合がある
ジフルニサル
フッ化物

禁忌
腎不全

表 32.7 活性炭の繰り返し投与の適応,禁忌(重症中毒)

カルバマゼピン
ジアフェニルスルホン
フェノバルビタール
キニーネ
テオフィリン

禁忌
保護されていない気道
緩下薬と活性炭繰り返し投与の併用

表 32.8 血液透析または血液灌流により除去可能な中毒物質と適応

血液透析
サリチル酸	重篤な神経症状，不安定な血行動態，腎不全，血中濃度＞100 mg/dl
リチウム	腎不全，昏睡，痙攣，不安定な血行動態，ミオクローヌス
メタノール	新たな視覚障害，重症アシドーシス，血中濃度＞50 mg/dl
エチレングリコール	重症アシドーシス，腎不全，血中濃度＞50 mg/dl
イソプロパノール	低血圧，臨床経過の悪化，血中濃度＞400 mg/dl，必要になることはまれ

血液灌流
バルビツール酸系薬	臨床経過の悪化，または腎不全
カルバマゼピン	致死的摂取か臨床経過の悪化，MDAC を考慮
テオフィリン	痙攣，不整脈，遷延する低血圧
バルプロ酸	急速な症状悪化，肝機能不全，血中濃度＞1,000 mg/l

MDAC：活性炭繰り返し投与

拡散した中毒物質か，腸肝再循環を経た中毒物質を吸収することで中毒物質を排泄する。分布容量が小さく，蛋白結合が少なく，排泄半減期が長い薬物が MDAC の最もよい適応である。気道が保護されていない状態では MDAC の使用は禁忌である。また，緩下薬は MDAC と併用してはならない。

血液透析，血液灌流は体外循環による中毒物質排泄方法で，生命にかかわる中毒を治療するために必要なことがある（**表 32.8**）。一般的な使用適応は，その他の積極的な治療にもかかわらず臨床状態が悪化している場合，通常の中毒物質排泄能が障害されている場合（例：肝不全，腎不全），体外循環を使ったほうが迅速に排泄できる薬物による重篤中毒の場合などである。血液透析や血液灌流を考慮した際には，腎臓内科および中毒学科へ迅速にコンサルトすべきである。

中毒各論

オピオイド

オピオイド opioid 中毒患者は典型的には鎮静，呼吸抑制，縮瞳，消化管蠕動運動低下などの症状を呈する。生命にかかわるようなオピオイド中毒の徴候は通常，呼吸抑制によるもので，その程度は 1 回換気量や呼吸数の減少といったものから完全な無呼吸にまで及ぶ。動脈血ガス分析は典型的には $Paco_2$ の上昇と Pao_2 の低下を示す。低血圧（ヒスタミン放出による）は，特定の薬物でより多くみられる（例：ペチジン）。非心原性肺水腫はまれでない。痙攣は特定のオピオイド（特にペチジン，プロポキシフェン，トラマドール）からの神経毒性のある代謝産物が蓄積して起こる。アセトアミノフェンや，アスピリンとの合剤を服用していた場合，これらの薬物の中毒症状により患者は典型的なオピオイド中毒症状を示さないことがある。

オピオイド中毒の治療は第一に，気道を十分に確保して換気を保ち，オピオイド拮抗薬のナロキソンを早期に投与することである。ナロキソンは 0.4～2 mg を初回に静注投与し，効果が現れるまで 2 分ごとに最大 10 mg まで投与する。ナロキソ

ンの作用持続時間は1～2時間であり，中毒を引き起こしているオピオイドの作用時間より短いことがある．よって，ナロキソンに反応後も数時間の経過観察が必須となる．原因オピオイドが長時間作用型の場合，反復投与が必要になることがある．また，持続投与をする場合は，反応した投与量の2/3を1時間かけて投与する（投与量に関して薬剤師との相談を考慮）．オピオイド依存症患者はナロキソンによる治療により離脱症状を生じることがある．妊娠患者はナロキソン投与により，子宮収縮や陣痛が誘発されることがある．経口でのオピオイド過量摂取に対し，活性炭の単回投与による治療もある．一方，症状のある体内隠匿運搬者に対しては，活性炭，腸洗浄，そしてナロキソン静注により治療するべきである．

デキストロメトルファンは市販の感冒薬に含まれる鎮咳薬である．デキストロメトルファン配合製剤はよく精神活性物質として故意に乱用される．中毒患者は情動不安，散瞳，運動失調，めまい，幻覚などを呈する．より重症例では昏迷，昏睡，痙攣も起こりうる．市販の感冒薬の多くがほかの成分（例：アセトアミノフェン，アスピリン）を含むため，混合摂取は必ず除外すべきである．デキストロメトルファン中毒による不快気分はベンゾジアゼピン系薬により治療することができ，ナロキソンは呼吸抑制の改善にある程度有効である．デキストロメトルファン中毒患者がモノアミンオキシダーゼ（MAO）阻害薬も摂取している場合，高体温，高血圧，筋固縮などのセロトニン症候群が起こりうる．プロポキシフェンはオピオイド鎮痛薬で，心筋ナトリウムチャネル阻害により重度の心毒性を起こし，陰性変力作用，QRS延長，不整脈の原因となる．プロポキシフェンによる心毒性は，三環系抗うつ薬による心毒性と同様に炭酸水素ナトリウム静注が最も有効な治療法である（**三環系抗うつ薬**の項を参照）．

アセトアミノフェン

アセトアミノフェンacetaminophen摂取の多くは臨床的に有意な中毒を起こすことはないが，過量摂取により致死的な肝障害をきたしたり，死に至ることもある．150 mg/kg（または10 g）の急性過量摂取，または4 g/日を超える慢性的な摂取により，中毒を起こしうる．有毒代謝物，N-アセチル-p-ベンゾキノンイミン（NAPQI）は，体内のチトクローム P-450 混合機能オキシダーゼ系（具体的にはCYP2E1酵素）により産生され，肝内グルタチオンの枯渇時[注2]には肝障害および腎障害を引き起こす．CYP2E1の誘導（例：エタノール，リファンピン，イソニアジド，カルバマゼピンなどによる），またはアルコール依存症からの慢性的栄養失調で起きるグルタチオン貯蔵量の低下により，アセトアミノフェン中毒のリスクは増す．

アセトアミノフェン過量摂取の臨床所見は，摂取からの時間とアセトアミノフェンの摂取量により異なる．患者はまったくの無症状のこともあるが，早期の症状として食欲不振，悪心，嘔吐などがある．肝障害は摂取してから通常24～36時間以内に生じ，徴候として血中アスパラギン酸アミノトランスフェラーゼ（AST）とア

注2：NAPQIはグルタチオン存在下で肝細胞中でグルタチオン抱合され，薬理学的に不活性な胞合体となり尿中に排泄される．

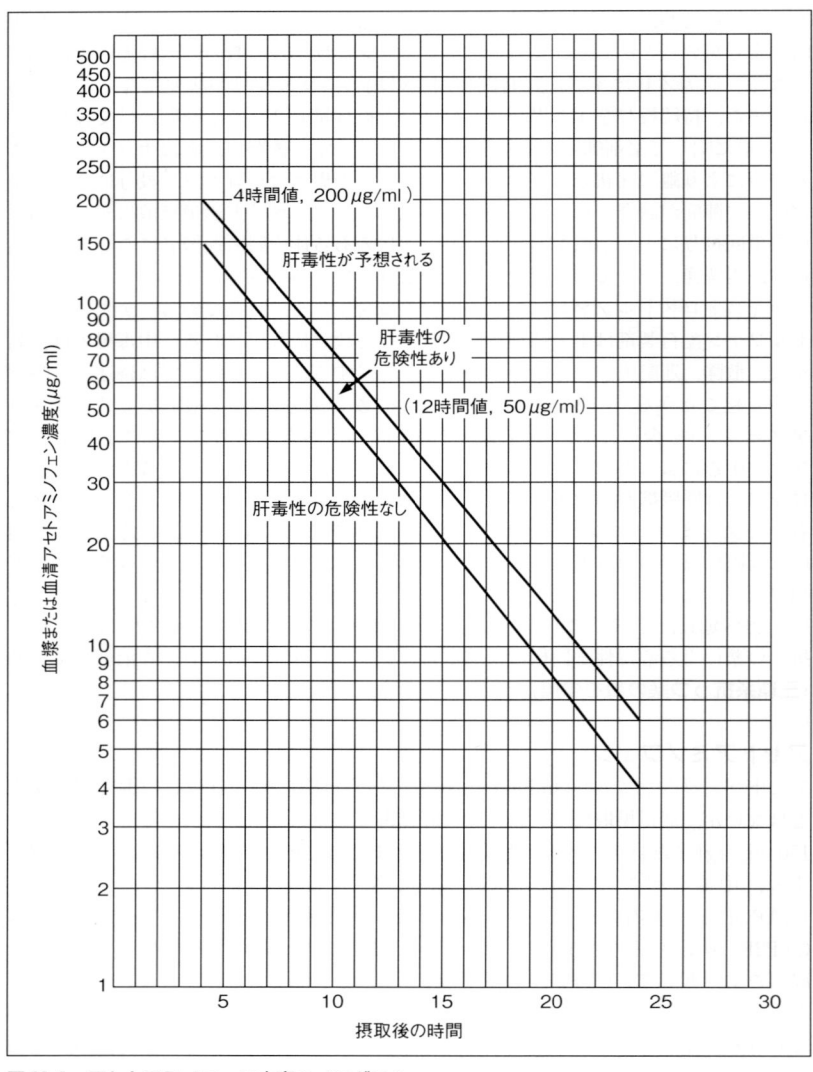

図 32.1 アセトアミノフェン中毒のノモグラム

ラニンアミノトランスフェラーゼ（ALT）の上昇がみられる。肝毒性が最大となるのは通常，摂取後 72〜96 時間であり，脳症，凝固障害，腎不全，低血糖，ショックを招くことがある。膵酵素の上昇や急性心筋傷害も報告されている。

　アセトアミノフェン過量摂取がわかっているか，その可能性があるすべての症例では，血清アセトアミノフェン濃度を摂取 4 時間後に，4 時間以上たっている時に

表32.9 アセトアミノフェン中毒に対する N-アセチルシステインによる治療プロトコル

20時間静注レジメン（持続静注）	150 mg/kgを15分かけて静注した後に50 mg/kgを4時間かけて静注，その後に100 mg/kgを20時間かけて静注
72時間経口レジメン	140 mg/kgを経口で単回投与し，その後に70 mg/kgを経口で4時間おきに17回投与
52時間静注レジメン	140 mg/kgを60分かけて静注した後に70 mg/kgを4時間おきに12回静注投与

はできるだけ早く測定し，Rumack-Matthewノモグラムを用いて経時的にグラフ上へ記載する（図32.1）。

　血清濃度がノモグラム上で「肝毒性の危険性あり」の線より上にあれば，N-アセチルシステイン（NAC）による治療の適応である。明らかな肝障害があったり，または妊娠中の患者には血清濃度の結果を待たず，NACを投与する。徐放剤を摂取した場合，初回検査値が治療開始濃度以下であっても血清アセトアミノフェン濃度を繰り返し測定すべきである。ノモグラムは摂取後4〜24時間の血中濃度により中毒のリスクを評価するものであるが，摂取後24時間経過してから受診した患者で，アセトアミノフェン濃度が検出閾値以上であったり，または肝酵素の上昇がみられる場合，さらなるデータや中毒事故管理センターからのアドバイスを待つ間にNACを投与すべきである。

　NACはグルタチオン（抗酸化物質として働く）新生と，アセトアミノフェンからNAPQIでなく（無毒性の）アセトアミノフェン硫酸塩への変換を促進する。いくつかのNAC投与法が使用されてきたが，それぞれ同等の効果がある（表32.9）。

　経口NACによる悪心，嘔吐で治療が遅延することがあるため，制吐薬が必要となることがある。投与後1時間以内に嘔吐した場合，再投与が必要となる。静脈投与はアナフィラキシー様反応（例：蕁麻疹，気管支攣縮，血管浮腫，低血圧）を起こす危険が高い。これらの反応は，ヒスタミン放出に関連すると考えられ，投与速度を遅くしたり抗ヒスタミン薬を投与することにより治療できる。NACプロトコルを完了する際に，血清アセトアミノフェン濃度，ASTを測定し，中毒域にある場合には治療を継続すべきである。肝不全の場合はNACプロトコルを完了した後も投与を続けるべきである。

　劇症肝不全に至る重度のアセトアミノフェン中毒は脳症，ショック，低血糖，凝固障害を引き起こすことがある。このような症例では，急性期の治療と肝移植の適応評価のため早期に肝臓専門医へコンサルトすることが勧められる。自殺企図や薬物，アルコールの乱用だけで移植の適応外となることはないが，正式な精神科的評価が必要になるであろう。アセトアミノフェン過量摂取後における肝移植の必要性予測のためにさまざまな方法が使われてきた（**43章**参照）。最もよく知られるのはKing's College Hospital基準である。(a)十分な輸液蘇生にもかかわらずpH＜7.30であるか，または(b) grade III〜IVの肝性脳症，血清クレアチニン値＞3.4 mg/dl，プロトロンビン時間＞100秒をすべて満たす状態のどちらかであれば，肝移植なしで

は死亡率が高いことが予測される。急性腎不全はアセトアミノフェンによる劇症肝不全においてよくみられ，多因子によるものと考えられる。血行動態のモニターが血管内容量の評価のために必要なことがある。腎毒性のある薬物の使用は避け，薬物の投与量は腎不全に合わせて調節する。

サリチル酸

サリチル酸 salicylate 中毒は重篤な合併症や死を招くことがある。サリチル酸中毒は，消化管への直接的な腐食性傷害と代謝系へのさまざまな作用(例：呼吸促進，ミトコンドリアの酸化的リン酸化の脱共役作用，トリカルボン酸回路の阻害，ケトン体産生とリポリーシスの促進)の両者によって起こる。患者は消化管症状(例：腹痛，悪心，嘔吐，消化管出血)，発汗，アニオンギャップ代謝性アシドーシスを伴う呼吸性アルカローシス，グルコース調節異常，頻脈，心室性不整脈，肺水腫・急性肺損傷，プロトロンビン時間の延長，中枢神経系への作用(例：興奮状態，錯乱，痙攣，昏睡)，耳鳴り，横紋筋融解症，腎不全などを呈する。臨床経過は変化に富むことがある。例えば，初期には消化管症状が突出し，その後アシドーシスや腎不全などの代謝障害がみられることがある。頻脈，発汗と中枢神経症状が同時にみられる場合は重度の中毒が疑われ，迅速かつ積極的な治療が必要となる。

サリチル酸曝露の診断は血清サリチル酸濃度を測ることにより確定できる。従来は，血清濃度を Done ノモグラムにプロットして重症度を予測していたが，このノモグラムでは状況により中毒を過小または過大評価してしまうため，現在では推奨されていない。代わりに臨床所見に基づいて治療すべきである。

サリチル酸中毒が疑われるか確定した症例には，禁忌が存在しない限り活性炭を投与すべきである。錯乱や痙攣が生じた場合，血糖値を測定するかブドウ糖をエンピリックに投与する。痙攣を繰り返す時にはベンゾジアゼピンを投与すべきである。嘔吐や不感蒸泄により，体液量が大きく不足していることがあるので輸液により治療する。さらに，血清 pH は(サリチル酸の再分布を抑制するため)約 7.5 を，尿 pH は(サリチル酸の腎排泄を促すため)約 8 を目標に炭酸水素ナトリウムを静注する。有効な尿のアルカリ化には低カリウム血症の補正が必要となり，カリウムが正常の場合でもカリウムの補充が必要になることもある。重症患者における治療指針とするため，動脈血ガス分析，尿 pH，血清電解質を経時的(1〜4時間ごと)に評価する必要がある。血液透析はサリチル酸を効果的に除去することができる。透析の適応を表 32.10 に示した。血液透析の適応がある時に治療開始が遅れると，無

表 32.10 急性サリチル酸中毒における血液透析の適応

進行する血行動態の増悪
遷延する中枢神経系異常
適切な治療にもかかわらず遷延する酸塩基平衡異常または電解質異常
腎不全
急性肺損傷
急性中毒における血清サリチル酸濃度＞100 mg/dl

用な合併症や死亡を招くことになる。

三環系抗うつ薬

　三環系抗うつ薬 tricyclic antidepressant(TCA)の過量摂取は致死的になることがある。TCAの治療域は狭く，10 mg/kgを超える用量では心血管系また中枢神経系への作用により，致死的になることがある。毒性はTCAの種類により異なるが，アミトリプチリンは特に毒性が高い。TCA中毒による症状は抗コリン作用，α遮断作用，ノルアドレナリンとセロトニンの再取り込み阻害，心筋における早期ナトリウムチャネル阻害によるキニジン様作用の結果として起こる。心毒性により頻脈，PR・QRS・QT間隔の延長，房室ブロック，不整脈，心筋収縮能低下，低血圧などの徴候を示す。抗コリン作用には錯乱，鎮静，運動失調，昏睡，発汗機能低下，口内乾燥，尿閉，イレウス，散瞳，筋緊張亢進，振戦などがある。TCA過量摂取により痙攣が起こることが多く，発汗機能低下を合併すると致死的な高体温を引き起こすことがある。

　錯乱や昏睡があり，特に頻脈や心電図上でのQRS間隔の延長がみられるような患者ではすべてTCA過量摂取を考えるべきである。中毒を疑った場合，TCAの尿定性検査を行う。急性中毒の診断に特定の血中濃度が役に立つことはなく，測定の必要はない。

　TCA過量摂取の初期治療は，緊急気道確保と呼吸管理，血行動態の管理，発症中の痙攣に対する治療に向けられる。心室不整脈や100ミリ秒を超えるQRS間隔があるような心毒性や，またはアシドーシス(pH＜7.20)を伴う低血圧を呈する場合には炭酸水素ナトリウムを解毒薬として静脈投与するべきである。典型的な投与方法は初回1 mEq/kgをボーラス投与した後に，150 mEqの炭酸水素ナトリウムを1lの5％ブドウ糖液に混ぜ，2～3 ml/kg/時で静注し，動脈血pHが7.45～7.55になるよう調節するというものである。炭酸水素ナトリウム治療の利点は複数の要因によるが，心筋チャネルに対するナトリウムの作用が一部関連している。致死的なアルカローシスを誘発するリスクがあるため，炭酸水素ナトリウム投与と過換気の併用療法は避けるべきである。不整脈治療ではⅠa，Ⅰc群の抗不整脈薬(例：プロカインアミド，フレカイニド)は避けるべきである。TCAによる痙攣の治療にはベンゾジアゼピン系薬を用い，治療不応性の症例にはフェニトイン，バルビツール酸，プロポフォールを併用する。禁忌がなければ活性炭を投与すべきである。TCA過量摂取に対して血液透析，血液灌流は有用と考えられていない。physostigmineの使用は重篤な毒性のため推奨されていない。

β遮断薬

　β遮断薬β-blockerは治療量の2～3倍を服用することで，致死的な中毒を引き起こすことがある。心血管系の中毒症状として徐脈，低血圧，房室ブロック，心室内伝導遅延，心停止，心原性ショックなどが起こりうる。中枢神経系中毒症状として錯乱，痙攣，昏睡があり，特に脂溶性薬物(例：プロプラノロール，メトプロロール，チモロール)で多い。慢性閉塞性肺疾患や喘息を基礎疾患にもつ患者において，気管支攣縮は致死的になりうる。低血糖や，高カリウム血症といった代謝異常

が起こることもある。β遮断薬の多くは半減期が長く,作用が遷延することがある。また,中毒は点眼薬によって起こることもある。

診断は臨床所見と薬物摂取歴(疑いまたは確定)による。薬物への曝露は尿の定性スクリーニング,または血清濃度の測定により確定することができるが,一般的に治療方針を立てるのに定量検査は必要とならない。

緊急治療はそれぞれの臨床症状に向けられ,徐脈や心ブロックに対するアトロピン,イソプロテレノール,心臓ペーシングと,気管支攣縮に対する気管支拡張薬の吸入がある。難治性徐脈や低血圧はグルカゴン5〜10 mgをボーラス静注したのち,1〜10 mg/時で持続静注して治療する場合もある。グルカゴンの使用により,悪心,嘔吐,高血糖,低カルシウム血症が起こることがある。アドレナリン作用薬であるドブタミン,ドパミン,ノルアドレナリンは通常の治療量では無効かもしれない。重症中毒や多量摂取の早期治療では,代わりに体外式または経静脈ペーシングを考慮すべきである。心原性ショックにはミルリノンなどのホスホジエステラーゼ阻害薬が有効かもしれない。難治性症例では心肺バイパスによる循環補助が必要なことがある。

摂取後早期に受診した場合には,活性炭が吸収を防ぐのに有効かもしれない。ほとんどのβ遮断薬は分布容量が非常に大きいため,体外循環による薬物除去はあまり効果がない。例外的にアセブトロール,アテノロール,ソタロール中毒の重症例は,体外循環による除去によい反応を示す。

カルシウム拮抗薬

カルシウム拮抗薬 calcium channel blocker は重篤な中毒を引き起こすことがある。特に心血管系の基礎疾患がある場合やその他の心血管系薬(例:β遮断薬)を併用した場合に起こりやすい。カルシウム拮抗薬中毒の臨床症状は主に心血管系であり,低血圧が代表的である。徐脈や心臓興奮伝導障害も起こり,特に非ジヒドロピリジン系で多い。一方,ジヒドロピリジン系には洞結節と房室結節における作用がないため,反射性頻拍を伴う低血圧を呈する。非心血管系の作用として,悪心,嘔吐,意識障害,非心原性肺水腫,高血糖,痙攣などがある。徐放剤を服用した場合には中毒がより遷延するか遅れて発症する。

診断は典型的な症状と薬物摂取歴によりなされる。包括的尿薬物スクリーニング検査にてジルチアゼム,ベラパミルが検出されることがある。

治療は中毒特有の症状に向けられる。低血圧に対して初期に輸液を投与する。低血圧や心臓興奮伝導障害に対してカルシウム剤を静注投与する。典型的には10％塩化カルシウム10 mlを2〜3分かけて静注し,不安定な血行動態が続く時には5〜10分おきに追加投与する。その後10％塩化カルシウムを10 ml/時で持続投与する。難治性の低血圧に対してドパミンやノルアドレナリンの静注が必要なことがある。

これらの症例ではグルカゴンとホスホジエステラーゼ阻害薬も考慮すべきである。これらの治療に反応しない症例にはインスリン-グルコースの静注投与(血糖値100〜200 mg/dlを目標にする)が有効なことがある。初期輸液蘇生に反応しない患者に対しては侵襲的な血行動態モニターが推奨される。状況次第では,重篤な

中毒患者に対して,心室ペーシングや心室補助装置または心肺バイパスを用いた治療が必要になることがある。

摂取後早期に受診した症例や徐放剤を摂取した症例では,吸収を防ぐために活性炭を投与してもよい。多くのカルシウム拮抗薬は分布容量が大きく,蛋白結合性が高いため,血液透析による除去のよい適応ではない。ニカルジピン,ニフェジピン,nimodipineは分布容量が小さいため,重症中毒症例において血液灌流により除去できる可能性がある。

コカイン

コカインcocaineはよく乱用される薬物であり,鼻腔吸引,静脈注射,吸煙などの方法で摂取される。急性中毒は心血管,肺,中枢神経系の致死的な合併症を引き起こす。中毒の機序には,モノアミン再取り込み阻害とカテコールアミン分泌亢進(ともにカテコールアミン濃度の上昇をもたらす),ナトリウムチャネル活性の阻害がある。それに加え,コカインは血栓形成と血管収縮を促進する。コカイン中毒の特徴の多くはアンフェタミン中毒と類似し,治療も同様である。両薬物ともにアルコールと同時に服用されることが多く,治療を複雑にする。

コカイン中毒の臨床所見は多様である。高体温,高血圧,頻脈がよくみられる。神経精神症状には興奮と錯乱(激越型譫妄agitated delirium),ジストニア反応,急性脳血管障害,痙攣がある。心血管系の合併症として急性心筋梗塞や不整脈がある。肺での合併症としては,肺水腫(心原性または非心原性),肺胞出血,熱吸入や気道・消化器粘膜への熱傷,コカインを吸煙または鼻腔吸引中に閉鎖した声門に対して咳をすることによる圧傷害(例:気胸,縦隔気腫)が起こりうる。血管収縮により腸管,腎の虚血を引き起こすこともある。救急室を受診する患者では横紋筋融解がよくみられる。妊娠中のコカイン使用は胎児毒性に加え,常位胎盤早期剝離,自然流産,早期分娩を招くことがある。

薬物使用の尿スクリーニング検査はコカイン使用後2〜3日間でも陽性となりうる。偽陰性もあるので,臨床的に疑いが強いか検査陰性の場合には再検査が望ましい。尿検査とともに,血清生化学検査,腎機能検査,トロポニン,クレアチンホスホキナーゼcreatine phosphokinase(CPK)もルーチンで検査すべきである。

コカイン中毒の治療は症状により異なる。ベンゾジアゼピン系薬(例:ジアゼパム5〜10 mgを必要に応じて5分ごとに投与)は興奮状態や多くの中毒症状の第一選択薬として効果がある。高体温の治療には十分な鎮静と,必要であれば噴霧と送風機による外部冷却を行う。高血圧は鎮静による治療が最も効果的であり,必要に応じてカルシウム拮抗薬,ニトロプルシドナトリウム,フェントラミンを使用する。β遮断薬は禁忌である。その他の禁忌薬を**表32.11**に示す。

胸痛の原因として急性冠症候群や動脈解離,気胸の可能性を十分に評価すべきである。冠動脈攣縮や心筋梗塞が疑われる場合,酸素とアスピリン,ニトログリセリン,ベンゾジアゼピン系薬を投与し,循環器内科へのコンサルトを考慮する。上室性不整脈はカルシウム拮抗薬により治療することができる。心室性不整脈はベンゾジアゼピン系薬,酸素,虚血のコントロール,電解質の補正,また必要であればリドカインを用いて治療すべきである。Ia群の抗不整脈(例:プロカインアミド)は避

表 32.11　コカイン使用時に禁忌となる薬物

β遮断薬（絶対禁忌）
　抑制されていないα受容体作用により高血圧や冠動脈攣縮を引き起こすことがある
フェノチアジン系，ブチロフェノン系抗精神病薬（絶対禁忌）
　痙攣のリスク増大，QT間隔延長，ジストニア反応の助長
スキサメトニウム
　横紋筋融解による高カリウム血症を増悪させることがある
Ⅰa群抗不整脈薬（例：プロカインアミド）
　QRSとQTの延長を増悪させ，コカインの作用を増強することがある

ける。症状のない体内隠匿運搬者の治療には活性炭，腸洗浄を用いる場合がある。しかしながら，コカイン中毒のいかなる症状がある場合にも梱包破裂が疑われるため，緊急外科的除去術が必要となる。内視鏡によって薬物梱包の回収を試みることは薬物を流出させる危険があるため，特に無症状患者では推奨されない。

アルコール類

エタノール ethanol は広く乱用され，特に自殺企図時にほかの薬物と一緒に摂取されることが多い。中毒症状には運動失調や構音障害，中枢神経系の抑制，呼吸抑制があり，死に至ることもある。診断はエタノールの特徴的な臭気によって疑い，血中エタノール濃度の測定により確定できる。治療の大部分は対症療法であり，気道確保と換気補助を確実に行うことを目標とする。錯乱または昏睡のある患者には低血糖の検査を行い，ルーチンにチアミン 100 mg を静注し，その後ブドウ糖 25 g（50％ブドウ糖液1アンプル）を静注する。

　イソプロパノール isopropanol は消毒用アルコールやその他の家庭にある化合物の中の1つの成分であり，エタノールの代わりとしてアルコール依存者に意図的に乱用される。臨床所見として，消化管刺激，上部消化管出血，中枢神経系の抑制，呼吸抑制，ケトーシスがある。中枢神経系の抑制がある患者で，特に果実臭気（アセトン生成による），説明できないケトーシス，血清浸透圧ギャップの上昇が認められる場合には，イソプロパノール中毒を考慮に入れなければならない。診断は血清濃度の測定により確定できる。エタノール中毒の場合と同様に対症療法が中心となる。錯乱または昏睡のある患者には低血糖の検査を行い，チアミン 100 mg 静注後に，ブドウ糖 25 g を投与する。イソプロパノールは血液透析により除去できるが，必要になることはまれである。上部消化管出血は十分な輸液蘇生と凝固障害の補正，消化管粘膜障害に対する通常の治療（プロトンポンプ阻害薬，必要に応じて内視鏡処置）にて対処する。

　メタノール methanol は多くの家庭用溶剤に含まれ，エタノールの代わりとしてアルコール依存者に乱用されることがある。患者は初期症状として酩酊と消化管刺激を訴える場合がある。その後特徴的な12時間以上の潜伏期を経て，アニオンギャップアシドーシス，視覚障害，失明，呼吸不全，痙攣，昏睡などの重篤な中毒症状を引き起こすことがある。身体診察では対光反射を評価すべきである。アニオ

ンギャップの上昇がある症例すべてにおいて，メタノール摂取を考慮すべきである。診断は血清メタノール濃度の測定により確定されるが，受診が遅れた場合にはメタノール濃度が検出不可能なことがある(ギ酸濃度は上昇)。メタノールがホルムアルデヒドに変換され，アルコールデヒドロゲナーゼによりさらにギ酸に変換されることで毒性が生じる。メタノール濃度が 20 mg/dl を超えるか，酸血症または浸透圧ギャップの上昇がある場合には，アルコールデヒドロゲナーゼの競合的阻害薬として fomepizole (またはエタノール) を投与すべきである。fomepizole は 15 mg/kg を 30 分かけて静注した後，10 mg/kg を 12 時間おきに 4 回静注投与し，その後血清メタノール濃度が 20 mg/dl を下回るまで必要に応じて 15 mg/kg 静注を 12 時間おきに静注する。エタノールを代わりに使用する場合は，血清エタノール濃度 100〜150 mg/dl を目標に投与する。ギ酸の二酸化炭素と水への変換を促すために，葉酸(例：50 mg を 6 時間ごと)を静注する。視覚障害，血清メタノール濃度＞50 mg/dl，または重度のアシドーシスが存在する場合血液透析を施行すべきである。

　エチレングリコール ethylene glycol は不凍液に含まれており，自殺企図あるいはアルコール依存者によってエタノールの代わりとして摂取されることがある。早期中毒症状は中枢神経系の抑制である。メタノールと同様に，遅延型中毒症状(4〜12 時間後)の多くはより重症であり，代謝性アシドーシスや，腎不全，痙攣，昏睡から，死に至ることもある。アルコールデヒドロゲナーゼの作用によって有毒代謝物(例：グリコールアルデヒド，シュウ酸塩)が生成されることで毒性が起こる。アニオンギャップと，浸透圧ギャップが上昇している症例すべてでエチレングリコール中毒を考慮する。患者の尿は Wood ランプ下で蛍光を発することがあり，顕微鏡下ではシュウ酸結晶がみられる。診断は血清エチレングリコール濃度の測定により確定されるが，臨床的に摂取の疑いが強い場合には検査結果を待つ間治療を遅らせてはならない。血清エチレングリコール濃度が 20 mg/dl を超える場合や，アシドーシスまたは浸透圧ギャップの上昇を認める場合には，上記のメタノール中毒に対するのと同様に fomepizole (またはエタノール) を投与する。腎不全，血清濃度＞50 mg/dl，または重度のアシドーシスがある場合，速やかに血液透析を開始すべきである。痙攣はベンゾジアゼピン系薬によって治療し，低カルシウム血症が存在する場合には補正を行う。

一酸化炭素

　一酸化炭素 carbon monoxide (CO) は主な環境汚染物質であり，世界中で合併症や死亡の重大な原因となっている。一酸化炭素はヘモグロビン結合部位を酸素と競合し〔カルボキシヘモグロビン(COHb)を生成〕，ヘモグロビンに対し酸素の 200 倍超もの結合能をもつ。よって COHb はきわめてゆっくりと分離するため，末梢組織への酸素供給が不十分となる。

　一酸化炭素中毒の神経症状には頭痛，意識障害，視覚変化，昏睡がある。悪心・嘔吐がよくみられる。心臓における所見としては不整脈，心筋虚血，または梗塞がある。あまり多くはないが，横紋筋融解，膵炎，肝障害がみられることもある。肺水腫は心機能障害か煙の吸入によって起こる。遅延型の神経症状(集中力の低下，

健忘，うつ)もよくみられる。

特定の曝露(例：煙，または換気のよくない車の排気，ガスストーブ，室内暖房器具)の後には一酸化炭素中毒を疑うべきである。診断は動脈血の CO-オキシメトリ分析によって確定する。CO-オキシメトリによってCOHbの測定が可能である。一酸化炭素中毒の症状と徴候は測定したCOHb濃度とはあまり相関しない。パルスオキシメトリによるオキシヘモグロビン(SpO_2)や動脈血酸素分圧をもとに推定されたオキシヘモグロビン(動脈血ガス計測器のなかには，このような推定値を用いるものがある)は一酸化炭素中毒においては誤った値を示す。

一酸化炭素中毒は 100％酸素投与により治療する。COHbの半減期は吸入酸素分圧によって変化する(酸素分圧が上昇すると，半減期は短縮する)。このため，1960年代から高圧酸素(HBO_2)療法が一酸化炭素中毒治療に使われてきた。HBO_2療法の適応は明確にされていないが，専門家のほとんどが意識消失や神経学的異常を認めた場合に推奨している。HBO_2療法は治療を迅速に行った場合(例：曝露後 6 時間以内)に最も効果的であるとされる。

メトヘモグロビン血症

説明のできないチアノーゼや低 SpO_2 のある患者ではメトヘモグロビン血症 methemoglobinemia を疑う。「〜カイン」と名の付くアミノ型の局所麻酔薬，亜硝酸塩，ニトログリセリン，サルファ薬，ジアフェニルスルホン，フェナゾピリジン，スルホンアミド系製剤，抗マラリア薬などの特定の薬品によりメトヘモグロビン血症が引き起こされる。

メトヘモグロビンは，酸化型ヘモグロビンの 1 つで，酸素運搬能がない。その結果，メトヘモグロビン濃度が上昇すると組織への酸素供給が障害されることになる。メトヘモグロビン濃度が 15％未満の患者はチアノーゼを呈することがあるが，概して無症状である。20〜50％では頭痛や倦怠感，意識障害，息切れを呈する。50〜70％では代謝性アシドーシスや昏迷，昏睡，痙攣，不整脈を生じる。70％を超えると死亡する場合もある。貧血や心血管系疾患，肺疾患，異常ヘモグロビン症といった併存疾患がある場合には，それぞれのメトヘモグロビン濃度においてさらに重篤な症状を呈する。

メトヘモグロビン血症患者の動脈血は典型的には暗色(もしくはチョコレート色)をしており，動脈血ガス分析にて高い酸素分圧(PaO_2)を示すことがある。このように，SpO_2 は低値だが，PaO_2 は正常または高値といった不一致があれば，メトヘモグロビン血症を疑う。診断は CO-オキシメトリでメトヘモグロビン濃度(通常 2％未満)を測定することによってなされる。メトヘモグロビン血症の場合，SpO_2 は低値であるが，実際の動脈血酸素飽和度(CO-オキシメトリによる SaO_2 計測値)より高値を示していることがある。

メトヘモグロビン血症が判明した場合には，原因となりうる薬物をすべて中止するべきである。治療には，正常ヘモグロビンを完全に飽和するために酸素を投与し，またメトヘモグロビンを還元する電子伝達体としてメチレンブルーを投与する。メチレンブルーの一般的な投与量は 1〜2 mg/kgで，5 分間かけて静注した後，生理食塩液でフラッシュする。徴候(例：チアノーゼ)や症状が20分たっても

持続する場合，繰り返して投与してもよい。メチレンブルー投与後，一過性にSpO$_2$が低下することがある。メチレンブルーに反応しない致死的なメトヘモグロビン血症の治療には，赤血球交換輸血が必要になることがある。

鉄

鉄 iron 中毒は，消化管粘膜への直接腐食作用と乳酸アシドーシスを引き起こす細胞呼吸の障害によって引き起こされる。元素鉄として 60 mg/kg を超える用量は致死的になりうる。患者は初期に嘔吐や下痢，消化管出血，または循環血液量減少を呈する。晩期所見としてショック，多臓器障害がみられることがある。鉄中毒の診断は摂取歴とそれに見合う臨床症状によってなされる。

　摂取が疑われる場合，放射線不透過性の錠剤を評価するため腹部 X 線を撮るべきである。また，血清鉄濃度を受診時に測定し（また摂取後 12 時間後まで繰り返し測定することもできる），450 μg/dl 以上の場合には毒性の可能性が高い。活性炭は鉄を吸着しないため，腸洗浄が消化管除染の第一選択となる（腸穿孔や閉塞がなければ）。意識障害や，ショック，代謝性アシドーシスがあったり，摂取から 4～6 時間後の血清鉄濃度≧500 μg/dl の場合，鉄のキレート薬であるデフェロキサミンにより治療する。デフェロキサミンは 10～15 mg/kg/時で持続静注投与し，推奨される 1 日最大量は 6～8 g である。また臨床的に鉄中毒の症状を呈する場合には鉄濃度の検査結果を待つ間，治療を遅らせてはならない。デフェロキサミンは投与速度に相関して低血圧を生じることがある。急性腎不全の予防のために十分な輸液補給が必要となる。妊娠中の致死的中毒の場合，デフェロキサミン使用は禁忌ではない。デフェロキサミン治療は，血清鉄濃度が正常化した時か（デフェロキサミンがほとんどのルーチン分析法と干渉するため原子吸光分光法により計測），全身性の中毒症状やアシドーシスが軽快した時，または尿が赤褐色（キレートされたデフェロキサミン-鉄複合体の存在を示唆）を呈さなくなった時に中止する。デフェロキサミン-鉄複合体は *Yersinia enterocolitica* の増殖を促進するため，この菌による敗血症のリスクが高くなる。錠剤結石・胃石，大量消化管出血，腸穿孔の症例では，消化器内科や外科へのコンサルトが必要となる。鉄過量摂取による晩期合併症として腸狭窄，胃幽門部閉塞が起こることがある。

(樋口 雅也)

参考文献

Barceloux D, McGuigan M, Hartigan-Go K, et al. American Academy of Clinical Toxicology；European Association of Poisons Centres and Clinical Toxicologists. Position paper：cathartics. J Toxicol Clin Toxicol. 2004；42：243-253.
この論文は中毒における消化管除染の方法として，緩下薬のみでは有効ではないと示唆している。

Brent J, Wallace KL, Burkhart KK, et al, eds. critical care toxicology：diagnosis and management of the critically poisoned patient. Philadelphia：Mosby；2005.
集中治療に焦点を絞った，中毒学の優れた参考図書。

Chyka PA, Seger D, Krenzelok EP, et al. American Academy of Clinical Toxicology；European Association of Poisons Centres and Clinical Toxicologists. Position paper：single-dose activated charcoal. Clin Toxicol (Phila). 2005；43：61-87.

この論文では活性炭の単回投与における用量，合併症，潜在的な適応(例：中毒を起こす可能性のあるさまざまな薬物摂取後早期に受診した場合)について論じている。

Flomenbaum NE, Goldfrank LR, Hoffman RS, et al, eds. Goldfrank's toxicologic emergencies. 8th ed. New York：McGraw-Hill, Medical Publishing Division；2006.

これは有名な中毒学の参考図書である。個々の中毒に対するケーススタディーアプローチを含む。

Krenzelok EP, McGuigan M, Lheureuz P, et al. American Academy of Clinical Toxicology；European Association of Poisons Centres and Clinical Toxicologists. Position paper：ipecac syrup. J Toxicol Clin Toxicol. 2004；42：133-143.

この論文では吐根シロップは中毒の治療に用いるべきではないと述べている。

Olson KR, ed. Poisoning and drug overdose. 4th ed. New York：McGraw-Hill/Lange Medical Books, Medical Publishing Division；2004.

詳細でコンパクトな使いやすい中毒学のマニュアル。

Proudfoot AT, Krenzelok EP, Vale JA. Position paper on urine alkalinization. J Toxicol Clin Toxicol. 2004；42：1-26.

この論文は尿のアルカリ化の方法，合併症，数少ない適応(中等度重症のサリチル酸中毒，2,4-ジクロロフェノキシ酢酸中毒)について論じている。

Tenenbein M, Lheureux P. American Academy of Clinical Toxicology；European Association of Poisons Centres and Clinical Toxicologists. Position paper：whole bowel irrigation. J Toxicol Clin Toxicol. 2004；42：843-854.

この論文は腸洗浄の方法，合併症，限られた適応(例：徐放剤摂取，鉄剤摂取，体内隠匿運搬)について論じている。

Vale JA, Kulig K. American Academy of Clinical Toxicology；European Association of Poisons Centres and Clinical Toxicologists. Position paper：gastric lavage. J Toxicol Clin Toxicol. 2004；42：933-943.

この論文では胃洗浄は中毒の治療にルーチンで用いてはならないことを示している。

Watson WA, Litovitz TL, Rodgers GC Jr, et al. 2004 Annual report of the American Association of Poison Control Centers Toxic Exposure Surveillance System. Am J Emerg Med. 2005；23：589-666.

この報告は米国内の中毒に関する疫学データの一次資料である。

X 感染症

33 中枢神経系感染症

Clare N. Gentry and Keith F. Woeltje

　髄膜炎と脳炎は，合併症発症率も死亡率も顕著に高いため，しばしば集中治療室(ICU)管理を要する．細菌性髄膜炎患者の約50％が，意識障害のために気管挿管による人工呼吸管理を必要とする．生理学的には，**髄膜炎** meningitis は脳と脊髄を覆う髄膜の炎症で，**脳炎** encephalitis は脳実質の炎症である．臨床的には，脳炎は髄膜炎に比べて，意識レベルの変化や錯乱を伴いやすい．しかし，脳炎と髄膜炎の症状はかなり重複する．髄膜炎と脳炎の識別は，原因微生物の推定，治療薬の選択，予後予測において重要な意味をもつ．表33.1に髄膜炎と脳炎の典型的な原因微生物を示した．

　通常，ICU入室以前に，中枢神経系感染症 central nervous system infection が疑われ初期評価が行われる．しかし，集中治療医も中枢神経系感染症の精密検査を十分理解していなければならない．A19 33.1 に，中枢神経系感染症初期評価のアプローチを示した．古典的三徴として知られる発熱，頸部硬直，意識障害の，細菌性髄膜炎診断における感度は50％未満である．しかしこれらいずれの徴候もない場合は，中枢神経系感染症をほぼ除外できる．いくつかの後ろ向き研究によると，ほとんどすべての細菌性髄膜炎の患者が，発熱，頸部硬直，頭痛，意識障害の四徴候のうち2つ以上を有していた．中枢神経系感染症が確定するか除外されるまでの期間は，エンピリックな抗菌薬治療を行うべきである．

　中枢神経系感染症で，腰椎穿刺の前に画像診断をしても，マネジメントや臨床的転機にほとんど影響を与えない．CT上の異常を示唆する臨床的または病歴上の特徴として，中枢神経疾患の既往，最近の痙攣の既往，意識障害，身体所見上の新たな神経脱落症状，免疫不全患者での神経学的異常所見などがある．これらの所見があれば，通常は画像診断を行うであろう．画像所見で異常があっても，腰椎穿刺の致死的合併症である脳ヘルニアの発生を予測することはできないし，画像診断のためにエンピリックな抗菌薬治療が遅れるようなことは決してあってはならない．

表 33.1 髄膜炎と脳炎の主な原因微生物

感染の種類	原因微生物
細菌性髄膜炎	肺炎球菌
	髄膜炎菌
	インフルエンザ菌
	Listeria monocytogenes[a]
ウイルス性髄膜炎	エンテロウイルス[b]
	単純ヘルペスウイルス
	リンパ球性脈絡髄膜炎ウイルス
脳炎	エンテロウイルス[b]
	単純ヘルペスウイルス
	アルボウイルス[b]
	ウエストナイルウイルス
	セントルイス脳炎ウイルス
	東部ウマ脳炎ウイルス
	西部ウマ脳炎ウイルス

[a] 50歳超,免疫不全で頻度が高まる.
[b] 夏と秋に多い.

 中枢神経系感染症の診断では,病歴や身体所見が信用できない場合も多々あるので,脳脊髄液 cerebrospinal fluid (CSF)の分析が欠かせない.CSF所見は細菌性かウイルス性かの鑑別に重要である.グラム染色は,熟練した技師が行えば,細菌性髄膜炎 bacterial meningitis の場合,約 50 〜 75％の症例で陽性となる.感度は微生物によってさまざまで,未治療の肺炎性球菌髄膜炎では 90％であるが,リステリアでは 30 〜 35％にすぎない.腰椎穿刺前の抗菌薬投与が培養の感度を低下させるのは確かであるが,培養の感度を上げるために抗菌薬投与を遅らせてはならない.
 ルーチンのグラム染色と培養のほかに,糖と蛋白の定量および CSF の採取に使ったチューブを用いて,細胞数を検査すべきである.めったにないが,クリプトコッカス髄膜炎は免疫正常者においてすら急性髄膜炎を起こす可能性があるので,クリプトコッカス抗原測定は全患者でオーダーすべきである.真菌,ウイルス,抗酸菌の培養は急性髄膜炎や脳炎においてはほとんどの場合無駄に終わるので,ルーチンにはオーダーするべきではない.最初の CSF 所見から追加検査が必要と判断される場合に備えて,余った CSF は検査室に保存しておくべきである.中枢神経系感染症の CSF 所見を**表 33.2** に示した.
 単純ヘルペスウイルスによって起こる脳炎は,幼児と 50 歳以上の成人が好発年齢層である.単純ヘルペス脳炎では,意識障害,脳神経巣症状,焦点発作などを伴うことがある.また画像上,側頭葉の異常所見を認める場合もある.治療が遅れると,単純ヘルペス脳炎は合併症発症率も死亡率も高いので,脳炎症状のある 50 歳以上の患者には,CSF のヘルペスウイルスポリメラーゼ連鎖反応(PCR)の結果が得られるまでの間,エンピリックにアシクロビルを投与すべきである.中枢神経系感染症のエンピリック治療と特異的治療の推奨を**表 33.3** に要約した.

ALG 33.1 中枢神経系感染症疑い例の初期評価

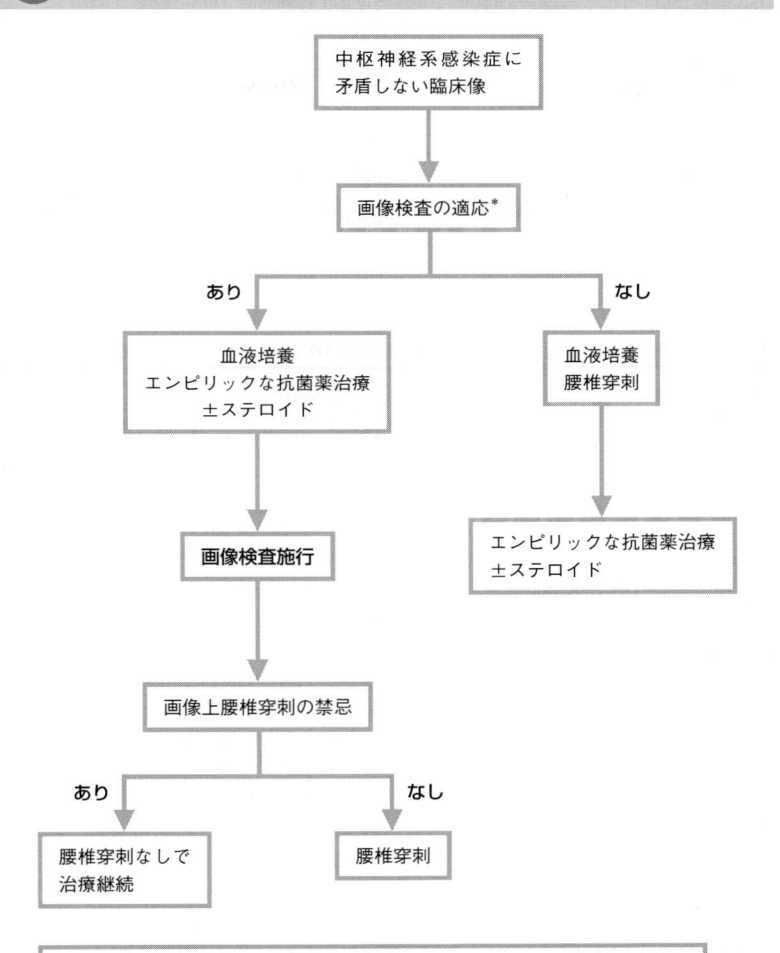

```
中枢神経感染症に矛盾しない臨床像
         ↓
    画像検査の適応*
    ↙         ↘
  あり          なし
   ↓            ↓
 血液培養      血液培養
 エンピリックな  腰椎穿刺
 抗菌薬治療      ↓
 ±ステロイド   エンピリックな
   ↓          抗菌薬治療
 画像検査施行   ±ステロイド
   ↓
 画像上腰椎穿刺の禁忌
  ↙      ↘
 あり     なし
  ↓       ↓
腰椎穿刺なしで 腰椎穿刺
 治療継続
```

*中枢神経疾患の既往，最近の痙攣の既往，意識障害，新たな神経脱落症状，免疫不全患者での神経学的異常所見

表 33.2 髄膜炎と脳炎における脳脊髄液所見

CSF検査項目	細菌性髄膜炎	ウイルス性髄膜炎	脳炎
白血球数 /mm^3	≧ 1000	100〜10000	< 250
分画	多形核球優位 (≧ 80 %)	リンパ球優位[a] (≧ 50 %)	リンパ球優位[a]
蛋白	≧ 250	50〜250	< 150
髄液/血清糖比	≦ 0.4	正常または低下	> 0.5
初圧(mmHg)	> 200	通常正常	正常〜やや上昇

CSF：脳脊髄液
[a] 初期は好中球優位のこともある。

表 33.3 中枢神経感染症に推奨される治療（IDSA ガイドラインより改変）

原因微生物	推奨される治療
エンピリック治療	バンコマイシン 10〜15 mg/kg 静注 8 時間ごと[a] ＋ セフトリアキソン 2 g 静注 12 時間ごと
	適応があればステロイド追加[b]
	50 歳以上なら，アンピシリン 2 g 静注 4 時間ごと[a] を追加
	単純ヘルペスウイルスの疑いがあれば，アシクロビル 10 mg/kg 静注 8 時間ごと[a] を追加
肺炎球菌	ペニシリンの MIC ≦ 1 μg/ml なら，セフトリアキソン 2 g 静注 12 時間ごと
	ペニシリンの MIC ≧ 2 μg/ml，またはセフトリアキソンの MIC ≧ 1 μg/ml なら，バンコマイシン 10〜15 mg/kg 静注 8 時間ごと[a]
	＋セフトリアキソン 2 g 静注 12 時間ごと
髄膜炎菌	ペニシリンの MIC < 0.1 μg/ml なら，アンピシリン 2 g 静注 4 時間ごと[a]
	ペニシリンの MIC ≧ 0.1 μg/ml なら，セフトリアキソン 2 g 静注 12 時間ごと
Listeria monocytogenes	アンピシリン 2 g 静注 4 時間ごと[a]
	もしペニシリンアレルギーならば，ST合剤 5 mg/kg 静注 8 時間ごと[c]
ウイルス性髄膜炎	支持療法
ヘルペス脳炎	アシクロビル 10 mg/kg 静注 8 時間ごと[a]
その他のウイルス性脳炎	支持療法

MIC：最小発育阻止濃度
[a] 腎機能障害がある場合は投与量または投与間隔の調節を要する。
[b] デキサメタゾン 0.15mg/kg 6 時間ごとを 4 日間。
[c] トリメトプリム量で換算している。

表33.4 原因微生物別に推奨される中枢神経感染症の治療期間（IDSAガイドラインより改変）

原因微生物	治療期間
Listeria monocytogenes	21日以上
グラム陰性菌	21日
B群連鎖球菌	14〜21日
単純ヘルペス脳炎	14日[a]
肺炎球菌	14日
インフルエンザ菌	7日
髄膜炎菌	7日

a：免疫不全があれば，21日間に延長する。

　細菌性髄膜炎の治療にステロイドを追加するか否かに関しては論争がある。肺炎球菌性髄膜炎のサブグループでは，合併症発症率，死亡率ともに改善を認めるとされている。一般的には肺炎球菌性髄膜炎の疑い例でも確定例でも，最初の抗菌薬投与前または同時にステロイドを投与すべきである。抗菌薬投与後にステロイドを開始した場合の利点は定かでない。

　院内発症の髄膜炎は，すべての院内感染のうちのたった0.4%にすぎず，ほとんどの場合が脳神経外科手術に関連している。市中髄膜炎と比較して，院内髄膜炎では，グラム陰性菌，コアグラーゼ陰性ブドウ球菌，黄色ブドウ球菌が典型的な原因菌である。院内髄膜炎のエンピリック治療では，グラム陽性球菌カバーにバンコマイシン，さらに緑膿菌を含むグラム陰性菌カバーにセフタジジムかセフェピムを投与する。

　治療期間に関する推奨は，臨床研究に基づく明確なエビデンスに基づいているわけではなく，慣習によるものである。経口抗菌薬の不安定な吸収を考えると，抗菌薬は，推奨される治療期間の最後まで経静脈的に投与すべきである。さまざまな中枢神経系感染症の推奨される治療期間を**表33.4**にまとめた。

　髄膜炎と診断された患者の隔離の必要性に関してはしばしば混乱がある。細菌性髄膜炎の代表的な2つの原因菌であるインフルエンザ菌と髄膜炎菌は，径が5μm超の大きな飛沫粒子を介して伝播する。これらの細菌による感染症では，治療開始から最初の24時間は，飛沫予防策を遵守しなければならない。病室内では，患者から90cm以内に近づく場合マスクを着用すべきであり，また病室外への患者の移動を可能な限り制限すべきである。搬送が必要な場合は，感染の伝播可能性を最小限にするため患者にマスクを着用させる。発症時には細菌性髄膜炎の原因菌は通常不明なので，髄膜炎疑いの全例に，標準予防策だけでなく，初期には飛沫予防策をとるべきである。

（林　淑朗）

参考文献

de Gans J, van de Beek D ; European Dexamethasone in Adulthood Bacterial Meningitis Study Investigators. Dexamethasone in adults with bacterial meningitis. N Engl J Med. 2002 ; 347 : 1549-1556.
細菌性髄膜炎におけるステロイド添加療法に関する最近の無作為化プラセボ対照研究。細菌性髄膜炎では，初期のステロイド療法が死亡率も合併症発症率も低下させると結論づけている。

Flores-Cordero JM, Amaya-Villar R, Rincón-Ferrari MD, et al. Acute community-acquired bacterial meningitis in adults admitted to the intensive care unit : clinical manifestations, management and prognostic factors. Intensive Care Med. 2003 ; 29 : 1967-1973.
ICU管理を必要とした成人の細菌性髄膜炎の検討。入院後最初の24時間の臨床経過が，合併症発生や死亡の予測因子になるとしている。

Hasbun R, Abrahams J, Jekel J, et al. Computed tomography of the head before lumbar puncture in adults with suspected meningitis. N Engl J Med. 2001 ; 345 : 1727-1733.
臨床的に髄膜炎が疑われた患者を対象に，腰椎穿刺前のCTスキャンを行った大規模前向き研究。細菌性髄膜炎では，いくつかの臨床的特徴でCT所見が正常であることを予測できるとしている。

Korinek AM, Baugnon T, Golmard JL, et al. Risk factors for adult nosocomial meningitis after craniotomy : role of antibiotic prophylaxis. Neurosurgery. 2006 ; 59 : 126-33.
周術期予防的抗菌薬投与の意義にも触れた院内髄膜炎の短い総説。脳神経外科手術において周術期予防的抗菌薬投与は手術部位感染の頻度は減らすが，術後髄膜炎の頻度は減らさないとしている。

Palabiyikoglu I, Tekeli E, Cokca F, et al. Nosocomial meningitis in a university hospital between 1993 and 2002. J Hosp Infect. 2006 ; 62 : 94-97.
51例の院内髄膜炎の後ろ向き研究。院内髄膜炎の主要な危険因子は脳神経外科手術であるとしている。最も頻度の高い原因菌はグラム陰性菌とブドウ球菌属であった。

Rotbart HA. Viral meningitis. Semin Neurol. 2000 ; 20 : 277-292.
ウイルス性髄膜炎に関する網羅的総説。疫学，病因，臨床症状，診断，治療などすべての側面から書かれている。

Sejvar JJ. The evolving epidemiology of viral encephalitis. Curr Opin Neurol. 2006 ; 19 : 350-357.
ウイルス性脳炎の新たな原因に関する最近の考え。米国で引き続きウエストナイルウイルスの伝播が起きていることを示し，血液製剤や移植臓器がウイルス脳炎を伝播しうることを調査したもの。

Tunkel AR, Hartman BJ, Kaplan SL, et al. Practice guidelines for the management of bacterial meningitis. Clin Infect Dis. 2004 ; 39 : 1267-1284.
細菌性髄膜炎の科学的エビデンスに基づく網羅的総説。IDSAによる評価付けと治療ガイドライン。

van de Beek D, de Gans J, Tunkel AR, et al. Community-acquired bacterial meningitis in adults. N Engl J Med. 2006 ; 354 : 44-53.
細菌性髄膜炎に関する最新の総説。合併症のマネジメントを含め最近の研究と進歩をまとめている。

市中肺炎

Bernard C. Camins

米国では毎年，約2～3百万人が市中肺炎 community-acquired pneumonia（CAP）に罹患する。非入院患者の死亡率は相対的に低い（1％未満）が，入院した患者の死亡率は30％に達し，死亡の大半は集中治療室（ICU）入室例である。その患者が，施設入所者肺炎 health care-associated pneumonia（HCAP）ではなく，真にCAPであるかの判断は最も重要である。CAPとは，入院から48時間以内に最初の培養陽性検体が得られ，かつHCAPの危険因子がない場合をいう。HCAPの診断基準に関しては35章を参照のこと。

米国胸部学会 American Thoracic Society（ATS）と米国感染症学会 Infectious Diseases Society of America（IDSA）のガイドラインでは，すべての患者で痰のグラム染色と培養を行うかに関して意見が一致していない。ATSガイドラインでは薬物耐性菌の関与が疑われる場合のみ，痰のグラム染色と培養を推奨しており，IDSAガイドラインではすべてのCAP患者で喀出痰のグラム染色と培養を行うことを推奨している[注1]。しかし，両学会とも，迅速な抗菌薬投与を推奨するという点においては意見が一致している。痰の検体を得るために，抗菌薬投与を遅らせてはならない。グラム染色の結果は，エンピリック治療の処方に際して注意深く解釈すべきである。痰培養の結果は，常在菌以外の微生物が同定された場合，特に診断に役立つ。

重症CAPでは，血液培養も必須である。もちろん抗菌薬開始前が望ましい。入院から24時間以内の血液培養採取は死亡率を低下させると示されているが，それは単に，耐性菌がより早く同定されるからである。血清学的検査は *Chlamydophila pneumoniae* を除いてCAPの診断には通常役立たない。しかし *C. pneumoniae* はICUに入室するような重症CAPの原因としてはまれである。microimmunofluorescence（MIF）法でIgM力価が16倍以上を示さなかった場合，診断を下すのにIgG力価が4倍以上に上昇する数週間後まで待たねばならない可能性がある。*Legionella pneumophila* 尿中抗原は免疫不全患者のCAPや，重症のCAPでは常に推奨される。*L. pneumophila* 尿中抗原は *L. pneumophila* 血清型1しか検出できないので，この検査が陰性でも *L. pneumophila* 肺炎を除外することはできない。肺炎球菌尿中抗原は肺炎球菌性肺炎の診断に役立つ可能性があるが，*L. pneumophila* 尿中抗原に比べると信頼性に乏しく，感度も50～80％程度である。

最後に，インフルエンザの季節には，治療上および疫学上の理由で，インフル

注1：2007年に公表されたATSとIDSAが共同作成したガイドラインでは，「良質な検体が採取可能で，検体の適切な採取，移送，処理が可能な場合のみ，痰のグラム染色と培養を行う（中等度の推奨）」としている。

ンザA型とB型の迅速抗原検査やポリメラーゼ連鎖反応(PCR)を行うことを推奨する。いかなるエンピリック抗菌薬処方を選択する場合にも，まずそれが本当にCAPやHCAPなのかを決定しなければならない。**表34.1**に重症CAPの治療に関してまとめた。近年，専門家はCAPの治療に対して以前より短期間の治療を推奨している。菌血症を伴った肺炎球菌によるCAPでも，10日間の治療で十分かもしれない。近年の無作為化対照試験では経口レボフロキサシン750 mgの5日間投与が，500 mgの10日間投与と同等であることが示された。しかし，この研究ではすべての入院患者が対象となっており，重症でないCAPの患者も含まれている。重症CAPでは最低でも10日間の抗菌薬投与が必要かもしれない。レジオネラ肺炎では，アジスロマイシンを選択する場合を除いて，常に14日間の治療が妥当である。

患者は治療開始から72時間以内に臨床的に安定するはずである。治療開始から24時間以降に臨床症状の増悪があれば，いくつかの可能性を考える。まず，原因菌が耐性菌で最初のエンピリック治療ではカバーしていない可能性がある。なかには，とりわけ薬物耐性菌の危険因子がないにもかかわらず，薬物耐性肺炎球菌や緑膿菌がCAPの原因となっている場合がある。また，まれな細菌がCAPの原因のこともある。改善しないCAPがHIV関連のニューモシスチス肺炎の場合もあるので，HIVのスクリーニングの閾値は低く設定しておいたほうがよい。HIV陽性患者では，*Nocardia*，結核，風土病性真菌も鑑別診断に加えるべきである。例えば，ウシ，ヒツジ，ヤギなら*Coxiella burnetti*，トリならオウム病クラミジア，ウサギなら野兎病といった関連があるように，病歴聴取にあたっては動物との接触歴がないかを再確認すべきである。呼吸器ウイルスは肺炎のよくある原因微生物である。ウイルス性肺炎は高齢者，免疫不全患者，慢性閉塞性肺疾患や，その他各種合併症をもつ患者では重症化する可能性がある。

報告にばらつきはあるものの，入院したCAP患者のうちウイルス性肺炎が占める割合は4〜39％とされている。インフルエンザによる重症肺炎では，抗ウイルス薬投与はほとんどの場合妥当である。初期治療で改善しない場合，CAPによる合併症を疑う。肺炎球菌性肺炎患者のうち約10％が髄膜炎，関節炎，心内膜炎，腹膜炎などの遠隔臓器の感染症を合併する。肺炎随伴性胸水や膿胸では胸腔チューブによるドレナージが必要となる。治療に反応しない場合，胸部X線の再撮影やCTが必要となる。最後に，改善しないCAPでは，そもそもそれが感染症ではないという可能性も忘れてはならない。肺塞栓症，肺悪性腫瘍，過敏性肺臓炎，Wegener肉芽腫症，好酸球性肺炎などはCAPと紛らわしいことがある。

（林　淑朗）

表 34.1 ICU 管理を要する市中肺炎に推奨される抗菌薬

緑膿菌の危険因子[a]なし	
原因菌	推奨される抗菌薬
肺炎球菌（薬物耐性肺炎球菌を含む）	βラクタム[b]
インフルエンザ菌	＋
Legionella streptococcus	アジスロマイシン[注1]　または　レスピラトリーキ
黄色ブドウ球菌	ノロン[注2]
化膿性連鎖球菌	または
より頻度の低い病原体	βラクタムアレルギーなら，レスピラトリーキノ
Klebsiella pneumoniae およびその他の	ロン[注2]±クリンダマイシン
グラム陰性桿菌	
Mycoplasma pneumoniae	
呼吸器ウイルス	
その他忘れてはならない病原体	
Chlamydophila pneumoniae	
結核菌	
風土病性真菌	

緑膿菌の危険因子[a]あり	
原因菌	推奨される抗菌薬
上記のすべて＋緑膿菌	グラム陽性菌にも有効な抗緑膿菌βラクタム[c]＋
	シプロフロキサシン
	または
	グラム陽性菌にも有効な抗緑膿菌βラクタム[c]＋
	アミノグリコシド＋レスピラトリーキノロン[注2]
	またはアジスロマイシン[注1]
	または
	βラクタムアレルギーなら
	アズトレオナム＋レスピラトリーキノロン[注2]±ア
	ミノグリコシド

[a] 重篤な肺疾患（例，気管支拡張症），最近の抗菌薬治療，最近の入院，栄養失調，長期のステロイド治療（例：prednisone ＞ 10mg/ 日）．
[b] セフォタキシム，セフトリアキソン，アンピシリン・スルバクタム，ertapenem．
[c] セフェピム，ピペラシリン，タゾバクタム・ピペラシリン，イミペネム，メロペネム．
注1：わが国に静注製剤はない．
注2：レボフロキサシンやモキシフロキサシンを指すが，わが国に静注製剤はない．アジスロマイシンの件(注1)も含めて，わが国では重症市中肺炎の治療に大きな支障が生じている．

参考文献

Arbo MD, Snydman DR. Influence of blood culture results on antibiotic choice in the treatment of bacteremia. Arch Intern Med. 1994；154：2641-2645.
CAPの治療開始直前に血液培養を採取すると，生存率が改善することを証明した無作為化対照試験。

Bartlett JG, Breiman RF, Mandell LA, et al. Community-acquired pneumonia in adults：guidelines for management. The Infectious Diseases Society of America. Clin Infect Dis. 1998；26：811-838.
米国感染症学会による，免疫正常成人におけるCAPのマネジメントに関するエビデンスに基づくガイドライン。

Dunbar LM, Wunderink RG, Habib MP, et al. High-dose, short-course levofloxacin for community-acquired pneumonia：a new treatment paradigm. Clin Infect Dis. 2003；37：752-760.
CAPに対する高用量レボフロキサシンによる短期治療が長期治療と有効性において差がないことを証明した無作為化対照試験。

Mandell LA, File TM Jr. Short-course treatment of community-acquired pneumonia. Clin Infect Dis. 2003；37：761-763.
短期治療が薬物耐性菌の出現を抑制することを強調した総説。

Mandell LA, Bartlett JG, Dowell SF, et al. Update of practice guidelines for the management of community-acquired pneumonia in immunocompetent adults. Clin Infect Dis. 2003；37：1405-1433.
米国感染症学会による免疫正常成人におけるCAPのマネジメントに関するエビデンスに基づくガイドラインの更新版。

Mandell LA, Wunderink RG, Anzueto A, et al. Infectious Diseases Society of America/American Thoracic Society consensus guidelines on the management of community-acquired pneumonia in adults. Clin Infect Dis. 2007；44：S27-72.
米国胸部学会と米国感染症学会による，免疫正常成人におけるCAPのマネジメントに関するエビデンスに基づく最新ガイドライン。

院内肺炎

Marin H. Kollef

病院関連肺炎 hospital-acquired pneumonia（HAP）は，入院から 48 時間以降に発症し，かつ入院時に潜伏していなかった院内肺炎 nosocomial pneumonia と定義されている（**表 35.1**）。人工呼吸器関連肺炎 ventilator-associated pneumonia（VAP）は，気管挿管から 48 〜 72 時間以降に発症した院内肺炎と定義されている。院内肺炎に似た症状を呈するほかの疾患を除外するためにも，院内肺炎を疑う症例では徹底的に評価することが重要である（**表 35.2**）。米国では，HAP は尿路感染に次いで 2 番目に多い院内感染である。しかし，院内感染による死亡原因としては最多要因である。院内肺炎の発生率は，1,000 入院当たり 5 〜 10 例である。VAP の発生率に関しては，定義がさまざまなので一概にはいえないが，48 時間超の人工呼吸管理を受ける患者のうち 9 〜 27％ と推定されている。院内肺炎の寄与死亡率は 33 〜 50％ と見積もられているが，菌血症を伴う場合，緑膿菌や *Acinetobacter* 属が原因菌の場合では，死亡率がより高くなる（**表 35.3**）。

　米国胸部学会（ATS）と米国感染症学会（IDSA）は成人の HAP，VAP および施設入所者肺炎 health care-associated pneumonia（HCAP）のガイドラインを 2005 年に公表した。このガイドラインでは院内肺炎に対して，**表 35.4** と **Alg 35.1** に要約したような抗菌薬治療を推奨している。院内肺炎の疑いのある患者を治療するうえで予後改善のために重要なことは，原因微生物を初期治療から外さないことである。原因微生物と薬物感受性がわかったら de-escalation を行う。

（林　淑朗）

表 35.1 肺炎の定義[a]（細菌性肺炎を中心としたもの）

肺炎の分類	定義
市中肺炎（CPA）	医療行為関連肺炎の危険因子がなく，入院 48 時間以内に最初の培養陽性検体の得られた患者
施設入所者肺炎（HCPA）	入院 48 時間以内に最初の培養陽性検体の得られた患者のうち，以下の医療行為関連の危険因子があるもの 他の医療機関（例：病院，療養所）からの搬送 血液透析，創傷処置，静注などの外来治療 過去 90 日以内の 3 日以上の入院 基礎疾患や治療に伴う免疫不全（HIV，化学療法）
病院関連肺炎（HAP）	入院 48 時間以降に最初の培養陽性検体が得られた患者
人工呼吸器関連肺炎（VAP）	入院 48 時間以降または挿管後 48 時間以降に，最初の培養陽性検体の得られた人工呼吸中の患者

HIV：ヒト免疫不全ウイルス
[a]肺炎の定義は，新たな，または進行性の肺浸潤影があってかつ，①高体温または低体温，②白血球増多，③膿性の気道分泌物または痰，④酸素化の悪化の4つのうち2つ以上を満たすもの．

表 35.2 発熱と肺浸潤影を伴う，院内肺炎と間違えやすい感染症以外の原因

感染症を伴わない化学性誤嚥
無気肺
肺塞栓
急性呼吸窮（促）迫症候群
肺出血
肺挫傷
浸潤性腫瘍
放射線肺臓炎
薬物性肺臓炎
BOOP（器質化肺炎を伴う閉塞性細気管支炎）[注1)]

注1：現在では，特発性器質化肺炎 cryptogenic organizing pneumonitis（COP）に名称が変更されている．

表35.3 肺炎,肺膿瘍,膿胸で最も多い原因微生物

感染症の種類	病原体	
Ⅰ. 肺炎		
1. 市中肺炎(免疫不全なし)	肺炎球菌 インフルエンザ菌 *Moraxella catarrhalis* *Mycoplasma pneumoniae* *Legionella pneumophia* *Chlamydophila pneumoniae* MRSA インフルエンザウイルス	
2. 医療行為関連肺炎	MRSA 緑膿菌 肺炎球菌 *Acinetobacter*属 *Stenotrophomonas*属 *Legionella pneumoniae*[注1]	
3. 免疫不全患者の肺炎		
a. 好中球減少	上記のすべて *Aspergillus*属 *Candida*属[注2]	
b. HIV	上記のすべて *Pneumocystis jirovecii* 結核菌 *Histoplasma capsulatum* その他の真菌 サイトメガロウイルス	
c. 臓器移植(固形臓器または骨髄)	上記のすべて(移植後の経過時期によって異なる) インフルエンザ菌(早期)	
d. 嚢胞性線維症	黄色ブドウ球菌 緑膿菌 *Burkholderia cepacia*	
Ⅱ. 肺膿瘍	*Bacteroides*属 *Peptostreptococcus*属 *Fusobacterium*属 *Nocardia*属(免疫不全患者) アメーバ(危険因子があれば)	
Ⅲ. 膿胸	黄色ブドウ球菌 肺炎球菌 A群連鎖球菌 インフルエンザ菌	通常急性の経過
	嫌気性菌 腸内細菌科の細菌 結核菌	通常亜急性または慢性の経過

MRSA:methicillin 耐性黄色ブドウ球菌,HIV:ヒト免疫不全ウイルス
注1:重要な病原体ではあるが,最もよくある部類には属さないと訳者は考える。大腸菌や Enterobacter 属のほうが間違いなく頻度が高い。
注2:*Candida* 属による肺炎はきわめてまれで,最もよくある部類には属さないと訳者は考える。血行性の肺への播種はありうるが,肺炎とは区別するべきである。

ALG 35.1 院内肺炎マネジメント

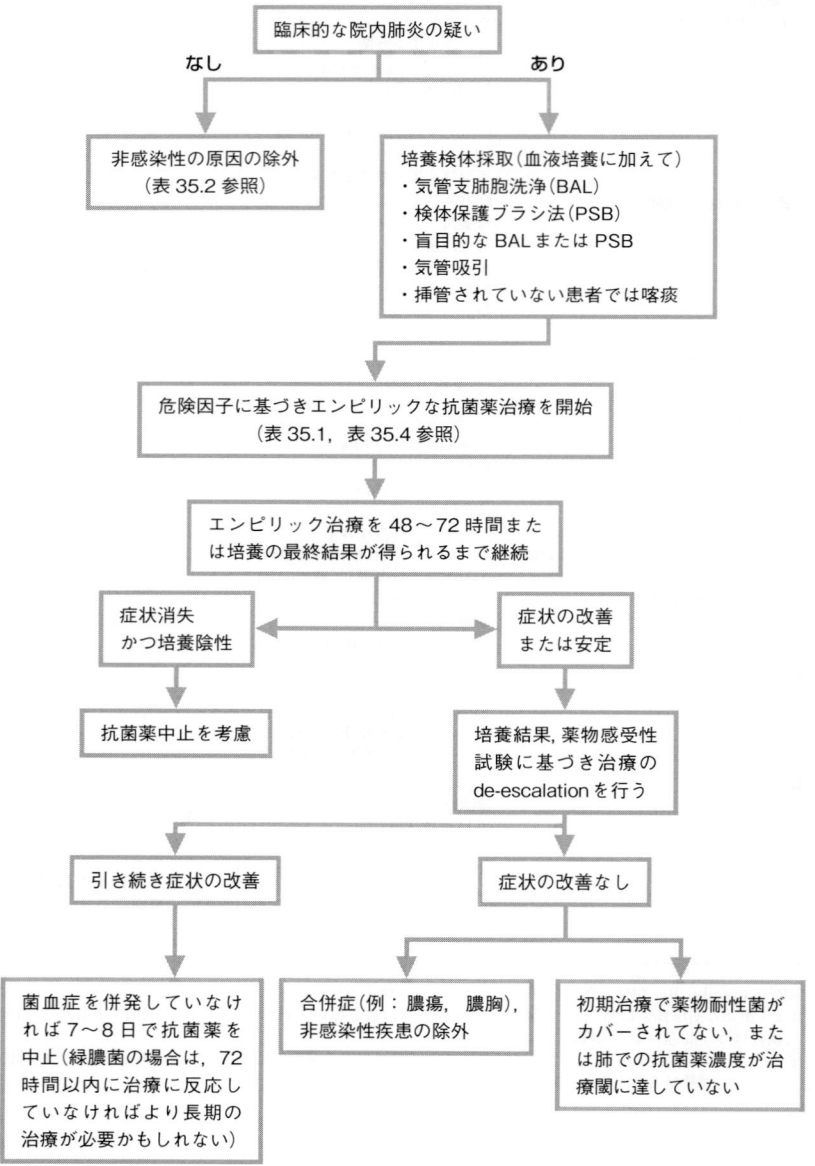

```
                    臨床的な院内肺炎の疑い
                   ↙なし            あり↘

  非感染性の原因の除外           培養検体採取（血液培養に加えて）
   （表 35.2 参照）              ・気管支肺胞洗浄（BAL）
                                ・検体保護ブラシ法（PSB）
                                ・盲目的な BAL または PSB
                                ・気管吸引
                                ・挿管されていない患者では喀痰
                                            ↓
                           危険因子に基づきエンピリックな抗菌薬治療を開始
                                （表 35.1，表 35.4 参照）
                                            ↓
                           エンピリック治療を 48〜72 時間また
                           は培養の最終結果が得られるまで継続
                          ↙                              ↘
              症状消失                              症状の改善
              かつ培養陰性     ←────────→         または安定
                  ↓                                    ↓
           抗菌薬中止を考慮                    培養結果，薬物感受性
                                             試験に基づき治療の
                                             de-escalation を行う
                                      ↙                        ↘
                         引き続き症状の改善                   症状の改善なし
                                ↓                         ↙              ↘
            菌血症を併発していなけ          合併症（例：膿瘍，膿胸），    初期治療で薬物耐性菌が
            れば 7〜8 日で抗菌薬を          非感染性疾患の除外         カバーされてない，また
            中止（緑膿菌の場合は，72                                    は肺での抗菌薬濃度が治
            時間以内に治療に反応し                                    療閾に達していない
            ていなければより長期の
            治療が必要かもしれない）
```

表35.4 院内肺炎に推奨される抗菌薬

原因菌	推奨される抗菌薬
多剤耐性菌の危険因子のない患者	
肺炎球菌	セフトリアキソン
インフルエンザ菌	または
methicillin感受性黄色ブドウ球菌	レボフロキサシン[注1)]またはモキシフロキサシン[注1)]
薬物感受性の腸内細菌科の細菌	またはシプロフロキサシンのいずれか
大腸菌	または
肺炎球菌	アンピシリン・スルバクタム
*Enterobacter*属	または
*Proteus*属	ertapenem
Seratia marcescens	
多剤耐性菌の危険因子のある患者	
緑膿菌	セフェピムまたはセフタジジム
肺炎球菌（ESBL産生）	または
*Acinetobacter*属	イミペネムまたはメロペネム
Legionella pneumoniae	または
methicillin耐性黄色ブドウ球菌	タゾバクタム・ピペラシリン
	＋
	シプロフロキサシンまたはレボフロキサシン[注1)]
	または
	アミカシンまたはゲンタマイシンまたはトブラマイシン
	＋
	アジスロマイシン[注1)]またはクラリスロマイシン（*L.pneumoniae*が疑われる場合）
	＋
	リネゾリドまたはバンコマイシン

ESBL：基質特異性拡張型βラクタマーゼ
注1：わが国に静注製剤はない．

参考文献

American Thoracic Society ; Infectious Diseases Society of America. Guidelines for the management of adults with hospital-acquired, ventilator-associated, and healthcare-associated pneumonia. Am J Respir Crit Care Med. 2005 ; 171 : 388-416.
　院内肺炎マネジメントに関するガイドライン．
Chastre J, Fagon JY. Ventilator-associated pneumonia. Am J Respir Crit Care Med. 2002 ; 165 : 867-903.
　院内肺炎に関する最新の総説．

36

蜂巣炎,筋膜炎,筋炎

Kevin W. McConnell, John P. Kirby, and Craig M. Coopersmith

皮膚軟部組織の感染症は体のいたるところで起こる。分類法としては,解剖学的分類と,壊死性・非壊死性に分ける方法がある。

解剖学的分類

皮膚軟部組織感染症 skin and soft tissue infection は,伝統的に感染している組織の深さによって分類されてきたが,この分類法は予後予測という点ではあまり有用でない。しかしながら,解剖学的深度に基づく専門用語は実際の診療現場で今日でもよく使用されている(図36.1)。表皮と真皮のみの浅層感染(膿皮症,膿痂疹,丹毒,毛包炎,癤,癰)は,集中治療室(ICU)では例外を除いてあまり問題にならない。一方,深部の皮膚軟部組織感染症(蜂巣炎,筋膜炎,筋炎)は,状況次第では死に至ったり,合併症を引き起こしたりする。

蜂巣炎 cellulitis は,上部皮下組織の急性細菌感染症であり,筋膜の表面に及ぶこともある。蜂巣炎は主に下肢に起こるが,眼窩周囲や,ピアスの周囲,皮膚切開部,刺創(非合法薬物の皮下注射など),咬傷,さらに静脈うっ滞,虚血,褥創などに付随して起こることもある。ICU患者も,免疫低下や皮膚常在細菌叢の変化があるため蜂巣炎を起こしやすい。最も多い原因菌は化膿性連鎖球菌と黄色ブドウ球菌である。しかし,患者背景によってはそれ以外の微生物も原因となりうる(表36.1)。

筋膜炎 fasciitis は皮下組織と深部筋膜の感染症である。病変部位を覆う皮膚に病変が及ぶのは筋膜炎が進行してからなので,臨床所見が目立たないことがある。外傷が筋膜炎の原因として最も多い。しかし壊死性筋膜炎の約20%は,傷害や感染源や素因が特にない健康な人に発症する。

筋炎 myositis は筋自体の感染症で,一般的に筋壊死と化膿性筋炎に分類される。筋壊死はガス壊疽やクロストリジウム感染症に合併し,化膿性筋炎は通常は膿瘍形成を伴った刺創が原因となる。筋壊死は必ず迅速な外科的デブリドマンを必要とするが,化膿性筋炎は抗菌薬投与と経皮的ドレナージだけで治療可能なことがあるため,両者の識別はきわめて重要である。

壊死性感染症

解剖学的分類は,感染症の波及する範囲を表現するのには便利であるが,臨床的には壊死性か非壊死性かの鑑別のほうがより重要である。感染症の深度によらず,非

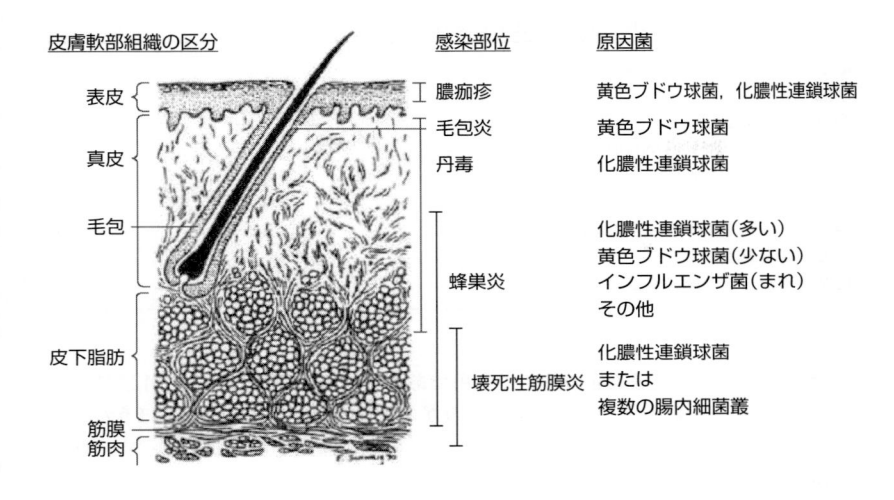

図 36.1 皮膚軟部組織感染症の解剖学的分類

皮膚軟部組織の区分	感染部位	原因菌
表皮	膿痂疹	黄色ブドウ球菌, 化膿性連鎖球菌
真皮	毛包炎	黄色ブドウ球菌
	丹毒	化膿性連鎖球菌
毛包 / 皮下脂肪	蜂巣炎	化膿性連鎖球菌(多い) 黄色ブドウ球菌(少ない) インフルエンザ菌(まれ) その他
筋膜 / 筋肉	壊死性筋膜炎	化膿性連鎖球菌 または 複数の腸内細菌叢

表36.1 皮膚軟部組織感染症のまれな原因菌

病歴	原因菌
免疫抑制や好中球減少	グラム陰性菌(緑膿菌, 大腸菌)
淡水浴での裂傷, 擦傷	*Aeromonas hydrophilia*
海水浴または海産物による傷の汚染	*Vibrio*属(特に*Vibrio vulnificus*)
イヌ・ネコ咬傷	*Pasteurella multocida*, 複数の嫌気性菌
ヒト咬傷	*Bacteroides fragilis*, *Eikenella*属, 複数の嫌気性菌
HIV	インフルエンザ菌, 真菌, 感染性Kaposi肉腫
糖尿病, 妊娠, 肝硬変	B群連鎖球菌

HIV：ヒト免疫不全ウイルス

壊死性感染症 nonnecrotizing infection は通常抗菌薬治療に反応する．しかしながら，壊死性感染症 necrotizing infection は迅速な外科的デブリドマンを必要とする．壊死性感染症では，早期診断と早期治療が予後を決定する最も重要な因子である．

壊死性感染症の有無を判断する場合，身体所見があてにならないので難しい(**表36.2**)．壊死性感染症では，しばしば皮膚所見が正常で，皮下組織中のガスが触診する指に伝わってくるような壊死組織の典型的な徴候は，たった30％の患者でしか認められない．近年，ある小規模なコホート研究で，血清ナトリウム＜135 mmol/*l*，または白血球数＞ 15,400 /mm^3 の場合，感度95％，特異度94％で壊死性感染症を予測できるとされた．この基準を用いると，明らかな臨床所見を伴わない壊死性感染症の患者19人のうち，18人を正しく診断することができた．

表36.2　壊死性感染の可能性を示唆する徴候および症状

診察の程度と一致しない強い痛み
水疱
全身の中毒様症状
血清ナトリウム＜135 mmol/l
白血球数＞15,400/mm^3
紅斑の領域を超えた圧痛
触診で皮下組織中のガスが指に伝わる感覚
皮膚の感覚麻痺
抗菌薬治療に抵抗性の蜂巣炎

　画像診断も壊死性感染症の診断に有用である。単純X線では，壊死性感染症のうちたった15〜30％でしか軟部組織中のガスを認めないため，MRIのほうが好まれる。MRIでガドリニウム増強がなければ，組織に灌流がないことを示す。軟部組織中のガスは，壊死性感染症の診断に役立つ。MRIの感度は，89〜100％であるが，特異度は46〜86％しかない。特異度が低いため，生検による凍結切片の迅速診断や培養が必要なこともある。重症度を判定するために，ベッドサイドで局所麻酔下に切開することもある。この場合，十分大きく切開して感染が波及すると思われるすべての皮下組織と筋膜を調べる。組織表面の指診で特徴的な壊死組織の分離を確認できたら，すぐに患者を手術室へ搬送する必要がある。壊死性感染症と非壊死性感染症の識別を重視した皮膚軟部組織感染症のマネジメントを 36.1 に示す。

　非典型的な微生物が疑われない非壊死性感染症では，連鎖球菌とブドウ球菌を狙った抗菌薬治療が伝統的な初期治療である。しかし，近年，methicillin耐性黄色ブドウ球菌 methicillin-resistant *Staphylococcus aureus*（MRSA）に代表される薬物耐性菌による非壊死性感染症が増加しており，抗菌薬治療は変化しつつある。ことにMRSAでは，Pantonp-Valentineロイコジン（白血球殺滅素）を産生する高度侵襲性の変異株が問題となっている。近年11の大学病院で行われた前向き研究では，急性軟部組織感染症の59％でMRSAが同定された。このことを考えると，初期治療からMRSAをカバーするのが適切である。

　壊死性感染症は迅速な外科的デブリドマンと抗菌薬治療を要する。しかしこれらを行っても死亡率は20〜30％にも達する。高圧酸素療法は，施行することにさらなる危険がないのであれば，外科的デブリドマンと抗菌薬治療の補助療法として考慮する。高圧酸素療法の利点は，α毒素産生の抑制，壊死部位との境界領域の組織の救済，組織喪失量の減少である。迅速な診断，効果的な外科的デブリドマン，適切な初期抗菌薬治療，補助的に高圧酸素療法を考慮することが，壊死性感染症の治療で最大限の結果を得る鍵となる。

〔林　　淑朗〕

36章 蜂巣炎，筋膜炎，筋炎　**299**

ALG 36.1　皮膚軟部組織感染症のマネジメント

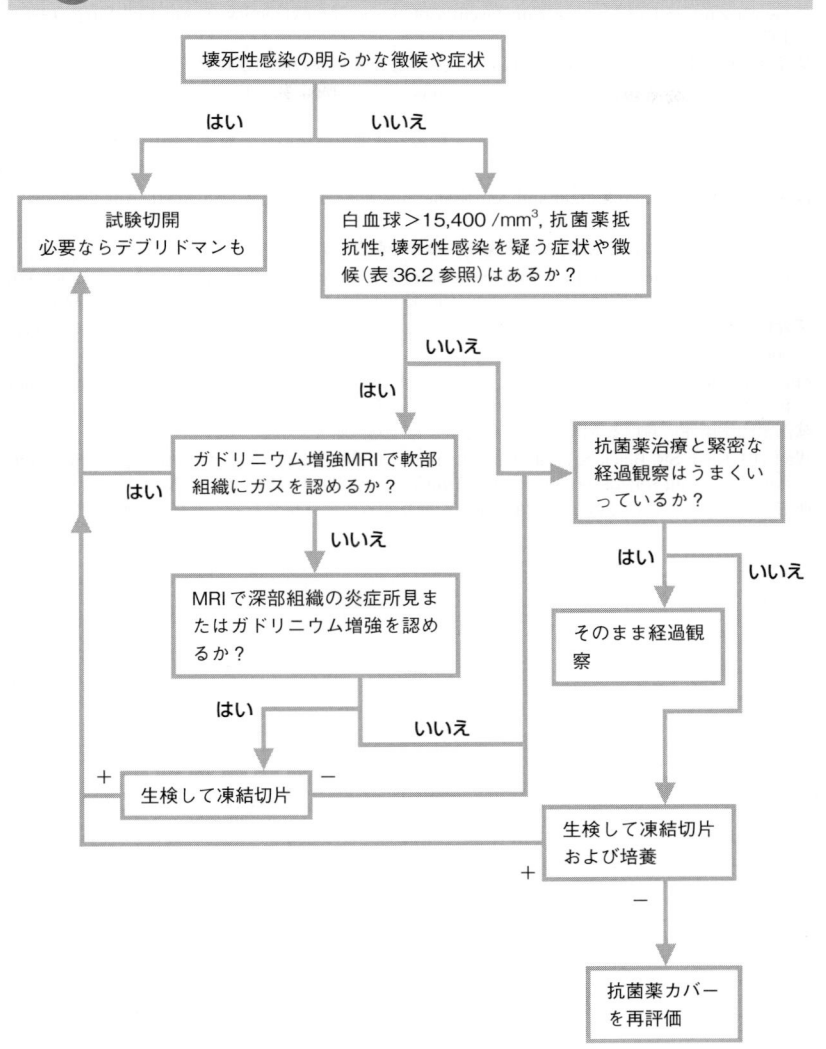

```
                    壊死性感染の明らかな徴候や症状
                    ／                      ＼
                  はい                      いいえ
                   ↓                         ↓
         試験切開              白血球＞15,400/mm³, 抗菌薬抵
         必要ならデブリドマンも   抗性, 壊死性感染を疑う症状や徴
                               候（表36.2参照）はあるか？
                                  ↓              ↓
                                 はい           いいえ
                                  ↓              ↓
                        ガドリニウム増強MRIで軟部    抗菌薬治療と緊密な
              はい      組織にガスを認めるか？       経過観察はうまくい
               ←                                  っているか？
                                  ↓              ↓         ↓
                                 いいえ          はい      いいえ
                                  ↓              ↓
                        MRIで深部組織の炎症所見ま    そのまま経過観
                        たはガドリニウム増強を認め    察
                        るか？
                          ↓         ↓
                         はい       いいえ
                 ＋        ↓         ↓              ↓
               ←──   生検して凍結切片  ───           生検して凍結切片
                                                   および培養
                                              ＋            －
                                                            ↓
                                                     抗菌薬カバー
                                                     を再評価
```

参考文献

Brothers TE, Tagge DU, Stutely JE, et al. Magnetic resonance imaging differentiates between necrotizing and non-necrotizing fasciitis of the lower extremity. J Am Coll Surg. 1998；187：416-421.
　壊死性感染症の診断における MRI の有用性を示した小規模の前向き研究。

Feldmeier J. Hyperbaric oxygen：indications and results. The hyperbaric oxygen therapy committee report. Undersea and hyperbaric medicine society, 2003.
　高圧酸素療法に関するエビデンスに基づく総説。軟部組織感染症に対する適応にも言及されている。

Lopez FA, Lartchenko S. Skin and soft tissue infections. Infect Dis Clin North Am. 2006；20；759-772.
　軟部組織感染症における MRSA の細菌学，疫学を強調した総説。

Malangoni MA, McHenry R. 2. soft tissue infection. In：Souba WW, Fink MP, Jurkovich GJ, et al, eds. ACS Surgery：Principles and Practice, 6th ed. Philadelphia, BC Decker 2007.
　壊死性感染症を見つけることの重要性を強調したわかりやすい総説。http://www.acssurgery.com/

Moran GJ, Krishnadasan A, Gorwitz RJ, et al. Methicillin-resistant *S. aureus* infections among patients in the emergency department. N Engl J Med. 2006；355：666-674.
　軟部組織感染症における MRSA の蔓延を示した多施設研究。

Wall DB, Klein SR, Black S, et al. A simple model to help distinguish necrotizing fasciitis from nonnecrotizing soft tissue infection. J Am Coll Surg. 2000；191：227-231.
　血清ナトリウムと白血球数が壊死性感染症を発見するのに有用であることを示した文献。

菌血症とカテーテル関連血流感染

37

Jeffrey C. Jones and David K. Warren

　菌血症 bacteremia は，重症患者によく合併する。血流感染の原因は，制御できていない局所感染のこともあれば，感染源不明で特発性のこともあれば，集中治療でますます使われることが多くなっている経皮的挿入物のこともある。中心静脈カテーテル central venous catheter(CVC)は，微生物が血流へ侵入する特有の機会となる。CVCは複数の機序で感染の原因となる。微生物は，皮膚の刺入部を通じて侵入することがある。しかし，より一般的な機序は，カテーテルの内腔壁，外側表面，接続部に微生物のコロニーが形成され，それが血流に入るというものである。可能性としては，別の部位の感染症が菌血症を起こし，血行性にCVCに微生物が付着するという機序もありうる。めったにないことではあるが，汚染された注射薬によって菌血症のアウトブレイクが起こることがある。そのような場合，非典型的な微生物が原因となることもある。カテーテル関連血流感染 catheter-related bloodstream infection(CRBSI)の治療に成功することは，単純な菌血症の治療よりも困難である。血管内カテーテルに付着している微生物はスライム状のバイオフィルムの中に存在し，抗菌薬も効きづらく，宿主免疫も十分機能しない。

　カテーテル挿入部位の局所感染では，刺入部の発赤や膿の排出が認められる。しかし，典型的なカテーテル関連菌血症では局所の感染徴候は認められない。カテーテルより遠位の塞栓症状(例えば，敗血症性肺塞栓)があればCRBSIを強く疑わせるが，頻度は高くない。医師がよく経験するのは，CVCが留置されている重症患者の感染源不明の発熱である。

　CVCが新たな発熱の原因であるかの決定は，診断および治療上難しい問題である。最初に発熱を認めた時点ですべてのカテーテルを抜去し新しいカテーテルを別の場所に挿入するという，昔ながらの方法で恩恵を受ける患者もいるかもしれない。しかし同時に，感染の原因となっていない多くのCVCを抜去し，不必要な再挿入に伴う機械的合併症の危険に患者を曝すことになる。理にかなった方法としては以下のようなものがある。まず，血液培養を2セット採取し(最低1セットは末梢血管から採取)，刺入部局所の感染徴候や敗血症性ショックがあれば，すぐにカテーテルを抜去する。徹底した検索でも感染源が明らかでなく，患者の状態も安定していれば，カテーテルを抜去せず，血液培養の結果を待つ間，医師の判断でエンピリックな抗菌薬治療を開始する。その後，もし血液培養が陽性となったらカテーテルを抜去し，新たなカテーテルを別の部位から挿入する。

　血液培養単独では感度も特異度も不十分であるため，CRBSIの診断精度を向上させるためにこれまでに複数の戦略が検討されてきた。今日では，そのうち2つの方法だけが実際の診療に広く用いられている。1つ目は，今日のほとんどの微生物検査室で使用されている血液培養の連続モニタリングシステムの利点を利用してい

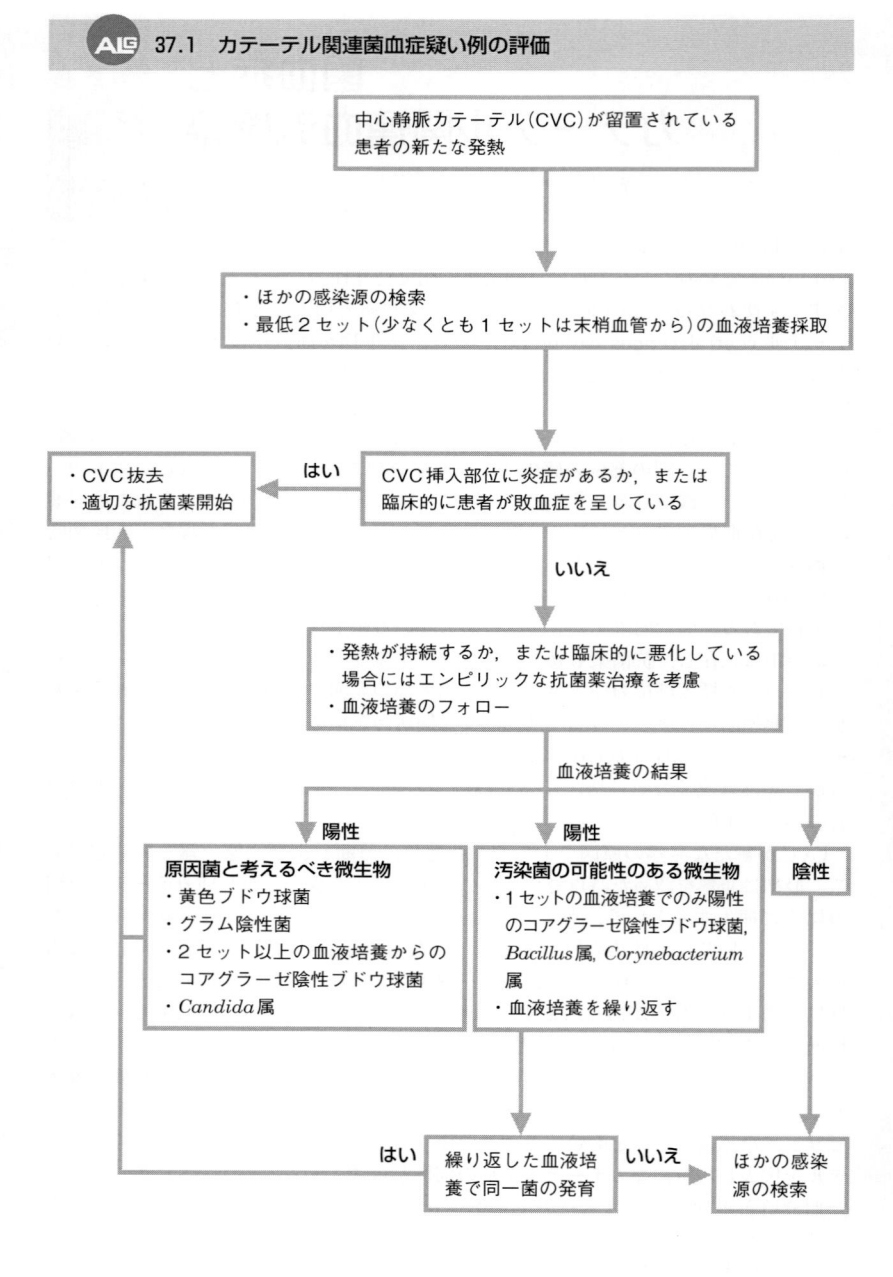

ALG 37.1 カテーテル関連菌血症疑い例の評価

```
中心静脈カテーテル(CVC)が留置されている患者の新たな発熱
         ↓
・ほかの感染源の検索
・最低2セット(少なくとも1セットは末梢血管から)の血液培養採取
         ↓
CVC挿入部位に炎症があるか，または臨床的に患者が敗血症を呈している
  ─ はい →  ・CVC抜去
            ・適切な抗菌薬開始
  ↓ いいえ
・発熱が持続するか，または臨床的に悪化している場合にはエンピリックな抗菌薬治療を考慮
・血液培養のフォロー
         ↓ 血液培養の結果
```

陽性：原因菌と考えるべき微生物
- 黄色ブドウ球菌
- グラム陰性菌
- 2セット以上の血液培養からのコアグラーゼ陰性ブドウ球菌
- *Candida*属

陽性：汚染菌の可能性のある微生物
- 1セットの血液培養でのみ陽性のコアグラーゼ陰性ブドウ球菌，*Bacillus*属，*Corynebacterium*属
- 血液培養を繰り返す

陰性

繰り返した血液培養で同一菌の発育
- はい → CVC抜去・適切な抗菌薬開始
- いいえ → ほかの感染源の検索

る。CRBSIでは，感染したカテーテルから採取した血液培養は，同時に末梢血管から採取した血液培養よりも早く陽性になることをBlotらは報告した。カテーテルから採取した血液培養が，末梢血管から採取した血液培養よりも2時間以上早く陽性になったとしたら，それはカテーテルが菌血症の原因であることを強く示唆する。もう1つの一般的な方法は，抜去したカテーテルの一部を培養するというものである。さまざまな培養方法が試みられてきたが，1977年にMakiらによって考案された半定量的ロールプレート法が今日でも最も一般的である。血液培養で同定された微生物と同一の微生物がカテーテル培養でも有意にコロニーを形成すれば，そのカテーテルが感染源であることを強く示唆する。ICUでCRBSIを疑った場合のアプローチをAlg 37.1に示す。

個々の微生物に対する治療戦略を，表37.1に示す。*Candida*（38章で詳述）と黄色ブドウ球菌は転移性の感染巣を作りやすいため，これらが原因であった場合には特別な注意を払うべきである。黄色ブドウ球菌による菌血症では，すぐに全身をくまなく検索して転移性の感染巣を探す必要がある。黄色ブドウ球菌によるCRBSIでは，感染性心内膜炎を高率に合併することが知られているので，禁忌でなければ全例に経食道心エコー（TEE）を考慮すべきである。

菌血症を起こしている時にトンネル式カテーテルや埋め込み型ポートを抜去するか否かの判断は，費用や危険性の点で難しい問題である。一般的に，トンネルやポケット周囲に皮膚軟部組織感染症がある場合や，敗血症性塞栓，感染性心内膜炎，その他の転移性感染巣（原因菌が黄色ブドウ球菌や*Candida*の場合）といった合併症のある場合，適切であるはずの抗菌薬に反応せずに菌血症が持続する場合には，これらの人工物を抜去すべきである。カテーテルをどうしても抜去できない場合は，高濃度抗菌薬ロック療法が治療成功率を改善したという報告がある。複雑なケースでは，感染症専門医へのコンサルトが推奨される。

（林　淑朗）

表37.1 主な原因菌別のカテーテル関連血流感染の治療

黄色ブドウ球菌

感受性があればβラクタム系抗菌薬（oxacillinまたはnafcillin）を使用する
MRSAにのみバンコマイシンを使用する
リネゾリドやdaptomycinはバンコマイシンが使用できない場合の選択肢として容認できる
感染性心内膜炎評価のため，経食道心エコー（TEE）が推奨される
合併症を伴う場合は特に，カテーテルを抜去する
TEEで感染性心内膜炎が除外され，かつカテーテルを抜去した場合，14日間治療する
合併症（感染性心内膜炎，敗血症性血栓性静脈炎，持続性菌血症）がある場合，4～6週間治療する

コアグラーゼ陰性ブドウ球菌

カテーテルを抜去した場合，抜去後バンコマイシンで7日間治療する
カテーテルがどうしても抜去できなければ，バンコマイシンで14日間治療し，抗菌薬ロックも考慮する。症状や徴候が再び現れたら血液培養を繰り返す

腸球菌

感受性があればアンピシリンが第1選択
アンピシリン耐性，バンコマイシン感受性株にはバンコマイシン
バンコマイシン耐性，アンピシリン耐性株にはリネゾリドまたはdaptomycin
相乗効果を期待したゲンタマイシン（1 mg/kg 静注を8時間ごと）の併用も考慮する
カテーテルを抜去する
合併症がなければ14日間治療する

グラム陰性菌

エンピリック治療には緑膿菌に有効な抗菌薬を含める
薬物感受性試験の結果に基づき抗菌薬を選択する
緑膿菌，*Acinetobacter*属，*Stenotrophomonas*属による感染の場合は特に，カテーテルを抜去する
カテーテルを抜去した場合，10～14日間治療する。カテーテルがどうしても抜去できない場合，抗菌薬ロックも考慮する

*Candida*属

経験的治療にはフルコナゾール（400～800 mg 24時間ごと），デオキシコール酸アムホテリシンB（0.6～1 mg/kg 24時間ごと），またはエキノキャンディンのいずれも選択可能
最近アゾール系抗真菌薬の投与を受けた既往（例：高リスク患者への予防投与）があればフルコナゾールは使用すべきでない
同定された種から薬物感受性を推測できる
血液培養は陰性となるまで繰り返す
カテーテルを抜去する
眼内炎を除外するために眼科にコンサルトする
合併症がない場合は，最初に血液培養が陰性となった後，14日間治療する

MRSA：methicillin 耐性黄色ブドウ球菌

参考文献

Beutz M, Sherman G, Mayfield J, et al. Clinical utility of blood cultures drawn from central vein catheters and peripheral venipuncture in critically ill medical patients. Chest. 2003；123：854-861.
中心静脈カテーテルから採取した血液培養と末梢採取の血液培養では，血流感染に対する陽性的中率と陰性的中率は同等である．

Blot F, Schmidt E, Nitenberg G, et al. Earlier positivity of central-venous- versus peripheral-blood cultures is highly predictive of catheter-related sepsis. J Clin Microbiol. 1998；36：105-109.
カテーテルから採取した血液培養と末梢採取の血液培養をペアで提出することで，カテーテル関連菌血症の診断に利用できる．

Fowler VG Jr, Li J, Corey GR, et al. Role of echocardiography in evaluation of patients with *Staphylococcus aureus* bacteremia：experience in 103 patients. J Am Coll Cardiol. 1997；30：1072-1078.
黄色ブドウ球菌菌血症の患者では，経胸壁心エコーが陰性であっても，経食道心エコーで驚くほど高率に感染性心内膜炎が見つかった．

Maki DG, Weise CE, Sarafin HW. A semiquantitative culture method for identifying intravenous-catheter-related infection. N Engl J Med. 1977；296：1305-1309.
今日一般的に行われているロールプレート法を示したオリジナルの文献．

Mermel LA, Farr BM, Sherertz RJ, et al. Guidelines for the management of intravascular catheter-related infections. Clin Infect Dis. 2001；32：1249-1272.
カテーテル関連菌血症のマネジメントに関するエビデンスに基づく最新ガイドライン．

Stewart PS, Costerton JW. Antibiotic resistance of bacteria in biofilms. Lancet. 2001；358：135-138.
バイオフィルム内の考えうる薬物耐性機序を解説した総説．

Weinstein MP, Towns ML, Quartey SM, et al. The clinical significance of positive blood cultures in the 1990s：a prospective comprehensive evaluation of the microbiology, epidemiology, and outcome of bacteremia and fungemia in adults. Clin Infect Dis. 1997；24：584-602.
3つの大規模病院における菌血症に関する前向き研究．適切な抗菌薬治療が死亡率低下に寄与することを示している．

38 侵襲性真菌症

Joseph M. Fritz and Keith F. Woeltje

　侵襲性真菌症 invasive fungal infection によって合併症が増え，死亡率も上昇することが世界中で問題となっている。しかも，侵襲性真菌症の発生率は着実に増えている。さらに，一般的に使用される抗真菌薬の多くに耐性の株が拡散しつつある。

　集中治療室(ICU)で遭遇する病原真菌としては，*Candida* 属が圧倒的に多い。*Candida* は，もはや院内血流感染で4番目に多く同定される微生物である。**侵襲性カンジダ症** invasive candidasis という用語は，カンジダ血症，心内膜炎，髄膜炎，その他の深部臓器への播種(例：眼内炎，肝脾カンジダ症)などの総称である。侵襲性カンジダ症の寄与死亡率は，40〜50%であると報告されている。

　侵襲性カンジダ症の最大の危険因子は，おそらく ICU 滞在日数である。ほとんどの研究では，およそ ICU 在室10日目に侵襲性カンジダ症発症のピークがあるとしている。*Candida* の定着(例：直腸，痰，尿，創部浅層など)もまた，侵襲性カンジダ症の危険因子と考えられている。複数部位の *Candida* 定着を，どのように評価すべきかに関しては決着がついていない。複数の単施設研究で，複数部位のカンジダ定着が侵襲性カンジダ症を起こす予測因子になりうるとしている。しかし，大規模多施設前向き研究の1つでは，定着部位数と侵襲性カンジダ症の発症には有意な関係を認めなかった。その他の危険因子を**表38.1**にまとめた。

　Candida 属の中では，今日でも *Candida albicans* が患者から最も多く分離される種で，侵襲性カンジダ症の44〜71%を占める。しかしながら，*C. albicans* 以外の *Candida* 属の分離頻度が近年増している。*C. albicans* 以外では *Candida glabrata*, *Candida parapsilosis*, *Candida tropicalis*, *Candida krusei* の分離頻度が高い。*C. glabrata* や *C. krusei* はフルコナゾールに対する内因性の耐性機構をもっているため，*C. albicans* 以外の *Candida* の分離頻度上昇は治療上重要な意味がある。

　血液培養で *Candida* が同定された場合，単なる汚染と解釈してはならず，常に感染源となりうる部位の精査を迅速に行わねばならない。今日の血液培養用ボトルの中で *Candida* は難なく育つのにもかかわらず，侵襲性カンジダ症のたった50〜70%でしか血液培養陽性にならない。しかし，本来無菌でない部位からの検体で *Candida* が陽性になったとしても，感染と定着を区別するのにはほとんど役立たない。特定の(通常は無菌の)病変部位を生検して，組織病理学的な特徴を証明すれば確定診断となる。しかし，このような侵襲的方法は，重症患者では実行できないことが多い。このような制約があるため，信頼性の高い，培養によらない診断方法の確立が切望されてきた。残念なことに，現在利用可能な方法の中で，十分な感度と特異度を兼ね備えた信頼性の高い手法はない。このため，重症患者では，危険因子があり，かつ細菌に対する適切な治療にもかかわらず症状が改善しなければ，侵

表 38.1　侵襲性カンジダ症の危険因子

ICU長期在室
*Candida*の定着
中心静脈カテーテル
広域スペクトル抗菌薬
腎不全
血液透析
糖尿病
経静脈栄養
悪性腫瘍
癌化学療法・免疫抑制療法
外科手術（特に腹部手術）
移植
APACHE Ⅱ スコア≧20
急性膵炎

APACHE：acute physiology and chronic health evaluation

襲性カンジダ症をターゲットとしたエンピリック治療を開始することが多くの場合適切である。さらに，高リスクの患者群では，カンジダ症のいくつかの臨床症状を認めた時点で早期に適切な抗真菌薬投与を開始すると，確定診断（例：血液培養で*Candida*陽性）後に開始した場合に比べて，死亡率が低下することが近年の報告で示唆されている。この限定的な分析からは何ら結論を導くことはできないが，われわれは，高リスクの患者に対する，培養結果を待っている間の早期エンピリックな治療は正当化されると信じている。

　米国感染症学会から2004年に，カンジダ症に対する一般的な管理と治療に関するエビデンスに基づくガイドラインが公表された。現在，この改訂作業が進んでいる[注1]。このガイドラインによれば，フルコナゾール，caspofungin，アムホテリシンBはどれも第1選択の治療薬とされている。非好中球減少患者で，血行動態が安定していて，フルコナゾール耐性*Candida*属の疑いが高い状況（例：*C. glabrata*や*C. krusei*定着の既往，フルコナゾールの予防投与や投与歴）でなければ，フルコナゾールは適切な選択肢である。もしエンピリック治療にフルコナゾールを使用するのであれば，*Candida*の種が特定されるまでの間，比較的高用量（例：800 mg，1日1回静注，ただし腎機能低下例では用量の調節が必要）で使用すべきである。好中球減少があったり，血行動態が不安定であるような患者や，フルコナゾール耐性種の分離頻度の高い病棟で治療を受けている患者（免疫能や血行動態に関係なく）では，*Candida*の種が同定されるまでは，エキノキャンディン系抗真菌薬やアムホテリシンB製剤で治療するのが合理的である（ 38.1）。このガイドラインが公表された後に，ボリコナゾール（広域スペクトルのアゾール系抗真菌薬）やanidulafungin（エキノキャンディン系抗真菌薬）など新たな抗真菌薬が，いくつかの侵襲性カンジダ症の治療に認可されたことは知っておくべきである。カンジダ血

注1：2009年に改訂版が発売された。Pappas PG, Kauffman CA, Andes D, et al. Clinical practice guidelines for the management of candidiasis：2009 update by the Infectious Diseases Society of America. Clin Infect Dis. 2009；48：503-35.

ALG 38.1 カンジダ血症のエンピリック治療

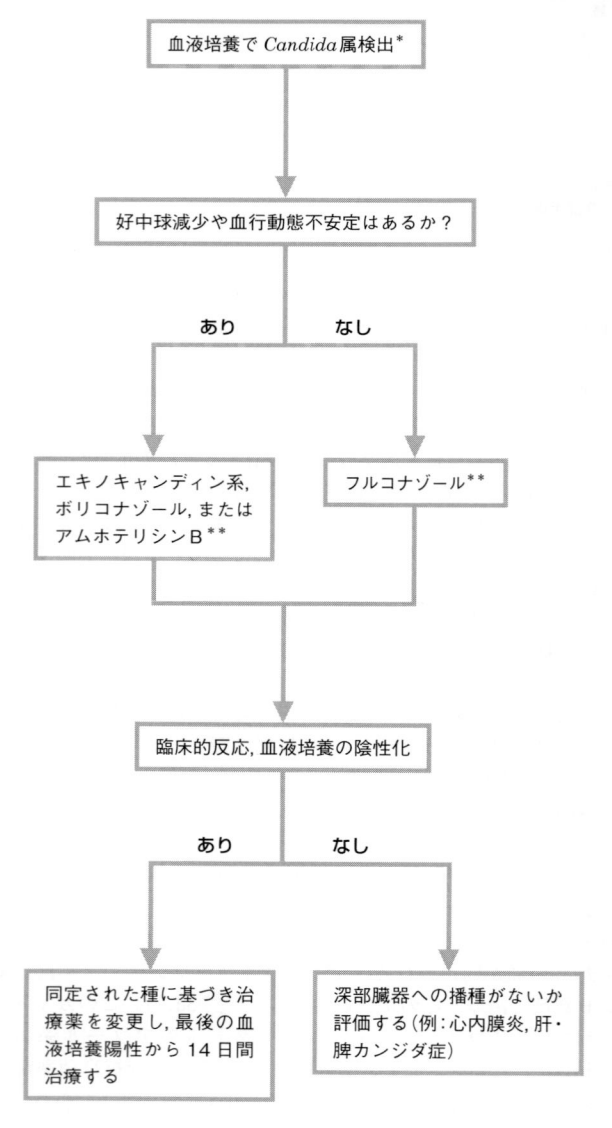

```
血液培養でCandida属検出*
        │
        ▼
好中球減少や血行動態不安定はあるか？
    ┌───┴───┐
   あり     なし
    │       │
    ▼       ▼
エキノキャンディン系,   フルコナゾール**
ボリコナゾール,または
アムホテリシンB**
    │       │
    └───┬───┘
        ▼
臨床的反応,血液培養の陰性化
    ┌───┴───┐
   あり     なし
    │       │
    ▼       ▼
同定された種に基づき治   深部臓器への播種がないか
療薬を変更し,最後の血   評価する(例:心内膜炎,肝・
液培養陽性から14日間   脾カンジダ症)
治療する
```

* カンジダ血症の診断と同時に, 中心静脈カテーテル抜去(臨床的に安定していれば)と眼科の診察が推奨される。

** *Candida glabrata* または *Candida krusei* の定着患者, これらの種の感染率が高い病棟の患者, フルコナゾール予防投与の既往のある患者に対してはエキノキャンディン系, ボリコナゾール, アムホテリシンBを考慮する。

表38.2 侵襲性アスペルギルス症の危険因子

長期間の好中球減少症(>10日)
造血幹細胞移植
固形臓器移植
コルチコステロイド・免疫抑制薬
進行性HIV感染症
慢性肉芽腫症

HIV:ヒト免疫不全ウイルス

表38.3 抗真菌薬の活性

真菌	フルコナゾール	ボリコナゾール	エキノキャンディン系[注1]	アムホテリシンB
Candida albicans	+	+	+	+
Candida arapsilosis	+	+	+/−	+
Candida tropicalis	+	+	+	+
Candida glabrata	DD/−	+/−	+	+
Candida krusei	−	+	+	+
Aspergillus 属[a]	−	+	+	+
Cryptococcus 属[b]	+	+	−	+
接合菌	−	−	−	+
Fusarium 属	−	+	−	+/−

+:感受性,−:耐性,DD:用量依存性
[a] *Aspergillus terreus* はしばしばアムホテリシンBに耐性。[b] *in vitro* のデータではボリコナゾールに感受性であることが示唆されるが,有効性を証明する臨床研究はない。
注1:わが国ではミカファンギンのみ。

症では,標準的治療期間は最後に陽性となった血液培養が採取されてから14日間である。感染部位によっては,推奨される治療期間はかなり長期に及ぶ。迅速な血管内カテーテル抜去や,眼内炎を除外するための眼科受診が治療上重要であるということも付け加えておきたい。

　院内感染に占める真菌症の割合は増す一方なので,高リスク患者における抗真菌薬予防投与が,いくつかの施設で試みられてきた。フルコナゾールまたはケトコナゾール[注2]を予防投与した場合,統計学的有意差はないもののリスク低下を認めたとする臨床研究が少数存在する。しかし,これらの研究は母集団の数が相対的に少ないという点で限定的である。これらの結果は,抗真菌薬の予防投与の効果に期待をもたせるが,決定的な推奨に至るほどではない。抗真菌薬の予防投与は,限られた高リスク集団には理にかなっているかもしれない。

　侵襲性真菌症の原因として*Candida*属に比べればはるかに少ないが,一部の患者群,特に免疫抑制状態では*Aspergillus*属は重要な病原真菌である(**表38.2**)。侵襲性アスペルギルス症では副鼻腔と肺が主要な感染巣であるが,実際は,皮膚,中

注2:わが国には静注製剤はなく,外用薬のみである。

枢神経系，眼，腹腔内臓器などいかなる臓器への播種もありうる。CTでは"halo sign"（肺の結節性浸潤影を囲む不明瞭な影）のような特徴的所見が診断の一助になる。しかし"halo sign"は，ほかの血管侵入性感染症でも認められるため，それだけで侵襲性肺アスペルギルス症と診断することはできない。Aspergillus属は培養可能であるが，非無菌部位から得られた検体から培養された場合，真の原因菌というよりもむしろ，単なる定着菌であることのほうが多い。血清ガラクトマンナン抗原の感度は文献によって29〜100％とさまざまであるが，特異度はほとんど85％以上である。タゾバクタム・ピペラシリンを投与されている患者でも偽陽性が起こる可能性がある。ガラクトマンナン抗原は診断の一助にはなるが，これだけで診断を下すべきではない。今のところ，生検材料から菌を同定することが診断のゴールドスタンダードと見なされている。

侵襲性アスペルギルス症に対する初期治療で，アムホテリシンBとボリコナゾールを比較した最近の研究では，ボリコナゾールが生命予後の改善に寄与していた（ボリコナゾール群の生存率71％に対し，アムホテリシン群は58％）。この研究に基づき，われわれはボリコナゾールを第1選択薬として推奨する。エキノキャンディン系はAspergillusに対してin vitroでは活性があるが，第1選択薬としては認可されていない（表38.3）。近年，抗真菌薬の併用療法が注目されており，特に侵襲性アスペルギルス症に対してはしばしば行われている。これまでの最大規模の臨床研究では，アムホテリシンB製剤による初期治療で改善しなかった侵襲性アスペルギルス症の患者（造血幹細胞移植レシピエントまたは化学療法を受けた血液悪性腫瘍の患者）で，ボリコナゾールとcaspofunginの2剤併用療法が，ボリコナゾール単剤療法と比較された。両群ともに母集団が小さいものの，ボリコナゾールとcaspofunginの2剤併用療法は，ボリコナゾール単剤療法に比して，3ヵ月生存率で統計学的に有意な改善を認めた。この研究は決定的なものではないが，このような患者群では2剤併用療法が適切であるとわれわれは信じている。

ムコール症で知られる接合菌症は，接合菌網に属する糸状真菌による感染症の総称である。これに分類される真菌も多数知られているが，よく分離されるものには，*Rhizopus*，*Rhizomucor*，*Absidia*，*Mucor*などがある。これらの真菌は免疫不全の宿主を好むことで知られており，典型的には比較的急速に発症し血管侵入性である。素因としては糖尿病，アシドーシス，固形臓器および造血幹細胞移植レシピエント，鉄の過負荷，デフェロキサミンによる治療，その他の免疫不全がある。

最も典型的な例は糖尿病で，アシドーシスのある患者の副鼻腔および中枢神経系の病変である。肺病変は，移植後の免疫抑制患者に起こることが多い。接合菌症は，今日でも相対的に頻度はそれほど高くないが，免疫抑制患者の増加に伴い，絶対数は近年確実に増加している。さらに，直接の因果関係は証明されていないが，移植後長期間のボリコナゾール予防投与が接合菌症に関係すると疑われている。接合菌は，細菌検査室で使用される通常の培地では培養されない可能性もあり，診断はしばしば生検材料の病理組織学的所見によってなされる。

よく使われる広域スペクトル抗真菌薬のエキノキャンディン系やアゾール系（ボリコナゾールを含む）は，接合菌には無効である（表38.3）。高用量のアムホテリシンB〔例：デオキシコール酸アムホテリシンBを1〜1.5 mg/kg/日またはアムホテ

表38.4 よく使われる抗真菌薬の適応と投与量・投与間隔

抗真菌薬	投与量・投与間隔	調節が必要な疾患，注意点
侵襲性カンジダ症		
フルコナゾール	400〜800 mg/日，静注または経口	腎不全
ボリコナゾール	静注：最初の2回は6 mg/kg 12時間ごと その後，3〜4 mg/kg 12時間ごと 経口：体重40kg未満では100 mg 12時間ごと，体重40kg以上では200 mg 12時間ごと	肝不全 腎不全では静注薬の添加物が蓄積する可能性あり
caspofungin	初回投与量 70 mg 静注 2回目以降 50 mg/日 静注	肝不全
anidulafungin	初回投与量 200 mg 静注 2回目以降 100 mg/日 静注	なし
デオキシコール酸アムホテリシン[a]	0.6〜1 mg/kg/日 静注	なし 腎・肝機能の注意深い観察
アムホテリシンB脂質製剤[a] ・コロイド分散製剤（Amphotec） ・脂質製剤（Abelcet） ・リポソーム製剤（アンビゾーム®）	3〜5 mg/kg/日 静注	なし 腎・肝機能の注意深い観察
侵襲性アスペルギルス症		
イトラコナゾール	静注：最初の4回は200mg 12時間ごと その後，200 mg/日 経口：200〜400 mg/日	薬物相互作用多数あり 静注はクレアチニンクリアランス<30 ml/分では推奨されない
ボリコナゾール	侵襲性カンジダ症と同様	侵襲性カンジダ症と同様
デオキシコール酸アムホテリシンB[a]	1〜1.5 mg/kg/日	侵襲性カンジダ症と同様
アムホテリシンB脂質製剤[a]	5 mg/kg/日	侵襲性カンジダ症と同様 より高用量も使用される
caspofungin	侵襲性カンジダ症と同様	侵襲性カンジダ症と同様 第1選択薬としては未認可
接合菌症		
デオキシコール酸アムホテリシンB[a]	1〜1.5 mg/kg/日	侵襲性カンジダ症と同様
アムホテリシンB脂質製剤[a]	≧5 mg/kg/日 静注[b]	侵襲性カンジダ症と同様 より高用量も使用される

[a] 腎毒性を低減するために薬物投与時に生理食塩液をボーラス投与することが推奨される。アセトアミノフェン，ジフェンヒドラミンをあらかじめ投与すると，投与時関連反応を減らせるかもしれない。重症の投与時関連反応に対しては，ヒドロコルチゾン 50〜100 mg 静注の適応もあるかもしれない。

[b] 推奨される投与開始量。より高用量(7.5〜10 mg/kg/日)が使用されることもあるが，それが接合菌症に有効であるとする前向き研究はない。

リシンB脂質製剤を最低5mg/kg/日(**表38.4**)〕を第1選択とするのが標準的である。効果が高まることは確認されていないが，より高用量(例:7.5〜10mg/kg/日)の治療もしばしば行われる。血管侵入性と急速な進行を特徴とするため，副鼻腔および中枢神経系の病変では常に，また肺感染症でもしばしば，迅速な外科的治療が必要である。重度の免疫抑制患者に対する真菌感染症予防として近年認可されたposaconazoleが，接合菌症におけるサルベージ療法として有効であったとする症例報告がいくつかある。しかし，今のところ米国食品医薬品局(FDA)は標準的治療としては認可していない。

〔林　淑朗〕

参考文献

Blumberg HM, Jarvis WR, Soucie JM, et al. Risk factors for candidal bloodstream infections in surgical intensive care unit patients: the NEMIS prospective multicenter study. The National Epidemiology of Mycosis Survey. Clin Infect Dis. 2001 ; 33 : 177-186.
カンジダ血症の危険因子を評価した多施設コホート研究。

Chayakulkeeree M, Ghannoum MA, Perfect JR. Zygomycosis: the re-emerging fungal infection. Eur J Clin Microbiol Infect Dis. 2006 ; 25 : 215-229.
接合菌症に関する総説。疫学，危険因子，診断，治療に言及している。

Herbrecht R, Denning DW, Patterson TF, et al. Voriconazole versus amphotericin B for primary therapy of invasive aspergillosis. N Engl J Med. 2002 ; 347 : 408-415.
侵襲性アスペルギルス症でボリコナゾールのほうがアムホテリシンBよりも治療成績がよかったとする無作為化非盲検試験。

Marr KA, Boeckh M, Carter RA, et al. Combination antifungal therapy for invasive aspergillosis. Clin Infect Dis. 2004 ; 39 : 797-802.
侵襲性アスペルギルス症のサルベージ療法として，ボリコナゾールとcaspofunginの併用療法が3カ月生存率を改善したとする後ろ向き研究。

Mennink-Kersten MA, Donnelly JP, Verweij PE. Detection of circulating alactomannan for the diagnosis and management of invasive aspergillosis. Lancet Infect Dis 2004 ; 4 : 349-357.
*Aspergillus*ガラクトマンナン抗原の有用性を示した総説。

Morrell M, Fraser VJ, Kollef MH. Delaying the empiric treatment of candida bloodstream infection until positive blood culture results are obtained: a potential risk factor for hospital mortality. Antimicrob Agents Chemother. 2005 ; 49 : 3640-3645.
抗真菌療法の遅れが死亡率を上昇させることを示した後ろ向きコホート研究。

Ostrosky-Zeichner L, Pappas PG. Invasive candidiasis in the intensive care unit. Crit Care Med. 2006 ; 34 : 857-863.
ICUにおける侵襲性カンジダ症の，今日の疫学的動向と治療戦略に関する総説。

Pappas PG. Invasive candidiasis. Infect Dis Clin North Am. 2006 ; 20 : 485-506.
侵襲性カンジダ症に関する総説。病因，疫学，臨床症状，診断，治療に言及している。

Pappas PG, Rex JH, Sobel JD, et al. Guidelines for treatment of candidiasis. Clin Infect Dis. 2004 ; 38 : 161-189.
カンジダ血症に関するエビデンスに基づく総説と治療の推奨。

Playford EG, Webster AC, Sorrell TC, et al. Antifungal agents for preventing fungal infections in non-neutropenic critically ill and surgical patients: systematic review and meta-analysis of randomized clinical trials. J Antimicrob Chemother. 2006 ; 57 : 628-638.
高リスク患者における予防的抗真菌薬投与の有効性を評価した12の研究のメタ解析。

Segal BH, Walsh TJ. Current approaches to diagnosis and treatment of invasive aspergillosis. Am J Respir Crit Care Med. 2006 ; 173 : 707-717.
侵襲性アスペルギルス症の総説。危険因子，診断，治療戦略が述べられている。

免疫不全患者における感染症

Nareg Roubinian and Steven J. Lawrence

免疫不全患者の治療にあたっては免疫不全の種類と，それに関係しやすい日和見感染病原体を知っておく必要がある(表39.1)．幅広い鑑別診断が必要になることが多く，集中治療が必要な場面では，診断に必要な検査結果が得られるまでの期間，エンピリック治療がしばしば必要である．免疫不全患者が感染症を起こした場合，感染症科コンサルトと協力することで最良の治療を行えることが多い．

好中球減少

好中球減少 neutropenia に伴う敗血症は，癌化学療法を受けている患者，長期の免疫抑制薬投与を受けている患者，血液悪性腫瘍の患者における重大な合併症である．好中球減少患者における菌血症では，緑膿菌や *Klebsiella* 属のようなグラム陰性菌が原因菌として最も多い．しかし，免疫不全患者，特にカテーテル留置や粘膜炎のある患者では，細菌性敗血症の原因菌として methicillin 耐性黄色ブドウ球菌(MRSA)，薬物耐性緑色連鎖球菌，腸球菌属などのグラム陽性菌が同定される頻度が増してきている．培養検体を採取し次第，緑膿菌カバーを含む広域スペクトルの抗菌薬でのエンピリック治療を開始すべきである．

細菌が敗血症の原因として最も多いが，真菌によって敗血症性ショックが起こることもある．長引く好中球減少，カテーテル留置，抗菌薬曝露の既往など，真菌血症には複数の危険因子が知られている．敗血症性ショックを起こす病原真菌では *Candida albicans* が最も多い．カンジダ血症のエンピリック治療に際して，特に予防的抗真菌薬投与を受けた既往のある患者では，その医療機関におけるフルコナゾール耐性 *Candida* 属の検出率を考慮に入れなければならない(38章参照)．発熱性好中球減少症のマネジメントを AIG 39.1 にまとめた．

固形臓器移植および造血幹細胞移植

移植後患者に合併しやすい感染症は，移植後の時期によっておおよそ決まっている(表39.2)．移植後最初の1カ月は，手術部位感染や中心静脈カテーテル関連感染といった院内感染がほとんどである．1カ月を過ぎると，免疫抑制薬のため日和見感染症のリスクが著しく増加し，移植臓器が感染部位となることが多い(表39.3)．このリスクは必要とされる免疫抑制の程度によってさまざまだが，移植後3〜6カ月持続するのが典型的である．

表 39.1 さまざまな免疫不全に関連する典型的な日和見感染病原体

宿主と感染源	病原体
Ⅰ. HIV-1 感染（CD4=CD4$^+$リンパ球 /mm^3）	
1. 肺炎	■ 細菌
	■ *Pneumocystis jirovecii*（CD4 < 200 /mm^3）
	■ 播種性好酸菌感染または，播種性ヒストプラズマ症（CD4 < 50 /mm^3）
2. 中枢神経系感染症	■ *Cryptococcus*（CD4 < 50 /mm^3）
	■ *Toxoplasma gondii*（CD4 < 100 /mm^3）
	■ EBV関連リンパ腫（CD4 < 100 /mm^3）
	■ JC ウイルス / 進行性多巣性白質脳症（CD4 < 50 /mm^3）
	■ CMV（CD4 < 50 /mm^3）
Ⅱ. 固形臓器移植または造血幹細胞移植	
1. 肺炎	■ 細菌
	■ CMV
	■ *Aspergillus*属
	■ *Pneumocystis jirovecii*
2. 中枢神経系感染症	■ *Aspergillus*属
	■ *Nocardia*属
	■ *Listeria*
	■ *Toxoplasma gondii*
	■ HHV-6
	■ VZV
	■ アデノウイルス
Ⅲ. 無脾症	■ 莢膜を持つ細菌
Ⅳ. 免疫抑制薬	
1. コルチコステロイド（> 10 mg/日）またはメトトレキサート	■ *Candida*属
	■ *Pneumocystis jirovecii*
	■ *Nocardia*属
	■ *Mucor*属, *Rhizopus*属
	■ *Aspergillus*属
2. 抗 TNF 療法	■ 結核菌

EBV：Epstein-Barr ウイルス，CMV：サイトメガロウイルス，HHV：ヒトヘルペスウイルス，VZV：水痘・帯状疱疹ウイルス，TNF：腫瘍壊死因子

　同種移植レシピエントにおける移植片対宿主病 graft-versus-host disease（GVHD）や，固形臓器移植における拒絶反応では，しばしばさらなる免疫抑制が必要となるため，長期間にわたって感染症を合併しやすくなる。予防的抗菌薬や予防的抗ウイルス薬をルーチンに使用すると，日和見感染症の発症時期が予防投与を中止する時期にずれ込む可能性がある（特にサイトメガロウイルス感染症の場合）。

ALG 39.1 発熱性好中球減少症のマネジメント

```
┌─────────────────────────────────────────────────────────────────┐
│ 38.3 ℃以上の発熱,または1時間以上継続する38.0 ℃以上の発熱       │
│   かつ                                                          │
│ 好中球数500 /mm³以下,または500 /mm³以上であるが500 /mm³以下へ   │
│ 低下する見込み                                                  │
└─────────────────────────────────────────────────────────────────┘
                              ↓
┌──────────────────────┐    ┌────────────────────────────────────┐
│ 腹腔内感染が疑われれば│←───│・血液培養2セット,尿検査,尿培養,    │
│ メトロニダゾール500 mg│    │  胸部X線                            │
│ 8時間ごとに静注を考慮 │    │・エンピリックにグラム陰性菌を治療* │
└──────────────────────┘    │・適応があればバンコマイシン1 g 12  │
           ↓                 │  時間ごとに静注,72時間継続**      │
                            └────────────────────────────────────┘
                                              ↓
┌──────────────────────┐    ┌────────────────────────────────────┐
│ 臨床的に不安定であれば,│←──│ 48時間以上の平熱の後に新たに発熱   │
│ アミノグリコシドを追加│    │ または,72時間以上発熱が持続し,か  │
│ してグラム陰性菌の二重│    │ つ血液培養陰性                     │
│ カバーを72時間継続する│    └────────────────────────────────────┘
│ 72時間後に培養陰性なら│                     ↓
│,アミノグリコシド中止 │    ┌────────────────────────────────────┐
└──────────────────────┘    │ 臨床的に安定                       │
                            │ ・培養陰性:同じ治療を継続         │
┌──────────────────────┐    │ ・培養陽性:培養結果,感受性試験    │
│ 臨床的に不安定        │←──│   結果に基づいた治療               │
│ ・グラム陰性菌治療薬の│    └────────────────────────────────────┘
│   変更                │                     ↓
│ ・バンコマイシン追加を│    ┌────────────────────────────────────┐
│   考慮**              │    │ 5日以上発熱が持続                  │
└──────────────────────┘───→│ かつ血液培養陰性                   │
                            │ バンコマイシンまたは抗真菌薬追加を │
                            │ 考慮(本文を参照)                  │
                            └────────────────────────────────────┘
```

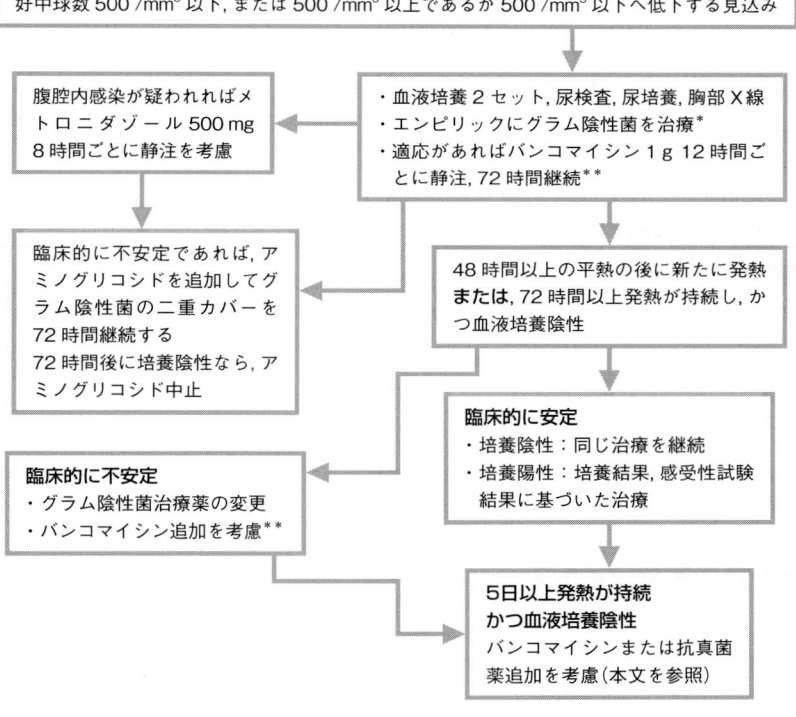

**バンコマイシンの適応
- 重症の粘膜炎
- カテーテル関連血流感染の臨床所見
- 耐性連鎖球菌または耐性ブドウ球菌定着の既往
- 突然の40 ℃を超える発熱
- 低血圧

血液培養でコアグラーゼ陰性ブドウ球菌,methicillin耐性黄色ブドウ球菌,セファロスポリン耐性連鎖球菌が証明されなければ**72時間でバンコマイシンを中止**

*グラム陰性菌治療薬
セフェピム1 g 8時間ごとに静注 **または**
メロペネム500 mg 6時間ごとに静注 **または**
タゾバクタム・ピペラシリン3.375 g 6時間ごとに静注

ペニシリンアレルギーの場合
シプロフロキサシン400 mg 12時間ごとに静注 **または**
アズトレオナム2 g 8時間ごとに静注

Barnes-Jewish Hospital Stem Cell Unit Febrile Neutropenia Pathwayより改変。

表 39.2 移植後の時期とよくみられる日和見感染症

病原体	最初の1カ月	1〜6カ月	6カ月以降
細菌	院内型細菌	Nocardia属 Listeria monocytogenes	莢膜をもつ細菌 抗酸菌
真菌	Candida	Aspergillus属 Pneumocystis jirovecii	Cryptococcus neoformans
ウイルス	HSV	CMV アデノウイルス	CMV（もし予防投与が中止されていれば） VZV

HSV：単純ヘルペスウイルス，CMV：サイトメガロウイルス，VZV：水痘・帯状疱疹ウイルス

表 39.3 移植患者で特に重要な感染症

移植臓器	感染症
肺	グラム陰性菌（特に緑膿菌），CMV，Aspergillus による肺感染症
心臓	トキソプラズマ心筋炎
肝臓	続発性のカンジダ肝膿瘍
造血幹細胞	CMV，Aspergillus，GVHDでは口腔内，皮膚，腸管内の細菌

CMV：サイトメガロウイルス，GVHD：移植片対宿主病

ヒト免疫不全ウイルス

ヒト免疫不全ウイルス human immunodeficiency virus(HIV)感染は，よく遭遇する，もう1つの免疫不全である。$CD4^+$リンパ球数がいまだに，HIV-1に感染した患者への日和見感染症の合併のしやすさを正確に予測する因子である。高活性抗レトロウイルス療法 highly active antiretroviral therapy(HAART)の到来により，感染症を原因とする集中治療室(ICU)への入室や死亡率が顕著に減少した。やむをえずHAARTを中断する場合（例：経口投与が不可能な場合，危険な薬物相互作用が予測される場合，HAARTに含まれる薬物が原因と思われる重篤な合併症の場合），抗レトロウイルス薬耐性の出現を防ぐために，一般的にはすべての抗ウイルス薬を中止すべきである。

全体的には，細菌性肺炎が今でもHIV患者の肺感染症の中で最も多い。$CD4^+$リンパ球数が $200/mm^3$ 未満の患者では，Pneumocystis肺炎のリスクが高くなる。スルファメトキサゾール・トリメトプリム(ST合剤)の予防内服へのコンプライアンスが悪い患者や，ST合剤以外の予防薬（例：dapsone, atovaquone, 吸入ペンタミジン）を投与されている患者では，ブレークスルー感染が起こる可能性がある。特に，$CD4^+$リンパ球数が $50/mm^3$ 未満の患者では，播種性真菌症（特にHistoplasma capsulatum）や播種性抗酸菌感染症を想定すべきである。

表 39.4　肺感染症の画像的特徴

画像的特徴	病原体
限局性浸潤影	細菌, *Aspergillus* 属, *Pneumocystis jirovecii*
結節影	細菌（黄色ブドウ球菌, *Nocardia* 属, *Legionella* 属）, 真菌（*Aspergillus* 属, *Mucor* 属, *Coccidioides immitis*）, 結核菌, 非結核性抗酸菌
びまん性間質影	ウイルス（CMV, HSV, VZV, RSV, インフルエンザ, アデノウイルス）, *Pneumocystis jirovecii*, *Toxoplasma gondii*, 細菌（*Legionella* 属）, 真菌（*Aspergillus* 属, *Histoplasma capsulatum*）

CMV：サイトメガロウイルス, HSV：単純ヘルペスウイルス, VZV：水痘・帯状疱疹ウイルス, RSV：RS ウイルス

表 39.5　中枢神経系の日和見感染病原体[a]

細菌	*Listeria monocytogenes**	*Nocardia* 属*
真菌	*Aspergillus**	*Cryptococcus*（$CD4^+ << 50\,mm^3$）
	Candida 属	
ウイルス	**CMV**	VZV*
	HSV	エンテロウイルス
	HHV-6*	**JC ウイルス（PML）**（$CD4^+ < 50\,mm^3$）
	アデノウイルス*	**EBV リンパ腫**（$CD4^+ < 50\,mm^3$）
その他	抗酸菌	*Toxoplasma*（$CD4^+ < 50\,mm^3$）

CMV：サイトメガロウイルス, VZV：水痘・帯状疱疹ウイルス, HSV：単純ヘルペスウイルス, HHV：ヒトヘルペスウイルス, PML：進行性多巣性白質脳症, EBV：Epstein-Barr ウイルス
[a] 太字は HIV 関連で多く, ＊を付けたものは移植関連で多い.

　HAART に用いる抗ウイルス薬のなかには, 致命的な毒性を発揮するものがある. 例えば核酸系逆転写酵素阻害薬, 特にスタブジン（d4T）, ジダノジン（ddI）, ジドブジン（AZT）は重症の乳酸アシドーシスを起こすことがある. アバカビルによる過敏症の頻度は 3〜5％ である. 症状としては倦怠感, 消化器症状, 低血圧があり, 皮疹は伴うこともある. 再投与はしばしば致命的である. ネビラピンは劇症肝炎や Stevens-Johnson 症候群の原因になると指摘されている.
　肺感染症の画像的特徴と中枢神経系日和見感染症の病原体を, それぞれ**表 39.4**と**表 39.5** にまとめた. **表 39.6** には日和見感染症の診断と治療をまとめた.

（林　　淑朗）

表 39.6　日和見感染病原体の診断および治療方法

病原体	診断	治療
細菌		
Legionella 属	喀痰または BAL の培養, 尿中抗原	アジスロマイシン, クラリスロマイシン, レスピラトリーキノロン
Nocardia 属	喀痰または生検の抗酸菌染色変法と培養	ST 合剤
結核菌	誘発喀痰または BAL の抗酸菌染色と培養	4 剤併用療法
非結核性抗酸菌	血液または生検の抗酸菌染色と培養	さまざま
真菌		
Pneumocystis jirovecii	誘発喀痰または BAL の直接蛍光抗体染色	ST 合剤, $PaO_2 < 70$ mmHg ならコルチコステロイド併用
Candida 属	血液培養, 生検	38 章参照
Cryptococcus neoformans	血清または CSF の抗原検査, 真菌用血液培養	アムホテリシン B＋フルシトシン（急性）
Histoplasma capsulatum	真菌用血液培養, 尿中抗原, 組織学的検査	アムホテリシン B・イトラコナゾール
Aspergillus 属	BAL や TBB, 喀痰, 生検の真菌染色と培養 ガラクトマンナン抗原, 組織学的検査	38 章参照
ウイルス		
CMV	血液 PCR またはアンチゲネミア BAL または生検, シェルバイアル法, 組織学的検査	ガンシクロビルまたはホスカルネット
EBV	CSF の PCR	リンパ腫化学療法
RSV	鼻腔・咽頭スワブまたは BAL の直接蛍光抗体染色と培養	パリビツマブ
HSV	CSF または血液の PCR	アシクロビル
HHV-6	CSF DNA PCR	ガンシクロビルまたはホスカルネット
アデノウイルス	鼻腔・咽頭スワブまたは BAL の直接蛍光抗体染色と培養	cidofovir
インフルエンザ	鼻腔・咽頭スワブまたは BAL の直接蛍光抗体染色と培養	オセルタミビルまたはザナミビル
VZV	BAL または CSF の PCR, 組織学的検査	アシクロビル
原虫		
Toxoplasma	CSF または血液の PCR	スルファドキシン・ピリメタミン

BAL：気管支肺胞洗浄, CSF：脳脊髄液, TBB：経気管支肺生検, CMV：サイトメガロウイルス, PCR：ポリメラーゼ連鎖反応, EBV：Epstein-Barr ウイルス, RSV：RS ウイルス, HSV：単純ヘルペスウイルス, HHV：ヒトヘルペスウイルス, VZV：水痘・帯状疱疹ウイルス

参考文献

Fishman JA, Rubin RH. Infection in organ-transplant recipients. N Engl J Med. 1998；338：1741-1751.
　移植後感染症の危険性と時間的関係について述べた要約的文献。重要な感染症の治療についても述べている。

Gea-Banacloche JC, Opal SM, Jorgensen J, et al. Sepsis associated with immunosuppressive medications：an evidence-based review. Crit Care Med. 2004；32[11 Suppl]：S578-S590.
　免疫抑制薬に関する総説。作用機序，およびそれに関係する特定の感染症の診断と治療について述べている。

Nichols WG. Management of infectious complications in the hematopoietic stem cell transplant recipient. J Intens Care Med. 2003；18：295-312.
　造血幹細胞移植に合併する感染症の総説。病因の解説と，呼吸器症状に重きをおいた症状からのアプローチ。

Picazo JJ. Management of febrile neutropenic patient：a consensus conference. Clin Infect Dis. 2004：39[Suppl 1]：S1-S6.
　発熱性好中球減少症の総説。病因やマネジメントに関する解説もある。

Rosen MJ, Narashimhan M. Critical care of immunocompromised patients：human immunodeficiency virus. Crit Care Med. 2006；34[9 Suppl]：S245-250.
　HIV陽性患者がICUに入室する原因について書かれた総説。肺合併症と薬物関連の合併症について詳しく書かれている。

40 集中治療室における感染症予防

Amy M. Hueffmeier

　集中治療室(ICU)で罹患する感染症は，入院患者の合併症発症率や死亡率を著しく上昇させる因子である。また，ICU在室日数を増やし，医療費の増大の原因にもなる。ICUで1つ感染症が起こると超過医療費は5万ドルを優に超すと言われている。ICUにおける病原体伝播を防ぐためには，複数の予防策を組み合わせることが不可欠である。感染経路別予防策(接触予防策，飛沫予防策，空気予防策)は必要に応じて実施する。また医療従事者の予防策遵守率もモニターすべきである。接触予防策(ガウンと手袋)は，methicillin耐性黄色ブドウ球菌(MRSA)，バンコマイシン耐性腸球菌(VRE)，多剤耐性グラム陰性菌，*Clostridium difficile*のような薬物耐性菌の場合に実施すべきである。飛沫予防策(サージカルマスク着用)は，インフルエンザや髄膜炎菌のような大きな飛沫による感染症の場合に必要である。空気予防策(N95マスクと陰圧病室)は，結核菌や水痘のような空気感染を起こす病原体に対して適用される。医療従事者およびほかの患者への曝露を予防するために，感染経路別予防策は，臨床的に最初に疑いをもった時点で実施しなければならない。ほかの患者や医療従事者への曝露が起きた場合，感染制御に関して専門家にコンサルトすべきである。

　人工呼吸器関連肺炎ventilator-associated pneumonia(VAP)，カテーテル関連血流感染catheter-related bloodstream infection(CRBSI)などのデバイス関連病院内感染症は，入院患者にとって最大のリスクとなる。米国疾病予防管理センター(CDC)によると，VAPはFoleyカテーテル関連尿路感染症に次いで2番目に頻度の高い院内感染症である。CRBSIもまた重要で，感染性心内膜炎，敗血症性血栓性静脈炎，骨髄炎のようなほかの感染性合併症を引き起こす。CDCと米国医療の質改善研究所(IHI)[注1]の双方が，エビデンスに基づくデバイス関連感染症予防のためのガイドラインを公表している。これらの要旨を**表40.1**と**表40.2**に示す。

　デバイス関連感染症を予防するのに最も重要なことは，侵襲的デバイスを挿入する前，および取り扱う前の十分な手指衛生の遵守である。ベッドサイドにアルコール系手指消毒薬を設置すると，流水と石鹸による手洗いに比べて，医療従事者の手指の手荒れが少なくなるだけでなく手指衛生の遵守率が向上することがわかっているため，これを奨励すべきである。アルコールによる手指消毒は，肉眼的な手指の汚染がない場合はいつでも手指衛生の手段として用いてよい。抗菌石鹸は手指の肉眼的汚染がある場合や生体物質への曝露後に必要となるので，ICUではいつでも利

注1：IHI(Institute for Healthcare Quality Improvement)は非営利の任意団体であり，医療の質の改善には何が必要なのかを検討し，また医療の質を改善する活動を通して展開する目的で設立された。http://www.ihi.org/

表40.1 人工呼吸器関連肺炎（VAP）予防のための推奨事項の要約

教育と訓練
施設入所者細菌性肺炎予防の疫学および感染管理の手法に関して，医療現場での責任の程度に応じて権限を保証するような方法で医療従事者を教育する

手指衛生と消毒法
粘膜表面や，気道分泌物，気道分泌物で汚染された物に接触した後，気管チューブまたは気管切開チューブが留置されたすべての患者に接触する前後，患者に使用中のすべての呼吸器関連デバイスに触れる前後，別の患者に触れる前，患者由来の気道分泌物または気道分泌物で汚染された物を取り扱った後に次の別の患者や物・環境表面に触れる前，同じ患者でも汚染部位に触れた後で気道・呼吸デバイスに触れる前に，流水と石鹸または水を用いない消毒薬で手の汚染除去を行う

患者由来の気道分泌物で汚染されるのが予測される場合は，ガウンを着用し，汚染されたら次の別の患者のケアをする前にガウンを交換する。使用した吸引カテーテルを患者の下気道内に再挿入するなら，滅菌水または低温滅菌処理水のみを使用して吸引カテーテル内の分泌物を取り除く。閉鎖式吸引システムを使用する場合，吸引カテーテルは，吸引できなくなった場合や肉眼的に汚染が認められる場合に交換する

誤嚥予防
臨床的適応がなくなったら，気管チューブ，気管切開チューブ，腸管チューブ（経口または経鼻の胃・空腸チューブ）などのデバイスを抜去し，経管栄養も中止する

可能な限り，人工呼吸管理を受けている患者への再挿管はできる限り避ける

人工呼吸管理中の患者では，ストレス潰瘍予防のために，スクラルファートやH_2受容体拮抗薬，プロトンポンプ阻害薬を投与する

禁忌がなければ，経鼻挿管ではなく経口挿管をする

医学上の禁忌がなければ，誤嚥性肺炎のリスクの高い患者（例：人工呼吸管理中の患者，経腸チューブを留置した患者）では，ベッドの頭側を30〜45°挙上する

患者の消化管蠕動を日常的にモニターし（例：蠕動音聴診，胃内残量測定，腹囲測定），逆流を予防するため経腸栄養の投与速度と投与量を調節する

栄養チューブが適切な部位に留置されているか日常的に確認する

臨床的に適応がなくなり次第，気管切開チューブ，栄養チューブ（経口または経鼻の胃・空腸チューブなど）を抜去し，経管栄養も中止する

人工呼吸器回路
同一患者に使用中の人工呼吸回路（例：人工呼吸器の管，呼気バルブ，加湿器）を，使用期間に基づいて定期的に交換してはならない。人工呼吸器回路は，肉眼的に汚染が認められる場合や機械的問題がある場合に交換する

人工呼吸回路内の結露を定期的に除去し，患者側に流れ込まないように注意する

チューブ背側のポートを通じてカフ上吸引が可能な気管チューブを使用して，（持続吸引によって）声門下に貯留する気道分泌物を除去する

抜管に際して気管チューブのカフ内の空気を抜く前や，チューブを動かす前に，確実にカフ上の分泌物を除去する

Tablan OC, Anderson LJ, Besser R, et al. Guidelines for preventing health-care-associated pneumonia, 2003. MMWR Recomm Rep. 2004；53：RR03より要約・改変。

表40.2 血流感染予防のための推奨事項の要約

教育と訓練

血管内カテーテル使用の適応,適切な挿入・維持方法,血管内カテーテル関連感染を予防するための適切な感染管理の手法に関して医療従事者を教育する

血管内カテーテルを挿入または管理するすべての人に対して,ガイドラインに関する知識およびガイドラインへの遵守を定期的に評価する

血管内カテーテルの挿入および維持には訓練を受けた人を任命し,すでに訓練を受けていてカテーテル挿入の手本を見せられる人を指導者に任命する

手指衛生と消毒法

伝統的な抗菌石鹸と流水による手洗い,またはアルコール系手指消毒薬で,適切な手指衛生が遵守されているか観察する。血管内カテーテルの挿入,交換,アクセス,管理,ドレッシングなどの前後に,手指衛生が遵守されているか観察する。手袋の着用は,手指衛生手技を省略する理由にはならない

CVC挿入(末梢から挿入するCVCも含む)やガイドワイヤによるCVC交換は,帽子,マスク,滅菌ガウン,滅菌手袋,十分大きな滅菌ドレープを含む滅菌手技によって行う。

血管内カテーテルのドレッシング交換に際しては,非滅菌清潔手袋または滅菌手袋を着用する

カテーテル挿入前およびドレッシング交換時に,適切な消毒薬で清潔な皮膚を消毒する。2％クロルヘキシジン[注1)]が好まれるが,ヨードチンキや70％アルコールを使用してもよい

カテーテル挿入部位に消毒液が残るようにして,穿刺前に自然乾燥させる。ポビドンヨードを使用する場合は穿刺までに最低2分,乾かなければそれ以上皮膚に残しておく

カテーテル挿入前またはドレッシング交換の際は,皮膚に有機溶剤を使用しない

カテーテル挿入部位の保護には,滅菌ガーゼ,または,滅菌の透明半透過性ドレッシングを使用する。挿入部位のドレッシングは,湿気を含んだり,剥がれてきたり,肉眼的に汚れたりした場合に交換する

真菌感染や薬物耐性の問題を助長する可能性があるので,挿入部位に,抗菌薬の軟膏やクリームを塗ってはならない(透析用カテーテルは除く)

挿入部位とカテーテルの選択

これから行おうとする静注療法の種類・期間に対して,合併症(感染症・非感染症の両方を含めて)のリスクが最も少ないカテーテル,挿入方法,挿入部位を選択する。成人では非トンネル型CVCを挿入する場合,禁忌でなければ,感染の合併症を最小にするために,(内頸や鼠径よりも)鎖骨下を第1選択にする

患者管理に必要最小限のポートやルーメンがついたCVCを選択する

感染率を低下させるためだけの目的で,定期的にCVCや動脈カテーテルを交換してはならない

カテーテル抜去と交換

必要でなくなった血管内カテーテルは迅速に抜去する

挿入部位が化膿していたら,短期挿入型CVCは常に交換する

カテーテル関連感染が疑われる患者では,ガイドワイヤを用いたカテーテル交換をしてはならない。またカテーテル関連感染を減らす目的で定期的にガイドワイヤを用いたカテーテル交換をしてはならない

表40.2 血流感染予防のための推奨事項の要約（続き）

圧モニタリング

可能なら，再利用式ではなくディスポーザブルのトランスデューサを使用する

96時間ごとに再利用式またはディスポーザブルのトランスデューサを交換する。その他の部品（ライン，持続フラッシュ器具，フラッシュ液など）もトランスデューサ交換時に同時に交換する

圧モニタリングシステムへのアクセス部位が三方活栓ではなく閉鎖式の場合，表面を適切に消毒してからアクセスする[注2]

CVC：中心静脈カテーテル
注1：わが国に2%クロルヘキシジンはない。わが国で使われる0.5%クロルヘキシジン・アルコールで同等の効果が得られるかは不明。
注2：アルコール綿で拭くのが適切である。
O'Grady NP, Alexander M, Dellinger EP, et al. Guidelines for the prevention of intravascular catheter-related infections. Centers for Disease Control and Prevention. MMWR Recomm Rep. 2002；51：1-29 より要約・改変。

用可能な状態にしておくべきである。

　患者が感染に特に侵されやすい期間に，侵襲的デバイスの使用は，病原体にとって生体への侵入門戸となる。それゆえ，一般的な予防策として，留置されているデバイスすべてについて必要かどうかを毎日総点検し，不要と判断すれば一刻も早く抜去しなければならない。看護師や呼吸療法士による人工呼吸器離脱プロトコルはVAP発生率を減らすことが知られている。この点に関しては**16章**を参照。

　デバイスの挿入と維持に関してもいくつかの予防策がある。VAPを予防するための推奨事項は，挿管中に起こる誤嚥や人工呼吸回路の汚染を防ぐことを重視している。患者のベッドの頭側を30°以上挙上した状態を維持することは，胃内容物の誤嚥を予防するのに効果的である。消化性潰瘍の予防目的にH_2受容体拮抗薬またはプロトンポンプ阻害薬を投与することもVAPを減らすために推奨されている。CDCと異なり，IHIは消化性潰瘍予防目的でのスクラルファートの使用を推奨していない。さらに，人工呼吸回路はできる限り閉鎖性を維持し，吸引用デバイスは使用後破棄すべきである。

　CRBSI予防のため，中心静脈カテーテル（CVC）挿入時には無菌テクニックを使い，滅菌ガウンと，滅菌手袋，マスク，患者の体全体を覆うくらいのドレープを使用するマキシマル・バリア・プリコーションを遵守することが推奨されている。CVC挿入前およびドレッシング交換時の刺入部の皮膚消毒薬としてはクロルヘキシジンがよい。刺入部位としては，透析用でなければ感染の合併が最も少ない鎖骨下静脈が第1選択である。CDCとIHIのCVC挿入と維持の推奨事項を**表40.2**に要約した。CRBSIの臨床的マネジメントに関しては**37章**で述べる。

　最後に，患者管理の質を監視するために，ICU関連の感染症に対する，標準化された定義に基づく感染症サーベイランスを日常的に行うべきである。感染率の一覧を，ICUの医師，看護師に提供し，感染率が増加した場合には迅速な対応ができるようにしておくべきである。さらに，予防策が堅実に実行されているかを定期的に監視すべきである。感染の伝播を最大限減らせるように，それぞれの感染症に対す

るエビデンスに基づく予防策のすべてを同時に実行しなければならない。このような考え方は，IHIの感染症予防バンドルの核となっている。

(林　淑朗)

参考文献

Ely EW, Meade MO, Haponik EF, et al. Mechanical ventilator weaning protocols driven by nonphysician health-care professionals：evidence-based clinical practice guidelines. Chest. 2001；120[6 Suppl]：454S-463S.
4つの無作為化試験と11の非無作為化試験に基づく，医師以外の医療従事者による人工呼吸器からの離脱プロトコルに関する推奨。

O'Grady NP, Alexander M, Dellinger EP, et al. Guidelines for the prevention of intravascular catheter-related infections. Centers for Disease Control and Prevention. MMWR Recomm Rep. 2002；51：1-29.
カテーテル関連感染の原因微生物，病因，予防に関して述べたガイドライン。

Tablan OC, Anderson LJ, Besser R, et al. Guidelines for preventing health-care-associated pneumonia, 2003：recommendations of CDC and the Healthcare Infection Control Practices Advisory Committee. MMWR Recomm Rep. 2004；53：1-36.
細菌，ウイルス，真菌の伝播予防を含む，施設入所者肺炎予防について述べたCDCの最新ガイドライン。

Guideline for isolation precautions in hospitals. Part II. Recommendations for isolation precautions in hospitals. The Hospital Infection Control Practices Advisory Committee. Am J Infect Control. 1996；24：24-52.
CDCと病院感染対策施行勧告委員会(HICPAC)による病院内感染制御に関する隔離の考え方・方法について述べた改訂版ガイドライン。

XI 腎疾患

41 急性腎障害

Seth Goldberg and Anitha Vijayan

定　義

急性腎障害 acute kidney injury（AKI）は主として入院患者の疾患である。正確な定義はないが，一般的なコンセンサスとして，血清クレアチニンが元の2倍（あるいは糸球体濾過率の50％超の低下）あるいは尿量が12時間で0.5 ml/kg/時未満の場合に急性腎障害と診断され，急性腎障害のRIFLE分類（Risk, Injury, Failure, Loss, End stageの頭文字を取っている）の第2期に相当する（**表41.1**）。急性腎障害は集中治療室（ICU）患者のおよそ5～15％にみられ，その死亡率は50％以上に及ぶ。その予後は併発疾患や敗血症，乏尿，そして腎代替療法の必要性などのさまざまな因子に影響される。乏尿は尿量が0.3 ml/kg/時未満と定義されるが，乏尿を伴う場合は死亡率が75％以上になり，予後はずっと悪くなる。また，その予後は腎代替療法を必要とする患者でもより悪くなる。それゆえ，腎障害の原因を同定して迅速に治療することで回復が早まり，透析の必要性が回避されるので，早急な診断が非常に重要である。

診断方法

アルゴリズムによる急性腎障害の診断では，障害が腎前性，腎性，腎後性のいずれか見分けることが最初の重要なステップである（_{AIS} 41.1）。多くの症例では，病歴を聴取し，注意深く入院後の経過を見返すことで，そのような判断をするのに必要な情報が得られる。低血圧，失血，最近の造影剤の使用，挫滅外傷，新しい薬物（特

表41.1　RIFLE[a] 分類

分類	糸球体濾過率(GFR)と血清クレアチニンの基準	尿量
腎リスク	GFRが25％超低下 クレアチニンが元の1.5倍	6時間にわたり＜0.5 ml/kg/時
腎障害	GFRが50％超低下 クレアチニンが元の2倍	12時間にわたり＜0.5 ml/kg/時
腎不全	GFRが75％超低下 クレアチニンが元の3倍	24時間にわたり＜0.3 ml/kg/時 か12時間無尿
腎機能喪失	4週間超の完全な腎機能の喪失	
末期	末期腎不全(3カ月超)	

[a] RIFLE：risk(腎リスク), injury(腎障害), failure(腎不全), loss(腎喪失), end stage(末期)。

に抗菌薬)の使用，最近の侵襲的血管手技の有無を調べることは重要である。薬物過量摂取(アセトアミノフェンやほかの薬物など)，偶発的または意図的な毒物摂取(エチレングリコール，メタノールなど)について手がかりを得られるので，意識障害のある患者では家族や友人から病歴を聴取することは非常に重要である。身体診察では，循環血液量を注意深く評価することで腎機能障害の性質や程度について貴重な手がかりを得ることができる。下腹部の膨満がみられる時は膀胱出口部閉塞が急性腎障害の原因である可能性が非常に高い。結合組織疾患や血管炎などの全身性疾患と関連していることがあるので，関節炎，発疹，意識障害といった全身徴候もまた貴重な手がかりとなる。腎機能に関する血液検査，尿検査，新鮮尿沈渣，ナトリウム排泄率(FE_{Na})，閉塞が疑われる時には超音波検査など，客観的な臨床検査や画像検査は不可欠である。専門医による尿沈渣の鏡検は技師が行うよりも正確であることが示されているので必須である。初期の疑いに基づき，血清検査やDoppler腎超音波検査などのさらなる診断検査を追加する。糸球体腎炎が疑われる時には診断をつけるのに腎生検が必要であり，間質性腎炎の確定診断にも腎生検が行われる。急性尿細管壊死の診断は，臨床所見とそれを裏付ける臨床検査に基づいて下すべきである。

腎前性腎障害

腎前性腎障害 prerenal disorderの場合，診断を確定する単一の検査所見はない。診断は病歴と身体所見より疑われる。腎機能は有効循環血液量が減少することによって低下する。これは全身性低血圧だけでなく，うっ血性心不全や進行期の肝疾患も含む。低灌流はまた腹部コンパートメント症候群から生じることもある。腹部コンパートメント症候群は腹腔内圧が20 mmHg以上であることが特徴であり，腸管の虚血や閉塞，大量の腹腔内出血，腹水によって生じることがある。

ALG 41.1 急性腎障害の3分類を区別する特徴

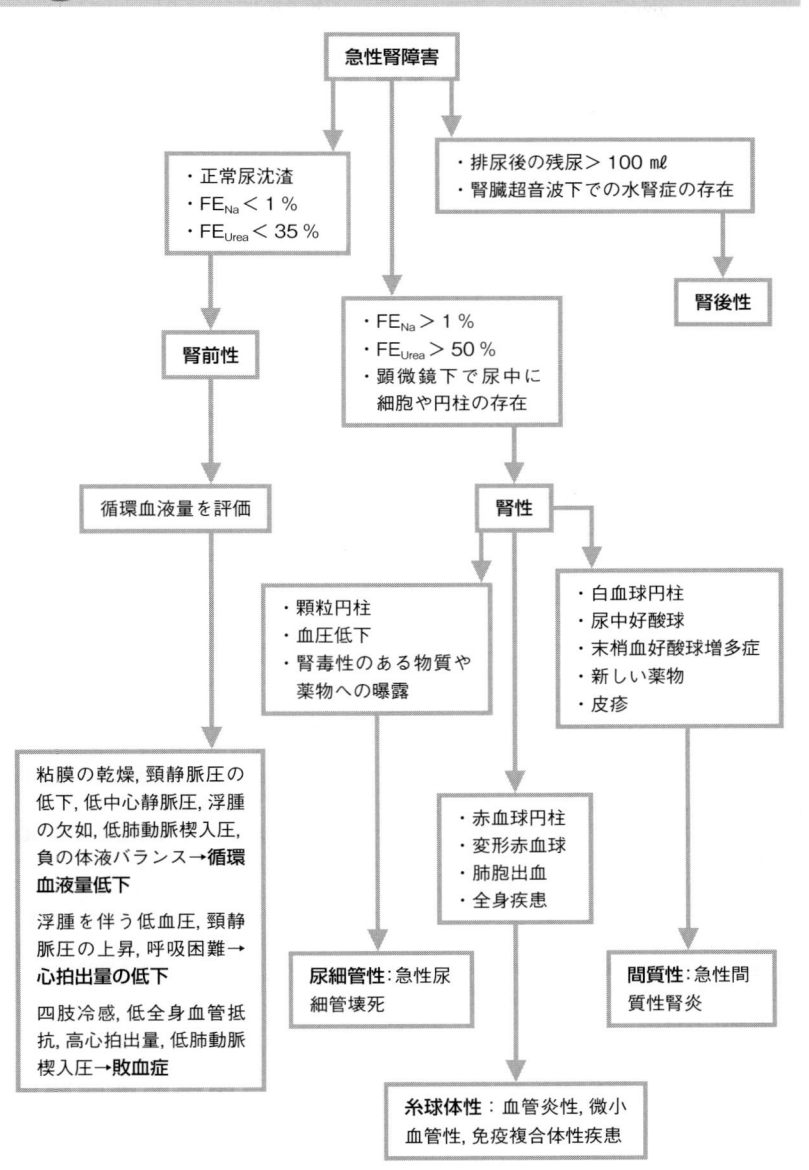

```
急性腎障害
├─ ・正常尿沈渣
│   ・$FE_{Na} < 1\%$
│   ・$FE_{Urea} < 35\%$
│   → 腎前性
│      → 循環血液量を評価
│         ・粘膜の乾燥, 頸静脈圧の低下, 低中心静脈圧, 浮腫の欠如, 低肺動脈楔入圧, 負の体液バランス→**循環血液量低下**
│         ・浮腫を伴う低血圧, 頸静脈圧の上昇, 呼吸困難→**心拍出量の低下**
│         ・四肢冷感, 低全身血管抵抗, 高心拍出量, 低肺動脈楔入圧→**敗血症**
│
├─ ・$FE_{Na} > 1\%$
│   ・$FE_{Urea} > 50\%$
│   ・顕微鏡下で尿中に細胞や円柱の存在
│   → 腎性
│      ├─ ・顆粒円柱
│      │   ・血圧低下
│      │   ・腎毒性のある物質や薬物への曝露
│      │   → **尿細管性**:急性尿細管壊死
│      │
│      ├─ ・赤血球円柱
│      │   ・変形赤血球
│      │   ・肺胞出血
│      │   ・全身疾患
│      │   → **糸球体性**:血管炎性, 微小血管性, 免疫複合体性疾患
│      │
│      └─ ・白血球円柱
│          ・尿中好酸球
│          ・末梢血好酸球増多症
│          ・新しい薬物
│          ・皮疹
│          → **間質性**:急性間質性腎炎
│
└─ ・排尿後の残尿 > 100 mℓ
    ・腎臓超音波下での水腎症の存在
    → 腎後性
```

FE_{Na}:ナトリウム排泄率, FE_{Urea}:尿中尿素排泄分画

ALG 41.2　腎前性急性腎障害の治療

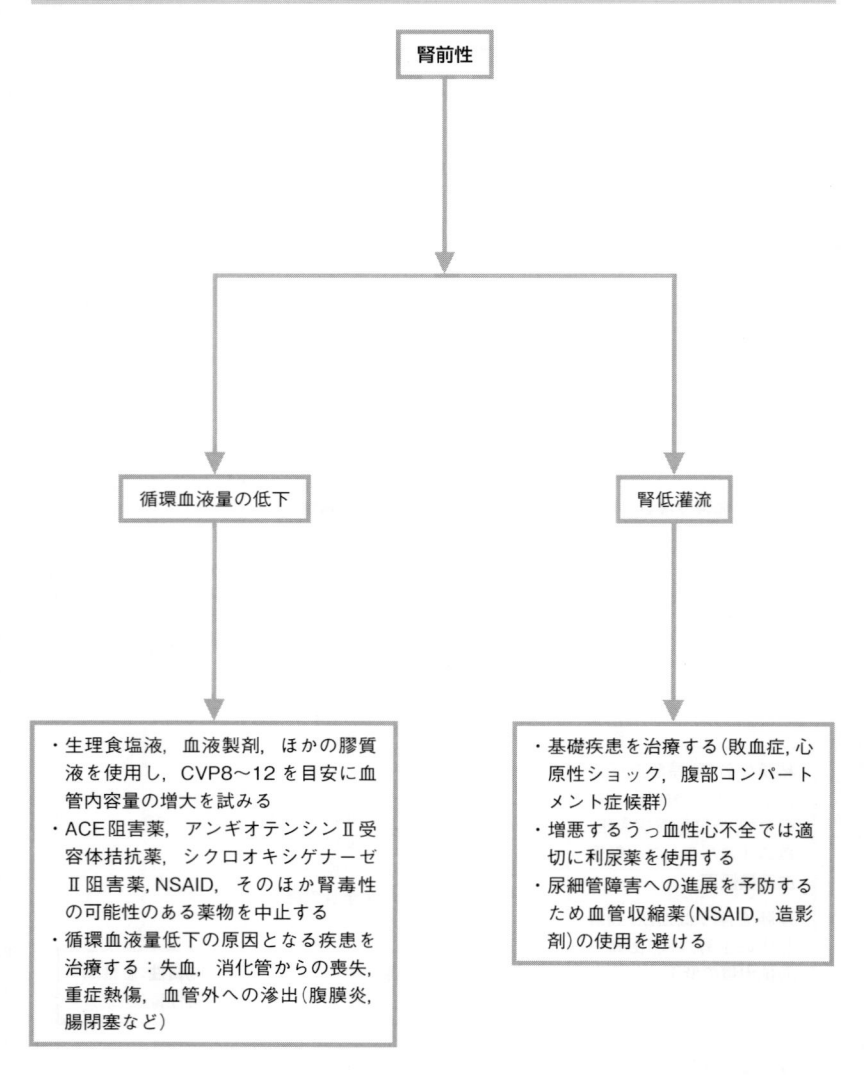

```
                        腎前性
                          │
            ┌─────────────┴─────────────┐
            ▼                           ▼
     循環血液量の低下                  腎低灌流
```

循環血液量の低下
- 生理食塩液，血液製剤，ほかの膠質液を使用し，CVP8〜12 を目安に血管内容量の増大を試みる
- ACE阻害薬，アンギオテンシンⅡ受容体拮抗薬，シクロオキシゲナーゼⅡ阻害薬，NSAID，そのほか腎毒性の可能性のある薬物を中止する
- 循環血液量低下の原因となる疾患を治療する：失血，消化管からの喪失，重症熱傷，血管外への滲出（腹膜炎，腸閉塞など）

腎低灌流
- 基礎疾患を治療する（敗血症，心原性ショック，腹部コンパートメント症候群）
- 増悪するうっ血性心不全では適切に利尿薬を使用する
- 尿細管障害への進展を予防するため血管収縮薬（NSAID，造影剤）の使用を避ける

CVP：中心静脈圧，ACE：アンギオテンシン変換酵素，NSAID：非ステロイド性抗炎症薬

診　断

腎前性の急性腎障害では通常尿沈渣は正常であり，細胞，結晶，円柱はみられない。FE_{Na} は1％未満であり，低灌流に対して尿細管が適切に反応してナトリウムと水を保持して，ナトリウム量の少ない濃縮尿（浸透圧 500 mOsm/kg 超）を作っていることを反映している。この検査はループ利尿薬を服用していない乏尿患者に最も有効である。利尿薬を服用している患者では，尿素排泄率（FE_{Urea}）のほうがはるかに優れていることが示されており，特異度と感度がともに95％を超える。FE_{Urea} 35％未満は腎臓の低灌流を示唆する。腎前性腎障害を尿細管機能障害と区別するその他の有用なパラメータとして，血中尿素窒素（BUN）とクレアチニン比（20：1超）と尿ナトリウム（20 mEq/l 未満）がある。

治　療

腎虚血が遷延すると腎尿細管障害となるので，腎低灌流の原因に対する緊急治療が非常に重要である（AIS 41.2）。循環血液量低下，あるいはアナフィラキシーや敗血症，その他の血管内容量低下と関連した低血圧の場合には生理食塩液や血液製剤，その他の膠質液による容量負荷を迅速に行うべきである。一般に，中心静脈圧8〜12 mmHg を目標とする。うっ血性心不全や心原性ショックなど循環血液量が増加した状況の場合，特に後負荷を減らし心機能を最大限にすることで治療を行う。重症肝疾患では，肝腎症候群 hepatorenal syndrome（HRS）が起こり急性乏尿性腎障害となることがある。容量負荷をしても腎機能が改善しない点で，HRS は腎前性腎不全の非典型例である。自然に（急性B型肝炎，アセトアミノフェン過量摂取など）あるいは肝移植により肝機能が正常化すれば腎機能は回復する。HRS は敗血症，特発性細菌性腹膜炎 spontaneous bacterial peritonitis（SBP），頻回の腹腔穿刺，大量の消化管出血や肝硬変に合併した急性肝障害などにより引き起こされる。

　HRS の治療の概要を表 41.2 に示す。腎代替療法を行う行わないにかかわらず予後は悪いので，一般に透析は回復可能な状態あるいは肝移植待機患者にのみ行う。最近開発された分子吸着剤再循環システム molecular adsorbent recirculating system（MARS）は短期生存率を改善し，移植への橋渡しとなる。この改良された透析方法により，アルブミンを含む透析液は水溶性でアルブミン結合性の毒素や，腫瘍壊死因子 α（TNF-α）やインターロイキン6（IL-6）などの炎症性サイトカインを毎日除去することができる。透析液中のアルブミンはその後再循環でき，高価なアルブミンを大量に必要としなくてよい。

腎後性腎障害

腎後性腎障害 postrenal disorder は，排尿が妨げられることにより糸球体濾過率が減少して起こる。尿路の圧の上昇は閉塞部位から近位へ伝わり，尿細管内の静水圧が上昇し，そのため糸球体濾過率が減少する。典型的には腎臓超音波検査にて水腎症があれば腎後性腎障害と診断されるため，閉塞を疑うときは早期に検査を行うべ

表 41.2　肝腎症候群

分類	1型：急速進行し，血清クレアチニンは2週間以内に2倍になり 2.5 mg/dl 超になる
	2型：緩やかだが持続的に腎機能が低下し，典型的には GFR 40 ml/分未満で血清クレアチニン 1.5 mg/dl 超になる
身体および検査所見	乏尿（尿量 500 ml 未満/日）
	尿ナトリウム 10 mEq/l 未満
	血清ナトリウム 130 mEq/l 未満
内科治療	1型：内臓血管収縮薬（オクトレオチド）や末梢血管収縮薬（ミドドリン）と血漿増量剤（アルブミン）の組み合わせにより短期効果が認められている．腎機能が3～4日間安定するまで治療を続ける．全部で2～3週間必要なこともある．推奨される薬物用量を次に示す
	オクトレオチド：25～50 μg/時，静注
	ミドドリン：5～7.5 mg，1日3回，経口
	アルブミン：1 g/kg/日（最大 100 g まで），静注
	2型：さらなる腎障害や肝障害を避ける．治療的腹腔穿刺の際は，アルブミン（腹水1 l につき8 g）を静注する．その他の保存的な治療法として，ナトリウム制限（60～90 mEq/日）とスピロノラクトンとフロセミド（通常スピロノラクトンとフロセミドを100：40の割合で投与する）による利尿などがある

GFR：糸球体濾過率

きである．ICU患者では，臨床像より強く疑われる場合（最近の腹部手術，悪性腫瘍の既往，抗コリン薬の使用など）を除いて，腎臓超音波検査により得られるものは少ない．閉塞がある時は，閉塞部位によって解除方法（膀胱カテーテル，尿管ステント，腎瘻造設術）が決まることが多い．排尿後の残尿量を調べることで遠位部の閉塞を診断から除外する．排尿後残尿量が 100 ml ならば膀胱出口部閉塞と診断する．ICUでは，血塊による尿道カテーテルの閉塞も考慮すべきであり，カテーテルをフラッシュしたり新しいものと交換したりすることで除外できる．腎臓超音波検査で水腎症がみられなくても，閉塞が完全に除外されるわけではない．重度の循環血液量低下，広範囲にわたる結石，後腹膜線維症の際には腎杯の拡張が起こらず超音波検査は偽陰性になる場合がある．腎移植レシピエント，腎臓ドナー，あるいはその他の状況で以前に腎切除術を受けた単腎の患者は特に閉塞から急性腎障害に陥りやすいので，できるだけ早期に超音波検査を行うべきである．超音波検査は，腎臓が2つ存在することの確認や，その他の構造的な異常（多発性嚢胞腎）の発見，腎臓の大きさを測定し腎疾患の慢性度を評価するのに有用である．

腎性腎障害

腎性腎障害 intrinsic renal disorder は腎実質の障害を意味し，部位によって①糸球体，②微小血管，③尿細管，④間質の障害に分類できる．このような分類は注意深

い尿沈渣の解析で行えることが多い。顆粒円柱は変性した尿細管細胞を表し，急性尿細管壊死にて最もよくみられる。赤血球円柱と変形した赤血球は糸球体の障害を示唆し，白血球円柱は急性間質性腎炎や腎盂腎炎のように間質に炎症がある場合にみられる。赤血球円柱や白血球円柱は壊れやすいので，それらの円柱がみられないというだけではそれらと関連した疾患を必ずしも除外できないことが重要である。

急性尿細管壊死
診断
ICUでの急性腎障害の最も多い原因が，急性尿細管壊死 acute tubular necrosis (ATN)である。これは遷延した腎前性腎障害（循環血液量低下，低血圧，薬物など）や毒素（静注造影剤，アミノグリコシド，抗ウイルス薬，抗真菌薬，ミオグロビンなど）から生じる。

通常，複数の障害が連続または同時に起こっており，1つの増悪因子が単独で同定されることはない（**表41.3**にATNの主な原因を挙げる）。虚血性障害の早い段階では，尿細管機能が保たれており，腎前性腎障害の典型的な所見である低FE_{Na}値と正常尿沈渣がみられる。しかし，障害が重度あるいは遷延した場合，腎尿細管はナトリウムを保持し尿を濃縮する能力を失う。通常，FE_{Na}は1％超，FE_{Urea}は50％超となり，血液尿素窒素（BUN）とクレアチニンの比は20：1未満である。尿沈渣では濁った茶色の顆粒円柱がみられる。典型的には糸球体と間質は障害を受けないので，高度の蛋白尿や血尿といったほかの尿所見はみられない。

FE_{Na}は腎前性腎障害とATNを区別するよい指標ではあるが，例外もある。ATNを引き起こす疾患の中にはFE_{Na}が低値となるものがある。造影剤腎症 contrast-induced nephropathy（CIN）では通常，造影剤を使った検査の3〜5日後に非乏尿性の急性腎障害となる。CINの早期では，全身性の循環血液量低下がないにもかかわらずFE_{Na}は低い（1％未満）。これは，静注造影剤により放出されたエンドセリンが原因で生じる重度の腎血管収縮の結果である。横紋筋融解症や重度の溶血は毒性のある色素（横紋筋融解症ではミオグロビン，溶血ではヘモグロビン）を尿細管に放出するが，これらの疾患でも早期には腎血管収縮によりFE_{Na}が低値となる。

予防
ATNによる急性腎障害の治療の基本は予防である。予防方法の多くはCINの分野で研究されている。さまざまな輸液療法によって造影剤投与を受ける患者における腎障害のリスクが減ることが示されているが，なかでも生理食塩液あるいは炭酸水素ナトリウムをベースにした輸液療法が最も効果的である。「腎用量」のドパミン投与は，腎障害の予防にも回復にも有用であるとは**示されていない**。実際，ドパミンを使用することにより急性腎障害のリスクが増えるとした研究もあり，急性腎障害の予防あるいは治療において投与効果はない。N-アセチルシステインは小規模の無作為化試験で研究されており，輸液との併用でCINの罹患率が減る場合があることが示されている。N-アセチルシステインの利点はまだ明確にはわかっていないが，その低いコスト，安全性，有効性から，リスクの高い患者が造影剤投与を受ける時には使用してもよい。

表 41.3 急性尿細管壊死の主な原因

原因	詳細
虚血	遷延した腎前性状態（循環血液量低下，敗血症，心原性ショック）から生じる
	基礎疾患に対処し腎灌流を最大にすることで治療する
静注造影剤	早期には重度の血管収縮により腎前性のパラメータを示す（FE_{Na} 1％未満）
	腎不全のリスクはもともとの腎機能障害，糖尿病，高用量の造影剤，循環血液量低下，高浸透圧の造影剤の使用があるとより高い
	生理食塩水や炭酸水素ナトリウムによる輸液が予防に有効である
	経口あるいは静注 N-アセチルシステインは予防に有効な場合がある
横紋筋融解症	挫滅外傷，長期臥床，てんかん重積発作，高体温，スタチン製剤，コカイン，低リン血症，ヘビ毒から生じることがある
	尿沈渣で赤血球がないのに尿試験紙検査でヘム色素がみられることがある
	早期には強い血管収縮のため FE_{Na} が1％未満となる
	48時間以内にCPKがピークに達する
	積極的な輸液にて治療（24時間に10lもの生理食塩液を要することもある）
ヘモグロビン尿症	溶血で生じることがある
	尿沈渣で赤血球がないのに尿試験紙検査でヘム色素がみられることがある
	早期には強い血管収縮のため FE_{Na} が1％未満となる
	LDHが上昇，ハプトグロビンが低下，間接グロブリンが上昇
	横紋筋融解症と治療は類似しており，基礎疾患の治療が重要
アミノグリコシド	薬物投与開始5～7日後に出現することが多い
	治療期間と腎毒性の発生率が相関する
	ほとんどの症例で FE_{Na} が1％超となる
	通常，非乏尿性
	尿中へマグネシウム，カリウム，カルシウムを大量に喪失する
	迅速に薬物を中止しても腎機能の回復に数週間かかる
アムホテリシンB	蓄積効果あり
	細胞膜破壊による直接的な尿細管毒性だけでなく，腎血管を強力に収縮させる
	リポソーム製剤では腎毒性の頻度が低い
静注アシクロビル	非溶性沈殿物が尿細管を閉塞する
	沈渣で針型の結晶がみられることがある
	通常，薬物の中止により腎機能は回復する
シスプラチン	用量と相関し，蓄積効果がある
	腎臓からマグネシウムとカリウムが大量に喪失する
	尿量を増やすため薬物投与前に積極的な輸液をするべきである
エチレングリコール／メタノール	木精（メタノール）やラジエーター不凍液（エチレングリコール）の摂取により毒性が生じる
	浸透圧ギャップが増加する
	しばらくしてからアニオンギャップ高値の代謝性アシドーシスが出現する
	エチレングリコール中毒では尿沈渣でシュウ酸の結晶（封筒型）がみられるが，メタノール中毒ではみられない
	解毒薬のfomepizole 15mg/kgを30分で初期投与し，その後12時間ごとに15mg/kgを投与する
	治療不応性の代謝性アシドーシスには血液透析が必要となることもある
腫瘍崩壊症候群	癌治療や腫瘍の自己融解により大量の腫瘍細胞が急速に破壊されて生じる
	カリウム，リン，尿酸などの細胞内物質が血中へ放出される
	癌治療後48～72時間後に多くみられる
	尿細管の酸性環境では尿酸が沈着することによって腎障害が起こる
	高リン血症のためカルシウムリン酸結石ができ腎石灰化症になる
	患者は典型的には乏尿である。一時的に透析が必要な場合があるが初期に対処すれば通常，腎障害は可逆的である
	積極的な輸液，アロプリノール，ラスブリカーゼ，等張の炭酸水素ナトリウム 100 ml/時での尿のアルカリ化により治療する

FE_{Na}：ナトリウム排泄率，CPK：クレアチンホスホキナーゼ，LDH：乳酸デヒドロゲナーゼ

治療と予後

ATNがひとたび起こってしまうと，特異的な治療法はない。治療は，一般的には支持療法で，必要ならば腎代替療法を行う。さらなる腎毒性を避け，腎機能に合わせて薬物の用量を適切に調節することに治療の重点を置く。可能であれば，造影剤と腎毒性のある薬物の使用を制限するだけでなく，最初の腎障害を元に戻すべきである。腎障害の原因と重症度，もともとの腎機能によるが，腎機能が回復するとしても数日から数週間，時には何カ月もかかる。一般には，元の腎機能が正常であった患者の90％超で回復の見込みがある。

糸球体と微小血管疾患

ICU患者では，糸球体が原因の腎性腎障害はより頻度が少ない(表41.4)。しかし，Wegener肉芽腫症とGoodpasture症候群の肺腎症候群は迅速に診断し治療しない限り例外なく死に至るので，呼吸障害と腎障害を同時に発症したすべての患者において考慮すべきである。赤血球円柱があれば糸球体性の原因が明確に示唆される。そのような所見がみられた際には，臨床状況に応じて血管炎や腎炎の検査を開始するべきである。血清検査は有用であるが，最終的には確定診断のために腎生検が必要になることもある。

抗基底膜抗体はGoodpasture症候群に対して感度(95％)，特異度(99％)ともに高い。Wegener肉芽腫症では75％超の症例でセリンプロテアーゼ3抗体〔細胞質性抗好中球細胞質抗体(c-ANCA)〕が上昇しており，約20％で抗好中球細胞質ミエロペルオキシダーゼ抗体(p-ANCA)が上昇している。ANCA陰性となるのは5％未満である。これらの症候群は，コルチコステロイドの迅速な静注〔メチルプレドニゾロン7 mg/kg/日を3日間投与後，経口prednisoneを1 mg/kg/日(最大60 mg)投与〕と細胞障害性免疫抑制薬(シクロホスファミド2〜3 mg/kg/日)の投与により治療する。Goodpasture症候群では血漿交換療法も行われる。進行した腎不全を伴うANCA陽性血管炎では，血漿交換療法が透析からの長期離脱と関連する単一予測因子であるという研究もある。血漿交換療法はANCA陽性血管炎による肺胞出血の治療にも推奨されている。肺腎症候群の鑑別診断として，敗血症と急性尿細管壊死を伴う市中肺炎，肺病変とループス腎炎を伴う全身性エリテマトーデス(SLE)，サルコイドーシス，レプトスピラ症やレジオネラ，エーリキア症などの感染症(急性間質性腎炎または急性尿細管壊死を伴う肺炎)，肺炎と急性尿細管壊死を伴う膵炎などがある。

溶血性尿毒症症候群(HUS)や血栓性血小板減少性紫斑病(TTP)は，腎障害を起こしうる2つの血栓性微小血管障害である。臨床的には異なる病態であるが，HIV感染，悪性腫瘍，カルシニューリン阻害薬，妊娠，化学療法薬といった共通の誘発因子をもつ。チクロピジンや，より頻度は低いもののクロピドグレルはTTPとの関連が強い。HUSの下痢では，障害された腸管上皮より志賀毒素様毒素が循環に入り，腎微小血管での炎症，内皮障害，血栓を生じる。HUSの治療は支持療法であり，抗菌薬や抗凝固療法，免疫グロブリン，血漿交換の効果は証明されていない。TTPでは，血漿交換を連日行うことで救命でき，開始が遅れてはならない。難治性

表41.4 集中治療室でみられる糸球体疾患と微小血管疾患

原因	特徴	治療
糸球体		
免疫複合体	感染後糸球体腎炎，MPGN，SLE，心内膜炎，クリオグロブリン血症では低補体血症がみられる	2次性糸球体性腎疾患では基礎疾患を治療する
pauci-immune	肺胞出血症候群では血清c-ANCA（Wegener肉芽腫症）またはp-ANCAまたは抗腎糸球基底膜抗体（Goodpasture症候群）が陽性となることがある 尿中の変形赤血球は糸球体性を示唆する	呼吸器症状に対しては支持療法を行い，必要に応じて人工呼吸管理をする コルチコステロイドや細胞障害性薬物を使用する Goodpasture症候群や肺胞出血または進行腎不全を伴う血管炎に対しては血漿交換を行う
微小血管	HUSやTTPでは血小板減少，溶血性貧血，末梢血スメアでの破砕赤血球がみられる アテローム塞栓症は侵襲的血管手技の3〜5日後に起こる．網状皮斑や一過性の好酸球症を伴う	TTPでは緊急に血漿交換が必要となる HUSには支持療法を行う 治療不応性のTTPではprednisoneあるいはリツキシマブによる免疫抑制が有効なこともある アテローム塞栓症：抗凝固療法やさらなる血管手技を避ける

MPGN：膜性増殖性糸球体腎炎，SLE：全身性エリテマトーデス，c-ANCA：細胞質性抗好中球細胞質抗体，p-ANCA：抗好中球細胞質ミエロペルオキシダーゼ抗体，HUS：溶血性尿毒症症候群，TTP：血栓性血小板減少性紫斑病

の場合は高用量のprednisoneとリツキシマブによる免疫抑制療法が施行できる．治療抵抗性の症例では脾摘が行われてきたが，その効果は証明されていない．

　腎臓を障害するもう1つの微小血管病変としてアテローム塞栓症がある．入院患者では侵襲的血管手技が行われることが多いので，適切な状況下ではアテローム塞栓症を強く疑うべきである．このような患者では大動脈の手技の数日〜数週間後に腎機能障害があらわれ，ゆっくりと進行する．65％超の患者で一過性の末梢好酸球症がみられる．皮膚所見は多種多様であり，四肢の網状皮斑や壊疽を伴った爪先チアノーゼ症候群blue toe syndromeがみられる．閉塞はより小さい動脈や細動脈のレベルで起こるので，典型的には末梢の脈拍は保たれる．腎臓の状態からみた一般的な経過として，数カ月にわたりゆっくりと腎機能が低下し，1/3の患者で透析が必要になる．腸管虚血，膵炎，その他の全身性の所見がみられる多発性内臓性アテローム塞栓症の場合，1年死亡率は70％にものぼる．特異的な治療法は限られているが，誘発因子として知られている抗凝固療法は必ず中止する．さらなる血管手技を避けるとともに血圧を慎重にコントロールし，アンギオテンシン変換酵素（ACE）阻害薬を使用し，栄養状態を保つことでも予後が改善する．スタチン療法が長期の腎機能改善に有用な場合を示した症例研究もある．

表41.5　集中治療室での急性間質性腎炎の主な原因

原因	診断	経過
メチシリン	85%の症例では発熱を伴う過敏症状が主体となる 尿路症状もよくみられ，80%超で血尿，膿尿，好酸球増多症，好酸球尿症や非ネフローゼ域蛋白尿がみられる	1/5の患者で一時的に透析が必要になるが，ほとんどの患者で2カ月以内に腎機能は回復する 慢性腎不全となるのは10%のみ
リファンピシン	消化器症状（悪心，嘔吐，腹痛） ほとんどすべての患者が乏尿性無尿となる 好酸球増多症はあまりみられないが，溶血（25%）や血小板減少症（50%）などほかの血液異常がみられる 1/4の患者で肝酵素の上昇がみられる ほとんどすべての患者で抗リファンピシン抗体が存在する 腎生検で尿細管基底膜に免疫複合体の沈着がみられることはほとんどない	服用歴（1年前まで）があると投与後24時間で起こる ほとんどすべての症例で一時的に透析が必要となる 慢性腎不全となるのは3%のみ
その他の抗菌薬（サルファ薬，フルオロキノロン系薬，βラクタム系薬）	メチシリンよりも発熱の頻度は少ない（45%）が，発疹と体幹痛が50%近くで，乏尿が40%でみられる 尿所見がみられる頻度はメチシリンよりも少ない	発症までの抗菌薬の平均投与期間は10日間 約40%が慢性腎不全になる
非ステロイド性抗炎症薬（NSAID）	過敏症状はあまりみられない 1/3以上でネフローゼ域蛋白尿がみられる 腎生検で微小変化群がみられることがある	症状出現までの数カ月間も前に薬物を服用していることが多い 半数が慢性腎不全になる
アロプリノール	過敏症状が起こることが非常に多く，代謝物のオキシプリノールが蓄積するとより症状が強くなる 好酸球増多症や肝炎がよくみられる 腎生検では尿細管基底膜などの免疫複合体の沈着がみられることがある	死亡率は25%にものぼる
レプトスピラ性腎症	発熱と黄疸が非常によくみられる ほかの症状として肝腫大，歯肉出血や消化管出血，肉眼的血尿，結膜充血，意識障害などがある．乏尿性無尿はほとんどすべての患者でみられる 横紋筋融解症，胆汁うっ滞性肝炎，溶血性貧血，血小板減少症はよくみられる所見である 血液培養，尿培養，血清検査で確定診断する 腎生検では近位尿細管を中心に炎症がみられ，間質性出血がみられることもある	レプトスピラ症の40%で腎症が起こる 死亡率は25%程度 慢性腎不全となるのは10%のみ
サルコイドーシス	腎外症状が主体であり，肺，眼，皮膚に最もよくみられる 1/4の患者で好酸球増多症がみられる 進行腎不全にもかかわらず高カルシウム血症がよくみられる 胸部X線では肺門部リンパ節腫張がみられる 腎病変とACEの値は相関しない 腎生検で非乾酪性肉芽腫と巨細胞がみられる	しばしば寛解と再発を繰り返す 90%が慢性腎不全になる

ACE：アンギオテンシン変換酵素

間質障害

急性間質性腎炎 acute interstitial nephritis(AIN)は，薬物や感染が原因の炎症性疾患である．発疹，好酸球増多，発熱の典型的な三徴はあまりみられない．AINを示唆する尿所見として白血球，白血球円柱，好酸球がある．しかし，好酸球尿は感度 67 %，特異度 82 % しかない．確定診断には腎生検が必要になることがある．β ラクタム系抗菌薬が主な原因であるが，ほとんどすべての抗菌薬や多くの抗菌薬以外の薬物も関係している．**表 41.5** に ICU における AIN の主な原因の一部を挙げる．

治療の根幹は原因薬物の除去または原因となる感染症の治療である．腎機能は数日〜数週間で回復するが，時には数カ月かかる．重症例ではコルチコステロイド療法を行ってもよいが，この治療法を裏付けるような無作為化試験はない．コルチコステロイドで 2〜3 週間治療しても改善がみられない場合には，シクロホスファミド，ミコフェノール酸モフェチルやその他の免疫抑制薬を使用してもよい．

要 約

急性腎障害に対するアルゴリズム的なアプローチは病因を明らかにし，治療法を決めるのに役立つ．その鑑別の初期において，病歴，身体所見，臨床検査，画像検査により障害が腎前性，腎性，腎後性のいずれであるかを判断することが重要である．尿沈渣を専門医がみることで原因となる腎疾患が同定でき，いくつかの疾患のさらなる分類ができる場合もある．一度，特定の診断が付いたら特異的な治療を開始することができ，多くの症例で腎障害からの回復が得られる．

（今井 直彦）

参考文献

Arroyo V, Gines P, Gerbes AL, et al. Definition and diagnostic criteria of refractory ascites and hepatorenal syndrome in cirrhosis. Hepatology. 1996；23：164-176.
肝腎症候群の診断基準の総説。

Bellomo R, Ronco C, Kellum JA, et al. Acute renal failure. Definition, outcome measures, animal models, fluid therapy, and information technology needs：the second international consensus conference of the Acute Dialysis Quality Initiative(ADQI)Group. Crit Care. 2004；8：204-212.
コンセンサス委員会による腎障害の定義と治療の報告書。

Keyserling HF, Fielding JR, Mittelstaedt CA. Renal sonography in the intensive care unit：when is it necessary? J Ultrasound Med. 2002；21：517-520.
診断における腎臓超音波検査の有効性についての後ろ向き研究。

Marenzi G, Assanelli E, Marana I, et al. N-acetylcysteine and contrast-induced nephropathy in primary angioplasty. N Engl J Med. 2006；354：2773-2782.
造影剤腎症の予防に対する高用量と低用量のN-アセチルシステインを比較した無作為化比較試験。

Markowitz GS, Perazella MA. Drug-induced renal failure：a focus on tubulointerstitial disease. Clin Chim Acta. 2005；351：31-47.
薬物性腎障害についての総説。

Merten GJ, Burgess WP, Gray LV, et al. Prevention of contrast-induced nephropathy with sodium bicarbonate：a randomized controlled trial. JAMA. 2004；291：2328-2334.
腎障害の予防に対する炭酸水素ナトリウムの有用性を評価した無作為化試験。

Mueller C, Buerkle G, Buettner HJ, et al. Prevention of contrast media-associated nephropathy：randomized comparison of 2 hydration regimens in 1620 patients undergoing coronary angioplasty. Arch Intern Med. 2002；162：329-336.
腎障害の予防に対するさまざまな輸液を比較した無作為化試験。

Ruggenenti P, Noris M, Remuzzi G：Thrombotic microangiopathy, hemolytic uremic syndrome, and thrombotic thrombocytopenic purpura. Kidney Int. 2001；60：831-846.
血栓性血小板減少性紫斑病と溶血性尿毒症症候群の総説。

Tsai JJ, Yeun JY, Kumar VA, et al. Comparison and interpretation of urinalysis performed by a nephrologists versus a hospital-based clinical laboratory. Am J Kidney Dis. 2005；46：820-829.
尿沈渣の評価を異なった試験者で比較した盲検試験。

Tublin ME, Murphy ME, Tessler FN. Current concepts in contrast media-induced nephropathy. Am J Roentgenol. 1998；171：933-939.
造影剤腎症の総説。

42 腎代替療法

Seth Goldberg and Anitha Vijayan

特に集中治療室(ICU)において，急性腎障害(AKI)の治療の大原則は予防である。ひとたびAKIが起こると，その出現や経過はさまざまであり，治療は主に支持療法となる。腎代替療法を開始する適切な時期は明らかになっていない。

適 応

腎代替療法を開始する一般的な原因には，治療抵抗性の代謝性アシドーシスや高カリウム血症，循環血液量過剰，重度の尿毒症などがある。

アシドーシス

治療抵抗性の代謝性アシドーシスは重症患者において緊急透析療法の適応である。腎臓が炭酸水素を再吸収し，酸を排泄する能力を喪失するにつれて酸血症が進行する。ICUでは，多臓器不全による組織の低灌流により高度の乳酸アシドーシスになることが多い。この場合の積極的なアルカリ療法は議論があり，循環血液量過剰が問題になることが多い。腎代替療法の開始により循環血液量過剰の懸念がなくなり，血液のpHを生理的範囲に回復できる。

高カリウム血症

電解質異常，特に高カリウム血症は急速に致死的となることもあるため，迅速に対応する必要がある。一時的な手段としてカルシウム静注により心筋細胞膜を安定させ，インスリン(50％ブドウ糖液とともに)や炭酸水素ナトリウム，吸入β作動薬によりカリウムの細胞内への移動を促進する方法がある。陽イオン交換樹脂を腸管へ投与することで体内からカリウムを除去できるが，この効果は予測不可能で非効率的である。

　循環血液量の低下した患者においては，大量の急速輸液により遠位ネフロンへのナトリウム運搬が増加するためナトリウム-カリウム交換によりカリウム利尿が増す(23章を参照)。これらの方法が無効な場合，緊急透析療法が必要となる。血漿カリウム濃度を急速に下げるためにカリウム濃度0 mEq/lの透析液を使用することもある。高流量の透析液と0 mEq/lのカリウム溶液を用いた置換液(35 ml/kg/時)による持続的腎代替療法によってカリウムを急速に下げることもできる。

循環血液量過剰

循環血液量過剰はICUにて高頻度に遭遇する問題の1つである。循環血液量過剰

がある場合の利尿薬使用を調査した研究では背反する結果が示されているが，腎代替療法を開始する前に高用量の利尿薬を試行するのは妥当である．しかし，急性腎障害での利尿薬の使用結果を調べた無作為化試験においては，生存率や腎機能の改善，透析療法の回避はみられなかった．乏尿患者で腎代替療法を開始する主観的な基準としては，肺水腫による呼吸不全や皮膚の防御機能を障害するような重篤な軟部組織浮腫が最も多い．利尿薬を試行する時は，尿細管まで薬物が到達するよう高用量のループ利尿薬(フロセミド 160 ～ 200 mg)を静注する．24 時間以内に尿量に改善がなければ利尿薬を中止する．

尿毒症

腎機能障害が進行すると窒素含有老廃物や糖化最終産物を排泄する能力が障害される．尿毒素蓄積のマーカーとしては血液尿素窒素(BUN)レベルが一般的に認められている．しかし残念なことに，尿毒症でよくみられる徴候や症状は必ずしも BUN 値と相関しないので，透析療法が推奨される客観的な BUN のカットオフ値はない．緊急腎代替療法を開始する適応はむしろ尿毒症性脳症や尿毒症性心膜炎といった特異的な臨床所見の存在に重きを置く．尿毒症性心膜炎は心タンポナーデを伴う出血性心膜炎につながる危険性が高い．BUN が 60 mg/dl 未満で透析を開始した場合は，そうでない場合と比べて生存率が改善するという後ろ向き症例研究もある．しかし，普遍的に早期透析開始を推奨する前に，無作為化試験による研究と確認が求められる．

腎代替療法の様式

腎代替療法を開始すると決めたらその様式を決める必要がある．選択肢として間欠的血液透析 intermittent hemodialysis(IHD)，持続的腎代替療法(CRRT)，腹膜透析がある．その選択は施設ごとの利用可能状況，医師の好み，患者の血行動態，合併する病態により決まる．敗血症や肝不全の患者には持続的療法が望ましい場合がある．間欠的療法は一般的に血圧の変動が大きく，短時間により多く除水される．持続的療法でも同等の溶質のクリアランスと除水ができ，24 時間にわたって行うので，血行動態が不安定な患者に行われることが多い．血流速度がより遅くなる CRRT では持続的な抗凝固療法が必要となり，一般的にはヘパリンが用いられる．ヘパリンを使用できない患者にはクエン酸による抗凝固療法が行われ，同時に中心静脈からカルシウムを補う．クエン酸使用時はイオン化カルシウムの頻回な測定が重要である．

　米国では CRRT が急性腎障害の患者のおよそ 30 ％で施行され，腹膜透析にほぼ完全に取って代わった．しかし，CRRT が IHD に比べていくつか有利な点があるにもかかわらず，無作為化試験の結果にあるように，重症患者では CRRT は IHD と比べて生存率を改善するとは示されていない．同様に無作為化試験では CRRT と IHD の間に，腎機能回復までの時間，ICU 滞在日数，入院日数の差を認めていない．**表 42.1** にそれぞれの様式の長所と短所を挙げた．

表 42.1 腎代替療法

様式	長所	短所
間欠的血液透析 （IHD）	毒素や電解質の急速なクリアランスが必要な際に効率よく溶質を移動できる ICU外での検査を行う時間を設けることができる	体液の移動により血行動態が不安定になりやすい 透析と透析の間の代謝コントロールが鋸歯状に変動する
持続的腎代替療法 （CRRT）	間欠的血液透析より血行動態の変化が緩やか 溶質のコントロールが安定している	特別な看護が持続的に必要になる 持続的な抗凝固（ヘパリンまたはクエン酸）が必要になる
腹膜透析	間欠的血液透析より血行動態の変化が緩やか	腹腔への侵襲が必要となるため，手術後の患者では不可能なことがある 水分除去率が予測しにくい

　重症患者における透析療法の至適量についてはいまだに結論が出ていない．透析依存性の末期腎不全患者からのエビデンスでは，週3回の血液透析により毎回尿素が約70％低下するとされる．しかし，急性疾患のあるICU患者ではこのような計算は必ずしもあてはまらない．実際のクリアランスは安定した慢性腎不全患者より25％程度低く，より高用量，高頻度，多量の血液濾過がより有効なのではないかと提案されている．CRRTを高流量（35 ml/kg/時）で行うか，透析をより頻回に行った重症患者では生存率が改善したという小規模な研究がいくつかある．現在，集中透析が生存率を改善するかどうか大規模多施設臨床試験にて研究されている[注1]．

持続的腎代替療法での薬物用量

　持続的腎代替療法 continuous renal replacement therapy (CRRT) 下ではさまざまな因子が薬物の用量に影響する．IHDと異なり，薬物のクリアランスは持続的で，制御され，予測可能である．患者，薬物，そして透析の特徴により，適切な投与予定が決定される．

　すべての物質の全クリアランスは腎外，残腎，そしてCRRTの機能による除去に依存している．一般に，腎外クリアランスは一定であるとみなされるが，多臓器不全に陥っている重症患者では予測よりも低い場合がある．ICUで使用されるさまざまな薬物については治療量が計算されている．一般的に処方される抗菌薬の推奨用量を表42.2に挙げる．

注1：2008年に発表された多施設大規模無作為化対照試験では，高用量持続的腎代替療法により急性腎不全を合併する集中治療患者の死亡率，腎機能回復率，腎以外の臓器不全発生率のいずれも改善しないことが示された．N Engl J Med. 2008；359：7-20.

表 42.2 持続的腎代替療法(CRRT)[a] 中の一般的な抗菌薬の用量

薬物	CRRTでの用量
バンコマイシン	500 mg　1日1回か2回
セフェピム	2,000 mg　1日1回か2回
セフタジジム	500〜1,000 mg　1日2回
セフォタキシム	2,000 mg　1日2回
セフトリアキソン	2,000 mg　1日1回
イミペネム	250〜500 mg　1日3回か4回
シプロフロキサシン	200 mg　1日1回か2回
メトロニダゾール	500 mg　1日3回
ピペラシリン	4,000 mg　1日3回
アミカシン	250 mg　1日1回か2回
トブラマイシン	100 mg　1日1回
フルコナゾール	100〜200 mg　1日1回
アシクロビル	3.5 mg/kg　1日1回

[a] 濾過流量 20〜30 ml/分の場合

腎代替療法の合併症

ほかの手技と同様に，腎代替療法でも特定の合併症や有害事象が起こりうる。特にICUにいる急変しやすい患者において致死的な状況を防ぐには，そのような合併症に注意を払い，直ちに対処することが不可欠である。合併症には手技そのものに関連するものも，除水や電解質・酸塩基異常によるものもある。それに加えて，中心静脈カテーテルを必要とするので感染性合併症のリスクが高くなる。

低血圧

IHDにおいてより頻繁にみられるが，透析中の低血圧はすべての腎代替療法のあらゆる臨床的な局面において起こりうる。循環血液量低下や敗血症の患者はリスクが高く，身体所見に十分に注意し，必要に応じて侵襲的血行動態をモニターして，透析開始前に十分に輸液する。このような状況では中心静脈圧の目標を8〜12 mmHgとし，場合によっては限外濾過を減らしたり中止したりする。ほかの因子もまた，透析中の低血圧につながる。尿毒性溶質を急激に除去すると血清浸透圧が低下し体液が細胞内へ移動するため，血管内容量が減少する。透析中に生じた低血圧に対する最初の治療法として，生理食塩液250 mlのボーラス投与や25％アルブミン100 mlの投与ができ，場合によっては限外濾過を中止する必要がある。透析液の温度を低くし，血管収縮を促進させることも可能である。低血圧が持続する患者の場合はIHDからCRRTに切り換える必要があるかもしれない。

不整脈

急性血液透析による急激な電解質の補正が原因で不整脈が起こることがある。慢性透析ではカリウム濃度 2～3 mEq/l の透析液が使用されることがある。しかし，高カリウム血症でカリウム濃度 0～1 mEq/l の透析液を使用する必要がある時には，1 時間ごとのカリウム濃度を測定することが重要である。重度の高カリウム血症が持続しているのでない限り，カリウム濃度の低い透析液を 1 時間以上使用してはならない。ジギタリスを使用中の患者は低カリウム血症の影響を特に受けやすい。透析カテーテルの挿入中や透析カテーテルの位置異常がある場合，時には透析中に上室性不整脈が起こることがある。不整脈により血行動態に影響が出ている時は，直ちに透析を中止しカルディオバージョンを行う。

中心静脈カテーテル関連問題

透析カテーテル自体も問題を引き起こしうる。カテーテルが急に必要な場合は，皮下トンネルなしのカテーテルをベッドサイドで中心静脈へ挿入できる。感染や菌血症が起きた時には，血管確保が特別に困難な場合を除いて一般的には迅速なカテーテルの抜去が推奨されている。カテーテル内腔や周囲に塞栓やフィブリン鞘が形成され，透析の血流が不十分となることがある。透析後に毎回ヘパリンをカテーテルのハブから注入しても血栓の形成は必ずしも防げない。カテーテルの各ルーメンにアルテプラーゼを 2 mg 注入することにより血栓を溶解できる。注入後カテーテルにキャップをして 2～3 時間待ち，透析の前に吸引する。カテーテル内の血栓溶解のためにアルテプラーゼを全身投与してはならない。カテーテルが機能しなければ，ガイドワイヤを使い交換するか完全に新しくする。

慢性腎不全患者で鎖骨下静脈に透析カテーテルを留置すると鎖骨下静脈狭窄を起こす可能性が高く，その後同側上肢に透析のための動静脈瘻を作成できなくなることがある。そのため透析カテーテルの挿入部位としては鎖骨下静脈を使わない。ICU での急性腎障害患者で，感染率や透析の至適度において皮下トンネル型カテーテルがより有効であるというデータはない。皮下トンネル型カテーテルは通常，カテーテルが何度も機能不全になったり，腎機能の早期回復が見込めなかったり，ICU からほかの施設へ移動する場合に使用される。皮下トンネル型カテーテルが血栓で閉塞した場合には，放射線科にコンサルトし，カテーテル内腔の血栓やフィブリン鞘をブラシで除去してもらう。

ダイアライザー反応

透析中のダイアライザー反応はまれである。A 型反応は透析 10 万回中 4 回の頻度で起こると推定されており，ひとたび透析回路を回った血液が患者に戻ると数分以内に出現する。症状はさまざまであり，蕁麻疹や顔面紅潮，胸痛，背部痛，呼吸困難，嘔吐，悪寒などがある。重症の場合には低血圧，心停止から死に至ることもある。この反応の原因は透析器初回使用前の不十分な洗浄（殺菌に使用されるエチレ

ンオキシドを除去するために行われる）または細菌毒素の混入に関連していると考えられている．A型反応の際は透析を直ちに中止し，回路内の血液を廃棄する．アドレナリンや気管支拡張薬によりさらに治療を行うかは反応の重症度による．

B型反応はより頻度が高い．通常，症状がより軽く，出現が最初の15分以降とより遅いという点でA型反応と区別される．透析の3～4%で起こり，胸痛，背部痛，呼吸困難，消化器症状などを症状とする．症状が重くなければ透析は続けられ，症状は徐々に改善する．治療は適切な輸液，鎮痛薬，制吐薬を使用した支持療法である．

CRRTに関連した問題

IHDと比べた場合のCRRTの長所の1つとして，血流速度が遅いので不安定な患者にとって血行動態への負荷が少ないことが挙げられる．しかし，特に限外濾過の流量を早くしようとした場合には依然として低血圧が起こりうる．CRRTに特有の副作用もあり，そのほとんどは電解質異常に関連している．高流量のCRRTを中断することなく続けると劇的な低リン血症になることがある．低カリウム血症や低マグネシウム血症が起こることもあるため，血清電解質を最低1日2回は測定する必要がある．

CRRTでは流量が遅いため，体外循環回路内での凝固を防ぐために何らかの抗凝固療法が必要となる．抗凝固薬としてはヘパリンが望ましい．ヘパリン誘発性血小板減少症の場合には，直接的トロンビン阻害薬であるアルガトロバンを使用できる．全身性の抗凝固療法が禁忌の場合には，クエン酸を透析回路の局所に使用できる．クエン酸は血清カルシウムをキレートして凝固カスケードの活性化を阻害する．クエン酸は肝臓ですぐに炭酸水素に代謝され，全身性の抗凝固作用を示さない．カルシウムを別の中心静脈ラインから補充する過程では，血清イオン化カルシウム濃度をこまめに測定することが必要となる．クエン酸が炭酸水素となることにより，代謝性アルカローシスを生じることもさらなる懸念である．代謝性アルカローシスは置換液を炭酸水素ベースの製剤から生理食塩液に変更することで治療できる．

低体温はCRRTの合併症としてよく知られている．低流量の体外循環回路から大量の熱が喪失され，体温が2～5℃下がることもある．これには機器に装着できる特別な装置を使い，注入する置換液を温めたり，患者に戻る血液を再加温することにより対処できる．しかし，これは発熱の感知という点で問題となる．未発表の報告によると培養をルーチンに採取することに有効性はないことが示されているので，感染においてはその他の臨床徴候の探索が必要である．

要約

腎代替療法は，保存的な治療法により急性腎障害の体液異常，電解質異常，代謝異常をコントロールできない時に開始する．腎代替療法にはいくつかの様式があり，間欠的か持続的かの選択は施設ごとの利用可能状況や患者の血行動態，合併疾患により決まる．これらの治療法は概して安全であるが，合併症や有害事象が起こるこ

ともあるため注意が必要であるため，発症を予測し，予防するために頻回の血液検査が必要になることもある。

（今井　直彦）

参考文献

Brause M, Nuemann A, Schumacher T, et al. Effect of filtration volume of continuous venovenous hemofiltration in the treatment of patients with acute renal failure in intensive care units. Crit Care Med. 2003；31：841-846.
異なる目標である Kt/V を用いて透析した患者を比較した前向きパイロット研究。

Cho KC, Himmelfarb J, Paganini E, et al. Survival by dialysis modality in critically ill patients with acute kidney injury. J Am Soc Nephrol. 2006；17：3132-3138.
持続的透析と間欠的透析を比較した多施設観察研究。

Kellum J, Angus DC, Johnson JP, et al. Continuous versus intermittent renal replacement therapy：a meta-analysis. Intens Care Med. 2002；28：29-37.
持続透析と間欠的透析を比較したメタアナリシス。

Kroh UF, Holl TJ, Steinhauber W. Management of drug dosing in continuous renal replacement therapy. Semin Dial. 1996；9：161-165.
CRRT における薬物用量を決定する要因についての総説。

O'Reilly P, Tolwani A. Renal replacement therapy Ⅲ：IHD, CRRT, SLED. Crit Care Clin. 2005；21：367-378.
腎代替療法についての総説。

Palevsky PM. Renal replacement therapy Ⅰ：indications and timing. Crit Care Clin. 2005；21：347-356.
透析の適応についての総説。

Ricci Z, Ronco C. Renal replacement therapy Ⅱ：dialysis dose. Crit Care Clin. 2005；21：357-366.
透析の用量についての総説。

Ronco C, Bellomo R, Homel P, et al. Effects of different doses in continuous veno-venous haemofiltration on outcomes of acute renal failure：a prospective randomised trial. Lancet. 2000；356：26-30.
異なる限外濾過用量で治療を受けた患者を比較した無作為化試験。

SchiffH, Lang SM, Fischer R. Daily hemodialysis and the outcome of acute renal failure. N Engl J Med. 2002；346：305-310.
連日透析と従来の間欠的透析を比較した無作為化試験。

Vinsonneau C, Camus C, Combes A, et al. Continuous venovenous haemodiafiltration versus intermittent haemodialysis for acute renal failure in patients with multiple-organ dysfunction syndrome：a multicentre randomised trial. Lancet. 2006；368：379-385.
持続透析と間欠的透析を比較した多施設無作為化試験。

XII 肝疾患

43 急性劇症肝不全

Sumeet Asrani and Jeffrey S. Crippin

劇症肝不全 fulminant hepatic failure とは，凝固障害，脳症，急性肝不全を特徴とするまれな状態であり，既存の肝硬変がある場合を除く(**表 43.1**)。除外する既存の肝疾患の例外として，26 週間以内に発症した自己免疫性肝炎，Wilson 病がある。年間およそ 2,000 例の劇症肝不全が報告され，肝移植を受けなかった患者では合併症発症率，死亡率ともに高い。

予後指標

劇症肝不全の症状が現れるタイミングから予後を予測することができる。黄疸の発症が脳症より少なくとも 1 週間先行する場合には，より予後が不良である。劇症肝不全が 2 週間を超えて続く時には，門脈圧亢進症と死亡という転帰をたどる可能性がより高い。脳症の重症度はもう 1 つの強力な予後指標である(**表 43.2**)。II 度の脳症がある患者の生存率は 65 ～ 70 %であるが，III 度では 30 ～ 50 %，IV 度では 20 %になる。King's College 基準(**表 43.3**)は重要な予後指標である。非アセトアミノフェン誘発性劇症肝不全の患者では，死亡率は項目のうち 1 つを満たせば 80 %，いずれか 3 つを満たせば 95 %となる。アセトアミノフェンの肝毒性により劇症肝不全の状態にある患者では，死亡率は危険因子が 1 つあれば 55 %，重度のアシドーシスが存在すれば 95 %となる。

原因と診断

劇症肝不全は合併症発症率と死亡率が高いため，肝不全の原因を確定するのは必

表 43.1 急性肝不全の診断と原因

■ 発症から 26 週未満の急性肝疾患で，既存の肝硬変がある場合を除く
■ 脳症
■ 凝固障害（INR＞1.5）

↓

原因	病歴と身体診察	診断的検査と生検
アセトアミノフェン	摂取歴	アセトアミノフェン血中濃度，後述のノモグラムを使用
薬物毒性	新規薬物，抗菌薬，NSAID，抗てんかん薬，精神科の病歴	血清浸透圧，薬物血中濃度
薬物乱用	キノコ中毒，コカインの使用	尿中薬物スクリーニング検査，血清浸透圧
ウイルス性	ウイルス症候群，妊娠，最近の旅行歴，皮膚病変，免疫不全状態	HBsAg，抗 HBc IgM，抗 HAV IgM，抗 HCV 抗体，PCR による HCV-RNA，HIV，HSV，Parvo B19
ショック肝	心不全，心停止，循環血液量低下，薬物乱用の病歴	BNP，乳酸，尿中薬物スクリーニング検査，血清浸透圧，心エコー
悪性疾患	Budd-Chiari 症候群，浸潤性疾患，リンパ節腫脹，静脈血栓塞栓症	腹部 Doppler 超音波，腹部 CT，腫瘍マーカー
Wilson 病	18 歳未満の患者，Kayser-Fleischer 環 Coombs 試験陰性の溶血性貧血	セルロプラスミン(＜20 mg/dl)，24 時間尿中銅測定(＞100 μg)，非セルロプラスミン銅＞25 μg/dl（血清銅 -[3×セルロプラスミン]），正常より低い ALP/ビリルビン比(＜2)，尿酸，溶血性貧血 生検：肝組織中の銅＞250 μg/g 乾燥重量
急性妊娠脂肪肝，HELLP 症候群	妊娠	β-HCG，血小板減少，溶血性貧血，蛋白尿 生検：オイルレッド O 染色
自己免疫性	紅皮症，自己免疫疾患(例：甲状腺炎，関節炎)の既往	自己免疫疾患の血清検査：抗核抗体，抗平滑筋抗体，抗 LKM1 抗体 生検：限界板壊死，門脈形質細胞浸潤

INR：国際標準比，NSAID：非ステロイド性抗炎症薬，HBsAg：B 型肝炎表面抗原，IgM：免疫グロブリン M，HBc：B 型肝炎コア抗原，HAV：A 型肝炎ウイルス，HCV：C 型肝炎ウイルス，PCR：ポリメラーゼ連鎖反応，HIV：ヒト免疫不全ウイルス，HSV：単純ヘルペスウイルス，Parvo B19：ヒトパルボウイルス B19，BNP：脳性ナトリウム利尿ペプチド，ALP：アルカリホスファターゼ，β-HCG：β-ヒト絨毛性ゴナドトロピン，LKM1：肝腎ミクロソーム 1 型

表 43.2　West Haven 基準（意識状態の半定量的重症度分類）

重症度	基準
I	■ 覚醒意識のわずかな欠如 ■ 多幸感もしくは不安 ■ 注意持続期間の短縮化 ■ 足し算がうまくできない
II	■ 嗜眠状態または無気力感 ■ 時間または場所に対するわずかな見当識障害 ■ わずかな人格変化 ■ 不適切な振る舞い ■ 引き算がうまくできない
III	■ 半ば朦朧とした眠気，しかし聴覚刺激に反応 ■ 錯乱状態 ■ 完全な見当識障害
IV	■ 昏睡状態（聴覚または痛覚刺激に反応しない）

Atterbury C, Maddrey VV, Conn H. Neomycin-sorbitol and lactulose in the treatment of acute portal-systemic encephalopathy Am J Dig Dis. 1978;23:398-406 から許可を得て転載．

表 43.3　劇症肝不全における肝移植の King's College Hospital 基準

アセトアミノフェン誘発性疾患	動脈 pH ＜ 7.30 または プロトロンビン時間＞ 100 秒かつ クレアチニン＞ 3.4 mg/dl かつ III 度または IV 度の脳症
非アセトアミノフェン誘発性疾患	プロトロンビン時間＞100秒（脳症の程度にかかわらず） または 次の項目のいずれか 3 つ（脳症の程度にかかわらず） 　■ 年齢：10 歳未満または 40 歳超 　■ 原因：非 A 非 B 型肝炎，ハロタン性肝炎，または薬物特異体質反応 　■ 脳症の発症までの黄疸持続期間＞ 7 日間 　■ プロトロンビン時間＞ 50 秒 　■ 血清ビリルビン＞ 18 mg/dl

須であり，そうすることで各原因に特異的な治療を決めることができる．Acute Liver Failure Study Group によって 1998 〜 2001 年に行われた 308 人の患者を対象とする多施設前向き観察研究によると，原因の分布はアセトアミノフェン過量摂取(39％)，原因不明(17％)，薬物特異体質反応(13％)，A 型もしくは B 型肝炎ウイルスによるウイルス性肝炎(12％)であった．表 43.1 に劇症肝不全の考えうる原因と，原因究明のための診断的評価項目を示す．原因究明には発症時期もまた重要である．罹病期間が 1 週間未満の場合は虚血性肝疾患もしくはアセトアミノフェン過量摂取，4 週間を超える場合には未知もしくはウイルス性の原因が疑われる．来

院時，最初の血液検査には電解質，肝酵素，血清クレアチニン，プロトロンビン時間(PT)と国際標準比(INR)，血算，動脈血ガス，アセトアミノフェン血中濃度，急性ウイルス肝炎検査，そして薬物中毒スクリーニング検査を含める。
表43.1に診断的評価の追加的指針を示す。

全身性合併症の管理

中枢神経系

脳浮腫と頭蓋内圧亢進は劇症肝不全の重篤な合併症で，劇症肝不全で死亡する患者の80％に認められる。脳浮腫のリスクは脳症の進行に伴って上昇し，IV度の脳症の患者においては75％を超える。アンモニア血中濃度が$200\ \mu mol/l$を超えると脳ヘルニアが合併する。脳浮腫が進行すると，脳ヘルニアから死亡に至ることがある。

中枢神経系の合併症の管理を**43.2**に示す。I度またはII度の脳症のある患者は肝移植センターに転送し，III～IV度の脳症のある患者は気道確保のため挿管する。頻回に神経系の診察を行う必要があり，全身性高血圧や徐脈，除脳硬直や除皮質硬直などの異常姿勢，そして瞳孔反射の減弱のような臨床徴候があれば切迫ヘルニアを疑う。

脳症が急速に進行している患者や肝移植のリストに挙げられている患者では，頭蓋内圧モニターを強く考慮するべきである。頭蓋内圧モニターは現在約50％の肝移植プログラムで用いられている。頭蓋内圧モニターに用いられるカテーテルには，硬膜外，硬膜下，脳実質の3種類がある。262人の患者の観察結果によると，合併症は硬膜外トランスデューサでは4％，硬膜下と脳実質トランスデューサでは約20％の患者で認められた。最も頻度の高い合併症は，凝固障害がある状況での出血，感染症，そして凝固障害の補正の結果生じる循環血液量過剰である。第VII因子製剤は小規模臨床試験で頭蓋内圧トランスデューサ挿入の際の補助として用いられ，有効であるという結果を残した。頭蓋内圧は20 mmHg未満に保ち，脳灌流圧(平均動脈圧－頭蓋内圧)を40～60 mmHgに維持すべきである。

ひとたび頭蓋内圧亢進，もしくは脳浮腫が出現したら，脳ヘルニアを防ぐために積極的な処置を行わなければならない。鎮静を最小限にとどめ，感覚刺激を避け，ベッドの頭部を挙上することが有用である。浸透作用(マンニトールもしくは高張食塩水による)もしくは脳血流灌流量減少(過換気もしくは低体温による)で脳浮腫を軽減することに治療の重点を置く。

マンニトールはボーラス投与する(20％製剤で0.5～1 g/kg)。2回目の投与もできるが，血清浸透圧が320 mOsm/kg未満にとどまるように投与量を抑える。患者が腎不全を合併していれば，血液濾過を考慮すべきである。過換気は短期間しか有益でないが，$Paco_2$を25 mmHgに抑えるのを目標にして行うことができる。頭蓋内圧モニターされている患者30人を対象とした研究で，血清ナトリウム濃度145～155 mmol/lを目標に3％高張食塩液による治療を無作為に行った。結果，高張食塩液を投与された群では，有意に頭蓋内圧が低下し，頭蓋内圧亢進の発症率も低下したが，生存率の改善は認められなかった。低体温療法(32～34℃)は非対照試

験において有効性が示されている。劇症肝不全の患者は痙攣を起こすことがあるが、フェニトインの予防的投与については2つの臨床試験で相反する結果が出ており、生存率を改善する効果は証明されていない。デキサメタゾンには生存期間を延長させる効果はない。難治性の頭蓋内圧亢進症にはバルビツレート昏睡療法を行ってもよい。

凝固障害

凝固障害の管理を 43.1 に示す。劇症肝不全の患者では第Ⅰ, Ⅱ, Ⅴ, Ⅶ, Ⅸ, Ⅹ凝固因子の合成が低下している。出血源としては手技を行った部位、ストレス潰瘍、肺、口腔咽頭がある。ストレス潰瘍の予防にはプロトンポンプ阻害薬を投与する。血小板製剤は血小板数が $10,000/\mu l$ 未満、もしくは活動性出血がある場合のみ投与する。新鮮凍結血漿は活動性出血があるか手技を予定している状況以外で投与すべきではない。赤血球濃厚液は症候性の貧血がある場合か、出血による血液の喪失を補う場合に投与してもよい。

第Ⅶ因子は、傷害箇所において組織因子が曝露された時の最初の凝固因子である。遺伝子組換え第Ⅶ因子製剤の役割は頭蓋内圧モニターの挿入において評価されてきた。劇症肝不全の患者で第Ⅶ因子製剤を投与された患者と、投与されていない過去の対照群を比較した非盲検試験では、第Ⅶ因子製剤の投与を受けた患者すべてがモニターの挿入に成功した (7/7 対 3/8)。遺伝子組換え第Ⅶ因子製剤を投与された患者では、死亡率、体液過剰による全身浮腫の発症率ともに有意に低下した。

低血圧

劇症肝不全患者において、低血圧には多数の要素が絡んでいる。原因としては循環血液量の減少やサードスペースへのシフト、感染症、消化管出血、または高心拍出量を伴う全身血管抵抗の低下がある。輸液蘇生は、循環血液量過剰をきたし、理論上は頭蓋内圧亢進を起こすリスクがあるため、これらの合併症を避けるように調節しなければならない。肝不全によって低血糖を起こすリスクがあるため、糖を含む維持輸液を用いるべきである。臨床試験で直接比較されていないが、ドパミンまたはノルアドレナリンは昇圧薬として用いることができる。ある小規模の臨床試験によると、平均動脈圧を 10 mmHg 上昇させるようドパミンを用いた場合、心拍出量、全身の酸素運搬量、そして肝血流量と内臓血流量が有意に増加した。全身の酸素消費量は上昇したが、内臓における酸素消費量は減少した。劇症肝不全におけるノルアドレナリンの役割を評価した小規模臨床試験によると、平均動脈圧の上昇は認められたが心係数は上昇しておらず、実際全身での酸素消費量は減少した。ノルアドレナリンによって全身での酸素消費量が減少したのは、おそらくドパミンよりも内臓での酸素消費量を低下させるためと思われる。アルブミンは、より効果的に中心血液量の増加をもたらすことを考慮すると、膠質液による蘇生は晶質液よりも理論的にはよいはずだが、死亡率の改善は示されていない。

感染症

劇症肝不全患者の80％に感染症が認められ、25％の患者は血液培養陽性の菌血症

ALG 43.1 劇症肝不全の合併症管理

低血圧
- 蘇生：アルブミンまたは生理食塩液
- 平均動脈圧 <55〜60 mmHg
- ドパミンまたはノルアドレナリン
- 維持輸液：ブドウ糖を含む輸液

凝固障害

出血？
- 出血コントロール：
  - ビタミンK 5〜10 mg皮下注を3日間
  - 適応があればFFPと血小板の投与
- 予防：
  - プロトンポンプ阻害薬
  - 血小板<10,000 /mm³なら血小板輸血

手技が予定されているか？
- >50,000/mm³ となるよう血小板輸血
- 腎不全か体液過剰状態ならば第VII因子製剤の投与を考慮

合併症の管理

感染症
- サーベイランスで培養を採取する
- 予防的広域抗菌薬を投与する閾値を低く保つ
- 消化管除菌は効果がない

腹水があれば腹腔穿刺を行う

多形核白血球 >250 /mm³

以下で治療：
- セフォタキシム2gを8時間ごと
- アルブミンを1日目に1.5 g/kg、3日目に1 g/kgを投与

腎障害
- 輸液負荷
- 腎毒素を避ける

腎不全の悪化？

持続的腎代替療法は間欠的血液透析よりも効果的である

代謝障害
- 早期の腸管栄養、もしくは静脈栄養を開始
- 電解質を補正
- 糖を補正

中枢神経系

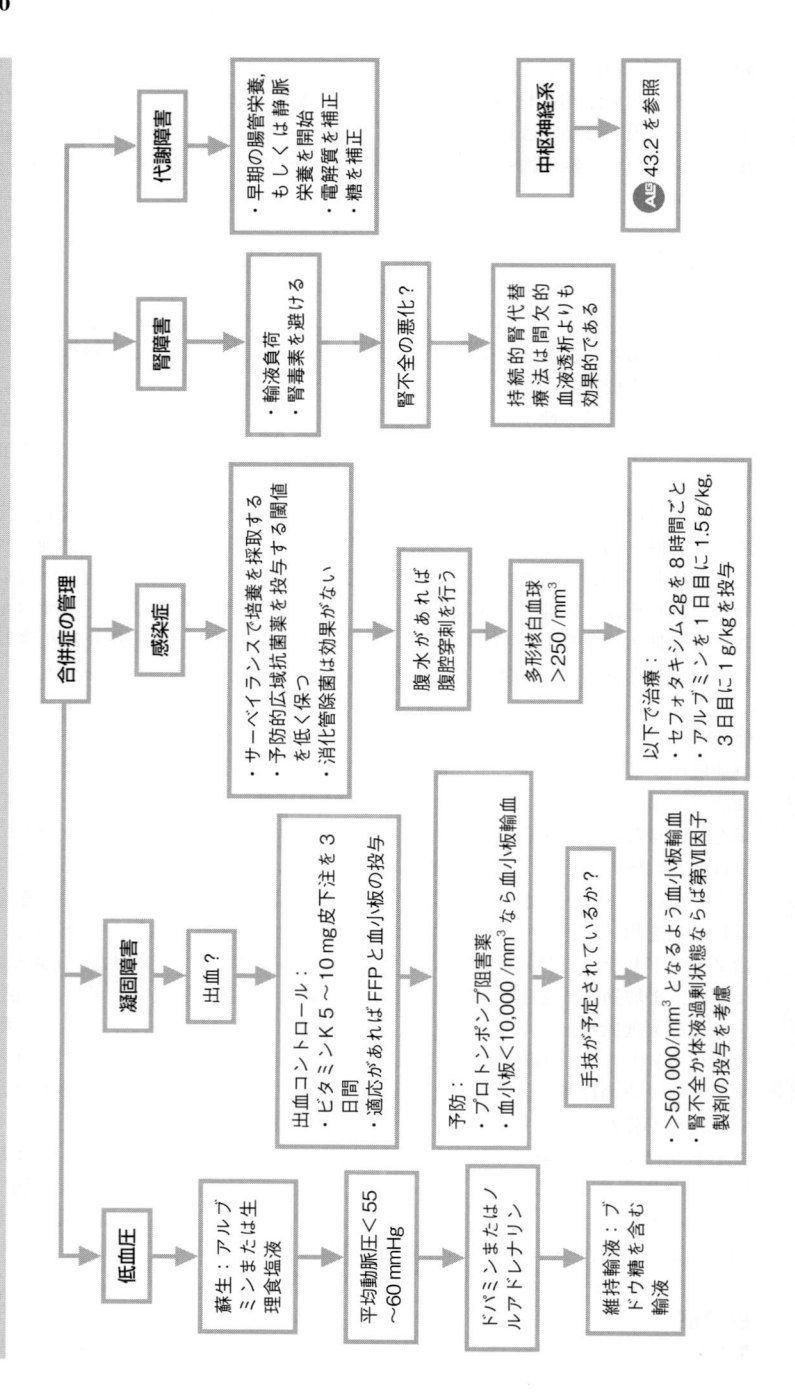

ALG 43.2 を参照

43.2 劇症肝不全の中枢神経系合併症

以下で示される頭蓋内圧亢進：
- 頭蓋内圧 >20〜25 mmHg、脳灌流圧 <50〜60 mmHg
- 臨床所見：Cushing徴候、不規則な呼吸、瞳孔の散大、除脳、アンモニア≧200 μmol/l

一般的注意事項
- 頭蓋内出血を除外するため頭部CTを撮影する
- 鎮静を減らし、頭部を30°挙上させ、Valsalva法、刺激や鎮静を避ける
- III〜IV度の脳症では挿管
- 第1選択薬は不明

- 頭蓋内圧モニターのため硬膜外トランスデューサ挿入を考慮、挿入の際は第VII因子製剤を考慮
- 頭蓋内圧<20〜25 mmHg、脳灌流圧>50〜60 mmHgを目標にする

治療	投与・実施方法	コメント
マンニトール	0.5〜1 g/kgをボーラス投与、2回まで繰り返してよい	予防効果はない 血清浸透圧を320 mOsm/kg未満に保つ。高浸透圧に注意して観察する 副作用：高ナトリウム血症、体液量過剰
過換気	P_{CO_2}が25〜30 mmHgとなるように調節	予防効果はない 急性の代償を防ぐための一時措置
高張食塩液	血清ナトリウムが145〜155 mmol/lとなるように調節	予防的に血清ナトリウム濃度を145〜155 mmol/lとすることで頭蓋内圧の上昇を回避できるが生命予後は変わらない
バルビツレート	チオペンタール185〜200 mgを15分かけて静注またはペントバルビタール3〜5 mg/kgをボーラス投与後、0.2〜1 mg/kg/時で持続投与	その他の方法が無効である場合に頭蓋内圧を低下できる 副作用：重篤な低血圧
コルチコステロイド	デキサメタゾン10 mgを6時間ごとに静注	中枢神経系の感染症または脳腫瘍にのみ適応 急性肝不全において生命予後を改善しない
低体温療法	目標32〜34℃	非対照試験では有効性が示されている 副作用：不整脈、感染症、凝固障害

を発症する。入院時の感染症は肝性脳症を増悪させる。感染症のある患者の1/3に全身性の真菌感染症が認められる。感染症は肝性脳症のリスクを上昇させるのみならず，重症感染症は肝移植の障害となりうる。したがって，生存率の改善には寄与しないが予防的抗菌薬を強く考慮するべきであり，エンピリックに広域抗菌薬を開始する閾値も低く保つべきである。

腎不全

劇症肝不全患者における腎不全は多数の要素からなり，原因としては摂取物質の直接的な毒性や循環血液量低下，低血圧，急性尿細管壊死(ATN)，あるいは肝腎症候群などがある。ATNとは対照的に，肝腎症候群による腎不全は尿中ナトリウム濃度が低く($<10\,mEq/l$)，低ナトリウム血症が進行し，輸液負荷をしても改善しないという特徴がある。肝不全と腎不全を伴う重症患者を対象にしたある無作為化試験からは，持続的腎代替療法のほうが間欠的血液透析を連日行うよりも循環動態がよいことが示されている。

代謝性合併症

代謝性の合併症には，糖新生の低下による低血糖と嫌気性糖代謝による乳酸アシドーシスがある。血糖のモニターとブドウ糖を含む輸液による低血糖の治療が必要である。通常，リンやカリウム，マグネシウムのような電解質は異常値を示しており，必要に応じて補正しなければならない。低ナトリウム血症もよくみられる。最近のコクランデータベースの総説によると，肝性脳症患者の治療における分枝鎖アミノ酸の有益性を示す信頼性の高いエビデンスは認められなかった。

劇症肝不全の原因別治療(AlS 43.3 参照)

アセトアミノフェン中毒

アセトアミノフェン中毒は劇症肝不全の最も多い原因である。エンピリックな治療の適応は，①アセトアミノフェンの過量摂取の疑いが強い場合，②1日10gを超えて摂取したことが判明している場合，③一般に用いられているノモグラム(図32.1)上でアセトアミノフェン濃度が上昇している場合である。150 mg/kg以上のアセトアミノフェンを一度に服用すれば肝障害を起こすリスクがあるが，それより摂取量が少なくても肝障害を起こすことがある。薬物の服用が来院時から4時間以内であることがわかっていれば，活性炭(1g/kg)の投与は胃洗浄，吐根，支持療法に比べて有意に血清アセトアミノフェン濃度を下げる効果があることが明らかとなった。コクランデータベースの総説は，N-アセチルシステイン(NAC)が劇症肝不全の患者の死亡率を低下させる場合がある(オッズ比0.26)と報告している。NACはアセトアミノフェン過量摂取の疑いが強い，もしくは血清濃度がノモグラムの危険とされる線(図32.1)よりも上にある場合に投与する。NAC投与前に活性炭を投与することでNACの効果が低くなることはない。従来のNACの投与では140 mg/kgを5％に薄めて経口もしくは経鼻胃管から投与し，続いて70 mg/kgを4時間おきに計17回経口投与する。経静脈投与では150 mg/kgを5％のブドウ糖

43章 急性劇症肝不全

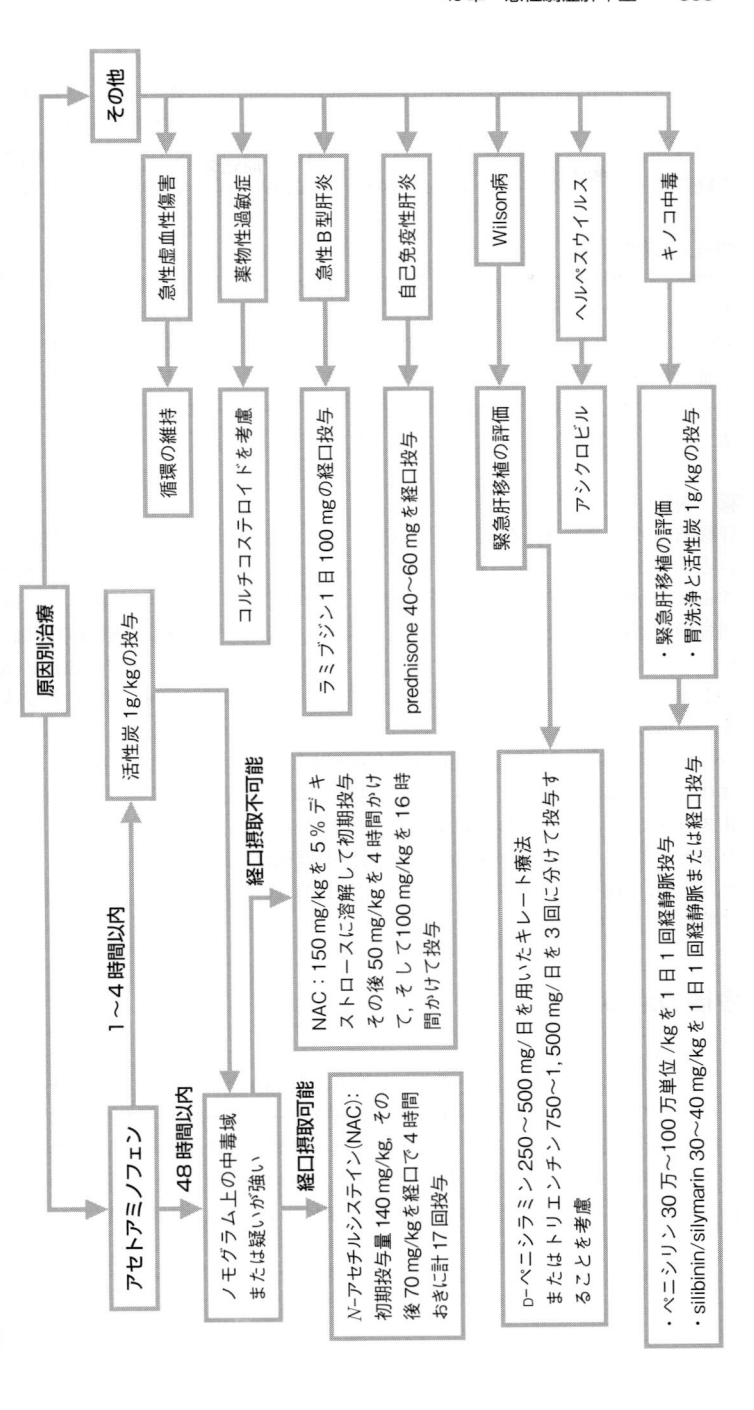

ALG 43.3 劇症肝不全の原因別治療

```
原因別治療
├── アセトアミノフェン
│   ├── 1〜4時間以内 → 活性炭 1g/kg の投与
│   └── 48時間以内
│       ├── ノモグラム上の中毒域または疑いが強い
│       ├── 経口摂取可能
│       │   └── N-アセチルシステイン(NAC):
│       │       初期投与量 140 mg/kg、その後 70 mg/kg を経口で 4 時間おきに計 17 回投与
│       └── 経口摂取不可能
│           └── NAC: 150 mg/kg を 5％デキストロースに溶解して初期投与
│               その後 50 mg/kg を 4 時間かけて、そして 100 mg/kg を 16 時間かけて投与
│
└── その他
    ├── 急性虚血性傷害 → 循環の維持
    ├── 薬物性過敏症 → コルチコステロイドを考慮
    ├── 急性B型肝炎 → ラミブジン 1 日 100 mg の経口投与
    ├── 自己免疫性肝炎 → prednisone 40〜60 mg を経口投与
    ├── Wilson病 → 緊急肝移植の評価
    │   └── D-ペニシラミン 250〜500 mg/日を用いたキレート療法
    │       またはトリエンチン 750〜1,500 mg/日を 3 回に分けて投与することを考慮
    ├── ヘルペスウイルス → アシクロビル
    └── キノコ中毒
        ├── 緊急肝移植の評価
        ├── 胃洗浄と活性炭 1g/kg の投与
        ├── ペニシリン 30 万〜100 万単位/kg を 1 日 1 回経静脈投与
        └── silibinin/silymarin 30〜40 mg/kg を 1 日 1 回経静脈または経口投与
```

液に溶解して15分かけて初期投与し，続いて50 mg/kgを4時間かけて，そして100 mg/kgを16時間かけて投与する．NACはアセトアミノフェン摂取から48時間たっても効果があるが，できるだけ早期に投与すべきである．アセトアミノフェン過量摂取に対する肝移植の総説では，NACを経口投与した群とその他さまざまな経静脈投与プロトコルを用いた群の間に生存率の有意な差は認められなかった．

ウイルス性肝炎

B型肝炎はウイルスが原因による劇症肝不全の50％超を占める．急性B型肝炎の患者にはラミブジン（100 mg/日）による治療が経験的に行われているが，B型肝炎e抗原のセロコンバージョンを生じる可能性があるので，現在は急性期の治療としては推奨されておらず，治療期間も確認されていない．E型肝炎の頻度が高い国からの移民では，E型肝炎がより多くみられる．また，急性A型肝炎の治療は支持療法である．

移　植

肝移植はドナーの供給が限られているものの，劇症肝不全では有効性が証明されている治療法である．移植後の生存率は高く，80〜90％を示している．移植へ踏みきるか内科的治療（NACなど）を続けるかの判断は難しい．考慮すべき点は，自然回復の現実的な可能性，移植の実施可能性，そして移植の禁忌項目の評価である．King's College基準（**表43.3**）やAcute Physiology and Chronic Health Evaluation (APACHE) IIスコアなどの予後予測モデルは，肝移植の適応を決定する助けとなる．最近のメタアナリシスによると，アセトアミノフェン関連劇症肝不全の患者への肝移植の適応の決定に，King's College基準を用いた場合，感度は0.59，特異度は0.92であると報告されている．肝移植の適応の決定に，15点を超えるAPACHE IIスコアを用いると特異度は0.81，感度は0.92であった．これまでの6つの研究をまとめると，King's College基準の陽性尤度比は12.33，陰性尤度比は0.29であった．一方，APACHE IIスコアの陽性尤度比は16.4とより高く，陰性尤度比は0.19であった（1つの研究による）．

今後の治療

人工的肝代替システムとハイブリッド型人工肝臓が劇症肝不全の治療法として研究されてきた．しかし，近年のコクランデータベースの総説では代替システムは標準の内科的治療と比較して患者の死亡率は減少せず，また肝移植へのつなぎの治療としても効果的ではなかった．あるサブグループ分析では，慢性肝不全の急性増悪患者の死亡率は33％低下したが，急性肝不全の患者の死亡率は改善しなかった．

（清山　知憲）

参考文献

Brok J, Buckley N, Gluud C. Interventions for paracetamol(acetaminophen)overdose. Cochrane Database Syst Rev. 2006；CD003328.
このメタアナリシスはアセトアミノフェン過量摂取による劇症肝不全に対する有効な治療法と有効性のわかっていない治療法に関して包括的な総説を提供している。

Hoofnagle JH, Carithers RL, Shapiro C, et al. Fulminant hepatic failure：summary of a workshop. Hepatology. 1995；21：240-252.
この論文は劇症肝不全の治療における諸問題を要約している。

Kulkarni S, Cronin DC. Fulminant hepatic failure. In：Hall JB, Schidt GA, Wood LD, eds. Principles of Critical Care. 3rd ed. New York：McGraw-Hill Professional；2005；1279-1288
この章は劇症肝不全における病態生理と治療に関して優れた概説を行っている。

Polson J, Lee WM. AASLD position paper：the management of acute liver failure. Hepatology. 2005；41：1179-1197.
この論文には American Association for the Study of Liver Diseasesによる，劇症肝不全の治療ガイドラインを掲載されている。

Raghavan M, Marik PE. Therapy of intracranial hypertension in patients with fulminant hepatic failure. Neurocrit Care. 2006；4：179-189.
この章は頭蓋内圧亢進の治療に関して優れた概説を行っており，この致死的な合併症に至るメカニズムに関しての現時点での見解を総説している。

Yee HF Jr, Lidofsky SD. Acute liver failure. In：Feldman M, Scharschmidt BF, Sleisenger MH ed. Sleisenger & Fordtran's Gastrointestinal and Liver Disease. 7th ed. Philadelphia：Saunders；2002；1567-1576
この章は劇症肝不全の病態生理と治療に関する優れた概説である。

高ビリルビン血症

Sumeet Asrani and Jeffrey S. Crippin

生理学

ヘムは老化赤血球の分解物である。ヘムオキシゲナーゼによってビリベルジンへ代謝され，さらにビリベルジン還元酵素によって網内系でビリルビンへと還元される。非抱合型ビリルビンはアルブミンに強く結合し，肝臓へ運ばれる。そして，担体機構によって肝細胞へと取り込まれ，細胞質内の蛋白に結合した小胞体へ移され，ウリジン二リン酸グルクロン酸を付加されることで水溶性の構造へ転換される。アデノシン三リン酸(ATP)依存性の輸出ポンプがそれを毛細胆管へ転送し，そこで胆汁へ加えられる。胆汁は胆嚢と小腸へ流れていき，便へ排出されるか，回腸もしくは大腸の細菌叢によってウロビリノゲンへ代謝される。ウロビリノゲンは小腸で吸収され，門脈系へ取り込まれていくが，少しは便と尿へ排出される。高ビリルビン血症はビリルビン代謝の破綻もしくは胆管系の閉塞の結果生じる(44.1)。

間接型高ビリルビン血症

間接ビリルビンが総ビリルビンの80％超の割合を占めると，間接型高ビリルビン血症，すなわち非抱合型高ビリルビン血症と呼び，肝細胞より前段階での異常が原因で起こる。ビリルビンの産生が増加するか，肝細胞の取り込みが減少していることが原因となる。非抱合型高ビリルビン血症の原因としては溶血が多い。溶血は薬物や自己免疫疾患，悪性疾患，もしくは感染症などが原因となることがある。網状赤血球数の増加，末梢血塗抹における破砕赤血球や球状赤血球の存在，Coombs試験陽性，血清LDHの上昇，ハプトグロビンの減少がその特徴である。肝細胞による取り込みの減少は，取り込み機構の抑制，もしくは抱合過程の酵素欠損の結果生じる。ビリルビン取り込みの競合的抑制は，リファンピシンなどの薬物が原因のことがある。ビリルビン-UDPグルクロン酸転移酵素の活性低下を招くような酵素欠損症は，**Gilbert症候群**として知られる無症候性の非抱合型高ビリルビン血症を引き起こす。

ALG 44.1 高ビリルビン血症の評価と治療

```
高ビリルビン血症
├── 抱合型
│   ├── ALP↑ → 胆管系の閉塞に合致
│   │   ├── 内的要因
│   │   │   └── 画像検査*
│   │   │       ├── 総胆管結石
│   │   │       ├── 胆管炎
│   │   │       ├── 胆管狭窄
│   │   │       ├── 胆管癌
│   │   │       ├── 原発性硬化性胆管炎
│   │   │       → 以下を考慮：
│   │   │         ・ERCP
│   │   │         ・胆汁ドレナージ
│   │   │         ・抗菌薬
│   │   └── 外的要因
│   │       ├── 正常胆管
│   │       │   ・膵炎
│   │       │   ・転移性病変
│   │       │   ・膵癌
│   │       │   ・肝細胞癌
│   │       └── 胆汁うっ滞
│   │           ・薬物性**
│   │           ・妊娠
│   │           ・浸潤性
│   │           ・原発性胆汁性肝硬変
│   │           ・完全静脈栄養
│   │           ・敗血症
│   ├── AST・ALT↑
│   │   ├── 排出障害／肝細胞型
│   │   │   ├── 急性
│   │   │   │   ・ウイルス性
│   │   │   │   ・アルコール性
│   │   │   │   ・薬物性
│   │   │   │   ・中毒物質
│   │   │   │   ・虚血
│   │   │   │   ・血栓症
│   │   │   └── 慢性
│   │   │       ・Wilson病
│   │   │       ・肝硬変
│   │   │       ・自己免疫疾患
│   │   │       ・ヘモクロマトーシス
│   │   │       ・NASH
│   │   │   → 血清検査／肝生検／薬物血中濃度
│   └── 遺伝性
│       ・Dubin Johnson症候群
│       ・Rotor症候群
└── 非抱合型
    ├── 産生増加
    │   ├── 血腫
    │   └── 溶血
    │       ├── その他
    │       │   ・薬物
    │       │   ・ヘモグロビン異常症
    │       │   ・酸素欠損症
    │       ├── 自己免疫
    │       │   ・冷式自己免疫性溶血性貧血
    │       │   ・温式自己免疫性溶血性貧血
    │       │   ・悪性疾患
    │       │   ・感染症
    │       └── 細管性障害
    │           ・DIC, TTP, HUS
    │           ・高血圧
    │           ・血管炎
    │           ・悪性疾患
    └── 取り込み、または抱合反応の低下
        ├── 遺伝性
        │   ・Gilbert症候群
        │   ・Crigler-Najjar II 症候群
        └── 後天性
            ・薬物
```

*画像検査

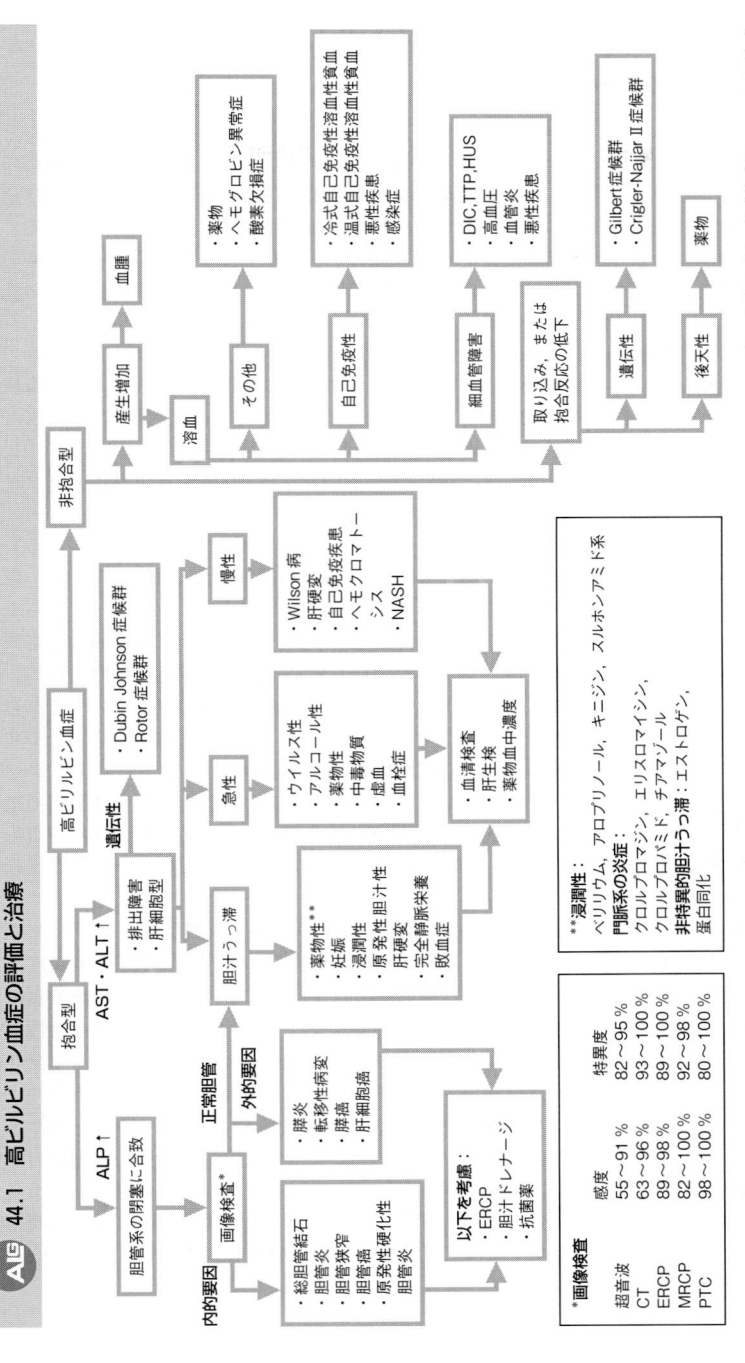

	感度	特異度
超音波	55～91%	82～95%
CT	63～96%	93～100%
ERCP	89～98%	89～100%
MRCP	82～98%	92～98%
PTC	98～100%	80～100%

**浸潤性：
ペニシリウム、アロプリノール、キニジン、スルホンアミド系
門脈系の炎症：
クロルプロマジン、エリスロマイシン、クロルプロパミド、チアマゾール
非アルコール性脂肪性肝炎、蛋白同化

ALP：アルカリホスファターゼ、AST：アスパラギン酸アミノトランスフェラーゼ、ALT：アラニンアミノトランスフェラーゼ、ERCP：内視鏡的逆行性胆管膵管造影、MRCP：磁気共鳴胆管膵管造影、PTC：経皮経肝胆管造影、NASH：非アルコール性脂肪性肝炎、DIC：播種性血管内凝固、TTP：血栓性血小板減少性紫斑病、HUS：溶血性尿毒症症候群

直接型高ビリルビン血症

抱合型高ビリルビン血症，すなわち直接型高ビリルビン血症は，通常は肝細胞の機能不全，胆管系の閉塞または機能不全などが原因である。肝細胞の機能不全は急性のものでも慢性のものでも抱合型ビリルビンの血液循環系への逆流を生じうる。ビリルビンの上昇に伴ってアミノトランスフェラーゼが上昇する場合には，急性の肝細胞機能不全が疑われる。慢性の肝細胞機能不全の主な原因には慢性ウイルス性肝炎とアルコール性肝疾患がある。

胆管系の機能不全は，(a)肝外胆管の閉塞，(b)非閉塞性炎症，(c)肝内胆管の感染症より生じる。診断と疾患別の治療のためには画像検査が必要となる。画像検査には，超音波，CT，内視鏡的逆行性胆管膵管造影(ERCP)，経皮経肝胆管造影(PCT)，磁気共鳴胆管膵管造影(MRCP)がある（44.1）。直接ビリルビンが総ビリルビンの50％超の割合を占める場合は肝胆管系の原因を示唆され，アルカリホスファターゼ(ALP)とγ-GPTの上昇を伴っていれば胆管系の閉塞が疑われる。

胆管内腔閉塞の主な原因としては，総胆管結石症，胆管狭窄，胆管癌がある。外部からの圧迫による閉塞の原因としては，膵臓の占拠性病変(腫瘍，線維症，仮性嚢胞，膿瘍)，またはリンパ節腫脹などがある。腹部超音波とCTは，どちらも高い特異度で閉塞機転を確認することができる。胆嚢内結石の検索には腹部超音波のほうがCTより感度が高いが，いずれの検査も総胆管結石の同定には向かない。超音波は，肥満の患者や腸管ガスが覆っている場合はあまり役に立たない。これらの検査で胆管系の閉塞機転が明らかにできない場合は，肝内胆管をより描出しやすいMRCPを行う。閉塞機転が明らかになれば，胆管造影で胆管系へ直接アプローチすることができる。ERCPは近位胆管系へ到達することができ，経皮経肝胆道造影は末梢の胆管から始めて，胆管系全体の描出が可能となる。いずれの画像検査も乳頭括約筋切開術や結石の回収，狭窄拡張術，ステント設置などによって閉塞機転を防ぐことができる。

非閉塞性肝内胆管疾患もまたALPやγ-GPTの上昇，直接型高ビリルビン血症を伴うが，閉塞を示す画像所見はない。浸潤性肝疾患，細胆管の感染症や炎症，自己免疫性胆管疾患，薬物性肝毒性，敗血症などが原因に挙げられる。結核や真菌感染症，肝臓の悪性疾患，アミロイドーシスやサルコイドーシスのような全身性疾患は，その浸潤性の病理過程により胆管系の炎症や機能不全を起こしうる。完全非経口栄養，エストロゲンや蛋白同化ステロイドなどの薬物は非特異的な肝内胆汁うっ滞を生じることがある。原発性胆汁性肝硬変では細胆管の炎症がみられる。胆汁うっ滞を生じるほどの門脈系の炎症は，チアマゾールを含む複数の薬物が原因の可能性がある。閉塞機転が見つからないにもかかわらず，胆汁うっ滞型の異常が続くようなら，胆管系の解剖を描出するのに胆管造影が有用な場合がある。CTでは浸潤性疾患を明らかにすることができる。肝生検はしばしば肝の傷害の程度や型を明らかにするのに必要とされる。

（清山 知憲）

参考文献

Greenberger NJ, Paumgartner G. Diseases of the gallbladder and bile ducts.In：Kasper DL, Braunwald E, Fauci AS, et al, eds. Harrison's Principles of Internal Medicine. 16th ed. New York: McGraw-Hill；2005；1880-1890.
この章は胆管機能不全の主な原因について論じており，胆管系疾患の診断アプローチを紹介している。

Lidofsky S. Jaundice. In：Feldman M, Scharschmidt BF, Sleisenger MH, ed. Sleisenger& Fordtran's Gastrointestinal and Liver Disease. 7th ed. Philadelphia：Saunders；2002；249-264.
この章は黄疸の患者を評価する際の系統的なアプローチを紹介し，胆管系疾患の評価に用いられるさまざまな画像検査を比較している。

Pratt DS, Kaplan MM. Jaundice. In：Kasper DL, Braunwald E, Fauci AS, et al, eds. Harrison's Principles of Internal Medicine. 16th ed. New York：McGraw-Hill；2005；238-242.
この章もまた黄疸の患者を評価する際の系統的なアプローチを紹介している。

Summerfield JA. Diseases of the gallbladder and biliary tree. In：Warren DA, Cox TM, Firth JD, et al, eds. Oxford Textbook of Medicine. 4th ed. Oxford：Oxford University Press；2003；697-713.
胆管系疾患に対する検査についての優れた概説。

Wolkoff A. The hyperbilirubinemias. In：Kasper DL, Braunwald E, Fauci AS, et al, eds. Harrison's Principles of Internal Medicine. 16th ed. New York：McGraw-Hill；2005；1817-1821.
胆管系の病態生理と疾患についての優れた総説。

末期肝疾患

Kevin M. Korenblat

　未治療の慢性肝疾患のほとんどがたどる共通の転帰は，肝硬変の発症である。結果として臨床的に明らかとなる肝疾患は通常，**非代償性肝硬変**と称され，門脈圧亢進症と肝の合成能機能不全の両方が特徴である。これら2つの合併症は典型的には肝硬変の患者に共存しており，肝疾患関連の合併症と死亡の主たる原因である。門脈圧亢進症の主な合併症は腹水，門脈圧亢進症関連出血，肝性脳症，血小板減少症である。これらの合併症のために集中治療室(ICU)へ入室するのはよくあることであり，患者管理の成功は迅速な診断と治療により決まる。

　腹水は，漿液の腹膜腔への蓄積を意味する。非代償性肝硬変で最もよくみられる症状で，腹水がある場合の2年死亡率は50％である。腹水中のアルブミン含有量が低く，血清と腹水のアルブミン濃度の差(血清-腹水アルブミン勾配)が1.1 g/dlを超えると肝硬変による腹水と同定される。腹水を新たに発症したすべての患者，もしくは錯乱や腎不全，消化管出血といった臨床的な変化がみられた場合，腹水の採取が必要となる。腹腔穿刺は安全な手技で，凝固障害と血小板減少症のある患者であっても実施可能である(図45.1)。腹水の検査としてアルブミン，細胞数と細胞分画を調べ，そして培養のため検体を直接血液培養ボトルへ採取する。腹水は経口のフロセミドとスピロノラクトンの併用で最もよくコントロールすることができるが，腎不全や循環血液量低下があることの多いICUの患者では利尿薬を中止する必要がある場合もある。静注の利尿薬は，腎不全を招くことがあるので，肝硬変の患者での使用は避ける。肝性胸水は腹水のある患者の13％もに生じ，典型的には右側で，腹水を胸腔内へ交通させるような横隔膜の欠損が原因となっている。肝性胸水は胸腔穿刺と利尿薬で治療し，内科的治療に反応しない場合は経頸静脈的肝内門脈体循環シャント(TIPS)を行う。胸腔ドレーンを挿入すると，体液量の喪失が多くなり，腎不全をきたすことがあるので避ける。

　腹水の合併症で最も重要なものは特発性細菌性腹膜炎 spontaneous bacterial peritonitis(SBP)である。SBPには典型的な症状はなく，腹痛や発熱，白血球数の増加といった徴候がみられないことが多い。腹水中の多形核白血球数が250/mlを超えるか，腹水培養で病原菌が検出されると診断が確定する。SBPは腸管穿孔もしくは非穿孔性腹腔内膿瘍により生じる二次性細菌性腹膜炎と区別すべきである(図45.1)。SBPは抗菌薬の静脈投与で迅速に治療する。第2または第3世代のセファロスポリン(セフォタキシム1gを8時間ごとに静注，またはセフトリアキソン1gを24時間ごとに静注)がSBPの治療に有効なことが示されている。適切に抗菌薬治療を行っても，SBPの患者の1/3もに腎機能障害が生じる。利尿薬を中止し，アルブミン(25％)を1日目に体重1kgあたり1.5g，3日目に1.0g静注することで腎機能障害の発生率が減ることが無作為化対照試験で示されている。この治療法は

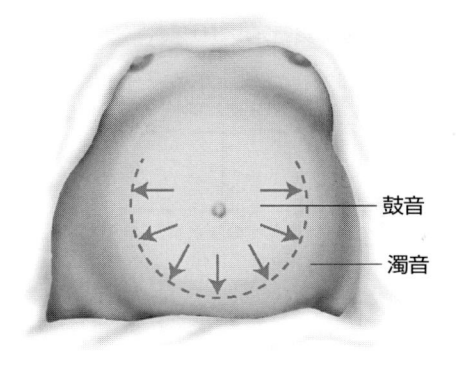

図45.1 打診にて濁音を発する左右下腹部が診断的腹腔穿刺に最適な部位である

表45.1 肝腎症候群の診断基準

大基準
　進行した慢性肝不全と門脈圧亢進症
　血清クレアチニン＞1.5 mg/dlまたは24時間尿中クレアチニンクリアランス＜40 ml/分
　ショック状態や腎毒性のある物質への曝露，循環血液量減少，または現在進行中の敗血症が存在しない
　利尿薬を中止し，1.5 l の等張食塩液を輸液しても腎機能に持続的改善がみられない
　蛋白尿＜500 mg/dl
　閉塞性尿路疾患または腎実質性疾患の所見がない

小基準
　尿量＜500 ml/日
　尿ナトリウム＜10 mEq/l
　尿浸透圧＞血清浸透圧
　尿中赤血球＜50/HPF
　血清ナトリウム＜130 mEq/l

HPF：高倍率視野

　SBPの患者すべて，特に黄疸と既存の腎機能不全がある患者では特に考慮する。
　肝腎症候群(HRS)とは，肝硬変の患者に進行性の腎不全が出現した場合の臨床診断である。HRSは急速に進行する1型HRSと，より緩徐に進行する2型HRSに分類できる。診断の補助となるような診断基準が専門家の合意により考案されている(**表45.1**)。HRSは血管内容量を増やすことにより治療を行う。アルブミン(25%)は血管内容量を増やすのに特に有効であり，血管作動薬と併用すると，生理食塩液と血管作動薬との併用に比べてHRSの改善に有効である。
　脳症は肝硬変でよくみられる合併症である。初期の症状は気分の変調や不眠症状といった軽微なものであることが多く，病期が進むと興奮状態や昏睡状態へと進展

ALG 45.1 肝硬変性腹水の診断アルゴリズム

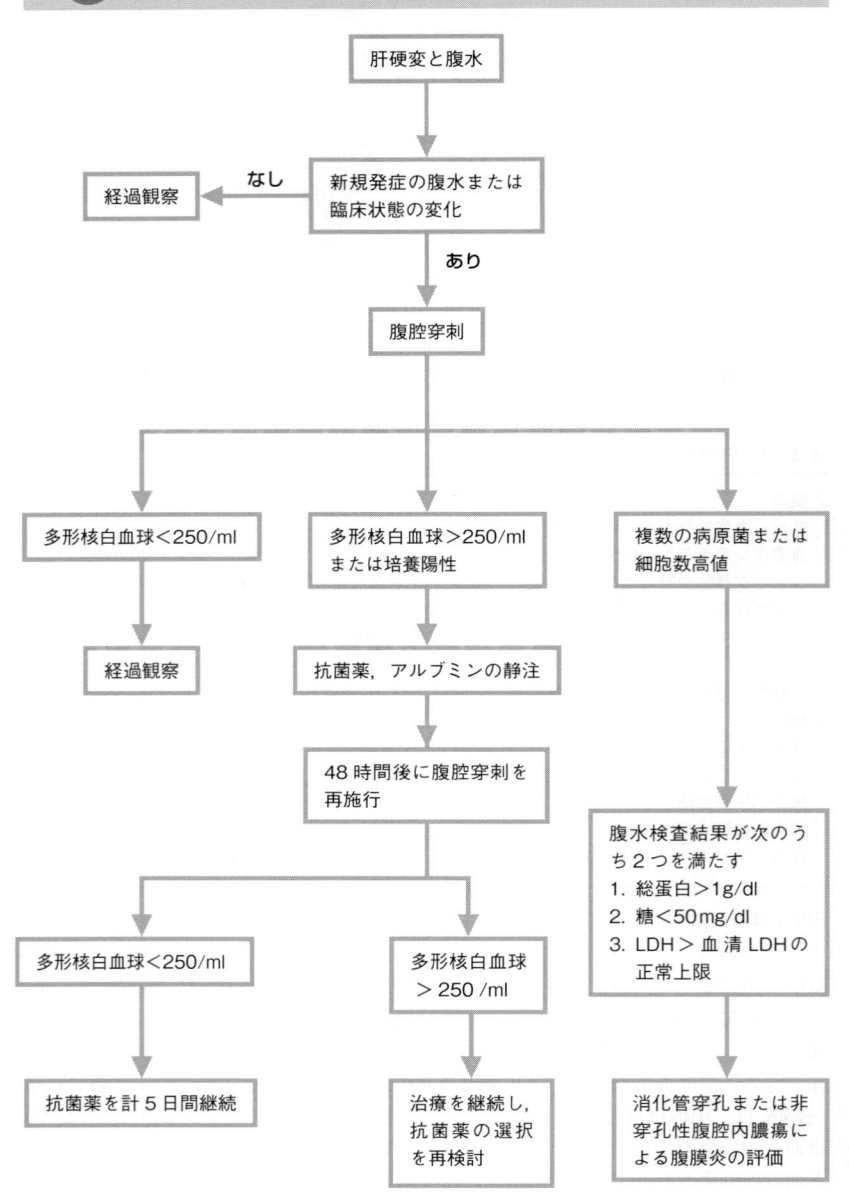

```
肝硬変と腹水
    ↓
新規発症の腹水または臨床状態の変化
  ── なし → 経過観察
   ↓ あり
腹腔穿刺
   ├─ 多形核白血球＜250/ml → 経過観察
   │
   ├─ 多形核白血球＞250/ml または培養陽性
   │    ↓
   │  抗菌薬，アルブミンの静注
   │    ↓
   │  48時間後に腹腔穿刺を再施行
   │    ├─ 多形核白血球＜250/ml → 抗菌薬を計5日間継続
   │    └─ 多形核白血球＞250/ml → 治療を継続し，抗菌薬の選択を再検討
   │
   └─ 複数の病原菌または細胞数高値
        ↓
      腹水検査結果が次のうち2つを満たす
      1. 総蛋白＞1g/dl
      2. 糖＜50mg/dl
      3. LDH＞血清LDHの正常上限
        ↓
      消化管穿孔または非穿孔性腹腔内膿瘍による腹膜炎の評価
```

LDH：乳酸デヒドロゲナーゼ

表45.2　静脈瘤性出血の治療ガイドライン

循環血液量減少性ショックの補正
気道の評価を行い，気道確保が必要ならば挿管する
オクトレオチド50μgをボーラス静注したのちに，50μg/時で持続静注
血液培養と尿培養を採取し，診断的腹腔穿刺を行う
抗菌薬の予防的静注投与
上部消化管内視鏡
内視鏡では治療困難な静脈瘤性出血に対して，TIPSまたはSengstaken-Blakemoreチューブ

TIPS：経頸静脈的肝内門脈体循環シャント

する。脳症を発症したら，感染症や消化管出血，薬物といったよくみられる誘因を速やかに突き止める。肝性脳症の病態の発現には何が介在しているか知られておらず，血清アンモニアが肝性脳症の大まかな指標になる程度である。治療は緩下薬（ラクツロース30mlを2〜8時間おきに経口投与，もしくはラクツロースの停留浣腸），または腸内で活性のある抗菌薬（neomycin 500mgを6時間おきに経口投与，もしくはrifaximin 400mgを1日3回経口投与）で行う。

　肝硬変患者での静脈瘤性出血の発症率は年間20%であり，1回の出血ごとの死亡率は20〜40%である。静脈瘤性出血に典型的な症状はないが，慢性肝疾患のある患者が消化管出血を発症した場合は疑う。急性の静脈瘤性出血の初期治療は出血性ショックの補正と気道確保である（**表45.2**）。赤血球濃厚液による循環血液量の急速補正をほかの血液製剤より優先して行う。そしてオクトレオチドの投与（50μgのボーラス静注に続いて50μg/時で持続静注）を開始する。静脈瘤性出血は菌血症で起こることがあり，それによりバクテリアルトランスロケーションを生じることもあるので，診断的腹腔穿刺を行い予防的に抗菌薬を静注する。静脈瘤結紮術と硬化療法はともに食道静脈瘤の止血に効果的であるので，上部消化管内視鏡は迅速に行うべきである。TIPSは内視鏡で治療困難な食道静脈瘤出血，または胃静脈瘤からの出血に対する選択肢である。TIPSや内視鏡の開始が遅れているかそれらが不成功に終わった場合には，バルーンタンポナーデ器具（Sengstaken-Blakemoreチューブ）を一時的に挿入してもよい。非選択的β遮断薬には静脈瘤性出血の発症や再発のリスクを減らす効果がある。しかし，急性期の出血がコントロールされ，患者の血行動態が安定した場合にのみ開始すべきである。

（清山　知憲）

参考文献

Arroyo V, Gines P, Gerbes AL, et al. Definition and diagnostic criteria of refractory ascites and hepatorenal syndrome in cirrhosis. Hepatology. 1996;23:164-176.

Gines P, Guevara M, Arroyo V, et al. Hepatorenal syndrome. Lancet. 2003;362:1819-1827.

Moore KP, Wong F, Gines P, et al. The management of ascites in cirrhosis:report on the consensus conference of the International Ascites Club. Hepatology. 2003;38:258-266.

国際専門家委員会による肝硬変性腹水の管理に関するガイドライン。

Runyon BA. Management of adult patients with ascites due to cirrhosis. Hepatology. 2004;39:841-856

腹水の管理に関するAmerican Association for the Study of Liver Diseaseの診療ガイドライン。

Sort P, Navasa M, Arroyo V, et al. Effect of intravenous albumin on renal impairment and mortality in patients with cirrhosis and spontaneous bacterial peritonitis. N Engl J Med. 1999;341:405-409.

アルブミンの静注が，特発性細菌性腹膜炎の発症に関連した腎不全のリスクを減らすことを示した無作為化対照試験。

XIII 消化器疾患

46 上部消化管出血

Chandra Prakash

　急性の上部消化管出血 upper gastrointestinal bleeding は一般的な内科的緊急疾患であり，しばしば救急室での評価と集中治療室(ICU)への入院を要する．急性上部消化管出血の年間罹患率は10万人あたり100〜200件と推定されており，死亡率は6〜12％である．近年，若年者で罹患率が減少しているが，これはおそらくは *Helicobacter pylori* 感染症の罹患率が低いことと，プロトンポンプ阻害薬(PPI)が広く使用されているためである．同時に高齢者層での罹患率が上昇してきているが，これは非ステロイド性抗炎症薬(NSAID)の使用の増加による．急性上部消化管出血の主な原因を**表46.1**に挙げる．

　急性消化管出血患者に対する初期評価項目の1つに，出血の重症度判定がある(ｱﾙｺﾞ 46.1)．もし，普段の血圧が正常か高血圧である患者が安静時の低血圧をきたした場合，出血は大量で出血量は循環血液量の1/5〜1/4と考えられる．安静時の低血圧が認められない場合で，体位性低血圧や起立性低血圧の所見(収縮期血圧が15 mmHg以上低下するか，または心拍数が20拍/分以上上昇する)がみられれば，循環血液量の10〜20％の喪失があることを示唆する．これらのどれも当てはまらない場合，出血は少量だと考えられ，循環血液量の10％未満の喪失を示唆する．すべての状況で，大口径静脈ライン2本もしくは中心静脈ラインを緊急に留置し，生理食塩液や乳酸リンゲル液を経静脈的に投与する．出血量が大量になりつつある時は急速な循環血液量の補正が必須で，赤血球濃厚液の輸血を用意する必要がある．よって，血液検査は血算，生化学，凝固，血液型と交差試験を行う．血液型に合った血液がすぐに手に入らない場合，O型Rh陰性の血液を必要に応じ急速輸液装置を用いて投与する．血液の酸素運搬量を増やすために鼻カニューレを用いて酸素投与を行い，バイタルサインと尿量は持続的にモニターする．

　出血を助長させる要因はこの初期評価を行っている間にすぐに評価することができる．ヘパリンや血栓溶解療法，もしくはより新しい抗血栓薬を投与されている患

表46.1　上部消化管出血の原因

消化性潰瘍(約50％を占める)
　　胃潰瘍
　　十二指腸潰瘍
　　胃びらんと胃炎
食道静脈瘤・胃静脈瘤(10～20％を占める)
ストレス性潰瘍
Mallory-Weiss裂傷
食道炎と食道潰瘍
血管性疾患(血管異形成，Dieulafoy潰瘍，毛細血管拡張症)
門脈圧亢進性胃症
腫瘍(良性，悪性)
血性胆汁(胆管への出血)
膵管内出血(膵管への出血)
大動脈腸管瘻

者(<small>ALG</small> 46.1)では，それらの薬物を一時的に中止しても問題ないか判断する必要がある。経口の抗凝固薬は中止し，抗凝固療法は可能ならばビタミンKあるいは新鮮凍結血漿で拮抗する。

　いったん患者の血行動態が落ち着いたら，さらに患者評価を進める(<small>ALG</small> 46.1)。吐血，もしくはコーヒー残渣様吐物の病歴があれば，上部消化管出血の診断を確定できる。メレナ(暗黒色の，タール様で，粘り気があり，悪臭を伴う便通)は典型的には近位消化管からの出血を示唆するが，近位結腸，時には中間位の結腸ほどの遠位消化管からの出血でもメレナが出現することがある。そうは言うものの，メレナがあれば，出血源の精査の手始めとして上部消化管内視鏡が必要となる。血行動態の変化を伴う肉眼的血便をきたした患者のうち，10～11％に上部消化管からの出血が見つかる。それゆえ，血行動態が非常に不安定な場合，出血の症状が下部消化管出血に類似しているとしても上部消化管の評価は適応となる。

　経鼻胃管で血性の胃内容物が吸引されれば，上部消化管出血の診断は確定し，緊急内視鏡が必要か否かのトリアージの役に立つ。より鮮やかな色合いの赤い血液が引ければ，出血が進行していることを示唆し，その場合，緊急の内視鏡的治療で合併症を減らすことができる可能性がある。一方，経鼻胃管を用いた胃洗浄ですぐに消えてなくなる暗黒色の血液やコーヒー残渣様胃内容物は，活動性の出血がすでに止まっていることを示唆しており，24時間以内の予定内視鏡が適切であろう(**表46.2**)。ICUへの入院の早期適応は，大量出血，不安定な血行動態，静脈瘤性出血，関連のないその他の疾患で入院中に発症した消化管出血，そして予後不良の予測因子の存在である(**表46.3**)。

　急性の上部消化管出血は大別すると，急性静脈瘤性上部消化管出血と急性非静脈瘤性上部消化管出血の2つのカテゴリーに分類される(<small>ALG</small> 46.2)。この2つのカテゴリーは別個の診断，治療アプローチを必要とし，短期および長期の合併症発症率，死亡率は大きく異なる。例えば，静脈瘤性上部消化管出血は再出血率が高く(静脈

ALG 46.1 急性消化管出血の初期治療

初期蘇生
- 大口径静脈ライン2本もしくは中心静脈ラインを確保
- 採血して血液型，血算，総合生化学，INR，PTTをオーダー
- 生理食塩液，乳酸リンゲル液，または6％ヘタスターチ[注1]を輸液
- 輸血：緊急を要する場合，O型Rh陰性の血液製剤
- 鼻カニューレを通して酸素投与

↓

出血を助長する要因
- 抗凝固薬(ワルファリン，ヘパリン)，血栓溶解薬の中止
- 可能ならば抗血小板薬(アスピリン，クロピドグレル)の中止
- 可能ならば抗血栓薬*の中止
- 延長したPT/INRをFFPの輸血やビタミンKの注射で補正
- 必要ならば延長したPTTをプロタミンの投与で補正

↓

出血の部位[†]
- 吐血，コーヒー残渣様吐物は上部消化管出血を示唆
- メレナは通常上部消化管出血を示唆するが，さらに遠位の消化管からの出血によることがある
- えび茶色の便，便中の鮮血は典型的には下部消化管出血を示唆
- 不安定な血行動態を伴う出血はいずれも上部消化管に由来する可能性がある

↓

出血の原因[†]
- 肝硬変がある場合は静脈瘤性出血を示唆
- 低血圧やショックが出血に先行する場合は虚血性腸炎を示唆
- 最近のポリープ切除術の既往は出血を示唆
- 大動脈グラフト置換術の既往は大動脈腸管瘻を示唆
- 放射線治療の既往は放射線性腸炎もしくは直腸炎を示唆
- 先行する嘔吐はMallory-Weiss裂傷を示唆

INR：国際標準比，PTT：部分トロンボプラスチン時間，PT：プロトロンビン時間，FFP：新鮮凍結血漿
* グリコプロテインⅡb/Ⅲaの受容体拮抗薬(例：abciximab, eptifibatide, tirofiban)や直接トロンビン阻害薬(アルガトロバン，bivalirudin)のような抗血栓薬も出血を助長する．
[†] これらによりさらなる検査を決定する．
注1：わが国での商品名は，サリンヘス®，ヘスパンダー®．

表46.2　急性上部消化管出血患者のトリアージ

集中治療室への入室
- 来院時の低血圧
- 関連のないその他の疾患で入院中に発症した中等度～重度の消化管出血
- 輸液蘇生にもかかわらず不安定な血行動態が進行する
- 輸血した後もヘマトクリット値が予測どおりに上昇しない
- 来院時に血球数が低い（心肺疾患または脳卒中の患者ではヘマトクリット<25％、そうでなければ<20％）
- 経鼻胃管からの吸引物が鮮紅色または暗赤色で、特に胃洗浄を行っても色が薄くならない
- 凝固系パラメータ延長（プロトロンビン時間>基準値の1.2倍）
- 心筋梗塞、脳血管障害、または急速な失血によるその他の全身性合併症
- 意識障害を含む不安定な合併疾患がある
- 静脈瘤性出血
- 内視鏡所見で活動性の血液滲出、噴出性出血、または露出血管がある

一般病棟への入院
- 初期蘇生後に血行動態が安定
- ベースラインから5％未満の軽度のヘマトクリット低下、あるいはベースラインのヘマトクリットが30％超
- 凝固系パラメータが安定
- 経鼻胃管からコーヒー残渣様胃内容物が吸引されるが、胃洗浄で色が薄くなる
- 失血による全身性合併症がない
- 上部消化管内視鏡で出血源がみつからない
- 非静脈瘤性出血で活動性の出血がないきれいな、または色素沈着を伴う潰瘍底をした出血病変

緊急または準緊急の上部消化管内視鏡
- 静脈瘤性出血の診断または疑い
- 輸液蘇生にもかかわらず血行動態が不安定
- 経鼻胃管からの吸引物が鮮紅色または暗赤色で、特に胃洗浄をしても色が薄くならない
- 輸血後もヘマトクリットが予測どおりに上昇しない

表46.3　急性上部消化管出血後の予後不良予測因子

- 65歳超
- 併存する内科疾患（肝疾患、慢性閉塞性肺疾患、腎不全、冠動脈疾患、悪性疾患）
- 静脈瘤性出血
- 来院時の収縮期血圧が100 mmHg未満
- 3 cm超の大きな消化性潰瘍
- 内視鏡検査時の活動性出血（噴出性に出血する血管）
- 複数単位の輸血
- 関連のないその他の疾患で入院中に発症した急性消化管出血
- 出血コントロールのために緊急手術が必要

瘤性30～40％、非静脈瘤性15～20％）、死亡率が有意に高い（静脈瘤性20～30％、非静脈瘤性6～9％）。その他の関連のない疾患で入院中に発症した、急性非静脈瘤性上部消化管出血の患者は、急性出血を原因に救急室から入院した患者に

比べて，合併症発症率，死亡率（およそ35％）ともに高い．

急性静脈瘤性上部消化管出血の初期治療にはオクトレオチドの投与を行い，非静脈瘤性上部消化管出血ではPPIの経静脈投与がルーチンと考えられている．よって急性の上部消化管出血の早期臨床評価として，患者がどちらのカテゴリーに入るか判断しなければならないが，そのような評価は常に正確とは限らず，または常に可能とも限らないということを理解しておかなければならない．

急性上部消化管出血の初期治療法は薬物治療である（Ala 46.2）．ソマトスタチンアナログであるオクトレオチドは短期的に内臓と門脈系の静脈圧を下げ，静脈瘤性上部消化管出血を緩和，もしくは止血することができる．急性静脈瘤性上部消化管出血が疑われる時には早期のオクトレオチド投与が推奨されている（25～50μgのボーラス投与に続いて50～100μg/時の持続静注）．静脈瘤性出血の患者では感染性の合併症，特に特発性細菌性腹膜炎を予防するために，腸管の病原菌をカバーする抗菌薬を7～10日間経静脈投与する．アルカリ性の環境で凝血塊の形成と安定化が促進されるので，その他のすべての例では胃酸抑制のためにPPIを投与する（表46.4）．出血が進行している患者，もしくは経口摂取できない患者ではPPIの経静脈投与が推奨される．ボーラス投与（オメプラゾール40 mgを12時間おきに静注，もしくはそれと同等量のPPI）が好まれるが，急速に出血が進行する患者には持続静注投与（オメプラゾール6～8 mg/時の持続投与もしくはそれと同等量のPPI）を推奨する専門家もいる．急性消化性潰瘍出血で倍量のPPI（オメプラゾール40 mgもしくは同量のPPI）を1日2回投与する方法は，内視鏡治療が行われない場合にでも再出血のリスクや手術が必要となる頻度を減らすことが示されている．進行する活動性の出血がない安定した患者には経口のPPI投与が可能で，倍量のPPIを1日2回投与する方法は少なくとも内視鏡治療が行われるまでは有効かもしれない．さらに高用量のPPIを5日間投与している施設もある．

薬物療法に加えて欠かせない治療法が内視鏡（Ala 46.2）であり，出血性病変の診断を確定し，かつ再出血のリスクや，手術などその他の合併症，死亡率を下げるための内視鏡的治療を行うという両方の目的で用いられる．内視鏡を行うタイミングは出血の程度，出血が進行中か否か，患者の全身状態に左右される（表46.2）．一般に出血が重度であるか，もしくは進行している場合には緊急内視鏡の適応となる．内視鏡を行う時には，血行動態を表す各種指標を補正しなければならない．血行動態が安定し，患者が低血圧でなければ意識下鎮静を行うこともできる．急速な出血があったり，上部消化管内に血液または凝血塊があると内視鏡を完遂できないことがある．メトクロプラミド（5～10 mg静注）やエリスロマイシン（250 mg静注）のような蠕動運動促進薬を投与することで胃内容物の排出を促進し，より明瞭な内視鏡野の確保が可能になることがある．胃から血液や凝血塊を除くために，大口径のダブルルーメン経口胃管を用いて胃洗浄を行うこともある．内視鏡中に観察したい範囲から血液の溜まりを排除するよう，患者の体位変換を行うことも有用である．特に大量の血液や凝血塊がある場合，状況によっては内視鏡を後でまた行うか，出血源を同定するのに血管造影を用いることがある．内視鏡によって行う治療としては，静脈瘤結紮術，硬化療法，もしくは静脈瘤性上部消化管出血に対する医療用接着剤の注射，そしてアドレナリンの注射，熱焼灼術，双極もしくは単極焼灼術，止血用

ALG 46.2 急性上部消化管出血の治療

- 吐血：血性またはコーヒー残渣様物の嘔吐
- 経鼻胃管の吸引物に血液もしくはコーヒー残渣様の胃内容物
- メレナ
- 不安定な血行動態を伴うえび茶色の便または便中の鮮血

静脈瘤性出血
臨床指標
- 静脈瘤・静脈瘤性出血の既往
- 肝疾患・肝硬変の既往
- クモ状血管腫
- メドゥーサの頭
- 腹水
- 脾腫
- 肝性脳症
- 汎血球減少，低アルブミン血

非静脈瘤性出血
臨床指標
- 肝疾患が存在しない
- 消化性潰瘍の既往
- *Helicobacter pylori* 感染の既往
- 悪心・嘔吐の病歴
- NSAID・アスピリンの使用
- 慢性腎疾患
- 弁膜性心疾患
- 遺伝性出血性毛細管拡張症の既往

初期蘇生
- 気道保護のため挿管を考慮
- 内視鏡が遅れているかすぐに実施できない時はタンポナーデ (Sengstaken-Blakemore チューブ)
- 肺硬変の患者では血圧は低くなりがちなので，過剰輸液と体液量過剰に注意

初期蘇生

薬物治療
- オクトレオチドのボーラス投与と持続静注
- バソプレシン静注は第2選択だが，副作用のため使用が限られ，ほとんど使われていない
- SBP 予防のための抗菌薬の経静脈投与

薬物治療
- PPI のボーラス静注または持続静注投与，または経口摂取が可能ならば高用量の経口 PPI を1日2回

内視鏡治療
- 静脈瘤結紮術
- 静脈瘤硬化療法
- 胃静脈瘤に対する医療用接着剤の注入
- 再出血すれば繰り返すことができる

内視鏡治療
最近の出血の徴候の有無に基づいて治療

血管造影
- 内視鏡治療が失敗したら TIPS を留置
- 門脈圧亢進症による胃静脈瘤に対して早期の TIPS

血管造影
内視鏡で止血できないか出血の進行が早すぎて内視鏡による出血源検索と治療が適切に行われない時

外科手術
- 脾静脈血栓症による胃静脈瘤に対して脾臓摘出術
- 門脈圧亢進症に対して外科的シャント形成術

外科手術
- 内視鏡で止血できない時の血管造影の代替治療
- 腫瘍性病変 (良性，悪性とも)
- 孤立性血管病変 (例：Dieulafoy 潰瘍)
- 大動脈腸管瘻：緊急手術

SBP：特発性細菌性腹膜炎，TIPS：経頸静脈的肝内門脈体循環シャント，NSAID：非ステロイド性抗炎症薬，PPI：プロトンポンプ阻害薬

表46.4 胃酸分泌抑制薬の用量

薬物	経口投与（mg）		静脈投与（mg）	
シメチジン[a]	300	1日4回	300	6時間ごと
	400	1日2回		
	800	就寝前		
ラニチジン[a]	150	1日2回	50	8時間ごと
	300	就寝前		
ファモチジン[a]	20	1日2回	20	12時間ごと
	40	就寝前		
ニザチジン[a]	150	1日2回		
	300	就寝前		
オメプラゾール	20	1日1回		
esomeprazole	40	1日1回	20〜40	24時間ごと
ランソプラゾール	15〜30	1日1回	30	12〜24時間ごと
pantoprazole	20	1日1回	40	12〜24時間ごとまたは
			80	その後8mg/時の持続点滴

[a] 腎不全患者では用量の調節が必要。

表46.5 消化性潰瘍の内視鏡治療後の転帰

内視鏡所見	再出血のリスク(%)(治療後)	死亡率(%)(治療後)
きれいな潰瘍底	<5	2
平坦な色素沈着を伴う病変	10(<1)	3(<1)
凝血塊の付着	22(5)	7(<3)
露出血管	43(15)	11(<5)
活動性出血	55(20)	11(<5)

Laine L, Petersen WL. Bleeding peptic ulcer. N Engl J Med. 1994；331：717-727 より改変

クリップ処置，非静脈瘤性上部消化管出血に対する硬化剤の注射などがある。典型的には静脈瘤性の出血は再出血率が高く，30〜40％程度である。非静脈瘤性の出血での再出血率はおよそ15〜20％であり，消化性潰瘍からの出血の場合，最近の出血の徴候の有無によって再出血のリスクを分類できる(**表46.5**)。

治療の短期的，長期的予後は出血病変の原因による。典型的には静脈瘤性出血では再出血率が高い。患者状態が許せば非選択的β遮断薬投与を開始する。再出血が起こった場合，再度の静脈瘤結紮術もしくは硬化療法を考慮する。確実な治療法をすぐに行えない場合には，Sengstaken-Blakemoreチューブ，もしくは同様のチューブで静脈瘤を圧迫し一時的に患者を安定させることができる(**表46.6**)。内視鏡治療に反応しない再出血は経頸静脈的肝内門脈循環シャント transjuglar intra-hepatic portosystemic shunt(TIPS)を置くことで対処できる。門脈圧亢進症に関連した胃静脈瘤は早期のTIPSで対処し，脾静脈血栓症で生じた胃静脈瘤に対しては脾摘術が治療成功のために必要となることがある。消化性潰瘍の再出血は内視鏡的に治療することができ，血管造影を用いた治療(塞栓術など)や外科手術は，繰り

表46.6 静脈瘤性出血に対するバルーンタンポナーデ

適応
静脈瘤性出血の一時的コントロール(胃静脈瘤,食道静脈瘤またはその両方)
内視鏡,放射線治療がすぐに行えず,搬送するのに患者の状態を安定させるため
薬物治療と組み合わせることで,より効果的だと考えられる(Alg 46.2)

必要器具
Sengstaken-Blakemoreチューブ(3ルーメン),ミネソタチューブ(4ルーメン),Linton-Nachlasチューブ(胃バルーンのみ)もしくは同様のチューブ
3ルーメンチューブまたは胃バルーンのみを用いる時には経鼻胃管
軟らかい抑制具
牽引器具(典型的にはフットボール用ヘルメット,重し,もしくは整形外科で用いる牽引器具)
圧力計
チューブクランプ,外科バサミ
表面麻酔薬,チューブコネクタ,シリンジ

実施方法
挿管,鎮静して軟らかい抑制具を装着する
バルーンを確認し,圧力計を用いてバルーンを最大圧まで膨らませ,管腔圧を確認する
経鼻胃管を用いて胃内容物が透明になるまで胃洗浄し,終わったら経鼻胃管は抜去する
潤滑ゼリーをつけたチューブを口から挿入する
胃管腔から胃液や血液が引けてきたら,チューブの位置をX線で確認する
計測ポートに圧力計を接続し,胃管腔に100 mlずつ,それぞれのチューブで推奨されている量まで空気を注入する(通常450〜500 ml)
   もし圧力計で急な圧の上昇を認めたら,チューブは食道内で膨張している可能性がある。すぐに脱気し,チューブを押し進め,空気を再注入する
胃バルーンの空気注入口をクランプしてから胃バルーンを引き戻し,牽引具に固定する
食道バルーンを使用する必要がある時は,食道バルーンを計測ポート上の圧力計で30〜45 mmHgになるまで膨らませる
胃ポートから鮮血の吸引が続く場合は,さらに牽引をかける
3ルーメンチューブの場合,経鼻胃管の先端が食道バルーンの3〜4 cm上にくるように挿入し,間欠的に吸引する
食道粘膜の圧迫壊死のリスクを減らすため,5〜6時間ごとに5分間,食道バルーンの空気を抜く
必要に応じて24時間までバルーンを膨らませておく
正しく挿入すれば有効率は約80%である

合併症
合併症は15〜30%の患者で起きる。死亡率は約6%である
主な合併症には窒息,気道閉塞,食道破裂,食道と胃粘膜の圧迫壊死がある
その他の合併症には誤嚥性肺炎,鼻出血,咽頭部のびらんがある

ALG 46.3 消化性潰瘍の治療

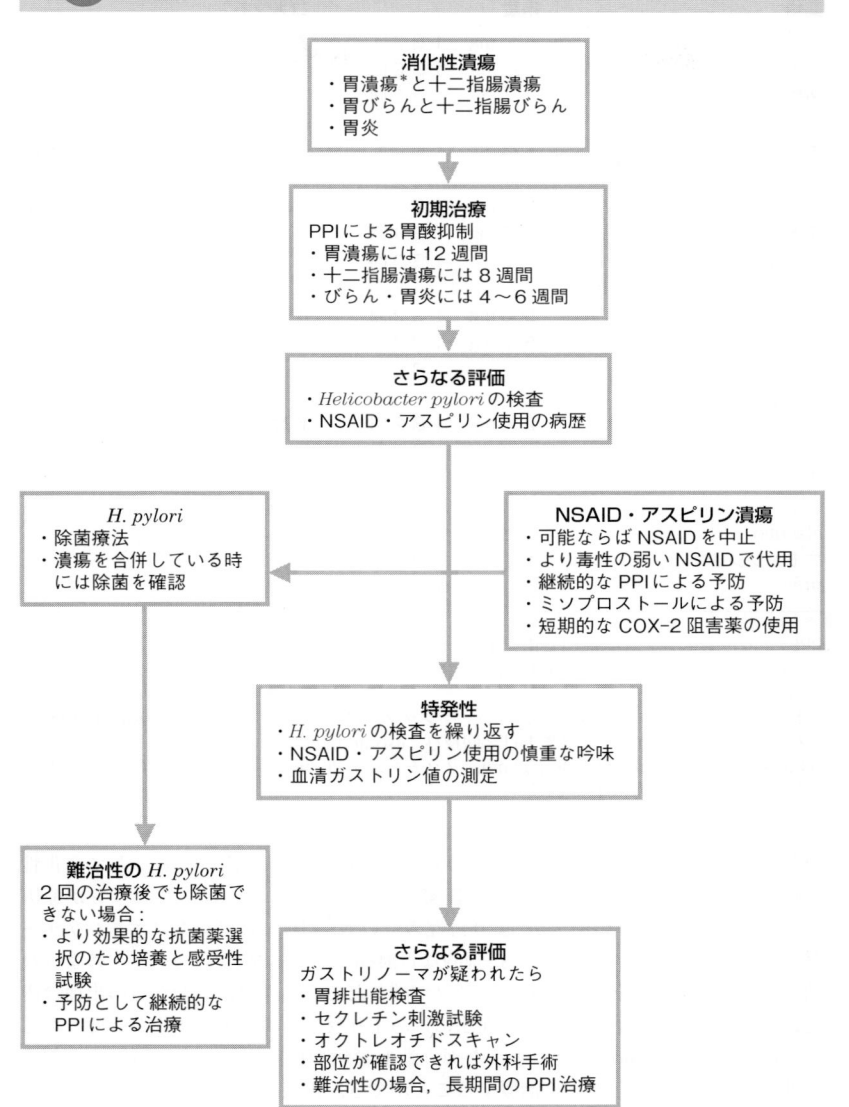

```
┌─────────────────────────┐
│         消化性潰瘍         │
│ ・胃潰瘍*と十二指腸潰瘍     │
│ ・胃びらんと十二指腸びらん  │
│ ・胃炎                   │
└───────────┬─────────────┘
            ↓
┌─────────────────────────┐
│         初期治療          │
│ PPIによる胃酸抑制          │
│ ・胃潰瘍には12週間         │
│ ・十二指腸潰瘍には8週間    │
│ ・びらん・胃炎には4～6週間 │
└───────────┬─────────────┘
            ↓
┌─────────────────────────┐
│        さらなる評価        │
│ ・Helicobacter pylori の検査│
│ ・NSAID・アスピリン使用の病歴│
└─────────────────────────┘
```

H. pylori
- 除菌療法
- 潰瘍を合併している時には除菌を確認

NSAID・アスピリン潰瘍
- 可能ならば NSAID を中止
- より毒性の弱い NSAID で代用
- 継続的な PPI による予防
- ミソプロストールによる予防
- 短期的な COX-2 阻害薬の使用

特発性
- H. pylori の検査を繰り返す
- NSAID・アスピリン使用の慎重な吟味
- 血清ガストリン値の測定

難治性の H. pylori
2回の治療後でも除菌できない場合：
- より効果的な抗菌薬選択のため培養と感受性試験
- 予防として継続的な PPI による治療

さらなる評価
ガストリノーマが疑われたら
- 胃排出能検査
- セクレチン刺激試験
- オクトレオチドスキャン
- 部位が確認できれば外科手術
- 難治性の場合，長期間の PPI 治療

PPI：プロトンポンプ阻害薬，NSAID：非ステロイド性抗炎症薬，COX-2：シクロオキシゲナーゼ2

*胃潰瘍の患者では，すべて治癒を確認するために3カ月後に内視鏡もしくはバリウム造影による評価を行う．もし潰瘍が完全に治癒していなければ，複数の生検を行って悪性腫瘍も含めたほかの非消化性病因を除外する．

表 46.7 *Helicobacter pylori* 除菌法

薬物	用量		コメント[a]
クラリスロマイシン	500 mg	1日2回	第1選択
アモキシシリン	1 g	1日2回	
PPI[b]		1日2回	
Pepto-Bismol® (次サリチル酸ビスマス)	524 mg	1日4回	ペニシリンアレルギーのある患者では第1選択
メトロニダゾール	250 mg	1日4回	3剤療法で失敗した際の救済療法
テトラサイクリン	500 mg	1日4回	
PPI[b] または H2RA[c]		1日2回	
クラリスロマイシン	500 mg	1日2回	4剤療法に患者が耐容できなかった場合の代替療法
メトロニダゾール	500 mg	1日2回	
PPI[b]		1日2回	
レボフロキサシン	250 mg	1日2回	代替の救済療法
アモキシシリン	1 g	1日2回	
PPI[b]		1日2回	
rifabutin	300 mg	1日1回	代替の救済療法
アモキシシリン	1 g	1日2回	
PPI[b]		1日2回	

PPI：プロトンポンプ阻害薬，H2RA：H_2受容体拮抗薬
[a] 治療期間：10～14日間．最初の治療法が失敗した後に救援療法を行う場合は以前に使われていない薬物を選ぶこと．
[b] PPIの標準用量：オメプラゾール 20 mg，ランソプラゾール 30 mg，pantoprazole 40 mg，ラベプラゾール 20 mg ですべて1日2回投与．esomeprazole は 40 mg の1日1回投与．
[c] H2RAの標準用量：ラニチジン 150 mg，ファモチジン 20 mg，ニザチジン 150 mg，シメチジン 400 mg ですべて1日2回投与．

返し内視鏡的治療に失敗した場合にのみ行う．*H. pylori* を治療することで消化性潰瘍の治癒が促進される（ 46.3，表 46.7）．NSAID もしくはアスピリンが原因の時は，それらの投与の中止か，より毒性の低い NSAID またはシクロオキシゲナーゼ2阻害薬での代用，PPIによる持続的な胃酸抑制，ミソプロストール[注1)]のような粘膜保護薬の追加などで再出血のリスクが減るだろう．腫瘍性病変からの出血は内視鏡的治療や血管造影を用いた止血法にはあまり反応せず，外科手術が必要となることが多い．Dieulafoy 潰瘍のような孤立性血管病変は内視鏡，血管造影，もしくは外科手術によって首尾よく治療することができ，再発率は低い．その一方で，血管異形成，または毛細血管拡張症は内視鏡的焼灼術の後でも再発したり，もしくは消化管内の他の場所に存在していることもあり，しばしば出血が再発する．

(清山 知憲)

注1：わが国での商品名はサイトテック．

参考文献

Barkun A, Bardou M, Marshall JK. Consensus recommendations for managing patients with nonvariceal upper gastrointestinal bleeding. Ann Intern Med. 2003;139:843-857.
Ferguson CB, Mitchell RM. Nonvariceal upper gastrointestinal bleeding:standard and new treatment. Gastroenterol Clin North Am. 2005;34:607-621.
Laine L, Peterson WL. Bleeding peptic ulcer. N Engl J Med. 1994;331:717-727.
Leontiadis GI, McIntyre L, Sharma VK, et al. Proton pump inhibitor treatment for acute peptic ulcer bleeding. Cochrane Database Syst Rev. 2004;3:CD002094.
Zaman A, Chalasani N. Bleeding caused by portal hypertension. Gastroenterol Clin North Am. 2005;34:623-642.

下部消化管出血

Chandra Prakash

　急性の下部消化管出血 lower gastrointestiual bleeding は，Treitz 靱帯より遠位部からの消化管出血と慣習的に定義されている。急性下部消化管出血の頻度は急性上部消化管出血の約1/5で，年間の入院数は10万人当たり20～30人と推定されている。急性上部消化管出血と同様に，罹患率は高齢者層で高い傾向にある。上部消化管出血とは対照的に，急性下部消化管出血では血行動態が不安定になったり，輸血を要することは少なく，死亡率も低い(5％)。典型的には急性下部消化管出血は自然軽快するが，出血は間欠的であったり再発性であったりすることもある。急性上部消化管出血と同様に，その他の関連のない疾患で入院中に急性下部消化管出血を発症した患者の転帰はより悪く，死亡率は23％と推定されている。近年，活動性出血のある患者に対する内視鏡と放射線技術の進歩(ヘモクリップの使用や出血している血管の超選択的塞栓術など)により，緊急手術の適応が減り，再出血率と合併症発症率は低下している。

　発症様式は，固形便の周囲やトイレットペーパーにわずかに新鮮血が付着するといった程度から，大量のコントロール不可能な血性便があって，血行動態の悪化やショックをきたす程度までさまざまである。血行動態の安定している患者では，血便の色が出血部位を予測するよい指標である。ある研究によると，カラーカードで鮮紅色もしくは暗赤色を患者が指させば，急性下部消化管出血の陽性的中率が最も高く，同じ色を医師が報告するよりも的中率は高かった。大腸からの出血は小腸出血と臨床的に区別不可能だが，大腸からの出血(表47.1)の頻度は小腸出血よりも高く，診断的手技の点で大腸のほうがよりアプローチしやすいという理由から，下部消化管出血では初めに大腸に焦点を当てたワークアップを行う。血性下痢便を患者は急性下部消化管出血として解釈することがあるが，たいてい 2, 3 の問診で問題は解決する。もし発症様式が急性下部消化管出血というよりもむしろ血性下痢便であれば，大腸菌 O157:H7 を含めた便培養と，*Clostridium difficile* の毒素検査をオーダーする。アメーバ症のような寄生虫感染も考慮が必要なこともあり，もし関連がありそうならばアメーバの血清学的検査をオーダーする。免疫抑制患者ではサイトメガロウイルス腸炎が血性下痢便で発症することがある。炎症性腸疾患(Crohn病，潰瘍性大腸炎)の出血症状は急性下部消化管出血というよりも血性下痢便であることが多い。上部消化管出血でも出血が大量であれば，鮮紅色もしくは暗赤色の血便の原因となりうる。もし他に出血源が明らかではない，または消化管内のほかのどこにも同定できない時は小腸を検査する。したがって，急性下部消化管出血の疾患範囲は幅広い。

　急性消化管出血の初期蘇生と早期治療は出血部位によって変わることはない(**46章**，46.1 を参照)。大口径の静脈ラインを2本確保することに加えて，出血の

表 47.1　急性下部消化管出血の原因

大腸の出血源
　憩室症
　血管異形成
　腫瘍：巨大ポリープと癌を含む
　ポリープ切除後の出血
　大腸炎（炎症性と感染性の原因を含む）
　虚血
　肛門直腸周囲の原因：痔核，裂肛
　放射線直腸炎・大腸症
　大動脈直腸瘻（まれ）
　Dieulafoy潰瘍（まれ）

小腸の出血源
　血管異形成
　腫瘍（癌，間質性腫瘍，リンパ腫を含む）
　腸炎（炎症性と感染性の原因を含む）
　放射線腸炎，腸症
　Meckel憩室
　大動脈腸管瘻（まれ）

表 47.2　急性下部消化管出血の患者トリアージ

集中治療室への入室
　来院時の低血圧（収縮期血圧 115 mmHg 未満）
　関連のないその他の疾患で入院中に発症した中等度〜重度の消化管出血
　輸液蘇生にもかかわらず不安定な血行動態が進行する
　輸血しても予測どおりにヘマトクリットが上昇しない
　来院時に血球数が低い（心肺疾患，または脳卒中のある患者ではヘマトクリット＜25％，
　　そうでなければ＜20％）
　凝固系パラメータの延長（プロトロンビン時間＞基準値の1.2倍）
　心筋梗塞，脳血管障害，または急速な失血によるその他の全身性合併症
　意識障害を含む不安定な合併疾患がある
　来院から4時間たっても重篤な出血が継続する
　内視鏡所見で活動性の血液滲出，噴出性出血，または露出血管がある
　出血部位の特定または出血コントロールのために血管造影が必要

一般病棟への入院
　初期蘇生後に血行動態が安定
　ベースラインから5％未満の軽度のヘマトクリット低下あるいはベースラインのヘマト
　　クリットが30％超
　凝固系パラメータが安定
　失血による全身性合併症がない
　来院から4時間後には出血が止まっている

血性便のある患者への緊急「上部」消化管内視鏡
　鮮紅色または暗赤色の血便があり，血行動態が不安定
　経鼻胃管吸引物が血性
　大動脈腸管瘻の疑い（十二指腸遠位部の評価が必要）

重症度と進行の速さによっては生理食塩液や乳酸リンゲル液，もしくは血液製剤の投与が必要となることがある．抗凝固薬，抗血小板薬，そして凝固カスケードに影響を及ぼす薬物は可能ならば中止する．凝固系パラメータが有意に異常を示している時は，適応があれば新鮮凍結血漿，ビタミンK，プロタミンを投与する．

受診時の臨床症状や血液検査データの特徴から短期合併症のリスクが高い患者を同定することができる．これには持続性の，繰り返す出血や不安定な血行動態，失神，アスピリンまたは抗凝固薬の使用，2つ以上の併存疾患の存在，そして発症から4時間以上続く出血などがある．また，基準値の1.2倍超のプロトロンビン時間の延長，意識障害が予後不良を予測する因子として加えられることもある．これらの指標はトリアージの判断に有用で，特に集中治療室(ICU)への入室が有益だと考えられる患者や緊急の診断的手技を必要とする患者を同定するのに有用である(**表47.2**)．

便中に新鮮血を認め，血行動態が不安定な患者の10％もに上部消化管内視鏡で検査できる範囲内に出血源がある．このような患者には最初から上部消化管出血を除外するつもりで評価に当たることが重要である．というのは急性消化管出血の状況によっては上部消化管内視鏡は大腸内視鏡よりも実施がはるかに容易だからである．経鼻胃管を挿入して胃内容物の吸引を行い，血性の胃内容物を検索することもある．しかし，吸引物が血性でなくても幽門部よりも遠位の出血は除外できず，もし疑いが強ければ上部消化管内視鏡の適応となる．急性の出血をきたした患者に大動脈グラフト置換術の既往がある場合，大動脈腸管瘻の好発部位である十二指腸の遠位部を評価するため，緊急の上部消化管内視鏡が必要となる．

その後の検査方法はいくつかの要素に左右される．これらの要素には，出血の重症度と進行の速さ，患者の血行動態，凝固系のパラメータ，その施設で利用可能な診断機器などがある．出血が少量で病歴から遠位消化管からの出血が疑われる患者(固形便の外面を覆う血液，排便時の痛み，テネスムス，新鮮な凝血塊の排泄)では，肛門周囲や肛門管，直腸，時に結腸遠位部の視診が有用な最初のステップであろう．これは肛門鏡あるいは軟性S状結腸鏡で行うことができる．しかし，S状結腸鏡検査が前処置の行われた大腸鏡検査に取って代わることはまれである．というのもS状結腸鏡のみではより近位部に出血部位が同時に存在することを否定できないからである．

大腸内視鏡は発症24時間以内に施行すれば高い確率で出血源を同定することができる(45〜95％)が，その前処置の行いやすさと質が大腸内視鏡が成功するか否かを左右する(**47.1**)．トイレに行けるほど患者の血行動態が安定していなければ，前処置はできないかもしれない．凝固系のパラメータが正常値近くにまで補正されていなければ，治療的手技は安全ではないかもしれない．もし大腸内視鏡検査中に出血性病変が同定されれば，アドレナリンの局所注射，温熱療法，ヘモクリップを用いた器械的治療などを試みることができる．時に，病変を同定することができなくても，結腸の一部に出血源を限定できることがある．また時には，可能性のある出血性病変(憩室症や血管異形成など)が観察されても，活動性出血や最近の出血した痕跡が認められないことがある．事前の画像検査で同じ部位に限局した出血がない限り，大腸内視鏡の所見は出血部位の間接的根拠を与えるだけである．早期の大腸内視鏡検査は入院期間を短縮し，治療費を削減することが示されている．

ALG 47.1 急性下部消化管出血の検索

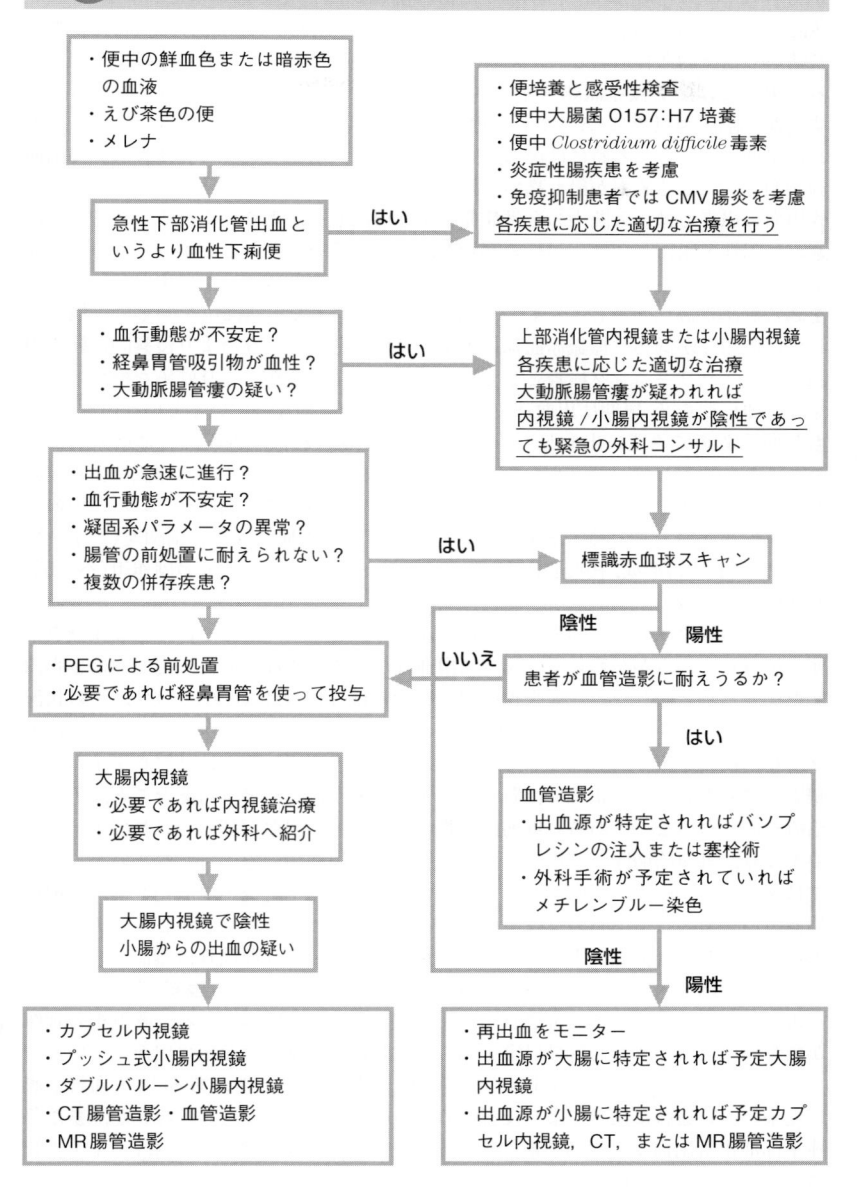

- 便中の鮮血色または暗赤色の血液
- えび茶色の便
- メレナ

↓

急性下部消化管出血というより血性下痢便 ──はい→
- 便培養と感受性検査
- 便中大腸菌 O157:H7 培養
- 便中 *Clostridium difficile* 毒素
- 炎症性腸疾患を考慮
- 免疫抑制患者では CMV 腸炎を考慮

各疾患に応じた適切な治療を行う

↓

- 血行動態が不安定?
- 経鼻胃管吸引物が血性?
- 大動脈腸管瘻の疑い?

──はい→
上部消化管内視鏡または小腸内視鏡
各疾患に応じた適切な治療
大動脈腸管瘻が疑われれば
内視鏡/小腸内視鏡が陰性であっても緊急の外科コンサルト

↓

- 出血が急速に進行?
- 血行動態が不安定?
- 凝固系パラメータの異常?
- 腸管の前処置に耐えられない?
- 複数の併存疾患?

──はい→ 標識赤血球スキャン

陰性 / 陽性

陽性 → 患者が血管造影に耐えうるか?
- いいえ → ・PEG による前処置
　　　　　　・必要であれば経鼻胃管を使って投与
- はい → 血管造影
　　　　・出血源が特定されればバソプレシンの注入または塞栓術
　　　　・外科手術が予定されていればメチレンブルー染色

↓ (PEG による前処置から)

大腸内視鏡
- 必要であれば内視鏡治療
- 必要であれば外科へ紹介

↓

大腸内視鏡で陰性
小腸からの出血の疑い

↓

- カプセル内視鏡
- プッシュ式小腸内視鏡
- ダブルバルーン小腸内視鏡
- CT 腸管造影・血管造影
- MR 腸管造影

(血管造影から) 陰性 / 陽性

陽性:
- 再出血をモニター
- 出血源が大腸に特定されれば予定大腸内視鏡
- 出血源が小腸に特定されれば予定カプセル内視鏡, CT, または MR 腸管造影

CMV:サイトメガロウイルス, PEG:ポリエチレングリコール

急速な出血や不安定な血行動態，重度の凝固障害，併存疾患，前処置を行うことができないといった理由で早期の大腸内視鏡が施行できない場合，標識赤血球 tagged red blood cell(TRBC)スキャンは活動性の出血がある患者を腸間膜動脈血管造影や治療的血管造影といったより侵襲的な手技にトリアージするのに有用である。実験では，標識赤血球スキャンは0.1〜0.5 ml/分ほどの少ない出血でも捕捉するが，臨床現場では45％でしか血液の血管外漏出は明らかにならない。スキャンが早期に陽性となる時には最も診断精度が高く，引き続いて行う血管造影で出血源が明らかになる確率が最も高い。標識赤血球スキャンが陽性となる急性下部消化管出血の患者では，入院中の合併症発症率と再出血率がより高くなる。スキャンが遅れて陽性と出た時には，腸管の蠕動が読影に影響を与えることがあるため，出血部位を正確に同定する感度がより低くなる。標識赤血球スキャンは出血部位の同定を誤る確率が高いため(22〜42％)，後の手術に備えて出血部位を同定する検査としては信頼性が低い。標識赤血球スキャンは血管造影のようなより侵襲的な検査の前に行うスクリーニング検査として用いられ続けているが，より確実な検査の施行を不必要に遅らせ，早期に出血部位を同定する機会を損なっているという声もある。もし血管造影で急速に出血している部位が同定されれば，責任血管に選択的にカテーテルを挿入してバソプレシンを注入することができる。この治療法は血管収縮を誘発し，出血を止める可能性がある。またその代わりに，出血している血管の選択的塞栓術が試みられることもある。血管造影の合併症には造影剤関連(腎不全)，手技関連(血腫の形成，後腹膜出血，腸管虚血)，バソプレシン注入の副作用(不整脈，心筋梗塞)がある。

血液が大腸全体および回腸末端内にも認められる場合，もしくは十分な検査を丁寧に施行したにもかかわらず大腸内に出血源が明らかでない場合，出血源は小腸内に存在するかもしれない。従来の小腸造影検査(経口または経ゾンデ)は，この状況で出血源を同定するには診断率が低い。今では小腸からの出血が疑われた際にはカプセル内視鏡が第1選択となっている。カプセル内視鏡の難点はリアルタイムでの読影ができないこと，正確に位置を同定することがほとんど不可能なこと，そして治療を施せないことである。以前は小腸内に活動性の出血が認められれば手術が必要となり，外科的切除か，術中小腸鏡を用いた内視鏡的治療が行われていた。近年ではダブルバルーン小腸内視鏡のようなより新しい内視鏡技術が開発され，内視鏡的治療の対象として小腸のほぼ全体が到達可能となっている。しかしルーチンの内視鏡と比較して合併症がより多い可能性がある。このような検査は難治性の出血や出血部位がはっきりしない場合に考慮してもよいかもしれない(**表47.3**)。

より新しい検査として研究されている方法にCT血管造影がある。動脈相の画像が血管異形成のような血管の異常を明らかにしたり，または急速に出血している病変のある患者では腸管腔への造影剤の漏出すら描出することがある。CT血管造影は従来の血管造影に比べてより侵襲性の低い選択肢となるかもしれないが，まだ急性下部消化管出血における診断的検査として系統的に研究されていない。CT腸管造影とMR腸管造影は小腸壁と小腸粘膜を詳しく評価して，出血性病変と炎症をみつけることができるかもしれない。これらの最新の，先端的な画像検査は，難治性の出血や出血源が明らかでない場合に考慮してもよいかもしれない(**表47.3**)。

表47.3 出血源がはっきりしない下部消化管出血[a]

アプローチ
再度内視鏡を考慮：プッシュ式小腸内視鏡，大腸内視鏡，カプセル内視鏡
出血が速く，重篤で血行動態が不安定であれば，標識赤血球スキャンを繰り返す
血管造影を考慮
　出血がある場合，造影剤の血管外漏出で出血部位を特定する
　出血していない場合は血管異形成や腫瘍のような出血源となりうる病変の特徴的な血管造影像を同定する
　CTまたはMR血管造影は選択肢になるが，治療(バソプレシン注入，塞栓術)は不可能である
小腸の腸管内または腸管壁の病変に対してCTもしくはMR腸管造影を考慮
小腸全体の描出が可能な，新しい技術であるダブルバルーン小腸内視鏡を考慮
術中小腸内視鏡を考慮
　健康な患者で，重篤な出血の再発があり小腸内出血源が疑われる場合
　画像検査または新しい内視鏡検査で，内視鏡によって治療可能と思われる小腸病変が見つかった場合
　外科的切除のために，出血源と思われる小腸内病変の部位を特定する場合
誘発措置(ヘパリン，血栓溶解薬もしくは血管拡張薬の投与による)はほとんど用いられない。非常に難治性の状況でその他の併存疾患もなく，経験者による慎重な観察下で行うのでない限りは推奨されない

[a] 出血源がはっきりしない下部消化管出血とは，従来の内視鏡検査で出血源が明らかにならないような持続的，または再発性の出血を示す。

　憩室症と血管異形成は大腸からの出血の50％超を占める。憩室出血は動脈性の出血で，それゆえ臨床的に有意な無痛性の鮮血便発作を呈する。80％超の患者で出血は自然に止まるが，1/4の患者は出血を再発することがある。憩室出血を複数回再発すれば，その部位の大腸部分切除術の適応となる。血管異形成からの出血は進行が遅く，より持続的なことがあり，鉄欠乏性貧血をきたすことがある。出血病変の内視鏡的焼灼術は出血の進行を遅らせるかもしれないが，典型的には鉄の補充と補給が必要となる(**表47.4**)。難治性の出血の場合，経験的な，または限られたエビデンスしかない薬物が考慮されることがあるが，このようなアプローチは重篤な血栓性合併症を起こす危険性がある。痔核は急性下部消化管出血の原因の5〜10％を占め，外来患者で便中，もしくはトイレットペーパーに新鮮血を認める場合の最も頻度の高い原因である。その他の原因には，腫瘍，大腸炎，Meckel憩室，放射線性直腸炎があり，頻度はより低い。血管異形成は小腸からの急性下部消化管出血の原因として最も頻度が高い。その他の小腸出血の原因として，間質腫瘍，リンパ腫，まれに腺癌のような腫瘍や，Crohn病のような炎症性疾患，そしてNSAIDの使用による潰瘍・びらんなどがある。

　急性下部消化管出血を発症した患者におけるジレンマの一つは，診断的検査で同定された病変が実際にその患者の出血源であったか否かを決定する臨床判断である。出血源と思われる病変に活動性の出血や最近出血した徴候が常にあるとは限らないので，この判断は特に重要である。時折，出血源と思われる病変が複数見つか

表47.4 血管性病変[a]の治療

初期治療
可能であれば熱焼灼術，アルゴンプラズマ凝固法，またはレーザーを用いた内視鏡的焼灼術
 従来の内視鏡で到達可能な病変
 特別な場合にダブルバルーン小腸内視鏡
 多発性病変は内視鏡では治療できないことがある
鉄の補充
 経口の鉄補充療法，硫酸鉄325 mgを1日3回もしくは同等量の鉄剤を内服
 経口の鉄剤に耐えられないか，もしくは十分でない場合，経静脈的または非経口的な鉄補充療法
間欠的な輸血療法
外科手術：まれ。過誤腫やDieulafoy潰瘍のような孤立性で，境界が明瞭な，限られた血管病変にのみ適応となる

難治性の場合
上記の治療を継続
経験的に出血を減らすという，限られたエビデンスしかない薬物の追加を考慮
 ε-アミノカプロン酸
 エストロゲン-プロゲステロンホルモン併用療法
 ダナゾール
 オクトレオチドの皮下注射

[a] 血管性病変は血管異形成，毛細血管拡張症，過誤腫，動静脈奇形，母斑，Dieulafoy潰瘍を含む。

表47.5 急性下部消化管出血で検査結果を解釈する際の診断確実性

出血源の確かな根拠
 内視鏡，もしくは血管造影で活動性の血液滲出または出血が観察される
 大腸内視鏡で最近出血した痕跡（凝血塊付着，出血していない露出血管）が同定される
 上記のいずれかの所見に加えて，標識赤血球スキャンが陽性である
出血源の間接的根拠
 大腸内視鏡で出血源となりうる単一の病変があり，同一区域に鮮血を認める
 標識赤血球スキャンが陽性となったのと同じ部位に，大腸内視鏡または血管造影で出血源となりうる単一の病変がある
客観的便検査で鮮紅色または暗赤色の血液を認め，大腸内視鏡で出血源となりうる単一の病変（最近の出血の徴候なし）があり，上部消化管内視鏡とカプセル内視鏡でほかに病変が見つからない
客観的便検査で鮮紅色，暗赤色の血液，えび茶色の便，またはメレナを認め，カプセル内視鏡上で出血源となりうる単一の病変（最近出血の徴候なし）があり，上部消化管内視鏡と大腸内視鏡でほかに病変が見つからない
出血源のあいまいな根拠
 客観的便検査で確認できない「血便」があり，大腸内視鏡もしくはカプセル内視鏡で出血源となりうる病変が複数存在する（出血の徴候なし）

ることがある。急性下部消化管出血において検査結果を解釈する際の診断的確実性を評価する基準が提唱されてきており，これは確実な治療法や必要なフォローアップを決定するのに有用かもしれず，特にその結果に基づいて手術が推奨されるような場合において有用だろう(**表47.5**)。

(清山 知憲)

参考文献

Eisen GM, Dominitz JA, Faigel DO, et al. American Society for Gastrointestinal Endoscopy. Standards of Practice Committee. An annotated algorithmic approach to acute lower gastrointestinal bleeding. Gastrointest Endosc. 2001 ; 53 : 859-863.

Green BT, Rockey DC. Lower gastrointestinal bleeding—management. Gastrointest Clin North Am. 2005 ; 34 : 665-678.

Zuckerman GR, Prakash C. Acute lower gastrointestinal bleeding. Part 1 : clinical presentation and diagnosis. Gastrointest Endosc. 1998 ; 48 : 606-617.

Zuckerman GR, Prakash C. Acute lower gastrointestinal bleeding. Part 2 : etiology, therapy and outcomes. Gastrointest Endosc. 1999 ; 49 : 228-238.

Zuckerman GR, Prakash C, Askin MP, et al. AGA technical review on the evaluation and management of occult and obscure gastrointestinal bleeding. Gastroenterology. 2000 ; 118 : 201-221.

48 急性膵炎

Michael J. Hersh and Sreenivasa S. Jonnalagadda

背景

急性膵炎 acute pancreatitis とは膵臓の自己消化，浮腫，壊死，膵組織の出血を伴う膵臓の急性炎症である。その臨床経過は軽症で自然軽快するものから，重症で多臓器障害や感染性膵周囲液貯留といった局所の合併症を伴うものまでさまざまである。膵炎患者の20％が重症の経過をたどる。

先進国では急性膵炎の原因の75％近くをアルコールと胆石症が占める。より頻度の低いその他の原因としては，薬物，悪性疾患（膵癌または乳頭部癌），分割膵，高カルシウム血症，内視鏡的逆行性胆管膵管造影（ERCP），感染症，外傷，手術，高トリグリセリド血症，貫通性消化性潰瘍疾患，Oddi括約筋障害がある（表48.1）。

評価

急性膵炎が疑われる患者の初期評価として，アルコール摂取，胆石症の既往，薬物，高トリグリセリド血症に焦点を当てた詳しい問診をしなければならない。基礎疾患として悪性疾患のある患者は，典型的には高齢で体重減少などの症状を伴うことがある。背部へ放散する心窩部痛はよくみられる症状である。腹痛は悪心，嘔吐あるいは腹部膨満を伴うことがある。腹部，特に心窩部の圧痛はよくみられる症状だが，側腹部の斑状出血（Grey-Turner徴候）または臍周囲の斑状出血（Cullen徴候）のような腹腔内出血を示唆するその他の身体所見がまれにみられる。より重症例では，筋性防御や反跳痛がみられることがある。受診時にイレウスをきたしていることが多い。低血圧，頻脈，頻呼吸，発熱は，広範囲に及ぶ炎症を示すこともあるが，同時に起こった感染性合併症を示唆することもある。

膵炎の診断は，典型的な腹痛に加えて血清アミラーゼとリパーゼの上昇（正常値上限の3倍以上）があれば確定する。血清アミラーゼはより特異度が低く，小腸，唾液腺，卵巣，卵管，肺，扁桃，母乳，悪性腫瘍に由来することもあり，マクロアミラーゼ血症でも上昇しうる。リパーゼは急性膵炎の診断においてより感度が高く，血清アミラーゼと比べてより長時間高値が持続する。しかし，腎不全においてはアミラーゼとリパーゼの双方とも見かけ上，上昇していることがある。肝機能酵素とビリルビンの軽度上昇は，膵浮腫または残存する胆管結石による総胆管の圧迫を反映していることがある。上昇したビリルビンとトランスアミナーゼが12〜24時間

表 48.1　急性膵炎の原因

胆石	自己免疫性膵炎
アルコール	Oddi括約筋障害
薬物	遺伝性
医原性（ERCP後）	サソリ咬傷
高トリグリセリド血症	虚血
高カルシウム血症	腹部外傷
膵腫瘍	感染症
乳頭膨大部腫瘍	特発性
分割膵	

ERCP：内視鏡的逆行性胆管膵管造影

で正常化の傾向を示さなければ，総胆管内に結石が残存していることを示唆する。いったん絶食にすると血清トリグリセリド値は急速に低下するので，初期評価の際に測定しなければならない。まれに，高カルシウム血症により膵炎が起こることもある。

画像検査

急性膵炎の原因を確定するのに画像検査は必須である。超音波検査は術者に依存するが，膵炎の患者の初期評価として最も非侵襲的で費用対効果が高い。腹部超音波で総胆管結石の有無にかかわらず胆石が認められれば，軽症急性膵炎の患者のほとんどはそれ以上の画像検査を必要としない。胆管の拡張は総胆管内に結石が残っているか，膵浮腫や悪性腫瘍によって総胆管が圧迫されていることを反映している場合がある。遠位胆管の描出がうまくいかないと，胆管結石を描出するのは困難なことがある。腹部CTは膵臓の炎症，壊死，偽嚢胞のような合併症を評価するには非常に特異度が高いが，特に軽症の患者では初期治療にそれほど有用でない。さらに，CTでは造影剤腎症のリスクが加わる。MRIはCTと同様に切断面の画像が得られ，造影剤腎症のようなリスクは伴わないが，一般的に初期評価として用いられない。臨床的に疑いがあれば，CT，MR胆管造影，超音波内視鏡のいずれを行っても，膵臓の悪性腫瘍を同定ができる高解像度の画像が得られる。

重症度判定

集中治療医学の進歩にもかかわらず，感染性合併症を伴う重症膵炎の死亡率は10〜30％に及ぶ。対照的に，軽症膵炎の予後は非常によい。重症膵炎のリスクがある患者を早期に同定することで，緊密なモニタリングが可能になり，また患者に個々の予後を知らせることができる。これらの患者をリスク分類するため，数多く

表 48.2 急性膵炎の CT 分類：CT 重症度指数 [a]

grade[b]	所見	スコア
A	正常の膵臓：正常のサイズで，辺縁が明瞭で整，均一の吸収度を保ち，後腹膜の膵臓周囲の脂肪への炎症の波及を認めない	0
B	限局性またはびまん性の膵腫大：辺縁は不整で，吸収度は不均一な場合があるが，膵臓周囲への炎症の波及を認めない	1
C	膵臓自体の異常所見を伴った膵周囲の炎症	2
D	膵内部もしくは膵外部の液体貯留	3
E	膵臓もしくは後腹膜に 2 つ以上の大きな気泡形成を認める	4
壊死(%)(壊死スコアは造影 CT に基づく)		スコア
0		0
<33		2
33〜50		4
≧50		6

[a] CT 重症度指数は単純 CT のスコアに壊死スコアを加える：最高点＝10，重症は 6 点以上。
[b] grade は単純 CT の所見に基づく。

のシステムが開発されてきた。このようなシステムには Ranson 基準，Glasgow システム，CT 分類，そして APACHE(Acute Physiologic and Chronic Health Evaluation) II スコアなどがある。また，C 反応性蛋白(CRP)の上昇と BMI が 30 を超える肥満がある時も重症膵炎のリスクがより高くなる(表 48.2，表 48.3)。

治 療

持続性，または重度の痛み，嘔吐，脱水，アミラーゼとリパーゼの上昇のある患者は経過観察のため入院させなければならない。尿量低下や頻脈，頻呼吸，低酸素血症，血液濃縮は重症の経過を示唆し，集中治療室(ICU)での緊密なモニタリングが必要となる。急性膵炎では支持療法が主な治療目標である。慎重に体液バランスをモニターしながら，積極的に輸液蘇生を行う必要がある。重症患者に最適な治療を施すには，侵襲的な血行動態モニタリングが必要となることがある。血清電解質，カルシウム，血糖値には十分に注意を払い，適宜補正を行う。麻薬性鎮痛薬を自己調節鎮痛 patient controlled anesthesia(PCA)によって，または必要に応じて投与して疼痛管理を行う。麻薬性鎮痛薬は疼痛管理に欠かせないものだが，イレウスの一因となることもある。疼痛と悪心が治まるまでは腸管安静を続けなくてはならない。重度の悪心と嘔吐を伴うイレウスのある患者には，経鼻胃管を用いた間欠的低圧吸引による胃の減圧が有用な場合がある。ICU 患者にはストレス潰瘍予防のための制酸薬を投与すべきである。

胆石性膵炎 gallstone pancreatitis に，発熱あるいは悪寒，黄疸，右上腹部痛

表 48.3 急性膵炎の重症度予測法

■ **Ranson基準**[a]

	0 時間
年齢	>55 歳
白血球数	>16,000 /mm^3
血糖	>200 mg/dl(11.1 mmol/l)
LDH	>350 単位 /l
AST	>250 単位 /l
	48 時間
ヘマトクリット	10 %以上の低下
BUN	輸液にもかかわらず 5 mg/dl(1.8 mmol/l)以上の上昇
血清カルシウム値	<8 mg/dl(2 mmol/l)
Po_2	<60 mmHg
塩基欠乏	>4 mEq/l
体液のサードスペーシング	>6,000 ml

■ **Glasgowシステム：予後不良因子**[b]

白血球数	>15,000 /μl
血糖	>180 mg/dl(10 mmol/l)，糖尿病の既往がないという条件で
BUN	>45 mg/dl(16 mmol/l)，輸液に反応しないという条件で
Po_2	<60 mmHg
血清カルシウム値	<8 mg/dl(2 mmol/l)
血清アルブミン値	<3.2 g/dl(32 g/l)
LDH	>600 単位 /l
AST	>200 単位 /l

LDH：乳酸デヒドロゲナーゼ，AST：アスパラギン酸アミノトランスフェラーゼ，BUN：血液尿素窒素

[a] 1～3 項目を満たすと軽度の膵炎，4 つ以上項目を満たすと死亡率が有意に上昇する。Ranson JH, Rifkind KM, Roses DF, et al. Prognostic signs and the role of operative management in acute pancreatitis. Surg Gynecol Obstet. 1974；139：69-81 より転載。

[b] 48 時間以内に 3 つ以上の項目を満たすと重症膵炎。Corfield AP, Cooper MJ, Williamson RC, et al. Prediction of severity in acute pancreatitis：prospective comparison of three prognostic indices. Lancet. 1985；24：403-407 より転載。

(Charcotの三徴)があれば胆管炎を示唆する。胆管炎が疑われる場合，抗菌薬による治療を速やかに開始するべきだが，治療成功のためには胆管減圧術がきわめて重要である。大腸菌などのグラム陰性菌が典型的な胆管系の病原菌であり，培養と感受性結果が得られるまではタゾバクタム・ピペラシリン，フルオロキノロン＋メトロニダゾール，第 3 世代セファロスポリン，またはイミペネムやメロペネムのようなカルバペネムといった，グラム陰性菌と嫌気性菌をカバーする広域スペクトル抗菌薬で治療を行うのが適切である。

ALG 48.1 集中治療室における膵液・膵周囲液貯留の患者管理

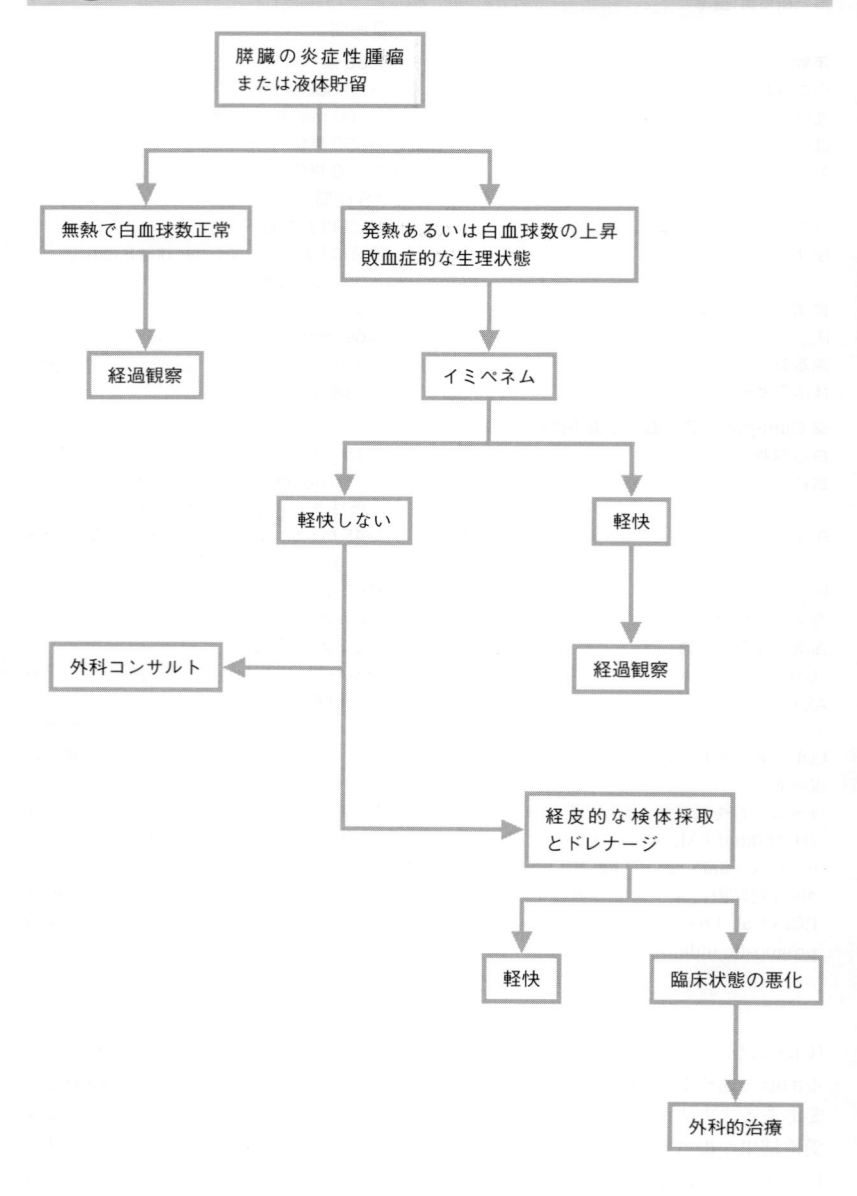

```
              膵臓の炎症性腫瘤
              または液体貯留
             /              \
   無熱で白血球数正常        発熱あるいは白血球数の上昇
                            敗血症的な生理状態
        ↓                          ↓
     経過観察                   イミペネム
                             /          \
                        軽快しない        軽快
                                          ↓
                                       経過観察
         ↓                  ↓
    外科コンサルト ← ─── 経皮的な検体採取
                         とドレナージ
                         /          \
                       軽快      臨床状態の悪化
                                      ↓
                                   外科的治療
```

表 48.4　急性胆石性膵炎に対する ERCP の適応

- 12〜24 時間でビリルビンと肝機能酵素が正常化傾向を示さない
- 超音波検査で総胆管結石を認める
- 超音波検査で総胆管拡張を認める
- 閉塞性黄疸
- 胆管炎
- 胆石疝痛
- リスクが高く，胆嚢切除術が行えない場合

ERCP：内視鏡的逆行性胆管膵管造影

　総胆管結石の残存が疑われる患者では，早期(24〜72 時間)の ERCP によって予後が改善することが少なくとも 3 つの前向き研究で結論づけられている。総胆管結石が残存していると，トランスアミナーゼ，アルカリホスファターゼ，ビリルビンの持続的高値や，胆石疝痛，胆管炎，胆管拡張を引き起こしうる。残存する総胆管結石のある患者は，間隔をあけて胆嚢切除術と術中胆管造影を行うべきである(**表 48.4**)。

　重症膵炎の患者には呼吸不全や腎不全のような全身性合併症のリスクがある。局所の合併症には膵臓の感染，膵周囲液貯留，炎症性液体の貯留，腹腔内への体液サードスペーシングがある。患者は悪化する悪心・嘔吐あるいは腹痛，白血球増多，菌血症，発熱をきたすことがある。敗血症的生理，白血球増多，発熱，臨床状態の悪化のある患者には予防的な抗菌薬投与が推奨される。感染性合併症を減らすための 1〜2 週間のイミペネムの使用を支持するデータが存在する。このような患者群で抗菌薬を使った後に真菌感染症が増加するかはまだ結論が出ていない。保存的治療を 2〜3 日間行っても臨床的に改善がみられない場合には，ダイナミック CT か MRI による画像検査を再度行い，液体貯留や感染性膵壊死像がみられるかどうか評価しなければならない。感染の可能性がある液体貯留は経皮的に超音波または CT ガイド下で，穿刺やドレナージを行うことができる(**48.1**)。

　感染性液体貯留に対する他の治療選択肢としては，試験開腹による壊死組織または感染組織のデブリドマンとドレーン留置がある。しかしながら，このような重症患者においては外科手術による合併症発症率と死亡率が高いため，膵壊死が存在するだけでは外科的治療を行う十分な根拠とはならない。このような状況では手術を遅らせたほうが，予後が改善するというエビデンスがある。経皮的ドレナージや腹腔鏡的後腹膜デブリドマン，内視鏡的治療など侵襲性を最小限にしたアプローチによって患者を回復に導いたり，より臨床的に安定した状況での外科手術へのつなぎとすることができる場合もある。貯留した液体が無菌性ならば，発熱と白血球増多は感染ではなく炎症を反映している。血液培養，液体の培養結果に従って，抗菌薬のカバーを最適化しなければならない。

　軽症膵炎の患者では典型的には 2〜3 日以内に通常の食事を再開する。しかし，ほとんどの重症膵炎患者では臨床的に改善がみられるまでは経口摂取を控えなければならないだろう。このような状況での理想的なアプローチは，経鼻空腸チューブ

を用いた経腸栄養である。経腸栄養は腸管粘膜を維持し，腸管からのバクテリアルトランスロケーションを減らせる可能性があるというメリットが加わる。予後に関する複数の研究では，経腸栄養によって中心静脈カテーテル感染症や敗血症の頻度，外科的治療の必要性が減り，入院期間が短縮，医療費が低下することが示されている。多臓器不全の発症率と死亡率に関しては，静脈栄養と経腸栄養の間には差がない。患者が耐容できない場合や腸管へのアクセスが維持できない場合を除いて，経腸栄養を栄養補給の第1選択とするべきである。経腸栄養に患者が耐えられない場合は，完全非経口栄養を用いることができる。

(清山 知憲)

参考文献

Lankisch PG, Lerch MM. The role of antibiotic prophylaxis in the treatment of acute pancreatitis. J Clin Gastroenterol.2006；40：149-155.
抗菌薬と急性膵炎でのその使用法についての総説。

McClave SA, Chang WK, Dhaliwal R, et al. Nutrition support in acute pancreatitis：a systematic review of the literature. JPEN J Parenter Enteral Nutr. 2006；30：143-156.
急性膵炎における栄養の役割についての優れた総説。

Tenner S. Initial management of acute pancreatitis：critical issues during the first 72 hours. Am J Gastroenterol. 2004；99：2489-2494.
胆石性膵炎を含めた急性膵炎の初期治療に関する総説。

Whitcomb DC. Acute pancreatitis. New Engl J Med.2006；354：2142-2150.
急性膵炎における栄養，抗菌薬，重症度分類，外科的治療についての広範に及ぶ詳細な総説。

Wyncoll DL. The management of severe acute necrotizing pancreatitis：an evidence based re-view of the literature. Intensive Care Med. 1999；25：146-156.
重症急性膵炎の重症度分類と治療についての総説。

XIV 神経学的疾患

49 てんかん重積発作

Manu S. Goyal and Yekaterina Axelrod

てんかん重積発作 status epileptics とは、30分超持続するてんかん発作、もしくは2回のてんかん発作でその間に意識が通常のレベルまで回復しなかったもの、とされている。2～3分超持続するてんかん発作は薬物療法に抵抗性がある可能性が高く、神経障害の原因となり、発作が発作を引き起こし止まらなくなることがある。そのため、5分超持続するてんかん発作はてんかん重積発作であることを念頭に置き、即刻積極的な治療を行わなければならない。死亡率は成人で30％に達し、高齢者や重症患者においてはさらに高率になる。

てんかん重積発作の原因としては、服用中の抗てんかん薬の血中濃度が低いてんかん症候群の患者、脳血管イベント、低酸素性もしくは虚血性脳障害、アルコール離脱、薬物乱用、感染（特にウイルス性脳炎）、占拠性病変、外傷、術後後遺症、そして代謝性疾患が考えられる。時に原因が可逆性のことがある（例：イソニアジドによる中毒であればピリドキシン静注で治療することが可能である）。ただし、原因の種類にかかわらず、てんかん重積発作に対しては即刻治療をすることが第一の目標であることに変わりはなく、原因検索は次の段階での目標である。

てんかん重積発作は3つのタイプに分けられる。全般性強直間代てんかん重積発作、焦点性運動発作、非けいれん性てんかん重積発作[注1)]である（**表49.1**）。意識障害と持続的な運動性活動を伴う全般性強直間代てんかん重積発作は重症率と死亡率が最も高い。この章で述べている治療アルゴリズムはこの状況に対して作られている。神経筋麻痺やミオパチーの患者においては強直間代の症状が隠れてしまう可能性があるので、非けいれん性てんかん重積発作は頭に置いておかないといけない。

注1：日本てんかん学会では、2003年の新分類からconvulsionに相当する「けいれん」という言葉を排除している。ただし、nonconvulsive status epilepticusに関しては適切な言葉がないため、今回はそのまま「非けいれん性」と訳した。

表 49.1 てんかん重積発作の種類

全般性強直間代てんかん重積発作	焦点性運動発作	非けいれん性てんかん重積発作
意識障害，運動性活動がよく認められる	意識障害がなく，局所運動性活動が明らかである	意識障害があり，律動性運動は認められない
重症化，死亡の危険性が高い	原因により予後が異なる	ICU患者に多く認められる
直ちに積極的治療を行う	経口や経直腸でのベンゾジアゼピン投与，もしくは経口での抗てんかん薬投与を行う	脳波による確認が必要
原因を治療する	原因疾患を治療する	

　昏睡患者の実に8％が見た目にわかるてんかん発作がない非けいれん性てんかん重積発作があったと報告されている。この場合，対光反射の消失，眼瞼や眼球のぴくつき，そして眼球の偏位などのかすかな症状しか認められない。

　治療の目標はてんかん発作をできる限り早く抑制することだが，同時に抗てんかん薬の副作用が起こらないようにしなければならない。気道保護，脳の酸素化と灌流の維持，そして身体外傷の防止に注意を常に払わなければならない。バイタルサインも頻回にモニターする。治療にはロラゼパム[注2]を静脈注射すると同時に，20 mg/kgフェニトインを負荷静脈投与する。よく起こす間違いは，フェニトイン投与量が少なくて血中濃度が有効治療域に達しないことである。時には追加のフェニトインやバルプロ酸[注3]が必要になる。初期治療アルゴリズムを 49.1 に掲載した。

　この最初の治療で，てんかん発作が抑制できない時は，持続脳波モニターを開始するべきである[注4]。持続的なてんかん重積発作からの脳障害を防ぐために，適切な中枢神経抑制を行う必要がある。目標はてんかん発作を完全に抑え込むことだが，治療抵抗性の場合には脳波上，薬物性のバーストサプレッション状態にすることが目標になる(図49.1参照)。その間に，抗てんかん薬の血中濃度を治療域にし，原因や増悪因子の治療を開始することができる(49.2)。この状況では呼吸抑制や血圧低下が生じる可能性が高いため，挿管と人工呼吸管理，輸液管理，そして昇圧薬の使用を考慮しなければならない。

　バーストサプレッションに導入できた後，24〜48時間はその状態を維持するようにする。患者をバーストサプレッション状態に置くことでさまざまな合併症を引き起こす可能性があるので注意が必要である。すべての臓器は非常に代謝の落ちた状態(「休止」状態)であり，心機能抑制(低血圧，徐脈)，肺水腫(線毛機能の低下)，感染，イレウス，そして血栓性疾患に罹患しやすい。それぞれの合併症をよくモニ

注2：わが国にはこの24時間効果が持続するロラゼパムの静脈製剤が存在しないので，15分ほどで効果がなくなるといわれているジアゼパムの静脈注射を行う。
注3：わが国にはバルプロ酸の静注薬がない。
注4：米国でも，施設によってでできる所とできない所があるが，わが国ではほぼ不可能ではないかと思われる。ただし，必要であることには疑いがない。

49.1 てんかん重積発作の初期治療法

- 気道保護，酸素投与
- バイタルと心電図のモニター
- 静脈ルート確保
- 血液検査：血算，生化学，電解質，血液ガス，抗てんかん薬血中濃度，薬物検査，凝固機能，肝機能

↓

初期抗てんかん薬治療
- ロラゼパム 4 mg 静注，10 分ごとに 2 mg 追加してもよいが 0.1 mg/kg を超えないようにする[注1)]
と同時に
- フェニトインまたは fosphenytoin[注2)] 15〜20 mg/kg を静注で，フェニトインでは 50 mg/分を超えない速度で，fosphenytoin では 150 mg フェニトイン相当量/分を超えない速度で滴下する
- ブドウ糖（50％ブドウ糖液を 50 ml）とチアミン 100 mg の静注投与を考慮する

↓

初期の一般的な管理
- さらなる診断検査を行う：頭部 CT，腰椎穿刺（発熱，意識混濁，最近の脳手術などがある時に考慮）
- フェニトイン血中濃度の測定を行う。15〜25 mg/dl が目標値である
- 必要な場合はさらに 5〜10 mg/kg のフェニトインを追加投与する
- 不整脈，低血圧，呼吸不全の有無を監視する
- 誤嚥や低酸素症の徴候が明らかな場合には，挿管のうえ人工呼吸管理を行う

注1：わが国ではジアゼパム 0.2 mg/kg 静注を 5 分おきに 2 回まで使用する。
注2：フェニトインの副作用を抑えた非常に使いやすい薬物であるが，わが国では未発売。

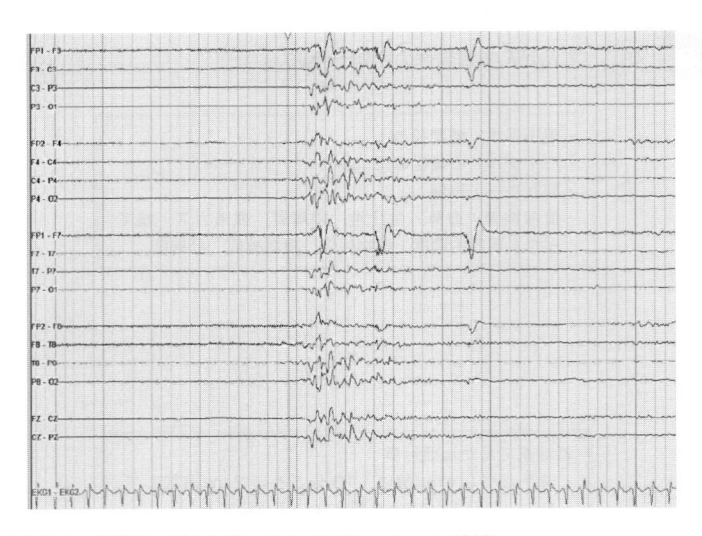

図 49.1 脳波におけるバーストサプレッション状態

ターし，積極的に対処する必要がある．**図 49.2** にバーストサプレッションの管理に必要な情報を掲載する．

　次のステップで，中枢神経抑制を行っている薬物[注5]を脳波モニターのもとで徐々に減量していくことになる．てんかん発作が生じた場合は，再びバーストサプレッションまで薬物量を戻す必要がある．てんかん発作がなければ，24 時間後に再び減量・中止を試みる．この際，（中枢神経抑制薬のほかに）抗てんかん薬を調整する必要がある．

　てんかん重積発作の予後は最初の抗てんかん薬への反応と脳への器質的障害の有無に左右される．低酸素性もしくは虚血性脳障害，脳炎，びまん性軸索障害，1 時間以上持続するてんかん重積発作，高齢は予後不良因子である．

（河合　真）

注 5：ミダゾラム，ペントバルビタール，プロポフォールなどを意味する．

ALG 49.2 治療抵抗性のてんかん重積発作の治療法

```
        2つの抗てんかん薬でてんかん発作が抑制できない
                           │
            ┌──────────────┴──────────────┐
            ▼                             ▼
```

バーストサプレッション状態へ導入する

- 最も入手しやすい中枢神経抑制薬を使用する：
  フェノバルビタール 20 mg/kg を 75 mg/分で投与
  もしくは
  ミダゾラム 0.2 mg/kg を初期量静注投与
- ペントバルビタール 5 mg/kg を初期量静注した後に 2〜5 mg/kg/時で持続投与を開始する
  もしくは
  ミダゾラム 0.2 mg/kg を初期投与した後に，0.1〜2.0 mg/kg/時で持続投与
  もしくは
  プロポフォール 1〜2 mg/kg を初期量静注投与した後に，2〜10 mg/kg/時で持続投与
- 脳波上バーストサプレッションが現れるまで持続投与量を増量する

一般的な管理

- 持続脳波モニターを行う
- 神経内科にコンサルト
- バイタルサインの監視
- この時点で挿管されていなければ挿管する
- 低血圧は輸液と昇圧薬で治療する
- 詳細な病歴聴取，脳の画像評価，血液検査
- 抗てんかん薬の血中濃度は高めに維持する

バーストサプレッション時の管理

- 持続脳波モニタリングを行う
- バーストサプレッションを導入した薬物を 24〜48 時間は持続する
- 中毒症状を監視する(抗てんかん薬の血中濃度，血算，肝機能検査)
- てんかん発作の原因の治療(髄膜炎や脳浮腫など)
- 以下をモニターする
    - 感染症，特に肺炎
    - 低血圧と徐脈，肺水腫
    - イレウス
- 血栓塞栓症予防のために弾性ストッキング，空気圧迫装置を用いる
- アシドーシスと発熱を治療する

バーストサプレッションからの離脱

- ほかのすべての抗てんかん薬を持続した状態で，中枢神経抑制薬を 6〜12 時間かけてゆっくりと減量・中止する
- 脳波でてんかん発作再発の有無をチェックする
- てんかん発作が生じた場合は，中枢神経抑制薬の点滴静注を再開し 24 時間後再度試みる

図 49.2 バーストサプレッションの管理と離脱

参考文献

Bassin S, Smith TL, Bleck TP. Clinical review : status epilepticus. Crit Care. 2002；6：137-142.
てんかん重積発作の病因と治療について実践的にまとめてあり，インターネットで全 文が無料で手に入る。

Chen JW, Wasterlain CG. Status epilepticus : pathophysiology and management in adults. Lancet Neurol. 2006；5：246-256.
てんかん重積発作管理の推薦される治療法のエビデンスとなる病因と理論に関しての総説。
急性期の治療に関して非常に使いやすい，まとまった図を載せている。

Treiman DM, Meyers PD, Walton NY, et al. A comparison of four treatments for generalized convulsive status epilepticus. Veterans Affairs Status Epilepticus Cooperative Study Group. N Engl J Med. 1998；339：792-798.
20 分以内にてんかん発作を止めることを指標にしてジアゼパム，フェニトイン，ロラゼパムそしてフェノバルビタールを比較したよくデザインされた試験。ロラゼパムを適量用いた場合の有用性を説いている。

Walker M. Status epilepticus : an evidence based guide. BMJ. 2005；331：673-677.
現在のエビデンスに基づくてんかん重積発作における管理がよくまとまった総説。

50 急性脳梗塞

Manu S. Goyal and Yekaterina Axelrod

脳卒中は米国において死因の第3位である。脳卒中の約85％は虚血性（すなわち，脳梗塞）であり，急性脳梗塞のうちで集中治療室（ICU）入院が必要になる場合が数通りある。急性期血栓溶解療法をした患者は通常，出血性合併症のモニターと血圧管理のためにICUに入室する。また，解剖学的に広範な脳梗塞や，脳幹梗塞の場合は頻回の神経症候モニターが必要なのでICUに入院させる。

治療の基本原則

脳梗塞strokeとは，突然脳血流が途絶することにより生じる不可逆な虚血性障害のことである。症状はさまざまで，感覚障害だけという軽微なものから，閉じ込め症候群のように重篤なものまである。視床や脳幹の梗塞は意識障害や昏睡を引き起こし，代謝障害や感染による脳症と区別が困難なことがある。急性発症の病歴がはっきりしていて，神経症状が典型的な症候群に合致する場合には通常は臨床診断が可能である。脳出血を頭部単純CTによってまず除外しなければならない。鑑別診断としては，てんかん発作後の一過性麻痺，腫瘍，感染，複雑性片頭痛，身体表現性障害である。詳細に病歴を聴取することは，これらの疾患を区別するのに役立つ。頭部MRIが診断に必要な場合もある。拡散強調画像において高輝度の病変があればほとんどの場合は脳梗塞である。

　脳梗塞では発症後48時間以内にアスピリンを投与しなければならない。発症3時間未満の脳梗塞では，組織プラスミノーゲン活性化因子 tissue plasminogen activator（tPA）を用いた血栓溶解療法 thrombolysis の適応を考慮しなければならない（図50.1）。

　脳梗塞ではよく反応性に高血圧を生じる。この反応は灌流低下によって，さらなる虚血性脳損傷の危険性のある部位に適切な脳灌流を送るためである。このため高血圧は臓器障害（急性心筋梗塞，解離性動脈瘤，心不全）が生じているか，血栓溶解療法を行う場合以外は治療するべきではない。血栓溶解療法後24時間は収縮期血圧180 mmHg以下，拡張期血圧110 mmHg以下にコントロールして脳出血の合併症を予防しなければならない。ラベタロール，ニカルジピン，もしくはヒドララジンを用いることができる。硝酸薬は静脈を拡張させ頭蓋内圧を上昇させる可能性があるため，使用しない。

　てんかんの予防は必要ないが，生じた時には適切に治療しなければならない。出血性梗塞のリスクがなければ，脳梗塞発症から，もしくはtPA投与後24時間たてば深部静脈血栓症に対する抗凝固療法を開始してもよい。低分子ヘパリンを用い

tPAを用いた血栓溶解療法の適応
・急性発症の局所神経症状で，血管支配で説明がつくもので，脳梗塞として矛盾しない ・発症が治療開始予定時刻から3時間未満であることが確定している（患者が起床時に症状に気がついた時は，「最後に正常であった」時を発症時刻とする） ・18歳以上である ・脳出血，脳血管障害以外の病変（脳腫瘍，脳膿瘍など），またCTにおいて脳溝の浮腫，脳半球の浮腫などの進行した脳梗塞の徴候が認められる場合や，CTで広範な急性脳梗塞と思われる低減衰域が認められる場合を除く

tPAを用いた血栓溶解療法の禁忌
・発症から治療開始予定時刻まで3時間超たっている場合 ・症状が急速に改善している場合 ・比較的軽度の症状・徴候のみの場合 ・中大脳動脈領域の脳梗塞の場合，重度意識障害や昏睡は比較的禁忌と考えられる ・てんかん発作が脳梗塞の症状発生時に起きた場合，もしくはtPA投与前3時間以内に生じた場合 ・頭部CTの結果にもかかわらず，くも膜下出血が臨床上示唆される場合 ・収縮期血圧＞185 mmHgまたは，拡張期血圧＞110 mmHgの高血圧。連続で血圧測定をしても血圧が高い患者もしくは適切な血圧に下げるために積極的治療が必要であった場合 ・1カ月以内の（臨床上）軽度の脳梗塞か，3カ月以内の重度の脳梗塞もしくは頭部外傷を負った場合 ・脳出血もしくはくも膜下出血の既往，再発の危険が高い場合 ・未治療の脳動脈瘤，脳動静脈奇形，もしくは脳腫瘍がある場合 ・21日以内に消化器，泌尿器出血を起こした場合 ・7日以内に圧迫止血が不可能な部位で動脈穿刺をした。または3日以内に腰椎穿刺をした場合 ・14日以内に大手術，または重篤な外傷を受けた場合 ・急性心筋梗塞，もしくは心筋梗塞後の心膜炎を示唆する所見がある場合 ・経口抗凝固薬を服用中でINRが1.7超に延長している場合 ・48時間以内にヘパリンの投与を受けaPTTの延長が認められる場合 ・24時間以内に低分子ヘパリンを投与された場合 ・妊娠中もしくは妊娠が疑われる女性 ・出血傾向がある場合，もしくは未治療の凝固因子異常がある場合 ・7日以内にtPAを投与された場合 ・血糖が50 mg/dl未満か400 mg/dl超の場合 ・血小板が100,000 /mm^{3}未満の場合 ・INR1.7超かaPTTが上昇している場合 ・妊娠検査陽性の場合

図50.1　tPAの適応[注1]

tPA：組織プラスミノーゲン活性化因子，INR：国際標準比，aPTT：活性化部分トロンボプラスチン時間

注1：わが国の適応基準と禁忌基準として日本脳卒中学会の脳卒中治療ガイドライン2009，http://www.jsts.gr.jp/guideline/048_051.pdf参照のこと．

ることが多い[注1]。発熱や高血糖は急性脳梗塞の予後を悪化させるため適切に治療しなければならない。

脳梗塞の原因検索は二次予防のために必要である。心電図モニタリング，心エコー検査，頭部 MRI，頸動脈 Doppler 超音波検査，血管造影の施行を考慮する。ただし，これらの検査の解釈は昨今の脳梗塞治療の複雑性を鑑みても脳卒中専門医に任せるほうがよい。また，全例に対して抗凝固療法や血管内皮剥離術などが標準的に行われていた過去と異なり，現在は複雑なアルゴリズムに変更されており，今後さらに変わる可能性があるため，急性脳梗塞の場合は全例で脳卒中専門医にコンサルトするべきである。

脳浮腫

広範な急性脳梗塞は典型的には細胞障害性浮腫を引き起こす。若年者で脳委縮がほとんどない場合は，脳浮腫 cerebral edema により急変することがあるので，頻回にモニターし，積極的に治療をする。脳室の圧迫を引き起こし，閉塞性の水頭症 hydrocephalus を生じることもある。小脳梗塞による浮腫は第4脳室を圧迫し，小脳扁桃のヘルニアを引き起こすことがある。頭部を30°以上に挙上し，低張液の輸液を避け，注意深くモニターするだけで十分な場合もあるが，重症例では，脳室ドレナージや，圧迫解除のための後頭蓋骨切除術が必要になることもある。

広範な脳梗塞(中大脳動脈領域や半球に及ぶもの)では，より積極的な治療が必要になる。このような脳梗塞は重大な脳浮腫を起こし，圧排よる組織の偏位とヘルニアを起こすことが多い。脳浮腫のピークは典型的には3〜5日であるが，重症例では発症から2日以内に急性に増悪することがある。死亡率は80％に及ぶ。若年者，広範な脳梗塞，血栓溶解療法後が発症後1日以内に増悪する危険因子である。

脳浮腫に対する治療には，薬物治療から侵襲的な外科治療まである。集中治療医は早い段階で患者もしくは患者家族の治療のレベルに対する希望を聞き出さなければならない。Alg 50.1 に，気道保護目的での挿管，浸透圧治療，圧迫解除頭蓋骨切除術の適応，そして最後には臨床試験中の 33〜35℃での低体温療法など，脳浮腫に対する段階的治療を記載した。

最近の臨床試験によると，頭蓋骨切除術による圧迫解除は，特に60歳未満の比較的若い患者で合併症を減らし致死率を下げることが示されている。この治療法は劣位半球の脳梗塞に限るべきであるという意見もある。というのも，(優位半球では)言語の喪失が起こりうるので機能低下が著しいからである。しかしながら，試験によっては生活の質に差は出なかったとの報告もある。いずれにせよ，この治療法は協力してくれる脳神経外科医が必要で，早期にコンサルトし，混乱と不満を避ける必要がある。手術の理想的なタイミングはいまだに不明である。

(河合　真)

注1：わが国では保険適応はない。

ALG 50.1 脳梗塞後の悪性脳浮腫の管理

患者の家族および本人の事前の希望に従って治療レベルを決定する

↓

ステージ1：初期の集中治療とモニター
- 最低2時間おきにバイタルと意識状態をモニターする
- 頭部挙上を30°以上で維持する
- 頸部の圧迫を避ける
- 発熱があれば治療する
- 経腸，もしくは経静脈での低張液の投与を避ける
- 高血圧を許容し，収縮期血圧＞220 mmHg，もしくは拡張期血圧＞120 mmHgで初めて治療する
- 血栓溶解薬は避ける
- 気道保護のため気管挿管を行う（グラスゴー・コーマ・スケール＜9 もしくは下部脳幹機能障害の場合）

↓

ステージ2：頭蓋内圧亢進への浸透圧治療
- 高二酸化炭素血症を避ける（分時換気量を調整し，発熱を治療する）
- マンニトールを投与する（52章参照）
- マンニトールが無効，もしくは使用できない場合には高張食塩液の使用を考慮する

↓

ステージ3：脳浮腫への外科治療（60歳未満か小脳病変の場合）
- 脳神経外科に除圧目的での片側頭蓋骨切除術の適応がないかコンサルトする
- 手技の利益と危険性を家族と話し合う
- 浸透圧治療，薬物治療を継続する

↓

ステージ4：臨床試験中の治療へ（低体温療法など）

参考文献

Adams H, Adams R, Del Zoppo G, et al ; Stroke Council of the American Heart Association ; American Stroke Association. Guidelines for the early management of patients with ischemic stroke : 2005 guidelines update a scientific statement from the Stroke Council of the American Heart Association/American Stroke Association. Stroke. 2005 ; 36 : 916-923.
急性脳梗塞の治療法のエビデンスに基づいた最新のガイドライン。

Andrews PJ. Critical care management of acute ischemic stroke. Curr Opin Crit Care. 2004 ; 10 : 110-115.
集中治療の場における急性脳卒中の治療に関する後向きと前向きを合わせた総説。

Gupta R, Connolly ES, Mayer S, et al. Hemicraniectomy for massive middle cerebral artery territory infarction : a systematic review. Stroke. 2004 ; 35 : 539-543.
大脳半球の広範囲を侵す悪性脳梗塞に対する除圧目的の片側頭蓋骨切除術を行うかどうかの判断を下すために必要な因子をまとめた素晴らしい総説。

51 頭蓋内圧亢進

Manu S. Goyal and Yekaterina Axelrod

　頭蓋内圧亢進は，頭蓋内出血，外傷性脳損傷，脳腫瘍そして脳梗塞などさまざまな重症神経疾患においてよくみられる病態である。その原因にかかわらず，頭蓋内圧亢進は脳血流を阻害し脳虚血をもたらしたり，脳ヘルニアを起こし，より重度の障害そして死すら招きうる。頭蓋内圧亢進の患者は脳死まで急速に進行する可能性があり，脳ヘルニア症候群を認知することはきわめて重要である。神経学的診察を頻回に行うことで，切迫する病態に迅速かつ的確に気づくことができる。

　脳は基本的には圧縮できない組織から成り立ち，これまた圧縮することのできない脳脊髄液と血液という2つの液体の中に浮かび，灌流されている。さらにそれらすべてが頭蓋という堅固な容器の中に入っている。頭蓋内圧 intracranial pressure (ICP) が急速に上昇した場合，脳全体もしくはその一部が圧排される。大脳半球内の腫瘤性病変や，浮腫は正中線上の構造を対側そして下方に押しやり (大脳鎌下ヘルニア，鉤ヘルニア)，意識低下，同側の第Ⅲ脳神経麻痺 (眼瞼下垂，瞳孔散大，外側・下方への眼球偏位を症状とする)，そして対側の片麻痺を呈する。後頭蓋窩の脳病変は，延髄を圧迫し，呼吸異常，意識低下，高血圧，徐脈を引き起こすことがある (Cushing反応といい，ICPが高い時に脳血流を改善しようとする反応)。このような患者は突然の呼吸停止や心停止を起こす危険があり，早急に気道を確保しなくてはならない。

　脳灌流圧 cerebral perfusion pressure (CPP) は平均動脈圧 (MAP) によって維持され，脳静脈そしてくも膜下腔の内圧によって制限される。数式にすると，CPP＝MAP－ICPとなる。MAPが上昇するとCPPは上昇し，逆にMAPが低下すればCPPも低下する。CPPが下降すると脳の細動脈は拡張し，脳血流 cerebral blood flow (CBF) と酸素・栄養素の供給を維持しようとする。CPPが上昇すると血管は収縮することでCBFを一定に保つ。このような仕組みを**自己調節** autoregulation という。損傷した脳ではこの仕組みが機能しなくなっていることもあり，CPPが60 mmHgを下回ると脳虚血をきたしうる。CPPはそれゆえにCBFの有用な指標となり，CPPをモニターするためにはICPモニターが必要となる。

　頭蓋内圧亢進の治療アルゴリズムは 51.1 に示すとおりである。まず初めにできる簡単なことは患者の頭部を30°以上挙上し，頸静脈の圧迫を防ぐため頸部を真っすぐに保つことである。ICP管理の根本的な概念を以下に述べる。

気道確保

　ほかの緊急事態と同様，最初に気道を確保する。高二酸化炭素血症は血管拡張に

ALG 51.1 頭蓋内圧(ICP)亢進の治療

頭蓋内圧を下げる緊急処置
- ベッドの頭部を 30°以上挙上する
- 頸静脈の圧迫を避ける
- 気道を確保し,高二酸化炭素血症を防ぐ
- 不穏を防ぎ,ベンゾジアゼピンで Ramsey 鎮静スケール 4 まで鎮静する
- マンニトール 0.75〜1.5 g/kg を急速静注する
- 腎不全がある場合は,中心静脈ラインから 23.4％食塩液を 30〜60 ml 投与する

↓

頭部 CT に搬送できるよう患者を安定化する

↓

非造影頭部 CT
- 出血,脳梗塞,脳浮腫,水頭症,腫瘤性病変がある
- 正中線シフトがある
- 脳室の大きさに異常がある(圧迫または拡大)
- 脳回と脳溝,灰白質と白質の境界がはっきりしない

↓

今後の管理について神経内科または脳神経外科にコンサルトする

よって ICP を上昇させる。非侵襲的陽圧換気は当座の処置とはなりうるが，概して頭蓋内圧亢進の患者は気道を保護できない。気管挿管に手間取ったり，外傷性挿管になることが予測される場合には，マンニトール 0.5〜1 g/kg を前投与することを勧める。咳嗽，嘔吐そして不安感は ICP をさらに上昇させることがあり，極力これらを予防しなくてはならない。リドカインを咳嗽抑制に用いることもある。スキサメトニウムは ICP を上昇させることがあるため，挿管時の使用を避ける。

過換気

過換気は低二酸化炭素血症をきたして血管を収縮させ，ICP を下げることができるが，血管収縮は CBF を低下させて脳虚血を悪化させる可能性がある。さらに，長期の過換気から患者を離脱する時に反跳性の ICP 上昇を起こしうる。過換気は緊急時にほかの治療が効果をもたらすまでの**短期間に限って用いる**。

高血圧

患者に臓器障害(高血圧性脳症，急性心筋梗塞，大動脈解離，進行性の出血)がない限り，MAP を下げることは脳灌流にとって有害となることもある。MAP を 10〜15％下げることは安全だと考えられる。β遮断薬，ニカルジピンといった短時間作用型の薬が望ましい。硝酸薬は脳静脈を拡張させ，それによって ICP を亢進させる危険性があるため避けるべきである。

浸透圧治療

浸透圧利尿薬であるマンニトールは細胞内と細胞間質から血管内へ水を移行させ，脳組織を縮小させるのに役立つ。マンニトールは急性一過性の血管内容量増加に伴う血行動態の変化を起こすことがあり，緊密な心機能モニターが必要である。投与するごとに大量の利尿が起こり，それに続いて血清ナトリウムの上昇，そしてマグネシウム，カリウム，リンの喪失が起こる。循環血液量を正常に保ち，腎障害を防ぐために，尿排泄量を生理食塩液の輸液で補うことが重要である。電解質を毎日モニターし，適切に補正することが必要である(AIS 51.2)。

　マンニトールが禁忌の患者(腎不全など)では 23.4％食塩液を中心静脈カテーテルから投与することで，急速に ICP を下げ，高血清浸透圧を維持することができる。その場合ナトリウム濃度 150〜160 mEq/l を目標にする。中心静脈ラインが確保できていない患者では高張食塩液(1.25〜3％)の持続投与が血清浸透圧を高く保つのに有効なことがある。

　上昇したナトリウム濃度を急速に正常化することで反跳性脳浮腫が生じ，それゆえ ICP が亢進することもあるため，浸透圧治療 osmotic therapy から離脱する時

51.2 浸透圧治療の管理

マンニトールの使用
- 末梢静脈ラインから，注意しつつマンニトール 0.75〜1.5 g/kg を初期急速静注投与する
- 4〜6 時間ごとに 0.5〜1 g/kg の投与を続ける
- 水分バランス（投与/排泄量）を緊密にモニターする
- 循環血液量減少を防ぐため，尿排泄量を等張液で補う
- カリウム，マグネシウム，リンを毎日補正する
- 急性腎不全を生じたらマンニトールを中止する
- ICP が依然として高く，血清ナトリウム濃度が 150 mmol/l 未満である時は，高張食塩液を投与する
- 心駆出率が低い患者では一過性肺浮腫を生じることがあるため，緊密なモニターが必要である

マンニトールのクリアランスのモニター
- 浸透圧ギャップを計算するため，マンニトール投与前の血清浸透圧と生化学検査をチェックする
  実測した血清浸透圧 − (2[Na] + BUN/2.8 + 血糖値/18)
- マンニトールの各回投与に先立ち浸透圧ギャップを測定する
- **浸透圧ギャップが 18 超なら，投与を中止し，次の投与時間の前に再度ギャップをチェックする**

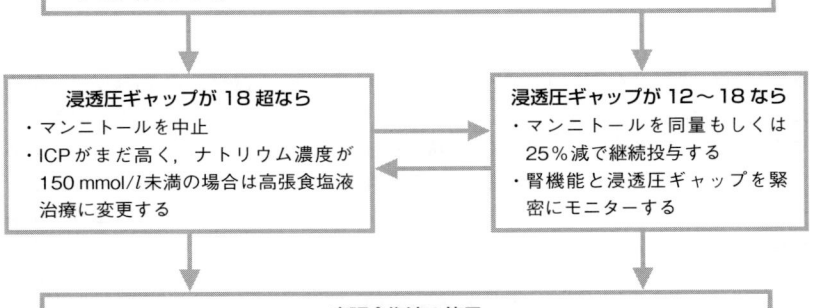

浸透圧ギャップが 18 超なら
- マンニトールを中止
- ICP がまだ高く，ナトリウム濃度が 150 mmol/l 未満の場合は高張食塩液治療に変更する

浸透圧ギャップが 12〜18 なら
- マンニトールを同量もしくは 25% 減で継続投与する
- 腎機能と浸透圧ギャップを緊密にモニターする

高張食塩液の使用
- 治療不応性の頭蓋内圧亢進のある患者には 23.4% 食塩液を 3〜6 時間ごとに急速静注する
- 投与量はマンニトール量の 2/3 として計算する（平均して 30〜70 ml である）
- マンニトールと交互に，もしくは高張食塩液のみで投与することもできるが，**中心静脈ラインから投与する**
- 各回投与に先立ち血清ナトリウム濃度をチェックする
- 血清ナトリウム濃度 150〜160 mmol/l を目標にする
- 代替として 1.25〜3% 食塩液の持続静注を使うこともできる

BUN：血液尿素窒素，ICP：頭蓋内圧

は注意を要する（⚠51.3）。原則として24時間で5〜8 mEq/lの補正は安全と考えられる。緊密な神経学的モニターが，離脱期においても重要である。

コルチコステロイド

頭蓋内出血や，脳梗塞，外傷性脳損傷へのステロイド使用は有害である，とするエビデンスがある。ステロイドは腫瘍やある種の中枢神経系感染症による血管原性脳浮腫の管理の時にのみ使用する。高用量のステロイドを用いる時は胃潰瘍の予防と，高血糖の治療を行う必要がある。

輸液療法

自由水摂取は厳密に制限する。低張液の輸液を避け，経管栄養はより高濃度の流動食に変更する。ほかに有効な手段としては，栄養チューブのフラッシュを水ではなく生理食塩液にすることや，静注薬（抗菌薬，昇圧薬，鎮静薬など）を高濃度に変更することなどがある。

鎮　静

痛み，不快感そしてValsalvaのような手技は頭蓋内圧を上昇させる危険があるため，厳密に制限する。不穏であったり暴れている患者には鎮静のためベンゾジアゼピンを投与することもある。フェンタニルは患者によっては頭蓋内圧を上昇させることがあるので注意して使用する。鎮静中は正常な二酸化炭素分圧を維持するために呼気終末二酸化炭素濃度 end-tidal CO_2 を緊密にモニターする。頻回に神経学的状態を評価するためには短時間作用型の鎮静薬が望ましい。頭部外傷の患者で頭蓋内圧亢進が治療に反応しない時に，**最後の手段として**バルビツレートを使用することがある。酸素化を改善するためにやむをえない場合を除いて，ICPの高い患者には神経筋弛緩薬をルーチンで用いるべきではない。

外科的処置

頭蓋内圧亢進が占拠性病変によって起きている場合は，その切除も考慮して脳外科へコンサルトするべきである。場合によっては頭蓋骨を取り除き，硬膜を膨隆させることで，病変のある半球のICPを減圧することができる。この処置によってヘルニアと脳虚血を予防することで**死亡率は低下し**，場合によっては予後も改善できるかもしれない。小脳出血や，梗塞で臨床所見から脳幹部圧迫の疑われる患者には後頭蓋窩開頭術を行う。その場合の臨床徴候として大事なのは意識低下や，呼吸パ

ALG 51.3 浸透圧治療からの離脱

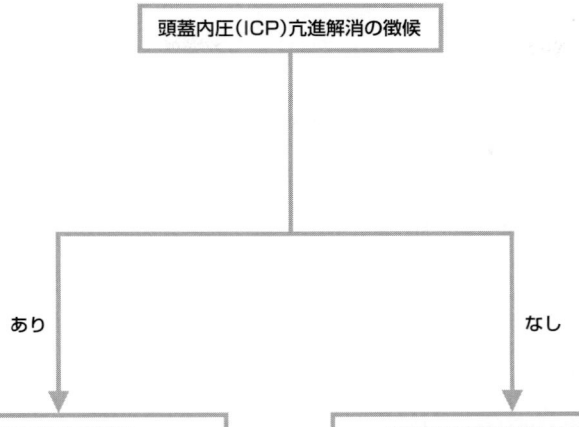

```
頭蓋内圧(ICP)亢進解消の徴候
         │
    ┌────┴────┐
   あり       なし
    │         │
```

浸透圧治療の離脱
- 24 時間をかけて各回のマンニトール投与量を 25 g ずつ減らす
- 23.4％食塩液の場合は投与間隔を長くしていくか，5 分以上 ICP ＞ 25 が続くときのみ投与する
- 緩やかにナトリウム濃度が下降する（1 日 5〜8 mEq 以内）ように経管栄養の張度を変える
- 緊密な神経学的チェックを続ける

積極的な浸透圧治療を続ける
- 水頭症がある場合は脳室を減圧するために脳室ドレナージを留置する
- ICP モニターを考慮する
- 出血がある場合は除去の可能性について脳神経外科にコンサルトする
- 著しい大脳半球浮腫がある場合は，片側頭蓋骨切除術の可能性につき，脳神経外科にコンサルトする
- 小脳の腫瘤性病変もしくは浮腫がある場合は，後頭蓋窩開頭術のために脳神経外科にコンサルトする
- 解熱薬と冷却ブランケットを用いて積極的に発熱を治療する

ターンの変化,心拍の変化,血圧の大きな変動などである.水頭症のある患者では頭蓋内圧亢進の治療のために脳室ドレナージを留置することがある.この処置はたとえ水頭症がない場合でも有効なことがある.

(樽井　智)

参考文献

Andrews PJ, Citerio G. Intracranial pressure. Part one ; historical overview and basic concepts. Inensive Care Med. 2004 ; 30 : 1730-1733.
　頭蓋内圧亢進の基本概念,病態生理,診断的モニタリング,治療法についてきわめてよくまとめられた文献.
Citerio G, Adrews PJ. Intracranial pressure. Part two : clinical applications and technology. Intensive Care Med. 2004 ; 30 : 1882-1885.
Diringer MN, Zazulia AR. Osmotic therapy : fact and fiction. Neurocrit Care. 2004 ; 1 : 219-223.
　浸透圧治療の作用機序と実際的側面について詳述した総説.

52 動脈瘤性くも膜下出血

Manu S. Goyal and Yekaterina Axelrod

　動脈瘤性くも膜下出血 aneurysmal subarachnoid hemorrhage は動脈瘤が破裂して脳脊髄液腔に出血することで生じ，くも膜下出血の約80％を占める。非動脈瘤性くも膜下出血の原因としては動静脈奇形，外傷，静脈血栓症そして血液疾患がある。米国においては毎年約30,000人がくも膜下出血に罹患している。危険因子は高血圧，喫煙，大量の飲酒，第1度近親でのくも膜下出血の家族歴である。この疾患は患者に重度の障害を負わせ，死に至らしめる可能性が高い。くも膜下出血の患者は神経症候モニターと脳動脈攣縮管理ができる神経集中治療室にて治療することが理想である。

　重度の頭痛を突然発症した患者においては，頭部CTもしくは腰椎穿刺でくも膜下出血の診断をつける（図52.1）。頭部CTと腰椎穿刺の感度はともに93％を超える。初期に適切な治療を行えば再出血とその後の機能障害，死亡を予防できるため，くも膜下出血を的確に診断することは重要である。水頭症，呼吸不全，心不全を同時に検索し，診断に遅れがないようにすべきである。くも膜下出血の診断がつくか，強く疑われたりした場合には血管造影を行う。デジタルサブトラクション血管造影がゴールドスタンダードとされている。この検査で適応がある場合にはそのまま血管内治療（動脈瘤のコイリング）を行うことができる。造影剤腎症の危険が高い患者においては適切な予防的治療が必要である。

　初期治療は患者の状態を安定させることと，再出血を予防することを主眼とする。再出血は20％の患者で生じ，死亡に至ることが多い。意識混濁や昏睡のある患者では時に挿管する必要がある。また，そのような患者では水頭症の有無を検索しなければならない。脳神経外科にコンサルトして今後の治療方針を相談し，必要ならば水頭症に対して脳室ドレナージを留置する。破裂した動脈瘤に対して適切な初期治療を行えば再出血の危険を大幅に減少させることができる。開頭によるクリッピングもしくは血管内コイリングが2つの有効な治療オプションである。これらの治療が行われるまでは，積極的に血圧をコントロールして再出血を予防しなければならない。原則的に平均動脈圧は110 mmHg未満にするべきである。短時間作用型の降圧薬やオピオイドを用いる。硝酸薬は避けるほうが賢明である。

　動脈瘤を破裂しないように「保護」した後には，頻回に神経学的評価を行い，電解質と尿量を毎日チェックし，持続的に血圧をモニターする必要がある。平均動脈圧は，この時点では少し高く設定してもよい。必要ならば輸液と昇圧薬を用いて循環血液量と平均動脈圧を適切に保つ。脳圧が突然上昇するような状況は避ける。てんかん予防，軟便剤や緩下薬，鎮咳薬（人工呼吸管理になっている場合），鎮痛薬，ベンゾジアゼピンなどを用いる。

　くも膜下出血の主な初期合併症には水頭症，再出血，低ナトリウム血症，不整脈，神経原性肺水腫がある。意識状態の悪化は，水頭症や再出血の症状である可能

ALS 52.1 くも膜下出血の初期評価と治療

くも膜下出血の診断
- 突然発症した人生最悪の頭痛，意識障害はある場合もない場合もある
- 単純CTで高吸収域を脳幹周囲，脳底くも膜下槽，Sylvius裂，脳溝に認める。脳室内に血液成分を認める場合もある
- 単純CTでは正常でも，腰椎穿刺でキサントクロミーを認める

↓

- ベッド上安静臥床，気道保護，平均動脈圧を110 mmHg未満に保ち再出血を予防する。バイタルサインをモニターし，神経所見を頻回にチェックする
- 抗てんかん薬，緩下薬を開始する。疼痛，不安に対処する
- すぐに血管造影，もしくはその施設において血管造影に相当する検査（CT血管造影，MR血管造影）をオーダーする
- 患者をICUへ入室させる。神経専門のICUが望ましい
- 水頭症の症状があれば脳室ドレナージを留置する

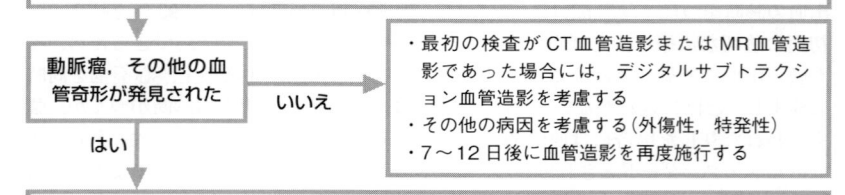

↓

動脈瘤，その他の血管奇形が発見された —いいえ→
- 最初の検査がCT血管造影またはMR血管造影であった場合には，デジタルサブトラクション血管造影を考慮する
- その他の病因を考慮する（外傷性，特発性）
- 7〜12日後に血管造影を再度施行する

はい↓

血管奇形を治療し再出血を予防する
- 脳神経外科と血管内治療の専門家にコンサルトし，最良の治療を決定する（動脈瘤のクリッピングかコイル，動静脈奇形の場合は塞栓術後の切除など）
- 動脈瘤は即治療することが強く勧められている
- 脳ヘルニアか頭蓋内圧亢進によると思われる局所神経症状がみられる場合は血腫除去を行う

↓

動脈瘤が「保護」された（クリップもしくはコイルによって）

↓

初期の血管攣縮予防
- 循環血液量を正常量に保つ
- 高血圧を治療しない
- nimodipine 60 mgを経口もしくは経管で4時間ごとに投与

主な合併症に対する頻回のモニター
- 頻回に神経所見をチェックする
- 可能であれば頭蓋内圧モニターを行う
- バイタル，中心静脈圧，心調律，電解質を頻回にチェックする
- 尿道カテーテルを留置し尿量と水分摂取をチェックする
- 図52.2を参照

性があるので,すぐに対応せねばならない。

　くも膜下出血後の低ナトリウム血症は不適切ADH分泌症候群 inappropriate antidiuretic hormone syndrome(SIADH)もしくは脳性塩類喪失症候群 cerebral salt-wastingが原因となっていることがある。この2つの病態は治療が正反対であるため,区別することが重要である。SIADHの際には尿量低下と循環血液量の増加に対して水分摂取の制限で治療する。一方,脳性塩類喪失症候群においては,塩類の喪失,尿量の増加,中心静脈圧の低下が問題であり,水分摂取を増やし,高張食塩液を用いて低ナトリウム血症を治療する。

　くも膜下出血は**可逆性**の心筋障害を引き起こすことがある。交感神経の活動亢進により不整脈,心筋逸脱酵素の上昇,伝導障害,一過性の心筋気絶による心臓ポンプ不全,肺水腫を引き起こす。心電図では「脳性」T波と呼ばれる幅が広く深い陰性T波,ST上昇または低下そしてQT延長を認めることが多い。心エコー検査では心筋障害の程度を評価することができる。肺動脈カテーテルで血管内容量や心機能を評価し,必要とあれば強心薬でコントロールすることが可能である。

脳血管攣縮

くも膜下出血後4日目から2週間の間には,脳血管攣縮 cerebral vasospasmの危険がある。脳血管攣縮は,遅発性に虚血による神経症状(すなわち脳梗塞)を引き起こす。その頻度はくも膜下出血を起こした患者の40%にものぼる。脳血管攣縮には3つの要素がある。1つは血管周囲の血液成分のために脳の大血管が狭小化することである。2つ目は循環血液量の低下で,3つ目は遠位血管の自己調節機能が失われることである。この期間には神経機能のどのような変化にも注意を要し,変化があれば脳血管攣縮の発生を念頭に置いて早急に対応する必要がある(ALG 52.2)。意識状態に変動がある場合には,脳血管攣縮の先駆症状である可能性がある。

　カルシウム拮抗薬のnimodipineは,現在のところ,くも膜下出血に対して唯一有効な神経保護作用のある薬物である。くも膜下出血の診断がついた時点で,nimodipineの投与を開始し,60 mgを4時間ごとに経口もしくは胃管から14～21日間投与する。平均動脈圧が低下した場合は減量する。最初の手術の際に腰椎ドレナージで血液成分を脳脊髄液から除去することで予防効果がある場合もある。

　脳血管攣縮が疑われれば,循環血液量を正常から少し多めに保ち,昇圧薬を用いて平均動脈圧を高めにすることで血行動態を増強する。脳灌流量を保つことで,脳梗塞を防ぐのが目的である。心拍出量の低下が認められる時は,強心薬を使用する。脳血管攣縮の診断は血管造影で確認できる。近位の血管に脳血管攣縮が認められた場合は動脈内バルーン血管形成術を行う場合もある。研究中のさまざまな薬物の動脈内投与が脳血管攣縮の軽減に有効であると期待されており,前述の治療で改善が認められない場合には,使用を考慮する。前述の血行動態の増強は3～5日継続し,神経症状が安定している場合には薬物を漸減していく。高用量の昇圧薬や過剰な循環血液量を使った治療によって,不整脈や肺水腫などの合併症を起こす危険があることは意識しておく必要がある。

ALG 52.2 くも膜下出血の合併症の治療

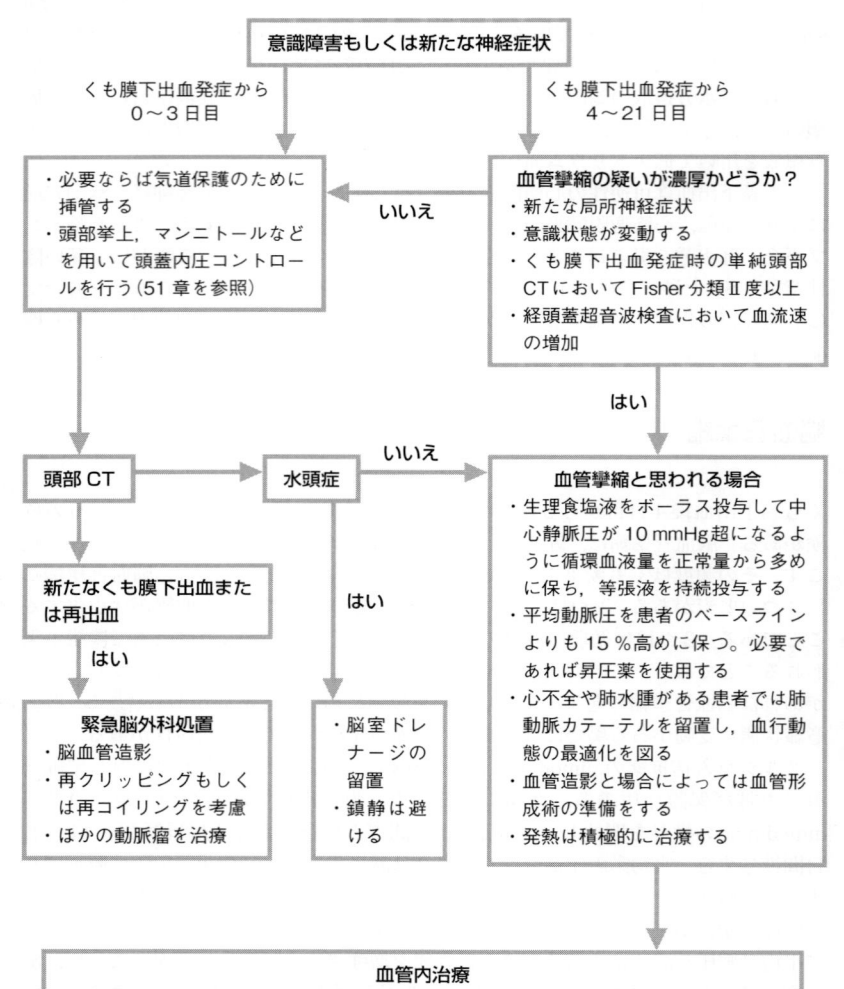

意識障害もしくは新たな神経症状

- くも膜下出血発症から 0～3日目
- くも膜下出血発症から 4～21日目

血管攣縮の疑いが濃厚かどうか？
- 新たな局所神経症状
- 意識状態が変動する
- くも膜下出血発症時の単純頭部CTにおいて Fisher 分類 II 度以上
- 経頭蓋超音波検査において血流速の増加

いいえ →

- 必要ならば気道保護のために挿管する
- 頭部挙上，マンニトールなどを用いて頭蓋内圧コントロールを行う（51 章を参照）

はい ↓

頭部CT → 水頭症

いいえ → 血管攣縮と思われる場合

新たなくも膜下出血または再出血
はい ↓

緊急脳外科処置
- 脳血管造影
- 再クリッピングもしくは再コイリングを考慮
- ほかの動脈瘤を治療

水頭症 はい ↓
- 脳室ドレナージの留置
- 鎮静は避ける

血管攣縮と思われる場合
- 生理食塩液をボーラス投与して中心静脈圧が 10 mmHg 超になるように循環血液量を正常量から多めに保ち，等張液を持続投与する
- 平均動脈圧を患者のベースラインよりも 15 ％高めに保つ。必要であれば昇圧薬を使用する
- 心不全や肺水腫がある患者では肺動脈カテーテルを留置し，血行動態の最適化を図る
- 血管造影と場合によっては血管形成術の準備をする
- 発熱は積極的に治療する

血管内治療
- バルーン血管形成術，もしくはステント留置
- ミルリノン，nimodipine，ベラパミルもしくはパパベリンの動脈内投与を考慮する

表52.1 よく使われるくも膜下出血の重症度分類

重症度	基準
Hunt & Hess分類	
1	無症状もしくは軽度の頭痛
2	中等度から強度の頭痛,項部硬直をみるが,脳神経麻痺以外の神経症状はみられない
3	錯乱状態,傾眠傾向,もしくは軽度の局所神経症状を示すもの
4	昏迷状態で,片麻痺があることもある
5	昏睡状態で,除脳硬直を示すこともある
脳神経外科連合(WFNS)による分類	
I	GCS 15点で運動障害がまったくない
II	GCS 13〜14点で運動障害がまったくない
III	GCS 13〜14点で運動障害がある
IV	GCS 7〜12点
V	GCS 3〜6点

分類	**Fisher分類** 発症後48時間後の単純CTでの所見
I	血液のみられないもの
II	血液がびまん性に存在し,血塊を認めず,血液の層が1 mmを超えないもの
III	血塊を認めるか,1 mm超の血液の層があるもの
IV	脳室内に血塊を認める

GCS:グラスゴー・コーマ・スケール

臨床分類と予後

くも膜下出血では3つの評価分類が用いられる(**表52.1**)。この中で,Hunt & Hess分類と,脳神経外科連合(WFNS)分類は周術期予後の予測に用いられる。Fisher分類は,初期の頭部CTにおける出血量に基づいており,脳血管攣縮の危険性を予測することに用いられる。Fisher分類のIII度以上は脳血管攣縮の危険性が30%超ある。

動脈瘤性くも膜下出血の長期予後はよくない。12〜25%は医療機関に到着する前に死亡し,発症後30日の死亡率は40%である。生存率は発症時のくも膜下出血重症度分類に反比例する。生存率はHunt & Hess分類1度では70%だが,5度では10%にすぎない。約1/3の生存者には神経後遺症が残り,ほとんどの生存者に認知機能異常が残る。死亡率と重症化率は出血量(Fisher分類で重度であればあるほど悪化する),年齢,基礎疾患そして治療後の合併症の発生の有無に左右される。

(河合 真)

参考文献

Suarez JI, Tarr RW, Selman WR. Aneurysmal subarachnoid hemorrhage. N Engl J Med. 2006;354:387-396.
動脈瘤性くも膜下出血の病因,診断,治療が詳細に書かれた総説。

van Gijn J, Kerr RS, Rinkel GJ. Subarachnoid haemorrhage. Lancet. 2007;369:306-318.
動脈瘤性くも膜下出血と非動脈瘤性くも膜下出血の管理の最新の総説。

脳出血

53

Yo-El Ju, R. Brian Sommerville, and Yekaterina Axelrod

　脳出血 intracerebral hemorrhage は，血管が破綻し脳実質内に出血することによって生じ，米国においては脳卒中の 10 〜 15 % を占める。頭痛，意識障害，局所神経症状を呈する。単純頭部 CT で診断がつくが，臨床症状だけでは脳卒中の区別（虚血性か出血性かを含めて）をつけることは困難である。脳出血にはいくつかの原因がある。高血圧，出血傾向を呈する疾患，アミロイド血管症，薬物乱用（アンフェタミンやコカイン），血管奇形などである。高血圧性脳出血は，深部灰白質（基底核，視床），橋，小脳に生じることが多い。アミロイド血管症では**高血圧のない高齢者**で脳葉に実質出血を起こす。外傷による脳出血では脳実質の挫傷を呈している。動脈瘤破裂による出血では Willis 環の付近で脳出血を起こす。抗凝固療法はすべてのタイプの脳出血の危険を増加させ，再出血の危険も増加させる。

　脳出血はいくつかの機序によって脳障害を引き起こす。その1つは，血腫によって正常神経回路が妨げられることである。次に，血液とその代謝産物には高度の組織障害性があり，てんかん発作や電解質異常，発熱，自律機能失調の原因となる。また，最近破綻した血管は再出血の危険性が高い。最後に血腫や二次性の浮腫による頭蓋内圧亢進によって脳の他の部分を障害することがある。このため脳出血は脳卒中の中で最も死亡率（発症後30日で 35 〜 50 % に達する）と合併症発症率が高い。

　脳出血は早期に症状が悪化する危険性が高いため，初期には集中治療室（ICU）で治療しなければならない（ALG **53.1**）。血腫が増大している時には頭蓋内圧亢進や脳内組織の圧排により，頭痛，嘔吐，意識障害を呈する。臨床症状は通常，数分から数時間で徐々に悪化する。脳幹障害，下部脳神経障害，脳ヘルニアの徴候（瞳孔不同を伴う意識状態の悪化など）がある場合や，グラスゴー・コーマ・スケールが8以下である場合には挿管の適応となる。

脳灌流の維持：血圧管理

　高血圧は再出血の原因になると考えられていた。しかしながら，降圧することで予後が改善したという十分な証拠はない。頭蓋内圧が亢進した脳に適切な血流を供給するためには血圧を高くすることが必要である可能性がある。特に慢性的に血圧が高く，自己調節が損なわれている患者の場合には，積極的な降圧により脳灌流が低下する可能性がある。血圧が正常の患者でも，脳出血を起こすと生理的に数日間血圧が上昇することがある。15 % 程度の軽度の降圧であれば，神経症状の予後を悪化させないと思われる。しかしながら，一方で心臓や腎臓といったほかの臓器への障害が起こっている場合には高血圧を治療しないわけにはいかない。平均血圧

ALG 53.1 脳出血後の血圧管理

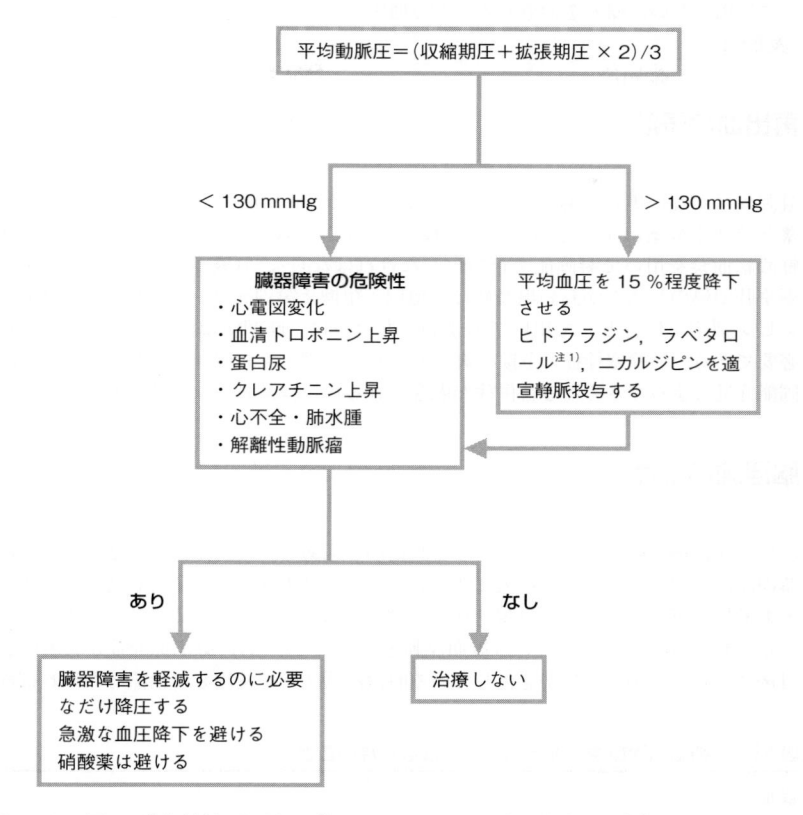

```
平均動脈圧＝(収縮期圧＋拡張期圧 × 2)/3
```

< 130 mmHg の場合：

臓器障害の危険性
・心電図変化
・血清トロポニン上昇
・蛋白尿
・クレアチニン上昇
・心不全・肺水腫
・解離性動脈瘤

> 130 mmHg の場合：

平均血圧を 15 ％程度降下させる
ヒドララジン，ラベタロール[注1]，ニカルジピンを適宣静脈投与する

あり：
臓器障害を軽減するのに必要なだけ降圧する
急激な血圧降下を避ける
硝酸薬は避ける

なし：
治療しない

注1：わが国には静注製剤はなく経口薬のみなので，このような場合には適応とならない。

が130～140 mmHgを超えるか，臓器の障害がある場合は，短時間作用型の降圧薬を用いて緩徐に降圧を図る。硝酸薬は脳血管拡張を引き起こし，浮腫を悪化させるので使用しない。痛みを治療することで血圧上昇をコントロールできることもある(**表 53.1**)。

再出血の予防

凝固異常がない患者においても，発症後24時間は脳出血を再発しやすい。抗凝固薬と抗血小板薬はすべて中止しなければならない。必要があればビタミンKと新鮮凍結血漿を用いて凝固能を正常化しなければならない(**表 53.2**)。循環血液量過剰や肺損傷のリスクが高い場合には，遺伝子組換え第Ⅶa因子(rFⅦa)やプロトロンビン製剤を代替として用いてもよい。ちなみに，rFⅦaは高価で，頻回投与が必要である。血栓塞栓症の危険が高かったり，心臓人工弁置換術後であったり，凝固能亢進によってさらなる合併症が懸念される場合は禁忌となる。

脳浮腫の治療

脳出血発症後に頭蓋内圧亢進が起こる時期が2回ある。まず，発症後2日以内の頭蓋内圧は，血腫の大きさと拡大に関連している。脳出血の患者で受診時に脳ヘルニアの徴候が現れている場合は浸透圧薬をすぐに投与しなければならない(**51章**を参照)。頭蓋内圧亢進の2回目は(後期浮腫と呼ばれている)，脳出血発症から9～21日後に生じる。神経症状が悪化している時は浸透圧薬を使用して治療しなければな

表 53.1　脳出血治療中に注意しなければならないこと
- 血圧
- 凝固系の状態
- 脳浮腫
- てんかん発作
- 脳外科治療の適応

表 53.2　脳出血後の凝固系の安定化のために行うこと
- すべての抗血小板薬，抗凝固薬を中止する
- 抗凝固療法を拮抗する。もしくは凝固異常を補正する
    - ビタミンK 10 mgの静脈投与もしくは経腸投与を3日間行う
    - 新鮮凍結血漿を15～20 ml/kg投与する
- 凝固異常のある患者で緊急手術が必要な場合や，循環血液量が過剰になる危険が高い場合には，遺伝子組換え第Ⅶa因子を考慮する
- 頻回に凝固検査を繰り返す。最初の24～48時間は凝固異常の補正を続ける

らない．脳出血が脳室内に穿破して水頭症を引き起こしていない限り，頭蓋内圧モニターは通常必要ではない．

てんかん発作

直接の神経損傷と血液成分により，脳出血後はてんかん発作 epileptic stroke の発生率が上昇する．脳出血後の患者の5〜15％にてんかん発作が生じ，主に発症後1日以内に起こる．抗てんかん薬を予防投与することは通常は勧められていない．ただし，**葉性**の出血の場合には予防投与によりてんかん発作の頻度は減少する．現在，必要があれば**予防的**抗てんかん薬投与は勧められており，1カ月使用してその後漸減中止する．また，てんかん発作が生じた患者はすべて適切に治療しなければならない．

脳外科手技

脳出血で外科的に血腫を除去することは可能だが，残念ながら血腫除去は予後を改善しない．現時点では3cm超の血腫が後頭蓋窩(小脳)にある場合か，脳幹を圧迫して神経徴候の急激な悪化を引き起こしている時(側頭葉など)にのみ外科的血腫除去術を行う．脳室内出血や水頭症の場合は，脳室ドレナージの適応を考慮する．脳浮腫により組織の偏位や，脳ヘルニアが生じている時は，頭蓋骨切除術も考慮するべきである(**表53.3** 脳出血後の脳外科治療の適応を参照)．

全身管理

脳出血の患者は，ほかの重症患者と同様に，さまざまな合併症を起こす危険性がある．心筋梗塞，心不全と肺水腫，深部静脈血栓症，誤嚥性肺炎，尿路感染症，褥瘡，整形外科的合併症(拘縮など)などが合併症として挙げられる．入院時から間欠的空気圧迫装置を用いて深部静脈血栓症の予防をしなくてはならない．ヘパリンか低分子ヘパリンの皮下注は，血腫の増大がなければ出血後48時間から開始しても

表53.3 脳出血後の脳外科治療の適応
- 後頭蓋窩もしくは側頭葉の3cm超の出血
- 水頭症や脳幹圧迫を起こしている頭蓋内出血
- 水頭症もしくは脳室内出血により脳室ドレナージが必要な場合
- 頭蓋内出血の場所や形態から，原因として血管病変もしくは腫瘍性病変の存在が示唆される場合
- 頭蓋内圧モニターが必要となるような複雑な病態の場合

よい。抗凝固療法が長期にわたって中止できないような場合(人工心臓弁の場合など)には，aPTTの治療目標を通常より低めに設定してヘパリン持続静注による治療を行う必要があるかもしれない。 未分画ヘパリンは必要であれば拮抗することができるので，脳内出血の患者での抗凝固療法薬として低分子ヘパリンよりも好まれる。

(河合　真)

参考文献

Mayer SA, Rincon F. Treatment of intracerebral haemorrhage. Lancet Neurol. 2005；4：662-720.
Qureshi AI, Tuhrim S, Broderick JP, et al. Spontaneous intracerebral hemorrhage. N Engl J Med. 2001；344：1450-1460.

54 昏睡

Manu S. Goyal and Yekaterina Axelrod

昏睡 coma とは，覚醒させることができない無反応性が持続している状態である。昏睡は，脳幹，視床，あるいは両半球の構造的あるいは全般的機能障害を原因として起こる。昏睡をきたしている原因は，初期の病歴聴取と診察によって速やかに明らかになることもあれば，時には何日もの間不明であることもある。徹底的な評価によって原因を特定し治療を行うことで，顕著な回復が得られることがある。

昏睡の評価と治療

精神状態が昏睡までに至る過程は，昏迷，傾眠，錯乱などと記述される。しかし実践的には，さまざまな刺激に対する反応性を記述したほうが，経時的変化に対する感度が高いため，より有用である。グラスゴー・コーマ・スケール Glasgow Coma Scale(GCS)は，昏睡の深度を速やかに簡潔に記述するために用いられる標準的な方法である(表 54.1)。これは外傷性脳損傷の患者の予後評価に役に立つ。しかし，医療チームのメンバーが患者の神経学的状態を同時にモニターし報告し合うことによって，このスケールは最も有用なものとなる。新しいコーマ・スケールも提唱されているが，有効性はまだ確認されていない。

初期評価と安定化

昏睡の原因を検索する前に，蘇生措置を施さなければならない。気道確保のために挿管が必要かもしれない。低血圧に対して輸液や昇圧薬の投与をする。低体温に対して加温ブランケットが必要かもしれない。迅速血糖テスト，動脈血ガス，電解質，生化学，血算，培養，毒物スクリーニング，甲状腺機能，そして肝機能検査を行うべきである。

診察において最初に焦点を当てるべきことは，すぐに治療を必要とする状態を除外することである。瞳孔および眼底の異常は，頭蓋内圧の上昇を伴う頭蓋内の構造的病変の存在を示唆する。迅速頭部 CT および脳外科コンサルトが必須となる。発熱，項部硬直，皮膚の発疹があれば，直ちに腰椎穿刺(腫瘍性病変の存在を除外するためにまず頭部 CT を行わなければならない)を行い，抗菌薬治療を開始するべきである。

多くの救急室では，チアミン，ブドウ糖，ナロキソンの静脈内投与を含む「昏睡カクテル」を採用している。チアミンは致死的となることもある Wernicke 脳症を予防するものであり，昏睡の原因が不明であったり，栄養不良が疑われる患者にはすべて投与するべきである。ブドウ糖の投与は，低血糖が確認されてチアミンが投

表54.1 グラスゴー・コーマ・スケール(GCS)

最良の開眼(best eye opening 注1)	
自発的に開眼する	4
呼びかけで開眼する	3
痛み刺激で開眼する	2
開眼しない	1
最良の言語反応(best verbal response)	
見当識の保たれた会話	5
理解はできるが混乱した会話	4
不適切な言葉 注2	3
理解不能な発声	2
発語なし	1
最良の運動反応(best motor response)	
指示に従う	6
疼痛に適切に反応*	5
痛み刺激を避けようとする	4
除皮質肢位	3
除脳肢位	2
全く動かない	1

*疼痛に適切に反応するということは,刺激の方向に注視が偏位したり,頭を向けたり,手を動かすことを指している.
注1:最良の("best…")とあるのは,観察された中で最も高得点の反応をスケールとして採用することを意味する.
注2:単語は正しく言えるが,意味のある文章になっていない.

与されるまでは控えるべきである。ナロキソンは治療薬としても重要であるし,オピエート中毒の除外にも役立つ。

全身および神経学的診察

患者の初期評価と安定化に引き続き,さらに徹底した評価を行う。介護者あるいは家族と既病歴および最近の病歴を話し合う必要がある。すべての臨床記録は,バイタルサインの動態に細かい注意を払いながら検討する必要がある。病歴から原因は明らかなこともあるし,症例によっては,徹底した身体的診察によって原因となっている疾患のわずかな徴候(発疹,肝不全徴候,心雑音など)が見つかるかもしれない。

　昏睡に陥っている患者の神経学的診察においては,意識レベル,脳幹反射,運動機能,呼吸のパターンを評価すべきである。意識レベルは,刺激の強さを上げていった際の反応を調べることで評価することができる。まず,名前を小さな声で呼び,次に大きな声で呼び,そしてそっと体を揺する。これらの方法で患者が覚醒しなければ,痛み刺激(眼窩上部の圧迫,胸骨部をこする,あるいは側顎関節部の圧迫)を用いるべきである。

　脳幹機能を診察する際には,ほとんどすべての脳神経を評価する。瞳孔の対光反射は両眼で何ミリかを記録する。眼球運動は,頭部をすべての方向に素早く回転さ

せた時の反対方向への眼球偏位を観察する眼球頭操作 oculocephalic maneuver によって調べる。頸椎の安定性が定かでなければ，冷温度試験(前庭眼反射)を代わりに用いるべきである(図 54.1)。角膜反射を調べる時には，角膜の損傷を避けるために，綿を用いるよりも，両眼に滅菌生理食塩液を滴下するほうが望ましい。顔面神経は，痛み刺激に対する苦痛の表情を観察することで調べることができる。第IXおよび第X脳神経は，催吐反射および咳嗽を司っているが，これらは口腔および気管内吸引の際に評価することができる。

　運動系の診察には，自発運動，指示に反応しての運動あるいは有害刺激(爪床を強く圧迫する，あるいは近位を鋭くつねる)に反応しての運動を観察し，記述することが含まれる。このような刺激は肢位反応を引き起こすことがある。除皮質(屈曲)肢位，すなわち下肢伸展を伴う反射的な肘屈曲は，すべての四肢が同時に伸展している除脳(伸展)肢位ほどは，典型的には重症ではない。脊髄反射を手足を引っ込めるような動作や目的をもった動作と混同してはならない。いわゆる三重屈曲反応とは，足に加えられた痛みに反応した股関節，膝，足首における屈曲のことを指す。ミオクローヌス様単収縮は，しばしば低酸素性脳症の徴候であり，予後が不良であることを示唆する。ミオクローヌス，異常肢位，脊髄反射が，昏睡ではしばしばみられる。わずかな律動性の動きは痙攣発作が起こっていることを示しているかもしれないため，脳波を早急に測定することが必要となる。

　脳の構造的損傷や原因となる代謝性異常がある場合には，さまざまな呼吸パターンがみられるかもしれないが，これらを記述することはこの章の範疇を超える。血中の二酸化炭素分圧が正常値を超える時は，呼吸ドライブがあることを注意してみなければならない。

昏睡における診断的検査

神経学的診察によって局所的徴候がなければ，中毒性・代謝性あるいは低酸素性・虚血性の昏睡を検索しなければならない。一方，局所的徴候が認められたならば，脳画像検査や脳脊髄液検査を行うことが必要である。検査によって昏睡の原因特定ができない場合には，脳波検査を考慮すべきである。主な原因のリストを表54.2に示す。

昏睡患者の補助治療

昏睡を治療することに加えて，回復の可能性を最大限にするためにいくつかの原則的治療を開始すべきである。動脈血ガスをモニターしながら人工呼吸管理を行うことによって，適切な酸素化と換気を確保できる。低血圧は回避すべきであり，必要に応じて昇圧薬を用いる。電解質を毎日補充し，循環血液量を正常量に保つことが大切である。できれば経管栄養によって，十分な栄養投与をできる限り早く開始することが必要である。その他，胃潰瘍の予防，血栓塞栓症の予防，皮膚のケア，口腔のケアなど，通常の集中治療における基本的治療を過小評価してはならない。

昏睡と間違えられることのある状態

覚醒させることができず無反応であるようにみえるにもかかわらず，患者の意識が

ALG 54.1 前庭眼反射試験(冷温度試験)

```
┌─────────────────────────────────┐
│ 両耳を調べ,以下を確認する      │
│ ・鼓膜は破れていない            │
│ ・外耳道は閉塞していない        │
│ ・外耳道に血液,脳脊髄液,脳組織はみられない │
└─────────────────────────────────┘
                │
                ▼
┌─────────────────────────────────┐
│ ・患者の頭を30°挙上する         │
│ ・助手は患者の眼瞼を開けて押さえておく │
└─────────────────────────────────┘
                │
                ▼
┌─────────────────────────────────┐
│ ・外耳道に軟らかいカテーテルを挿入する │
│ ・1分間かけて氷冷温の水30〜50 ml を注入する │
│ ・注入後2〜3分間眼球運動あるいは眼振を観察する │
└─────────────────────────────────┘
          │             │
          ▼             ▼
┌──────────────────┐  ┌──────────────┐
│ 眼球運動がある    │  │ 眼球運動がない │
│ ・正常ならば,両眼 │  │ ・3分間待つ    │
│  は冷温水の方へ偏 │  │ ・反対側で繰り返す │
│  位する           │  └──────────────┘
│ ・両眼が正中に戻る │
│  まで待つ(3分間  │
│  程度)           │
│ ・反対側で繰り返す │
└──────────────────┘
```

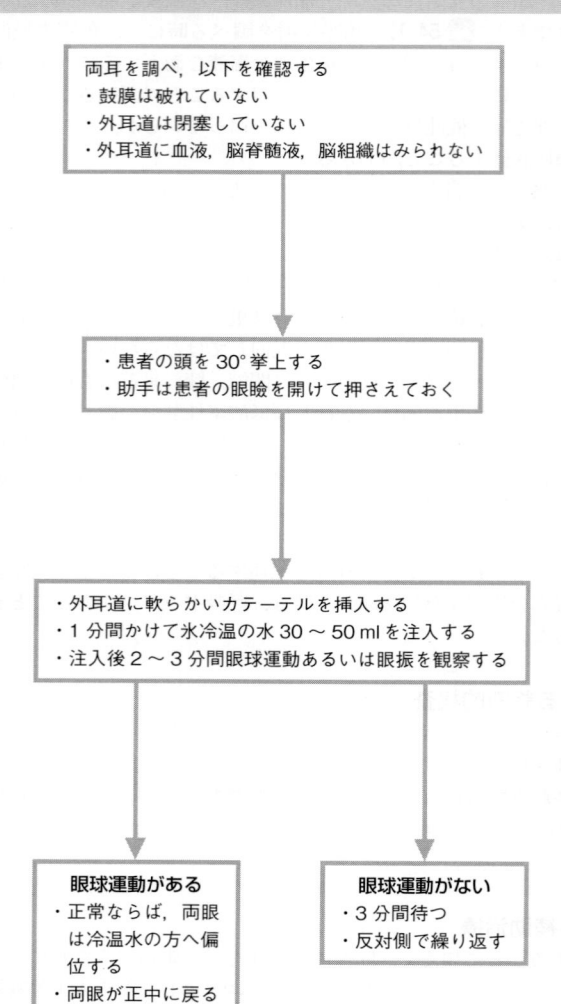

表54.2 昏睡のさまざまな原因

薬物と毒物
オピエート，アルコール，鎮静薬，アンフェタミン，バルビツレート，精神安定薬，臭化物，サリチル酸，アセトアミノフェン，リチウム，抗コリン薬，鉛，メタノール，エチレングリコール，一酸化炭素，ヒ素

代謝性および全身性
無酸素症あるいは低酸素症，高二酸化炭素血症，低血圧，低血糖，高血糖，糖尿病性ケアシドーシス，高ナトリウム血症，低ナトリウム血症，高カルシウム血症，低カルシウム血症，高マグネシウム血症，低体温，高体温，Wernicke脳症，肝不全，尿毒症，Addison病クリーゼ，粘液水腫

感染性・炎症性
細菌性，ウイルス性，あるいは真菌性の髄膜炎または髄膜脳炎，急性播種性脳脊髄炎，梅毒，敗血症，マラリア，Waterhouse-Friderichsen症候群，腸チフス

構造的脳病変
くも膜下出血，実質内出血，脳梗塞，全脳低灌流，脳静脈洞血栓症，外傷性脳損傷，水頭症，脳底閉塞，橋中心髄鞘崩壊症，大きな脳半球内腫瘍，下垂体卒中，脳膿瘍あるいは多病巣性感染，化学療法による白質脳症

その他
非痙攣性のてんかん重積発作，閉じ込め症候群，緊張性昏迷（カタトニー），高血圧性脳症，熱卒中，心因性昏睡

保たれているという状態がいくつか存在する．橋のある特定の部位の損傷は「閉じ込め症候群 locked-in syndrome」をきたす場合がある．この場合，患者は垂直視と瞬目をコントロールする筋肉を除いては，どの筋肉も動かすことができなくなる．重度の Guillain-Barré症候群や Parkinson症候群は似たような状態をきたしうる．脳幹反射の神経学的診察を注意深く行うことによって，このような状態を昏睡と間違えるのを避けることができる．時に，患者は心因性の無反応性を呈することがあるが，この場合患者は目を開けようとするのに抵抗を示したり，目的をもった眼球運動を示したり，非てんかん性の痙攣発作を呈したりする．

昏睡における予後判定

予後は昏睡の原因によって大きく異なる．代謝性および中毒性の障害は，たとえグラスゴー・コーマ・スケールの点数が最小であっても，しばしば回復して予後はよい．合併症，年齢，原因疾患の程度，昏睡の深さと長さも予後に関係する．

無酸素性脳損傷による昏睡の予後

心停止，長時間の低血圧，呼吸不全に続く無酸素性脳損傷は昏睡に至るが，予後はさまざまである．米国神経学アカデミーの委員会は，脳無酸素症の予後を決めるためのガイドラインを発表した（AE 54.2）．このガイドラインは，ほかの理由による昏睡には当てはまらない．

ALG 54.2 無酸素性脳損傷後の予後判定

```
          患者は無酸素性脳損傷を被った
              患者は昏睡状態か？
                    ↓
     交絡因子が存在する？                      ・低血圧，代謝性アシドーシ
     ・急性腎不全                   はい         ス，電解質を補正する
     ・劇症肝不全                  ────→       ・脳浮腫を治療する
     ・心原性あるいは循環血液量減少性ショック    ・鎮静あるいは神経筋遮断を
     ・鎮静あるいは神経筋遮断                    拮抗する
                    ↓ いいえ
              脳幹反射は存在する？  ──いいえ──→  脳死の判定（55章を参照）
                    ↓ はい
     損傷後最初の24時間に，患者はミオク
     ローヌスてんかん重積（四肢，顔面，体幹
     の自発的で頻回の痙動）状態にあるか？ ──はい──┐
                    ↓ いいえ                       │
           損傷後3日目まで待ち，再判定              │
                    ↓                              ↓
     以下のどれかが当てはまるか？            まれな例外を除き，有意
     ・瞳孔反応がない                         義な回復*の可能性は実際
     ・角膜反射がない                         的にはゼロである。この
     ・痛みに対する伸展肢位     ──はい──→   情報を家族，友人および
     ・痛みに対する運動反応がない             ケアに携わる者に自信を
                    ↓ いいえ                もって伝えることで，人
     体性感覚誘導電位を測定する               工呼吸器を最終的に取り
     N20電位は存在する？      ──いいえ──→  外すことやすべての医学
                    ↓ はい                   的サポートをやめること
                                             を含む終末期の判断を彼
                                             らが適切に決めるのを助
                                             けることができる
```

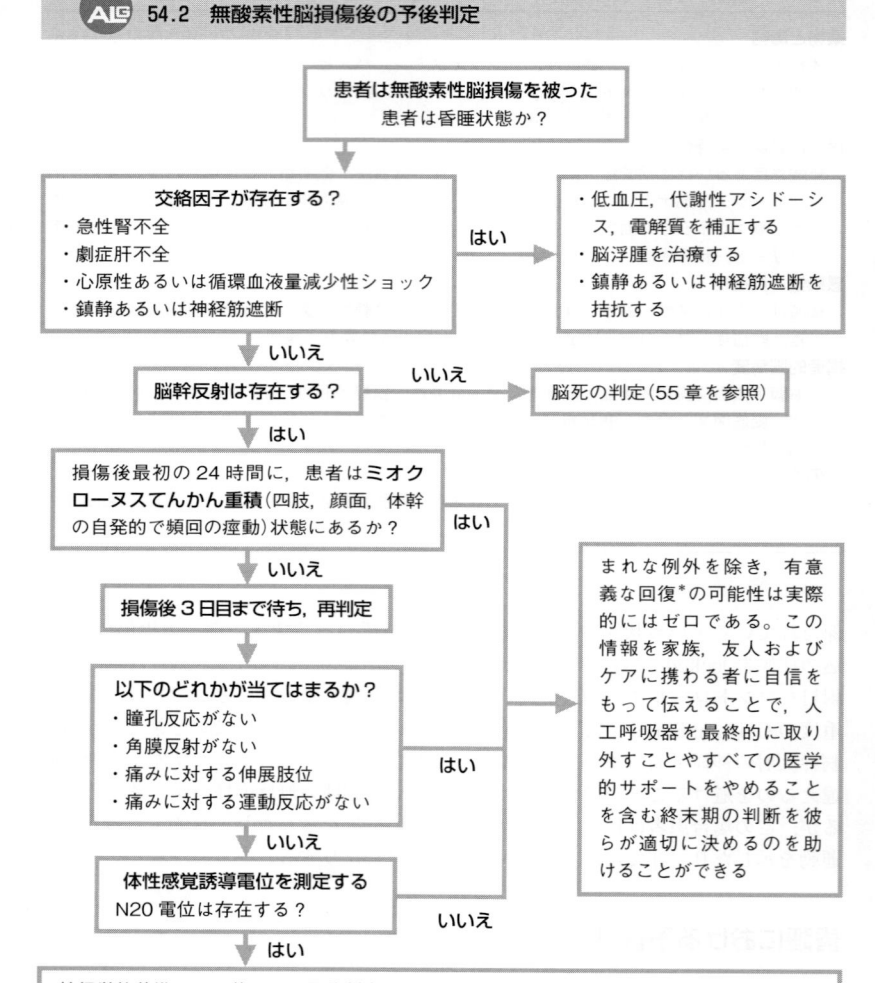

神経学的基準のみに基づいて予後判定することはできない。患者がさらにもう3カ月昏睡
あるいは植物状態であるならば，有意義な回復の可能性は非常に低い

*有意義な回復とは，ここでは看護サポートを常時必要とする重度の障害，植物状態，あるい
は死がないこととして定義される。多くの患者，家族そしてケアに携わる者は，より重度の
低い障害も有意義な回復として望ましい状態ではないと考えるかもしれない。

Wijdicks EF, Hijdra A, Young GB, et al. Quality Standards Subcommittee of the AmericanAcademy of Neurology. Practice parameter: prediction of outcome in comatose survivors after cardiopulmonary resuscitation (an evidence-based review): report of the Quality Standards Subcommittee of the American Academy of Neurology. Neurology. 2006; 67：203-210から許可を得て改変）

昏睡が持続する患者の予後

昏睡状態が持続している患者の予後は，より不良である．しばしば昏睡は，正常な睡眠-覚醒サイクルを示すものの，意識のある覚醒状態や反応性の明確な徴候のない「植物状態」へと進行する．このような状態が脳外傷の後12カ月にわたって，あるいはほかの原因では3カ月にわたって続いた場合，有意義な回復の可能性はほとんどない．このような症例ではほとんどの場合，意思決定のために，神経内科のコンサルトが必要となる．

(吾妻　壮)

参考文献
Wijdicks EF, Hijdra A, Young GB, et al. Quality Standards Subcommittee of the American Academy of Neurology. Practice parameter : prediction of outcome in comatose survivors after cardiopulmonary resuscitation (an evidence-based review) : report of the Quality Standards Subcommittee of the American Academy of Neurology. Neurology. 2006 ; 67 : 203-210.

脳死判定

Manu S. Goyal and Yekaterina Axelrod

神経学的基準による死（脳死 brain death）は，脳全体のすべての機能の不可逆的な喪失と定義される。脳死を監督する法律あるいは政策は，国によって，州によって，そして病院によっても異なる。脳死を判定するにあたってその地方の法律と政策を理解することは必須である。家族と所見を論じる際に，宗教的および倫理的な背景も考慮することを，われわれは医師に勧めたい。脳死の患者の管理における集中治療医の役割は，診断を下すにとどまらない。なぜならば，適切な患者からは臓器提供 organ donation が可能な場合があるからである。移植の成功確率が最大限になるように，移植の可能性がある臓器の状態を最善に保たなければならない。米国およびその他いくつかの国では，患者が臓器ドナーとなる可能性があると判断されたならば，脳死を最終的に確認する前であっても，その地方の臓器斡旋機関に連絡することを医師に義務付けている。

脳死の診断

定義上，脳死を診断するためには，重大な脳損傷に引き続き，昏睡，そして中脳，橋，延髄を含めた脳幹すべての部位で機能が喪失していることの証明が必要になる。成人に起こる脳死は外傷性脳損傷と動脈瘤性くも膜下出血によることが最も多く，画像検査によって確認される。無酸素性脳損傷，大きな脳腫瘍，重症の髄膜脳炎，あるいは劇症肝不全による脳浮腫もまた脳死へとつながることがある。正常のホメオスタシスを外れたさまざまな極端な状態によって完全な，しかし可逆的な可能性のある脳幹不全が起こりうるため，低体温，低血圧，低血糖，重症の電解質障害，そして酸塩基平衡異常をモニターし，是正しなければならない。同様に，薬物や毒物による中毒，麻酔，そして神経筋遮断薬は，病歴に従って，適切なスクリーニング検査を用いて除外しなければならない。橋底部の病変による閉じ込め状態や重症の Guillain-Barré 症候群は脳死と同じように見えるかもしれない。病歴を注意深くとることにより，このような状態を見過ごすのを避けることができる。病歴に少しでも疑いがあったり，不明瞭な点があったならば，速やかに脳死を確認するための補助的検査を行うべきである。

ひとたび交絡因子が除外されたならば，神経学的基準を用いた死の判定の過程に移行する（55.1）。診察中，体温正常（32℃超）と血圧正常（収縮期血圧 90 mm Hg 超）を確認し，記録することが大切である。昏睡状態であることは，深部痛み刺激（眼窩上部あるいは爪床圧迫）への反応がないのを示すことによって確立しなければならない。脳幹の各部位を対応する反射によって検査する。中脳機能は瞳孔

55.1 神経学的基準による死の判定へのアプローチ

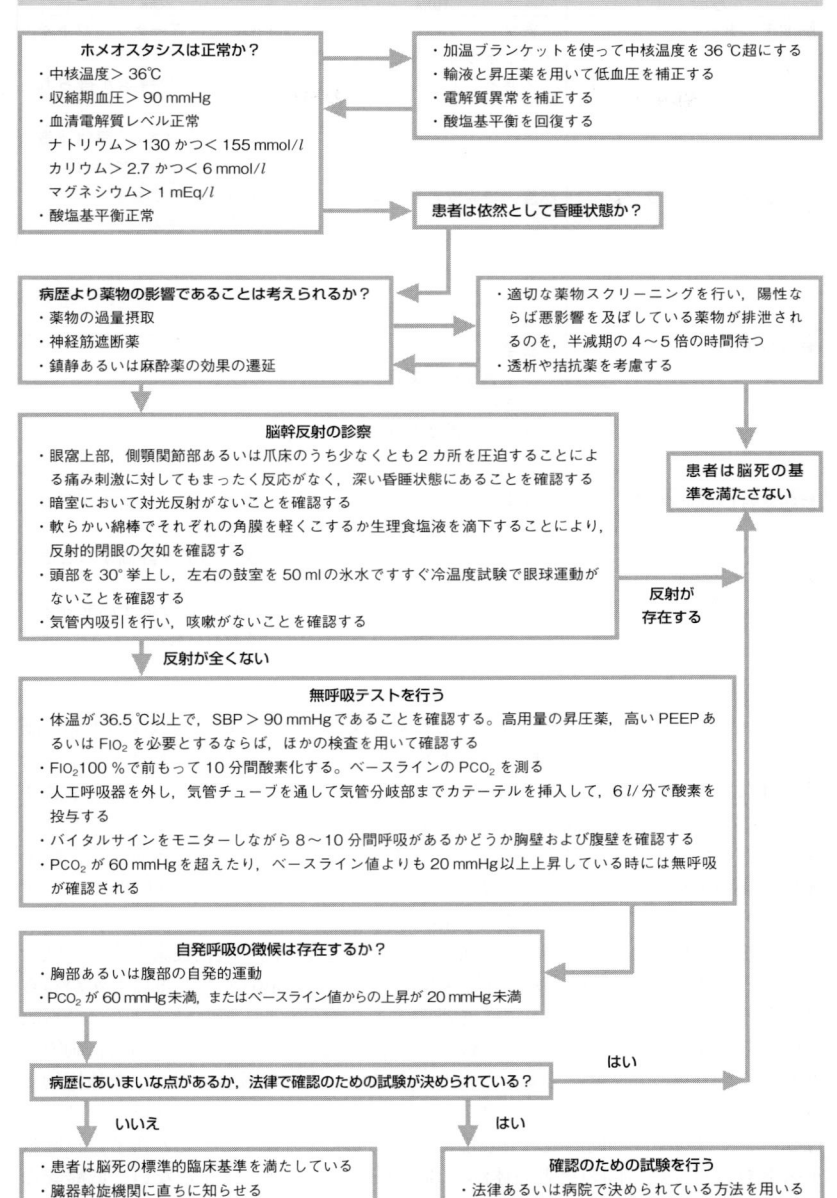

ホメオスタシスは正常か？
- 中核温度 > 36℃
- 収縮期血圧 > 90 mmHg
- 血清電解質レベル正常
  ナトリウム > 130 かつ < 155 mmol/l
  カリウム > 2.7 かつ < 6 mmol/l
  マグネシウム > 1 mEq/l
- 酸塩基平衡正常

→
- 加温ブランケットを使って中核温度を 36℃超にする
- 輸液と昇圧薬を用いて低血圧を補正する
- 電解質異常を補正する
- 酸塩基平衡を回復する

患者は依然として昏睡状態か？

病歴より薬物の影響であることは考えられるか？
- 薬物の過量摂取
- 神経筋遮断薬
- 鎮静あるいは麻酔薬の効果の遷延

→
- 適切な薬物スクリーニングを行い、陽性ならば悪影響を及ぼしている薬物が排泄されるのを、半減期の 4〜5 倍の時間待つ
- 透析や拮抗薬を考慮する

患者は脳死の基準を満たさない

脳幹反射の診察
- 眼窩上部、側顎関節部あるいは爪床のうち少なくとも 2 カ所を圧迫することによる痛み刺激に対してもまったく反応がなく、深い昏睡状態にあることを確認する
- 暗室において対光反射がないことを確認する
- 軟らかい綿棒でそれぞれの角膜を軽くこするか生理食塩液を滴下することにより、反射的閉眼の欠如を確認する
- 頭部を 30°挙上し、左右の鼓室を 50 ml の氷水ですすぐ冷温度試験で眼球運動がないことを確認する
- 気管内吸引を行い、咳嗽がないことを確認する

反射が存在する →

反射が全くない ↓

無呼吸テストを行う
- 体温が 36.5℃以上で、SBP > 90 mmHg であることを確認する。高用量の昇圧薬、高い PEEP あるいは FIO_2 を必要とするならば、ほかの検査を用いて確認する
- FIO_2 100 % で前もって 10 分間酸素化する。ベースラインの PCO_2 を測る
- 人工呼吸器を外し、気管チューブを通して気管分岐部までカテーテルを挿入して、6 l/分で酸素を投与する
- バイタルサインをモニターしながら 8〜10 分間呼吸があるかどうか胸壁および腹壁を確認する
- PCO_2 が 60 mmHg を超えたり、ベースライン値よりも 20 mmHg 以上上昇している時には無呼吸が確認される

自発呼吸の徴候は存在するか？
- 胸部あるいは腹部の自発的運動
- PCO_2 が 60 mmHg 未満、またはベースライン値からの上昇が 20 mmHg 未満

はい →

病歴にあいまいな点があるか、法律で確認のための試験が決められているか？

いいえ ↓
- 患者は脳死の標準的臨床基準を満たしている
- 臓器斡旋機関に直ちに知らせる

はい →
確認のための試験を行う
- 法律あるいは病院で決められている方法を用いる

SBP：収縮期血圧，PEEP：呼気終末陽圧

表 55.1 神経学的基準による脳死宣告に用いられる確認検査

方法	利点	欠点
脳波モニター	・安全 ・ベッドサイドで行うことができる	・ICUではアーチファクトが多い ・脳幹不全の確認が得られない ・交絡因子が多い(薬物過量摂取による偽陰性など)
脳デジタルサブトラクション血管造影	感度・特異度ともに高い	・搬送が必要である ・造影剤の注入
脳シンチグラフィー	・安全 ・ベッドサイドで行うことができる ・感度・特異度ともに高い	
経頭蓋脳 Doppler 検査	・安全 ・ベッドサイドで行うことができる	・術者によって結果が異なりうる ・後部循環を評価することができない ・検査を繰り返す必要があるかもしれない

の対光反射によって検査する。両側ともに対光反射がなければ中脳機能の欠如の証明となる。前庭眼反射(冷温度)試験において眼球運動が消失していることを示さなければならない(**54章**の記述を参照)。橋機能の喪失は，角膜反応の消失を確認することによりさらに確立される。咳嗽反射の消失は，気管チューブを動かしたり，吸引を行ったりすることによって検査することができ，延髄不全を示唆する。脳全体の機能の欠如を確認するためには，臨床的状態によって，1〜24時間あけてすべての神経学的診察を繰り返すことが必要である。

大脳死 cerebral death を臨床的に確認するためには，高二酸化炭素血症と呼吸性アシドーシス(動脈血二酸化炭素分圧が少なくとも 60 mmHg)があるにもかかわらず自発呼吸機能が欠如していることを証明する必要がある。無呼吸テストは最も広く用いられている方法であり，**55.1** に詳細を記述してある。患者の血行動態が不安定で高用量の昇圧薬を必要としたり，あるいは人工呼吸器サポートを積極的に行っているにもかかわらず低酸素血症を呈していたりするならば，無呼吸テストは行うべきではなく，補助的検査(後述)によって脳死を確認することがある。無呼吸テストを行っている間の患者の体温は 36.5 ℃以上でなければならない。低酸素血症とアシドーシスが起こるため，無呼吸テストでは徐脈と低血圧が合併することがあるので，これらの状態に対処する準備をしていなければならない。

ここまでに述べた臨床的診察によって脳不全が確認されたならば，医師は脳死を宣告することが許される。病歴があいまいだったり，家族が強く反対していたり，あるいは無呼吸テストをするには臨床的にひどく不安定であったりする場合には，確認のための検査が必要になることがある(表55.1)。脳血流と代謝の欠如を確認するうえで脳シンチグラフィーは感度・特異度ともに高いため，しばしば用いられる。等電位(平坦)脳波は脳死を確立するために用いられるおそらく最も妥当性のある方法であるが，脳波にはアーチファクトが多く，臨床的状況によっては偽陰性となる可能性がある。脳血管造影は，おそらく最も高価で複雑な方法である。頭蓋内血管に血流がないことを示すことができるが，造影剤注入によるリスクがあり，また，不安定な患者を搬送するのは危険である可能性がある。正しく使用すれば，経頭蓋Dopplerの感度は90％を超えており，特異度は100％近いため，いくつかの制限があるにもかかわらず，脳死判定のために次第に広く用いられるようになってきている。

　時々，脳死の基準を満たす患者の身体に動きがみられることがある。これらの動きは，脊髄を介した反射のためであり，痛み刺激に対する下肢の三重屈曲反応や自発的な腕の挙上，ベッドから完全に上半身を起こすに到るような驚くべき腹部屈曲が含まれる。このような状況においては，確認のための諸検査が行われることがあるが，必要ではない。このような現象が起こりうるため，臨床的診察は家族がいないところで行うことが勧められる。

臓器ドナーとなる可能性のある患者のケア

　脳死の結果，一様にみられる重要な代謝性および血行動態の障害がいくつかある。尿崩症とそれによる循環血液量の低下と高ナトリウム血症，低血圧，高血糖，低体温などであるが，これらはすべて，臓器提供に適切な状態に保つために綿密に対処しなければならない(詳細は**68章**を参照)。

　尿崩症を治療するために，デスモプレシンをボーラス(1〜4 mg)静注投与する。上昇した血清ナトリウム濃度を補正するために，低張液を投与する。循環血液量減少は低血圧に寄与している可能性があるため，適切に治療する必要がある。血圧を正常化し(収縮期血圧が90 mmHg以上が目標)，心機能をサポートするために，必要に応じて血管作動薬や強心薬を使用してもよい。無呼吸テスト中に生じた呼吸性アシドーシスは人工呼吸器の設定を適切に変えて補正し，二酸化炭素分圧を正常に保つ必要がある。代謝性アシドーシスがある場合には，炭酸水素ナトリウムを輸液中に加えることが必要かもしれない。高血糖はインスリン持続静注により治療するのがベストである。中核温度を35℃超に保つことが必須で，加温ブランケット，加温加湿吸入気，温めた輸液などのいくつかの治療が必要になるかもしれない。凝固障害を補正したり，あるいはヘマトクリットを30％超に保つために，血液製剤を使用する必要があるかもしれない。

(吾妻　壮)

参考文献

Report of the Quality Standards Subcommittee of the American Academy of Neurology. Practice parameters：determining brain death in adults. Available at：http://www.aan.com/professionals/practice/pdfs/pdf_1995_thru_1998/1995.45.1012.pdf.
米国における脳死判定のための専門的スタンダードである。

Wijdicks EF. The diagnosis of brain death. N Engl J Med. 2001；344：1215-1221.
脳死に関する秀逸な総説。脳死のメカニズム，判定，適切な検査，臨床的管理について述べている。

Wood KE, Becker BN, McCartney JG, et al. Care of the potential organ donor. N Engl J Med. 2004；351：2730-2739.
脳死患者，および臓器ドナーになる可能性のある患者のケアについてのよくできた総説であり，詳しいプロトコルが載っている。

譫妄と鎮静

Yo-El Ju, R. Brian Sommerville, and Yekaterina Axelrod

意識状態の変化は，重症患者に最もよくみられる神経学的問題である。中でも譫妄 delirium は治療可能なものとして最も一般的で，重症患者の 60〜80％にみられる。譫妄は死亡率の上昇，入院期間の長期化，不可逆的認知障害あるいは認知症を起こすリスクを伴うため，後々障害につながりうるこの病態を適切に認識し治療することが大切である。

　譫妄は，注意力，覚醒，見当識，あるいは感覚に影響を与える全般的認知機能の**急性**の変化と定義される。譫妄は「脳不全症候群」あるいは脳における臓器障害と表現されていた。譫妄には，活動低下型と活動亢進型の 2 つのタイプがある。経過は通常変動し，認知機能は分刻みで変化することもある。夜間に症状が増悪することが多い（"日没現象 sundowning"）。譫妄は認知症（慢性的に認知が障害されている状態）および神経学的緊急事態（脳ヘルニアなど）によって急激に覚醒レベルが低下している状態とは区別しなければならない（AIS 56.1）。活動亢進型の譫妄患者は，大きな声を出したり，興奮していたり，けんか腰で，医療者の注意を引きやすい。特に高齢者では活動低下型の譫妄のほうが頻度は高いが，見逃されやすい。活動低下型譫妄患者は，静かだったり眠そうだったりしているが，非常に錯乱していて失見当識を患っている。すべての集中治療室（ICU）において両方のタイプをモニターしなければならない。錯乱評価法を用いて，譫妄患者を特定することができる（図 56.1）。

　譫妄の概念モデルで有用なのは，譫妄を**感受性**と**傷害**の 2 つの因子の産物であると考えるものである。感受性とは，年齢，認知症の既往，感覚障害など，背景にある危険因子のことを指している（表 56.1）。傷害とは，感染や臓器機能不全，代謝性の障害など脳機能を急性に増悪させている，新しい因子のことである。譫妄が起こるためには，感受性と傷害の総計がある閾値以上になる必要がある。ここで注意すべきなのは，傷害が取り除かれた後でも，感受性の高い脳の認知機能がベースラインに戻るまでに長い時間がかかることである。認知症の高齢者は，軽い感染症からの回復にさえ何週間も要する場合がある。

検　査

ICU で意識状態の変化を検査する際は，譫妄に対する患者の感受性を高めている因子に重点を置き，的を絞った病歴聴取から始める。普段の認知機能を調べ，認知症やその他の精神科疾患の病歴の有無を聞き出すことが重要である。ICU における異常行動の原因になることがよくあるので，疼痛と不安の評価をする必要がある。

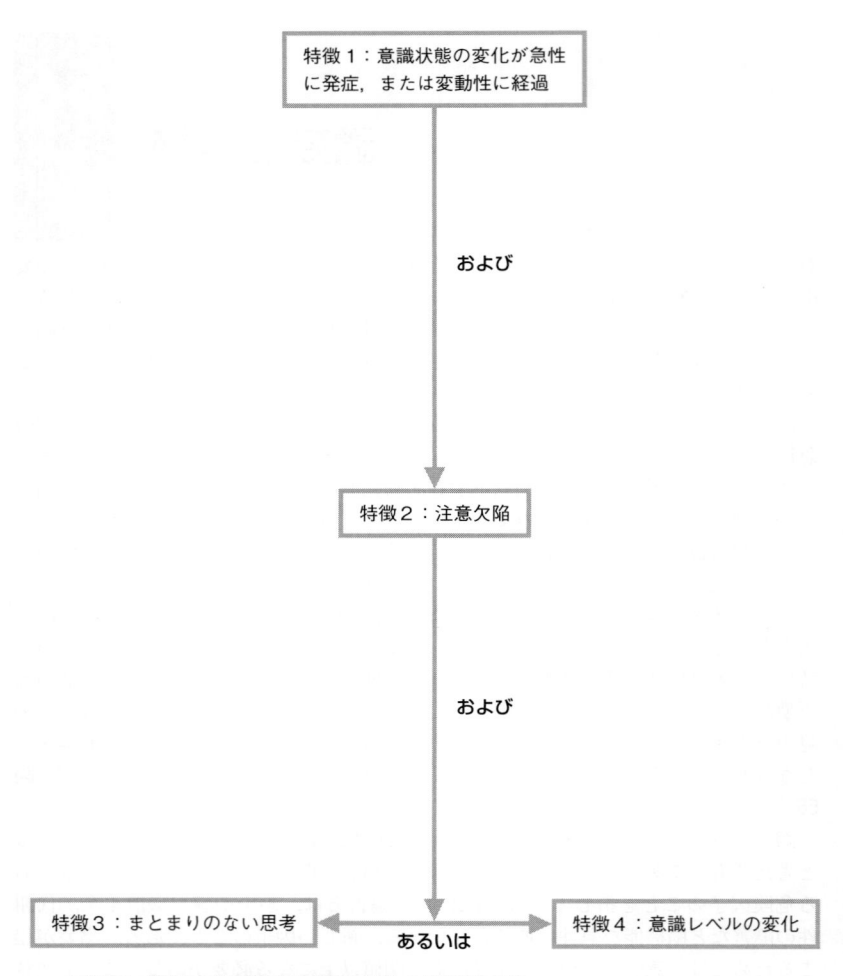

```
┌─────────────────────────┐
│ 特徴1：意識状態の変化が急性 │
│ に発症，または変動性に経過 │
└─────────────────────────┘
            │
          および
            ↓
     ┌──────────────┐
     │ 特徴2：注意欠陥 │
     └──────────────┘
            │
          および
            ↓
┌──────────────────┐           ┌──────────────────────┐
│ 特徴3：まとまりのない思考 │←あるいは→│ 特徴4：意識レベルの変化 │
└──────────────────┘           └──────────────────────┘
```

図56.1　譫妄の定義(集中治療室のための錯乱評価法)

ALG 56.1 譫妄へのアプローチ

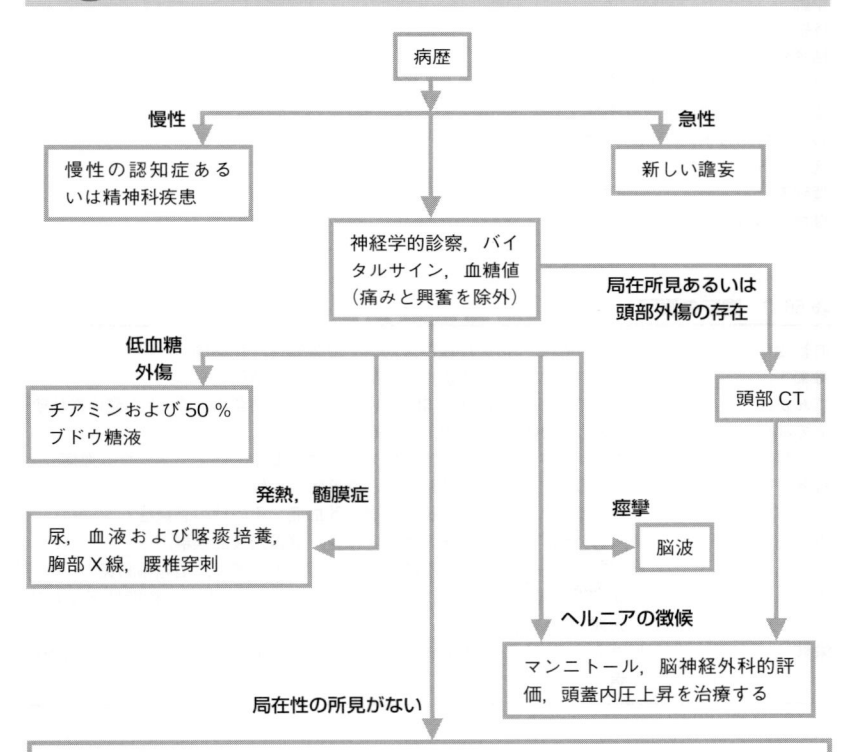

```
                              病歴
                               │
        ┌──────────────────────┼──────────────────────┐
     慢性                      │                    急性
        │                      │                      │
  慢性の認知症ある              │                 新しい譫妄
  いは精神科疾患                │
                               ▼
                    神経学的診察, バイ
                    タルサイン, 血糖値  ──────→ 局在所見あるいは
                    (痛みと興奮を除外)           頭部外傷の存在
                               │                      │
   低血糖                      │                      ▼
   外傷                        │                   頭部 CT
     │                         │
  チアミンおよび 50 %           │
  ブドウ糖液                    │

         発熱, 髄膜症           │           痙攣
              │                 │             │
  尿, 血液および喀痰培養,       │           脳波
  胸部 X 線, 腰椎穿刺            │
                               │      ヘルニアの徴候
                               ▼             │
                                              ▼
                               マンニトール, 脳神経外科的評
                               価, 頭蓋内圧上昇を治療する

  局在性の所見がない
         │
         ▼
・薬物使用歴の確認
・環境要因の補正
・血算, 生化学, 肝機能, マグネシウム, リン, 血清および尿の毒物スクリーニング, 薬
  物血中濃度, 尿検査
・心電図, 胸部 X 線
・甲状腺機能検査, 急速血漿レアギン試験, ビタミン $B_{12}$, アンモニア

         │ 原因がわからない
         ▼
・神経内科コンサルト
・腰椎穿刺
・脳波
・脳 MRI
```

表56.1 譫妄の危険因子

年齢
認知症あるいは認知障害の既往
精神科疾患の併存
アルコールあるいは薬物乱用の既往
低アルブミン血症・栄養不良
心理社会的ストレス(例えば配偶者の死)
聴覚あるいは視覚障害
睡眠不足
複数の内科的問題

表56.2 譫妄の原因

血管性	脳梗塞, 出血, 可逆性後白質脳症, 血管攣縮, 片頭痛
毒素	薬物, アルコール, 違法薬物, 職業的曝露, 離脱
てんかん	前兆, てんかん発作状態, 非痙攣性てんかん重積発作, てんかん発作後状態
その他の臓器	肝疾患, 尿毒症, 心疾患, 肺疾患
電解質	低血糖, 低ナトリウム血症, 低カルシウム血症, 低マグネシウム血症
腫瘍	原発性腫瘍, 転移, 癌性髄膜炎, 腫瘍随伴症候群
感染症	尿路感染症, 肺炎, 髄膜炎・脳炎, 敗血症, その他の感染症
外傷	直接の外傷, 浮腫, びまん性軸索損傷, 脳振盪後症候群
自己免疫性	神経精神ループス, 橋本脳症, 中枢神経系の血管炎, 辺縁系脳炎
内分泌	甲状腺機能低下または亢進, 下垂体機能低下, 副甲状腺機能低下または亢進
栄養	ビタミン B_{12} 欠乏, Wernicke脳症(チアミン欠乏), Machiafava-Bignami病

表56.3 譫妄をきたしうる薬物

使用中	離脱時
抗コリン薬	
鎮静薬	食欲抑制薬
制吐薬	咳どめ/かぜ薬
抗精神病薬	アルコール(振戦譫妄がなくても)
鎮痙薬	選択的セロトニン再取り込み阻害薬
三環系抗うつ薬	ニコチン
筋弛緩薬	バクロフェン
ジゴキシン	
シメチジン	
抗痙攣薬	
コルチコステロイド	
リチウム	
ベンゾジアゼピン	
バルビツレート	
オピオイド	

全身的および神経学的診察によって，譫妄の原因となる傷害を検索する．バイタルサインと酸素飽和度を調べ，発熱，低酸素血症，低血圧などの明らかな譫妄の原因を見逃さないようにする．低血糖は脳卒中によく似た局所症状を呈することがあるが，容易に補正することができる．神経学的評価の目標は，譫妄と合致しない局所徴候を同定することである．非対称性が少しでもみられたならば局所病変の可能性を疑わなければならず，緊急性があるかもしれない．てんかん発作のわずかな徴候(眼や頭の偏位，顔面あるは四肢の律動的運動)も検索する．

　譫妄の鑑別診断は幅広いが(**表 56.2**)，注意深い診察，薬物使用歴の確認，そして基本的な検査によってほとんどの原因は明らかになる．薬物は ICU における脳傷害の最も多い原因の 1 つである(**表 56.3**)．現在使用中の薬物が認知機能不全をきたしている可能性に加え，最近中止した薬物による離脱反応の可能性，新しい薬物との相互作用，あるいはこれまで問題のなかった薬物の代謝の変化も考慮する必要がある．肝不全と腎不全で薬物濃度が変わることがあり，高齢者では薬物血中濃度が治療閾であっても譫妄をきたす場合がある．

　基本的検査には，生化学，血算，電解質，尿および血液の毒物スクリーニング，アンモニア，薬物血中濃度，尿検査，心電図，そして胸部 X 線がある．甲状腺機能検査，ビタミン B_{12} 濃度，そして急速血漿レアギン試験(RPR)は，認知症の可逆的原因を探すための検査である．発熱，髄膜症，白血球増多など，感染症の疑いが少しでもある場合は血液培養と腰椎穿刺を行う．譫妄のその他の原因(**表 56.4**)も検索し，可能であれば補正する．

　もし譫妄の原因が見つからない場合は，神経内科にコンサルトするべきである．深刻な状態であっても，所見がとらえにくかったり，診察で局在性を示さないことすらありうる．例えば，劣位半球の脳卒中は片麻痺をきたすことなく譫妄の原因となりうるし，流暢失語 fluent aphasia は譫妄と誤解される可能性がある．非痙攣性てんかん重積発作は，譫妄以外には症状を示さないかもしれない(**49 章**を参照)．通常この時点で，腰椎穿刺，脳波，脳画像，そしてさらに特異的な検査をする必要がある．

譫妄の治療

　順序立った，漏れのないアプローチによってほとんどの場合は譫妄の原因を同定することができる．患者の家族に，患者本人が慣れ親しんだ道具(眼鏡，補聴器，時計，カレンダー)を持参してもらい，規則的に見当識を正してもらうことは非常に有用である．治療の第 1 のステップは，誘因となる可能性のある薬物をすべて取り除くことである．もし原因となっている薬物を中止できない場合は，譫妄を薬物によって治療することもできる．譫妄の治療に用いられる薬物の効果を証明するような無作為化対照試験が行われたことはないが，臨床経験によれば抗精神病薬が比較的有効なことが示されている．非定型抗精神病薬が次第に広まりつつあるが，ハロペリドールはいまだに最もよく使われる薬物である．1〜10 mg を，静脈内投与あるいは筋肉注射で 30 分ごとに効果が出るまで繰り返し投与し，効果のあった用量

表 56.4　薬物以外の譫妄の原因

原因	治療
失見当識	頻回に見当識を正す
睡眠サイクルの変化	刺激のある活動を提供する，日中ベッドに寝たきりにしない，夜間に睡眠の邪魔が入らないようにする
感覚障害	眼鏡をかける，補聴器を使用する
コミュニケーションの問題	コミュニケーション器具を使用する
カテーテル，抑制	なるべく早期にライン，チューブ，抑制を取り除く
脱水	脱水を調べ，水分補給する
栄養不良	食事を与える，必要なら経静脈栄養を行う
疼痛	疼痛の有無を調べ，治療する
安静不動	拘束を早期に取り除く，関節可動域訓練を行う，ベッドに寝たきりにさせない
尿閉	膀胱カテーテルを留置するか，計画的にカテーテル導尿をする
便秘	必要であれば摘便し，宿便予防ルーチンを開始
発熱	解熱薬，必要であれば定時投与する
感染症	原因となる感染症を検索し，治療する
低酸素血症，高二酸化炭素血症	動脈血ガスを測定する，必要に応じて換気・酸素化を行う

の 25％を 6 時間ごとに繰り返す。必要に応じて投与するよりも，定時投与したほうが効果がある。高齢者あるいは体の小さな患者にはより少量を投与する。新しい非定型抗精神病薬には，経口あるいは経腸投与が可能なクエチアピン，リスペリドン，オランザピンと，筋肉注射も可能な ziprasidone がある。

　抗精神病薬で治療する時には，発熱あるいは硬直（神経遮断薬性悪性症候群），錐体外路症状（振戦，常同運動，ジストニア），そして致死的不整脈につながる可能性のある QT 間隔延長を注意深くモニターしなければならない。すべての患者で薬物開始前と開始後 1 日 1 回の心電図を取るべきである。ベンゾジアゼピンによる鎮静は症状を隠してしまうので，アルコール，ベンゾジアゼピン，バルビツレートの慢性的使用からの離脱の場合を除き用いるべきではない。残念なことに ICU でよくみられる習慣として，鎮静薬と鎮痛薬を過剰に用いてしまい，譫妄の治療が十分ではないことがある。譫妄，疼痛，不安を別々に評価し，それぞれを別個に治療するのがより賢明なアプローチである。

ICUにおける鎮静

集中治療医学においては，より重症の患者はますます侵襲的な装置に頼ることが多くなっており，患者の苦痛を緩和するため薬物による鎮静が必要になることがよく

表56.5 修正Ramsay鎮静スケール

1. 不安で興奮している，あるいは落ち着きがない，あるいはその両方
2. 協力的で，見当識が保たれており，落ち着いている
3. 指示に応じるのみである
4. 眠っているが，眉間を軽く叩いたり，大きな聴覚刺激をすると素早く反応する
5. 眉間を軽く叩いたり，大きな聴覚刺激をしても反応がゆっくりしている
6. 眉間を軽く叩いたり，大きな聴覚刺激をしても反応がない

表56.6 Riker鎮静-興奮スケール

7. 興奮していて危険である	気管チューブを引っ張る，カテーテルを抜こうとする，ベッドの柵を乗り越えようとする，スタッフを叩こうとする，左右にのたうち回る
6. 非常に興奮している	言葉で何回制止しても落ち着かない，身体的拘束を必要とする，気管チューブに噛み付く
5. 興奮している	不安あるいは軽度に興奮している，起き上がろうとする，言葉での指示で落ち着く
4. 落ち着いていて協力的である	落ち着いている，容易に覚醒する，指示に従う
3. 鎮静されている	覚醒困難である，言葉での刺激あるいはやさしく揺り起こすことで覚醒するが再びうとうとする，簡単な指示に従う
2. 深く鎮静されている	身体的刺激で覚醒するがコミュニケーションを取ったり指示に従ったりすることはない，自発的動きはあるかもしれない
1. 覚醒させることができない	有害刺激に対してほとんどまったく反応がない，コミュニケーションを取ったり指示に従ったりすることはない

ある．あらかじめ設定した目標に合わせて鎮静を調節し，過鎮静を避けることが必須である．鎮静後の譫妄のリスクは用いた薬物の量に比例する．修正Ramsay鎮静スケール(**表56.5**)はICUでよく用いられているツールである．興奮にさらに焦点を絞ったその他のスケールにRiker鎮静-興奮スケールがある．(**表56.6**)．施設のプロトコルの一部として，鎮静の目標を設定して頻回に薬物を調節することは，医療従事者間のコミュニケーションを容易にし，鎮静不足あるい過鎮静を避けるのに役立つ．

鎮静プロトコルは通常，ベンゾジアゼピンとオピオイドを組み合わせて使う．持続投与は過鎮静と離脱を避けるために有効かもしれないが，すべての状況で使用可能というわけではない．プロポフォールの半減期は非常に短いので，神経学的診察を頻回に繰り返す必要がある場合に有効である．しかし，プロポフォール製剤に含まれる脂質成分による感染のリスクがあるため，短期間のみ用いるべきである．中枢性α_2作動薬である塩酸デクスメデトミジン(プレセデックス®)を使用すると，診察する時に患者を覚醒させることができるが，それ以外は苦痛なく鎮静した状態にできる．鎮静プロトコルは状態によって異なり，患者の疾患(神経，内科，外科)

に即したものでなければならない.さらに個々の患者に合わせて鎮静目標のパラメータを調節できるようにしたものでなくてはならない.

　鎮静はできるだけ速やかに中止するべきである.毎日中止を試みることによって,人工呼吸器装着期間が短くなることが示されており,また神経学的診察がしやすくなる.理想的には,離脱症状を避けるために,持続投与の鎮静薬を中止する前には長時間作用型の定時投与に変更し,その後にゆっくりと漸減するべきである.

（吾妻　壮）

参考文献

Jacobi J, Frasier GL, Coursin DB, et al. Clinical practice guidelines for the sustained use of sedatives and analgesics in the critically ill adult. Crit Care Med. 2002 ; 30：119-141.
成人患者の集中治療における鎮静の実践ガイドラインの最新版で(最初のガイドラインは1995年に出版された),文献の包括的な総説.

Lacasse H, Perreault MM, Williamson DR. Systematic review of antipsychotics for the treatment of hospital-associated delirium in medically or surgically ill patients. Ann Pharmacother. 2006 ; 40：1966-1973.
譫妄の治療に使用可能な抗精神病薬についての包括的総説.

57 急性脊髄疾患

Yekaterina Axelrod

急性の脊髄損傷 spinal cord injury(SCI)は，数多くの外傷性および非外傷性の原因から起こる(表57.1)。SCIはすぐにも致死的になったり，生涯にわたる重篤な障害につながる可能性があり，健康面，感情面，そして経済面で重大なインパクトをもつ。特定のミエロパチーは速やかに対処することで可逆的である可能性がある。したがって，臨床症状を敏速に認識することが重要で，これを過少評価してはならない。非外傷性ミエロパチーの場合に詳細な病歴を取ることは鑑別診断に有用である。通常臨床的には，運動障害(非対称性のことがある)，感覚脱失，そして括約筋機能不全(尿閉，便失禁や尿失禁)の三徴として現れる。対応する脊髄レベルでの痛みは必ずしも存在しない。 57.1にこの重篤な医学的緊急事態への初期アプローチを詳細に示す。

外傷性脊髄損傷

頸髄損傷は外傷性脊髄損傷の中で最も多い。これらの患者のうち約50％に外傷性脳損傷がみられる。同じくらいの頻度で，他臓器への損傷がみられる。外傷性脊髄損傷患者の50％近くは脊髄性ショックをきたし，弛緩性無反射性麻痺およびすべての様式の感覚消失を呈する。この状態は通常48時間以内に軽快する。脊髄の安定性(脊髄がそれ以上損傷を受けることなく身体的運動に耐えうるかどうか)を評価し，外科的治療および気道管理が必要か判断する必要がある。不適切な姿勢により不安定な脊髄が二次的に損傷を受けるのを防ぐために固定すること自体に，頭蓋内圧上昇，気道損傷，胸壁可動性の減少，褥瘡，疼痛などといったリスクがある。さらなる外科的治療のために直ちに脳神経外科コンサルトを依頼するべきである。

神経保護
外傷発生後3時間以内に運ばれた患者には，メチルプレドニゾロン静注を24時間行うことによって神経学的機能が改善する可能性があるが，常に予後が改善するとは限らない。外傷発生から3〜8時間たっている場合には，静注を48時間続けてもよい。しかし，メチルプレドニゾロンの静注を続けることで消化管出血のリスクが高くなる。

心血管系の管理
頸部あるいは上位胸髄損傷患者の多くは，心臓と血管への交感神経系神経支配の欠如のため，神経原性ショックをきたし，心血管系が抑制されて，徐脈，低血圧，体

ALG 57.1 脊髄損傷（SCI）・急性ミエロパチーが疑われる患者への初期アプローチ

SCIあるいはミエロパチーが疑われる
- 新しく発症した筋力低下（両下肢あるいは四肢すべて）
- 感覚障害
- 括約筋機能不全（肛門括約筋トーヌスを調べ、膀胱カテーテルを挿入）

↓

初期の安定化
- 頸髄または胸髄病変のある患者を固定する
- 気道、呼吸、循環を保つ
- 必要に応じて集中治療室に入室させ、さらなる治療・モニターを行う

↓

適切な画像検査を行う
- 骨の異常（骨折）が疑われるならば、脊椎CT
- 軟部組織あるいは脊髄自体が障害されている可能性があるならば（血腫、膿瘍、腫瘍）、脊椎MRI

外傷
- 脳神経外科コンサルト
- メチルプレドニゾロン30 mg/kgを初期投与後、5.4 mg/kg/時で23時間持続投与する（発症後3時間以内ならば）

硬膜外血腫
- 脳神経外科コンサルト
- 新鮮凍結血漿とビタミンKを用いて直ちに抗凝固を拮抗する

硬膜外膿瘍
- 脳神経外科コンサルト
- バンコマイシンおよびセフトリアキソン
- 病歴によって抗菌薬をさらに追加する
- 感染源を検索する（血液培養、CT）

腫瘍あるいは転移
- 脳神経外科コンサルト
- デキサメタゾンを10 mg静注投与後、6時間ごとに4 mg静注投与する
- 放射線療法を考慮する
- 原発巣を検索する

脱髄性病変
- 神経内科コンサルト
- メチルプレドニゾロン1 gを1日1回5日間静注投与する

脊髄梗塞
- 神経内科コンサルト
- 抗凝固療法を考慮（塞栓源がわかっている場合）
- 平均動脈圧を70～80 mmHg超に保つ

表57.1　脊髄損傷の原因

- 外傷性および変形性(圧迫骨折，椎間板ヘルニア)
- 血管性(梗塞，硬膜外血腫，動静脈奇形)
- 感染症(膿瘍，脊髄炎，蓄膿，結核)
- 炎症性・脱髄性(横断性脊髄炎，急性播種性脳脊髄炎，多発性硬化症)
- 腫瘍性(腫瘍および転移，放射線照射後)
- その他(ビタミンB_{12}欠乏，脊髄空洞症，筋萎縮性側索硬化症，脊柱管狭窄症，脊椎症)
  ──通常はより慢性の経過を取る

血管抵抗低下を呈する。このような患者は過剰な輸液によりうっ血性心不全を起こしやすいので，血行動態をモニターする必要がある。収縮機能を補助し徐脈に対処するためには，変時作用のある昇圧薬(ノルアドレナリン，ドパミン)が望ましい。適切な血圧の目標は不明であるが，実験的データによれば低血圧は低灌流のためにSCIをさらに悪化させることが示されている。われわれは，治療によってほかの臓器に損傷が起こらない限り，平均動脈圧の目標を70～80 mmHgに設定することを推奨している。アトロピンをベッドサイドに準備しておくべきだが，まれに不応性の徐脈で症状を伴う場合は経皮的ペーシングが必要になることがある。

気道と呼吸

外傷性脳損傷を合併した脊髄外傷患者のうち，グラスゴー・コーマ・スケール(**59章を参照**)のスコアが低いか，頭蓋内圧上昇の徴候がみられる患者には気管挿管が推奨される。局所浮腫，骨折や頸部の出血による気道損傷がある場合も，挿管が必要となる可能性がある。特に脊椎が不安定な患者の場合は，気道確保の高度な技術をもった医師のみが挿管を試みるべきである。ファイバースコープを用いた挿管は，その安全性のために次第に広まっている。挿管時には低血圧を避けるための方法を講じる。24時間以上たった脊髄損傷では，スキサメトニウムは禁忌である。脳神経外科医がベッドサイドで脊椎の保持・固定を介助する必要がある。

　SCI患者ではさまざまな肺合併症(神経原性肺水腫，肺炎，無気肺，胸水，肺塞栓)が起こり，最初の損傷から何日も経過した後ですら呼吸不全をきたしやすいため，集中治療室(ICU)では呼吸状態を詳しくモニターする必要がある。C_3より上位レベルの病変では横隔膜機能が失われ，しばしば無呼吸と呼吸停止をきたすので，ほとんどの患者で直ちに人工呼吸を開始する必要がある。C_3とC_5の間の病変では，横隔膜機能は部分的に保たれる。しかし，その他の呼吸筋は障害され，肺容量が減少し，低換気につながる。このような患者の呼吸の問題への当座の対処としては仰臥位を取らせることが有効かもしれないが，ほとんどの場合は人工呼吸器が必要になる。より下位の頸髄病変および胸髄病変では，横隔膜神経支配は保たれているものの，肋間筋あるいは腹筋の麻痺によって咳がしにくくなるため，進行性の無気肺を生じる場合もある。

血栓塞栓症の予防

SCI患者の多くは深部静脈血栓症を起こすが，損傷後最初の3カ月のリスクが最も高い．週ごとにDoppler検査によって調べるという選択もある．空気圧迫装置と弾性ストッキングはなるべく早くから用いるべきである．予防のための薬物療法(低分子ヘパリンあるいは未分画ヘパリン)は，外科的治療方針が決まって，出血のリスクがなくなるまで遅らせてもよい．手術あるいは外傷の後3～7日は治療的抗凝固療法は控えるべきである．下大静脈フィルターが必要になることもある．

消化管の管理

急性胃不全麻痺は損傷の直後に時々みられるが，誤嚥を防ぐためには胃吸引および消化管運動促進薬の投与が必要である．SCI患者の経過にイレウスと便秘が合併することが多いが，宿便の防止のために，宿便予防プログラム(例えば，緩下薬の坐薬を隔日で定期投与する)を早期に開始すべきである．ストレス潰瘍と消化管出血を予防するためにH_2拮抗薬あるいはプロトンポンプ阻害薬を投与する．

皮　膚

SCIのある患者は皮膚の問題を起こしやすく，ベッド上で頻回に体位変換をしたり，圧迫を解除したり，細かなケアが必要である．エアマットを使うことで，褥瘡性潰瘍の発生を少なくし，既に生じている潰瘍が癒えるのを早めることができる場合がある．

その他の問題

SCIの患者では，損傷後数週間以内に痙性と拘縮が大きな問題となる．理学療法と作業療法を早期に開始するべきである．バクロフェン，ジアゼパム，およびダントロレンは痙性に有効な薬物である．呼吸器および膀胱の感染症がよくみられる．どの患者でも人工呼吸器関連肺炎に注意しなければならない．尿閉はほとんどすべての患者で起こるため，適切な膀胱ケアが必須である．疼痛とうつは多くの患者にみられ，適切に対処すべきである．

非外傷性ミエロパチー

非外傷性SCI患者のほとんどは，上位脊髄レベルの損傷がない限りICUへの入院を必要としない．呼吸不全や血行動態が不安定になるリスクのある患者を同定することが大切である．SCIに対して適切な外科的治療(例えば，血腫，膿瘍の場合)あるいは保存的治療を開始するために，脳神経外科あるいは神経内科へ早期にコンサルトするべきである．

(吾妻　壮)

参考文献
Stevens RD, Bhardwaj A, Kirsch JR, et al. Critical care and perioperative management in traumatic spinal cord injury. J Neurosurg Anesthesiol. 2003；15：215-229.
外傷性脊髄損傷の患者に対する多面的アプローチに関するエビデンスに基づいた優れた総説。

58 重症患者の神経筋疾患

Manu S. Goyal and Yekaterina Axelrod

神経筋疾患 neuromuscular disorderは重症患者の一次的な診断として，もしくはほかの疾患の合併症としてみられる．最も多い神経筋疾患としてはGuillain-Barré症候群，重症筋無力症，筋萎縮性側索硬化症，ミオパチーそして末梢神経疾患などがある．重症敗血症の患者にコルチコステロイドや神経筋遮断薬を長期間使用すると，critical illness polyneuropathyもしくはcritical illness myopathyをきたすことがある（表58.1）．呼吸不全や自律神経機能不全（Guillain-Barré 症候群患者にみられる），血漿交換中に低血圧などを起こす危険性から，神経筋疾患を有する患者はしばしば集中治療室（ICU）に入院して緊密にモニターされることになる．

神経筋性呼吸不全

健全な呼吸を維持するために必要な神経筋の構成因子としては，横隔膜，顔面・胸部のさまざまな呼吸補助筋，脳神経，横隔神経，肋間神経，脊髄前角細胞，脊髄路そして延髄の呼吸中枢などが挙げられる．このうちどの要素が機能障害を起こしても呼吸不全につながることになる．神経筋疾患患者では呼吸不全の徴候があまり明らかではないことがあり，呼吸不全をきたすリスクがある患者を認識することがきわめて重要となる．呼吸不全の早期には高二酸化炭素血症や低酸素血症は認められないこともあり，血液ガスよりも臨床徴候の変動をモニターするほうがより有効である．

　ベッドサイドで測れる最も有用な2つの換気予備能のパラメータとして，最大吸気圧 negative inspiratory force（NIF）と努力肺活量 forced vital capacity（FVC）がある．NIFとは強制呼気をした後の最大吸気努力によって生じる陰圧で，マウスピースを圧力計につなげて測定する．健康成人のNIFは通常 $-50 \sim -70$ cmH$_2$Oであり，値が-30に近づくと呼吸不全の危険があることを示唆する．FVCは最大の呼気流速，呼気努力で呼出された肺活量を測定する．正常のFVCは3.5 lを超え，30 ml/kg未満の場合には緊密なモニターが必要となる．しかし，頻回の測定は過剰な疲労を招くこともあることに留意する．口咽頭筋の筋力低下があると口をマウスピースに密着できないことがあるが，口唇の周りにフェイスマスクをきつく押しつけることで正しく計測できる．3回繰り返して測定することで正確を期せる．これらの測定値は絶対値よりも，臨床経過とともにどのように推移するか，というトレンドがより有用と考えられる．

　呼吸不全が悪化する場合，非侵襲的陽圧換気を試みることは有用かもしれないが，咳嗽が弱く，粘性の喀痰がある患者では気管挿管が必要となる（ALG 58.1）．呼

表 58.1　神経筋性呼吸不全の典型的な原因

末梢神経障害
　Guillain-Barré 症候群と慢性炎症性脱髄性多発神経炎（CIDP）
　critical illness polyneuropathy
　感染性（サイトメガロウイルス，ウエストナイルウイルス，ジフテリア）
神経筋接合部障害
　筋無力症と Lambert-Eaton 筋無力性症候群
　ボツリヌス中毒
　有機リン中毒
　長期間の神経筋遮断薬使用による医原性
　高マグネシウム血症
　フグまたは魚貝類中毒
ミオパチー
　critical illness myopathy
　横紋筋融解症
　多発筋炎と皮膚筋炎
　筋ジストロフィー
脊髄障害
　外傷性頸髄または胸髄損傷
　横断性脊髄炎
　脊髄梗塞
　腫瘍性病変
前角細胞障害
　筋萎縮性側索硬化症
　感染症（ウエストナイルウイルス，ポリオ脊髄炎）

吸筋力低下から回復するのを促すためにも，原因となる神経筋疾患の治療は遅らせてはならない。スキサメトニウムは大量のカリウム放出を起こし，心停止を起こす危険性があるため，気管挿管に際して筋弛緩に用いるべきではない。人工呼吸ではどのモードを用いてもよいが，十分な圧補助を用いることで呼吸筋疲労と低換気を防ぐことができる。過換気は推奨されない。適切な治療の後，患者の状態が改善し，FVC が 10 ml/kg 以上，NIF が $-20\,cmH_2O$ 以下となった時に呼吸器からの離脱を始める。この時，酸素化と換気が十分であり，血行動態が安定していることが必要である。圧支持換気（PSV）を用いて，1 日 1 回人工呼吸器から離脱できるか試みる。およそ 1/3 の患者しか気管切開を必要としないため，2～3 週間は気管切開を行うかどうかの判断を保留する。

自律神経障害

重症の Guillain-Barré 症候群（GBS）では，自律神経障害 dysautonomia が合併症や死亡の重要な原因となりうる。自律神経障害の発症を予測する因子として四肢麻

ALG 58.1 神経筋性呼吸不全の管理

```
          神経筋性呼吸不全のリスク
```

球麻痺がある
弱い咳嗽，口蓋挙上の障害
分泌物の貯留
構音障害，嚥下障害
咀嚼が弱い，舌筋力低下
いびき

呼吸筋力低下
肩すくめや頭部挙上が弱い
不安，不穏
頻脈，発汗
早くて浅い呼吸
一息で20まで数えられない
奇異性呼吸
呼吸補助筋の使用
酸素飽和度の低下と二酸化炭素の貯留

呼吸状態の緊密なモニター
・酸素飽和度，最大吸気圧，努力肺活量を4～6時間ごとにチェックする
・最大吸気圧，努力肺活量の測定時にはマウスピースに口唇がきちんと密着していることをしっかりと確認する。空気の漏れ（エアリーク）が多いのであれば，フェイスマスクを用いることも考える
・もし測定値が安定しているか，3日超にわたって改善傾向にある場合は，測定間隔を12時間ごとまたはそれ以上に延ばしてもよい
・咳嗽，分泌物の評価を毎日行う

積極的な呼吸理学療法を施す
・肺底部の無気肺を防ぐために挙上位とする
・1時間ごとにスパイロメトリーを測る
・経口または経鼻エアウェイを用い，頻回の吸引を行う
・軟式頸部カラーまたは後頭部に枕を用いる[注1]
・粘稠度の低い分泌液が大量にある場合にはglycopyrrolateを用いる
・鎮静薬の使用を避ける，使用している場合は拮抗薬を用いる
・幽門より先で経管栄養を行い，腸管蠕動促進薬を用いて誤嚥を防ぐ
・非侵襲的陽圧換気を考慮する（嘔吐する危険性がある場合は特に注意する）

呼吸不全の徴候
・努力肺活量が15～20 ml/kg未満
・努力肺活量がベースラインから30 %超減少
・最大吸気圧が－30 cmH$_2$O未満となる
・低酸素血症がありPaO_2が70 mmHg未満

気管挿管
・スキサメトニウムは使わない
・神経筋遮断薬の使用を制限する
・合併症と呼吸不全の重症度に応じて最適な換気モードを選択する
・全身状態が改善したら1日1回の自発呼吸トライアルを行って人工呼吸器からの離脱を図る
・気管切開を行うまでに2～3週間は待つ

可能であれば原因疾患を治療する
・Guillain-Barré症候群，重症筋無力症には血漿交換または静注免疫グロブリンもしくはその両方を用いる
・慢性炎症性脱髄性多発神経炎（CTDP）や炎症性筋疾患，横断性脊髄炎にはステロイド静注を用いる
・細菌感染症には抗菌薬を用いる

注1：呼吸に適した頭頸部の位置をとる。

表58.2　重症筋無力症による筋力低下を悪化させることのある薬物

抗菌薬（アミノグリコシド，シプロフロキサシン，クリンダマイシン，エリスロマイシン，テトラサイクリン，ポリミキシンB，コリスチン）
抗不整脈薬（キニジン，プロカインアミド，リドカイン，β遮断薬，カルシウム拮抗薬）
ホルモン薬（コルチコステロイド，甲状腺ホルモン，経口避妊薬）
神経筋遮断薬（スキサメトニウム，ベクロニウム，パンクロニウムなど）
その他（フェニトイン，リチウム，キニーネ）

痺，球麻痺，呼吸不全がある。20％もの患者で血圧と心拍数の大きな変動がみられる。気管内吸引や気管切開などの操作が誘因となり，重篤な洞徐脈のために心停止を起こすこともある。ベッドサイドにアトロピンを常備しておき，難治性の場合には一時的ペースメーカーを要することもある。血圧の変動は分単位で起こることもあり，そのため通常は治療は必要ない。低血圧が遷延する時にはTrendelenburg体位，急速輸液などで対応し，まれに短時間作用型α作動薬を用いることもある。一方，高血圧は臓器障害のリスクがない限り薬物治療をするべきではない。**自律神経障害のある患者にβ遮断薬を使用することは心停止につながる**，と報告されている。尿閉，尿失禁，胃不全麻痺，イレウス，下痢，便秘もよくみられ，早期に対処するべきである。

重症筋無力症

重症筋無力症 myasthenia gravisの筋力低下の特徴は，反復運動による易疲労性である。口咽頭（球）麻痺はよくみられ，呼吸不全が重要な懸念となる。重症筋無力症は自己免疫疾患であり，神経筋接合部を遮断し，正常な刺激伝達を阻害する抗体を産生する。診断は臨床所見からなされるが，血清の抗アセチルコリン受容体抗体や筋電図で確定診断をする。通常経過は進行性で増悪時に呼吸不全が突然起こることがある。

　筋無力症クリーゼは人工呼吸管理を必要とする緊急事態である。軽微な感染や多くの薬物などを含むさまざまな原因により引き起こされる（**表58.2**）。筋無力症クリーゼの治療手段としては血漿交換や静注免疫グロブリンG（IV IgG）がある。血漿交換では抗体を除去すべく隔日で2〜4lの血漿を置換する。合併症として低血圧や凝固障害がよくみられる。IV IgGは2〜5日間かけて分割投与する（総計2g/kg）。アナフィラキシー，溶血反応や腎不全などの緊密なモニターが推奨される。

Guillain-Barré症候群

Guillain-Barré症候群（GBS）（急性炎症性脱髄性多発性根神経炎）は重度の運動麻痺を起こしうる自己免疫疾患で，多くの場合上気道か消化管のウイルス感染よって引

き起こされる。抗体がミエリンを標的とするため，傷害された神経では電気的伝導が低下する。上行性筋力低下・麻痺，腱反射の低下から消失，そして自律神経障害などが特徴的な臨床像である。診断は臨床所見からなされるが，脳脊髄液検査そして筋電図で確定する。症状が急速に進行したり，球麻痺があったり，自律神経障害がある症例では呼吸困難がより起こりやすい。治療方法としては筋無力症クリーゼと同様，血漿交換か IV IgGを行う。

critical illness polyneuropathy/myopathy

ICU患者の中には重症疾患の合併症としてミオパチーや多発神経障害を起こす者がいる。重症の敗血症，高度の全身性炎症反応症候群(SIRS)と高い APACHE II スコア[注1]を伴う多臓器不全，コルチコステロイドやアミノグリコシドの使用，神経筋遮断薬の長期使用，そして廃用性筋萎縮などが critical illness polyneuropathy/myopathyのリスクとして知られている。これらの疾患群は人工呼吸器から離脱を試みている時に気づかれることが多く，ICU患者の 30～35％もに起こる。呼吸以外の徴候としては下肢優位の筋力低下があり，腱反射の低下を伴う。脳神経は侵されないことが多い。

臨床的には critical illness polyneuropathyと critical illness myopathyを鑑別することはできないが，筋電図検査を行えば神経と筋のどちらが侵されているかを鑑別でき，生検で確定診断もできる。多臓器不全と敗血症に対して早期から積極的に治療することが critical illness polyneuropathy/myopathyの予防に効果的とされている。ほかの予防措置としては，神経筋遮断薬の使用を最小限にとどめ，神経筋遮断の深度を頻回に評価し，"休薬日 drug holiday"を設け，代用として鎮静薬を有効利用するなどが挙げられる。早期からのリハビリテーションを開始することも有効な場合がある。生存した患者の多くに筋力低下が残る。

神経筋障害による筋力低下や麻痺のある患者には，積極的な血栓塞栓予防，肺感染予防，適切な栄養療法，スキンケアそして早期のリハビリテーションといった全身的な ICU治療を行うべきである。

(樽井　智)

注1：APACHE IIスコア(Acute Physiology, Age and Chronic Health Evaluation-II scores)は集中治療患者など多臓器にわたる障害を有する患者の全身状態を客観的にスコアリングしようとする方法で，12の生理的指標(バイタルサイン，血液ガス，電解質データなど)，年齢，直前までの健康状態などから患者の重症度を全般的に評価する。0～71の範囲に分布するスコアが高いほど死亡率が高い。

参考文献

Chadela JA. Pearls and pitfalls in the intensive care management of Guillain-Barré syndrome. Semin Neurol. 2001；21：399-405.
Guillain-Barré症候群の管理方法と，この疾患の多くの合併症がもたらす危機をいかに予防するかをきわめてよく詳述している。

De Jonghe B, Sharshar T, Hopkinson N, et al. Pareiss following mechanical ventilation. Curr Opin Crit Care. 2004；10：47-52.
重症疾患を有する患者の神経筋性筋力低下についての総説。

Richman DP, Agius MA. Treatment of autoimmune myasthenia gravis. Neurology. 2003；61：1652-1661.
呼吸不全を含めた筋無力症の治療についてのエビデンスに基づいた総説。

59 外傷性脳損傷

Yekaterina Axelrod

重度の頭部外傷は若年成人の死亡原因として最も多い。米国では年間およそ150万人が外傷性脳損傷 traumatic brain injury(TBI)を被り,そのうちおよそ5万人が死亡し,20万～25万人が入院を要する。約25%の患者はTBIの後,復職不能である。

グラスゴー・コーマ・スケール Glasgow Coma Scale(GCS)がTBIの分類,予後判定のために広く使われている(図59.1)。開眼・意識レベル,運動反応,言語反応を評価して記録する。GCSでは,頭部外傷は軽度(GCS 14～15),中等度(GCS 9～12),重度(GCS 3～8)に分類される。

初期治療は気道,呼吸,循環確保に焦点を置く。GCS 8以下の患者では,気管挿管と人工呼吸が通常必要とされる。出血と低血圧が持続する患者では,適切な循環を維持するために輸液蘇生,輸血,昇圧薬を開始しなければならない。TBI患者の約15%は脊髄損傷を合併しているため,脊椎を固定して動かないようにする。

初期治療を行った後に,傷害の重症度と種類を評価するために非造影頭部CTと脊椎X線を撮影する。頭部外傷の重症度としては単純な頭皮裂傷や頭蓋骨骨折から,脳挫傷,出血性傷害(硬膜外,硬膜下,脳実質,くも膜下出血),そしてびまん性軸索損傷まである。特定のTBIでは直ちに手術治療を行わなければならないことがあるので,脳神経外科に緊急コンサルトすべきである。

頭部外傷のさらなる管理では,低酸素症や低血圧,低灌流,頭蓋内圧上昇といった二次性脳傷害の予防,早期発見そして積極的な治療を行う。

重度の外傷性脳損傷がある患者の管理

頭蓋内圧(ICP)上昇のコントロールに全力を尽くす一方,適切な脳灌流を維持することが治療の最重要目標である。重度の外傷性脳損傷(TBI)患者はICPと脳灌流圧のモニターのために集中治療室に入院する(図59.2)。ICPモニタリングのゴールドスタンダードは脳室開窓術による脳室系内での脳脊髄液圧測定であり,これによってICPを下げるために脳脊髄液をドレナージすることもできる。脳実質ICPモニター[ボルト(bolt)]は広く用いられているものの,CSFをドレナージすることはできない。

ICPのコントロール

頭部外傷後にICP上昇(20 mmHg超)があると予後は不良である。重症のTBIによって死亡した症例のうちおよそ半分は,ICP上昇がその直接的原因である。ICP

最良の開眼 best eye opening[注1]	
自発的に開眼する	4
呼びかけで開眼する	3
痛み刺激で開眼する	2
開眼しない	1

最良の言語反応 best verbal response	
見当識の保たれた会話	5
理解はできるが混乱した会話	4
不適切な言葉[注2]	3
理解不能な発声	2
発語なし	1

最良の運動反応 best motor response	
指示に従う	6
疼痛に適切に反応*	5
痛み刺激を避けようとする	4
除皮質肢位	3
除脳肢位	2
全く動かない	1

図59.1 グラスゴー・コーマ・スケール(GCS)
*疼痛に適切に反応するということは,刺激の方向に注視が偏位したり,頭を向けたり,手を動かすことを指している。
注1:最良の("best…")とあるのは,観察された中で最も高得点の反応をスケールとして採用するという意味である。
注2:単語は正しく言えるが,意味のある文章になっていない。

- GCS<9 で CT に異常所見(脳浮腫,脳挫傷,血腫)のある患者
- CT は正常であるが,以下の3つのうち2つ以上のある患者
  ◦ 40歳超
  ◦ 片側性または両側性の異常肢位がある
  ◦ 収縮期血圧 90 mmHg 未満

図 59.2 頭蓋内圧と脳灌流圧モニターの適応
GCS:グラスゴー・コーマ・スケール

ALG 59.1 頭蓋内圧亢進の治療

```
┌─────────────────────────┐
│ 頭蓋内圧を下げる緊急処置 │
└─────────────────────────┘
             ↓
```

- ベッドの頭部を 30°超挙上する
- 頸部を真っすぐに保ち,頸静脈の圧迫を避ける
- 二酸化炭素分圧を正常に保つ
- ベンゾジアゼピンで鎮静する
- マンニトール 0.75〜1.5 g/kg を急速静注または中心静脈ラインから 23.4 %食塩液を 30〜60 ml 投与する
- 急速に悪化している場合は 30 分以内の過換気を考慮する(P_{CO_2} を 25〜30 に)

```
             ↓
┌─────────────────────────┐
│ 頭蓋内圧が 25 mmHg 超のまま │
└─────────────────────────┘
       ↓              ↓
```

治療不応性の頭蓋内圧亢進に対するさらなる処置をとる

- マンニトールか高張食塩液を用いて血清ナトリウム濃度を 145〜160 に保つ浸透圧治療を行う
- まだ行われていなければ,脳室開窓術による脳脊髄液ドレナージ
- 開頭術で除圧する

- **頭部 CT を考慮する**
  緊急の脳神経外科手術が必要な病変を検索する
- **凝固系を検査する**
  CT で新しい出血がみられる場合は特に凝固障害を補正

> - CPPが測定できるようになるまではMAPを80 mmHg超に保つ
> - 必要であれば生理食塩液のボーラス投与と昇圧薬を用いる
> - ICPモニターを留置したら，60 mmHgを目標にCPPを保つ（CPP＝MAP－ICP）
> - ICPのコントロール（🅐 59.1参照）
> - 循環血液量減少を補正しつつ，昇圧薬を用いてCPPを目標閾に保つ

図59.3 脳灌流圧の管理
CPP：脳灌流圧，MAP：平均動脈圧，ICP：頭蓋内圧

上昇の管理についての詳細は51章を参照されたい。過換気はヘルニア症状に対する短期間の一時的な処置としてのみ勧められる。通常のICP降下療法に反応しないICP上昇がある症例に対して高用量のバルビツレートが用いられることがあるが，予防的に用いる適応はない（🅐 59.1）。

脳灌流圧の閾値

脳灌流圧 cerebral perfusion pressure（CPP）とは平均動脈圧 mean arterial pressure（MAP）とICPとの差である。MAPはいずれかの動脈（例えば橈骨動脈や大腿動脈）に直接留置したカテーテルから正確に測定できる。安定した脳血流を維持するためにはCPPを60〜70 mmHgに維持する必要があり，それよりも低くなると虚血のリスクが高くなる。CPPはMAPの低下，ICPの上昇もしくはその両者があると低下する。輸液によって患者の循環血液量を保ち，昇圧薬で脳灌流を保つのに十分なMAPを維持することで，CPPを60 mmHg以上に維持する（図59.3）。

全身管理

重度のTBI患者では代謝量が多いため，カロリー摂取量は通常予想される必要量の140％に調節して投与し，カロリーの最低15％は蛋白質で供給すべきである。早期栄養（48〜72時間以内）は重要で，感染症合併率と死亡率を低下させる傾向がある。経空腸投与が望ましい。

　TBI患者の約25％が外傷後痙攣を起こす。早期の痙攣があった症例のうち25％もが晩期（遅発性）てんかんを発症する。痙攣予防のためTBI後7日間は抗痙攣薬投与の適応となる。1週間以上続けても晩期てんかん発症に影響しないため，それ以上は継続すべきでない。

（樽井　智）

参考文献

The Brain Trauma Foundation. The American Association of Neurological Surgeons. The Joint Section on Neurotrauma and Critical Care. Guildelines for cerebral perfusion pressure. J Neurotrauma. 2000;6-7:471-520.

Valadka AB, Andreqs BT, eds. Neurotrauma：Evidence-based Answers to Common Questions. New York：Thieme Medical Publishers；2005：88-90.
  読みやすい書式で書かれたエビデンスに基づいた総説で，外傷性脳損傷患者の管理にあたって生じるよくある質問を網羅している。

中枢神経系感染症に対する神経学的アプローチ

R. Brian Sommerville, Yo-El Ju, and Yekaterina Axelrod

中枢神経系 central nervous system (CNS) は感染に対する反応のレパートリーが限られており，意識状態の変化，頭痛，発熱，髄膜症，局所神経徴候のどれかが組み合わさった場合は臨床的に感染症を考慮に入れる．末梢血白血球増多はみられないことも多い．免疫不全患者では，感染によってこれらの症状のうち1つしか現れないこともあるため，感染の可能性をより強く考慮する．ひとたび疑いをもてば，ただちに腰椎穿刺を行う．その際は初圧 opening pressure[注1)]も測定する．免疫不全患者に意識レベル低下，乳頭浮腫または局所神経徴候がある場合には脳ヘルニアを起こす危険性があるため，腰椎穿刺の前に脳の画像検査を行う必要がある(**表60.1**に腰椎穿刺の禁忌を示した)．凝固障害を補正するために血液製剤が必要なこともある．

腰椎穿刺のために抗菌薬投与を遅らせるべきではないが，血液培養は抗菌薬投与前に採取しておく．腰椎穿刺と血液培養の後，感染症が除外されるか詳細が明らかになるまで，エンピリックな抗菌薬治療を続ける(治療アルゴリズムは🅐60.1を参照)．髄液中の細胞数，蛋白質，ブドウ糖の結果が出た後，病原体を特定するためさらに検査を追加することもできる．**表60.2**に病原体ごとのさまざまな脳脊髄液 cerebrospinal fluid (CSF) 所見のパターンを挙げる．ある特定の病原体が強く疑われる場合，その病原体に有効な抗菌薬を開始するべきである〔例えば，もし単純ヘルペスウイルス(HSV)のポリメラーゼ連鎖反応 polymerase chain reaction (PCR)を検査するのであればアシクロビルを始める〕．CNS感染症の危険因子，病原体，抗菌薬治療，治療期間についての詳細は**33章**を参照されたい．

髄膜炎

髄膜炎 meningitis は最も多い CNS 感染症で死亡率は60％に達する．適切に病状を認識し，即座に治療を開始しなければ死に至る．

細菌性髄膜炎

肺炎や中耳炎，急性副鼻腔炎が先行することがよくある．細菌性髄膜炎の死亡率，

注1：初圧：穿刺して穿刺針の内筒を除去した後，直ちにマノメータをつなぎ，くも膜下腔の圧力を測定して得られた値を指す．この際，穿刺のため患者に胎児位を取らせていた場合は，ゆっくりと背部，下肢を伸展し，十分リラックスした状態で内圧を測定しないと誤って高い内圧を測定することになる．

表 60.1　腰椎穿刺の禁忌

絶対的禁忌	相対的禁忌
後頭蓋窩の占拠性病変	国際標準比(INR)1.4 以上
正中線偏位がある	血小板数 5 万 /μl 未満
第 4 脳室槽の消失	
穿刺部位の皮膚感染	
腰椎硬膜外膿瘍もしくは蓄膿	

表 60.2　感染を示唆する脳脊髄液(CSF)所見

CSF指標	細菌性髄膜炎	ウイルス性髄膜炎	真菌性髄膜炎
初圧(mmH_2O)	>180	しばしば正常	さまざま
白血球数	1,000〜10,000	<300	50〜200
好中球%	>80	<20	たいてい<50
蛋白質	100〜500	しばしば正常	上昇の程度はさまざま
ブドウ糖	<40	>40	たいてい<40
グラム染色(陽性率)	60〜90	0	0
培養(陽性率)	70〜85	50	25〜50

Zunt JR, Marra CM. Cerebrospinal fluid testing for the diagnosis and central nervous system infection. Neurol Clin. 1999；17：675–689 より許可を得て転載．

合併症発症率は非常に高く，敗血症性ショック，脳浮腫，水頭症，静脈洞血栓症，痙攣，播種性血管内凝固(DIC)，難聴，不適切 ADH 分泌症候群(SIADH)などの合併症を緊密にモニターする必要がある．頭部外傷後の細菌性髄膜炎患者には修復可能な硬膜洞瘻がある可能性があるため，治療開始後さらに画像検査を行い，脳神経外科にコンサルトすることが推奨される．

ウイルス性髄膜炎
ほとんどのウイルス性髄膜炎は自然治癒し，予後は良好である．単純ヘルペスウイルス(HSV)と水痘帯状疱疹ウイルス(VZV)による髄膜炎はアシクロビルで治療可能であることを覚えておく．

非感染性無菌性髄膜炎
すべての微生物学的検査の結果が陰性で，抗菌薬によって臨床的な改善が得られない時は，非感染性の原因による髄膜炎を考慮する(**表60.3**)．悪性疾患が疑われる場合，CSF 細胞診とフローサイトメトリを検査すべきである．

60章 中枢神経系感染症に対する神経学的アプローチ

ALG 60.1 中枢神経系感染症が疑われる場合の治療指針

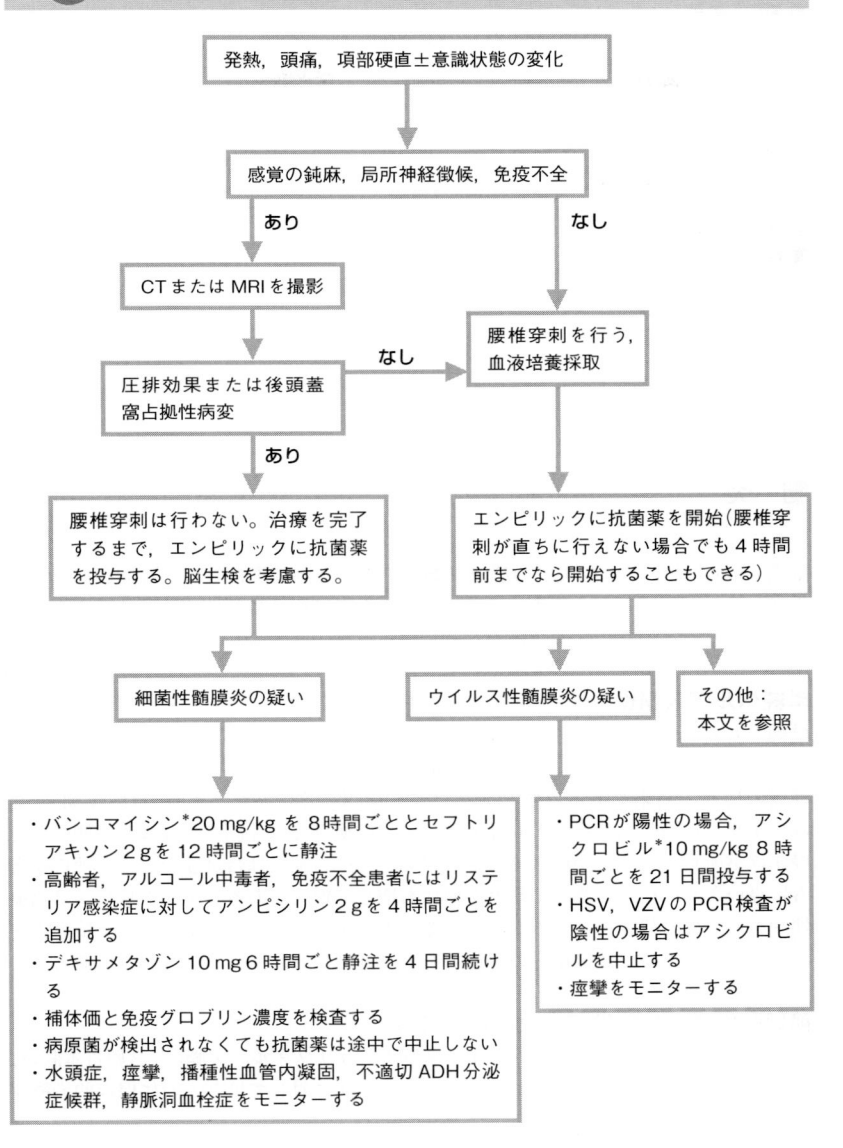

```
発熱，頭痛，項部硬直±意識状態の変化
            ↓
感覚の鈍麻，局所神経徴候，免疫不全
     ↓あり              ↓なし
CTまたはMRIを撮影     腰椎穿刺を行う，
     ↓              血液培養採取
圧排効果または後頭蓋  ←なし──┤
窩占拠性病変
     ↓あり                ↓
腰椎穿刺は行わない。治療を完了  エンピリックに抗菌薬を開始(腰椎穿
するまで，エンピリックに抗菌薬  刺が直ちに行えない場合でも4時間
を投与する。脳生検を考慮する。  前までなら開始することもできる)
```

↓ 細菌性髄膜炎の疑い　↓ ウイルス性髄膜炎の疑い　↓ その他：本文を参照

- バンコマイシン*20 mg/kgを8時間ごととセフトリアキソン2gを12時間ごとに静注
- 高齢者，アルコール中毒者，免疫不全患者にはリステリア感染症に対してアンピシリン2gを4時間ごとを追加する
- デキサメタゾン10 mg 6時間ごと静注を4日間続ける
- 補体価と免疫グロブリン濃度を検査する
- 病原菌が検出されなくても抗菌薬は途中で中止しない
- 水頭症，痙攣，播種性血管内凝固，不適切ADH分泌症候群，静脈洞血栓症をモニターする

- PCRが陽性の場合，アシクロビル*10 mg/kg 8時間ごとを21日間投与する
- HSV，VZVのPCR検査が陰性の場合はアシクロビルを中止する
- 痙攣をモニターする

*腎機能に基づいた投与量調節が必要。
PCR：ポリメラーゼ連鎖反応，HSV：単純ヘルペスウイルス，VZV：水痘帯状疱疹ウイルス

表 60.3 非感染性髄膜炎の原因

- 薬物と毒素
    - 非ステロイド性抗炎症薬(イブプロフェン, ketorolac)
    - 化学療法薬(特に髄注薬)
    - 抗菌薬〔メトロニダゾール, スルファメトキサゾール・トリメトプリム(ST合剤), イソニアジド〕
    - ワクチン
    - 静注免疫グロブリンG(IV IgG)
    - 静脈造影剤
- 腫瘍(軟髄膜転移)
- 自己免疫または炎症性疾患
    - 全身性エリテマトーデス
    - Sjögren 症候群
    - 原発性中枢神経血管炎
    - Behçet 病

脳　炎

脳炎 encephalitis とは脳実質の感染である。脳炎と髄膜炎はしばしば同じ病原体で生じ, それが原因となる感染症の臨床スペクトルの両極に位置する。ウイルス性髄膜炎と同じく, 多くの症例では保存的治療を行う。

単純ヘルペス脳炎

単純ヘルペス(HSV)脳炎は片麻痺, 不全失語症, 失語症, 運動失調, 焦点性痙攣といった局所神経徴候を呈し, 短い経過(1週間以内)で発症する。くも膜下腔への軽度の出血の結果であるキサントクロミーを認めることがある以外は, CSF 所見はウイルス性髄膜炎のそれと同様である。画像検査では片側または両側の側頭葉を侵す異常所見があるのが特徴である。単純ヘルペス脳炎は合併症発症率, 死亡率ともに高いため, 迅速な診断と治療が何にも増して重要である。アシクロビルは治療期間を通じて経静脈投与するべきである。治療不応性の痙攣やてんかん重積発作がよくみられるため, 意識状態の変化のある患者には脳波検査を行うべきである。

節足動物媒介性脳炎(アルボウイルス)

節足動物媒介性の脳炎にはセントルイス脳炎, カリフォルニア脳炎, B型日本脳炎, 東部そして西部ウマ脳炎がある。これらの感染症に対しては, 一般に保存的治療が行われる。

脳膿瘍

脳膿瘍 brain abscess は，①直接播種(感染した副鼻腔から)，②ほかの感染巣からの血行性播種，③外傷の3つのいずれかによって生じる。脳神経外科患者は術後数カ月，場合によっては数年たった後でも特にリスクが高い。ほとんどの脳膿瘍は細菌性であり，複数の原因菌がみられることが多いが，特に免疫不全患者などでは真菌感染もありうる。よくみられる好気性菌には溶連菌群(心内膜炎の患者では Streptococcus viridans も含む)，ブドウ球菌群(特に外科手術後)，緑膿菌群，腸内細菌群(中耳炎で)などがある。嫌気性膿瘍(Bacteroides, Actinomyces 属)は口腔内，そして腹腔内もしくは骨盤内感染から生じうる。好中球減少患者や移植後の患者ではアスペルギルス脳膿瘍が多い。後天性免疫不全症候群(AIDS)の患者の頭蓋内感染で最も多いのはトキソプラズマ症である。

脳膿瘍は典型的には膿瘍のある側の片側性頭痛で発症し，局所徴候を伴う。時には髄膜刺激症状を伴うこともある。頭蓋内圧亢進所見(乳頭浮腫，嘔吐，意識状態の低下)もみられることもあり，脳ヘルニアの危険から腰椎穿刺は禁忌である。脳膿瘍の診断は基本的には造影神経画像検査による。典型的な膿瘍の画像所見は辺縁のリング状増強と周辺浮腫である。血行性播種(心内膜炎による細菌塞栓)による膿瘍は多発性病変としてみられることもある。副鼻腔や歯の感染から直接波及した膿瘍は典型的には前頭葉にみられる。

原発巣を検索するため，血液および尿培養検査，心エコー検査を行い，場合によってはさらに画像検査が必要になる。免疫不全患者ではトキソプラズマの抗体価をチェックする。原因菌の確定には定位吸引術が必要になることがある。検体採取後，エンピリックに抗菌薬を開始し，原因菌と感受性が同定されるまで継続する。

脳膿瘍への抗菌薬選択は推定される感染源によって異なる。血行性播種に対するエンピリックな抗菌薬治療にはバンコマイシンとメトロニダゾールを用いる。副鼻腔，歯原性または口腔を原発巣とするものにはメトロニダゾールにペニシリンGかセフトリアキソンを加える。脳神経外科患者の術後膿瘍にはバンコマイシンとセフタジジムを用いる。免疫不全患者(好中球減少患者と移植後日が浅い患者)では真菌をカバーするためにアムホテリシンBが必要となる。全症例で標準的には総計6～8週間の治療を行う。

真菌感染症

真菌性 CNS 感染症(髄膜脳炎，脳膿瘍または肉芽種)は通常，免疫不全患者の日和見感染症として現れる。ほとんどの感染でアムホテリシンB(1 mg/kgを1日1回静注投与)が第一選択であるが，中枢神経系への移行が不良なため，フルシトシン(25 mg/kgを6時間ごとに経口投与)を追加する。いずれの薬物も腎機能に応じて投与量・間隔を調節する。副作用のリスクが高いため，患者は緊密にモニターする。

4～6週間治療した後，トリアゾールによる抑制治療を最低6週間続ける。感染症専門医へのコンサルトが強く推奨される。

脳神経外科手術に関連した感染症

脳神経外科手術に続いて起こる感染症には，髄膜炎，脳炎，脳室炎，膿瘍，機器感染がある。これらは通常は術後数週間以内に起こるが，易感染性は数年にわたって続くこともある。脳室腹腔(VP)シャント感染は水頭症(頭痛の増強，嘔吐，嗜眠)そして腹部膨満で発症することもあるが，それ以外はほかのCNS感染症と同様の症状である。必ず脳神経外科にコンサルトする。

通常の精査に加えて，画像検査によってシャント機能状態を評価し，穿刺して原因菌を同定する。感染した器械は可能であれば除去する。脳神経外科手術後感染症で最も多い菌はブドウ球菌群とグラム陰性菌である。

免疫不全患者

免疫不全状態にある患者にはAIDS患者，固形臓器または骨髄移植患者，化学療法や自己免疫疾患のための免疫抑制療法を受けている患者などが含まれる。このような患者は日和見CNS感染症に対するリスクが高いため，CNS感染症を疑わせる症状が1つでもあれば画像検査と腰椎穿刺を行うべきである。最も多い感染症としてはトキソプラズマ症，クリプトコッカス髄膜炎または脳炎，真菌性膿瘍(*Aspergillus*)，進行性多発性白質脳症(JCウイルス)などがある。これらの感染症のほとんどがCNSの占拠性病変として現れるため，腰椎穿刺を行う前に必ず画像検査をしなくてはならない。特殊CSF検査としては*Toxoplasma*，JCウイルス，Epstein-Barrウイルス，サイトメガロウイルスなどのPCR検査や，*Cryptococcus*や*Histoplasma*の抗原検査などがある。AIDS患者では神経梅毒の罹患率が高いため，Venereal Disease Research Laboratory test(VDRL)を実施すべきである。免疫不全患者でCNS感染症が疑われる時は感染症専門医へのコンサルトが強く推奨される。

(樽井　智)

参考文献

Pruitt AA. Infections of the nervous system. Neurol Clin. 1998；16：419-447.
中枢神経系感染症への包括的アプローチを述べた素晴らしい総説。特に免疫不全患者での感染についても述べている。

Tunkel AR, Hartman BJ, Kaplan SL, et al. Practice guidelines for the management of bacterial meningitis. Clin Infect Dis. 2004；39：1267-1284.
2004年5月までに発表されたデータに基づく細菌性髄膜炎の診断と治療についての最新の治療指針。

Ziai WC, Lewin JJ 3rd. Advances in the management of central nervous system infectins in the ICU. Crit Care Clin. 2006；22：661-694.
集中治療におけるさまざまな急性中枢神経系感染症の管理についての最新の総説。

Zunt JR, Marra CM. Cerebrospinal fluid testing for the diagnosis of central nervous system infection. Neurol Clin. 1999；17675-689.
中枢神経系への感染症が疑われた時のさまざまな脳脊髄液検査の手法について詳細に述べた総説。

XV

血液学的異常

61

集中治療室での血小板減少

Warren Isakow

集中治療室(ICU)では血小板減少 thrombocytopenia が頻繁にみられ，60％もの頻度でみられるとする報告もある。正常の血小板数は 150,000〜450,000/μl である。ICU では，血小板数の絶対値はもとより，血小板数の推移が重要であるという認識が必要である。特に，ベースラインから半分以下への減少はヘパリン誘発性血小板減少症などの重篤な問題と関連していることがあるので，見落としてはならない。診断に向けて系統的なアプローチを行うことにより，頻度の高い原因を早期に検出し，必要に応じ血小板輸血を行うことができる(⚫ 61.1)。血小板の末梢循環での寿命は 7〜10 日であり，通常は約 1/3 程度が脾臓に貯留(セクエストレーション)されている。

血小板減少は初期には身体所見に異常がないため血算検査後に初めて判明することが多いが，皮膚・粘膜の出血傾向は血小板減少の進行した場合の典型的な所見であることを覚えておくべきである。通常，術後患者では血小板数が 50,000/μl 未満となるまでは血小板減少による出血は認められない。5,000/μl 未満となると自然出血することがある。診断に向けてのアプローチは，念入りな病歴聴取と身体診察および末梢血スメアの観察から始める。これにより血小板減少の原因の迅速なスクリーニングを行い，正確な診断へと到達できる(表 61.1)。また，薬物(処方薬・市販薬ともに)が血小板減少の原因となることがあるので注意が必要である(表 61.2)。

ICU での血小板減少の主な原因を次に挙げる。
- 薬物性(ヘパリン，H_2 遮断薬，GP IIb/IIIa 拮抗薬，抗菌薬，アルコール)
- 敗血症
- 大量出血
- 細血管障害性溶血性貧血〔血栓性血小板減少性紫斑病(TTP)，溶血性尿毒症症候群(HUS)，播種性血管内凝固(DIC)〕

ALG 61.1 血小板減少の診断的アプローチ

```
血小板減少
   ↓
┌─────────────────────────────┐
│ 病歴聴取・身体診察           │
│ ・薬物                       │
│ ・現時点での出血の有無       │
│ ・神経症状・徴候             │
│ ・最近のウイルス感染         │
│ ・消化管出血歴               │
│ ・家族歴                     │
│ ・旅行歴（マラリア）         │
│ ・アルコール歴               │
│ ・脾腫                       │
│ ・リンパ節腫脹               │
│ ・紫斑                       │
│ ・眼底出血                   │
│                             │
│ 末梢血スメア                 │
│ ・偽性血小板減少（アーチファクト）│
│ ・破砕赤血球（TTP）          │
│ ・球状赤血球（溶血）         │
│ ・左方偏位，桿状球（敗血症） │
│ ・芽球（白血病）             │
│ ・巨大血小板（末梢での破壊） │
│ ・大赤血球症（肝疾患，アルコール）│
│                             │
│ 血算                         │
│ ・白血球減少・貧血が同時に認め│
│   られていないか             │
└─────────────────────────────┘
     ↓           ↓           ↓
┌──────────┐ ┌──────────┐ ┌──────────────┐
│血小板産生 │ │血小板破壊 │ │（脾臓での）セクエス│
│の減少     │ │の増多     │ │トレーション増加 │
└──────────┘ └──────────┘ └──────────────┘
```

TTP：血栓性血小板減少性紫斑病

血小板減少の原因を究明することが重要であり，それにより対応が大きく異なってくる．例えば，出血による血小板減少の患者には輸血で対応すべきであるが，一方TTPやHUSの患者では血小板輸血は通常禁忌である．ここではいくつかの主な血小板減少の原因について述べるが，詳細については推奨文献を参照することを勧める．

免疫性血小板減少性紫斑病

免疫性血小板減少性紫斑病 immune thrombocytopenic purpura(ITP)は，血小板表面の糖蛋白に対する自己抗体により引き起こされる．抗体が血小板に結合することで脾臓での血小板破壊が促進される．**Evans症候群**とは，ITPと自己免疫性溶血性貧血とが合併している状態を指す．ITPの診断の基本は除外診断である．抗血小板抗体を検査することには臨床的意義はない．治療法は，ステロイド，免疫グロブリン，抗Dグロブリン[注1]，リツキシマブ[注1]，ダナゾール[注1]，シクロホスファミド[注1]，アザチオプリン[注1]，脾摘などである．

ヘパリン誘発性血小板減少症

ヘパリン誘発性血小板減少症 heparin induced thrombocytopenia(HIT)は，ヘパリンと血小板第4因子(PF4)との複合体に対する抗体が形成された場合に起こる重篤な疾患である．未分画ヘパリンもしくは低分子ヘパリンいずれの使用でも起こりうる．初めてヘパリンを使用した場合，投与を開始してから5～10日後に血小板数が50％未満に減少するような場合には本疾患を疑う．過去にヘパリン使用歴のある患者ではさらに早期に血小板減少が認められることがある．

臨床的に大きな問題となるのは，ヘパリンを使用し続けることにより50％程度の頻度で血栓性の合併症が起こることである．動脈血栓症・静脈血栓症のいずれの場合もあり，四肢の虚血など，致死的な合併症を引き起こすことがある．本疾患が疑われた場合にはヘパリンを含む製品の使用をすべて中止し，ヘパリン依存性抗体の血清検査を速やかに提出し，直接トロンビン阻害薬のlepirudin(腎代謝)[注2]，アルガトロバン(肝代謝)[注3]を開始する．血小板輸血は，致死的な出血が起こっていない限り行うべきでない．

注1：わが国での保険適応はない．
注2：わが国では入手不能．
注3：商品名はノバスタン®，スロンノン®など．ただし，HITに対しては保険上未承認．

表 61.1 血小板減少の病態生理別分類

産生減少	消費亢進	セクエストレーション亢進 （脾臓での貯留量増加）
再生不良性貧血	免疫学的機序	脾腫（原因によらず）
造血器悪性腫瘍	ITP	肝硬変
リンパ腫	ヘパリン誘発性（HIT）	門脈圧亢進
白血病	薬物性（表61.2）	うっ血性心不全
骨髄異形成症候群	HIV感染症	造血器腫瘍
転移性腫瘍	自己免疫疾患	脂質蓄積疾患
栄養性（B_{12}，葉酸欠乏）	感染症	
薬物（表61.2）	輸血後紫斑	
化学療法・放射線療法	抗リン脂質抗体症候群	
アルコール	非免疫学的機序	
ウイルス感染	DIC	
HIV	HUS・TTP	
ムンプス（おたふくかぜ）	HELLP症候群	
パルボウイルス	子癇・子癇前症	
水痘ウイルス	悪性高血圧	
麻疹	敗血症	
Epstein-Barrウイルス	心臓弁膜症	
C型肝炎	熱傷	
	大量出血	

HIV：ヒト免疫不全症候群，ITP：免疫性血小板減少性紫斑病，DIC：播種性血管内凝固，HUS：溶血性尿毒症症候群，TTP：血栓性血小板減少性紫斑病，HELLP：hemolysis, elevated liver enzymes and low platelet count（溶血性貧血，肝機能障害，血小板減少）

敗血症関連の血小板減少

敗血症関連の血小板減少は，骨髄抑制，血小板消費亢進，薬物，DICなど複数の因子によって引き起こされることが多い。治療の中心は支持療法であり，原因となりうる薬物は中止すべきである。感染症によっては血小板減少を引き起こしやすいものがあり，その地域における感染症の流行を把握しておく必要がある。例えばワシントン大学のあるミズーリ州ではエーリキア症が原因となることがある。また，旅行者であればマラリアが鑑別診断の1つとなる。微小血管血栓症状，出血，血小板減少，凝固障害，フィブリノゲン低値をみたら，DICを疑う。DICの治療の中心は血小板，新鮮凍結血漿，クリオプレシピテート[注4]の輸血による支持療法である。

注4：わが国では製造中止。

表61.2 血小板減少を起こす主な薬物

産生低下	免疫学的破壊亢進
化学療法薬	アブシキシマブ
ダウノルビシン	アムホテリシンB
シタラビン	アスピリン
ブスルファン	カルバマゼピン
シクロホスファミド	シメチジン
メトトレキサート	クロロキン
ビンカアルカロイド	ジゴキシン
6-メルカプトプリン	eptifibatide
チアジド系利尿薬	フルコナゾール
エタノール	ヘパリン
エストロゲン	フェニトイン
	ピペラシリン
	キニーネ
	ラニチジン
	ST合剤
	バルプロ酸

血栓性血小板減少性紫斑病

血栓性血小板減少性紫斑病thrombotic thrombocytopenic purpura(TTP)の五徴は、
・細血管障害性溶血性貧血
・血小板減少
・腎不全
・発熱
・意識障害

であるが、上記5つをすべて満たすTTP患者は40％にも満たない。重要な鑑別診断はDIC(凝固障害)およびEvans症候群(Coombs試験陽性)である。末梢血スメアでは破砕赤血球が認められ、血小板減少も篤である。血小板輸血は脳や心臓など重要臓器での血栓性血流障害を増悪させうるので、致死的な出血がない限り禁忌である。TTPは後天的にADAMTS13が欠乏することにより引き起こされる。ADAMTS13はvon Willebrand因子の多量体を切断する酵素であり、欠乏するとvon Willebrand因子の大きな多量体が血液中を循環するため、血小板が内皮細胞に接着して血栓形成と血小板の消費が引き起こされる。さらには血栓部位を通過する赤血球が破壊されるため、細血管障害性溶血性貧血が起こる。TTPの誘因としては感染症(大腸菌O157：H7腸炎、HIV感染)および薬物(チクロピジン、シクロスポリン、タクロリムス、クロピドグレル)が重要である。血漿交換による治療が必要だが、速やかに施行できない場合は、新鮮凍結血漿輸血・免疫グロブリン注射で対応する。なお、TTPの急性期にはADAMTS13の測定に診断的価値はないとされる。

血小板輸血

血小板輸血の適応は,血小板減少の原因と出血の有無により判断される。前述したとおり,TTP および HIT の患者では致死的な出血がない限り血小板輸血は行うべきでない。それ以外の疾患で血小板が 10,000/μl 未満であれば,脳内出血のリスクを下げるため予防的に血小板輸血を行う。また侵襲的な外科手術前には 100,000/μl 超を保ち,侵襲の少ない手技の場合には 50,000/μl 超に保つことが勧められる。

(大木 康弘)

参考文献

Akca S, Haji-Michael P, de Mendonca A, et al. Time course of platelet counts in critically ill patients. Crit Care Med. 2002；30：753-756.
この前向き多施設コホート研究では,集中治療室入室後 14 日後の血小板減少が生命予後と相関すること,そして経過中の血小板数の変化が患者の予後と相関することが示された。

Arepally GM, Ortel TL. Clinical practice. Heparin-induced thrombocytopenia. N Engl J Med. 2006；355：809-817.
ヘパリン誘発性血小板減少症の頻度,診断のアルゴリズム,そして治療の総説。

Cines DB, Bussel JB. How I treat idiopathic thrombocytopenic purpura. Blood. 2005；106：2244-2251.
免疫性血小板減少性紫斑病の臨床医向けの詳細な総説。

George JN. Clinical practice. Thrombotic thrombocytopenic purpura. N Engl J Med. 2006；354：1927-1935.
血栓性血小板減少性紫斑病の臨床医向けのよい総説。

Sekhon SS, Vivek R. Thrombocytopenia in adults：a practical approach to evaluation and management. South Med J. 2006；99：491-498.
日々の臨床で血小板減少にアプローチするにあたり役立つ簡潔な概説。

Strauss R, Wehler M, Mehler K, et al. Thrombocytopenia in patients in the medical intensive care unit：bleeding prevalence, transfusion requirements, and outcome. Crit Care Med. 2002；30：1765-1771.
大学病院における前向き観察研究。集中治療室の患者の 44％が血小板減少を呈し,血小板減少は出血の頻度,血小板輸血の頻度,そして死亡率と有意に相関したことが示されている。

Vanderschueren S, De Weerdt A, Malbrain M, et al. Thrombocytopenia and prognosis in intensive care. Crit Care Med. 2000；28：1871-1876.
前向きコホート研究。血小板数は簡便な検査所見であり,疾患重症度の指標にかかわらず死亡率のリスクマーカーとなることが示されている。

Vincent JL, Yagushi A, Pradier O. Platelet function in sepsis. Crit Care Med. 2002；30：S313-S317.
敗血症患者では血小板減少の原因が多因子であること,そして敗血症における血小板の多彩な役割を示した総説。

出血・凝固障害の急性期治療

Mark A. Schroeder

　集中治療室(ICU)では，凝固障害が頻繁にみられる。凝固障害があるか出血している患者では輸血が重要な支持療法の1つであるが，不必要もしくは不適切な血液製剤の使用を防ぐためには，適切な検査を行い診断をつけることが重要である。
　ICUでは多量の血液製剤が使用されるが，止血障害はその一因である。成人ICU患者における凝固障害の頻度と原因について調査したある前向き観察研究によると，検査所見上の凝固異常はICU患者の67％に認められ，14％では凝固障害のため輸血を必要とした。プロトロンビン時間 prothrombin time(PT)-INR(国際標準比)上昇の原因として多かったのは，肝不全，播種性血管内凝固(DIC)，輸血，ワルファリン，体外循環，ヘパリン，ビタミンK欠乏の順であった。血小板減少(血小板数 100,000/μl未満)は38％の患者で認められ，原因として多いのはDIC，体外循環時の多量輸血に伴う希釈性血小板減少，そして肝不全であった。多量の出血に伴う死亡は6％の患者に認められた。
　急速な出血は，循環血液量および組織への酸素供給に直接の影響を及ぼす。出血による正常な身体の反応としては，心血管系の反応，および造血系の反応が挙げられる。健康な人では，全血液量の20％程度の出血であれば，血管収縮と脾臓など血液のプールからの血液の再分布により重篤な問題は起きない。しかし，20％を超える(例えば70 kgの人であれば1l超)と症状を呈し，40％超では循環血液量減少性ショックを起こす。骨髄では急速に赤血球造血が亢進するが，このためにはエリスロポエチンの刺激，正常な骨髄，そして十分な鉄貯蔵が必要である。ヘモグロビンが11 g/dl未満になると正常な腎臓の反応により数時間のうちにエリスロポエチン濃度が上昇するが，骨髄からの赤血球産生が実際に増加するまでには数日〜数週間かかる。虚血組織の酸性環境において赤血球は酸素を放出しやすくなる(Bohr効果)ので，これも急速な出血に対する代償性反応として機能する。また，赤血球中の2,3ジホスホグリセリン酸(2,3-DPG)が出血後数時間のうちに増加することにより，酸素運搬量を維持する。これらの代償機序は急性出血時のストレスを一時的に緩和するが，出血自体を止める介入を行わないと，最終的には生命にかかわる状況となる。
　ICUでみられる凝固異常のほとんどは後天的なものであり，先天性のものであることはまれである。正常の止血は一次的反応および二次的反応を必要とし，これらの異常が凝固異常として認められる。一次的反応を構成する要因としては，血小板，von Willebrand因子(vWF)，血管内皮が挙げられる。二次的反応の要因としては，凝固カスケードの活性化，フィブリンクロット複合体の形成が挙げられる。一次もしくは二次止血機序の異常があると，それぞれに特徴的な出血が起こる。一次止血機序における異常では，鼻出血，歯肉出血，血便，黒色便，紫斑，あざなど

が認められる。二次止血機序における異常では，関節出血や筋肉内出血など，より深部構造への出血が認められることがある。

この章では，まず出血患者の一般的な評価および治療に主眼を置き，次にICUでよくみられる後天的な凝固異常について述べ，最後に先天的凝固異常について手短に紹介する。

初期評価

貧血患者の評価は，いつ貧血が始まったかを正確に把握することから始める。亜急性から慢性の貧血は自覚症状のないまま始まることが多く，ヘマトクリットが20％未満となっても特に症状がないこともある。そのような慢性貧血は赤血球の産生低下が原因であることが多い。急性の貧血は，不安定な血行動態(頻脈，低血圧)，ふらつき，呼吸困難といった症状を伴うことが多く，こういった症状は循環血液量の減少および酸素運搬能の急速な低下により引き起こされる。急性の貧血の原因としては出血か溶血が考えられる。

大量の出血が続いている患者は，ベッドサイドでの診察だけで出血しているとわかることが多い。出血が始まってからの時間と出血部位により，患者の症状，診察所見，採血結果が異なる。例えば，典型的な肝硬変患者の静脈瘤出血では，大量の吐血と黒色便(メレナ)を突発性に認める。消化管潰瘍患者では，吐血，メレナ，もしくはその両方がみられる。消化管への出血が1日に200 mlを超えると浸透圧性の下痢が起こり，えび茶色の便もしくはメレナとなる。大量の出血時の症状は合併症や心機能により異なるが，動悸，息切れ，倦怠感，ふらつき，集中力散漫，頭痛などがしばしばみられる。起立性低血圧，頻脈，弱い脈，冷たく湿った皮膚，空気飢餓感，そして意識障害などの徴候も認められる。出血量が全血液量の50％を超えるような場合，循環血液量を補うような輸液を迅速に行わない限り心不全を起こして死亡に至る。原因，出血部位，出血量，そして出血の期間すべてがこれらの臨床所見に関連してくる。

急性出血のある患者の初期評価では，焦点を絞った病歴および診察所見が重要である。特に，易出血性や過去の歯科治療などでの止血困難の有無，消化管出血の病歴，腎・肝臓疾患関連の症状の有無，有害物質曝露歴の有無，内服薬のリスト，遺伝性凝固障害の家族歴，アルコール多飲，全身状態，自己免疫疾患の病歴，悪性疾患を示唆するようなB症状(体重減少，発熱，盗汗)の有無に注意を払う必要がある。身体所見では，頻脈，低血圧，明らかな出血源，凝固障害の所見(点状出血，紫斑，斑状出血，粘膜出血)などに注意を払う。

検査では，血算，タイプアンドスクリーン，活性化部分トロンボプラスチン時間activated partial thromboplastin time(aPTT)，PTが重要である。凝固障害が疑われる場合，トロンビン時間thrombin time(TT)，フィブリノゲン，末梢血スメアで細血管障害性溶血性貧血の所見(破砕赤血球)が認められないかどうかが重要な所見となる。図62.1に凝固系，特にPT，aPTT，TTに影響する凝固因子をまとめて示す。表62.1では出血している患者および凝固異常のある患者で行われる検査

内因系：活性化部分トロンボプラスチン時間(aPTT)

```
          プレカリクレイン
    第XII因子 ──→ 第XIIa因子
                      ↓
         第XI因子 ──→ 第XIa因子
              HMWK        ↓
         第IX因子 ──→ 第IXa因子
              $Ca^{2+}$      ↓
         トロンビン         第VIIIa因子：
    第VIII因子 ──→ 第VIIIa因子  第IXa因子
                                  ↓
                               $Ca^{2+}$
```

外因系：プロトロンビン時間(PT)

```
   組織因子
   tissue factor (TF)
   第VIIa因子 ←── 第VII因子
         ↓
   第VIIa因子：TF
```

X

リン脂質 Ca^{2+}

共通系：aPTT，PT，トロンビン時間(TT)

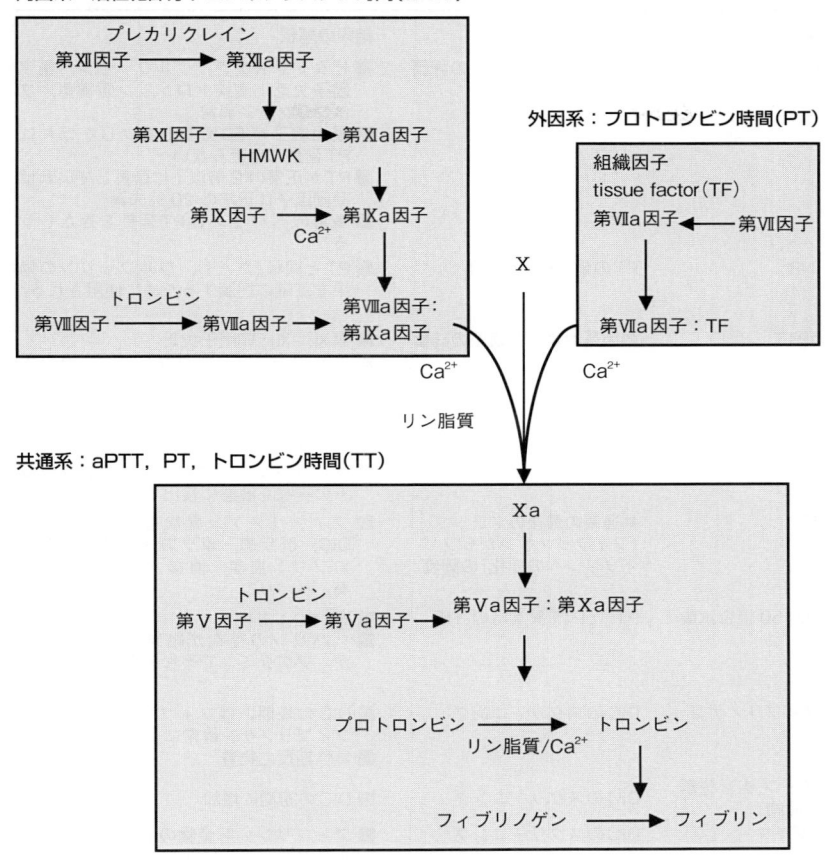

```
                    Xa
                    ↓
         トロンビン
    第V因子 ──→ 第Va因子 ─→ 第Va因子：第Xa因子
                                ↓
         プロトロンビン ──────→ トロンビン
                  リン脂質/$Ca^{2+}$      ↓
                       フィブリノゲン ──→ フィブリン
```

図62.1　凝固カスケード

正常の凝固カスケードは，内因系，外因系，共通系に分けられる。内因系もしくは外因系の活性化によりX因子が活性化されてXaとなる。内因系の異常ではaPTTのみが延長し，外因系の異常ではPTのみが延長する。また，共通系の異常では，aPTT，PT，TTが延長する。HMWK：高分子量キニノーゲン，Ca^{2+}：カルシウム

項目を示す。急性出血の直後は血液希釈がないためヘモグロビン，ヘマトクリットはほとんど変化せず，これらの値に異常が出るのは24時間程度後からであることは十分に理解しておくべきである。大量の出血は，20,000/μlやそれ以上の顆粒球増多を引き起こすことがある。また，カテコールアミンの増加により顆粒球が誘導され，未熟な白血球が末梢血中に出現することもある。同様に，出血後数日で血小板数は1,000,000/μlを超すことがある。したがって，出血後の検査データは，出

表62.1 凝固障害の評価に使われる検査項目

検査	内容	結果の解釈
PT	外因系および共通系の評価	■ ビタミンK欠乏，ワルファリン，第V因子欠乏，直接トロンビン阻害薬，フィブリノゲン異常 ■ 凝固因子が50％以上減少しなければPT延長には至らない ■ PTが正常の2倍以上に延長していれば凝固因子は正常の20％未満 ■ 多量のヘパリンもPT延長をきたしうる
INR	PTの値を標準化する	■ PTと同様（ただし，ワルファリンの効果を正確に評価するために使用される）
aPTT	内因系および共通系の評価	■ 第XI，IX，VIII因子欠乏 ■ 第XII因子，プレカリクレイン，高分子量キニノーゲンの完全欠乏 ■ 共通系の凝固因子欠乏 ■ 凝固因子に対する自己抗体 ■ フィブリノゲン異常 ■ ヘパリンやループスアンチコアグラントの存在を敏感に検出する
TT	共通系の最後のステップ（フィブリノゲンからフィブリンへの変化）の評価	■ フィブリノゲン異常もしくは低下，DIC，肝疾患，単クローン性高免疫グロブリン血症，直接トロンビン阻害薬，ヘパリン
50：50混合試験	PT，aPTT異常時の評価	■ 62.1参照 ■ ヘパリンの存在が結果に影響しうるが，プロタミンでそれを抑えられる
フィブリノゲン	DICのスクリーニング	■ DICの晩期にはフィブリン分解産物やフィブリノゲン異常により低下 ■ 急性期反応物質
フィブリン分解産物	DICのスクリーニング	■ DICの初期に増加
Dダイマー	DICのスクリーニング	■ フィブリン分解産物のD領域に対するモノクローナル抗体を用いた検査 ■ 凝固亢進状態で増加 ■ DICの初期に増加
アンチトロンビンIII	DICのスクリーニング 凝固亢進状態の評価	■ DICでは60％未満に低下 ■ 肝疾患や先天性凝固亢進状態では低下
出血時間	血小板機能の評価（一次止血）	■ 内服薬による影響を受けやすく，また，検査施行者間での差が出やすい ■ 通常ICUでは臨床的価値はない

PT：プロトロンビン時間，INR：国際標準比，aPTT：活性化部分トロンボプラスチン時間，TT：トロンビン時間，DIC：播種性血管内凝固

血からの時間に応じて解釈する必要がある．

急性期治療

急性出血の患者に対しては適切な輸液と輸血が重要である．**表 62.2** に投与製剤をまとめた．

第1：基本的な ABC〔Airway（気道），Breathing（呼吸），Circulation（循環）〕で患者を安定させる．

出血源の同定と止血が基本である．MAST〔military antishock trousers（軍用抗ショックズボン）〕を使用すれば，600〜1,500 ml の自己血輸血相当の全身循環量確保となり，さらに下肢からの出血がある場合は圧迫による止血が期待できる．

第2：血管確保を行う．

急速な輸血は，中心静脈カテーテルよりむしろ末梢からの 16〜18 G の静脈カテーテルで行うほうが効果的である．それでも中心静脈カテーテルが適切と考えられる場合は径の大きなカテーテルが望ましく，凝固障害のある患者では，圧迫できる部位（内頸もしくは大腿静脈）に留置する．

第3：積極的な輸液・循環血液量確保

輸血は準備に時間がかかるのに対し，晶質液・膠質液の投与は容易であり，輸液内容として適切である．十分な量を投与すれば初期には生理食塩液，乳酸リンゲル液で循環血液量を保つことができる．血液 1 l の喪失分を補うためにはこれらの晶質液を 3〜4 l 輸液する必要がある．一般的に，出血後 1〜2 時間以内に 6 l 以上の晶質液を必要とした場合，その後に膠質液の点滴や赤血球濃厚液の輸血を行わないと循環不全に至って患者の生命維持は不可能となる．高齢者や合併症のある患者ではより慎重に輸液を行い，赤血球輸血を早目に行うべきである．膠質液は投与量がそのまま血管内容量となるため，血液製剤の到着までに大量の輸液を要する場合には膠質液の使用が望ましい．大量の輸血を必要とする場合（5 l 超の出血）は希釈性の凝固機能低下が起こるため，輸液・赤血球輸血とともに血小板，凝固因子の補充を行う必要がある．一般的に，正常の止血を行うには各凝固因子濃度が最低 30 ％必要であるが，これを保つためには急性出血の患者では 4〜6 単位の新鮮凍結血漿 fresh frozen plasma（FFP）が必要である．

第4：赤血球輸血

輸血の必要性は，心血管動態，意識状態，年齢，そしてほかの合併症の有無を考慮したうえで決定するべきである．循環血液量減少性ショックは代謝性アシドーシスを引き起こすが，この状態にある患者に貯血から 14 日以上経過している赤血球濃厚液を輸血すると，アシドーシスが悪化することがある．輸血開始まで 30 分以上待てる場合には，輸血を行う前に ABO 型を同定し，患者の血漿の赤血球抗体（不

表 62.2 血液製剤と補助製剤一覧

製剤	内容	用法および用量
膠質液		
■5％アルブミン	■等張生理食塩液に溶解し5％精製アルブミン	■投与した分だけ循環血液量が増加 ■高価であり，供給も少ない
■精製血漿蛋白分画 (PPF)	■等張か低張溶液に溶解し4％アルブミン＋1％グロブリン	■低ナトリウム血症の原因となる
■ヒドロキシエチルデンプン溶液[注1)]	■等張生理食塩液に溶解した6％溶液	■血小板機能を低下させることもあり，また，第Ⅶ因子，von Willebrand因子を低下させうる。循環血流中から速やかに排除される
新鮮凍結血漿 (FFP)	200 mlの血漿製剤[注2)]。第 XI，IX，Ⅷ，X，V，Ⅶ因子を含む	■1単位でそれぞれの凝固因子が5〜7％増加 ■アレルギー反応が10％程度に出現
赤血球濃厚液	200 mlの赤血球[注2)]。50〜75 mlの血漿中に浮遊	■1単位でヘモグロビン値が1 g/dl増加[注3)] ■アレルギー反応が起こりうる ■感染のリスクがある
RhoGam®	抗Dグロブリン	■Rh陽性の血液を輸血されたRh陰性の妊娠可能女性に投与 ■輸血血液1 ml当たり20 mgを，輸血3日後までに投与
血小板	最終量が250 mlとなるように複数ドナー，もしくは単一ドナーから集めた血小板製剤 血小板は最低でも 2×10^{11} 含まれる	■赤血球5単位[注4)]超輸血した場合には血小板輸血も考慮 ■1単位で血小板が3万〜5万/μl増加 ■同種免疫産生のリスクあり 細菌感染のリスクあり
クリオプレシピテート[注5)]	第Ⅷ，XⅢ，von Willebrand因子，フィブリノゲンの濃縮製剤	■消費性の凝固障害，フィブリノゲン異常 ■10単位を8時間ごとに投与，フィブリノゲンを100〜200超に保つ
Humate-P[注6)]	von Willebrand因子を含む第Ⅷ因子製剤	■von Willebrand病 ■重症出血では体重1 kg当たり40〜75単位を毎日静注し，von Willebrand因子抗原レベル50％超を維持する ■軽度出血では体重1 kg当たり20〜30単位を1回投与
遺伝子組換え第Ⅷ因子	遺伝子組換え第Ⅷ因子，半減期8〜12時間	■血友病A ■初期量：体重1 kg当たり1単位で第Ⅷ因子活性が2％上昇 ■初期量の半量を12時間ごとに投与し，第Ⅷ因子レベルを50％超に保つ
遺伝子組換え第Ⅸ因子	遺伝子組換え第Ⅸ因子，半減期24時間	■血友病B ■初期量：体重1 kg当たり1単位で第Ⅸ因子活性が1％上昇 ■初期量の半量を18時間ごとに投与し，第Ⅸ因子レベルを50％超に保つ

表62.2 血液製剤と補助製剤一覧（続き）

製剤	内容	用法および用量
遺伝子組換え第Ⅶa因子[注7]	活性化第Ⅶ因子	■ 頭蓋内出血 ■ 第Ⅷ凝固因子，第Ⅸ凝固因子に対する自己抗体の存在時の出血 ■ 90〜120 μg/kgを2〜3時間ごとに止血するまで投与
イプシロン-アミノカプロン酸[注8]	プラスミノーゲンがプラスミンに活性化するのを防ぐ	■ 初回投与100〜150 mg/kg，その後10〜15 mg/kg/時 ■ 粘膜出血に対してうがい使用
DDAVP	抗利尿ホルモンの合成類似物質。von Willebrand因子の放出を刺激	■ 尿毒症患者 ■ von Willebrand病（2B以外） ■ 第Ⅷ因子とvon Willebrand因子を3〜5倍に増加させる ■ 0.3 μg/kgを静脈注射もしくは皮下注射するか，鼻腔内に300 μg/kg投与
オキシメタゾリン	αアドレナリン作動薬	■ 鼻出血時の局所血管収縮
drotrecogin alfa	活性化プロテインC	■ 重症敗血症，APACHEⅡスコアが25以上，2臓器以上の臓器不全
エリスロポエチン	遺伝子組換えエリスロポエチン	■ ICUでの役割は不明 ■ 体重1 kg当たり100〜150単位を週に2回皮下注射すると3週間以内に赤血球1.5〜2単位相当を産生
鉄	静注もしくは経口 硫酸もしくはグルコン酸製剤	■ 健常成人男性では1,000 mlの出血で体内の鉄の貯蔵が枯渇する ■ 中年女性では200〜300 ml程度の出血でも鉄の貯蔵が枯渇する

DDAVP：デスモプレシン，APACHE：Acute Physiology and Chronic Health Evaluation
注1：わが国での商品名は，ヘスパンダー®。
注2：わが国では約半量が1単位。
注3：わが国の1単位では0.5 g/dl増加。
注4：わが国では10単位相当
注5：わが国では製造中止。
注6：わが国での商品名では，コンファクトF®。
注7：わが国での商品名は，ノボセブン®。
注8：わが国ではイプシロンのトランス体で，6〜10倍の効力をもつとされるトランサミン®を使用することが多い。

規則抗体）を検査すべきである（タイプアンドスクリーン）。血液型一致の輸血により，輸血による反応が最小限に抑えられる。緊急時輸血ではO型Rh陰性の血液が安全に使用できるが，供給が限られている点に注意すべきである。Rh型の一致した血液の供給には時間がかかるが，妊娠可能年齢を過ぎた患者および男性患者では，Rh陰性であってもRh陽性の輸血製剤による問題はほとんど起こらない。20％の確率で患者が抗RhD抗体を形成してしまう可能性があるが，これは妊娠時

に胎盤を通過する以外には臨床的に問題とならない。輸血後3日までに，抗RhD抗体を輸血1ml当たり20mg投与することにより，抗体産生のリスクをなくすことができる。また，赤血球濃厚液1単位の輸血でヘモグロビンは1g/dl上昇（ヘマトクリットで3～4％）し，鉄換算では250mgの鉄を輸注することになる[注1]。

第5：凝固障害の補正

重症患者における大量出血時に凝固障害が認められる場合には，原因によらず凝固障害を速やかに補正する必要がある。血小板減少，血小板機能障害は血小板輸血により補正する。単一の凝固因子欠乏時はFFPもしくは各凝固因子製剤により補正する。ワルファリン投与時のように，複数の凝固因子欠乏時にはビタミンKとFFPの投与により補正を行う。患者が安定したら，長期管理について考慮する必要がある。このときポイントとなるのは以下の5点である。①血小板に異常があるか？　②単一の凝固因子欠乏または先天性の凝固因子欠乏があるか？　③ビタミンK依存性の凝固因子（Ⅱ，Ⅶ，Ⅸ，Ⅹ）欠乏があるか？　④凝固因子に対する自己抗体があるか？　⑤消費性の凝固障害があるか？　62.1と62.2に凝固障害がある患者の評価と治療の指針を示した。

後天性凝固障害

ビタミンK欠乏

ビタミンK欠乏はICU患者ではよくみられる。ICU患者の43％程度にみられるという報告もある。ビタミンKは，第Ⅱ，Ⅶ，Ⅸ，Ⅹ因子およびプロテインC，プロテインS合成のプロセスにおけるカルボキシル化に必須の補助因子となる。ビタミンK欠乏時には，これらの蛋白はカルシウムイオンやリン脂質に結合することができず，活性化されない。第Ⅶ因子の半減期が短いため，ビタミンK欠乏は初期には検査所見上PT-INRの延長として認められる（そしてこれは正常血漿との混合試験で補正される）が，重度のビタミンK欠乏であればaPTTの延長も引き起こす。ビタミンK欠乏だけで重篤な出血が引き起こされることはまれであるが，ICU患者ではビタミンK欠乏の可能性を念頭に置くべきである。特に，重症患者，低栄養患者，広域抗菌薬を使用している患者では，ビタミンKの補充を考慮する。

　ビタミンKは経口，静脈注射，もしくは皮下注射のいずれの方法でも投与できる。経口摂取による体内への吸収はきわめて良好で，可能であればこの方法が望ましい。皮下注射は，浮腫のある患者，昇圧薬を使用している患者などでは体内への吸収が不安定となるため避けるべきである。静脈注射は，アナフィラキシー反応を引き起こす可能性があるため可能であれば避けるべきである。しかし，腸管からの

注1：米国の1単位は約440～450mlの全血由来であり，通常220～250mlの赤血球濃厚液となる。わが国では1単位は200mlの全血由来であり，約100～120mlの赤血球濃厚液となる。つまり1単位当たり約半量である。したがって1単位の輸血でヘモグロビンは0.5g/dlの増加，ヘマトクリットの増加は1.5～2.0％程度，そして鉄は120mg相当程度である。

ALG 62.1 PT, aPTT延長時の混合試験

```
    ┌─────────┐                    ┌──────────┐
    │ PT 延長 │                    │ aPTT 延長│
    └────┬────┘                    └─────┬────┘
         │    ┌──────────────────┐       │
         └───▶│  50：50 混合試験 │◀──────┘
              └─────────┬────────┘
              ┌─────────┴─────────┐
              ▼                   ▼
      ┌──────────────┐    ┌──────────────────┐
      │  凝固正常化  │    │ 凝固正常化せず   │
      └───────┬──────┘    └────────┬─────────┘
              ▼                    ▼
      ┌──────────────┐    ┌──────────────────────┐
      │  凝固因子欠乏│    │凝固因子に対する自己抗体│
      └──┬────────┬──┘    └───┬──────────────┬───┘
         ▼        ▼           ▼              ▼
      ┌────┐  ┌──────┐    ┌────┐         ┌──────┐
      │ PT │  │ aPTT │    │ PT │         │ aPTT │
      └──┬─┘  └───┬──┘    └──┬─┘         └───┬──┘
         ▼        ▼          ▼                ▼
   ┌─────────┐ ┌─────────┐ ┌──────────┐ ┌──────────┐
   │第Ⅶ因子 │ │第XI,IX, │ │第Ⅶ因子  │ │第XI,IX, │
   │欠乏     │ │Ⅷ因子欠乏│ │阻害      │ │Ⅷ因子阻害│
   │         │ │         │ │抗リン脂質│ │抗リン脂質│
   │         │ │         │ │抗体      │ │抗体      │
   └─────────┘ └────┬────┘ └──────────┘ └────┬─────┘
                    ▼                          ▼
           ┌────────────────┐         ┌────────────────┐
           │  PT/aPTT両方   │         │  PT/aPTT両方   │
           └───────┬────────┘         └───────┬────────┘
                   ▼                          ▼
          ┌──────────────────┐       ┌──────────────────┐
          │第Ⅴ, Ⅹ因子，    │       │第Ⅴ, Ⅹ因子 プロ │
          │プロトロンビン，  │       │トロンビン，フィブ│
          │フィブリノゲンもし│       │リノゲン阻害もしく│
          │くは複数因子      │       │は抗リン脂質抗体  │
          └──────────────────┘       └──────────────────┘
```

患者血清を同量の正常血清と混合する。混合前，混合後30分，60分でのPTもしくはaPTTを測定する。PTやaPTTが正常化するかほぼ正常に近く補正されれば因子欠乏を，補正されない場合は因子に対する自己抗体を示唆する。リン脂質を大量に加えて補正されれば抗リン脂質抗体の存在の確認となり，プロタミンを加えて補正されればヘパリンが混入していることの確認となる。

PT：プロトロンビン時間，aPTT：活性化部分トロンボプラスチン時間

ALG 62.2 急性出血患者の管理

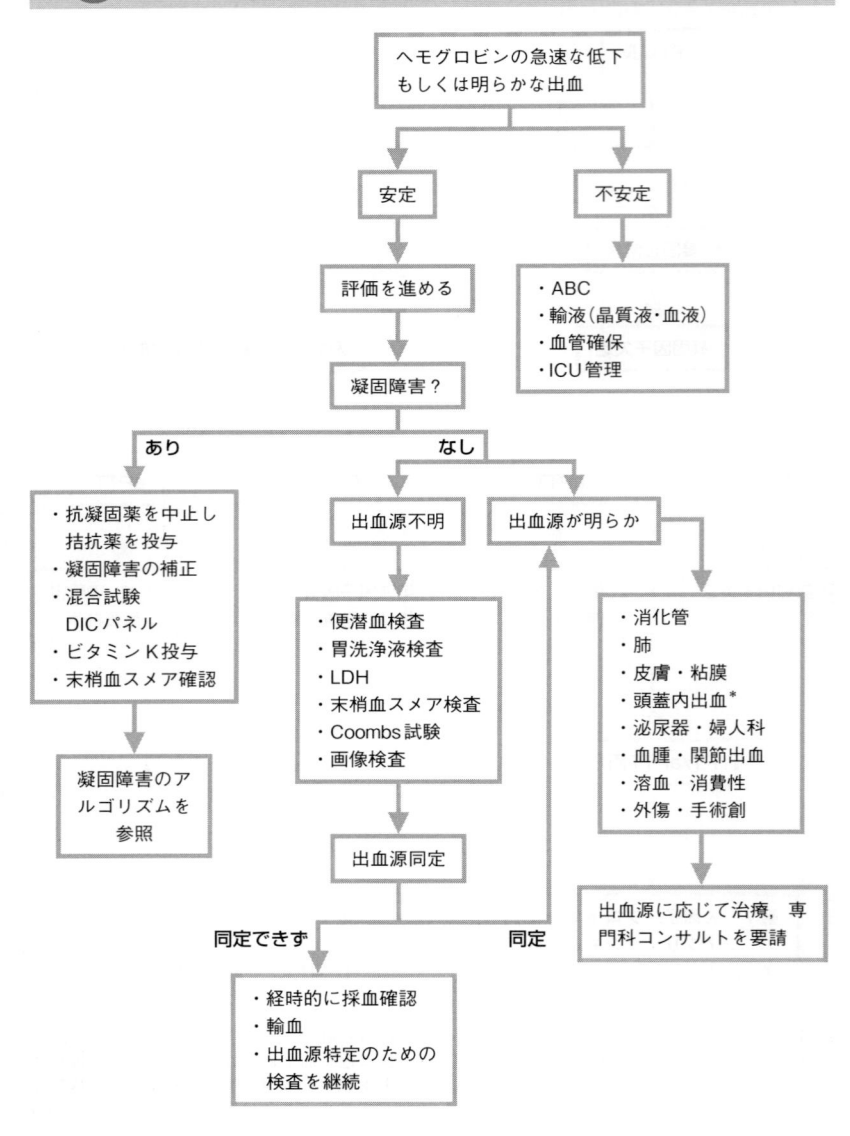

```
         ヘモグロビンの急速な低下
          もしくは明らかな出血
                │
        ┌───────┴───────┐
       安定            不安定
        │                │
     評価を進める      ・ABC
        │             ・輸液（晶質液・血液）
     凝固障害？        ・血管確保
        │             ・ICU管理
    ┌───┴───┐
   あり     なし
    │        │
    │    ┌───┴───┐
    │  出血源不明  出血源が明らか
```

あり（凝固障害）:
- 抗凝固薬を中止し拮抗薬を投与
- 凝固障害の補正
- 混合試験 DICパネル
- ビタミンK投与
- 末梢血スメア確認

→ 凝固障害のアルゴリズムを参照

出血源不明:
- 便潜血検査
- 胃洗浄液検査
- LDH
- 末梢血スメア検査
- Coombs試験
- 画像検査

→ 出血源同定

- 同定できず → ・経時的に採血確認 ・輸血 ・出血源特定のための検査を継続
- 同定 → 出血源が明らか へ

出血源が明らか:
- 消化管
- 肺
- 皮膚・粘膜
- 頭蓋内出血＊
- 泌尿器・婦人科
- 血腫・関節出血
- 溶血・消費性
- 外傷・手術創

→ 出血源に応じて治療，専門科コンサルトを要請

DIC：播種性血管内凝固，LDH：乳酸デヒドロゲナーゼ，ABC：Airway（気道），Breath（呼吸），Circulation（循環）
＊頭蓋内出血は通常はヘモグロビンが下がるほどの出血にならない。

吸収不良のある患者では確実に体内に取り込ませるための方法として静脈注射を用いることがある。静脈注射を行う場合は，50〜100 ml もしくはそれ以上の溶媒に溶解し，ゆっくり点滴投与する。INR が 5 未満程度の軽度凝固障害であれば 1〜2 mg のビタミン K の投与で補正できる。

ビタミン K 欠乏による凝固障害は，ビタミン K 投与後 12〜24 時間後には回復する。もし回復が認められなければ，ほかの凝固障害の原因を再考するか，もしくはビタミン K の投与方法を変更する。

肝疾患

肝疾患患者における出血は多くの因子が原因として関連していることが多い。第 1 に，von Willebrand 因子および第Ⅷ因子以外のすべての凝固因子は肝臓でのみ産生されている。肝疾患ではこれらの因子の合成が低下し，一方で活性化した凝固因子の分解は遅れ，検査所見としてはフィブリノゲンの低下，PT の延長が認められる。全身性炎症反応症候群 systemic inflammatory response syndrome (SIRS)，敗血症，DIC，肝硬変などに起因する多臓器不全患者ではしばしば凝固障害が存在するが，検査所見としては PT，aPTT，TT の延長が認められる。これらの凝固時間延長は，50：50 の混合試験で正常化する。第 2 に，肝硬変患者では門脈圧亢進が認められることが多く，このため食道静脈瘤や直腸静脈瘤（痔）を形成し，自然破裂の危険性が高い。第 3 に，肝硬変と門脈圧亢進がある時には脾腫をきたし，このため血小板の脾臓貯留が増して血小板が低下する。第 4 に，フィブリン分解産物 fibrin degradation products (FDP) が血流中に多いため，これによる血小板機能障害が起こる。肝硬変患者の凝固障害では支持療法を行うが，通常は FFP および血小板輸血は出血している患者にのみ用いられる。また，合成能低下による凝固障害であるため，ビタミン K は無効なことが多い。

出血患者では血小板を 100,000/μl 超に，フィブリノゲンを 100〜200 mg/dl 超に保つよう，それぞれ血小板輸血，クリオプレシピテート[注2]の輸血を行う。FFP の輸血は，主に半減期の短い第Ⅶ因子の補充を目的として間欠的に行う。2 単位の FFP で第Ⅶ因子が 5〜10 % 増加する。これらを輸血しても PT および aPTT の延長は完全には補正されにくく，完全な補正を目指すと輸液過剰となることが多い。むしろ，血小板とフィブリノゲンの補充を中心とし，FFP は間欠的に補う程度を目標とすべきである。抗プラスミン薬（イプシロン-アミノカプロン酸）[注3]も試みる価値がある。

腎不全

尿毒症は，その重症度に相関して血小板機能を低下させる。尿毒症ではグアニジノコハク酸が腎臓から排泄されずに蓄積して血管内皮に作用し，一酸化窒素（NO）を放出させて血小板機能を阻害する。このような状況下ではしばしば中心静脈ライン

注 2：わが国では製造中止。
注 3：わが国ではイプシロンのトランス体で，6〜10 倍の効力をもつとされるトランサミン®を使用することが多い。

刺入部の出血，鼻出血，粘膜出血などが認められる。血小板機能低下は血液透析によって改善させることができ，また，デスモプレシン(DDAVP)や，抱合エストロゲン(0.6 mg/kgを連日5日間静脈注射)の投与により，一時的に(2週間程度まで)血小板機能を回復させることもできる。

播種性血管内凝固

播種性血管内凝固disseminated intravascular coagulation(DIC)は血栓を形成すると同時に出血傾向をきたす異常で，重症患者にみられることが多く，常に基礎疾患により二次的に起こるものである。DICは敗血症や重度外傷患者における独立した生命予後因子であり，重症患者ではDICを早期に発見・対応することが生命予後を直接左右する。DICは凝固因子の活性化，線溶系の活性化，プロテアーゼ阻害因子の消費，臓器障害を引き起こす。また，凝固亢進のため微小血管にフィブリンの沈着が起こる。このような異常な凝固亢進と，凝固因子の産生低下，そして線溶系の亢進のため，凝固因子欠乏，プロテアーゼ阻害因子の欠乏，そして血小板の減少が認められる。

 臨床でDICが認識される状況は，採血結果でわずかに凝固機能が変化していたり，血小板が減少していたりする程度の軽微なものから，広範の細血管血栓と大量出血によって認識される重篤なものまでさまざまである。しばしば血栓によって多臓器不全を起こすと同時に重篤な出血を起こすというような血栓症と出血の同時進行が特徴的である。ただ，大量出血がみられるのはDICの患者でも多くはなく，臓器不全が最も多い所見である。

 DICをスクリーニングするための検査としては，フィブリン分解産物(FDP)，Dダイマー，そしてアンチトロンビン(AT)が挙げられる。血小板減少，PT/PTTの延長，FDP高値，フィブリノゲン低値，Dダイマー高値，AT低値に加え，ほかの臓器障害があれば診断を確定できる。FDPとDダイマーはDIC初期の凝固促進状態の検出に有用である。ATはDICの重症度と予後の指標となる。DICのスコアリングシステムで5点以上の場合，感度が93%，特異度が98%であり，診断に有用である。

 DICの治療の基本は，基礎疾患の治療である。基礎疾患の治療と同時に，支持療法が必要となる。活性化プロテインCは敗血症患者で予後を改善する可能性があるが，それ以外にはDICの重症度や生命予後を変えるような治療法はない。出血しているか，侵襲的な手技を必要とする患者には，血漿および血小板の補充が必要となる。また，自然出血を予防するために，血小板数は10,000/μl超を保つように補充する。特に，すでに出血を起こしている患者では血小板を50,000/μl超(外科手術を行う場合や，脳内出血の場合には100,000/μl超)に保ち，フィブリノゲンは100 mg/dl超，PT/PTTは正常値を目標として補充を行うべきである。

 DICの治療で抗凝固療法の有用性は示されていない。ただし，血栓形成の著明な患者では考慮してもよい。また，DICではATが消費されるため，いくつかの無作為化試験でAT補充療法の有用性が評価されているが，生命予後の改善を示した試験はまだない。

その他の後天性疾患

凝固因子に対する自己抗体インヒビターは，組換え因子使用後に形成されるが，使用歴がなくても形成されることがある．最も頻度が高いのは第Ⅷ因子に対する抗体である．凝固因子の大量投与は，自己抗体による凝固障害を改善させる．また，第Ⅶa因子の投与も有効なことがある．フィブリノゲン異常の多くは後天的なものであり，原因としては肝疾患が多い．フィブリノゲンはクリオプレシピテートで補充できる．

化学療法後の患者は治療に伴う血球減少のため出血のリスクが高い．また，化学療法で生じた粘膜障害により粘膜出血のリスクもある．止血のため，血小板輸血に加え，イプシロン-アミノカプロン酸の局所投与を考慮してもよい．また，化学療法後の患者では鼻出血のリスクも高く，オキシメタゾリンの鼻腔内スプレーによる止血が有効であることもある．月経による出血が問題となりうるが，メドロキシプロゲステロン1日10〜20 mgの投与によりコントロールできる場合がある．出血が続くならば，結合型エストロゲンを追加してもよい．この場合，まず低用量0.625 mgを1日に3〜4回から開始して徐々に増量し，血小板減少から回復するまで継続する．

代表的な先天性凝固疾患

血友病A

血友病Aは第Ⅷ因子の欠乏によるX染色体関連の凝固疾患である．一次止血は保たれるが，内因系に障害があるため外傷や手術後に何時間もしくは何日も経過してから出血が起こることがある．重症度は第Ⅷ因子のレベルによって決まる(6〜30％は軽症，2〜5％は中等症，1％以下では重症)．出血は関節や筋肉などの深部に起こりやすい．治療は血友病の重症度と出血の程度により適切なものを選ぶ．軽症〜中等症の患者の軽度出血ではDDAVPを試みてもよい．DDAVP投与により第Ⅷ因子レベルは3〜5倍に増加する．一般的な使用方法は，0.3 μg/kgの静脈注射もしくは皮下注射であり，これにより5〜8時間にわたり第Ⅷ因子が増加する．重症の血友病患者では，出血が軽度であっても第Ⅷ因子の補充が必要である．

第Ⅷ因子製剤には血漿より精製された製剤と，遺伝子組換え製剤の2種類がある．遺伝子組換え製剤は，血液製剤による感染症のリスクがない点で優れている．第Ⅷ因子は体重1 kg当たり1単位を投与すると血漿中の第Ⅷ因子レベルが2％上昇する．投与前に患者の第Ⅷ因子レベルを測定し，目標とする第Ⅷ因子レベルに到達するために何単位投与すべきかを計算する．軽度の出血では25〜30％，中等度〜重度では50％，外科手術や大量出血時には75〜100％を目標値とする．第Ⅷ因子は半減期が8時間であるので，第Ⅷ因子レベルは投与後8〜12時間後に再検査し追加投与する．止血するまで治療を継続する必要があり，外科手術後は10〜14日継続する必要がある．血友病患者では凝固因子に対する自己抗体が形成されることもまれではな

く，このため第Ⅷ因子を投与してもレベルが上昇しない。このような場合，患者が出血していれば第Ⅶa因子を 90 μg/kg 投与し，止血が得られるまで 2 時間ごとに投与を繰り返す。ただし，このような患者の管理には十分な知識と経験のある血液内科医の指示を仰ぐべきである。

血友病 B

血友病 B は第Ⅸ因子の欠乏により生じるが，これも X 染色体関連の凝固疾患である。臨床的には血友病 A と区別がつかない。治療は血漿より精製された第Ⅸ因子，もしくは遺伝子組換え第Ⅸ因子の投与である。体重 1 kg 当たり 1 単位投与すると第Ⅸ因子レベルは 1 ％上昇する。第Ⅸ因子の半減期は 24 時間で，初回投与から 18～24 時間ごとに投与を繰り返す必要がある。第Ⅸ因子の目標レベルは血友病 A と同じであり，同様の血漿レベルフォローが必要である。やはり第Ⅸ因子抗体が形成されることがあり，このような患者が出血した場合には血友病 A と同様，遺伝子組換え第Ⅶa因子の投与が必要である。

von Willebrand病

von Willebrand因子 (vWF) は血小板による一次止血に必須な役割を果たす糖蛋白であると同時に血漿中で第Ⅷ因子を安定化させて輸送するという役目ももつ。von Willebrand病は vWF の量的もしくは質的異常により皮膚や粘膜の出血をきたすもので，重症であれば生命を脅かすほどの出血に至る。von Willebrand病には 3 つのタイプがあり，タイプ 1 は vWF レベルの低下，タイプ 2 は vWF の質的異常，タイプ 3 は vWF の完全欠乏である。いずれも出血時にはクリオプレシピテートか，より望ましい製剤として Humate-P 製剤[注4]で治療する。タイプ 1 と，タイプ 2 の一部は DDAVP による改善も期待できる。

（大木 康弘）

注 4：わが国では，コンファクト F 製剤。

参考文献

Bernard GR, Vincent JL, Laterre PF, et al. Efficacy and safety of recombinant human activated protein C for severe sepsis. N Engl J Med. 2001；344：699-709.
DICを合併した1,690人の敗血症患者を対象とした活性化プロテインCの第3相試験。ヒト活性化プロテインCを24μg/kg/時で96時間投与した群は死亡率が24.7%であり，プラセボ群の30.8%と比較して優れていた。

Chakraverty R, Davidson S, Peggs DK, et al. The incidence and cause of coagulopathies in an intensive care population. Br J Haematol. 1996；93：460-463.
英国の成人集中治療室に入室した235人を対象とした，凝固障害の原因に重点を置いた後ろ向き研究。

Drews RE. Critical issues in hematology：anemia, thrombocytopenia, coagulopathy, and blood product transfusions in critically ill patients. Clin Chest Med. 2003；24：607-622.
集中治療室における貧血，血小板減少，凝固障害のエビデンスに基づいた総説。特に診断と輸血治療に重点を置いている。

Hillman RS, Ault KA, Rinder HM. Blood loss anemia. In：Hematology in Clinical Practice. 4th ed. New York: McGraw-Hill Professional, 2002：122-134.
肝不全患者における止血異常とそのアプローチ法についてのエビデンスに基づいた総説。

Kujovich J. Hemostatic defects in end stage liver disease. Crit Care Clin. 2005；21：563-587.

Levi M. Disseminated intravascular coagulation：what's new? Crit Care Clin. 2005；21：449-467.
DICの病態生理から診断，治療に至るまでのエビデンスに基づいた総説。

Noris M, Remuzzi G. Uremic bleeding：closing the circle after 30 years of controversies. Blood. 1999；94：2569-2574.
尿毒症による血小板機能異常の機序について議論している。特にグアニジノサクシン酸が重要な役割を果たしているという機序について概説している。

Taylor FB Jr, Toh CH, Hoots WK, et al. Towards definition, clinical and laboratory criteria, and a scoring system for disseminated intravascular coagulation. Thromb Haemost. 2001；86：1327-1330.
DICのスコアリングシステムの有用性を示している。

輸血学

James C. Mosley, Ⅲ and Morey A. Blinder

貧血anemiaは集中治療室(ICU)でよくみられる病態である。重症患者では，さまざまな要素により酸素運搬と酸素消費のバランスが障害されているが，心拍出量，出血による循環血液量の減少，そして酸塩基平衡の異常などと同様，貧血もその要素のうちの1つである。貧血の原因としては出血や溶血による血液喪失，鉄代謝異常による造血低下，エリスロポエチン低下による造血低下などが挙げられる。

組織への酸素運搬を改善するため，貧血時には赤血球輸血を行うのが一般的である。ある研究によると，ICU患者の40%超に輸血が行われるが，そのうち66%超は，出血以外の理由(つまり産生低下)によるものである。

施設によって輸血の指標やガイドラインは大きく異なり，ICUにおける貧血の管理についてもはっきりした指標はない。ヘモグロビンが10 g/dl未満となった時に輸血を行う「積極的輸血」アプローチと，7 g/dl未満となった時に輸血を行う「制限輸血」アプローチとの比較試験がいくつかあるが，ほとんどの試験では「制限輸血」アプローチを行っても死亡率が上昇するわけではなく，ICU患者ではヘモグロビンが7～9 g/dl程度であれば十分耐容可能なレベルであることを示唆している。さらには，ヘモグロビンが10 g/dl未満で輸血する「積極的輸血」アプローチではむしろ有病率・死亡率が高い傾向があった。しかし，急性冠症候群のある患者では「積極的輸血」を行ったほうが生存率が高くなる傾向にあることが示されている。それでも輸血の是非は，酸素運搬に影響する全身の臓器障害の程度，出血予想量，患者の全身状態を考慮して個々の患者ごとに慎重に判断すべきである。一般的には，急性冠症候群がある患者を除いては，ヘモグロビンが7 g/dl未満となるようなら輸血を行い，ヘモグロビンレベルを7～9 g/dl程度に維持することを目標とするよう推奨されている。

輸血量と投与の実際

赤血球濃厚液1単位は約300 mlであり[注1]，通常2～3時間で投与する[注2]。1単位

注1：1単位は約440～450 mlの全血由来であり，通常220～250 mlの赤血球濃厚液となるため，300 mlという記載は多目である。なおわが国では，1単位は200 mlの全血由来であり，約100～120 mlの赤血球濃厚液となる。

注2：わが国の1単位であれば，1～2時間で投与する。

注3：わが国の1単位ではヘモグロビンで0.5 g/dl，ヘマトクリットで1.5～2%程度の上昇となる。

表 63.1 血液製剤

製剤	適応	コメント
赤血球濃厚液	■ 貧血患者の酸素運搬能を増加させる ■ 急性出血時に循環血液量増量目的に使用することもある	■ 集中治療室ではヘモグロビンレベルを 7〜9 g/dl に保つように輸血 ■ 急性冠症候群患者ではより高値を目標とする
血小板	■ 血小板減少があり，出血のリスクのある場合 ■ 出血がなければ血小板破壊のある時には適応と**ならない**	■ 予防的投与は血小板数が 10,000/μl となった場合のみ行う ■ 侵襲的手技を行う場合に目標とする値は施設ごとに異なる
新鮮凍結血漿(FFP)	■ 凝固因子欠乏，凝固障害のある患者の出血 ■ ワルファリン作用の補正 ■ 重症の播種性血管内凝固(DIC)	■ 投与量は 5〜15 ml/kg であるが，一般的には 2 単位を投与してから PT/PTT をチェックする
クリオプレシピテート[注1]	■ フィブリノゲン欠乏	■ フィブリノゲンのほか，von Willebrand因子，第Ⅷ因子，フィブロネクチンなどを含んでいる
Humate-P[注2]	■ von Willebrand病 2B, 2N および 3 型	■ von Willebrand因子を含む第Ⅷ因子製剤
第Ⅷおよび第Ⅸ因子	■ それぞれ血友病 A, B	■ ウイルスは不活化済み ■ 遺伝子組換え製剤では感染のリスクなし
遺伝子組換え第Ⅶa因子[注3]	■ 凝固因子に対する自己抗体存在下(後天性血友病など)の出血 ■ 第Ⅶ因子欠乏	■ 遺伝子組換え製剤 ■ 血友病患者の手術時および出血時に使用

PT/PTT：プロトロンビン時間/部分トロンボプラスチン時間
注 1：わが国では製造中止。
注 2：わが国ではコンファクト F®。
注 3：わが国での商品名は，ノボセブン®。

を投与すると，出血や溶血が進行していなければヘモグロビンが約 1 g/dl 上昇し，ヘマトクリットは 3％上昇する[注3]。輸血前に患者の ABO 型を検査しておくべきであるが，緊急時には O 型 Rh 陰性の赤血球濃厚液が安全に投与できる。

血液製剤の種類

表 63.1 に血液製剤の種類とその適応についてまとめる。本章では頻用される血液製剤について述べる。

全血

全血は手術前に貯血されて手術時に投与するといったように,自己血輸血の時に使用される。全血は文字どおり血液成分すべて(血漿,赤血球,血小板,血漿中蛋白など)を含んでいる。

赤血球濃厚液

赤血球濃厚液は,約200 mlの赤血球が保存溶液内に含まれた製剤である。製剤のヘマトクリットは55〜60％であり,約200 mgの鉄を含んでいる[注4]。

γ線照射済み血液製剤

外部照射を行い,γ線照射済み血液製剤が作成される。これによりドナーのT細胞が除去され,造血幹細胞移植後の患者や,重篤な免疫不全の患者での移植片対宿主病 graft versus host disease(GVHD)を防ぐ[注5]。

サイトメガロウイルス抗体陰性血液

サイトメガロウイルス(CMV)抗体陰性の血液は,患者がCMV陰性であり,かつ,CMV感染の合併症が重篤となるリスクが高い場合(移植患者,妊娠患者など)に投与される。ただし,白血球除去を行うことによってもCMV感染のリスクは著明に下げることができる。白血球除去は,献血時に行われることが多い。

洗浄赤血球

ドナーの赤血球を生理食塩液で処理したもので,ドナーの血清ができる限り除去された製剤である。このような製剤は,輸血時のアナフィラキシー反応の出現するリスクが高い免疫グロブリンA(IgA)欠乏の患者や,輸血時の補体投与により補体活性化の増悪する可能性のある発作性夜間ヘモグロビン尿症 paroxysmal nocturnal hemoglobinuria(PNH)の患者に使用される。

輸血のリスク

血液製剤にはリスクがある。リスクは大きく分けて短期的リスク(血液製剤を一単位輸血するごとに生じる)と長期的リスク(患者が生涯で受ける総輸血単位数に比例する)に分けられる。

注4:1単位の量については先述(注1)のとおりであり,わが国の1単位では約半量である。
注5:GVHDは免疫不全の患者のみに起こるわけではなく,例えば近縁のドナーからの血液製剤によって起こることもあるため,通常近縁ドナーからの輸血は行わない。

63.1 急性溶血反応の管理

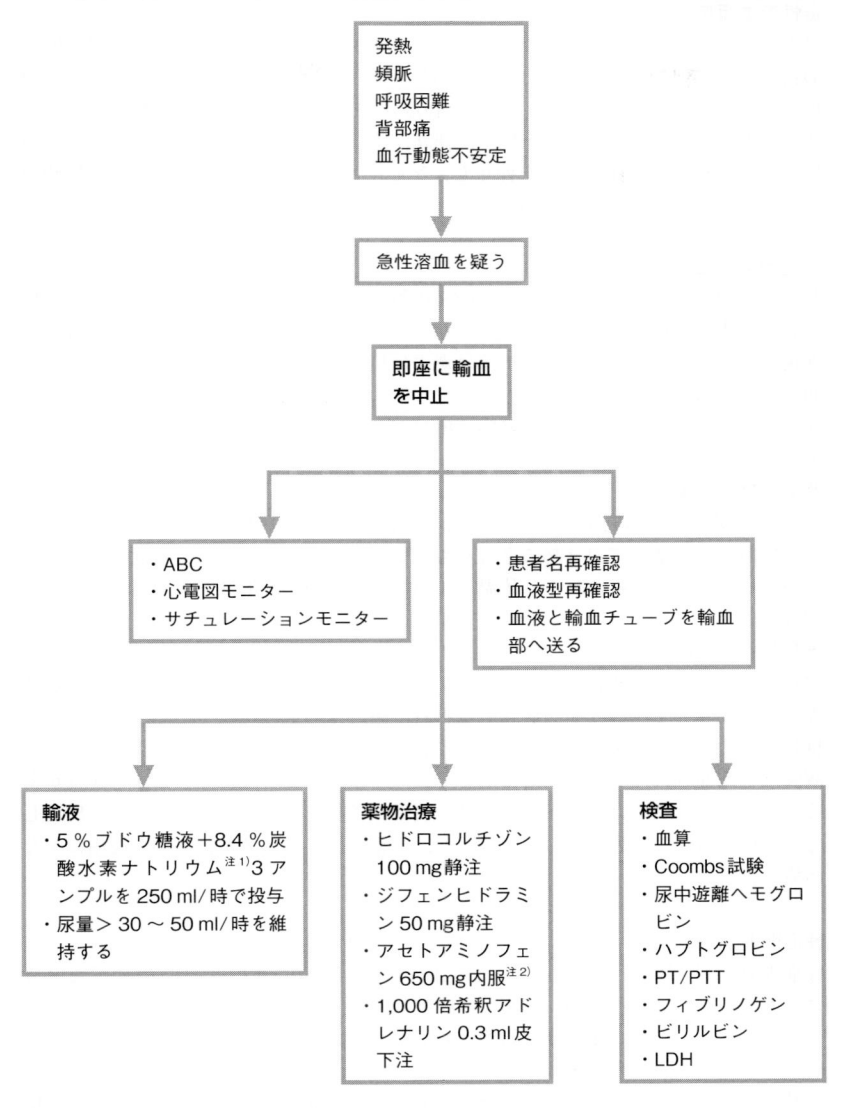

```
発熱
頻脈
呼吸困難
背部痛
血行動態不安定
   ↓
急性溶血を疑う
   ↓
即座に輸血を中止
   ↓
```

- ABC
- 心電図モニター
- サチュレーションモニター

- 患者名再確認
- 血液型再確認
- 血液と輸血チューブを輸血部へ送る

輸液
- 5％ブドウ糖液＋8.4％炭酸水素ナトリウム[注1] 3アンプルを 250 ml/時で投与
- 尿量＞30〜50 ml/時を維持する

薬物治療
- ヒドロコルチゾン 100 mg 静注
- ジフェンヒドラミン 50 mg 静注
- アセトアミノフェン 650 mg 内服[注2]
- 1,000倍希釈アドレナリン 0.3 ml 皮下注

検査
- 血算
- Coombs試験
- 尿中遊離ヘモグロビン
- ハプトグロビン
- PT/PTT
- フィブリノゲン
- ビリルビン
- LDH

ABC：Airway(気道)，Breath(呼吸)，Circulation(循環)，PT/PTT：プロトロンビン時間/部分トロンボプラスチン時間，LDH：乳酸脱水酵素
注1：50 ml 製剤を用いた場合。わが国には 50 ml 製剤はなく，20 ml，250 ml のみである。
注2：わが国では通常，1錠が 200 mg もしくは 300 mg であり，600mg もしくは 400 mg の投与が現実的。

短期的リスク
急性溶血反応
最も重篤で，即座に致命的となる合併症は急性溶血反応である。これは患者血液中の抗体(通常 IgM)がドナー赤血球の主抗原 major antigen に反応することにより出現し，輸血 250,000〜1,000,000 回に 1 回の頻度で認められる。輸血後数分で発熱，呼吸困難，頻脈，背部痛，血圧低下，悪寒，胸痛などの症状が出現する。急性溶血反応が疑われたら**即座に輸血を停止し**，輸血部・血液バンクに連絡する。 63.1 に急性溶血反応時の対応についてまとめた。

遅延型溶血反応
遅延型溶血反応は通常，輸血後 24〜48 時間以降，7〜10 日以内に起こる。これは患者血清中の抗体がドナー赤血球の副抗原 minor antigen に反応することにより引き起こされるものであり，この抗体は過去に抗原曝露があった場合に産生される。通常は無症状であるが，検査上ヘモグロビンの急速な低下と，直接 Coombs 試験陽性や間接ビリルビンの上昇などの溶血所見が認められる。

非溶血性発熱反応
非溶血性発熱反応は約 1％の頻度で認められるが，これは患者血清中の抗体がドナー白血球に反応して引き起こされるものである。過去に輸血による同種抗原曝露歴のある患者でよくみられる。体温の急速な上昇に対し，解熱薬で対応する。

アレルギー反応
アレルギー反応は血液製剤中のアレルゲンにより引き起こされるものであり，かゆみ，気管支攣縮といった症状が認められる。頻度は約 1％程度である。これは通常抗ヒスタミン薬で治療できるが，IgA 欠乏患者が IgA 欠乏ではないドナーからの血液製剤を輸血された場合，血清に対してアナフィラキシー反応を起こす可能性がある。このような反応は洗浄赤血球製剤の使用で予防するのが最良であるが，出現してしまった場合には高用量のステロイド，気道確保，抗ヒスタミン薬の使用により治療を行う。

輸血関連急性肺損傷
輸血関連急性肺損傷 transfusion-related acute lung injury (TRALI) の詳細なメカニズムはわかっていないが，多くは血液製剤中の抗体に関連した免疫学的機序によるものである。また，非免疫学的機序も提唱されている。動物モデルと最近の臨床研究によると，免疫学的・非免疫学的機序の両方が関連しており，その両方の機序に基づくびまん性の好中球活性化と毛細血管漏出 (capillary leak) の結果が TRALI として認識されるのであろうと考えられている。TRALI ではびまん性の肺毛細血管障害とそれによる急性発症の呼吸困難，低酸素血症，発熱，急性呼吸窮(促)迫症候群 (ARDS) に似た両側肺浸潤影を呈し，体液量過剰や心不全はない。治療は支持療法中心である。多くの症例では病態は自然軽快するが，人工呼吸器管理を必要と

表63.2 輸血関連感染症

ウイルス	100万件当たりのリスク	1単位当たりの頻度	死亡頻度（100万単位当たり）
A型肝炎	1	1/1,000,000	0
B型肝炎	7～32	1/30,000～1/250,000	0～0.14
C型肝炎	4～36	1/30,000～1/150,000	0.5～17
HIV	0.4～5	1/200,000～1/2,000,000	0.5～5
HTLV-I, HTLV-II	0.5～4	1/250,000～1/2,000,000	0
パルボウイルス B19	100	1/10,000	0

HIV：ヒト免疫不全ウイルス，HTLV：ヒトT細胞白血病ウイルス

することもある。

細菌感染症

血液製剤も細菌混入の可能性をはらんでいる。特に *Yersinia enterocolitica* のように寒冷でも増殖する細菌や，さまざまなグラム陰性菌が原因菌となる。細菌感染症の頻度はディスポーザブルのプラスチック血液容器が導入されてから劇的に減少している。

長期的リスク
ウイルス感染症

血液製剤による感染症とその頻度を**表63.2**にまとめた。すべての血液製剤は現在B型肝炎，C型肝炎，HIV-I および HIV-II，HTLV-I および HTLV-II のスクリーニングを受けている。スクリーニングは行われないが，CMVやパルボウイルス B19 の感染症，そしてプリオン病である Creutzfeldt-Jacob 病の危険もある。

鉄過剰

ICU患者では通常問題とならないが，輸血量に応じて二次的な鉄過剰症が起こる。最もリスクの高いのは，長期にわたって多量の輸血を行っている患者である（例えば鎌状赤血球症，サラセミア，骨髄異形成症候群など）。赤血球濃厚液は1ml当たり1mgの鉄を含んでいる。出血のない患者に輸血を繰り返すと鉄投与量が利用量を超えることになるため，心筋，骨髄，肝臓などの臓器に鉄が沈着する。

（大木　康弘）

参考文献

Drews RE. Critical issues in hematology: anemia, thrombocytopenia, coagulopathy, and blood product transfusions in critically ill patients. Clin Chest Med. 2003; 24: 607-622.
集中治療室でしばしばみられる血液および凝固異常の診断, 評価, 治療についての系統的な総説。

Goodnough LT, Brecher ME, Kanter MH, et al. Transfusion medicine: first of two parts. Blood transfusion. N Engl J Med. 1999; 6: 438-441.
基本的な輸血学の総説。特に合併症, 輸血の適応について述べている。

Herbert PC, Wells G, Blajchman MA, et al. A Multicenter, randomized, controlled clinical trial of transfusion requirement in critical care. N Engl J Med. 1999; 6: 409-417.
838人のICU患者を対象とした無作為化試験。ヘモグロビン値が10g/dl未満もしくは7g/dl未満を赤血球輸血の適応の指標とする2つの群にそれぞれ無作為に割り振った。30日後の総生存率は両群で差がなかったが, 7g/dlを指標とした群で有意に院内死亡率が低かった(22.2%対28.1%, $p=0.05$)。「制限輸血」は十分に耐容可能で, おそらく「積極的輸血」よりも予後がよいと考えられた。

McLellan SA, McClelland DB, Walsh TS. Anaemia and red blood cell transfusion in the critically ill patient. Blood Rev. 2003; 17: 195-208.
重症患者での貧血と, 輸血方法についての総説。

Pajoumand M, Erstad BL, Camamo JM. Use of Epoetin Alfa in critically ill patients. Ann Pharmacother. 2004; 38: 641-648.
重症患者の貧血に対する, 赤血球輸血の頻度を減らすためのエポエチンアルファの使用についての総説。

Triulzi, DJ. Transfusion-related acute lung injury: an update. Hematology Am Soc Hematol Educ Program. 2006; 497-501.
TRALIの最新の研究と, 発症機序についての総説。

Uy GL. Transfusion medicine. In: Lin TL, ed. Hematology and Oncology Subspecialty Consult. Baltimore: Lippincott, Williams & Wilkins; 2004: 73-79.
輸血学の基本と, 血液製剤とその適正使用について役立つ情報をまとめた, 教科書の一章。

Vincent JL, Baron JF, Reinhart K, et al. Anemia and blood transfusion in critically ill patients. JAMA. 2002; 12: 1499-1507.
重症患者の貧血の頻度と輸血について評価した, 欧州のICUにおける前向き観察研究。

64 凝固亢進状態

James C. Mosley, Ⅲ

凝固亢進状態とは，静脈系もしくは動脈系に異常な血液凝固の起こりやすい状態を指し，先天性もしくは後天性のさまざまな要因によって引き起こされる。①凝固亢進状態，②血流のうっ滞，③血管内皮の障害といったVirchowの三徴から異常な血栓の形成が始まる。血栓が血管を閉塞すれば，静脈系なら肺塞栓症，動脈系なら主要臓器の塞栓症を引き起こす。

集中治療室(ICU)では凝固亢進状態によるさまざまな症状，徴候がみられる。ICU患者は長期臥床，さまざまな手技，そして基礎疾患のため静脈血栓塞栓症を形成しやすい傾向にある。ICU患者の血栓塞栓傾向は一過性の場合もあるが，もともと存在していた凝固亢進状態が増悪している可能性もある。**表64.1**に凝固亢進状態の例を挙げた。

深部静脈血栓症と肺塞栓症

深部静脈血栓症deep vein thrombosis(DVT)と肺塞栓症pulmonary embolism(PE)はICUでよく起こるが，しばしば見逃されている。ある報告では，ICU患者のDVTの頻度は20〜40％に上るとされている。

ICUにおけるDVTとPEの診断は容易ではない(ALG **64.1**と**64.2**)。超音波で診断されるDVTのうち，10〜100％は通常の身体診察では見逃されていたという多数の報告がある。特にICU患者は，数々の重篤な併存症があり，挿管されていたりすれば症状を訴えることができず，行わなければならない手技，投与薬が多く，そして検査を受ける場所まで移動することが危険であるといった複数の理由により，診断が困難である。**表64.2**にDVTとPEの診断方法を列挙した。

DVTとPEが臨床的に疑われたら治療を開始すべきである。前述したようにICUでは診断は困難なこともあるが，治療を遅らせることにより合併症発症率，死亡率の悪化につながる。DVTやPEが疑われた場合は，体重で補正した未分画ヘパリン投与か，低分子ヘパリン投与による治療を行う。未分画ヘパリンの投与量と，その代替薬物の投与量を**表64.3**と**表64.4**に記載した。

ICU患者にDVT予防を行うことで，PEなどの静脈血栓症の頻度を下げることができる。一般的に，禁忌がなければICU患者すべてにDVT予防を行うべきである。

表64.1 凝固亢進状態の原因

後天性の原因	先天性の原因
外傷・手術	第V因子ライデン変異
悪性腫瘍	プロトロンビンG20210A変異
長期臥床	プロテインC欠乏
ネフローゼ症候群	プロテインS欠乏
肥満	アンチトロンビン欠乏
妊娠	第VIII因子過活性
経口避妊薬	
うっ血性心不全	
骨髄増殖性疾患	
抗リン脂質抗体	
ループスアンチコアグラント	
抗カルジオリピン抗体	

表64.2 集中治療室における深部静脈血栓症(DVT)と肺塞栓症(PE)の診断方法

検査	適応	キーポイント
静脈エコー	四肢のDVTを疑う時	■ 近位のDVTでは感度・特異度とも高い
スパイラルCT	PEを疑う時	■ 大きなPEでは感度が高い ■ 造影剤は腎機能障害を起こすことがある
換気血流肺シンチ	PEを疑う時	■ PEに対する感度は高い ■ 肺炎など,ほかの肺疾患がある場合判定が困難となる
CT動脈造影・静脈造影	DVTやPEを疑う時	■ 対応設備が必要 ■ 造影剤使用量が多い

Cook D, Douketis J, Crowther MA, et al. The diagnosis of deep venous thrombosis and pulmonary embolism in medical-surgical intensive care unit patients. J Crit Care. 2005 ; 25：314-319 から許可を得て改変.

動脈血栓塞栓症

急性の動脈血栓塞栓症 arterial thromboembolismは,ほかの部位から移動してきた塞栓物質によって血管が閉塞するか,血管内で形成された血栓がその部位で血管を閉塞させることによって起こる.塞栓物質は,例えば心房細動では心房内で,血管障害では血管内で形成され,血流によってより末梢へ移動し塞栓症を起こす.症状はその動脈の支配領域に関連したものであり,疼痛,蒼白,四肢の冷感,そして脳血管障害ではその支配領域の神経症状として通常は認められる.ただし,ICU患者では複数の合併症のためにこれらの症状がはっきりしないまま経過してしまうこと

ALG 64.1 深部静脈血栓症(DVT)の診断アルゴリズム

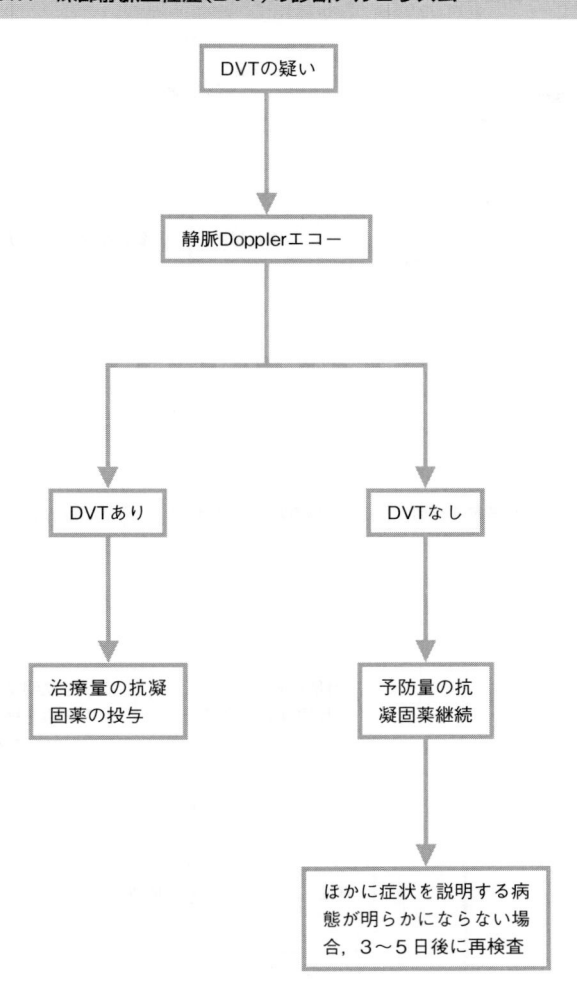

```
        DVTの疑い
            │
            ▼
      静脈Dopplerエコー
       ┌────┴────┐
       ▼         ▼
    DVTあり    DVTなし
       │         │
       ▼         ▼
  治療量の抗凝    予防量の抗
  固薬の投与     凝固薬継続
                 │
                 ▼
          ほかに症状を説明する病
          態が明らかにならない場
          合,3〜5日後に再検査
```

ALG 64.2 肺塞栓症(PE)診断のアルゴリズム

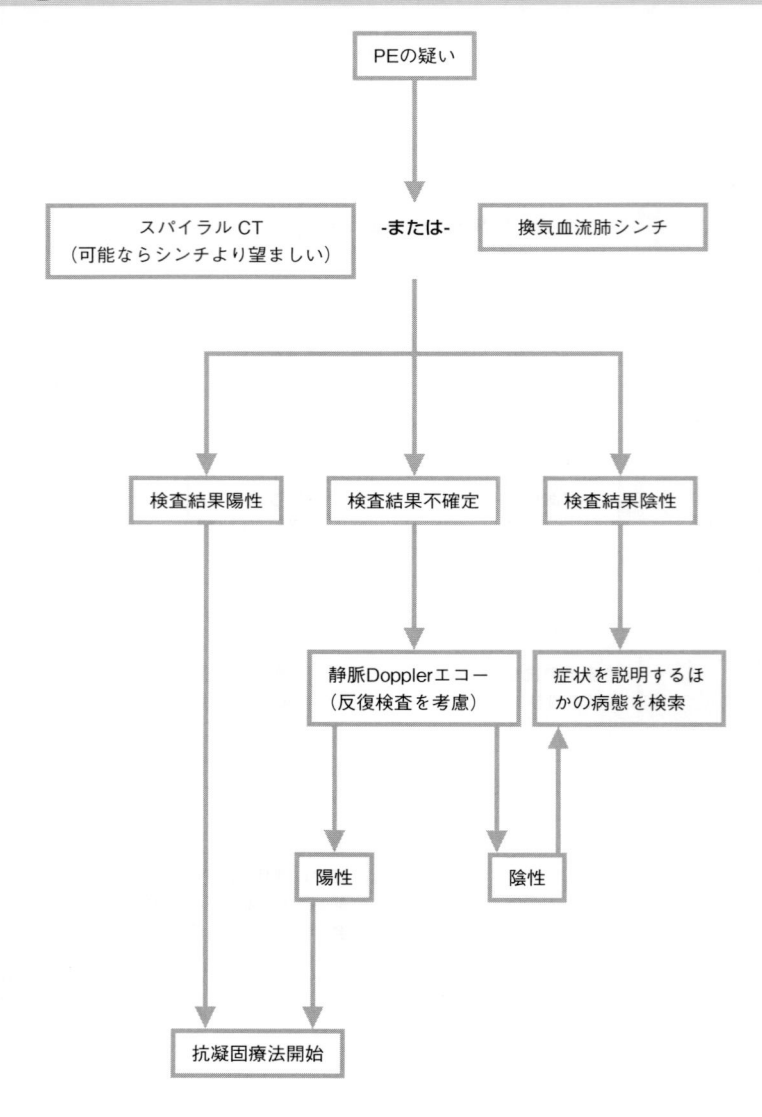

```
                        PEの疑い
                           │
                           ▼
  ┌──────────────┐                    ┌──────────────┐
  │ スパイラルCT  │    -または-        │ 換気血流肺シンチ │
  │(可能ならシンチ │                    └──────────────┘
  │ より望ましい) │
  └──────────────┘
           │
  ┌────────┼────────┐
  ▼        ▼        ▼
検査結果陽性  検査結果不確定  検査結果陰性
  │            │            │
  │            ▼            ▼
  │     静脈Dopplerエコー   症状を説明するほ
  │     (反復検査を考慮)    かの病態を検索
  │            │            │
  │       ┌────┴────┐      ▲
  │       ▼         ▼      │
  │      陽性       陰性────┘
  │       │
  ▼       ▼
  抗凝固療法開始
```

表64.3　体重補正未分画ヘパリン投与量

初期投与量

60〜80単位/kgをボーラス投与
14〜18単位/kg/時を持続静注

活性化部分トロンボプラスチン時間(aPTT)[a]による補正

<40	2,000単位をボーラス投与し，さらに持続投与量を2単位/kg/時増量
40〜44	持続投与量を1単位/kg/時増量
45〜70	現在の投与量を継続
71〜80	持続投与量を1単位/kg/時減量
81〜90	投与を30分停止し，持続点滴量を2単位/kg/時減量して再開
>90	投与を1時間停止し，持続投与量を3単位/kg/時減量して再開

[a] 用量を調節した場合，必ず6時間後にaPTTを再検査する。

がある。
　身体所見が血栓塞栓症の原因同定につながることがある。複数の部位の虚血は，塞栓症，つまり血栓の移動による複数の場所の虚血を示唆する(ただし血管炎患者でもみられることがある)が，限局した部位の虚血ではもともとその部位で形成された血栓によるものが疑われる。超音波検査でさらに診断を進めることもできるが，CT血管造影のほうが有用であることが多い。
　動脈血栓症を疑った時には即座に治療を開始すべきである。治療を遅らせると虚血による不可逆的な障害が起こるからである。抗凝固療法は**表64.3**および**表64.4**に従って行う。また，手術適応を考慮して外科医にコンサルトをしておく。

凝固亢進状態の評価

ICU患者には血栓塞栓症のリスクとなりうる要素が多くある。そのため，ICU患者に血栓塞栓症を認めても，一般的には基礎疾患としての凝固亢進状態の評価は不要である。凝固亢進状態の評価を行う適切な時期ははっきりしていないが，血栓塞栓症から6週間〜6カ月程度たってからの検査が勧められる。なぜなら，血栓症発症直後から数週間にわたっては急性期反応物質が上昇しており，凝固亢進状態の検査結果が偽陽性となりうるからである。ただし，繰り返す血栓症，脳静脈もしくは内臓静脈の血栓症，そして非塞栓性動脈血栓症では凝固亢進状態の評価が必要となる。血栓症発症直後の最低限の検査として，ループスアンチコアグラント，抗カルジオリピン抗体，空腹時ホモシステイン値の検査が推奨される。さらに，血栓症を繰り返す場合や，脳静脈もしくは内臓静脈の血栓症の場合には，発症直後の検査である必要はないものの，長期的治療計画のためにプロトロンビンG20210A変異および

表64.4 代替抗凝固薬

薬物	作用機序	使用目的	予防量	治療量
エノキサパリン[注1]	第Xa因子の不活性化[注5]	DVT/PEの予防と治療	40 mgを24時間ごとに皮下注射	1 mg/kgを12時間ごとに皮下注射もしくは1.5mg/kgを24時間ごとに皮下注射
ダルテパリン[注2]	第Xa因子の不活性化[注5]	DVT/PEの予防と治療	5,000単位を24時間ごとに皮下注射	100単位/kgを12時間ごとに皮下注射もしくは200単位/kgを24時間ごとに皮下注射
フォンダパリヌクス[注3]	第Xa因子の不活性化[注5]	DVT/PEの予防と治療 ヘパリン誘発性血小板減少症の治療	2.5 mgを24時間ごとに皮下注射	7.5mgを24時間ごとに皮下注射(体重≤100kg) 10 mgを24時間ごとに皮下注射(体重>100mg)
lepirudin	直接トロンビン阻害薬	ヘパリン誘発性血小板減少症	0.1 mg/kg/時で持続静脈注射	0.4 mg/kgをボーラス投与後, 0.15mg/kg/時にて持続静注
アルガトロバン[注4]	直接トロンビン阻害薬	ヘパリン誘発性血小板減少症による血栓症の治療		2 μg/kg/分にて持続静脈注射

DVT：深部静脈血栓症，PE：肺塞栓症
注1：わが国での商品名はクレキサン®。わが国での保険適応は整形外科手術時の血栓症予防目的のみである。
注2：わが国での商品名はフラグミン®。わが国ではDVT/PEに対しての保険適応はない。
注3：わが国での商品名はアリクストラ®。わが国での保険適応は整形外科手術時の血栓症予防目的のみである。
注4：わが国での商品名はノバスタン®，スロンノン®など。わが国ではHITに対しての保険適応はない。
注5：第Xa因子の不活性化薬として，わが国ではヘパリン類似物質のダナパロイド(オルガラン®)が利用可能であるが，保険適応承認されているのは播種性血管内凝固に対してのみである。使用量は1,250単位の静脈注射を12時間ごとである。また，現在のところわが国では，ヘパリン誘発性血小板減少症に保険適応承認のある薬物はない。

第V因子ライデン変異の検査を行う必要がある[注1]。ほかの検査の必要性および長期的な治療計画のため，血液内科医にコンサルトしておく。

血小板減少および凝固亢進状態に関連した疾患

血小板減少と凝固亢進状態とが同時にみられるような疾患がある。例えば，ヘパリン誘発性血小板減少症は，ヘパリン投与によりヘパリン・血小板因子複合体に対する抗体が血小板活性化を引き起こす疾患である。血小板減少とともに血栓症を引き

注1：日本人ではこれらの変異は見つかっていない。

起こして重篤となることがあり，注意が必要である。**61章**で詳細に説明してある。

血栓性血小板減少性紫斑病 thrombotic thrombocytopenic purpura (TTP) でも血小板減少と凝固亢進状態とが同時にみられる。ADAMTS13 という酵素は von Willebrand因子の多量体を切断する酵素であるが，ADAMTS13 の欠乏もしくは ADAMTS13 に対する自己抗体の産生により TTP が引き起こされると考えられている。TTP では血小板減少，末梢血スメアで細小血管障害を示唆する所見（破砕赤血球），発熱，意識障害，さまざまな程度の腎障害が認められる。治療は緊急を要し，即座に血液内科医のコンサルトを呼び，血漿交換を開始する必要がある。この疾患も **61章**で詳細に説明してある。

播種性血管内凝固 disseminated intravascular coagulation (DIC) でも血小板減少と凝固亢進を伴う凝固障害とが同時に認められる。DIC では敗血症，虚血，アシドーシス，多臓器不全などの基礎疾患により消費性の凝固障害が引き起こされ，播種性の血栓症と出血が同時に認められる。

〈大木　康弘〉

参考文献

Cook D, Douketis J, Growther MA, et al. The diagnosis of deep venous thrombosis and pulmonary embolism in medical-surgical intensive care unit patients. J crit Care. 2005；25：314-319.
DVTおよびPEの診断方法について，特に集中治療室における対応に重点を置いた最新知見の総説。

Geerts WH. Prevention of venous thromboembolism in high-risk patients. In：American Society of Hematology Education Program Book. Washington, D.C.：American Society of Hematology. 2006：462-466.
さまざまな臨床状況下でのDVT予防法についての総説。

Levine JS, Branch DW, Rauch J, The antiphospholipid syndrome. N Engl J Med. 2002；10：752-763.
高リン脂質抗体症候群の病態，診断，そして治療方法についての総説。

Nachman RL, Silverstein R. Hypercoagulable states. Ann Intern Med. 1993；8：819-827.
先天性もしくは後天性凝固亢進状態の主な病態生理，頻度，経過，診断，治療についての総説。

Peles S, Pillot G. Thrombotic disease. In：Pillot G, Chantler M, Magiera H, et al, eds. Hematology and Oncology Subspecialty Consult. Baltimore：Lippincott, Williams & Wilkins, 2004：25-32.
凝固亢進状態の診断と治療に重点を置いた教科書の一章。

Rosenberg RD, Aird W. Vascular-Bed specific hemostasis and hypercoagulable states. N Engl J Med. 1999；20：1555-1564.
凝固亢進状態についての細胞レベルでの病態生理の総説。凝固因子と血管内皮細胞内伝達経路との関係を詳細に説明している。

Tabatabai A. Disorders of hemostasis In：Ahya SN, Flood K, Parajothi S, eds. Washington Manual of Medical Therapeutisc. 30th ed. Baltimore：Lippincott, Williams & Wilkins, 2001：394-412.
凝固亢進状態や易出血性疾患に関する鑑別診断，診断方法，治療法について述べた教科書の一章。

XVI

妊　娠

65 子癇前症と子癇

Tracy M. Tomlinson and Yoel Sadovsky

　子癇前症 preeclampsia は蛋白尿を伴う妊娠関連の高血圧疾患である。一般的に妊娠 20 週を過ぎてから，または分娩後早期に発症する。子癇前症は妊娠の 10 ％もに合併し，世界中で妊婦の主な死亡原因の 1 つである。子癇前症のリスクは一般的に，子癇前症の既往，初産婦，20 歳未満，36 歳以上，多胎妊娠である。さまざまな病状が子癇前症の素因となる。例えば，慢性高血圧，肥満，糖尿病，腎疾患，結合組織病，血栓塞栓症などである。現在，子癇前症の原因は不明だが，胎盤絨毛組織の存在に関連しており，胞状奇胎の女性でもみられるように胎児が存在しなくても発症することがある。おそらく血管新生の調節因子，増殖因子，サイトカイン，動脈壁緊張の調節因子などの胎盤因子が母体循環系に放出され，多臓器障害に至る全身性の内皮細胞障害を引き起こすのだろう。

　軽症の子癇前症の特徴は高血圧（血圧 140 /90 mmHg 超かつ 170 /110 mmHg 未満）と蛋白尿（300 mg/ 日超）である。軽症子癇前症の女性は通常無症状か，もしくは末梢浮腫や過度の体重増加を訴えることがある。ほとんどの場合，身体所見にて浮腫があり，反射亢進を認めることもある。血算にて血液濃縮がみられることもある。重症の子癇前症への進展は急速に起こることが多く，複数の臓器障害により定義される。臓器障害には腎不全，血小板減少症，低フィブリノゲン血症，肝酵素の上昇を伴う右上腹部または心窩部痛などがある。中枢神経系症状として後頭部または前頭部の頭痛，視野の暗点やかすみ，意識障害を伴うこともある。これらの中枢神経系の症状や徴候は重症の脳血管攣縮を反映していると考えられ，子癇発症に先立って起こることが多い。胎児への影響として胎盤機能不全による子宮内胎児発育遅延 intrauterine growth restriction（IUGR）や胎盤早期剝離のリスクがある。母体の状態だけでなく，胎児への合併症も未熟児の早期産を引き起こす原因となり，結果として子癇前症による新生児の合併症や死亡に大きく関与している。

　子癇前症・子癇は母体の死亡原因としては 3 番目に多く，妊娠関連の母体死亡

表 65.1 子癇前症・子癇患者における末期合併症

器官系	合併症
中枢神経系	痙攣，脳出血，一過性皮質盲
心肺	重度高血圧，心不全，心肺停止，肺水腫
腎臓	急性腎不全
肝臓	被膜下血腫，出血を伴う肝破裂
血液	播種性血管内凝固，溶血
胎児	胎児死，胎盤早期剥離，子宮内胎児発育遅延，早期産

表 65.2 重症子癇前症・子癇・HELLP 症候群の重要な鑑別疾患

1. 中枢神経系
   a. 痙攣性疾患
   b. 高血圧性脳症
   c. 脳血管疾患
      i. 脳室内・脳内出血
      ii. 動脈塞栓症，血栓症
      iii. 低酸素性虚血性脳症
      iv. 血管腫，房室奇形，動脈瘤
   d. 可逆性後白質脳症
   e. 腫瘍
   f. 脳血管炎
2. 血栓性血小板減少性紫斑病
3. 急性妊娠脂肪肝
4. 代謝性疾患
   a. 低血糖
   b. 低ナトリウム血症

HELLP 症候群：溶血，肝酵素の上昇，血小板数の低下を伴う症候群
Sibai BM. Diagnosis, prevention, and management of eclampsia. Obstet Gynecol. 2005；105：402-410 から許可を得て改変．

の 20％近くを占める．表 65.1 に重篤な致死的合併症をまとめた．子癇 eclampsia とは，子癇前症に全身性強直間代性発作 generalized tonic-clonic seizure あるいは昏睡状態が合併した状態と定義される．約 50％の症例は分娩前に診断され，20％は分娩時に発症し，残りの 30％は分娩後に起こるとされている．ほとんどの痙攣は分娩後 48 時間以内に発症するが，3 週間後に発症したという報告もある．注目すべきことに，子癇を発症した女性の 15％は当初高血圧を伴わず，ほかの 15％は子癇発症前に蛋白尿を伴わない．また，子癇前症における高血圧，蛋白尿の重症度は，子癇発症とあまり相関しない．

溶血 Hemolysis，肝酵素上昇 Elevated Liver enzyme，血小板数低下 Low Platelet を伴う症候群（HELLP症候群）は生命予後にかかわる重症子癇前症の一種である．HELLP症候群は漠然とした心窩部不快感や軽度の悪心，嘔吐で発症することがある．高血圧，蛋白尿がごく軽度であるか，あるいは全くない患者にも HELLP症候

表65.3 子癇前症・HELLP症候群と類似する疾患とその検査所見

検査所見	正常妊娠	子癇前症/HELLP症候群	血栓性血小板減少性紫斑病(TTP)	急性妊娠脂肪肝(AFLP)
ヘマトクリット値	4〜7%↓	血液濃縮で↑ 溶血で↓	↓	↓
血小板数	わずかに↓、しかし>150,000/μg/dl を保つ	↔, 血小板減少症/DICで↓	↓	まれはわずかに↓
フィブリノゲン	↑(通常>300mg/dl)	↔	↔	↓
PT, PTT	↔	↔(DICを除く)	↔	↑
血清クレアチニン値	↓	↑	↑	↑
血清尿酸値	33%↓	↑	↑~↑↑	↑
尿蛋白	↑, しかし<300mg/日を保つ 蛋白/クレアチニン比<0.19[a]	↑, >300mg/日 蛋白/クレアチニン比>0.19	↑~↑↑	↑
肝トランスアミナーゼ	↔	↑	↔	↑
白血球数	わずかに↑	↑	↔	↑
乳酸デヒドロゲナーゼ(LDH)	↔	↑	↑	↑
血糖値	↔	↔	↔	↓
アンモニア	↔	↔	↔	↑
ビリルビン	↔	↑	↑	↑(>5mg/dl)

HELLP症候群：溶血、肝酵素の上昇、血小板数の低下を伴う3症候群、DIC：播種性血管内凝固、PT：プロトロンビン時間、PTT：部分トロンボプラスチン時間、↔：変化なし
[a]24時間蓄尿蛋白量と強く相関することが示されている。
Sibai BM. Imitators of severe preeclampsia. Clin Perinatol. 2004; 31: 835-852 から許可を得て改変。

群がみられることは大変興味深い。HELLP症候群における検査所見は妊娠に関連したその他の致死的合併症と重複する。このような合併症には急性妊娠脂肪肝や血栓性血小板減少性紫斑病などがあり，鑑別疾患として挙げるべきである。子癇前症・子癇・HELLP症候群の主な鑑別疾患を**表65.2**に示す。また重要な検査については**表65.3**にまとめた。

重症子癇前症，子癇，HELLP症候群の決定的な治療法は分娩である。しかし，**AIG 65.1** にあるように，初期治療では各標的臓器に注目して母体を安定化することに注意を払う。いったん母体の状態が安定したら，心拍数モニターと超音波検査を用いて胎児の状態を評価する。胎児の状態が悪化した際には緊急帝王切開による出産が必要となる場合が多い。母体の痙攣中には胎児の酸素化が損なわれることがあるため，胎児評価が特に重要である。胎児が非常に未熟(32週未満)で，状態が安定している場合には，胎児と母体の両方を集中的にモニターして母体の安定化を試みることがある。このような状況において，胎児の状態が悪化すれば緊急分娩が必要となる。この方法で妊娠を10〜14日以上延長できることはまれだが，この期間によって新生児の合併症と新生児集中治療室(NICU)に長期滞在する必要性が減少するかもしれない。子癇前症・子癇が分娩後に起こった場合，または奇胎妊娠と関連して発症した場合，残留する胎盤の断片を子宮内容除去と子宮内掻爬により取り除かなければならないこともある。

分娩に加え，子癇前症・子癇に比較的特有の治療アプローチにも注目したい。痙攣の予防と治療が最も重要である。子癇前症・子癇において最もよく使われる抗てんかん薬は硫酸マグネシウムである。初期負荷量として4〜6gを20分かけて静注し，続いて2g/時で持続静注する。痙攣時には患者の気道確保と，十分な酸素投与を行う。マグネシウム投与中に痙攣が再発した場合には，4gのマグネシウムを再度静注投与することができる。その他の選択としてアモバルビタールまたはベンゾジアゼピン系(ロラゼパム[注1]，ジアゼパム)静注がある。マグネシウムは腎排泄のため腎障害のある女性では血清濃度を調べ，4〜7 mEq/l(4.8〜8.4 mg/dl，2〜4 mmol/l)になるよう投与量を調節する必要がある。腎機能低下や心肺機能障害のある女性にはフェニトインを用いることもある。痙攣予防薬は分娩後24時間継続し，症状の改善がみられない場合は投与期間を延長する。

ほかの高血圧疾患と異なり，降圧療法を行っても子癇前症・子癇の経過には影響しない。降圧薬は脳卒中とうっ血性心不全を予防することを目的としている。子癇前症の患者は毛細血管透過性の亢進と膠質浸透圧の低下により，体液が血管から間質組織へ滲出し浮腫を呈すことが多い。この結果，全体液量が増加しているにもかかわらず，血管内容量は減少しており，これが疾患の特徴となっている。よって，血管拡張は臓器灌流を低下させる原因となり，子宮胎盤灌流に影響を与え，分娩前の胎児を危険にさらすことにもなるため慎重に行うべきである。フロセミドは肺水腫の治療手段としてのみ使用するべきである。一般的にヒドララジン，カルシウム拮抗薬，ラベタロールなどの降圧薬は拡張期血圧が110 mmHgを超えるか，または収縮期血圧が170 mmHgを上回る場合に用いられる。母体あるいは胎児の予後

注1：わが国には静注製剤はない。

65章 子癇前症と子癇

図 65.1 重症子癇前症・子癇の治療ガイドライン

神経予防薬の開始 — 硫酸マグネシウム 4〜6 g を 20 分かけて静注投与（急性腎不全がある場合はフェニトイン）*

神経
- 痙攣？
  - 硫酸マグネシウム 2〜4 g を 15 分かけて再度ボーラス投与（反応しない場合は，アモバルビタール 250 mg 静注）***
  - 分娩後数日経ってからの遅発性発症や，症状の遷延・再発が他の診断を除外するため，頭部CTまたはMRIを撮る（表65.2）

腎臓
- 乏尿，急性腎不全
  - 肺水腫？
    - はい → ラシックス 10 mg 静注，重度の場合は後負荷軽減
    - いいえ → 500 ml ボーラス輸液 → 尿量 < 30 ml/時 → 輸液ボーラスを繰り返す → 肺動脈カテーテルを考慮

心肺
- 肺水腫？
  - ラシックス 10 mg 静注，重度の場合は後負荷軽減

決定的治療＝分娩**

- SBP > 170 mmHg または DBP > 110 mmHg ?
  - ヒドララジン 5〜10 mg を 15〜20 分おきに静注 または ラベタロール(注1) 20〜80 mg を 10 分おきに静注
  - 目標: SBP 140〜160 mmHg, DBP 90〜100 mmHg

肺動脈カテーテルを考慮
- PCWP↓ SVR↑ → 輸液ボーラスを繰り返す
- PCWP↑ SVR 正常 → 後負荷軽減
- PCWP↑ SVR↑ 左室機能↓ → 後負荷軽減と水分制限

肝臓
- 被膜下血腫あるいは破裂
  - 致命的な出血時，肝動脈塞栓術土開腹術，それ以外は対症治療

血液
- 溶血？
- 血小板減少？
- DIC？
- 出血？
  - 必要に応じ赤血球，血漿，血小板輸血 手術予定であれば血小板数 > 50,000/μLにする

胎児
- 胎児機能不全，胎盤早期剥離？
  - 母体を安定化させた後，緊急帝王切開
  - 出血とDICに注意

デキサメタゾン 10 mg を 12 時間ごとに静注投与することでHELLP症候群からの回復を早めることがある

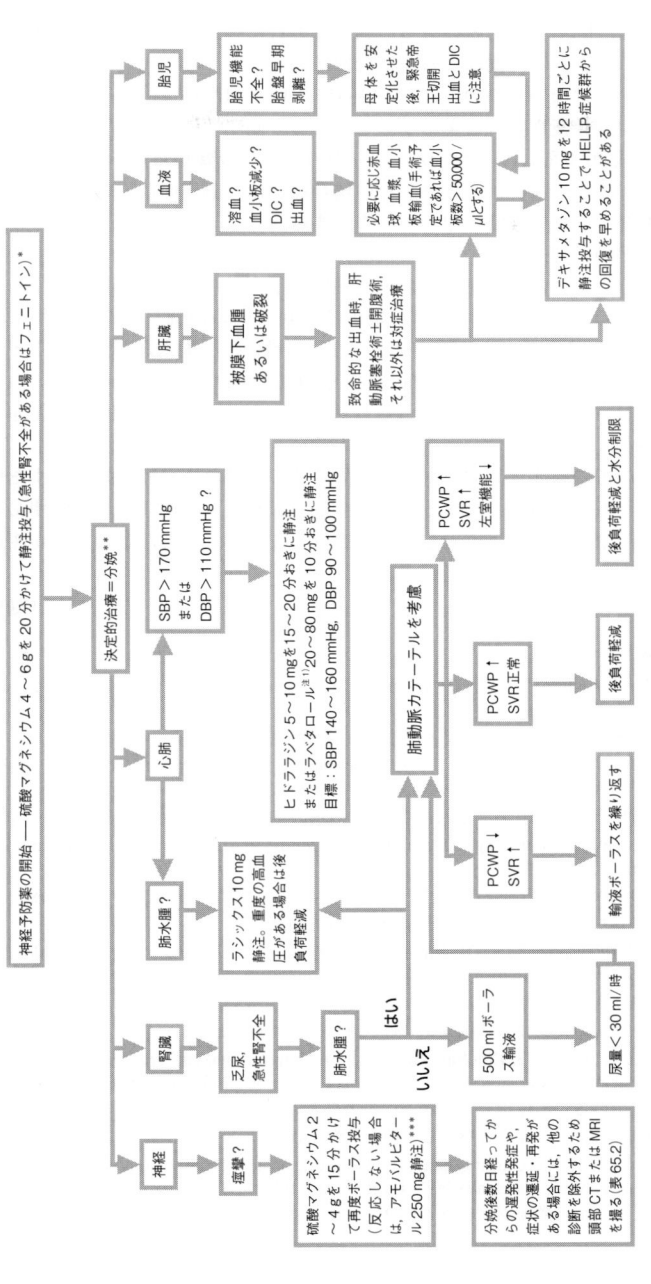

* 初期負荷後に硫酸マグネシウム 2 g/時で持続投与し，治療域の(4〜7mEq/l, 4.8〜8.4mg/dl)に調整する．** 例外の安定した超子癇前期（32週未満かつ子癇前症）では超早期に注意し，ロラゼパム(注1)かジアゼパム静注を考慮．注1：わが国には静注製剤はなく，経口薬のみ．SBP：収縮期血圧，DBP：拡張期血圧，DIC：播種性血管内凝固，PCWP：肺毛細血管楔入圧，SVR：体血管抵抗，HELLP：溶血 (hemolysis)，肝酵素上昇 (elevated liver enzyme)，血小板数減少 (low platelet)

について，どの降圧薬が優れているかというはっきりとしたエビデンスはない．重度の高血圧，肺水腫，乏尿のある子癇前症患者に肺動脈カテーテルを使用することが推奨されてきたが，同様に議論の余地がある．

ルーチンではないものの，CTやMRIを用いた頭部画像検査を行うと子癇前症の女性では可逆性後白質脳症を示すことがある．偏在性の神経学的所見や遷延する意識消失，乳頭浮腫，マグネシウム投与中の痙攣，分娩から48時間以上経ってからの発症，子癇の診断がはっきりしない場合などは，脳出血などの疾患を除外するため中枢神経系の画像診断を速やかに施行する．

ほとんどの子癇前症・子癇の女性は分娩と絨毛性組織の除去の後，完全に回復すると考えられている．子癇前症の後，慢性腎不全や長期にわたる神経学的欠損を発症することはまれである．利尿が始まると回復期の前触れである．利尿は分娩後24時間以内に始まることが多いが，まれに分娩後1週間まで遅れることがある．痙攣予防薬は利尿が始まり，神経症状が消失した時点で通常中止する．最後に，産後の高用量コルチコステロイドの投与はHELLP症候群からの回復を促進するかもしれないが，根本治療の一部として考えるべきではない．

妊娠中の子癇前症は発症率が高いため，その重篤な続発症は妊娠中または産後患者が集中治療室(ICU)へ入室となる最も多い適応の1つである．周産期および集中治療の専門家が速やかに協調して治療を行うことで，ほとんどの患者が後遺症を残さず，子癇前症・子癇から回復する．

(樋口 雅也)

参考文献

Baxter JK, Weinstein L. HELLP syndrome：the state of the art. Obstet Gynecol Surv. 2004；59：838-845.
HELLP症候群の歴史，病態生理，臨床症状，鑑別疾患，治療に関する総説．

Bolte AC, van Geijn HP, Dekker GA. Management and monitoring of severe preeclampsia. Eur J Obstet Gynecol Reprod Biol. 2001；96：8-20.
重症子癇前症，子癇，HELLP症候群の治療とモニターにおける現在の発展についての総説．

Dekker G, Sibai B. Primary, secondary, and tertiary prevention of preeclampsia. Lancet. 2001；357：209-215.
子癇前症の危険因子，早期発見方法，疾患の一次・二次予防の欠点についての総説．三次予防としての適切な妊婦ケアと適時出産の必要性を強調している．

Duley L, Henderson-Smart DJ, Meher S. Drugs for treatment of very high blood pressure during pregnancy. Cochrane Database Syst Rev. 2006；3：CD001449.
妊娠中の重度高血圧治療に用いられる薬物についての24の臨床試験の総説．ヒドララジン，ラベタロール，カルシウム拮抗薬が許容される選択であるとしている．

Isler CM, Barrilleaux PS, Rinehart BK, et al. Postpartum seizure prophylaxis：using maternal clinical parameters to guide therapy. Obstet Gynecol. 2003；101：66-69.
臨床基準を用いることによって子癇前症患者において痙攣予防薬としての硫酸マグネシウムの投与期間を短縮できることを示した前向き臨床研究．

Lucas MJ, Leveno KJ, Cunningham FG. A comparison of magnesium sulfate with phenytoin for the prevention of eclampsia. N Engl J Med. 1995；333：201-205.
子癇予防において硫酸マグネシウムがフェニトインより優れていることを示した無作為化臨床試験．

Mabie WC. Management of acute severe hypertension and encephalopathy. Clin Obstet Gynecol. 1999；42：519-531.
子癇前症の病態生理と治療に関する総説。子癇と高血圧性脳症の類似点・相違点についても手短に触れている。

Redman CW, Sargent IL. Pre-eclampsia, the placenta and the maternal systemic inflammatory response-a review. Placenta. 2003；24：S21-27.
母胎の全身性炎症反応により子癇前症が引き起こされるというエビデンスの総説。母胎の全身性炎症反応は軽度であれば正常の妊娠第3期にも起こる。

Sibai BM. Diagnosis, prevention, and management of eclampsia. Obstet Gynecol. 2005；105：402-410.
子癇の包括的総説。発症時期，疾患に関連する脳の病理学，鑑別疾患，母体・周産期の転帰，予防と治療について述べている。

Sibai BM. Imitators of severe pre-eclampsia/eclampsia. Clin Perinatol. 2004；31：835-852.
重症子癇前症の鑑別疾患に入れるべき疾患の総説。急性妊娠脂肪肝，血栓性細血管症を中心に取り上げている。

Sibai BM, Mercer BM, Schiff E, et al. Aggressive versus expectant management of severe pre-eclampsia at 28 to 32 weeks gestation：a randomized controlled trial. Am J Obstet Gynecol. 1994；171：818-822.
32週未満の重症子癇前症において待機療法が母体と胎児に安全であり，結果として新生児合併症が減少することを示した無作為化臨床試験。

Walker JJ. Pre-eclampsia. Lancet. 2000；356：1260-1265.
子癇前症に関する病態生理，診断，治療，合併症，死亡率についての総説。

Zeeman GG. Obstetric critical care：A blueprint for improved outcomes. Crit Care Med 2006；34：S208-214.
産科患者における集中治療の問題と子癇前症・産科的大量出血の治療選択についての総説。

XVII

外科的領域の問題

66 集中治療室における外傷治療

Douglas J.E. Schuerer

複数の臓器損傷が起こりうることを考えると，外傷患者の治療は複雑な問題である。この章では，外傷患者の初期評価と治療，そして集中治療室(ICU)での早期死亡につながる臓器損傷について考察する。また，ICU入室の原因になる可能性が高い外傷に関連した問題の管理についても述べる。外傷患者の集中治療は，一般外科，脳神経外科，整形外科，顔面外科，手の外科，リハビリなどの外傷患者が必要とする科の連携のうえに行われるべきである。このようなチームによる治療は急性期の外傷患者に良好な結果をもたらすために必要不可欠である。もう1つの外傷治療の重要な要因として，外傷患者は一般のICU患者に比べて若いことが多く，初期の治療段階で非常に重篤になることが多いのにもかかわらず，回復する可能性が高いということである。紙面に限りがあるので，この章ですべての外傷について詳細に解説することはできないが，ICUでの治療が必要となる最も致死性の高いものに焦点を当てて解説する。

外傷の評価

外傷初期の蘇生と管理の基本的な知識は，Advanced Trauma Life Support(ATLS)コースにて述べられているとおりである。このコースは，標準化された質の高い初期治療を行えるように，外傷治療の基本をすべての医師に教育する，という目的で始まった。ほとんどの場合，外傷患者はERにて初期評価をされるのであるが，転送やその他の理由によって，評価されていない外傷患者が直接ICUに入室することもありうる。

プライマリ(1次)サーベイ

外傷の第一段階はプライマリサーベイより始まる。プライマリサーベイは一般的に,「外傷のABC」として覚えられている部分に相当する。迅速かつ完璧に順序立てて行われる。損傷の見落としを避けるためには,常に系統的に行うことが最も重要である。

気道(Airway)

以下の項目を評価する:
1. 閉塞(異物,顔面外傷,出血など)を解除し気道を確保する。
2. 開存度(頭部外傷,酩酊,浮腫などにより障害される可能性あり)。

注意:嗄声や気道狭窄音なしに発声できる患者は通常は気道が開存していると考えられるが,後になり問題が生じる可能性が常にある。気道の問題を認識すれば速やかに安定した気道を確保し,その後にほかの救命措置を行う必要がある。

起こりうる問題:
1. 浮腫により後になって気道閉塞をきたすことがある。
2. 脊髄損傷などによる麻痺の患者において気道が確保できない場合は,外科的気道の適応となる。
3. 診断されていない喉頭,気管の損傷。

呼吸・換気(Breathing)

以下の項目を評価する:
1. 十分な胸郭の挙上(意識状態の変化,肋骨骨折,痛みにより制限されていないか?)。
2. 気胸,血胸,肺挫傷,その他の肺病変による一側性の呼吸音の減弱や消失。
3. 胸部の裂傷,打撲痕。
4. 緊張性気胸,頸部血腫による気管の偏位。

起こりうる問題:
1. 気道閉塞と換気不全は判別しづらいことがある[注1]。
2. 重篤な肺損傷は,重度の呼吸困難のため,気道関連の問題と間違えられることがある。
3. 気道確保と陽圧換気により呼吸状態が悪くなる場合がある(気胸の悪化)。

循環と出血のコントロール(Circulation)

以下の項目を評価する:
1. 循環血液量と心拍出量
   a. 出血量が増加し,出血性ショックが進行するにつれて意識状態は悪くなる。
   b. 皮膚の色調不良,毛細血管再充満 capillary refill の不良はともに循環不全を意味する。

注1:換気できないときはまず気道閉塞を考えよ。

c. 若年者で血管病変のない場合，脈拍は循環の指標になる。緊張のある規則正しい脈はよい徴候である。速く，微弱な，または減弱した脈は全身の循環不全か，受傷した四肢の循環不良を示唆している。また，不規則な脈は鈍的心外傷から起こることがある。
2. 出血
   a. 外出血は容易に診断でき，最も効果的なのは圧迫による止血である。ガーゼを厚く重ねて圧迫するのは効果的ではない。ターニケットは特別な場合を除いて使用すべきではない。
   b. 患者がショックの徴候を呈するときは，診断されていない内部臓器出血を考える。
   c. 可能性のある出血箇所は：
      i. 腹部(腹腔内)：打撲痕，圧痛，膨満。
      ii. 胸部(胸腔内)：呼吸音の減弱，肋骨骨折の徴候。
      iii. 骨盤：不安定な骨盤，骨痛。
      iv. 脚：大腿骨骨折では 1 l もの内出血を伴うことがある。

起こりうる問題：
1. β遮断薬を服用中の患者は出血や貧血の場合も頻脈を呈さないことがある。
2. 高齢者は予備力が少ないため急速に状態が悪くなる可能性がある。
3. 小児は予備力が十分にあるため循環血液量が極度に減少するまでショックの徴候を呈さない。
4. 1人の患者に複数の隠れた出血源が存在する可能性がある。

中枢神経系障害または神経学的所見（Disability）

迅速な神経学的観察：
1. グラスゴー・コーマ・スケール(3〜15点)
   a. 開眼(1〜4点)
   b. 運動反応(1〜6点)
   c. 言語反応(1〜5点)
2. 瞳孔の大きさと反応
3. 偏在性の神経学的所見
4. 脊椎損傷のレベル

起こりうる問題：
1. アルコールや薬物中毒により閉鎖性頭部損傷が見逃されたり，逆に過剰に診断される可能性がある。
2. 頭蓋内病変が症状を呈するまでの意識清明期の可能性。

脱衣と環境のコントロール（保温）（Exposure/Environment）

1. 衣服と創傷のドレッシングを取り除き観察，創傷の評価を行う。
2. 観察の後，できるだけ迅速に全身を覆い体温を保持する。低体温は出血を増悪させ外傷患者の生存率を低下させる。

外傷蘇生：プライマリサーベイの各項目(ABCD)を評価すると同時に，外傷蘇生

（治療）を行い，その後も蘇生を続ける。
1. 気道：何らかの理由により気道が影響を受ける場合は，安定した気道を確保する。気道浮腫の疑い，または増悪がある場合は，最も安全に気道が確保できる早期に，安定した気道を確保する。
2. 呼吸と換気：
   a. すべての外傷患者に対して高流量の酸素投与を行う。
   b. 挿管されている場合はバッグまたは人工呼吸器による換気が続けられていることを確認する。
   c. 十分な換気を確保するため気胸，血胸をドレナージする。
3. 循環：
   a. 2本の太い静脈ラインを確保する。末梢に確保できない場合は主要な静脈に大口径のカテーテル（トリプルルーメンは不可）の留置を考慮する。
   b. 成人用の骨髄輸液針が使用できる。
   c. 静脈ラインを確保する時には，損傷部位を考慮する。

プライマリサーベイの補助的検査・手技：いくつかの検査，手技は外傷の蘇生に重要であり，これらは一般的にプライマリサーベイの最中か，その直後に行われる。
1. 心電図モニター：通常モニターにて持続的に行う。不整脈やST変化の可能性がある場合は12誘導の心電図が必要になることがある。
2. パルスオキシメータ：循環状態，酸素化の推移をモニターするのに有用。
3. 膀胱カテーテル：血尿の有無や尿量のモニターに使用する。尿道損傷の徴候（会陰部の血腫，尿道口の血液，直腸診による前立腺の高位偏位）を先に評価せずに留置すると問題を生じる危険がある。
4. 胃管：胃内容物に血液があるか評価し，胃内容物の吸引により誤嚥の危険性を軽減させる。顔面外傷が存在する場合，胃管留置により頭蓋内損傷を引き起こす危険がある。
5. 持続的血圧モニター：バイタルが非常に不安定な場合には動脈ラインが必要になることがあるが，動脈ライン挿入手技を行うために血圧を安定させることが遅れてはならない。
6. 胸部X線（重篤な鈍的，鋭的外傷がある場合），骨盤X線（腹部への鈍的，鋭的外傷がある場合）。その他のX線写真はセカンダリサーベイの後に行う。

セカンダリ（2次）サーベイ：セカンダリサーベイは1次観察が完了し，蘇生が開始された段階で行う全身の詳細な観察と評価である。以下のリストは完全ではないが，各部分のどのような所見を含めるかの例である。
1. 病歴：
   a. AMPLE
      i. A—allergies（アレルギー）
      ii. M—medications（薬物）
      iii. P—past illness/pregnancy（既往歴と妊娠の有無）
      iv. L—last meal（最終の食事時間）
      v. E—events of the injury（受傷機転）
   b. 事故の詳細，銃やナイフの種類を記載

2. 頭部：裂傷，打撲痕，眼損傷，視野
3. 顔面：顔面のへこみ，顔面神経の損傷，口内の下顎骨骨折
4. 頸部：頸椎の圧痛，気管偏位，血腫
5. 胸部：打撲痕，圧痛，呼吸音の変化，握雪音，左右の胸郭運動の違い
6. 腹部：打撲痕，圧痛，膨隆，腹部内容の脱出(腸管，大網)
7. 会陰部：腟裂創，肛門括約筋の緊張，血腫，尿道口の血液，直腸内の血液，妊娠反応試験
8. 四肢：末梢の脈と毛細血管再充満，圧痛，動かした時の軋轢音，四肢の変形
9. 神経学的：詳細な神経学的診察，特に麻痺のある場合は脊椎のレベル

　　ターシャリ(3次)サーベイ：ICUに入室してくる外傷患者はしばしば，アルコールや薬物，頭部外傷または不安定な血行動態のために救急室にて十分評価されていないことがある。そのために患者の状態が安定し，診察が可能な(意思の疎通が可能な)状況になり次第，セカンダリサーベイと同ような，見逃し損傷の継続的再評価をICUスタッフが行えるようにすることが非常に重要である。ターシャリサーベイも系統的に行わなければならず，未診断の骨折や損傷を発見することがしばしばある。

即座に生命にかかわる主な損傷

蘇生中は明らかでなかったにもかかわらず初期の蘇生後，即座に生命にかかわる損傷が新たに出現する場合がある。これらの損傷は，継続治療のためICUに入室した後で明らかになる場合もある。

緊張性気胸

緊張性気胸 tension pneumothoraxは，特に陽圧換気が行われている場合は，しばしば時間が経過してから出現してくる。診断はほとんどの場合，臨床的につけられるはずである。胸部の鈍的または貫通性外傷，蘇生中の中心静脈ラインの確保により起こる可能性がある。

　　　　診断：　　低血圧
　　　　　　　　　頸静脈怒張
　　　　　　　　　片側呼吸音の減弱
　　　　　　　　　胸部X線(患者が安定している場合のみ)
　　　　治療：　　バイタルが不安定な場合は針穿刺による減圧
　　　　　　　　　針穿刺後，胸腔チューブによる閉鎖吸引ドレナージ

心タンポナーデ

心タンポナーデ cardiac tamponadeは心臓の貫通性外傷にて最もよくみられるが，鈍的外傷による直接の心損傷や肋骨・胸骨骨折により起こることもある。

　　　　診断：　　低血圧
　　　　　　　　　頸静脈怒張
　　　　　　　　　肺動脈カテーテルが存在する場合，心内圧の均等化[注2)]
　　　　　　　　　心音の減弱

　　　　　　　心エコー(患者が安定している場合のみ)
　　治療：　　心膜穿刺(改善しない場合は再施行)
　　　　　　　外科的ドレナージが最も確実な治療

鈍的心損傷

鈍的心損傷 blunt cardiac injury は鈍的外傷で起こるさまざまな心臓の状態を表す。その中には心挫傷，冠動脈解離または離断，弁損傷，腱索断裂，中隔損傷，心膜タンポナーデが含まれる。

　　診断：　　不整脈
　　　　　　　十分な蘇生にもかかわらず原因不明の低血圧
　　　　　　　心エコー
　　　　　　　心筋酵素〔クレアチンホスホキナーゼ(CPK)，トロポニン〕は鈍的心損傷の診断および治療に有用とは示されていない
　　治療：　　陽性変力薬
　　　　　　　保存的治療
　　　　　　　手術
　　　　　　　冠動脈解離の場合は心カテーテル検査

大量血胸

大量血胸 massive hemothorax は胸腔内に多量の血液が貯留することにより，出血性ショックとともに緊張性気胸様の症状をきたす。主要肺血管損傷や鈍的大動脈断裂によって起こることがある。

　　診断：　　低血圧
　　　　　　　呼吸音の減弱
　　　　　　　胸部X線
　　　　　　　バイタルが安定している場合は胸部造影CT
　　治療：　　胸腔チューブドレナージ
　　　　　　　蘇生
　　　　　　　手術

ICU治療を要するその他の損傷

出血性ショック

出血性ショック hemorrhagic shock は外傷患者に急速に出現する可能性がある。出血源が1カ所の場合もあれば複数カ所にわたることもある。血液分布異常性ショックまたは脊髄性ショック[注3]との鑑別が必要であるが，コントロールされていない出血によるショックを常に頭に置き，最初に治療することが重要である。

　　主な出血源：　肝脾損傷
　　　　　　　　　大量血胸

注2：右房圧，右室拡張期圧，肺動脈拡張期圧，肺動脈楔入圧の均等化。

外失血を伴う末梢動脈損傷
骨盤骨折
長骨の骨折
後腹膜血腫
診断： 出血性素因またはその疑い
貧血
心タンポナーデ，緊張性気胸が除外されている
治療： 必要に応じて血液，血液製剤の急速投与
手術，固定，塞栓療法による出血のコントロール

血液分布異常性（脊髄性）ショック[注3]

血液分布異常性ショック distributive shock は，脊椎損傷後に心臓と末梢血管の交感神経支配が失われることにより起こる。診断は出血性ショックと心原性ショックが除外された後，除外診断にて診断される

診断： 既知の脊髄損傷
十分量の輸液に反応しない血圧低下
治療： 必要に応じ昇圧薬や陽性変力薬

動揺胸郭

動揺胸郭 flail chest は重度の鈍的胸部外傷により隣接した3本以上の肋骨が2カ所以上で骨折した場合に起きる。吸気による胸郭の奇異運動（吸気時に胸郭が内方へ偏位）が起こる。しばしば肺挫傷を伴う。

診断： 胸部X線
胸部CT
身体所見（極度の圧痛を伴う胸郭の奇異性運動）
治療： 痛みのコントロール
喀痰排出の促進
必要であれば挿管，人工呼吸管理
改善がみられない場合，外科的固定が有効なことがある

肺挫傷

肺挫傷 pulmonary contusion は ICU 入室が必要な外傷患者ではよくみられ，程度は軽症から重症までさまざまである。保存的治療が主である。通常，受傷後48時間は肺挫傷は悪化する。この時間差はその後の呼吸器系の治療方針を決める際に大きな影響を及ぼす。しばしば外傷患者は蘇生のため大量の輸液を必要とするが，肺挫傷のみの外傷患者には，過剰に輸液をしないように気をつけなければならない。

注3：正しくは神経原性ショック（neurogenic shock）とすべきである。脊髄性ショック（spinal shock）は，外傷などにより脊髄の機能が一時的に麻痺した状態を指しており，その結果として起こる血液の再分布によるショック（神経原性ショック）とは区別して使用すべき言葉である。

診断： 胸部X線
　　　　　　　胸部CT
　　　治療： 喀痰排出の促進
　　　　　　　酸素投与
　　　　　　　重症の場合は陽圧換気
　　　　　　　必要であれば挿管
　　　　　　　急性呼吸窮(促)迫症候群(ARDS)で用いるのと同様の肺保護人
　　　　　　　　工呼吸
　　　　　　　振動換気
　　　　　　　著明な肺出血がある場合は出血側を下にすることを考慮

脾損傷，肝損傷，骨盤血腫

これらの損傷は治療方針が似ているのでまとめて考察する。診断はICU入室前についていることが多い。重症で血行動態が不安定になるような症例は手術にて切除されているか，パッキングによる止血がされて，すでに出血がコントロールされている場合が多い。その後の管理は以下のように行う。
1. 血算や凝固系検査の経時的観察
2. 輸液，血液製剤による蘇生の継続
3. 出血が続く場合は，ほとんどの場合は血管造影(インターベンショナル・ラジオロジー)や外科手術による治療が必要
4. 骨盤骨折の場合は，静脈叢からの出血をコントロールするため骨盤の固定が必要

頭部外傷

多発外傷患者は多くの場合，頭部外傷 head injury を伴っている。頭蓋内損傷は本書のほかの章(**59章**)にて考察するが，多発外傷を伴う頭部外傷の治療方針は頭部外傷のみの場合とは異なることが多い。治療方針の決定には各分野の専門家の関与が必要である。

晩期の合併症

ICUにて治療されている外傷患者は，ICUでよくみられる合併症を引き起こしやすいが，特に外傷患者では肺塞栓や脂肪塞栓の頻度が高くなる。可能な限り早期に塞栓予防を始めるとともに，入院期間を通して注意深く深部静脈血栓のスクリーニングを行う必要がある。脂肪塞栓は長骨の骨折(通常は修復後)に伴って起こり，重篤な肺障害を起こす可能性がある。通常の呼吸不全の場合と同様に保存的治療を行う。

結　論

外傷患者ではしばしばICUへの入室，観察が必要となる。最も多くみられる致死的な問題を早期に認識することが外傷患者の管理では重要である。このような問題をできる限り迅速に，系統的に認識し，治療するために初期サーベイは重要である。継続的蘇生は生存および最終的な回復の鍵であるが，蘇生の最終点を見極めそれに従うこともまた重要である。

（星　　寿和）

参考文献

American College of Surgeons, Committee on Trauma. Advanced Trauma Life Support for Doctors. 7th ed. Chicago：American College of Surgeons；2004.

Dunham CM, Barraco RD, Clark DE, et al. Guideline for emergency tracheal intubation immediately after traumatic injury. J Trauma. 2003；54：391-416.

Pasquale M, Fabian T. Practice management guidelines of the screening of blunt cardiac injury. J Trauma. 1998；44：941-956.

Practice management guidelines for hemorrhage in pelvic fracture. Available at：http://www.east.org/tpg/pelvis.pdf. Accessed March 1, 2007.

Practice management guidelines for the nonoperative management of blunt injury to the liver and spleen. Available at：http://www.east.org/tpg/livspleen.pdf. Accessed March 1, 2007.

Practice management guidelines for Pulmonary Contusion—Flail Chest. Available at：http://www.east.org/tpg/pulmcontflailchest.pdf. Accessed March 1, 2007.

Schuerer DJ, Whinney RR, Freeman BD, et al. Evaluation of the applicability, efficacy, and safety of a thromboembolic event prophylaxis guideline designed for quality improvement of the traumatically injured patient. J Trauma. 2005；58：731-739.

Simon BJ, Cushman J, Barraco RD, et al. Pain management guidelines for blunt thoracic trauma. J Trauma. 2005；59：1256-1257.

Tishermam SA, Barie P, Bokhari F, et al. Clinical practice guideline：endpoints of resuscitation. J Trauma. 2004；57：898-912.

急性腹症

Jennifer Gnerlich and Robb R. Whinney

急性の腹部病変は集中治療室(ICU)で一般的にみられるものであるが，典型的な腹膜刺激症状や所見を欠くため診断の遅れがしばしばみられる。患者が複数の疾患や問題を抱えている ICU の場合，急性腹症 acute abdomen を定義づけているような，腹部全体の圧痛，腹壁の緊張，反跳痛，筋性防御などの身体所見はいつも明らかなわけではない。腹部疾患が診断された内科 ICU の患者の後ろ向きコホート研究では，意識状態の変化，腹膜刺激症状の欠如，麻薬による鎮痛の履歴，抗菌薬の投与，人工呼吸管理といった条件がある患者は外科的治療に遅れが生じやすいことが報告されている。急性腹症の診断と治療の遅れは死亡率の増加につながる。したがって，身体所見が明らかでない，重症患者の急性腹症を見つける方法を身につけることは，生命を救う技術を身につけることになる。

患者の病歴

意識状態の変化，薬物による鎮静，挿管などにより，ICU 患者から病歴を聴取するのは困難なことが多い。患者の病歴，手術歴，アレルギー，薬物，家族歴を注意深く調べることにより，腹部病変の鑑別診断を行うことができる。患者の意識がはっきりしており，受け答えができる場合は，痛みの質や放散を含む，痛みの表現から鑑別診断を絞り込むことが可能である。ほとんどの場合は，患者は意識がはっきりせず，重要な病歴を患者の家族より聴取せざるをえない。鑑別診断に影響を与える最も重要な情報は，最近の手術歴である。例えば，3 日以内に腹部手術を受けた患者では出血や吻合不全が最も疑われるであろうし，1 週間前であれば腹腔内膿瘍といった具合である。

検査の履歴

ほとんどの患者で病歴や現在の身体的症状を正確にとらえられない集中治療の現場において，検査は重要な補助的診断法である。検査値の推移を追うことにより，現在腹部に起こっている状況を推測できる。白血球数が漸増してくる場合，通常は感染か炎症のサインであるが，最近手術を受けた患者や，ステロイドを投与されている場合は特異性に欠ける。反対に，著明な白血球増多（35,000〜40,000 /µl）は *Clostridium difficile* 腸炎のような重篤な感染症を示唆している場合が多く，状況に応じて適当な検査がされなければならない。白血球数が正常または減少しつつある場

合は誤った判断を引き起こす可能性があるため、白血球分画の左方移動をみるために分画を調べる。白血球減少症のレベルにまで白血球の減少が進み、かつ分画の左方移動がみられる場合は重篤な敗血症が危惧される。

ビリルビン分画、アルカリホスファターゼ、トランスアミナーゼなどの肝機能検査の異常は、病変を胆嚢、肝臓、胆道系に絞り込むかもしれないが、確定診断がつくことはまれである。しかしながら、さらなる診断方法(適当な画像診断など)を選択する手助けとはなる。特記すべきは、重症患者の場合、急性のビリルビンの上昇は無石胆嚢炎を示唆しているということである。アミラーゼ、リパーゼの上昇は膵炎を示唆する一方、アミラーゼのみの上昇では腸管穿孔や腸管壊死の可能性がある。ビリルビンとアミラーゼの両者が上昇している時は遠位総胆管か、膵管の閉塞を示唆する。乳酸の上昇($4\,\mathrm{mmol}/l$超)は外科的な緊急疾患である腸間膜虚血による腸管壊死を示唆する場合もあり、また非特異的であるが酸血症、低酸素症、循環血液量減少、貧血、腎または肝不全の結果である場合もある。アシドーシスや低酸素血症の有無を確かめ、塩基欠乏の程度を知るためにも動脈血ガス分析を行うべきである。アシドーシス、低酸素血症、尿量低下、腹部膨満が同時にみられる場合は、腹部コンパートメント症候群を疑う。膀胱内圧の測定が $30\,\mathrm{mmHg}$ 超の場合は外科的な緊急減圧が必要になることがある。尿検査は特異的ではないが、顕微鏡的血尿や膿尿は尿路感染や下腹部・骨盤内感染を示唆する。

身体所見

身体所見は鎮痛薬、鎮静薬、ステロイドを投与されている患者では信頼性に乏しい。典型的な腹膜刺激症状よりも身体所見による徴候の変化に注意すべきである。臨床的に状態が悪くなりつつある患者では、継続的に腹部診察を行い、直腸指診を確実に行うことが重要である。

重篤な患者では腹痛自体を確認することが難しいため、頻脈、低血圧、発熱などの非特異的徴候によって未診断の腹部病変を疑う。呼吸器条件の突然の変化、人工呼吸器設定を上回る呼吸数、気道内圧の上昇は、患者が代謝性アシドーシスを代償しようとしている徴候かもしれないし、また腹部コンパートメント内圧の上昇を示しているのかもしれない。胃管排液の増加、腹部膨満、排便の欠如、または急に経腸栄養に問題が生じる場合は腸閉塞、腸間膜虚血、または腹腔内の感染症による急性のイレウスを考える。看護師は医師よりも長時間患者を観察しているため、排便(*C. difficile* 腸炎、腸管虚血)、ドレーンからの排液(腹部病変からの敗血症、吻合不全、瘻孔)、手術創からの排液(腹腔内膿瘍、創哆開)の質と量を含めて、患者の状態の変化につき看護師から情報を得ることが重要である。最近腹部手術を受けた患者の場合、これらの非特異的な所見がある種の吻合不全(腸管、胆管、膵管)を示唆する場合がある。術後1週間程度の患者の場合、腹部病変からの敗血症、虚血または膿瘍を考えるべきである。

ICUにおける急性腹症には外科的治療が必要なものと内科的治療で治療可能なものの両方があり、そのいくつかは両方にまたがる(**表67.1**)。ICUにおける重症患

表 67.1　ICU における内科的，外科的急性腹部疾患

内科的疾患	検査
急性腎不全（尿毒症）	尿量↓，尿検査(円柱)，BUN・Cr↑，ナトリウム排泄量(Fe_{Na})，腎エコー
鎌状赤血球症発作	ヘマトクリット↓，末梢血スメア
副腎不全・Addison 病クリーゼ（副腎クリーゼ）	生化学(K^+↑，Na^+↓，血糖↓)，血清コルチゾールと ACTH，コシントロピン刺激試験
特発性細菌性腹膜炎	腹部エコー，腹腔穿刺，腹水のグラム染色と培養
糖尿病性ケトアシドーシス	血糖，尿検査，生化学(K^+，Na^+)，動脈血ガス（アシドーシス）
胃腸炎，腸炎	WBC[a]，糞便中の寄生虫と寄生虫卵
食道炎	上部消化管内視鏡，バリウム嚥下検査，pH 測定
肝炎	肝機能検査，肝炎ウイルス抗体(A，B，C)
消化性潰瘍・胃炎	上部消化管内視鏡，上部消化管造影，pH 測定，マノメトリー
腎結石症・腎盂腎炎	尿検査(膿尿，血尿)，腎エコー
心筋梗塞	心電図，トロポニン
肺炎	胸部 X 線，喀痰検査，WBC[a]
尿路感染症	尿検査(細菌，白血球エステラーゼ，尿亜硝酸)
婦人科疾患	内診，淋菌・クラミジア，エコー

内科外科境界疾患	検査
憩室炎・炎症性腸疾患	WBC[a]，CT[b]，軟性 S 状結腸内視鏡・大腸内視鏡
Clostridium difficile 腸炎	糞便中毒素×3，著明な WBC[a] 上昇
膵炎・膵膿瘍	アミラーゼ，リパーゼ，腹部エコー，壊死を除外するため CT[b]
腹腔内膿瘍	WBC[a]，CT[b]
小腸・大腸閉塞	WBC[a]，乳酸，腹部 X 線，CT[b]
総胆管結石症	肝機能検査，右上腹部エコー
胆管炎	肝機能検査，WBC[a]，右上腹部エコー
Mallory-Weiss 症候群	上部消化管内視鏡，ヘマトクリット，凝固系検査

外科的疾患	検査
急性胆囊炎	WBC[a]，肝機能検査，右上腹部エコー
無石胆囊炎	WBC[a]，肝機能検査，右上腹部エコー，胆道シンチグラム(HIDA スキャン)
消化性潰瘍または十二指腸潰瘍の穿孔	腹部 X 線(フリーエア)，上部消化管造影，CT[b]
急性虫垂炎	WBC[a]，注腸造影による CT[b]，ほかの疾患を除外するための腹部エコー
腸間膜虚血，腸管壊死	WBC[a]，乳酸，動脈血ガス(アシドーシス)，CT[b]
大腸穿孔	WBC[a]，腹部 X 線(フリーエア)，CT[b]
腹部大動脈瘤破裂または切迫破裂	ヘマトクリット，凝固系検査，CT 血管造影(静注造影剤のみ必要)

表 67.1　ICU における内科的，外科的急性腹部疾患（つづき）

外科的疾患	検査
中毒性巨大結腸症	糞便中 Clostridium difficile 毒素×3，腹部 X 線，WBC[a]，CT[b]
S 状結腸，盲腸軸捻症	腹部 X 線，CT[b]
特発性食道破裂（Boerhaave 症候群）	腹部 X 線，ガストログラフィンによる上部消化管造影
創哆開	WBC[a]，培養，腹部エコー，CT[b]
吻合不全（腸管，胆道，膵臓）	WBC[a]，CT[b]（最近手術が行われた場合）
腹部コンパートメント症候群	尿量↓，WBC[a]，乳酸，動脈血ガス（アシドーシス），膀胱内圧測定

BUN：血液尿素窒素，Cr：クレアチニン，ACTH：副腎皮質刺激ホルモン，WBC：白血球
[a] 白血球数は常に分画を含む。
[b] CT は禁忌（腎機能不全など）のない限り経口，静脈造影剤投与にて行う。

者の腹痛の鑑別診断を助けるために，腹部は 6 つの領域に分けられ，各領域で原因となる疾患を考える(表 67.2)。

これらすべての急性腹部疾患の解説と，その診断・治療についての解説は他書に譲る。腹腔内病変がある可能性のある ICU 患者の管理を助けるためにアルゴリズムを示す(ALG 67.1)。

画像診断検査

腹部画像診断検査は腹腔内の状況を確かめるのに有用である。最初に 3 種類の腹部 X 線〔KUB（腎臓・尿管・膀胱）を含む X 線，立位の胸部 X 線，側臥位の腹部 X 線〕を行う。胆道系[注1)]または腸管壁の空気像（腸管気腫）は，腸管壊死を示唆し，緊急に外科コンサルトが必要であることを意味する。腹腔内または後腹膜のフリーエアは腸管または胃の穿孔を意味する。しかしながら，最近開腹術を行った患者では，手術によりフリーエアが発生した可能性があるため，解釈には注意を要する。

腹部超音波検査は非侵襲的であり，右上腹部の症状がある，または肝機能異常がある患者で選択すべき画像検査である。超音波検査では，胆嚢周囲の液体貯留，壁の肥厚，胆石，胆管拡張，胆嚢の拡張など，結石性または無石胆嚢炎を示唆する胆嚢の病変を明らかにできる。無石胆嚢炎の疑いが高い場合は胆道シンチグラム（HIDA スキャン）にて確定診断に至る。腹部超音波検査はまた，ほかの部分の液体貯留（特に膵周囲または骨盤内）を診断することができる。非特異的ではあるが，骨盤内の液体貯留は腹腔内病変の存在，または積極的な蘇生の結果[注2)]を示唆することがある。

注1：実際は門脈内である。
注2：細胞外液投与により腹水が貯留することがある。

表67.2 腹部の各領域における病変

I．右上腹部	II．心窩部	III．左上腹部
急性胆嚢炎	膵炎	脾出血，脾膿瘍
無石胆嚢炎	消化性潰瘍・胃炎	消化性潰瘍
肝炎	消化性潰瘍または十二指腸潰瘍の穿孔	消化性潰瘍または十二指腸潰瘍の穿孔
総胆管結石症	Mallory-Weiss症候群	膵炎
胆管炎	特発性食道破裂（Boerhaave症候群）	膵仮性嚢胞，膵膿瘍
肝膿瘍	食道炎	腎結石・腎盂腎炎
膵炎	胃腸炎	肺炎（左下葉）
消化性潰瘍・胃炎	心筋梗塞	
腎結石症・腎盂腎炎	肺炎	
急性虫垂炎（妊娠女性）		
肺炎		
IV．右下腹部	V．臍周囲部・非特異的	VI．左下腹部
急性虫垂炎	小腸・大腸閉塞	S状結腸憩室炎
小腸・大腸閉塞	腸間膜動脈虚血または閉塞	S状結腸軸捻症
盲腸穿孔	大動脈瘤破裂または切迫破裂	大腸穿孔
盲腸捻転	早期の急性虫垂炎	小腸・大腸閉塞
盲腸憩室炎	Clostridium difficile腸炎または中毒性巨大結腸症	腸炎
腸炎		炎症性腸疾患
炎症性腸疾患	創哆開	腎結石
腎結石	腹部コンパートメント症候群	尿路感染症
尿路感染症	腹腔内膿瘍	婦人科疾患
婦人科疾患	吻合不全（腸管，胆管，膵管）	

67章 急性腹症 521

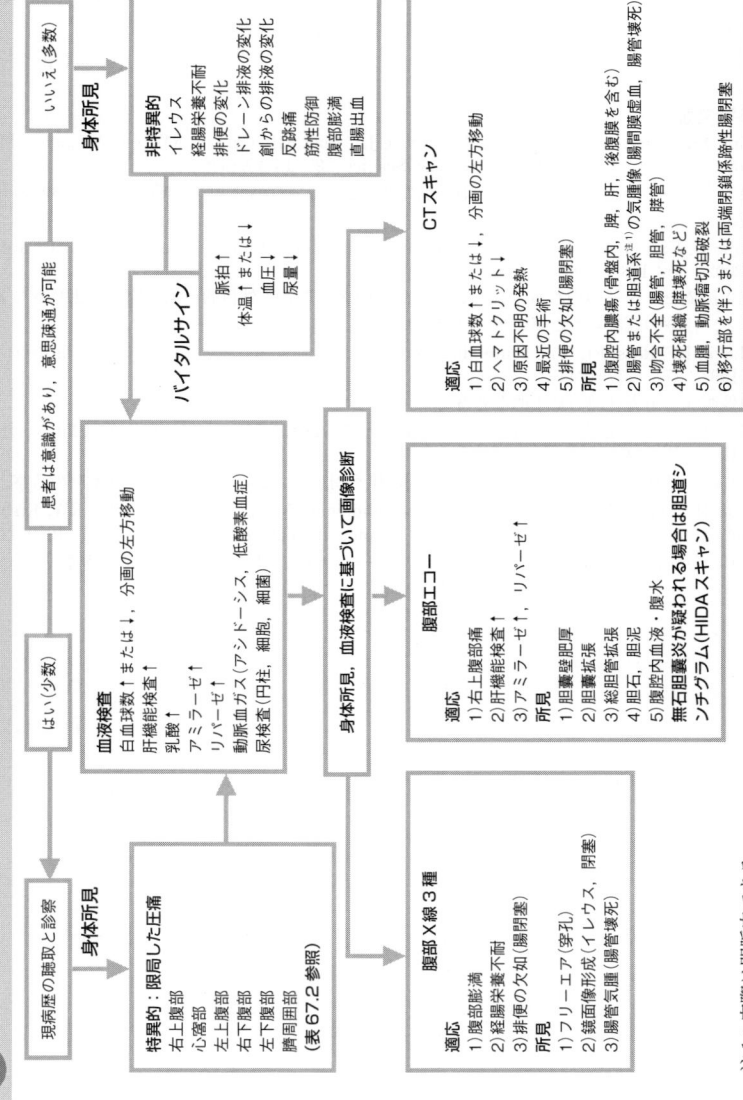

ALG 67.1 集中治療室における急性腹部疾患の診断と管理

現病歴の聴取と診察

↓

身体所見

特徴的：限局した圧痛
- 右上腹部
- 心窩部
- 左上腹部
- 右下腹部
- 左下腹部
- 臍周囲部
(表67.2参照)

→ **腹部X線3種**
適応
1) 腹部膨満
2) 経腸栄養不耐
3) 排便の欠如（イレウス、閉塞）

所見
1) フリーエア（穿孔）
2) 鏡面像形成（イレウス、腸管壊死）
3) 腸管気腫（腸管壊死）

↓

はい（少数） → **血液検査**
- 白血球数↑または↓、分画の左方移動
- 肝機能検査↑
- 乳酸↑
- アミラーゼ↑
- リパーゼ↑
- 動脈血ガス（アシドーシス、低酸素血症）
- 尿検査（円柱、細胞、細菌）

患者は意識があり、意思疎通が可能

いいえ（多数） → **身体所見**

非特異的
- イレウス
- 経腸栄養不耐
- 排便の変化
- ドレーン排液の変化
- 創からの排液の変化
- 反跳痛
- 筋性防御
- 腹部膨満
- 直腸出血

↓

バイタルサイン
- 体温↑または↓
- 脈拍↑
- 血圧↓
- 尿量↓

↓

身体所見、血液検査に基づいて画像診断

→ **腹部エコー**
適応
1) 右上腹部痛
2) 肝機能検査↑
3) アミラーゼ↑、リパーゼ↑

所見
1) 胆嚢壁肥厚
2) 胆嚢拡張
3) 総胆管拡張
4) 胆石、胆泥
5) 腹腔内血液・腹水

無石胆嚢炎が疑われる場合は胆道シンチグラム（HIDAスキャン）

→ **CTスキャン**
適応
1) 白血球数↑または↓、分画の左方移動
2) ヘマトクリット↓
3) 原因不明の発熱
4) 最近の手術
5) 排便の欠如（腸閉塞）

所見
1) 腹腔内膿瘍（骨盤内、脾、肝、後腹膜を含む）
2) 腸管または胆道系[注1]の気腫像（腸管虚血、腸管壊死）
3) 吻合不全（腸管、胆管、膵管）
4) 壊死組織（膵壊死など）
5) 血腫、動脈瘤切迫破裂
6) 移行部を伴うまたは両端閉塞性胆道シ閉塞

注1：実際は門脈内である。

造影CTは浮腫による腸管の肥厚，拡張し液体貯留した腸管，脂肪濃度の上昇，腸管気腫などの所見を評価するのに役立つ．これらの所見があれば腸管壊死を疑わせ，緊急の外科コンサルトを要する．また，腸閉塞において腸管径の移行部位を診断でき，外科的治療の助けとなる．最近の手術歴がある患者に，突然の臨床像の悪化とヘマトクリットの減少がみられる場合，CTにより増大する血腫や，急性の出血を確認することができる．また，腹腔内膿瘍の位置や大きさを診断し，経皮的ドレナージか，開腹ドレナージかを決断するのにも役立つ．

(星　寿和)

参考文献

Fink MP. Acute abdominal pain. In：Kruse JA, Fink MP, Carlson RW, eds. Saunders Manual of Critical Care. Philadelphia：Elsevier Science；2003：439-445.
最も多くみられる急性腹症の原因疾患に関する，重要な身体所見，検査，画像診断の短い総説．
Gajic O, Urrutia LE, et al. Acute abdomen in the medical intensive care unit. Crit Care Med. 2002；30：1187-1190.
三次医療センターの内科ICUにおいて，急性腹症の患者の外科的治療の遅れを生じさせる原因と，治療の遅れと死亡率の相関について調査した後ろ向きコホート研究．
Martin RF, Rossi RL. The acute abdomen：an overview and algorithms. Surg Clin North Am. 1997；77：1227-1243.
急性腹症の患者管理の基本的な考察．
Martin RF, Flynn P. The acute abdomen in the critically ill patient. Surg Clin North Am. 1997；77：1455-1464.
ICUの重症患者に発生した急性腹症の診断に伴う問題と，その考えられる管理戦略の考察．
Sosa JL, Reines HD. Evaluating the acute abdomen. In：Civetta JM, Taylor RW, Kirby RR, eds. Critical Care. 3rd ed. Philadelphia：Lippincott, Williams & Wilkins；1997：1099-1108.
ICUの急性腹症患者に対する一般的なアプローチについて書かれたテキストの1章．

68 臓器提供者の管理

Ryan C. Fields and Bryan F. Meyers

1998年以降，米国保健社会福祉省健康管理財務局は，患者の死期が近いと認識された時点で病院が地域の臓器斡旋機関 organ-procurement organization に連絡を取ることを義務づけた。集中治療室(ICU)チームの意見を参考にしながら，臓器斡旋機関がドナー donor としての適性を評価する。臓器提供の適性を判断するさまざまな基準を**表 68.1** にまとめた。

患者のドナーとしての適性を考える場合，治療を行っている医師は次の2つの主要なルールを守らなければならない。(a)患者が臓器提供の候補者となるかを評価するための血液検査は，家族が同意した後に行える。しかしながら，(b)患者が臓器提供に適しているかを調べる侵襲的な検査は，患者の死が宣告されるまでは行ってはならない。臓器提供の同意を得る過程については**表 68.2** に要約した。特筆すべきは，脳死の判定は24～48時間の間隔をあけた2回の臨床所見，無呼吸テストと検査結果に基づいて，訓練を受けた医師が行われなければならないことである(脳死の詳細な判定基準は **55 章** に述べてある)。

患者が臓器ドナーとして適性があると判断され，脳死を宣告されると，ICU治療の目的は臓器の機能と生存能力の保持に変更される。移植の分野では，脳死の存在しない心臓死のドナーからの移植を考慮する機会が増えてきている。心臓死と脳死の患者の両方に共通するいくつかの臨床問題がある。この章ではそれらについて検討し，**68.1** に要約した。

体温の保持

健常人では視床下部が体温調節を担っている。外傷により体温調節機能が失われ，重度の体温調節不全が起こることがある。そのうえ，受動的な熱損失のために重度の低体温が起こることがあり，その結果，劇的な細胞代謝の変化と臓器機能の変化をもたらす。正常体温を維持するためにICUで行える処置は，室温を24℃以上に保ち，患者をブランケット(能動的温風ブランケットを含む)にて保温し，輸液を加温し，人工呼吸器の回路を加湿・加温することなどである。

正常血圧の維持

著明な高血圧は脳死患者ではまれであり，あったとしても脳幹ヘルニアによるものがほとんどである。拡張期血圧100 mmHg超の時は不整脈を避けるために治療す

表 68.1　臓器提供基準

- 臓器提供者年齢
  - 絶対的禁忌：80歳超
  - 臓器特異的条件：肺，腎の場合は60歳未満
- 以下のような著明な既往歴がないこと
  - 再発や転移の危険性が高い悪性腫瘍
  - 著明な臓器特異的な疾患(心臓，肺，肝臓など)
  - 原発性脳腫瘍
  - HIV，肝炎，梅毒，Toxoplasma など重大な感染症。臓器提供の基本的血清学的検査として HIV，HTLV，B型肝炎，C型肝炎，CMV，梅毒，Toxoplasma を検査する。
  - 敗血症
  - 移植臓器の機能不全を引き起こす可能性のある薬物の大量摂取による死亡(アセトアミノフェン，三環系抗うつ薬，一酸化炭素，シアン化物，エタノール)

HIV：ヒト免疫不全ウイルス，HTLV：ヒトT細胞白血病ウイルス，CMV：サイトメガロウイルス

表 68.2　臓器提供の同意取得手順

- 地域の臓器斡旋機関に連絡を取る
- 臓器斡旋機関と協力し，ドナー適性を判定するための非侵襲的な検査(血液，心電図，画像診断)を行うことについて口頭同意を得る
- 脳死の診断を確定する(55章参照)
- 脳死の確定後，臓器斡旋機関とともに臓器提供の同意書面を家族より得る
- 脳死でない場合，心停止後の臓器提供，すなわち，いわゆる心停止ドナー(non-heartbeating donor)からの提供を考慮する

る。ニトロプルシドが第1選択であるが，長期の使用はシアン化物中毒を起こすため避けるべきである。

　脳死患者では低血圧(収縮期血圧90 mmHg未満と定義される)がより頻繁にみられる。多発外傷と脳死によって生じる全身的な炎症反応のため，末梢血管拡張による血管内容積の拡張が起こり，結果として相対的循環血液量の減少と低血圧が起こる。軽微な短時間の血圧低下でも臓器の灌流低下と損傷が起こることがあるため，低血圧は積極的に治療する。ほとんどの場合，循環血液量を増加させて中心静脈圧を12 mmHg超に保つことで低血圧は治療可能である。外傷患者では出血による循環血液量の低下がよくみられるが，正常な循環血液量を保つため，初期には晶質液，膠質液に加えて血液製剤(赤血球濃厚液，新鮮凍結血漿)の投与が必要な場合もある。この初期治療で血圧が正常化しない場合には，肺動脈カテーテル(または同等の非侵襲性の心機能モニター)を留置し，心拍出量と体血管抵抗を測定する必要がある。

　中心静脈圧が12 mmHg超であっても低血圧が是正されない場合がある。このような場合は神経原性ショックか全身性炎症反応症候群による体血管抵抗の低下(400 dyne・sec・cm^{-5}以下)が原因であることがほとんどである。血管作動薬であるドパミン(5〜10 μg/kg/分，持続静注)かノルアドレナリン(2〜12 μg/分)が必要

図 68.1 臓器提供者の管理目標

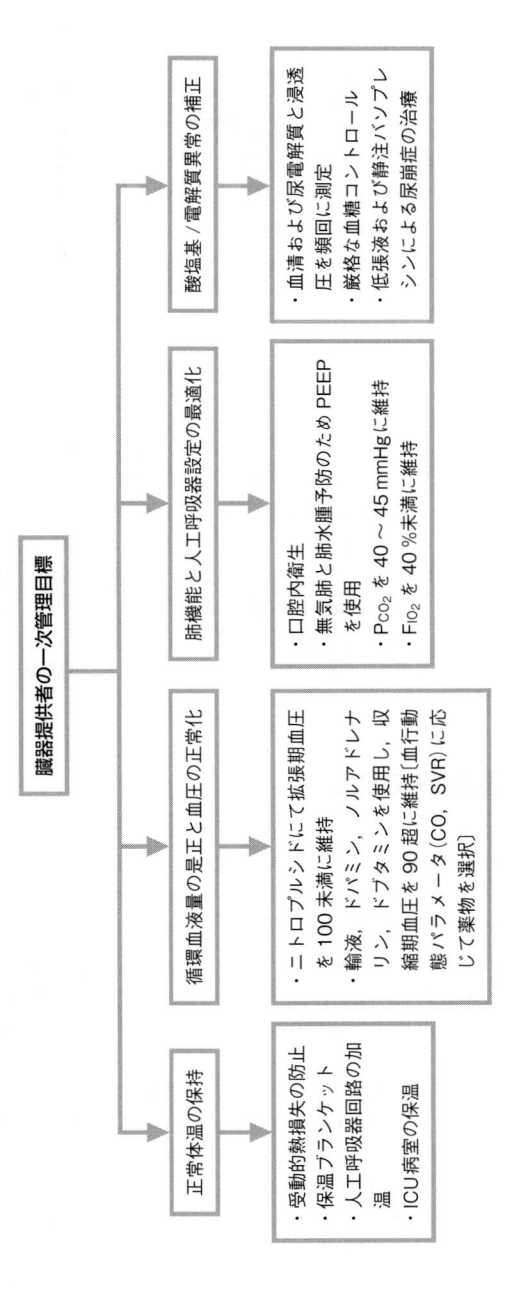

臓器提供者の一次管理目標

正常体温の保持
- 受動的熱損失の防止
- 保温ブランケット
- 人工呼吸器回路の加温
- ICU病室の保温

循環血液量の是正と血圧の正常化
- ニトロプルシドにて拡張期血圧を100未満に維持
- 輸液、ドパミン、ノルアドレナリン、ドブタミンを使用し、収縮期血圧を90超に維持（血行動態パラメータ（CO、SVR）に応じて薬物を選択）

肺機能と人工呼吸器設定の最適化
- 口腔内衛生
- 無気肺と肺水腫予防のためPEEPを使用
- P_{CO_2}を40〜45 mmHgに維持
- F_{IO_2}を40%未満に維持

酸塩基/電解質異常の補正
- 血清および尿電解質と浸透圧を頻回に測定
- 厳格な血糖コントロール
- 低張液および静注バソプレシンによる尿崩症の治療

CO：心拍出量、SVR：体血管抵抗、PEEP：呼気終末陽圧、P_{CO_2}：二酸化炭素分圧

となるかもしれない。これらの血管作動薬を使用しても低血圧が持続する場合はドナーの敗血症を強く疑うべきである。

ドナーの中にはさまざまな理由(心停止後,鈍的心外傷,脳幹ヘルニアなど)から心機能の低下を呈するものもいる。脳死はまた,心臓のβ受容体脱感作により心室機能を直接的に抑制する。心機能を増強し,心係数を$2 l$/分/m^2以上に維持するため,変力性,変時性の薬物の使用が必要になる場合がある。選択薬としてはドパミン(前述)またはドブタミン($2\sim5 \mu g/kg$/分)の持続静注が挙げられる。また,心筋機能の改善のため甲状腺ホルモン補充療法が行われることがあるが,その有効性については議論がある。

呼吸機能不全の防止

人工呼吸器を使用しての肺機能の維持は,部分的肺虚脱または無気肺,肺炎,肺水腫,低酸素血症,高二酸化炭素血症を防ぐために,必要に応じて調節しなければならない。口腔内を清潔に保つことにより人工呼吸器関連肺炎を防ぐことができる。脳死患者ではほかの要因がなくても肺水腫を発症することがよくあり,全身の炎症反応と神経原性の反応によるものと考えられている。$5\sim10 cmH_2O$の呼気終末陽圧(PEEP)を使用することにより,このような毛細血管の透過性亢進を代償し肺胞の拡張を維持することができるが,$10 cmH_2O$超では静脈還流を阻害し,心拍出量の減少を起こしうる。動脈血二酸化炭素分圧($Paco_2$)が$40\sim45 mmHg$に維持されるように人工呼吸器の設定を調整し,酸素毒性を抑えるために,可能な限り吸入酸素濃度(F_{IO_2})を40%以下に設定する。

酸塩基平衡と電解質異常の補正

脳死患者では尿量が500 ml/時を超える多尿症が起こる。原因としては,生理的利尿,浸透圧利尿,薬物(フロセミド),低体温利尿,中枢性尿崩症,またはこれらのうちの複数の組み合わせが考えられている。多尿により重篤な高ナトリウム血症,低カリウム血症,高浸透圧血症が起こることがある。心機能不全を防ぐため頻回に血清および尿の浸透圧と電解質を測定し,正常範囲内へ補正することが不可欠である。高血糖関連の著明な浸透圧利尿を防ぐためにも,血糖の厳格なコントロールも行うべきである。

他の原因による多尿症が除外された時点で,尿量,尿比重,尿および血清の電解質・浸透圧を測定することによって尿崩症 diabetes insipidus の診断をつけることができる。尿崩症は以下の基準のうち3つを満たした場合に診断される。①尿量500 ml/時超,②血清ナトリウム155 mEq/ml超,③尿比重1.005未満,④血清浸透圧305 mOsm/l超。尿崩症の診断が付いた場合は,低張食塩液か5%ブドウ糖液にて急速に自由水欠乏量の50%を補充する。その後の異常を補正するため頻回に電解質と血行動態をモニターすることが不可欠である。治療抵抗性の症例ではバソ

プレシンの静注を 10 単位にて開始し，尿量を 150～300 ml/時に保つように用量を調節する。これにより血清高浸透圧は補正され，血圧が上昇し，変力作用薬の必要量が減少し，心拍質量を維持できる。

まとめ

臓器提供に適すると判断された患者の管理では，移植臓器の機能と生存能力の保持に重点を置く。臓器提供患者の選択と同意が必要な手続きが行われた後は，正常体温の保持，正常血圧の維持，肺機能の最適化，血管内血液量の回復，酸塩基平衡と電解質異常の補正が ICU チームの責任となる。このようなアプローチは移植に適した臓器に対する脳死の影響を最小限に食い止め，長期の同種移植片の生着を高める可能性がある。この章で述べた多くのことは，脳死の存在しない心臓死ドナーからの提供臓器の生存能力を維持する場合にも当てはまる。

(星　寿和)

参考文献

Arbour R. Clinical management of the organ donor. AACN Clin Issues. 2005；16：551-580.
臓器提供についての広範で詳細な指針。
Kutsogiannis DJ, Pagliarello G, Doig C, et al. Medical management to optimize donor organ potential：review of the literature. Can J Anaesth. 2006；53：820-830.
臓器ドナーとなる可能性のある患者への管理戦略のエビデンスを検討した長文の総説。
Pratschke J, Wilhelm MJ, Kusaka M, et al. Brain death and its influence on donor organ quality and outcome after transplantation. Transplantation. 1999；67：343-348.
脳死期間の長短が，最終的に臓器移植の結果に及ぼす影響を解析した研究。
Whiting JF, Delmonico F, Morrissey P, et al. Clinical results of an organ procurement organization effort to increase utilization of donors after cardiac death. Transplantation. 2006；81：1368-1371.
186 人のドナーを対象に，大腿動脈と橈骨動脈の動脈カテーテルを比較した無作為化試験。両者ともに同程度に感染率が低いことを示した。

XVIII

集中治療室における栄養

69

集中治療室における栄養

Beth E. Taylor and G. Lee Collins

　重症疾患に対する代謝反応は炭水化物，脂質，アミノ酸代謝の変化を特徴とする。これらの代謝反応の変化は，蛋白同化状態から異化状態への重要な移行を引き起こし，必須蛋白質，脂質，炭水化物の著しい高分子分解を特徴とする。重症疾患による栄養失調は多臓器に悪影響を及ぼす。在院日数の増加，易感染性，呼吸機能の障害，人工呼吸器依存から，全体として合併症と死亡率を上昇させる。

　集中治療室(ICU)における栄養サポートの目標は，カロリーと蛋白質の十分な補給によって持続する栄養喪失を補い，栄養不足を予防または補正し，創傷治癒をサポートし，免疫機能を促進することである。重症患者の栄養必要量を設定する時には，疾患の重症度や臓器障害，代謝機能障害，消化管機能，ほかの治療手段からの影響を併せて考慮して個々の患者の必要量を総合評価することが不可欠である。

　現在の患者状態に加え，入院前の食事歴(特に最近の摂取量)，入院前の最近の体重減少，全身機能状態，アルコール摂取，ボディ・マス・インデックス body mass index (BMI)などの栄養についてのほかの要素を評価する必要がある。患者のBMIはポンドとキログラムのいずれからでも計算できる(**表 69.1**)。

　入院時のBMIが18.5未満，もしくは最近6カ月間での10％超の体重減少といった，入院前からの栄養失調状態のあるICU患者に対する早期栄養の有効性を支持する研究がいくつかある。経腸栄養 enteral nutrition を早期に使用する場合には，入院後48時間以内に開始することで，創傷治癒を改善し感染症を減少できることが，いくつかのエビデンスにより示されている。それ以外では，経口摂取を7～10日間以内に再開する予定のない重症患者で，栄養サポートの開始が適応となる(**69.1**)。一時期飢餓状態にあった患者に栄養を開始することによって起こりうる合併症の理解は重要である。大量のグルコース負荷を加えることで，大量の細胞内電解質，特にカリウム，マグネシウム，リンの移動が起こる。このような電解質の移動により血清濃度が低下し，それにより続発症のリスクが増える。この現象は

表69.1 ボディ・マス・インデックス(BMI)の計算

体重(kg)/身長(m)^2
体重70 kg, 身長167 cmの患者の場合
   $70 \div 1.67^2$
$=70 \div 2.78$
$=25.10$

表69.2 Harris-Benedictの式

男性
安静時エネルギー必要量[kcal/日] $=66+(13.7\times$体重[kg]$)+(5\times$身長[cm]$)-(6.8\times$年齢$)$
女性
安静時エネルギー必要量[kcal/日] $=665+(9.6\times$体重[kg]$)+(1.8\times$身長[cm]$)-(4.7\times$年齢$)$

リフィーディング症候群 refeeding syndromeと呼ばれ, 重篤な合併症や, 時には死に至ることもある。

栄養状態に焦点をあてた身体診察では, 口腔衛生やツルゴール, 側頭部・三角筋・大腿四頭筋群の筋量減少の評価を行う。初回臨床検査には血清生化学, マグネシウム, リン(腎機能とリフィーディング症候群のリスク評価のため), 肝機能検査, 血算を含める。

血漿アルブミンやプレアルブミンは入院患者の栄養摂取変化に対して感度, 特異度ともに低い。両値とも多数の因子に影響を受ける。コルチコステロイド, インスリン, 甲状腺ホルモン, 脱水により値が上昇し, 炎症メディエータ, 重度の肝・腎疾患, 吸収不良, 血管内容量の過剰などで低下する。つまり, 重症患者におけるアルブミンとプレアルブミン値は蛋白質新生, 分解, 分配損失などを反映しているのであり, 栄養状態ではなく重症疾患を反映しているといえる。

ヒトの安静時エネルギー必要量を計算する式がいくつかある。最もよく使われるのはHarris-Benedictの式である(**表69.2**)。米国糖尿病学会がさまざまな入院患者に対していくつかの予測式の信頼性と妥当性を検証した。健康な被験者においてこれらの予測式による値は, 間接熱量測定法による値と10%以内の誤差であった。しかし, 体重が極端であったり, 重症患者の場合には, それほど正確ではない。Ireton-Jonesの式のみが重症患者を対象にしているが, 計算が複雑である(**表69.3**)。

入院患者においてカロリー必要量をより簡単に予測する方法として, BMIを用いたものがある(**表69.4**)。インスリン抵抗性の重症患者においては, 高血糖や過剰栄養による感染リスクを減らすため, それぞれのBMIから予測される必要エネルギーの少ないほうの量から栄養サポートを開始する。

一般的に, 蛋白質必要量は理想体重 ideal body weight(kg)に基づいており, 理想体重はHamwi法を使って計算できる(**表69.5**)。重症疾患に伴い代謝率を上昇させる要因としては, 腎不全, 外傷, 重症熱傷の存在, 敗血症などがあり, 蛋白質必要量を著しく上昇させる(**表69.6**)。

ALG 69.1 栄養サポートのタイミング（栄養評価はICU入室後48時間以内に行う）

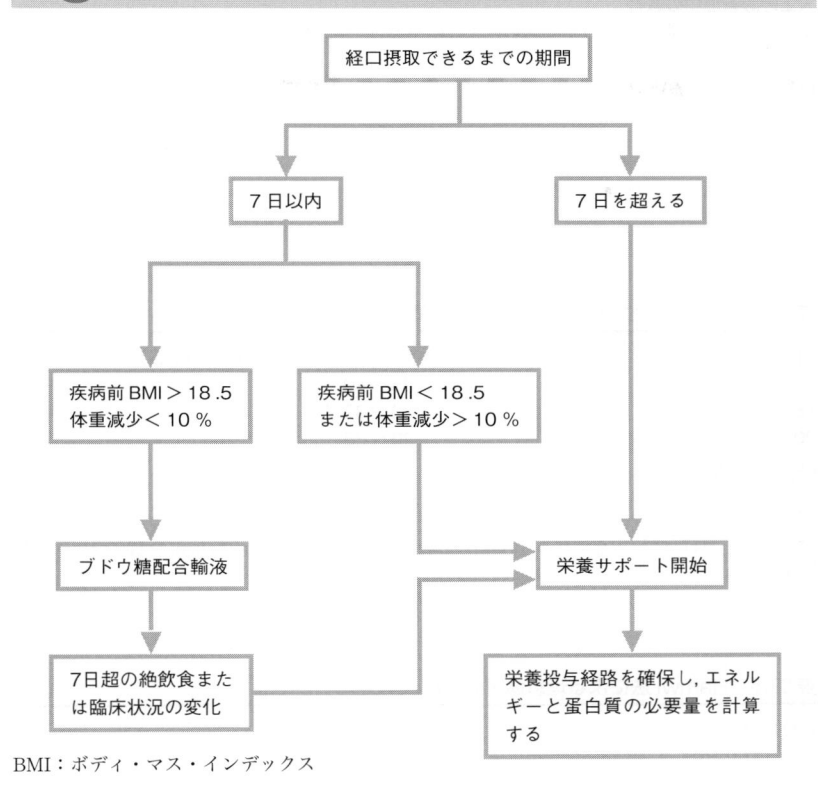

```
                    経口摂取できるまでの期間
                          │
              ┌───────────┴───────────┐
           7日以内                  7日を超える
              │                        │
    ┌─────────┴─────────┐              │
 疾病前BMI>18.5      疾病前BMI<18.5     │
 体重減少<10％       または体重減少>10％  │
    │                   │              │
 ブドウ糖配合輸液         └────→ 栄養サポート開始 ←┘
    │                              │
 7日超の絶飲食また                  栄養投与経路を確保し，エネル
 は臨床状況の変化 ────────────→    ギーと蛋白質の必要量を計算
                                   する
```

BMI：ボディ・マス・インデックス

　栄養サポートを開始することが決まれば，適切な投与方法により，栄養供給を開始する（**ALG 69.2**）。可能な限り経腸栄養を行うことが現在の一般的な合意である。
　経腸栄養は消化管粘膜構造の保護に有効な場合がある。腸管腔にある栄養素が門脈や体循環への細菌の侵入を抑制して，敗血症のリスクが減ることもある。しかし，これらのデータはヒトよりも動物モデルで証明がなされている。いずれにしても，それぞれの投与方法には長所と短所，そして禁忌が存在する（**表69.7**）。
　重症患者では誤嚥のリスクを軽減する方法として，小腸への経腸栄養が推奨されてきた。ICU患者を対象にした経胃栄養 gastric feeding と経小腸栄養 small bowel feeding の無作為化試験は結論に到達していないが，これらの臨床試験では，誤嚥のリスクが高い患者や，経胃栄養に耐えられなかった患者が除外されているため，そのような患者では胃幽門部より先に栄養チューブを挿入することに利点がある可能性がある（**表69.8**）。栄養チューブの位置が幽門部より手前であっても先であっ

表 69.3 Ireton-Jones の式

人工呼吸管理中の患者
エネルギー必要量(kcal/日) = 1784 − 11(A) + 5(W) + 244(S) + 239(T) + 804(B)

自発呼吸の患者
エネルギー必要量(kcal/日) = 629 − 11(A) + 25(W) − 609(O)

A：年齢（歳），W：体重（kg），S：性別（男性 =1，女性 = 0），T：外傷（あり = 1，なし = 0），B：熱傷（あり = 1，なし = 0），O：肥満〔BMI > 27（あり = 1，なし = 0）〕

表 69.4 BMI に基づいたエネルギー必要量の予測

BMI	エネルギー必要量(kcal/kg/日)
< 15	35〜40
15〜19	30〜35
20〜25	20〜25
26〜29	15〜17
> 29	15[a]

[a] 肥満患者では貯蔵脂肪をエネルギーとして利用するため，1日2,000 kcalを超えないようにする。

表 69.5 Hamwi 法による理想体重の計算

理想体重の計算
男性：152 cm まで 48 kg, 152 cm から 2.5 cm ごとに 2.7 kg 加える
女性：152 cm まで 45 kg, 152 cm から 2.5 cm ごとに 2.3 kg 加える

表 69.6 推奨される 1 日の蛋白質摂取量[a]

病態	蛋白質必要量〔g/IBW(kg)/日〕[b]
正常（侵襲なし）	0.75
重症疾患・外傷	1.00〜1.50
急性腎不全（透析なし）	0.80〜1.00
急性腎不全（透析あり）	1.20〜1.40
腹膜透析	1.30〜1.50
熱傷・敗血症	1.50〜2.00
CVVHD	1.70〜2.50

IBW：理想体重，CVVHD：持続静静脈血液透析
[a] 病態を複数選択することはできない。必要量の計算は，最も高い蛋白質必要量の値を用いる。
[b] 肝性脳症の場合，少なめの蛋白質量が必要になることがある。

ALG 69.2 栄養投与法と開始の判断

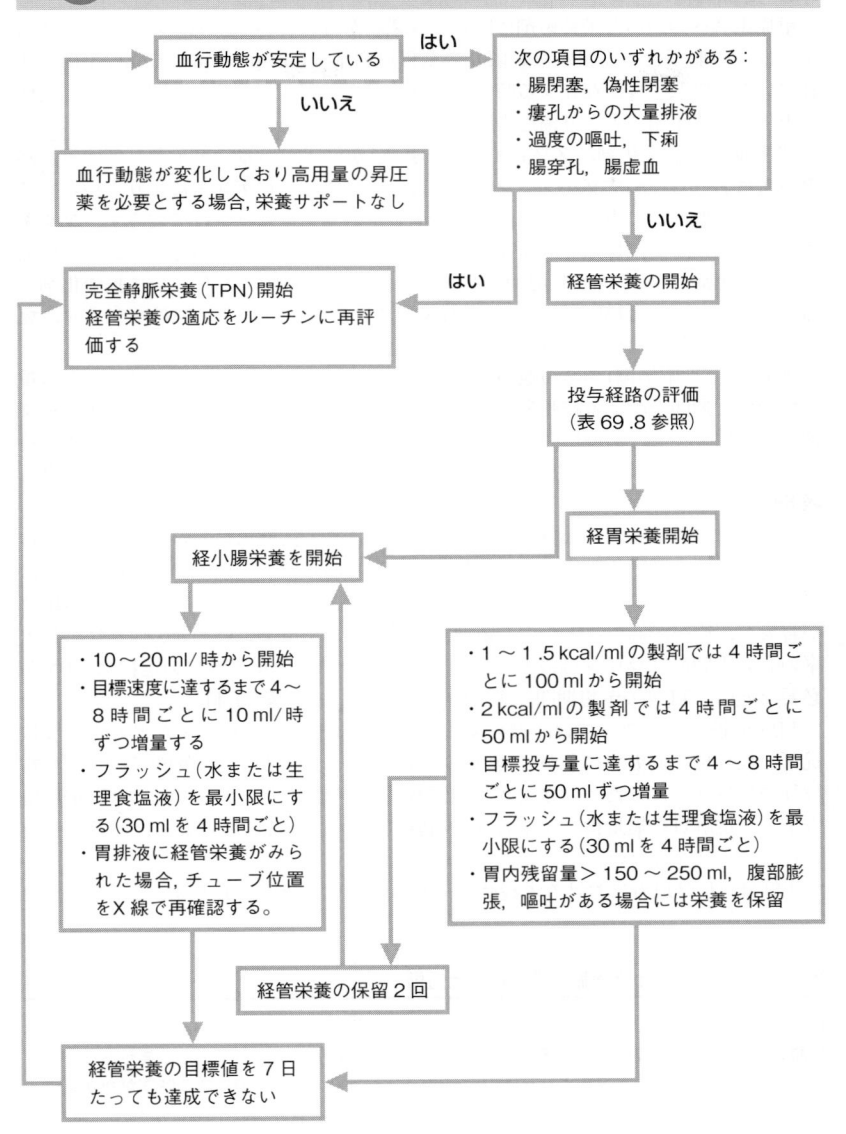

```
血行動態が安定している ──はい──→ 次の項目のいずれかがある：
   ↑                              ・腸閉塞，偽性閉塞
   │ いいえ                       ・瘻孔からの大量排液
   ↓                              ・過度の嘔吐，下痢
血行動態が変化しており高用量の昇圧      ・腸穿孔，腸虚血
薬を必要とする場合，栄養サポートなし
                                    │
                          はい       │ いいえ
完全静脈栄養（TPN）開始 ←──────   ↓
経管栄養の適応をルーチンに再評       経管栄養の開始
価する
                                    ↓
                               投与経路の評価
                               （表 69.8 参照）
                                    ↓
                               経胃栄養開始
         経小腸栄養を開始 ←──          ↓
                ↓
・10〜20 ml/時から開始          ・1〜1.5 kcal/ml の製剤では 4 時間ご
・目標速度に達するまで 4〜       とに 100 ml から開始
 8 時間ごとに 10 ml/時          ・2 kcal/ml の製剤では 4 時間ごとに
 ずつ増量する                    50 ml から開始
・フラッシュ（水または生         ・目標投与量に達するまで 4〜8 時間
 理食塩液）を最小限にす          ごとに 50 ml ずつ増量
 る（30 ml を 4 時間ごと）       ・フラッシュ（水または生理食塩液）を最
・胃排液に経管栄養がみら         小限にする（30 ml を 4 時間ごと）
 れた場合，チューブ位置         ・胃内残留量 > 150〜250 ml，腹部膨
 を X 線で再確認する。           張，嘔吐がある場合には栄養を保留

                        経管栄養の保留 2 回

経管栄養の目標値を 7 日
たっても達成できない
```

ても，胃内残留量の増加以外では，栄養チューブによる問題への対処方法は同じである(**表 69.9**)。

重症患者への適切な栄養製剤に関しては議論が続いている。現在のエビデンスによれば，吸収不良の症状がない限り，全蛋白製剤 whole-protein formula が推奨されている。吸収不良が存在する時にはペプチドを基調とした製剤を開始する。待機的上部消化管手術患者と外傷患者に対して免疫調節製剤(グルタミン，アルギニン，ω-3 脂肪酸，抗酸化剤，ヌクレオチドを強化)が効果があること示されている。熱傷患者における経腸的グルタミンの使用は，確固たるエビデンスにより支持されている。重症敗血症の患者に対する免疫調節製剤の効果は確立されておらず，アルギニンを含有する製剤は重症敗血症患者では実際には有害である可能性がある。肺毛細血管漏出症候群〔急性呼吸窮(促)迫症候群または急性肺損傷〕において抗酸化剤とω-3 脂肪酸を含む製剤の効果が示されている。現時点で標準治療は存在せず，免疫調節製剤の効果についても文献で賛否両論がある。

外傷(外傷性脳損傷)やその他の状態(脳血管障害による重度の嚥下障害)のある重症患者で 4 週間を超える経腸栄養が必要な場合には，早期の長期栄養投与チューブ留置が有用である。治療期間が 4 週間に満たない場合，経鼻や経口で短期的な栄養投与チューブを留置する。長期，短期経路の選択肢と，それらに関連するリスクを**表 69.10** にまとめた。

完全静脈栄養 total parenteral nutrition(TPN)は，経静脈薬との不適合による合併症の可能性を避けるため，中心静脈カテーテルから単独で投与する。重症患者に対する末梢静脈ラインからの経静脈栄養は適切ではない。閉鎖ドレッシングの維持が容易で感染率が低いことから，鎖骨下静脈ラインが望ましい。静脈血栓症の発生率の高い大腿静脈ラインは最も不適切である。カテーテルタイプの選択は TPN が必要な理由，TPN の予想期間，患者の全身状態による(**表 69.11**)。

TPN の投与に当たっては，投与する電解質の形態，推奨量，またどのような状況下で投与量を変更すべきかについて精通している必要がある(**表 69.12**)。電解質投与には危険が伴うため，さまざまな電解質を TPN で投与する場合には慎重に処方する。電解質を過量投与すると TPN 製剤そのものが沈殿するため，バランスをとらなければならない。

医師は，ICU 患者における栄養サポートの重要性を過小評価することが多い。確

表 69.7　経腸栄養と経静脈栄養の長所と短所

投与法	長所	短所
経腸栄養	腸粘膜構造の保護 完全静脈栄養より安価 代謝亢進反応を鎮静化 感染症の合併が少ない	消化管が機能している必要がある 目標カロリー値達成に時間がかかる 禁忌が多い(例：閉塞，瘻孔)
経静脈栄養	消化管が機能している必要はない 目標値に 24 時間未満で到達	腸管の萎縮 中心静脈経路が必要 感染症の合併が増加

表69.8 経胃および経小腸栄養の適応

経胃栄養	経小腸栄養
■ 大部分のICU患者 ■ 短腸患者(栄養供給の表面積を最大にするため) ■ 喉頭全摘出術後(飲み込み不可能)	■ 胃内容排出遅延 ■ 術後胃イレウス ■ 重度胃食道逆流症 ■ 重症膵炎(5〜7日間は経口摂取再開が不可能) ■ 近位消化管瘻孔 ■ 経胃栄養に耐えられない場合(腸管運動促進薬使用にもかかわらず):多量の胃内残留量,嘔吐 ■ 仰臥位 ■ 鎮静のため気道保護できない患者(Ramseyスコア > 5)

表69.9 経管栄養に伴う問題の対処法

残留物:胃内残留量が2回以上続けて150 ml以上
- 経管栄養に耐えられていない徴候の診察:腹部の膨張,膨満,不快感や,嘔吐の存在
- 腸管運動促進薬開始:メトクロプラミド10 mgを6時間ごとに静注(腎不全がない場合)
- 高カロリー製剤に変更して総注入量を少なくする
- Moss™チューブ[注1)]が留置されている時には,近位十二指腸からの排液があるため正常でも胃排液量が2 l/日を超える
- 胃排液から少量の経管栄養がみられることがあるが,正常である
- 経管栄養の大量残留は吸収不良またはMoss™チューブの位置が不適切であることを示唆することがある
- 小腸栄養チューブをオーダーする

下痢:便量を量る。経管栄養を投与されている患者は通常,1日4〜5回の軟便がある
- 薬物を再確認する。下痢は経腸投与している薬物が原因の場合もある。薬物投与を静注に変更してみる
- *Clostridium difficile* を除外する
- 水溶性繊維を経管栄養に加えてみる(Benefiber®[注2)] 15 mlを1日3回)
- 感染性下痢を除外した後,止瀉薬を使用する(ロペラミド2〜6 gを6時間ごと)
- **経管栄養を継続**

便秘:経管栄養が目標投与速度に達した後3日間を過ぎても排便困難があるか便通がない
- 高ナトリウム血症,腎前性高窒素血症,乏尿,皮膚ツルゴールの低下,起立性低血圧症など脱水の徴候がないか確認する
- 自由水投与量を増量する
- 直腸診と摘便
- 腸閉塞を除外するためにKUBをオーダーする
- 腸閉塞を除外したら,ビサコジル坐薬あるいは必要に応じて浣腸剤を開始する
- 宿便予防レジメンを開始する(docusate 100 mgを1日2回や,センナシロップ5 mlを1日2回)

KUB:腎・尿管・膀胱部単純撮影
注1:三管式の経管栄養チューブ。吸引用のチューブを独立させることで,経管栄養を同時に減圧・吸引を可能にした。先端は十二指腸遠位部に留置することが多い(もう1つは固定,逆流防止のバルーン用)。
注2:小麦のデキストリンを使用した天然水溶性食物繊維。

表69.10 短期および長期経腸栄養経路

- **経鼻胃管・経口胃管**：一般的に消化管減圧のために看護師によってベッドサイドで留置されるが，短期栄養投与のためのチューブとして用いられることがある。消化管が機能しており，胃排出が十分で，誤嚥のリスクの低い患者にのみ用いる。経口的に挿入されたチューブは副鼻腔炎や鼻壊死を起こすリスクがある
- **経鼻腸栄養チューブ**（胃や小腸へ留置）：短期使用のための，より軟らかく柔軟性のあるチューブで，副鼻腔炎や鼻壊死を起こすリスクが少ない。経口的に留置することも可能。一般的に患者の快適性のために用いる。胃排出が悪く，逆流のリスクが高い患者には小腸チューブを用いる
- **Gチューブ**[a]（外科的または経皮的内視鏡下胃瘻造設術による）：消化管が機能しており胃排出が十分な患者での長期経管栄養チューブ。横隔膜上からの経管栄養チューブに比べて誤嚥を起こすリスクが低い
- **Jチューブ**[a]（外科的または経皮的内視鏡下空腸瘻造設術による）：消化管が機能しており，胃排出が悪く，逆流や誤嚥のリスクが高い患者で適応となる長期経管栄養用チューブ
- **G-Jチューブ**[a]：開腹術時に設置される長期経管栄養チューブで，減圧のための胃ポートを備えた遠位十二指腸栄養チューブ

[a] 皮膚と消化管粘膜という2つの上皮防壁を横断するチューブのすべてには，出血や切開部感染のリスクに加えて，腹膜炎やチューブ脱落のリスクがある。

表69.11 完全静脈栄養（TPN）のカテーテル選択

- **トリプルまたはクワッドルーメンカテーテル**：入院患者へのTPN投与時に用いられる。無菌状態を維持し汚染を防ぐために，TPN投与は遠位ポートからが好ましい。採血は中間ポート，その他の薬物の投与は近位ポートから行う
- **PICC（末梢穿刺中心静脈カテーテルperipheral inserted central catheter）**：腕頭静脈から留置される長いカテーテルで（60cm），先端を上大静脈に留置する
- **皮下トンネルカテーテル**：シリコンゴムカテーテル（シングル/ダブル/トリプルルーメン）で，挿入部より皮下を数センチ走行してから皮膚を出る。感染がない場合，無期限に留置できる
- **Hohnカテーテル**：経皮的に留置されるカテーテルで，TPNまたは静注薬物を6カ月以下必要とする患者へ用いられる。無菌状態を維持し汚染を防ぐために，TPN投与は遠位ポート（赤色）からが望ましい
- **埋め込み式静脈内投与装置**：皮下へ埋め込まれるチェンバーで，シリコンゴムの中心静脈カテーテル（シングルまたはダブルルーメン）に接続される。リザーバーが皮下に埋め込まれているため，採血，TPN，その他の静注には針でリザーバーを穿刺しなければならない。このカテーテルは一般的に，化学療法や定期的な静注が必要な患者以外に使用しない

実に適切な栄養投与経路を設置して，栄養を供給するためにも，包括的なチームの一員として栄養サポートの専門家による早期介入が必須である。重症疾患では大幅な異化状態が存在するため，早期の適切な栄養サポートが非常に重要である。微量栄養素と多量栄養素の持続的な喪失の早期の補充により，重症疾患からの回復や，同化構築期が始まった患者の回復を助けることができる。

（樋口　雅也）

表 69.12 完全静脈栄養より投与される電解質

推奨される電解質（1 l あたり）	投与量の変更を必要とする病態	電解質の形態
ナトリウム 60～150 mEq	■ 腎機能 ■ 体液量 ■ 消化管からの喪失 ■ 外傷性脳損傷	塩化ナトリウム（NaCl） 酢酸ナトリウム リン酸ナトリウム 　（NaPO$_4$）
カリウム 40～120 mEq	■ 腎機能 ■ 消化管からの喪失 ■ 代謝性アシドーシス ■ リフィーディング	塩化カリウム（KCl） 酢酸カリウム リン酸カリウム（KPO$_4$）
リン 10～30 mmol	■ 腎機能 ■ リフィーディング ■ 骨疾患 ■ 高カルシウム血症 ■ 迅速治癒[a] ■ 肝機能	リン酸ナトリウム 　（NaPO$_4$） リン酸カリウム（KPO$_4$）
クロール 60～120 mEq	■ 腎機能 ■ 消化管（胃）からの喪失 ■ 酸塩基状態	塩化ナトリウム（NaCl） 塩化カリウム（KCl）
酢酸 10～40 mEq	■ 腎機能 ■ 消化管（小腸）からの喪失 ■ 酸塩基状態 ■ 肝機能	酢酸ナトリウム 酢酸カリウム
カルシウム 4.5～5.2 mEq	■ 副甲状腺機能亢進症 ■ 悪性腫瘍 ■ 骨疾患 ■ 長期臥床 ■ 急性膵炎 ■ 腎機能	グルコン酸カルシウム 塩化カルシウム（CaCl$_2$）
マグネシウム 8.1～24.3 mEq	■ 腎機能 ■ リフィーディング ■ 低カリウム血症	硫酸マグネシウム

[a] 迅速治癒の例としては熱傷や若年の外傷患者で急速な組織生成が起きることが挙げられる。

参考文献

ASPEN Board of Directors and the Clinical Guidelines Task Force. Guidelines for the use of parenteral and enteral nutrition in adult and pediatric patients. J Parenter Enter Nutr. 2002；26[Suppl]：1-138.

2002年に発表された米国経静脈・経腸栄養学会の臨床指針委員会によるガイドライン。重症患者に対するエビデンスに基づいた栄養サポートの推奨を示した文献の総説。

Dabrowski GP, Rombeau JL. Practical nutritional management in the trauma intensive care unit. Surg Clin North Am. 2000；80：921-932.

外傷患者における栄養管理の実践的総説。

Heyland DK, Dhaliwal R, Drover JW, et al. Canadian clinical practice guidelines for nutritional support in mechanically ventilated, critically ill adult patients. J Parenter Enter Nutr. 2003；27：355-373.

人工呼吸管理患者における，エビデンスに基づいた実践的栄養サポートについてのカナダ版ガイドライン。

Heyland DK, Novak F, Drover JW, et al. Should immunonutrition become routine in critically ill patients? A systemic review of the evidence. JAMA. 2001；286：944-953.

待機的手術患者における免疫強化栄養は，感染症の合併症を減少させ，入院期間を短縮させる。しかし死亡率における優位性はなかった。

Kreymann KG, Berger MM, Deutz NE, et al. ESPEN guidelines on enteral nutrition：intensive care. Clin Nutr. 2006；25：210-223.

1985年以降の文献の総説をもとにした，少なくとも1つ以上の臓器障害を伴う重症患者への経腸栄養サポートについてのコンセンサスガイドライン。

Kudsk KA. Effect of route and type of nutrition on intestine-derived inflammatory responses. Am J Surg. 2003；185：16-21.

この総説は栄養供給がないことによる消化管への影響に注目している。炎症性マーカーが上昇することや，重症患者における飢餓状態でみられる多くの異常が，グルタミン追加により回復することを示している。

Pontes-Arruda A, Aragão AM, Albuquerque JD. Effects of enteral feeding with eicosapentaenoic acid, γ-linolenic acid, and antioxidants in mechanically ventilated patients with severe sepsis and septic shock. Crit Care Med. 2006；34：2325-2333.

この研究は人工呼吸管理を必要とする敗血症があり経腸栄養に耐えられる患者では，エイコサペンタエン酸，γ-リノレン酸，抗酸化剤を強化した栄養により，ICU在室中および入院中の転帰が改善し，死亡率が低下することを示した。

XIX 手技

70 動脈カテーテル法

Timothy J. Bedient

　動脈カテーテル法 arterial catheterization は，集中治療室(ICU)で行われる侵襲的な手技の中で中心静脈カテーテル法に次いで最も多く行われている．動脈カテーテル留置の適応には，(a)呼吸不全の患者に対し，頻繁な動脈血ガス分析が必要な場合，(b)昇圧薬や強心薬を使用している患者において，動脈からの直接的な血行動態モニターが欠かせない場合，そして(c)前2者に比べてまれではあるが大動脈内バルーンポンプの留置や，血栓溶解薬などの薬物の動脈内投与が必要な場合，がある．状態が不安定な患者では非観血的な動脈血酸素飽和度の測定では不十分であり，人工呼吸器装着中の患者や呼吸不全が差し迫った患者では，動脈血 pH，炭酸水素，酸素分圧そして二酸化炭素分圧を頻回に測定する必要がある．また，不安定な患者の場合は，非観血的な血圧測定は不正確なことがあり，血圧をかなり過小評価してしまうため，動脈カテーテル法による正確な血行動態モニターが必要となる．

　動脈カテーテルに必要な機器には，(a)血管内カテーテル，(b)耐圧チューブ(非弾性のチューブ)，(c)加圧した輸液とフラッシュ器具，(d)トランスデューサ，(e)アンプ，モニターそして接続ケーブルを含む電子モニタリング設備がある．使用するカテーテルの太さは穿刺部位により異なる(後述)．カテーテル挿入後は耐圧チューブにつなぎ，トランスデューサと接続ケーブルを介し，電子モニターへと接続する．耐圧チューブは動脈からの圧波形をトランスデューサに伝え，トランスデューサはその圧波形を電子波形へと変換する．変換された電子波形は増幅されオシロスコープスクリーンに映し出される．フラッシュ器具は持続的に輸液を流すことで血栓の形成を防ぎ，また，圧をかけることで動脈血の逆流を防ぐ．

　橈骨動脈 radial artery は動脈カテーテル法において最もよく使用される動脈であり，次いで大腿動脈が使用される．それほど多くはないが，足背動脈や上腕動脈，腋窩動脈を使用する場合もある．橈骨動脈，大腿動脈へのアプローチは，難易

度・合併症ともに，さほど差はないものの，橈骨動脈が好んで使用される。

橈骨動脈と尺骨動脈は，上腕動脈の遠位動脈枝であり，解剖学的にはそれぞれ手首の外側と内側に位置している。それぞれの動脈は深掌動脈弓と浅掌動脈弓により吻合を形成しているが，これは橈骨動脈カテーテル法において血栓を合併した際に非常に重要になる。というのも，橈骨動脈血栓を合併した際，尺骨動脈からの側副血行路により十分な血行を保つことが可能だからである。しかし，末梢血管障害により動脈弓が閉塞されている場合，橈骨動脈血栓が起こってもこのような側副血行路による血液の供給はされない。

Allen試験の変法はこの側副血行路に障害がある患者を特定するために行われる。まず，橈骨・尺骨動脈を両手で圧迫しながら患者の腕を45°上げる。その状態で繰り返し手を握ったり開いたりしてもらい，手掌が蒼白になった時点で一方の動脈への圧迫を解除し，紅潮するまでの時間を計る。7秒以内で陽性，8～14秒ではどちらとも言えず，15秒以上の場合は陰性とみなし側副血行路の障害が考えられる。この試験をもう一方の動脈で繰り返す。

Allen試験とDoppler超音波を比べた研究によると，Allen試験の陽性的中率は87％であった（つまり，Allen試験陽性患者のうち，87％は超音波により側副血行路を証明することが可能であった）。しかし，陰性的中率は18％に過ぎなかった（つまり，Allen試験陰性患者のうち，超音波で側副血行路の欠如が証明されたのは，わずか18％であった）。さらに，動脈カテーテル留置が必要な患者の多くには意識障害があるため，Allen試験を行うのが難しく，また昇圧薬もAllen試験を不確実にする可能性があるため，現在では多くの施設でAllen試験をルーチンに行わなくなっている。

2種類の動脈カテーテルが一般的に使用されている。より一般的なのは外筒のついた穿刺針で，もう1つは外筒がついた穿刺針だが中にガイドワイヤが装着されているものである。橈骨動脈を含めた末梢動脈には通常20Gのテフロンカテーテルを留置し，大腿動脈のように太い動脈には通常イントロデューサ針とガイドワイヤの入ったキットを用いて18Gのテフロンカテーテルを留置する。

橈骨動脈カテーテル挿入へのstep

1. 患者を仰臥位にし，手首の腹側が上になるようにして，巻いたタオルなど支えとなる物を手首の下に置き，手首を30～60°背屈させる。
2. 手首の周りにある不要な物は移動し，クロルヘキシジン液やポビドンヨードなどの消毒薬で手首腹側を消毒する。
3. 滅菌手袋，ガウン，マスクを装着後，滅菌ドレープを患者の手首にかける（基準としては，患者の体内に留置され感染源となりうるものを挿入する時にはガウンとマスクを装着する）。
4. 母指球底のしわから3～4cm近位で，利き手でないほうの示指・中指を使い，手首腹側の橈骨動脈を触診する。
5. 利き手の母指と示指で鉛筆を持つようにカテーテルを持つ。

6. step 4で示したように，利き手でないほうの手で軽く触診しながら，その指のすぐ遠位(患者にとって)から 30～45°の角度でカテーテルを刺入する．触診による圧迫が強すぎると，橈骨動脈を閉塞してしまい，カテーテル挿入が難しくなる．
7. カテーテルの先端に逆血がみられるまで，動脈に向かってカテーテルを進める．
8. 外筒のついた通常の穿刺針を使用している場合は，逆血を確認後，カテーテル先端が確実に動脈内に入るよう，わずかに針先を進める(ガイドワイヤ付きカテーテル使用の場合，step12 へ)．
9. 穿刺針とカテーテルの角度を皮膚に対して 30～45°から水平に倒す．
10. 利き手でないほうの手でしっかりと穿刺針を保持した状態で，利き手でカテーテルをわずかにねじり動脈内へ進める．
11. 穿刺針を取り除く．この時，カテーテルが正しく動脈内に留置されていれば，拍動性の逆血を確認できる(ガイドワイヤなしの通常のカテーテルを使用している場合，step15 へ)．
12. ガイドワイヤ付きのカテーテルを使用している場合，逆血を確認後，カテーテルと穿刺針を保持し，ガイドワイヤを動脈内へ進める．通常この際，抵抗はほとんどない．
13. ガイドワイヤに沿ってカテーテルを動脈内へ挿入する．
14. 穿刺針とワイヤを取り除く．この際 step11 同様，カテーテルが正しく動脈内に留置されていれば，拍動性の逆血を確認することができる．
15. カテーテルをトランスデューサチューブとフラッシュ器具に接続する．
16. 縫合するか非侵襲的器具でしっかりと皮膚にカテーテルを固定する．
17. 消毒薬で皮膚とカテーテルを洗浄し，滅菌ドレッシングで覆う．

ポイント

動脈カテーテル留置に失敗した場合，カテーテル挿入の位置を変え，再度試みる．その際，皮膚と穿刺針の角度をより小さくすることで，動脈を横断してしまう可能性を減らすことができる．それでもうまくいかない場合は，最初に逆血がみられた時に動脈を貫通して針を進めるようにし，その後逆血が再びみられるまでゆっくりとカテーテルを引き戻してくるようにする．逆血がみられればカテーテルを動脈内に進める．慎重に動脈を触診し，操作に集中することが成功の秘訣である．血管を貫通しても逆血がないことが多いため，カテーテルを抜く際はゆっくりと引き抜くようにする．この，カテーテルを「ゆっくり」と引き抜くことも成功するポイントである．

大腿動脈 femoral artery にカテーテルを挿入する時には，中心静脈カテーテルのキットと同様のキットを使用することが多い．大腿動脈は，上方を鼠径靱帯，外側を縫工筋，内側を長内転筋に囲まれた大腿三角に位置している．大腿三角内には，外側から内側に向かって順に大腿神経，大腿動脈，大腿静脈が位置している．カ

表 70.1　動脈カテーテル法の合併症

血栓症
局所もしくは全身性の感染症
血腫
仮性動脈瘤
出血
頻回の採血による失血
ヘパリン誘発性血小板減少症（ヘパリンによるフラッシュを使用している場合）
後腹膜血腫（大腿動脈にカテーテルを挿入した場合）
四肢の虚血
末梢神経障害
穿刺部の疼痛

テーテルを挿入する時はこの部位を消毒し，滅菌状態にする。橈骨動脈の場合と同様に利き手でないほうの手で動脈を触診し，静脈穿刺と同じ要領で動脈を穿刺する（71章参照）。逆血があればシリンジを穿刺針から外し，拍動性の逆血を確認することで，針先が動脈内にあることがわかる（心停止の場合は拍動性の逆血はみられない）。

　主な動脈カテーテル法の合併症を表70.1に示す。多くの施設で，臨床的に問題となる合併症の頻度は5％未満である。合併症の中では血栓症が最も多くみられる。1993年にAmerican Association of Critical Care Nursesにより行われたThunder Projectでは，動脈カテーテルを挿入された患者5,193人をヘパリンを含む輸液でフラッシュする群とヘパリンを含まない輸液でフラッシュする群に無作為に分け，72時間後のカテーテル開通性を調べた。結果はヘパリンを含むフラッシュをした群のほうが開通率が高いというものであった。また，さまざまなメタ分析により，血栓症の発症率を減少させるには1単位/mlのヘパリンを3ml/時にて持続的に流すことがよいと示された。ヘパリンが禁忌の際はクエン酸ナトリウムや生理食塩液を使用することができる。

　感染症も合併症の1つだが，カテーテル挿入時の慎重な無菌操作，およびカテーテルのドレッシングを48時間ごとに変えるなど，カテーテルケアを行うことで最小限にすることが可能である。動脈カテーテルから採血をする際も，無菌操作を行うことが重要である。無菌操作を行う限り，動脈カテーテルの感染率は穿刺部位がどこであっても（橈骨でも大腿でも）変わらない。カテーテルを7日を超えて留置することで深刻な感染症の頻度が有意に上昇するという報告はない。動脈カテーテルは高圧のため，中心静脈ラインよりも感染することが少ないと考えられている。発熱患者においても，ほかに感染源がみつからない場合を除いて，動脈カテーテルを除去する必要は必ずしもない。万が一，カテーテル感染を発症した場合，最も多い原因菌は表皮ブドウ球菌である。また，動脈カテーテルが不要になった際は，すぐに取り除かなければならない。

〔加藤　秀明〕

参考文献

American Association of Critical-Care Nurses. Evaluation of the effects of heparinized and nonheparinized flush solutions on the patency of arterial pressure monitoring lines : the AACN Thunder Project. Am J Crit Care. 1993 ; 1 : 3-15.

動脈カテーテルを挿入された患者 5,193 人をヘパリンを含む輸液でフラッシュした群とヘパリンを含まない輸液でフラッシュした群に無作為に分け，72 時間後のカテーテル開通性を調べた無作為化試験。ヘパリンを含んだフラッシュを使った群のほうがヘパリンを含まないフラッシュを使った群よりも有意にその開通率が高かった。

Glavin RJ, Jones HM. Assessing collateral circulation in the hand : four methods compared. Anesthesia. 1989 ; 44 : 594-595.

Allen 試験，超音波，パルスモニター，パルスオキシメトリの 4 つの方法を用いて手の側副血行路を評価した研究。超音波と比較して，ほかの 3 つの方法は尺骨動脈からの十分な側副血行路を正確に評価することはできなかった。

Thomas F, Burke JP, Parker J, et al. The risk of infection related to radial vs. femoral sites for arterial catheterization. Crit Care Med. 1983 ; 10 : 807-812.

186 人の患者を橈骨動脈カテーテルと大腿動脈カテーテルの群に分けた無作為化試験。両群ともに感染率は同程度に低かった。

71 中心静脈カテーテル

Chad A. Witt

　中心静脈カテーテル挿入は集中治療室(ICU)で日常的に行われる手技である。その適応としては，血管作動薬や完全非経口栄養(TPN)または中心静脈からの投与が必要な薬物の投与，中心静脈圧の測定，急速な大量の輸液や血液製剤の投与，緊急の静脈アクセスなどが挙げられる。血栓のある血管や感染のある部位への挿入は禁忌である。凝固障害や血小板減少がある患者への中心静脈カテーテル挿入に関しての明確な基準はないが，細い穿刺キットを使用したり，新鮮凍結血漿や血小板濃縮液を投与して異常を補正してから施行するのがよい場合もある。

　合併症として多いのは，動脈穿刺，気胸，水胸，血胸，空気塞栓，後腹膜血腫，感染(中心静脈カテーテル関連菌血症，穿刺部感染・蜂巣炎)，血栓塞栓症などである。合併症の発症率は挿入部位に関連しており，鎖骨下静脈が最も合併症の頻度が少なく，次いで内頸静脈，大腿静脈の順である。超音波ガイド下のカテーテル挿入は，特に内頸静脈穿刺の場合に有効とされ，合併症の発症率や穿刺回数が減ることや，手技に要する時間が短くなることが示されている。

　カテーテル挿入前に，各施設で取り決められたインフォームドコンセントを得ておく必要がある。手技に立ち会う者全員が，患者氏名，挿入手技，挿入部位を確認する。アルコールや抗菌石鹸による手指消毒，全身を覆う大きな滅菌ドレープ，滅菌手袋，滅菌ガウンの使用，フェイスシールドの付いたマスクの装着，髪を覆い隠す帽子の着用といった，感染予防策が守られているかを監視しておく必要がある。術者のみでなく，カテーテル挿入に立ち会う者も全員マスクと帽子を装着しておくべきである。挿入手技を行う際には，非滅菌操作を行う介助者が1人いると便利である。

　以下に示すのは，市販の挿入キットを用いた，Seldinger法による(ガイドワイヤを用いた)中心静脈カテーテル挿入手技である。

鎖骨下静脈からのカテーテル挿入方法

1. 者をTrendelenburg体位にし，円筒状に丸めたタオルを肩甲骨の間に置く。頭を穿刺する側の反対に向ける。
2. 滅菌ガウン，手袋，フェイスシールド付きのマスク，帽子を着用する。
3. クロルヘキシジンやポビドンヨードで皮膚消毒をする。
4. 全身を覆う滅菌ドレープと穴開きのドレープを使って，カテーテル挿入に必要な部分以外は体全体を覆う。
5. カテーテルのすべてのポートに滅菌水を通して点検する。

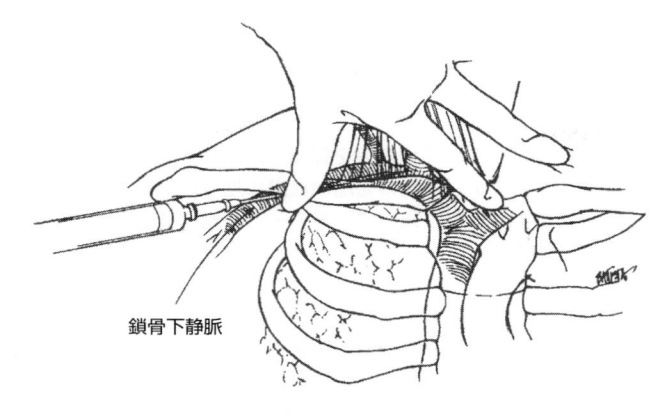

図 71.1 鎖骨下静脈の解剖と穿刺法
Lin TL, Mohart JM, Sakurai KA. The Washington Manual Internship Survival Guide, 2nd ed. Philadelphia：Lippincott Williams & Wilkins；2001：195 より転載。

6. 利き手でないほうの示指を胸骨切痕に置き，親指を鎖骨の屈曲部(およそ，鎖骨の外側1/3と内側2/3が合わさる位置)に置く。鎖骨下静脈は示指と親指のなす線上にある(**図71.1**)
7. 親指の外側で鎖骨の尾側の皮膚と皮下組織を局所麻酔する。
8. 穿刺針のベベル（針先の孔）を上に向け，親指の外側で鎖骨の尾側(およそ鎖骨屈曲部の2cm外側で2cm尾側)の皮膚を穿刺する。胸骨切痕部に置いた示指に向かって，注射器に陰圧をかけながら針を進める。床に対して針を水平に進めるように意識する。針が鎖骨に当たったら，針の角度を変えるのではなく，針全体を親指で下に押して鎖骨の下を潜らせる。血管を穿刺すれば注射器に暗赤色の血液が返ってくる。針を5cm進めても血液の逆流がなければ，注射器に陰圧をかけながら針を抜いていく(針が血管を貫いていることがよくあり，針を戻す際に血液が返ってくることがある)。それで血液の逆流がなければ，針の刺入方向をもう少し頭側にして再穿刺する。ただし，何度も穿刺を繰り返すことは止めるべきである(**図71.1**)。静脈血の逆流が確認できたところで針のベベルを患者の尾側に向ける。
9. 針をしっかり把持して注射器を外し(空気塞栓を起こさないように，針のハブの部分を指で押さえておくことが必要)，ガイドワイヤを挿入する。ガイドワイヤは抵抗なく入らなければならない。抵抗を感じたらガイドワイヤを抜き，注射器で血液を逆流させて針が血管内にあることを確認して，もう一度ガイドワイヤを挿入する。ガイドワイヤは挿入予定のカテーテルの長さよりも十分長く体外に残るようにしておく。
10. ガイドワイヤをしっかり把持して(**決してガイドワイヤを離さないように**)針を抜く。針が体の外に出てきたら，今度はガイドワイヤを皮膚刺入部でつかみ針を抜き去る。

11. メスで皮膚穿刺部位に小切開を入れる。メスの刃がガイドワイヤのほうを向かないようにしながら、刃先で穿刺部位を刺すようにして切開を入れる。
12. ガイドワイヤを通してダイレータを挿入し穿刺部を拡張した後、ダイレータを取り除く。
13. カテーテルの遠位端が開いているのを確認し、ガイドワイヤを通してカテーテルを挿入していく。カテーテルの先端が皮膚に近づいたら、ガイドワイヤを体内に押し込まないように引き抜いて、カテーテル遠位端側からガイドワイヤが出てくるのを確認する。出てきたガイドワイヤを把持してカテーテルを予定の深さまで挿入する。
14. カテーテルを把持してガイドワイヤを抜去する。
15. カテーテルのすべてのポートで血液の逆流があるのを確認した後、滅菌水を通す。
16. 針糸または専用の固定器具でカテーテルを固定する。
17. 消毒薬で穿刺部位を清潔にし、滅菌ドレッシングで覆う。
18. 直ちに胸部X線を撮影し、カテーテルの先端が上大静脈内にあることを確認する。

内頸静脈からのカテーテル挿入手技

(注意:可能であれば、超音波ガイド下に施行することが望ましい)
1. 患者をTrendelenburg体位にし、頭を穿刺する側の反対に45°傾ける。
2. 滅菌ガウン、手袋、フェイスシールド付きのマスク、帽子を着用する。
3. クロルヘキシジンやポビドンヨードで皮膚消毒をする。
4. 全身を覆う滅菌ドレープと穴開きのドレープを使って、カテーテル挿入に必要な部分以外は体全体を覆う。
5. カテーテルのすべてのポートに滅菌水を通して点検する。
6. 胸鎖乳突筋の2つの筋枝と鎖骨とでできる三角形を確認し、頸動脈拍動を触知する(図71.2)。
7. 皮膚と皮下組織に局所麻酔をする。
8. 頸動脈拍動を触知しながら、その外側を22G針で試験穿刺する。針のベベルは上に向け、患者に対して30〜45°の角度で、同側の乳頭に向けて注射器に陰圧をかけながら針を進めていく。静脈血の逆流がない場合はいったん針を抜き、針の方向を少し外側に向けて穿刺する。それでも逆流がなければ今度は少し内側に向けて針を進めてみる。この際も頸動脈拍動は触知しておく。静脈血が返ってきたら、角度と深さを覚えておいて試験穿刺針を抜く。**頸動脈を穿刺してしまった場合は、針を抜いて10〜15分間圧迫する。動脈穿刺は鮮紅色の血液や、拍動性の逆流でわかる。**
9. 試験穿刺と同じ穿刺部位、同じ角度で本穿刺針を刺していき、暗赤色の静脈血が吸引できるところまで進める(図71.3)。
10. 以降は、鎖骨下静脈穿刺の手順9〜18と同じである。

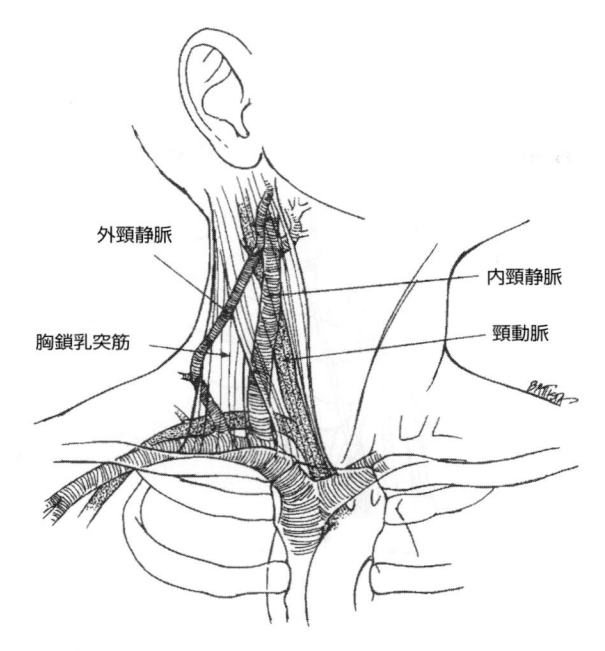

図71.2 内頸静脈の解剖
Lin TL, Mohart JM, Sakurai KA. The Washington Manual Internship Survival Guide, 2nd ed. Philadelphia：Lippincott Williams & Wilkins； 2001：191 より転載。

大腿静脈からのカテーテル挿入手技

1. 患者を仰臥位にし，穿刺側の大腿を少し外転，外旋させる。
2. 滅菌ガウン，手袋，フェイスシールド付きのマスク，帽子を着用する。
3. クロルヘキシジンやポビドンヨードで皮膚消毒をする。
4. 全身を覆う滅菌ドレープと穴開きのドレープを使って，カテーテル挿入に必要な部分以外は体全体を覆う。
5. カテーテルのすべてのポートに滅菌水を通して点検する。
6. 鼠径靭帯の尾側で大腿動脈拍動を触知する。大腿静脈は大腿動脈の内側にある（図71.4）。
7. 皮膚と皮下組織に局所麻酔をする。局所麻酔薬を注入する前には吸引して血液の逆流がないことを確認する。
8. 大腿動脈拍動を触知しながら，針のベベルを上に向け鼠径靭帯の尾側で動脈拍動の1cm内側を30〜45°の角度で穿刺する（図71.5）。陰圧をかけながら血液が返ってくるまで針を進める。針が5cmの深さに達しても血液が返ってこない場

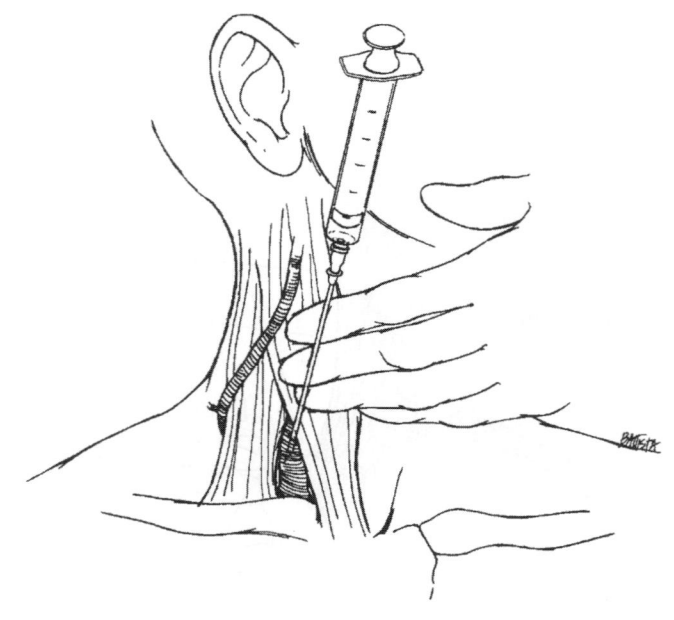

図 71.3　内頸静脈の穿刺法
Lin TL, Mohart JM, Sakurai KA. The Washington Manual Internship Survival Guide, 2nd ed. Philadelphia：Lippincott Williams & Wilkins；2001：192より転載。

合，吸引しながら針を抜き，針を少し内側に向けて再穿刺する。**大腿動脈を穿刺してしまった場合は針を抜いて 10〜15 分間圧迫する。動脈穿刺は鮮紅色の血液や，拍動性の逆流でわかる。**
9. 以降は，鎖骨下静脈穿刺の手順 9〜18 と同じである。

（橋本　圭司）

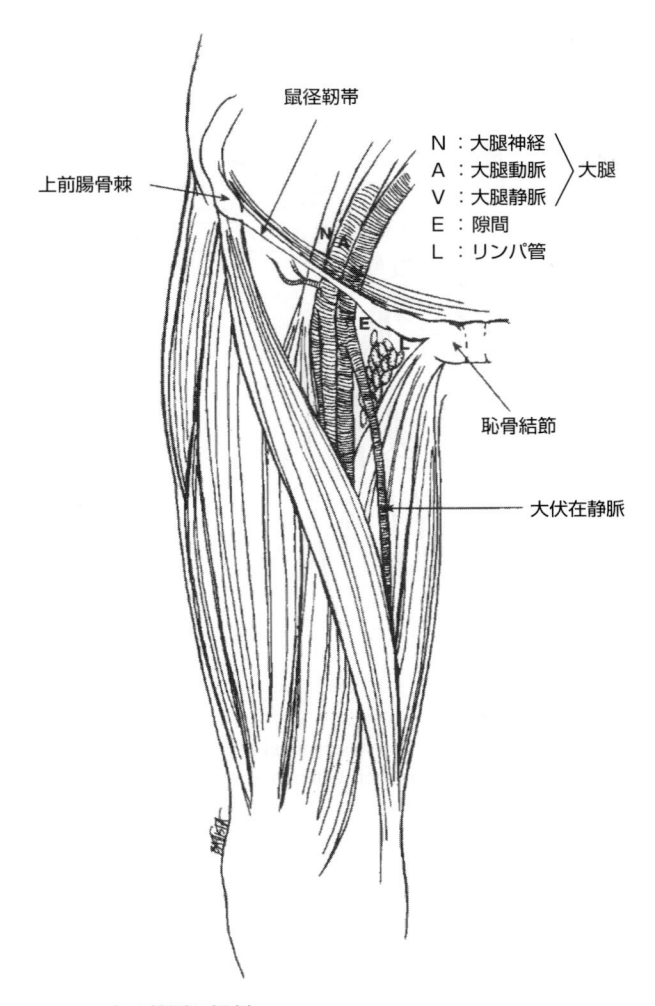

図 71.4 大腿静脈の解剖
Lin TL, Mohart JM, Sakurai KA. The Washington Manual Internship Survival Guide, 2nd ed. Philadelphia：Lippincott Williams & Wilkins；2001：183 より転載。

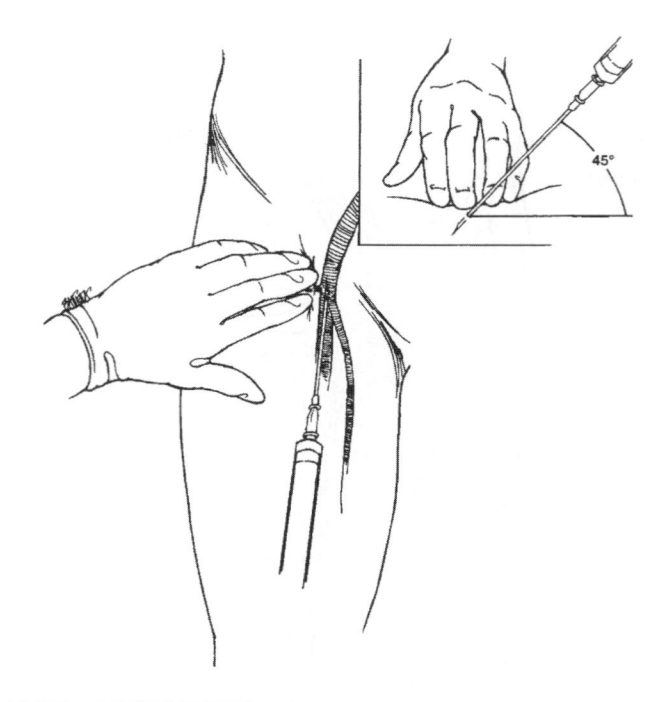

図 71.5 大腿静脈の穿刺法
Lin TL, Mohart JM, Sakurai KA. The Washington Manual Internship Survival Guide, 2nd ed. Philadelphia：Lippincott Williams & Wilkins；2001：197 より転載。

参考文献

Hind D, Calvert N, McWilliams R, et al. Ultrasonic locating devices for central venous cannulation：meta-analysis. BMJ. 2003；327：361.
断層エコー法とDopplerエコー法を用いた中心静脈カテーテル留置法の実用性と利点を検討したメタ分析．

Lin TL, Mohart JM, Sakurai KA. The Washington Manual Internship Survival Guide, 2e. Philadelphia：Lippincott Williams & Wilkins；2001：157-164.
中心静脈カテーテルの適応，合併症，留置方法について簡潔に述べている．

McGee DC, Gould MK. Preventing complications of central venous catheterization. N Engl J Med. 2003；348：1123-1133.
中心静脈カテーテルの留置方法や，留置に伴う合併症を減らすためのさまざまな対処法や手技を解説した総説．

72 気管挿管

Michael Lippman

　気管挿管 endotracheal intubation により気道を確保し，人工呼吸器で設定した1回換気量を確実に送り込み，肺洗浄機構を促進させ，誤嚥を予防することができる。気管挿管の適応としては，①外傷や感染症，喉頭の浮腫・攣縮・腫瘍による急性気道閉塞，②外傷，薬物大量服用，脳血管障害による意識障害のため上気道の保護ができない場合，③呼吸不全や心肺停止がある(**表 72.1**)。

　挿管時に伴うリスクとして，口腔咽頭への外傷，挿管に時間がかかることによる低酸素血症，食道挿管のような挿管ミスが認識されないことなどが挙げられる。気管挿管のトレーニングを受けていない者や，経験の少ない術者が行うと合併症の起こる頻度が著しく高まる。挿管に慣れていない術者の場合，バッグバルブマスク換気を用いたり，声帯を目視して確認する必要のない気道器具(ラリンジアルマスク，コンビチューブなど)を使用したりして，十分な換気と酸素化を維持するよう試みるべきである。

　患者の上気道の解剖を注意深く評価することで，挿管が困難と思われる患者を予測し，それに対して異なる方法による気道確保を考慮したり，そのための器具を前もって準備することができる。緊急時であっても簡潔な気道の評価は行う必要がある。術者は患者の歯並びや，入れ歯などの人工物，舌の可動性，口腔咽頭に対する舌の大きさの評価(Mallampati 分類，**図 72.1** 参照)，頸椎の伸展屈曲域，顎の可動性，喘鳴の有無に特に注意しなければならない。また，首が太い時や，大きく開口できない場合，巨舌がある場合，頸椎の可動域が限られている場合，挿管困難が予測される。

　挿管に必要な器具は挿管の施行前にすべて用意する。挿管前には，バッグバルブマスク器具，高流量酸素の供給源，吸引器具，喉頭鏡のハンドルとブレード，適切なサイズの気管チューブ(成人の場合，一般的に内径 7.5〜8.5 cm)，スタイレット，気管チューブのカフを膨らませるためのシリンジ，導入が必要な場合はそれに必要な薬物，挿管チューブを固定するのに必要なテープなどの器材，気管チューブが気管内に入ったことを確認するための器具を準備する必要がある。

　正常な状態では気管内への異物混入を妨げる防御機構があるが，挿管を成功させるにはそれを乗り越えなければならない。このような防御機構としては喉頭刺激によって起こる反射や，上気道の主な軸が一直線に並んでいないこと(**図 72.2 A**)，舌や喉頭蓋による解剖学的な防御が挙げられる。気管挿管は非常に強い不快感を伴い，意識障害のある患者ですら咳嗽を起こしたり挿管に抵抗することがある。さらに，喉頭への刺激は交感神経系の緊張を高め，血圧や心拍数，頭蓋内圧を上昇させる。

　適切な薬物を選択することで，このような有害になりうる生理的な反射を鈍ら

表 72.1　気管挿管の適応

- 急性気道閉塞
- 気道保護が不可能な患者
- 呼吸不全
- 心肺停止

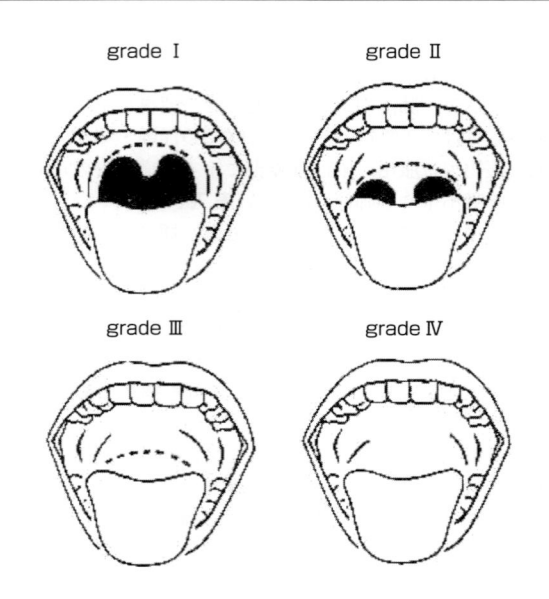

図 72.1　Mallampati分類
挿管難易度の予測に用いる。WK Healthから許可を得て転載。

せ，鎮静し，挿管に伴う苦痛を忘れさせることが可能である。頭部外傷患者では，頭蓋内圧上昇を防ぐため体重1kg当たり1.5〜2.0mgのリドカインを少なくとも挿管2分前にボーラス投与する。鎮静・麻酔作用のある薬物としてはオピオイド，ベンゾジアゼピン系，バルビツレート系，etomidate，ケタミンがある。これらの薬物を使用する場合，個々の患者の状態や合併疾患を鑑みてそれぞれの薬物に伴う利点と欠点をよく理解したうえで選択しなければならない（**表72.2**）。筋弛緩薬は，気管挿管手技に非常に熟練した医師に限って使用するべきである。

スニッフィング・ポジション sniffing positionをとることで，口腔軸，喉頭軸，咽頭軸を一直線に近付けることができる（**図72.2**）。スニッフィング・ポジションをとるには，頸部を約30°屈曲させ，頭部を環椎後頭関節で20°伸展させる。また，後頭部にタオルを敷くことで，この体位が維持しやすくなる（**図72.2 B**）。

喉頭鏡により，舌をよけ，喉頭蓋を持ち上げて声門開口部がよく見えるようにすることができる。ブレードにはさまざまな大きさと型がある。ブレードのサイズには0から4まであり，数が多いほど大きいブレードとなる。曲型のブレード

表72.2 挿管時に用いられる薬物

薬物	薬効	利点	欠点
リドカイン	挿管による頭蓋内圧上昇の緩和	不整脈を減らし血行動態の変動を和らげることもある	—
フェンタニル	オピオイド：鎮静・麻酔作用があり，即効性がある	血圧上昇を防止する作用あり	頭蓋内圧の上昇。血圧低下や無呼吸を引き起こすこともある
ミダゾラム	ベンゾジアゼピン系：鎮静・催眠効果	即効性があり，比較的作用時間が短い	心臓への陰性変力作用
チオペンタール	バルビツレート系：鎮静・催眠効果	脳保護作用がある（中枢神経系での代謝を低下させる）	心臓への陰性変力作用と血管拡張作用がある。また，ヒスタミン放出により気管支痙攣を引き起こす場合がある
etomidate	カルボキシル化イミダゾール：鎮静・催眠効果	即効性があり，作用時間が短い。脳保護作用がある	一過性の副腎皮質不全を起こす

(MacIntosh)は幅広く，表面が平らであり，一方の縁（フランジと呼ばれる）が高い構造になっている。直型ブレードにはMiller，Wisconsin，Phillipsがあり，それぞれ幅，フランジの有無とそのサイズ，先端の形が異なる。曲型のブレードでは先端を舌根部の喉頭蓋谷へかけることにより，間接的に喉頭蓋を持ち上げることができる（図72.3）。直型ブレードでは喉頭蓋を直接持ち上げることができる（図72.4）。どのブレードを選択するかは個々の術者の判断に委ねられる。一般的に直型ブレードは喉頭蓋を視野からよけることができるため，声帯が見えやすいとされる。しかし，Millerブレードの幅は狭いので大きな舌はよけにくい。

挿管に必要な器具は，挿管手技を始める前に必ず手元に用意しておかなければならない。患者をスニッフィング・ポジションにし，左手に喉頭鏡を持ち，ブレードを右側から挿入し，舌根部へ進める。その際，舌を左によけるようにブレードを正中へ進める。この時，喉頭鏡のハンドルとブレードが鼻中隔と一直線になるようにする。直型ブレードの先端は喉頭蓋の先端まで，曲型ブレードの先端は喉頭蓋谷まで進める。

喉頭蓋を腕と肩全体で水平面に対して45°の角度で持ち上げるようにして声帯を展開する。手首はしっかりと固定して，歯を支点にして，てこのように喉頭鏡を回転させることは避ける。声帯を確認したら，気管チューブを右の口角から挿入する。声門のレベルで気管チューブの先端が喉頭鏡ブレードの先端を横切るように

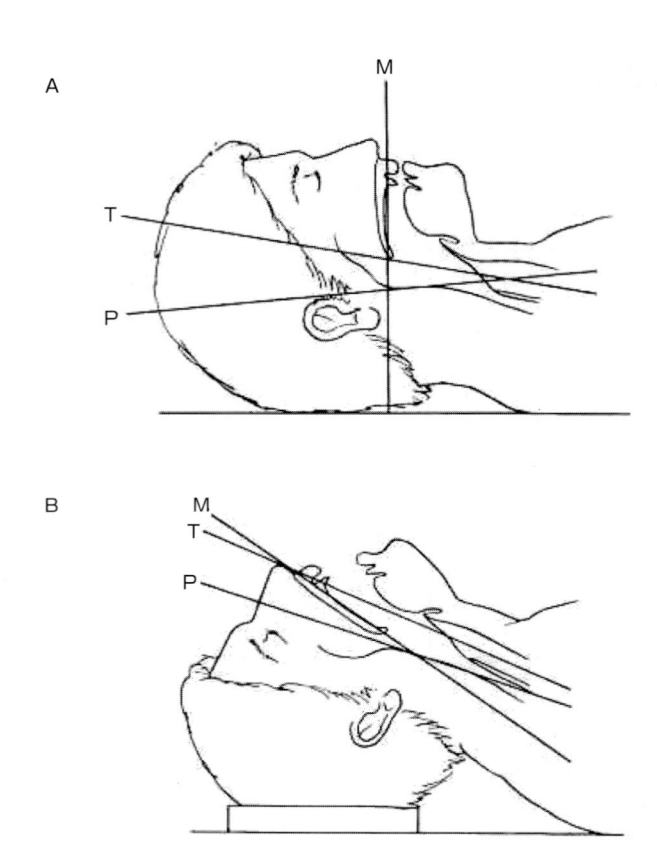

図 72.2　気管挿管における解剖学的軸
A：頭部が自然位にある時，口腔軸（M），気管軸（T）[注1]，咽頭軸（P）は互いに並んでいない状態となっている。B：頭部を環椎後頭関節にて伸展させることで，口腔軸が正しい位置となる（スニッフィング・ポジション）。さらに，枕を使って後頭部をベッドから上げ，頸椎柱を屈曲させることで気管軸と咽頭軸を口腔軸と一直線にすることができる。Snell RS. Clinical Anatomy 7th ed, Lippincott Williams & Wilkins；2003 から許可を得て転載。
注1：本文中の喉頭軸と同じ。

　チューブを進めることにより，視野を妨げることなくチューブが気管に入るのを目視することができる（図 72.5）。カフが見えなくなるまでチューブを進めていき，バッグ換気をした時に漏れが起こらないようカフを十分膨らませる。この際，気管チューブの位置が変わらないよう，しっかりと手で固定する。
　気管チューブを挿入後，陽圧換気をして胸郭のふくらみを確認し，心窩部と肺野を聴診する。さらに呼気終末二酸化炭素検知器を使い，気管チューブの位置を確認

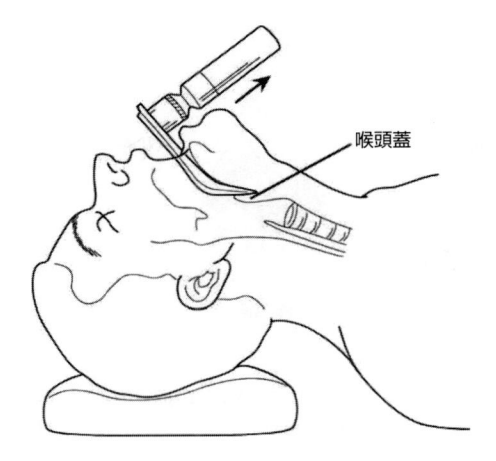

図 72.3 MacIntosh ブレードを使用した気管挿管
ブレードの先端は喉頭蓋の前方に位置している。Blackbourne LH. Advanced Surgical Recall. 2nd ed. Philadelphia：Lippincott Williams & Wilkins；2004 より転載。

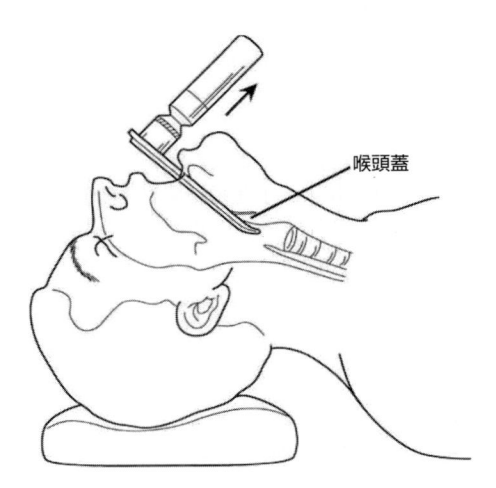

図 72.4 Miller ブレード使用した気管挿管の図
ブレードは後方から，喉頭蓋を押さえるように使用する。Blackbourne LH. Advanced Surgical Recall. 2nd ed. Philadelphia：Lippincott Williams & Wilkins；2004 から許可を得て転載。

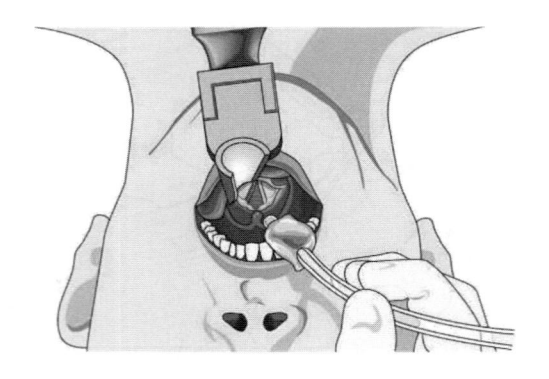

図 72.5 正しく気管挿管が行われている時の挿管時の図
LifeART image, 2007. Lippincott Williams & Wilkins から許可を得て転載。

する。気管チューブが気管内に正しく入っていることを確認した後，テープや市販の固定器具で固定する。

　輪状軟骨圧迫(Sellick手技)により食道を輪状軟骨と脊柱の間で圧迫することで気管挿管手技に伴う誤嚥を減らすことができる。この際，挿管手技を開始する前から輪状軟骨を圧迫し始め，気管チューブの位置を確認するまで維持する。

　挿管には1分以上かけてはならない。挿管が困難な患者へ繰り返し挿管を試みると，気道外傷と低酸素血症の危険性を増加させることになる。喉頭鏡以外のアプローチとして，ラリンジアルマスクやコンビチューブ，軟性ファイバースコープ，経皮的気管切開がある。

　気管チューブの位置は胸郭がきちんと膨らんでいるかをみて，胸腹部を聴診し，さらに呼気終末二酸化炭素検知器や，食道挿管検知器を使うことにより確認する。気管チューブの位置を確認した後，テープや市販の固定器具を使い，チューブを固定する。

(加藤　秀明)

参考文献

Blanda M, Gallo U. Emergency airway management. Emerg Med Clin North Am. 2003；21：1-26.
気管挿管テクニックの概要が述べられている。

Butler K, Clyne B. Management of the difficult airway：alternative techniques and adjuncts. Emerg Med Clin North Am. 2003；21：259-289.
挿管困難患者の見分け方，および直接喉頭鏡を用いた気管挿管以外の気道確保法が述べられている。

経皮的気管切開術

Stephen C. Ryan and Martin L. Mayse

気管切開術とは頸部表面と気管との間に人工的な気道を形成する手技である。これには主に2通りの方法がある。1つは外科的に切開して頸部表面と気管の間に気道を形成する方法で，もう1つは近年開発された経皮的にアプローチする方法である。後者にはさまざまな方法があるが，基本的にはSeldinger法により，頸部表面と気管の間に気道を形成する。経皮的アプローチは，すべての患者に適応となるわけではないが，集中治療室(ICU)の中でも適切な患者においては外科的アプローチと比べて利点があるとされている。メタ分析では，経皮的気管切開術のほうがストーマ周囲からの出血や術後感染の率が低いことが示されている。さらに，経皮的気管切開術は通常，ICUにて施行されるため，重症患者を手術室へ移送することによるリスクが減り，手術の予定も立てやすくなる。また，最近の研究ではICUにおける経皮的アプローチは経済的にも優れていることが示された。

本章では経皮的気管切開術を中心に説明する。

適 応

1. 上気道閉塞。腫瘍によって上気道閉塞をきたしている場合は，外科的アプローチのほうが適切であることが多い。
2. 長期人工呼吸管理が必要な場合。
3. 頻回の吸引やその他の気道ケアのため気道確保が必要な場合。
4. 重症閉塞性睡眠時無呼吸症候群患者において持続気道陽圧(CPAP)が無効であるか耐えられない場合。

禁 忌

経皮的アプローチに特有の禁忌として，触診で頸部の解剖がわかりにくい場合や，頸部手術や放射線治療の既往がある場合がある。また，経皮的気管切開術では気管支鏡挿入による換気の低下や手技中の呼気終末陽圧(PEEP)の低下が起こりやすいため，患者の換気や酸素の設定が高い場合は外科的アプローチのほうが好ましい。凝固障害がある場合は術前に補正するが，治療を必要とする閾値として有効性が示された値はない。ある単一施設における報告では，重度の血小板減少がある場合でも，経皮的気管切開術の前に血小板を輸血すれば合併症の頻度は低いことが示された。また，気管切開術を行う時には十分な鎮静薬を一般的に使用するが，低血圧を

助長する場合があるので，循環血液量低下や低血圧のある患者では相対的禁忌となる。

重症患者における気管切開のタイミング

ICU患者に気管切開 tracheostomy が必要となるのは，人工呼吸器からの離脱が困難であるか，または気道の保護や分泌物の喀出ができない場合がほとんどである。気管切開をする利点としては，気管挿管を長期間続けるよりも不快感が少ないこと，鎮静薬を減量できること，リハビリを行いやすくなること，人工呼吸器からの離脱をしやすくなることが挙げられる。ICU患者に対し，いつ気管切開を施行するのがベストであるかは議論が多い。入院時に挿管が長引くと予想される場合は1～2日目に気管切開を行うのが適切な場合がある。しかし，ほとんどの場合は気管挿管して1～2週間経った後に気管切開を考慮する。最近の論説では，早期気管切開を支持する研究には研究デザイン上の重大な欠陥があるとしながらも，気管挿管を長引かせるよりは早めに気管切開をすることを推奨している。

経皮的気管切開術の方法

経皮的気管切開術 percutaneous tracheostomy の方法は，術者の好みと，使用するキットのメーカーによってわずかに異なる。以下に親水性コーティングされたシングルダイレータを用いた Ciaglia 法の変法を説明する。

1. リスクと利点を含め気管切開について説明し，同意を得る。
2. チーム全体で協力することにより効率が上がり，患者の安全性が最大限に保たれる。気管支鏡を行う医師は，気管支鏡で手技をガイドするとともに気道の確保を担う。また，手技の途中に抜管してしまう場合に備えて，気管支鏡を行う医師は気道管理に精通していなければならない。気管支ビデオスコープを用いると，気管切開を行う術者が術中持続的に気管内をみることができる。看護師は静脈麻酔を介助する。そして呼吸療法士は術中の人工呼吸器設定を適切に調節する。術者は周りとコミュニケーションを取りながら手技を行う。
3. 吸入酸素濃度（F_{IO_2}）を100%に上げる。
4. 血圧は3～5分ごとに測定し，心拍数，パルスオキシメトリー，気道内圧に常に注意を払う。
5. さまざまな麻酔薬が使用されるが，ベンゾジアゼピン系と短時間作用型の麻酔薬，もしくはプロポフォールとの組み合わせが効果的であることが多い。従来は深い鎮静の後に咳嗽を防ぐため筋弛緩薬を使用していたが，近年われわれの施設では筋弛緩薬を使わずに施行することが多く，今のところ大きな問題をきたしていない。
6. 首をわずかに伸展させるために，小さなパッドを肩の下に置く。クロルヘキシ

ジンで頸部を消毒後，頸の部分に小さな穴の空いた大きな外科用ドレープで患者を完全に覆う．術者は手洗いを行い，帽子，目の保護具，マスク，滅菌手袋，ガウンを着用する．
7. 術者は甲状軟骨，輪状軟骨，胸骨切痕をよく触診し，適切な切開部位を決める．通常は輪状軟骨と胸骨切痕の中間にある第1・第2気管軟骨輪間もしくは第2・第3気管軟骨輪間で皮膚を切開する．
8. 皮膚が盛り上がる程度にリドカインを注入した後，針を気管に対し直角にする．陰圧をかけながらゆっくりと針を進め，穿刺経路に局所麻酔を行う．針が気管壁を貫通すると，シリンジに気泡が吸引される．
9. 水平，または垂直に，皮膚から浅部皮下組織にかけて1.5〜2cmの切開を加える．
10. 弯曲した小さなKelly鉗子を使用し，穿刺部から気管まで拡張していく．
11. 気管支鏡を操作する医師は気管チューブの先端が声帯直下に到達するまで慎重に気管支鏡と気管チューブを引いていき，気管内腔をよく見える状態にしておく．術者はKelly鉗子で気管を強く圧迫し，適切な気管軟骨輪間にあることを確認する．
12. 気管支鏡画面で確認しながら外筒付き穿刺針を皮膚切開部から挿入し，先に選んだ気管軟骨輪間を通して気管内へ進めていく．気管内に到達したら外套であるカテーテルを気管内に進め，穿刺針を抜去する．
13. 気管分岐に向かってカテーテル内にガイドワイヤを進める．
14. ガイドワイヤを残して，カテーテルを抜去する．
15. パンチ・ダイレータを気管まで挿入し，抜去する．
16. 次に弯曲したダイレータをガイドワイヤに沿って，気管に挿入し，抜去する．
17. ダイレータに気管切開チューブを装着し，ガイドワイヤに沿って挿入する．経皮的気管切開術に用いるチューブは先端が先細りになっており，チューブの挿入が容易になっている．
18. 気管支鏡を気管チューブから抜いて気管切開チューブ内へ挿入し，チューブが適切に留置されているか素早く確認する．確認後，気管切開チューブを人工呼吸器に接続する．
19. 気管支鏡を用いて気管切開チューブ上方に活動性の出血がないことを確認し，血液と分泌物を吸引する．その後，気管チューブを完全に抜管する．
20. 気管切開チューブを皮膚に縫合し，さらに気管切開用バンドで固定し，ガーゼなどで清潔に保つ．
21. 気管切開チューブは10〜14日をめどに交換する．

合併症

経皮的気管切開術による合併症は一般的に早期と晩期に分けられる．最も多い早期合併症には一過性の低血圧や，術中の少量の出血がある．無名動静脈の損傷によって大量出血をきたしたという報告があるが，きわめてまれである．その他のまれな

早期合併症に気胸や心停止がある。臨床的意義は不明だが，気管軟骨の骨折がしばしばみられる。晩期合併症として，切開部感染，出血，カニューレ抜去事故，気管狭窄が挙げられる。一昔前にみられた気管後部穿孔などは，完全になくなったわけではないが，気管支鏡を使用することでかなり避けられるようになった。気管狭窄の頻度に関しては，文献によりばらつきがあり，狭窄はめったに起こらないとする報告もあれば，外科的気管切開術よりも経皮的気管切開術のほうが頻度が高いとする報告もある。

手技の方法と対象となる患者層の相違が，文献にばらつきがある原因の一部かもしれない。経皮的気管切開後に狭窄が起こる場合は，声門下であることが多く，外科的に修正するのが困難である場合が多い。

(加藤　秀明)

参考文献

Ahrens T, Kollef MH. Early tracheostomy. Has its time arrived? Crit Care Med. 2004；32：1796-1797.
気管切開のタイミングに関する論争について述べている。

Barba CA, Angood PB, Kauder DR, et al. Bronchoscopic guidance makes percutaneous tracheostomy a safe, cost-effective, and easy-to-tech procedure. Surgery. 1995；118：879-883.
外傷患者48人において経皮的気管切開術と外科的気管切開術を比較した研究。経皮的気管切開術のほうが習得しやすく，経済的にも優れているとしている。

Beiderlinden M, Walz MK, Sander A, et al. Complications of bronchoscopically guided percutaneous dilational tracheostomy：beyond the learning curve. Intensive Care Med. 2002；28：59-62.
外科・内科ICUにおける経皮的気管切開術136例の合併症についての後ろ向き研究。結論として，臨床的に意義のある出血は2.9%に起こったが，その他の合併症はまれであった。

Ciaglia P, Firsching R, Syniec C. Elective percutaneous dilational tracheostomy—a simple bedside procedure；a preliminary report. Chest. 1985；87：715-719.
経皮的気管切開術134例の解説。

Freeman BD, Isabella K, Lin N, et al. A meta-analysis of prospective trials comparing percutaneous and surgical tracheostomy in critically ill patents. Chest. 2000；118：1412-1418.
外科的気管切開術と経皮的気管切開術を比較したメタ分析。経皮的気管切開術のほうが外科的気管切開術に比べて切開部感染，術後出血を含め，合併症全般において発生頻度が低かったとしている。

Raghuraman G, Rajan S, Marzouk JK, et al. Is tracheal stenosis caused by percutaneous tracheostomy different from that by surgical tracheostomy? Chest. 2005；127：879-885.
経皮的気管切開術と外科的気管切開術において，気管狭窄の詳細を比較した小規模研究。

74 胸腔チューブ挿入

Stephen C. Ryan and Martin L. Mayse

定　義

胸腔チューブ挿入 thoracostomy とは胸腔内に中空の柔軟性のあるチューブを挿入することである。

適　応

1. 胸腔からの空気や液体のドレナージ。
2. 胸腔への治療薬(硬化薬など)の投与。

禁　忌

1. 出血性素因〔プロトロンビン時間(PT)もしくは部分トロンボプラスチン時間(PTT)が正常値の2倍以上，血小板数5万未満，クレアチニン値6超〕があれば，緊急時以外は補正する。
2. 同側の胸部手術や胸膜癒着の既往がある場合は注意が必要である。この場合，肺組織が胸壁に癒着している可能性があるため，チューブ挿入時に肺損傷を引き起こすことがある。この場合，何らかの画像検査によるガイド下に施行するか，手術室での挿入が必要になることがある。

画像診断

チューブを挿入する前に，胸膜病変を必ず確認する。単純X線では巨大ブラが気胸と見て取れたり，腫瘍による無気肺が胸水の貯留と間違われることがある。このような場合に胸腔チューブを挿入しようとすると，重大な合併症を引き起こす可能性がある。側臥位正面像(デクビタス像)は流動性の気体や液体を確認する助けとなる。診断が困難な場合，CTや超音波での確認が必要となる。

挿入部位

1. 胸水がある時には，身体所見上，呼吸音の減弱，打診にて濁音，触覚振盪音の喪失が認められる．気胸の場合は打診にて共鳴亢進を呈し，呼吸音は減弱している．緊張性気胸の場合，縦隔構造の偏位を認めることがある．
2. 気体・液体にかかわらず貯留物が流動性である場合，チューブを第4から第6肋間の，中腋窩線と前腋窩線の間に留置する．気胸の場合，第2肋間，鎖骨中線上に細い経皮的カテーテルを留置することも可能である．
3. 多房性に気体・液体が貯留している場合，適切な位置にチューブを留置するため，超音波や透視でのガイドを必要とすることが多々ある．このような場合，チューブ挿入時の臓器損傷を避けるため，解剖学的構造を熟知していなければならない．

最適なアプローチの選択

胸腔チューブ挿入の方法には主に，外科的方法とガイドワイヤ法の2通りがある．両者は適応に応じて使い分ける．多房性胸水の場合，ガイドワイヤによるアプローチのほうが容易であることが多い．この場合，超音波や透視，CTによるリアルタイムのガイド下において，チューブを小房へ挿入していくことができる．8～12Frの細いチューブを用いても，膿胸のような粘稠性のある液体の排液が可能である．血胸や，大きな気管支胸膜瘻では，太いチューブ(32Fr以上)を外科的に留置することがほとんどである．

手技の手順

外科的アプローチ

1. 胸腔チューブ挿入に伴う利点，リスク，代替となる治療法について説明し，同意を得る．
2. 滅菌タオル，消毒薬，リドカイン，局所麻酔用の針，絹糸，大きめのKelly鉗子，メス，ガーゼ，胸腔チューブ，ドレナージシステム，そしてマスク，帽子，滅菌ガウンを用意する．前もってこれらを用意しておくと，スムーズに手技が進む．
3. 患者を半横臥位にして，頭部と肩がベッドから30°の角度になるようにする．腋窩部の視野および肋間を広げるため，チューブを挿入する側の腕を頭の上へ置く．
4. 挿入部位の周りを消毒し，滅菌ドレープで覆う．
5. 主に局所麻酔を使用するが，患者の血行動態を把握できる環境であればフェン

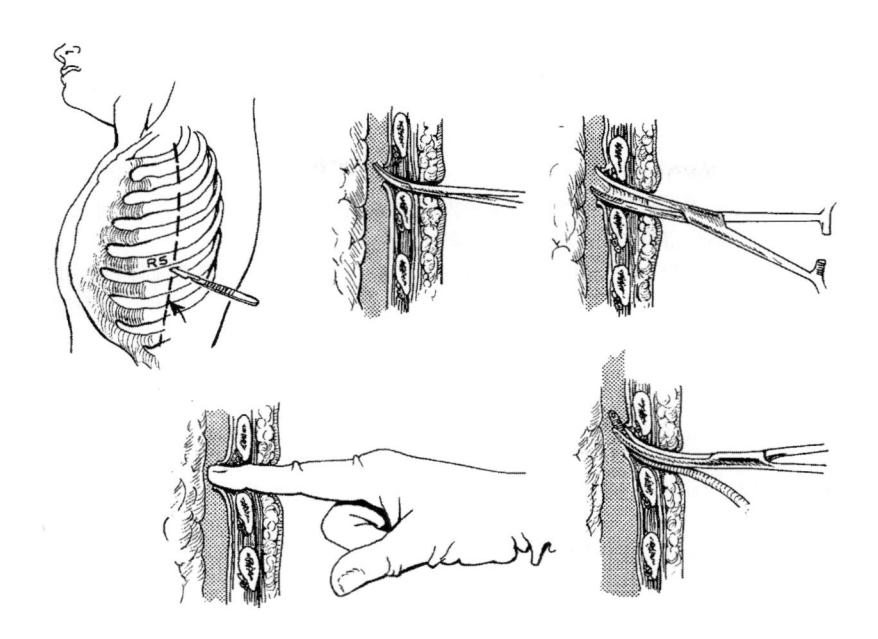

図74.1 胸腔チューブ挿入手技（詳細は本文を参照）

タニルやモルヒネの静注による疼痛緩和も可能である。挿入部位の肋間を確認した後，皮下組織にリドカインを浸潤させる（図74.1）。そして針を肋骨へ進め，肋骨周囲をよく麻酔する。針を肋骨の頭側へ動かし，さらに麻酔をする。陰圧をかけながら針を進め，液体または気体が吸引されることを確認する。壁側胸膜にもよく麻酔をかける。一般的に1％リドカインを25～40 mlかそれに相当する局所麻酔薬を使用することで，十分な麻酔効果が得られる。

6. 指が1本入るのに十分な程度，皮膚から皮下組織にかけて切開する。
7. 中型のKelly鉗子を使い，肋骨上縁まで鈍的に切開する。鉗子を押し込みながら開き，押し込むのを緩めながら閉じるというように操作し，必要に応じて操作を繰り返す。肋骨に到達すれば，肋骨上縁で鈍的切開を続ける。胸腔内に入ったことは，空気または液体が急速に流れ出てくることでわかる。この際，鉗子をあまり深く進めると肺損傷をきたす恐れがあるため，注意する。
8. 切開部位から胸腔内へ指を入れ，胸腔チューブを入れる方向に肺組織が癒着していないか指の届く範囲で確認する。
9. 胸腔チューブの先端をKelly鉗子ではさんで，胸腔内へ挿入する。気胸の場合は前上方，胸水など液体の場合は後下方に向けてチューブを進めていく。
10. チューブの末端をドレナージシステムに接続する。気体または液体が排出され，呼吸性変動があれば，胸腔内へ適切に留置されたことが確認できる。

11. チューブの位置がずれないよう，しっかりと縫合する。挿入時にマットレス縫合をかけ，末端を結ばずにおいておき，チューブ抜去時の縫合に使用する場合もある。
12. ガーゼでチューブ周囲を完全に密閉する方法には良し悪しがあり，皮膚傷害につながるという説もある。
13. 十分な量のガーゼとテープでチューブ挿入部位を覆う。
14. 適切な位置に留置されたか，X線で確認する。
15. 少なくとも1日1回は排液量，呼吸性変動，エアリークの有無を確認する。さらに挿入部位の出血や感染徴候がないことを確認する。
16. ドレナージの必要がなくなり次第，チューブを抜去する。

ガイドワイヤによるアプローチ

注意：この方法は使用するキットにより，多少手順が異なる場合がある。

1. 外科的アプローチと同様に，患者から同意を得，適切な体位にし，術野を消毒する。
2. 挿入部位を決め，肋骨周囲と胸膜へ局所麻酔を行う。
3. 液体または気体の逆流があるまで，肋骨上縁に沿ってイントロデューサ針を進める。
4. シリンジを針から外し，針を通してガイドワイヤを胸腔内へ進める。シリンジを外す時には，外気が胸腔内へ入らぬよう，ガイドワイヤを入れるまで針の末端を指で押さえる。ガイドワイヤが入ったら，針を抜く。
5. ダイレータと胸腔チューブを挿入できるよう，ワイヤーの刺入部の皮膚に小切開を入れる。
6. 細いダイレータから順番に使って，胸腔までの穿刺経路を徐々に広げる。
7. 胸腔チューブをガイドワイヤに沿って挿入する。この時，胸腔チューブの側孔がすべて胸腔内に入っていることを確認し，ガイドワイヤを取り除く。
8. 胸腔チューブをドレナージシステムに接続する。
9. チューブを縫合固定し，ガーゼとテープで覆う。
10. 胸部X線で位置を確認する。

ドレナージシステム

入院患者に最もよく使用されるのは3連ボトルドレナージシステムである。現在ではほとんどの場合3連ボトルシステムの機能を1つの容器にまとめた器材を使用する。簡単に原理を説明すると，1列目は胸腔からの排液をためるために使用され，2列目は胸腔へ空気が逆流して入り込むのを防ぐための水封（ウォーターシール）としての役割があり，3列目を使用して胸腔内にかける陰圧を調整する。

胸腔チューブ抜去のタイミング

胸腔チューブをいつ抜去するのがよいかについては，さまざまな意見がある。最も重要なことは，胸腔チューブの適応となった病態が改善されたかどうかである。具体的に言うと，気胸の場合は完全に肺が膨張し，エアリークが認められないかどうか，また胸水の貯留のためにチューブを留置した場合，排液量が1日あたり100〜150 mlを超えていないかが重要となる。また，抜去する際，呼気終末で行うべきか，それとも吸気終末がよいのか，さらに抜去前にチューブをクランプしておくべきか，ウォーターシールで経過観察するべきか，もしくは抜去直前まで陰圧をかけておくべきかについては議論がある。

　われわれの施設で行う方法としてはまず，12〜24時間ウォーターシールにし，確認のため胸部X線を撮影する。この際，重大なエアリークがないか，X線にて液体や気体の再貯留を認めない場合，チューブを抜去する。困難な症例の場合，チューブを2〜4時間クランプして，注意深く経過観察し，胸部X線にて状態が安定していることを確認する。チューブを抜去する直前に少量のモルヒネなどを投与してもよい。患者が落ち着いていれば，縫合を解き，患者に大きく息を吸わせ，吸い終わったところで素早く抜去する。この際，切開部はもう片方の手でふさいでおく。切開部は，挿入時にかけたマットレス縫合で縛るか，新しく縫合し直す。気胸や胸水再発の有無を確認するため，12〜24時間後(臨床的に疑われた場合は早めに)に胸部X線を確認する。

合併症

他の胸部手技にまつわる合併症に比べ，胸腔チューブ挿入に伴う合併症については，あまり研究がなされていない。胸腔チューブ挿入をどのような場所で行ったのか〔救急室，集中治療室(ICU)，一般病棟もしくは手術室〕や，どのような状況で施行されたのか(緊急時であったか否か)は，非常に重要な要素である。ある研究では呼吸器科のフェローが指導医のもとで胸腔チューブを挿入した際の合併症の頻度を報告している。すべてではないが，ほとんどの症例はICUであり，チューブ挿入の原因のうち最も多いのは人工呼吸器に伴う気胸，もしくは医原性気胸であった。合併症は時期によって早期(24時間以内)と晩期に分けられ，またチューブのサイズ(14 Fr以下かそれより大きいか)で分類された。早期合併症にはチューブの胸腔外留置，チューブの機能不全，肺裂傷があり，後期合併症としてはチューブの機能不全，挿入部感染，チューブ周囲の漏れがあった。また，細いチューブのほうが，太いチューブよりも合併症の頻度が高かった(36%対9%)。

　その他の起こりうる合併症として，肋間動静脈の損傷による血胸や，チューブの腹腔内留置がある。胸腔チューブ留置に伴う感染症は比較的まれである。外傷患者を対象としたあるメタ分析では，予防的な抗菌薬投与が推奨されているが，外傷以

外の状況ではおそらく有効ではない。

(加藤 秀明)

参考文献
Bell RL, Ovandia P, Abdullah F, et al. Chest tube removal : end-inspiration or end-expiration? J Trauma. 2001 ; 50 : 674-677.
患者を無作為に吸気終末に胸腔チューブを抜去する群と呼気終末に抜去する群に分けたが,有意差は認められなかった。

Collop NA, Kim S, Sahn SA. Analysis of tube thoracostomy performed by pulmonologist at a teaching hospital. Chest. 1997 ; 112 : 709-713.
教育病院で呼吸器科医が施行した胸腔チューブ挿入126例の適応と合併症。

Fallon WF, Wears RL. Prophylactic antibiotics for the prevention of infectious complications including empyema following tube thoracoscopy for trauma : results of a meta-analysis. J Trauma. 1992 ; 33 : 110-117.
このメタ分析では胸腔ドレーンを必要とする外傷患者には予防的抗菌薬投与が有効であったと示している。

Martino K, Merrit S, Boyakye K, et al. Prospective randomized trial of thoracostomy removal algorithms. J Trauma 1999 ; 46 : 369-371.
鈍的外傷もしくは貫通外傷のため胸腔チューブ挿入を必要とした205名の患者を対象とした研究。胸腔チューブの抜去が適応となった時に,患者は抜去する前にウォーターシールにする群と,すぐ抜去する群とに分けられた。結果としては,短時間ウォーターシールにすることによって不顕性のエアリークを検出しやすいというものだった。

McVay PA, Toy PT. Lack of increased bleeding after paracentesis and thoracentesis in patients with mild coagulation abnormalities. Transfusion. 1991 ; 31 : 164-171.
胸腔穿刺または腹腔穿刺を行った608例の後ろ向き研究。軽度～中等度の凝固障害に対し,予防的に血漿や血小板の輸血を行う必要はないことを示した。

Silverman SG, Mueller PR, Saini S, et al. Thoracic empyema : management with image-guided catheter drainage. Radiology. 1988 ; 169 : 5-9.
43例の膿胸に対し,画像ガイド下にカテーテルを留置した。あらかじめ設定した基準によると,成功率は72%であった。

腹腔穿刺

Chad A. Witt

　腹腔穿刺 abdominal paracentesis は，診断・治療のために集中治療室(ICU)で施行される手技である．特発性細菌性腹膜炎 spontaneous bacterial peritonitis(SBP)が疑われる場合や原因不明の腹水がある場合には，診断目的に腹腔穿刺を施行する．大量の腹水のため，患者が呼吸困難あるいは腹部不快感を訴えている時は，治療目的に腹腔穿刺を行うことで症状を緩和できることが多い．合併症としては穿刺部からの出血，腹水漏れ，腸管や膀胱穿孔，感染がある．

　腹腔穿刺を受ける患者には，凝固障害あるいは血小板減少症があることが多い(特に基礎疾患に肝疾患がある場合)．このような患者の場合，腹腔穿刺の前に凝固障害を補正したり，血小板輸血をする必要はないとされている．播種性血管内凝固(DIC)をきたしている場合は腹腔穿刺を施行すべきではない．また，小腸閉塞がある場合は，穿刺前に経鼻胃管を留置する必要がある．尿閉がある場合はあらかじめ膀胱カテーテルを留置する．また，既往に度重なる腹部手術がある患者や，腹水の量が多くない場合，臓器腫大がある場合，通常の方法で腹腔穿刺が成功しなかった時は超音波ガイド下での腹腔穿刺が必要となる．

　穿刺部位として最も多いのは左下腹部，恥骨上，右下腹部である．打診による濁音界の移動をよく診察し，適切な穿刺部位を決定する．腹水が多房性の場合，穿刺に超音波を利用することで成功率が高くなる．また，腹腔穿刺の際には，感染や炎症のある皮膚や組織または血腫を避けて穿刺しなければならない．

　穿刺部位を決定し，その場にいる医療者全員で患者の氏名，手技の部位と種類を確認した後に，腹腔穿刺を行う．

手　順

1. 滅菌手袋とフェイスシールド付きのマスクを着用する．
2. 患者を仰臥位にし，ベッドを起こし頭部をやや高くする．
3. 穿刺部をクロルヘキシジン液やポビドンヨード液などで消毒し，滅菌覆布をかぶせる．
4. 22 または 25 G 針を使用し，1％リドカインで局所麻酔を行う．まず皮膚が盛り上がる程度に皮下にリドカインを注入し，その後さらに深部の組織を麻酔する．深部に麻酔をかける時には，持続的にシリンジに陰圧をかけながら針を進め，所々でリドカインを注入して麻酔する．また，穿刺角度が腹壁に対して垂直を保つようにする．
5. 腹水がシリンジに逆流してきたら，腹膜周囲にリドカインを注入する．

表75.1 主な臨床状態と腹水検査項目

臨床状態	検査項目	コメント
特発性細菌性腹膜炎の疑い	■ 細胞数 ■ 培養(ベッドサイドで培養ボトルに採取する)	■ 多形核白血球数≧250/mm^{3}であれば特発性細菌性腹膜炎に合致する ■ 細菌培養で診断を確定する ■ 第3世代のセファロスポリン系,もしくはフルオロキノロン系で治療する
門脈圧亢進による腹水かどうかの鑑別	■ 血清アルブミン ■ 腹水アルブミン	■ 血清腹水アルブミン較差(SAAG)≧1.1 g/dlの場合は門脈圧亢進による腹水である。原因には肝硬変,アルコール性肝炎,心不全に伴う腹水,門脈血栓症,Budd-Chiari症候群,肝転移などがある ■ SAAG<1.1 g/dlの場合,原因としては癌の腹膜播種,結核性腹膜炎,膵疾患に伴う腹水,ネフローゼ症候群,漿膜炎が考えられる
悪性腹水の疑い	■ 細胞診	■ 検体を3つ提出し,迅速に検査することで感受性が上がる

6. 穿刺に使用するカテーテル付き穿刺針は,理想としてはCaldwell針のような腹腔穿刺専用が望ましいが,内径が大きめの静脈カテーテルを使用することもできる。カテーテルに10 mlのシリンジを接続する。
7. 腹腔穿刺カテーテルの挿入を円滑にするため,メスで穿刺部位に小さな皮膚切開を入れる。
8. カテーテルは,穿刺部の皮膚を尾側に2 cmほど引っ張りながら挿入する。こうすることで,理論的にはカテーテル抜去後に穿刺経路が閉じ,その後の腹水の漏洩が減るとされている(Z字型法)。
9. 持続的にシリンジに陰圧をかけながら,カテーテルをゆっくりと挿入していく。腹水の逆流がみられた時点でカテーテルを進めるのを止め,外套であるカテーテルだけを進め,針を抜去する。
10. 腹水を検査に出す場合は,十分な量を採取するようにする(培養ボトルへの検体摂取はベッドサイドで行うようにする)。
11. 治療目的で腹腔穿刺を行う場合にはカテーテルを吸引ボトルに接続する。

診断学的検査

腹水の検査項目は,患者の臨床状態に基づいて判断する(**表75.1**)。その他のまれな検査として,トリグリセリド(乳び腹水が疑われる場合),アミラーゼ(膵疾患による腹水を疑う場合),抗酸菌の培養(結核性腹水が疑われる場合),癌胎児抗原carcinoembryonic antigen(CEA)あるいはアルカリホスファターゼ(腸管穿孔が疑われる場合)がある。SBPが懸念される場合は,細胞数と細菌培養を提出しなけれ

ばならない.前述のように,診断率を高めるために培養ボトルへの検体摂取はベッドサイドで行うようにする.腸管穿孔などの明らかな二次的感染源がなく,かつ穿刺による明らかな出血がないにもかかわらず多形核白血球数が 250 /mm^3 超の場合には,SBPが示唆される.この場合,確定診断は培養結果に委ねられる.SBPが疑われるか診断された場合,第3世代セファロスポリン系(セフトリアキソンやセフォタキシム)またはフルオロキノロン系(シプロフロキサシンやレボフロキサシン)での治療を開始する.

　大量の腹腔穿刺(5 l 以上)を行った後に,循環不全や肝腎症候群への進行を予防する目的でアルブミン製剤を投与する場合があるが,これには一定の見解はない.アルブミンを投与するのであれば,排出した腹水 1 l あたり 6〜8 g を投与する.

(加藤　秀明)

参考文献

Runyon BA, Practice Guidelines Committee, American Association for the Study of Liver Disease (AASLD). Management of adult patients with ascites due to cirrhosis. Hepatology. 2004 ; 39 ; 841-856.
腹水の鑑別に必要な検査とその適応についてのエビデンスに基づいた総説.難治性腹水や肝腎症候群,特発性細菌性腹膜炎の治療法についても述べている.

Thomsen TW, Shaffer RW, White B, et al. Videos in clinical medicine. Paracentesis. N Engl J Med. 2006 ; 355 : e21.
腹腔穿刺の適応,危険性,提出すべき検査,手技の方法,合併症についての優れた総説.

76 腰椎穿刺

Manu S. Goyal

腰椎穿刺は診断目的に脳脊髄液(CSF)を採取するために，集中治療室(ICU)でもよく行われる。この章では成人での腰椎穿刺の適応，手技，合併症，落とし穴について述べる。

適応と禁忌

次の古い格言を覚えておくとよい。「腰椎穿刺をするかどうか迷うくらいなら，とにかくするべきだ」。髄膜炎の診断の遅れは不適切な治療につながり，患者の状態が改善しない時に後から診断を確定することが難しくなる。くも膜下出血の診断の遅れは，脳動脈瘤の早期治療，再出血予防を妨げることになりうる。表76.1に腰椎穿刺の一般的な適応を挙げた。

腰椎穿刺の禁忌は少ないが，以下のようなものがある。凝固異常がある時には，硬膜外血腫を形成し馬尾神経を圧迫する可能性があるので重要な禁忌となる。凝固異常のカットオフ値をはっきりと示した研究はないが，国際標準比(INR)1.4超，部分トロンボプラスチン時間(PTT)50秒超，血小板数10万/mm^3未満の時には，新鮮凍結血漿や血小板濃縮液の輸血によって補正してから腰椎穿刺を行う。精神状態の変調や，うっ血乳頭，局所の神経脱落症状がみられたり，くも膜下出血の疑いがある場合は，腰椎穿刺の前に頭部CTを施行しておく。脳ヘルニアの徴候や後頭蓋窩に大きな病変がある場合に腰椎穿刺をすると，CSF採取後にCSF圧が低下し小脳扁桃のヘルニアを起こしうる。

ほかの禁忌事項としては，穿刺部の皮膚感染，脊髄腫瘍の存在，ごく最近の脊椎手術などが挙げられる。手技の前には，各施設で取り決められているインフォームドコンセントを得ておかねばならない。

手技

1. 必要物品の準備

すべて滅菌されたもので，20Gもしくはそれより細いスタイレット付きスパイナル針，局所麻酔用の25G針と注射器，消毒薬，ドレープ，ガーゼ，1%か2%リドカイン，マノメータ，手袋，CSF検体を入れるチューブを準備する。経験を重ね，より細いゲージのスパイナル針(Sprott針が望ましい)を使えるようになれば，腰椎穿刺後頭痛の頻度も減る。高度肥満患者の場合は，通常(約90mm)よりも長いスパイナル針が必要となる。

表 76.1 腰椎穿刺の一般的な適応

- 細菌，ウイルス，真菌，寄生虫や抗酸菌による髄膜炎の診断
- 癌性髄膜炎の診断
- くも膜下出血の診断
- 多発性硬化症，Devic病，神経サルコイドーシスなどの中枢神経系や髄膜の炎症性疾患の診断
- Guillain-Barré症候群における脳脊髄液蛋白濃度の測定
- 偽性脳腫瘍における頭蓋内圧測定
- 偽性脳腫瘍や正常圧水頭症の治療としての脳脊髄液ドレナージ

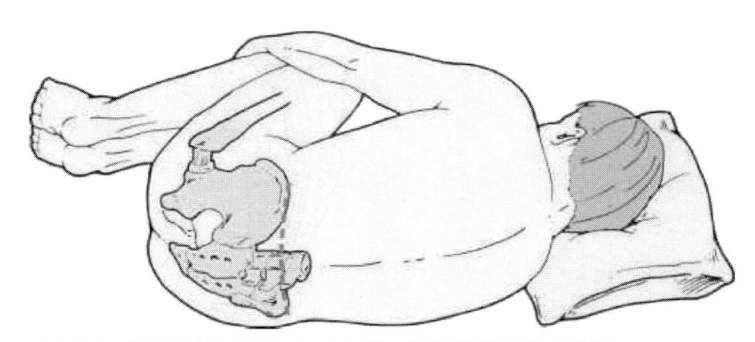

図 76.1 患者の体位の取り方。Tuffier線を破線で示してある。
Taylor C, Lillis CA, LeMone P. Fundamentals of Nursing. 2nd ed. Philadelphia: JB Lippincott; 1993:543 から許可を得て転載。

2. 患者の体位

CSF圧を正確に測定するためには側臥位で行う必要がある。患者の腰と肩で四角形が作られるようにし，背中は壁に対して平行になるようにする。膝を抱え，顎は深く胸につけるようにする(図76.1)。CSF圧を測定しないのであれば坐位での施行でよい。この場合，脊柱の正中が同定しやすく棘突起の間が広がりやすいことや，CSFが腰部くも膜下槽にたまりやすいことなどから腰椎穿刺がしやすくなる。この体位では，顎を深く胸につけるようにし，背中は後ろに弧を描くようにする。体位の選択の最終的な決定は，腰椎穿刺の適応，患者側のやりやすさ，術者の経験などから決定することになる。

3. $L_{4\sim5}$ 棘間の同定

ほとんどの成人で脊髄円錐は L_1 レベルで終わっているが，L_2 レベルで終わっている場合もあるため，スパイナル針で穿刺するには，$L_{3\sim4}$，$L_{4\sim5}$ もしくは $L_5\sim S_1$ 棘間が安全である。腸骨稜の頂点を結んだ線(Tuffier line)上に L_4 の棘突起もしくは $L_{4\sim5}$ 棘間があるため，Tuffier線上かそのすぐ尾側の棘間を穿刺する。体表上の解剖に注意を払うことが適切な穿刺に役立つ。

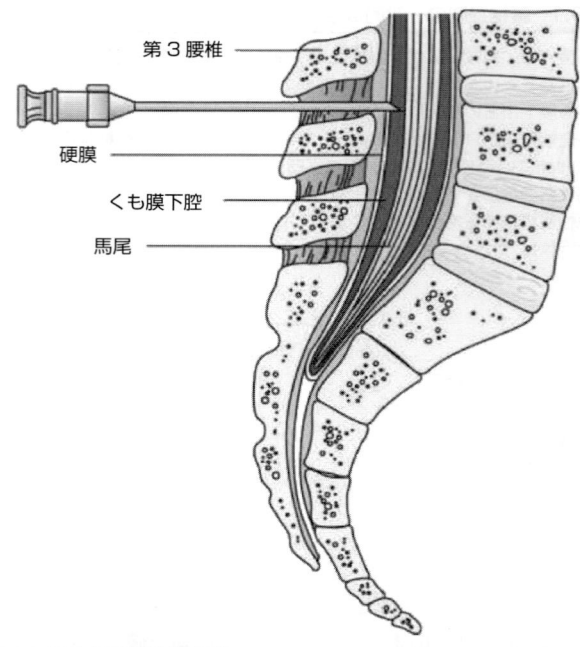

図 76.2　スパイナル針の理想的な穿刺
Taylor C, Lillis CA, LeMone P. Fundamentals of Nursing. 2nd ed.
Philadelphia：JB Lippincott；1993：543 から許可を得て転載。

4. 皮膚消毒と局所麻酔
消毒薬（クロルヘキシジンかポビドンヨード）で穿刺部周辺を消毒する。滅菌手袋をし，穿刺予定部が見えるように滅菌ドレープをかぶせる。リドカインによる局所麻酔を皮下および穿刺方向に向けて 2 cm の深さまで行う。

5. スパイナル針の刺入
スタイレットを入れたスパイナル針を，臍を狙うか，もしくは 15°頭側に向けて進めていく。針は正中線上で背中の面に対して垂直に刺入する。硬膜の損傷を少なくし腰椎穿刺後頭痛を減らすため，針のベベル（針先の孔）が体の長軸に対して垂直の向きになるようにする。

6. スパイナル針の進め方
針は皮膚，皮下脂肪を貫いた後，棘上靭帯，棘間靭帯，黄色靭帯，硬膜外腔，そして最後に硬膜を通過していく（図 76.2）。患者が強い痛みを訴える時には，針が正中線からずれていることを意味する。針が 3〜4 cm 挿入された時，もしくは「ふっと抜けた感じ」がするか，急な抵抗の消失がみられたらスタイレットを抜いて CSF が逆流してくるか確認する。CSF の逆流がなければ，スタイレットを入れてさら

表76.2 脳脊髄液(CSF)分析における一般的な検査項目

■ 全細胞数，分画
■ CSF中の糖や蛋白濃度
■ グラム染色と，細菌，真菌，抗酸菌の培養
■ 光学顕微鏡による視診と細胞診
■ 分光光度計によるキサントクロミーの分析
■ CSFおよび血清のIgGとアルブミン値を測定し，IgGインデックスを計算する
 (CSF－IgG/CSF－アルブミン)/(血清－IgG/血清－アルブミン)
■ 髄液電気泳動法におけるオリゴクローナルバンド
■ HSV，VZV，EBV，CMV，エンテロウイルス，結核菌，アルボウイルス，トキソプラズマなど，各種病原体のPCR検査
■ 梅毒(VDRL，もしくはFTA-ABS)，嚢虫症，ヒストプラズマ症，コクシジオイデス症，マラリアなどの病原体の検査

HSV：単純ヘルペスウイルス，VZV：水痘・帯状疱疹ウイルス，EBV：Epstein-Barr ウイルス，CMV：サイトメガロウイルス，VDRL：性病検査，FTA-ABS：トレポネーマ蛍光抗体吸収検査，PCR：ポリメラーゼ連鎖反応

に2～3mmずつ針を進め，再びスタイレットを抜いてCSFを確認する。針が腰部くも膜下槽に達したらCSFが逆流してくる。CSFの漏れを最小限にするためにスタイレットを戻しておく。次いでそのままCSFを採取するか，マノメータをつけてCSF圧を測定する。スパイナル針を進めていく途中で針先が骨に当たったときは，針の刺入角度がよくないか皮膚への刺入点が正中からずれていることを意味する。この場合，針をいったん皮下まで抜いて15°の角度に近づけるようにしたり頭側への角度を緩めたり，刺入点が正中になるようにしたりして再び針を進めていく。この操作は骨に当たらず針が抜けていくまで数回は繰り返してもよい。最初の棘間で数回試みて失敗した場合，$L_{3～4}$棘間(Tuffier線のすぐ上の棘間)に変更してもよい。しかし，それより頭側の棘間を穿刺すると脊髄を穿刺する危険性がある。

時にはスパイナル針のハブ部分まで深く刺入してもCSFの逆流が得られないこともあるが，この場合はもっと長い針を使うか，適切な刺入点，刺入角度でやり直す，または患者を坐位にして試みるなどの対処をする。肥満患者や非協力的な患者では透視下の施行が必要となる場合もある。

7. CSF圧の測定とCSF採取

スパイナル針が腰部くも膜下槽に達したら，マノメータを接続してCSFの初圧を測定する。この測定値は，患者が側臥位で力を抜いた状態であり，かつマノメータ内のCSFの液面が呼吸性に変動している場合に正確なものとなる。正常のCSF圧は8～22 cmH$_2$Oであるが，肥満患者では若干高い値を示す。マノメータにたまったCSFも検体として採取する。必要な検査のために十分な量の検体を採取し，後日，追加検査が必要になった時に備えて余分に保存しておく。初圧が50 cmH$_2$O超であった場合には，最小限の必要な検体量だけ採取するようにする。CSFの検査項目を表76.2に示した。逆流してくるCSFが最初は血性で後から無色透明になる

場合は，針が静脈を穿刺したのちに腰部くも膜下槽に達した"traumatic tap"であることを示す。CSFが黄色調(キサントクロミー)であった場合は，12〜24時間以上前にくも膜下腔に出血があったか，蛋白濃度がかなり上昇していることを示唆する。CSF採取の前後で注意深くスタイレットを戻しておくようにすると，CSFの余計な漏れを少なくできる。必要であればCSFの検体採取後に終圧を測定する。針を抜く時もスタイレットを戻してから抜く。

合併症

腰椎穿刺直後は患者を仰臥位にして1時間は安静にする。こうすることにより腰椎穿刺後すぐに起こる頭痛を軽減できるが，硬膜の損傷や持続的なCSFの漏れによって起こる腰椎穿刺後頭痛の予防とはならない。適切なスパイナル針の選択や正確な手技でこの合併症は予防できる。輸液やカフェイン，アセトアミノフェン，非ステロイド性抗炎症薬を投与すれば，ほとんどの腰椎穿刺後頭痛は軽快する。この頭痛に特徴的なのが，坐位になったり立ち上がると症状が増悪するが横になると改善するという点である。頭痛が5日間以上続くようであれば，硬膜外血液パッチを考慮する。

腰椎穿刺中に患者が異常知覚を訴えたり，片側の下肢への痛みを訴えることがまれにある。この場合，針が神経根に触れていることを示すので，いったん針を抜いて正中に向くように方向を変えて再刺入してみる。針を注意深く穿刺することでこのような神経損傷を回避できる。手技の後でそうした神経症状や脊髄圧迫症状がみられた場合には，脊髄内に類上皮腫や硬膜外血腫を形成していることを考えなければならない。どちらの場合でもMRIやCTによる評価が必要であり，腫瘍または血腫が発見された場合には脳神経外科へのコンサルトが必要となる。

(橋本 圭司)

参考文献

Boon JM, Abrahams PH, Meiring JH, et al. Lumbar puncture：anatomical review of a clinical skill. Clin Anat. 2004；17：544-553.
　腰椎穿刺を行ううえでの実践的解剖に関する広範な総説。詳細に記述されており，腰椎穿刺が困難な時の参考になる。
Ellenby MS, Tegtmeyer K, Lai S, et al. Lumbar puncture. N Engl J Med. 2006；355：e12.
　腰椎穿刺の適切な手技を示したビデオとその解説文献。腰椎穿刺の初心者に推奨される。

胸腔穿刺

Stephen C. Ryan and Martin L. Mayse

定 義

胸腔穿刺 thoracentesis とは,肋間から胸腔内に針を挿入し,気体や液体を吸引する手技である。

適 応

1. 原因不明の胸水の診断。
2. 発熱と胸水のある患者における,膿胸や複雑性肺炎随伴性胸水の除外。
3. 治療目的での胸腔からの気体や液体の除去。

相対禁忌

1. 患者が非協力的。
2. 穿刺予定部位の感染症などの皮膚異常。
3. 補正不能の出血傾向〔例:プロトロンビン時間(PT)もしくは部分トロンボプラスチン時間(PTT)が正常値の2倍超,血小板が5万未満,クレアチニン値が6超〕。膿胸や血胸が疑われる場合には,出血傾向があっても,穿刺によって確定診断をしたほうがよいことがある。

病 歴

1. 出血性の問題を示唆するようなリスクや既往がある患者の場合,必ず凝固能を確認する。
2. 局所麻酔によるアレルギーの有無を問診する。

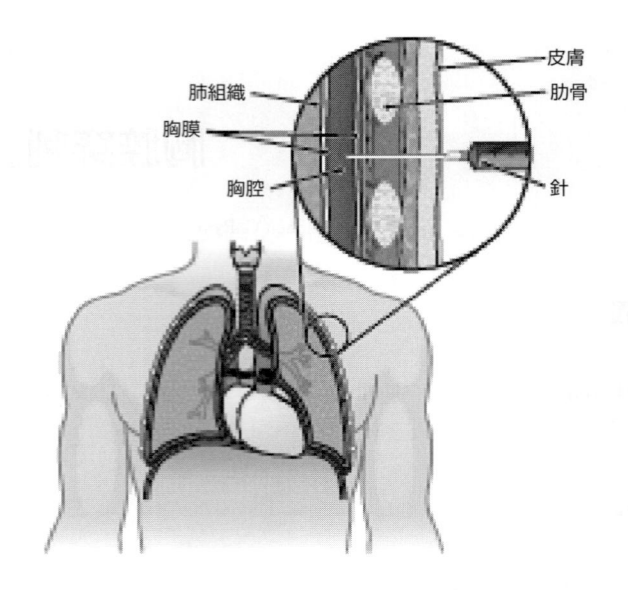

図 77.1 胸腔穿刺：胸水を採取する際の針先の適切な位置

穿刺部位

1. 胸水がある場合，身体所見上呼吸音の低下を認め，打診上濁音を呈し，触覚振盪音が低下する。
2. 胸部 X 線では胸水と区別の難しい疾患でも，側臥位正面像(デクビタス像)や超音波，CT により鑑別することができる。
3. 超音波を用いず，安全に穿刺するには，側臥位正面像にて胸水の層が少なくとも 1 cm はなくてはならない。
4. 穿刺部位を確認するために超音波を全例に使用すべきか否かについては意見が分かれている。超音波がすぐに使える状況であれば，毎回使用することに利点があるとする研究がある。一方，胸腔穿刺に慣れている術者が行えば，超音波を使用せずとも合併症発症率は低いとの報告もある。2 回穿刺してうまく検体を採取できなかった場合には，超音波を利用することで手技の成功率が上昇することがある。また，人工呼吸器を装着した患者でも，超音波を利用することで安全に穿刺をすることができる。

手　順

1. 胸腔穿刺に伴う利点と危険性を患者に説明し，質問に答え，同意を得る。

2. 必要な器具をそろえる手間を簡便にするため，さまざまな会社から便利な胸腔穿刺キットが出ている．
3. 患者を坐位にして，胸腔底部に貯留する胸水の量が最大になるようにする．
4. 超音波を使用しない場合，通常は脊椎と後腋窩線の中間が穿刺部位に選択される．胸部を頭側から順に打診し濁音界を探し当てれば，濁音を呈した位置よりも 1 肋間下方を目標とする．傍脊椎部や第 9 肋間よりも下方への穿刺は避ける．超音波を利用する時にはその所見により穿刺部位を決定する．
5. マスクと滅菌手袋を装着する．
6. クロルヘキシジンなどで穿刺部を消毒する．
7. 滅菌ドレープやタオルで穿刺部周囲を覆う．
8. 25 G 針を使用して，肋骨上縁の皮膚が少し盛り上がる程度にリドカインを注入する．
9. 次に 22 G 針を用いて盛り上がった皮膚越しにさらに深部の組織を麻酔していく．皮膚表面と肋骨上縁，壁側胸膜に最も麻酔が必要である．胸水が逆流してくるまで針を進める(**図 77.1 参照**)．
10. カテーテル付きの穿刺針ではない場合，局所麻酔を投与したのと同じ経路にそって逆流があるまで針を進め，検体を採取する．
11. カテーテル付きの穿刺針を使用する時は，まずメスで小さく皮膚切開する．そしてカテーテル付き穿刺針を皮膚切開部から挿入し，陰圧をかけながら進めていく．逆流を認めたら，カテーテルと穿刺針全体を 2〜3 mm ほど進め，その後カテーテルのみをさらに進めていき，胸腔へ留置する．この際，内套である穿刺針がさらに進まないよう注意し，抜去する．
12. 検査のための胸水検体を採取するのに，大きめのシリンジを使用する．生化学検査には緑色のキャップの採血スピッツを，細胞数測定には紫色のキャップの採血スピッツを通常使用する．細胞診と微生物検査には小さめの滅菌容器に検体を採取する．細胞診に提出する検体量は多いほどよいとよく言われるが，診断率は提出した検体量に依存していないようである．培養の感度を高める目的で検体を血液培養ボトルに採取することがあるが，この際，培養ボトルとは別にグラム染色用の検体を提出する必要がある(**15 章「胸水」の項参照**)．
13. 治療目的で胸腔穿刺をする場合には，カテーテルをシリンジと排液バッグ，もしくは直接吸引ボトルに接続する．再膨張性肺水腫の合併を避けるため，咳嗽や胸部不快感を認めた場合は中止し，一度の排液量は 1,200〜1,500 ml をめどにする．または胸腔内圧を測定して，$-20\ cmH_2O$ より下がらないようにする．
14. 空気が入らないよう，カテーテルは呼気時に抜くようにする．
15. 気胸を合併していないか確認するため，胸部 X 線を撮影することが多いが，手技の最中に肺への穿刺を示唆するような症状や問題がなければおそらくは不要である．

合併症

合併症は気胸や大量出血のような重大なものと，疼痛や胸水の採取不能といった軽

表77.1 胸腔穿刺による主な合併症[注1]

合併症	全合併症数(率)	経験の少ない医師に よる合併症数(率)	熟練した医師に よる合併症数(率)
疼痛	77(25%)	64(25%)	13(26%)
咳嗽	37(12%)	25(10%)	12(24%)
胸水の採取不能(dry tap)	33(11%)	32(13%)	1(2%)
気胸	31(10%)	29(11%)	2(4%)
血管迷走神経反射	7(2%)	6(2%)	1(2%)
呼吸困難の悪化	4(1%)	0(0%)	4(8%)

注1:ワシントン大学におけるデータ。

微なものに分けられる。主な合併症を表77.1に示す。

合併症の率は術者の経験に大きく左右され,胸腔穿刺に関する知識と経験が大変重要である。

再膨張性肺水腫はよく恐れられるものの,まれな合併症である。病態生理はわかっていないが,胸水をドレナージする時に胸腔内に過剰な陰圧がかかることが原因とされている。

(加藤 秀明)

参考文献

Bartter T, Mayo PD, Pratter, MR, et al. Lower risk and higher yield for thoracentesis when performed by experienced operators. Chest. 1993;103:1873-1876.
呼吸器フェローもしくは指導医が行った胸腔穿刺50症例の前向き研究。呼吸器専門医以外の研修医が行った同様の研究と比べ,重大な合併症の発症率が有意に少なかった。

Collins TR, Sahn SA. Thoracocentesis. Clinical value, complications, technical problems, and patient experience. Chest. 1987;91:817-822.
内科研修医と医学生が施行した胸腔穿刺129症例の前向き研究。

Jones PW, Moyers JP, Rogers JT, et al. Ultrasound-guided thoracentesis:is it a safer method? Chest. 2003;123:418-423.
605人の患者に施行された941回の胸腔穿刺を前向きに調べたところ,慣れた術者による超音波ガイド下胸腔穿刺では,合併症率が低かった。さらに,排液量にかかわらず,再膨張性肺水腫の合併率が少なかった。

McVay PA, Toy PT. Lack of increased bleeding after paracentesis and thoracentesis in patients with mild coagulation abnormalities. Transfusion. 1991;31:164-171.
胸腔穿刺もしくは腹腔穿刺がなされた608人の患者の後ろ向き研究。軽度から中等度の凝固障害がある場合でも,予防的に血漿や血小板を投与する必要はないと述べている。

Petersen WG, Zimmerman R. Limited utility of chest radiograph after thoracentesis. Chest. 2000;117:1038-1042.
胸腔穿刺251症例のコホート研究。臨床的に問題となるような気胸が起こる場合には,常に症状を伴うか,手技中に空気の吸引があることを示した。

Seneff MG, Corwin RW, Gold LH, et al. Complications associated with thoracentesis. Chest. 1986;90:97-100.
研修医が施行した胸腔穿刺125症例を前向きに調べた研究。

78 肺動脈カテーテル挿入

Warren Isakow

　肺動脈カテーテルpulmanary artery catheter(PAC)が1970年代に導入されて以来，その臨床使用の是非については意見が分かれている．PACにより右房圧，右室圧，肺動脈圧，肺動脈楔入圧が直接測定でき，さらに熱希釈法による心拍出量測定の手段ともなる．しかしながらPACが急速に普及するにしたがい，医師たちがいかに不正確にこれら血行動態パラメータを把握しているのかが認識されるようになった．PACが普及するにつれて血行動態パラメータが患者管理に影響を及ぼすことが多くなったが，そうしたPACに基づく患者管理の有益性を臨床の場で証明した研究はまだない．

　多くの臨床研究が外科術後，急性心筋梗塞，うっ血性心不全，急性肺損傷などといった，異なった背景をもつ患者を対象に行われてきたが，これまでなんら有益性は示されておらず，むしろPAC使用に伴うリスク増加の懸念のほうが指摘されている．最近の急性呼吸窮(促)迫症候群(ARDS)ネットワークによる臨床研究では，中心静脈カテーテルによる中心静脈圧(CVP)測定に基づいて輸液管理をした群と，PACに基づく管理をした群を比較すると，アウトカムに違いはないことが示された．PACを習慣的に使用することは止めるべきではあるが，肺高血圧症やうっ血性心不全，輸液管理が難しい患者ではまだその役割が残されている．また，新しい治療法が開発された時にその治療効果を判定する際の情報として，PACによる侵襲的な血行動態パラメータに基づく評価が必要とされるかもしれない．

　近年，非侵襲的に血行動態パラメータを測定する新しい技術が開発されてきたことから，PACの使用頻度は減少しつつある．PACを使用する医師は，PACから得られる情報がいかにその患者の管理に影響するのか自らに問いかけるようにしなければならないし，PACによる血行動態パラメータを誤って解釈してしまうという大きな危険性がありうることに注意しておかなければならない．PACを使用するとしても可能な限り短期間のみとし，また，PACが複雑な病態を呈する患者の臨床経過を変えることはないと知ったうえで使うべきである(**表78.1**)．

挿入手技

　通常，PACを挿入するのが最も容易な部位は右内頸静脈と左鎖骨下静脈であるが，大腿静脈や上腕静脈からの挿入も可能である．手技を始める前に，禁忌がないか調べる．右室機能の低下が疑われる場合や，肺高血圧症，三尖弁閉鎖不全症，右房の拡大などがあるときなど，PAC挿入が困難な場合には直視下の挿入が有効となるのでX線透視下に行うことを考慮する．

表78.1 肺動脈カテーテル挿入の禁忌・適応・合併症

■ 相対的禁忌
左脚ブロック
重度の凝固障害

■ 適応（議論の余地あり）
ショックの診断と治療
乏尿性急性腎不全
血管内容量の評価
心原性ショックの治療調節
肺高血圧症の診断
肺高血圧症での血管拡張療法の評価
収縮性心膜炎，心室中隔欠損（VSD），右室梗塞などさまざまな心疾患の診断
大手術における周術期管理

■ 合併症
シースイントロデューサ挿入に伴う合併症：
・気胸
・血胸
・穿刺部位の血腫形成
・穿刺部位の感染

PAC使用に伴う合併症：
・不整脈
・右脚ブロック
・完全房室ブロック（もともと左脚ブロックが存在した場合）
・カテーテル血栓症
・肺塞栓症
・肺梗塞
・カテーテル敗血症
・肺動脈破裂
・肺動脈偽性動脈瘤
・弁損傷
・心臓穿孔
・カテーテルのもつれ

PAC：肺動脈カテーテル

　清潔手技でPACの挿入を行うのに先立って，点滴ライン，加圧バッグ，圧トランスデューサ，ゼロ点較正機器などすべてを準備しておく．介助者や看護師が手伝ってくれれば便利である．手技を行うにあたって清潔領域を確保し，厳密な手洗いをした後，マスクと帽子をして，滅菌手袋とガウンを着用し，大きなドレープで患者の体全体を覆う．シースイントロデューサは中心静脈カテーテルと同じように，Seldinger法で挿入する．ただ，通常の中心静脈カテーテル挿入ではダイレータをカテーテルと別々に扱うのに対して，シースイントロデューサではダイレータをシースの内側に一緒に組み込んで挿入する．シースイントロデューサの挿入が済めば，ガイドワイヤをダイレータと一緒に抜いて最終的にシースイントロデューサのみを血管内に留置する．
　PAC挿入前にすべてのポートをフラッシュし，バルーンは膨らませてリークがないことをチェックしておく．また，バルーンを膨らませた時にPACの先端がバルーンよりも飛び出していないかもチェックしておく（先端が飛び出していると血管破裂を引き起こす危険性がある）．次いで，すべてのPACポートに圧トランスデューサを接続しフラッシュする．挿入する前にカテーテル先端を振ってみてモニター画面上に波形が確認できれば，カテーテルポートがうまく接続してあることになる．最後にPACを保護シース（蛇腹）の中を通して準備してあることを確認する．血管内にカテーテルを進めていく時に，元々あるカテーテルの曲がりの形状を

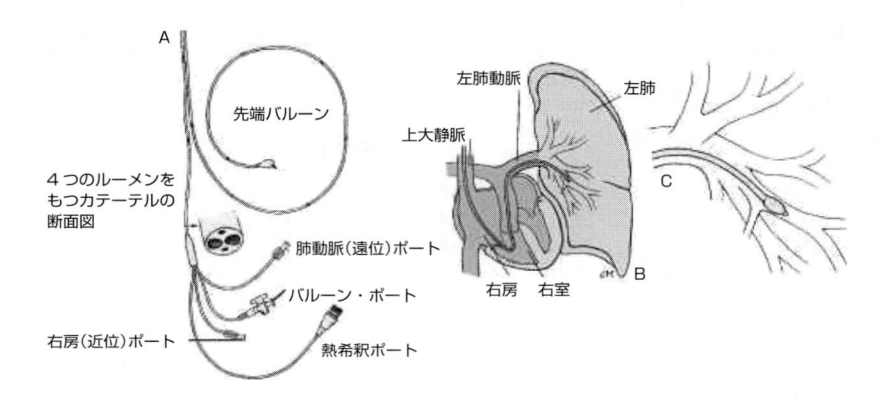

図78.1 A：Swan-Ganz カテーテル。B, C：心臓や肺血管内における Swan-Ganz カテーテルの留置状態
Nettina SM, The Lippincott Manual of Nursing Practice. 7th ed.Baltimore：Lippincott Williams & Wilkins；2001 から許可を得て転載。

利用できるように，挿入前に向きを合わせておく。

　PACをシースイントロデューサの中に進めていき，先端が右房に入ったところでバルーンをゆっくり膨らませる（**図78.1**）。刺入部から右房までの距離は挿入部位により異なるが，右内頸静脈や左鎖骨下静脈からであれば通常15〜20 cmである。いったんバルーンを膨らませたらシリンジをロックし，モニター画面上の波形をみながらカテーテルを挿入していく。右室に入ると右房波形から振幅の大きい右室波形に変わる（右内頸静脈からであれば通常30 cmの深さ）。右室内をカテーテルが進む時には不整脈が出やすいのであまり時間をかけないようにする。カテーテル先端が肺動脈弁を通過すると，右室の波形から，拡張期圧が上昇して重複切痕dicrotic notchのある肺動脈波形に変わる（通常40 cmの深さ）。肺高血圧症のある患者では肺動脈弁を通過させるのが難しいことが少なくない。肺動脈弁を通過できずに深い挿入となった場合は，拡大した右室の中でカテーテルがコイル状になっていることが多い。この場合バルーンの空気をいったん抜いて，右房波形がみられるところまでカテーテルを引き抜き，再びバルーンを膨らませて再挿入してみる。肺動脈圧波形が消えて，肺動脈拡張期圧よりも低い振幅の平坦な波形がみられれば肺動脈楔入圧波形と確認できる（通常50 cmの深さ）。

　この時点でバルーンの空気を抜いて肺動脈波形が現れるか確認する。バルーンをゆっくり膨らませ，強い抵抗がないか，波形がオーバーウェッジしないかどうか観察することが重要である。1.5 ml容量のバルーンを全部膨らませた時に肺動脈楔入圧波形がみられればよい。バルーンを途中まで膨らませた時に肺動脈楔入圧波形がみられる時はカテーテル先端が深すぎることを意味し，その状態でバルーンをすべて膨らませると肺動脈破裂を引き起こす可能性がある。このような場合には，いったん空気を抜いて1〜2 cmほどゆっくりカテーテルを引き抜きバルーンを膨らませ

表78.2 各種病態において肺動脈カテーテルから得られる血行動態パラメータの一例

CVP (mmHg)	RV圧 (mmHg)	PA圧 (mmHg)	PAWP (mmHg)	CO (l/分)	SVR (dynes/sec/cm^{-5})	診断
4	17~30/0~6	15~30/5~13	2~12	3~7	900~1,200	正常
10	48/12	48/30	28	2.2	3,200	心原性ショック
4	26/4	26/8	6	7	700	敗血症
14	26/14	26/14	14	3.0	3,000	心タンポナーデ
16	80/30	80/40	8	3.5	1,400	肺高血圧症
14	38/12	38/18	6	3.0	2,800	急性肺塞栓症
2	30/2	30/12	3	2.5	2,500	循環血液量減少性ショック

CVP：中心静脈圧, RV：右室, PA：肺動脈, PAWP：肺動脈楔入圧, CO：心拍出量, SVR：体血管抵抗

る操作を行い，バルーンをすべて膨らませた時に肺動脈楔入圧波形が得られることを確認する．バルーンをすべて膨らませても肺動脈楔入圧波形がみられない時は，波形がみられるまでそのままカテーテルを進めていく．バルーンを膨らませたままでカテーテルを抜いたり，バルーンを膨らませずにカテーテルを進めたりすることは決してしてはならない．心臓や肺動脈の穿孔を引き起こす危険性がある．

挿入操作が終了したら，シースイントロデューサからのカテーテル挿入長を計測して記録しておく．カテーテルを滅菌ドレッシングとテープでしっかり固定した後，胸部X線を撮影し挿入されたカテーテルの形状や先端の位置は適切か，気胸などの手技に伴う合併症がないかチェックしておく．カテーテルは患者の体内で温まると柔らかくなって先進しやすくなるため，オーバーウェッジや肺梗塞を引き起こしたり，バルーンを膨らませた時には肺動脈破裂をきたす危険性がある．そのため，バルーンはゆっくり膨らませながら波形の観察を行うべきである．挿入終了後は，胸部X線を毎日撮影して先端位置のチェックをするべきである(**表78.2**)．

(橋本 圭司)

参考文献

Binanay C, Califf RM, Hasselblad V, et al. Evaluation study of congestive heart failure and pulmonary artery catheterization effectiveness：the ESCAPE trial. JAMA. 2005；294：1625-1633.
重症心不全患者433名を対象とした無作為化試験．肺動脈カテーテルのデータを基に治療を行っても死亡率や入院期間に変わりはなく，むしろ合併症の頻度が増えた．

Cohen MG, Kelly RV, Kong DF, et al. Pulmonary artery catheterization in acute coronary syndromes：insights from the GUSTO 2b and GUSTO 3 trials. Am J Med. 2005；118：482-488.
急性冠症候群の患者26,437名を対象とした後ろ向き研究．735名の患者が肺動脈カテーテルを使って治療されたが，背景因子調節後の比較でも死亡率が高かった．ただし，心原性ショックの患者ではそうは言えなかった．

Connors AF Jr, Speroff T, Dawson NV, et al. The effectiveness of right heart catheterization

in the initial care of critically ill patients. JAMA. 1996 ; 276 : 889-897.
重症患者 5,735 名を対象とした観察研究。治療法の選択バイアスを調節した後でも，肺動脈カテーテルの使用により死亡率が増加し，医療資源の投入も多くなった。

Eisenberg PR, Jaffe AS, Schuster DP. Clinical evaluation compared to pulmonary artery catheterization in the hemodynamic assessment of critically ill patients. Crit Care Med. 1984 ; 12 : 549-553.
103 名の重症患者を対象とした前向き研究。臨床所見から血行動態を正確に予測するのが困難であることを強調している。肺動脈カテーテルを挿入した後に，58％の患者で予定されていた治療が変更になり，30％では予定外の治療を追加することになった。

Harvey S, Harrison DA, Singer M, et al. Assessment of the clinical effectiveness of pulmonary artery catheters in management of patients in intensive care(PAC-Man) : a randomized controlled trial. Lancet. 2005 ; 366 : 472-477.
イギリスの ICU で行われた大規模な多施設無作為化試験。重症患者に肺動脈カテーテルを使用して治療しても予後が変わらなかった。486 名中 46 名の患者で肺動脈カテーテル挿入に伴う合併症がみられたが，合併症による死亡例はなかった。

Rhodes A, Cusack RJ, Newman PJ, et al. A randomized, controlled trial of the pulmonary artery catheter in critically ill patients. Intensive Care Med. 2002 ; 28 : 256-264.
重症患者 201 名を対象とした単一施設での無作為化試験。肺動脈カテーテル群とコントロール群で死亡率に差はみられなかった。

Richard C, Warsjawski J, Anguel N, et al. Early use of the pulmonary artery catheter and outcomes in patients with shock and acute respiratory distress syndrome : a randomized controlled trial. JAMA. 2003 ; 290 : 2713-2720.
敗血症ショックや急性呼吸窮(促)迫症候群（ARDS）患者 676 名を対象とした多施設無作為化試験。肺動脈カテーテルのデータを基に治療しても合併症や死亡率に影響がみられなかった。

Sandham JD, Hull RD, Brant RF, et al. A randomized, controlled trial of the use of pulmonary artery catheters in high-risk surgical patients. N Engl J Med. 2003 ; 348 : 5-14.
高齢で高リスクの手術患者 1,994 名を対象とした無作為化試験。肺動脈カテーテル使用による利益は認められず，肺塞栓症の発症率が高くなった。

Steingrub JS, Celoria G, Vickers-Lahti M, et al. Therapeutic impact of pulmonary artery catheterization in a medical/surgical ICU. Chest. 1991 ; 99 : 1451-1455.
内科・外科 ICU における 154 名の患者の血行動態に対するレジデントや指導医の解釈を専門委員会が検討したもの。ほとんどのレジデントや指導医の解釈は適切なものであったと評価され，肺動脈カテーテルからの情報は初期治療に反応しなかった患者の治療に有用なものであると結論づけている。

Swan HJ, Ganz W, Forrester J, et al. Catheterization of the heart in man with use of a flow-directed balloon-tipped catheter. N Engl J Med. 1970 ; 283 : 447-451.
肺動脈カテーテル法を報告した歴史的な論文。

The National Heart, Lung, and Blood Institute Acute Respiratory Distress Syndrome(ARDS) Clinical Trials Network. Pulmonary-artery versus central venous catheter to guide treatment of acute lung injury. N Engl J Med. 2006 ; 354 : 2213-2224.
急性肺傷害患者 1,000 名を対象とした多施設無作為化試験。明確な輸液管理アルゴリズムに基づいた治療を行い検討している。中心静脈カテーテル群と比較して，肺動脈カテーテル群で生存率や臓器機能の改善はみられず，合併症の頻度が増加した。

79 心膜穿刺

Timothy J. Bedient

心膜穿刺 pericardiocentesis とは心膜腔内に貯留した液体の除去を目的とした手技であり，心タンポナーデのある患者では救命処置となる。この章では集中治療における心膜穿刺の適応と手順を中心に説明する。心膜疾患やタンポナーデについての詳細を述べることはこの章の目的ではない。心タンポナーデについては **4 章**も参照されたい。

心タンポナーデ cardiac tamponade は，心膜腔内の液体貯留により心膜内圧が上昇し，さらには心臓が圧迫され心拍出量が減少した際に出現する。心タンポナーデをきたすのに必要な心膜液量は状況により大きく異なる。外傷性心膜血腫のように数分～数時間の単位で急速に心膜液が貯留する場合，200 ml 程の心膜液ですら循環障害をきたすことがあるが，癌性心膜液貯留のように数日から数週間かけて貯留する場合は 2,000 ml を超えてからでないとタンポナーデとならないこともある。いったん心膜が心膜液の増加に耐えきれない状況となると，さらなる心膜液の貯留は心臓を圧迫し心拍出量の低下をきたし，タンポナーデを引き起こす。

心膜液貯留の原因を**表 79.1** に示す。心タンポナーデは次のような臨床所見や検査によって診断する。(a)身体所見上，低血圧，奇脈(吸気時に収縮期血圧が 10 mmHg 超低下する)，心音の減弱，頸静脈の著明な怒張がある，(b)心電図において電気的交互脈や低電位，頻脈がある，(c)胸部 X 線にて球状の心陰影もしくは心肥大を認める，(d)心膜液貯留の既往またはその原因(**表 79.1**)がある患者に循環障害が起こった。

心タンポナーデは臨床診断であるが，タンポナーデが疑われるか診断された場合には至急経胸壁心エコーにより心膜液を確認し，右房・右室の拡張期虚脱や僧帽弁・三尖弁流速の呼吸性変動，心室間相互依存 ventricular interdependence といった心エコー上のタンポナーデ所見を探すことが ACC/AHA/ASE(American College of Cardiology, American Heart Association, American Society of Echocardiography)により推奨されている(推奨レベル：class I)。心膜液貯留の程度は拡張期のエコーフリースペースにより少量(10 mm 未満)，中等量(10 ～ 20 mm)大量(20 mm 超)，そして心臓の圧迫が著明な超大量(20 mm をはるかに超える)に分類できる。心エコーにより，心膜穿刺の主な禁忌の 1 つである大動脈解離の有無も確認する(**20 章**の「大動脈解離」の診断と治療を参照)。心膜液が少量であったり，心後部にある場合，多房性の場合，凝固障害がある場合や血小板数が 5 万未満の場合は相対的禁忌となる。また，心膜血腫や化膿性心膜炎の場合は外科的ドレナージが選択される。

心タンポナーデが診断された場合，4 章で記したように大量の輸液を投与し，利尿薬の使用は避ける。昇圧薬や強心薬は通常効果がない。また，胸腔内圧の上昇が

表 79.1 心膜液貯留の原因

悪性腫瘍
感染性心外膜炎（ウイルス性，細菌性，結核性，寄生虫性）
尿毒症
心筋梗塞後心外膜炎（Dressler症候群）
心カテーテル後や心胸部外科手術後
外傷性心膜血腫
全身性自己免疫疾患（SLE，関節リウマチ）
薬物性（例：化学療法，抗凝固薬）
放射線性
大動脈解離
特発性

SLE：全身性エリテマトーデス

心拍出量の低下を助長するため，可能な限り気管挿管を避ける。外科的ドレナージの適応がある場合は手術室へ搬送する。内科的治療に反応し，心タンポナーデの影響が少ない患者の場合，身体所見や心エコーを繰り返して注意深く経過を観察する。しかし，明らかに循環障害をきたしている場合は緊急に心膜穿刺を施行する。

　ワシントン大学を含めた多くの施設では，心膜穿刺はインターベンション専門の循環器医によってカテーテル室または心臓集中治療室（CCU）において，エコーガイド下や透視下に施行され，その際，穿刺針はしばしば心電図に接続される。心膜穿刺はベッドサイドで行われる場合もあるが，可能な限りエコーガイド下に施行することがACC/AHA/ASEにより推奨されている（推奨レベル：class IIa）。盲目的心膜穿刺は心タンポナーデの患者が心停止をきたした場合や，画像によるガイドが利用できないが心タンポナーデが明らかな場合にのみ行うべきである。凝固障害がある場合，時間に余裕があれば，心膜穿刺前に補正する。以下に画像ガイド下および盲目的心膜穿刺の手順を説明する。

ベッドサイドでの心膜穿刺の手順

1. 心膜穿刺に必要な器材を準備する。多くの施設では必要器材があらかじめそろった心膜穿刺キットが用意されている。ワシントン大学の心膜穿刺用キットにはカニューレ付きの18 G針が入っているが，3.5インチ，18 Gのスパイナル針あるいはそれと同等の針を使用することもできる。心停止の場合，清潔操作が必ずしも可能とは限らない。必要な器材を以下に示すが，この限りではない。
   18 G針
   20 mlと50 mlのシリンジ
   11番ブレードのメス
   1％リドカイン10〜20 ml
   消毒薬（ポビドンヨードまたはクロルヘキシジン）

滅菌ガウンと手袋，フェイスシールド，帽子
さらに心膜ドレナージに必要な器材は下に示す．
2. 心膜液を心膜腔内の下方に貯留させるため，ベッドの頭部を30〜45°挙上する．
3. 剣状突起と左肋骨縁を触診により確認する．
4. 穿刺部位は剣状突起の0.5〜1 cm左側(患者にとって)，肋骨縁から0.5 cm(細身の患者の場合)〜1.5 cm(肥満の患者の場合)尾側を目標とする．
5. 時間に余裕があれば，穿刺部位を消毒し，滅菌ドレープで覆い，1％リドカインで麻酔する．
6. 針の挿入を容易にするため，メスで穿刺部位に小切開を入れる．
7. 心膜腔へ針を挿入する方法として2通りある．
　——インナーカニューレ付きの18 G針を使用する場合はstep 9へ．
　——20 mlのシリンジをつけた18 G針を使用する場合はstep 8へ(心停止での心膜穿刺を行う時に選択される)．
カニューレ付きの針を使用する方法はより時間がかかり，カニューレを抜いた時に心膜液が自然に流れ出てくることで心膜液内に針先があることを確認できる．インナーカニューレは挿入時に組織が針に詰まってしまうのを防ぐ．
針をシリンジにつけて穿刺する場合は，常にシリンジに陰圧かけながら針を進めるので比較的早く針を進めることができる．心膜液がシリンジに吸引されることで，針が心膜腔内へ到達したことが確認できる．そのため，心停止時に心膜穿刺を行う場合はこの方法が好まれる．インナーカニューレ付きの針も，カニューレを取り外せば，シリンジにつけることができる．
8. 18 G針をシリンジにつけて使用する場合，20 mlのシリンジを10 mlのリドカインで満たし，空気を抜いて，針につける．
リドカインは患者の疼痛緩和目的に使用し，心停止の場合は省いても構わない．以下の手順において，術者は心膜腔に向かって針を進めながら吸引とリドカイン注入を繰り返す．針を進める時には必ずシリンジに陰圧をかける(step 10へ)．
9. カニューレつきの針を使用する場合には，心膜腔へ向けて針を進めていき，0.5〜1 cm進めるごとに2〜5秒ほどカニューレを抜いて逆流を確認する．
10. 針を利き手と反対の手で持ち，針先を切開部へ挿入する．この際，利き手でシリンジ，もしくはインナーカニューレを持つ(どちらの方法を選択するかにより異なる)．
11. 針と皮膚表面の角度を45°にして，針先を左肩(肩鎖関節)に向ける．
12. 肋骨後縁を通過するのを感じるまで針先を進める．
13. 針先が肋骨後縁を通過した後，針の角度が皮膚に対して15°になるように針を倒し，心膜腔へと進めていく．
14. 心膜液に達すると抵抗が少なくなるため，針の進みが軽く感じる．心膜液のシリンジへの吸引，またはカニューレを抜いた時の逆流によって心膜腔へ到達したことを確認できる．
15. 心電図モニターを穿刺針に接続して行った場合，ST上昇や心室期外収縮の出現は針先が心膜に接したことを示す．

表 79.2　心膜穿刺による合併症

頻脈性または徐脈性不整脈	気胸
心停止	腹腔臓器損傷
心穿刺・裂傷	冠動脈裂傷
心膜血腫	感染
肺水腫	血管迷走神経反射

16. エコーガイド下に行った場合，撹拌した生理食塩液をシリンジで注入して心エコーの造影剤として使用することができ，針先が心膜液に到達したことを確認できる．
17. 心膜腔内へ針が到達した時には血管迷走神経反射が出現しやすいため，アトロピンをいつでも投与できるように準備しておく．
18. 20 ml のシリンジを 50 ml のものに変えることで心膜液を排出することができる．これは心停止の場合に用いるのに最も簡便な方法であり，50 ml の心膜液を除去するだけで急速に心拍出量が改善することがある．
19. ほとんどの場合，最終的な治療方法が決定するまで，少なくとも 24 ～ 48 時間はドレーンを留置し，排液を続ける．
20. 心膜ドレーンを留置するには，鈍針を通してガイドワイヤを心膜腔内へ挿入する．
21. ガイドワイヤを残して鈍針を抜去し，ワイヤをしっかり把持しながら 6 ～ 8 Fr のダイレータで穿刺部位を広げる．
　この際，ダイレータを通しやすくするため，穿刺部位にさらに皮膚切開を加えることもある．
22. ガイドワイヤを残してダイレータを取り除き，ガイドワイヤに沿ってドレナージカテーテルを心膜腔内へと進める．
23. ガイドワイヤを取り除く．
24. 三方活栓を介してカテーテルを延長チューブに接続し，延長チューブをドレーンバッグに接続する．
25. カテーテルを皮膚に縫合固定し，清潔なドレッシングで覆う．
26. 血行動態が改善するまで三方活栓を通して排液を続ける．
27. さらなる排液は受動的に行うが，次の 3 つの方法のいずれかを使い，カテーテル内腔が詰まらないようにする．
　吸引器を使用し，持続的に吸引をする．
　少量の生理食塩液で 1 ～ 2 時間ごとにチューブをフラッシュする．
　ウロキナーゼで 2 ～ 4 時間ごとにチューブとカテーテルを満たし，1 時間排液するのを繰り返すという方法を推奨する専門家もいる．
28. 心膜液の検査項目には，細胞数と分画，糖，蛋白，グラム染色，培養 (好気性，嫌気性，結核)，ヘマトクリット，乳酸デヒドロゲナーゼ (LDH)，細胞診，腫瘍マーカー，リウマチ因子 (RF)，抗核抗体がある．また，臨床的にほかに疑われる疾患がある場合，それに対して追加の検査を行う．

表79.2に心膜穿刺による合併症を示す。合併症の発症率は術者の経験,心膜液量,患者の重症度,画像ガイド下に施行されたかに左右される。Mayo Instituteで21年間に施行されたエコーガイド下心膜穿刺1,127症例を調べたところ,重大な合併症の発症率は1.2％であった。これは最近行われた複数の大規模な研究と同様の結果である。感染症の合併を避けるため,心膜ドレーンは通常24～48時間後に抜去する。しかし,状況によりドレーンを長期にわたり留置することもあり,その場合カテーテルの閉塞や感染を合併する率が時間とともに増加する。心膜液の再貯留が予測される場合,心膜切除術や心膜開窓術による外科的ドレナージが必要となることもある。

(加藤　秀明)

参考文献

Chietlin MD, Armstrong WF, Aurigemma GP, et al. ACC/AHA/ASE 2003 Guideline update for the clinical application of echocardiography.：summary article：a report of the American College of Cardiology/American Heart Association Task Force on Practice Guidelines（ACC/AHA/ASE Committee to Update the 1997 Guidelines for the Clinical Application of Echocardiography). Circulation. 2003；108：1146-1162.
エビデンスに基づいた心エコーによる診断・治療のガイドライン。

Little WC, Freeman GL. Pericardial disease. Circulation. 2006；113：1622-1632.
急性心膜炎,心タンポナーデ,収縮性心膜炎を含む心膜疾患の簡潔な総説。

Maisch B, Seferovic PM, Ristic AD, et al, for the Task Force on the Diagnosis and Management of Pericardial Diseases of the European Society of Cardiology. Guidelines on the diagnosis and management of pericardial diseases: executive summary. Eur Heart J. 2004；25：587-610.
心タンポナーデを含む心膜疾患の原因,診断,治療について,最近の論文をまとめた総説。

Tsang TS, Enriquez-Sarano M, Freeman WK, et al. Consecutive 1127 therapeutic echocardiographically guided pericardiocentesis：clinical profile, practice patterns, and outcomes spanning 21 years. Mayo Clin Proc 2002；77：429-436.
1979～2000年の21年間に施行されたエコーガイド下での心膜穿刺1,127症例の研究。7年ずつ3つの期間に分けて心膜液貯留の原因の変化を述べている。また心膜穿刺の成功率と安全性を示している。

XX 終末期の問題

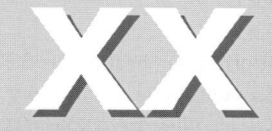

80 集中治療室における終末期ケア

Jonathan M. Green

自宅死を希望する人が多いなか，実際には過半数の人々が医療施設で死亡している。米国では2001年には，自宅死亡は全死亡の20〜25％のみで，約50〜60％が病院，20〜25％が療養施設での死亡であった。病院死のうち，ほぼ半数が集中治療室(ICU)での死亡である。1995年，SUPPORT研究はICUでの終末期ケア end-of-life careが数多くの側面で不足していることを示した。これには，心肺蘇生の選択場面での医師・患者間のコミュニケーション不足，蘇生を希望しない患者に対する蘇生をしない指示(DNR指示 Do Not Resuscitate orders)のカルテ記載上の不備，死亡前の数日間に疼痛やほかの不快な症状のコントロールが不十分であることなどがある。ICUの医師は死にゆく患者の治療に関する，適切な能力と技術を身につけることが重要である。この章では集中治療室に固有な終末期問題のほか，すべての患者によい終末期ケアを提供する場合に共通する諸問題も検討する。

治療方針の設定

ICUの患者は死亡のリスクが高く，侵襲的な処置や治療を受ける可能性が高い。よい結果となる可能性が減少するにつれ，負担の大きい治療は差し控えられることがさまざまな研究によって示されている。しかし，ある研究では，質問に答えたうちの26％は，予想される結果が遷延性植物状態や末期状態であっても，ICUでの治療を受けることを強く希望した。反対に，患者の1〜2％は，機能的に全く支障のない全身状態に戻るとしても，ICUでの治療を強く望まなかった。治療選択には大きな個人差があるため，入院前あるいはICUでの治療の開始時に適切に治療目標を設定しておくべきである。

ICUへの入院時，スタッフは患者が以前に医療に関する法的代理人durable power

of attorney for health careを指名したことがあるか，また事前指示書advance directiveを書いたことがあるかどうかを確認すべきである。もし書類があればそれを入手し，可能ならその内容について患者と話し合っておくべきである。しかし，ほとんどの患者はこれらの書類をもたず，末期状態であっても，多くの患者は終末期ケアについて担当医，家族の誰とも話し合ったことはない。こうした話し合いがICUの場面で初めて行われるのはそのためであろう。患者が意思決定できるのであれば，治療目標を決定するための話し合いは直接患者本人と行うべきである。また，患者や医師だけでなく，本人の意向に沿って家族や大切な友人などにもこの話し合いの結果を伝えておく。患者の急変時や基礎疾患のために意思決定ができない場合は，適切な代理人と話し合いを行う(**代理による意思決定**の項を参照)。

　治療目標の話し合いの目的は，患者と家族が入院に対して期待する内容を確認することである。さらに，医師はICUへの入院で患者が許容できると考える結果について患者の価値観，意向，希望を聞いておくべきである。患者の希望する内容は，治癒への希望から痛みのない死まで範囲は広く，この両者の間のどこかに該当する。明らかに矛盾する多くの目標をもつ場合も多く，この場合には医師は患者の目標を明確にし，優先順位を決める手助けをする。医師は予後についての情報を伝え，入院中に予測できる内容について患者や家族に助言を与えなければならない。患者と医師の目標の相違がICUでの意見の衝突の原因となることは多い。目標に大きな相違があると判明すれば，話し合いの継続によって意見の不一致の原因を明らかにし，合意に達することが重要である。患者や家族が病気の性質や治療選択肢について誤解している場合，あるいは医師が患者の文化的な違いや価値観を理解できないことなどが意見の不一致の原因となる。急性疾患の経過の中で治療目標は変化することを理解しておくことが重要である。そのためには，臨床経過の変化とともに，話し合いを続けることによって治療目標を再評価することが必要である。

代理による意思決定

ICUの患者は急性疾患や基礎疾患のために，意思決定に参加できないことが多い。このような場合，適切な代理人を決める必要がある。すべてではないが，米国では多くの州で代理人の法的順位が決められており，医療行為を行っている州の関連法を知っておくことが重要である。妥当な代理人は患者の目標，価値観，希望を忠実に代弁し，それに従って患者の最高の利益のために行動できる者と定義できる。典型的には家族がこの役割に最適であると思われるが，血縁者でなくても妥当な代理人となりうる。定義が示すように，代理人の役割は患者の希望の代弁である。しかし，多くの場合にこれは困難で，代理人自身の価値観や意向に色づけられる場合がほとんどである。代理人による意思決定に関する研究では，代理人が患者の意向を正確に代表していた割合は，50〜70％にとどまっている。

　妥当な代理人の候補が複数人存在する場合も多い。家族は1人を代表者に選んだり，家族全体が意思決定を行うこともある。患者の意思決定を代表する集団の間で，患者の希望について意見の不一致が生じることも珍しくない。ある人物が医療

の法的代理人に指名されている場合,患者の利益の代弁者として明らかに不適当であるという証拠がなければ,この代理人の意思決定が最優先される。代理人は1人のみに特定されないことも多い。集中治療室の医師は努めて家族が合意に至るように援助することが重要である。家族との話し合いを重ねて意見の不一致を明らかにすることによって,意見の合意と解決が得られることが多い。看護師,ソーシャルワーカー,チャプレン[注1],その他のチームメンバーがこの会議へ参加することが役立つ場合も多い。

代理人による意思決定の基準は,(a)代理判断と(b)最善の利益の2点である。代理判断とは,患者が自分自身で主張できた場合にこの状況で本人ならどういう決定をしたか,何を話したかを代理人に問うことである。患者と代理人が意思決定に参考となる話し合いを過去にしていれば,この方法は理にかなっている。しかし,多くの場合にはそのような話し合いはなく,代理人が推定するしかない。最善の利益の基準とは,治療による利益と負担を比較し,検討中の治療が患者の目標や価値観に照らして患者の最善の利益であるかどうかを医師が判断できるように,代理人にこれを問うことである。この基準にも問題があり,明確な情報がない場合には,許容できる結果が何であるか,その結果のために患者がどれほどの負担に耐えられるかを知ることは困難である。一般に,代理人と医療者はどちらの側も,患者の積極的な治療への希望と,患者が許容できると考える生命の質 Quality of Life(QOL)をより低めに評価する傾向にある。

生命維持治療の中止と差し控え

ICUの医師は生命維持治療を制限する決定に直面することが多い。ある大規模な調査では,内科系集中治療室に入院した人工呼吸器を必要とする851人の患者のうち,ほぼ20％が人工呼吸治療の中止を受けていた。このような決定は患者や家族のみならず,医療者にとっても苦痛や葛藤の原因となりうる。生命維持治療の中止の倫理的基盤は,自律性尊重の原則に直接由来する。患者や代理人の決定が患者の最善の利益ではないと医師が信じる場合でも,患者や代理人は提示されたどの治療も拒否できる。このことは医療専門職や医療界全般に受け入れられており,患者はいったん開始されたどの治療も中止する選択ができる。そうでなければ,開始した治療を後で中止できないことを恐れて,多くの患者は利益をもたらす可能性のある治療の開始をためらうだろう。生命維持治療の中止が善行(仁恵)や無危害の原理に反すると信じる場合や,これらの行為が良心に反すると考える場合に,医療者に葛藤が生じうる。これと反対に,治療は不可避な死に至る時間をただ延長させるだけであると治療チームが助言しても,代理人は積極的治療の継続を希望することがある(**医学的無益性**の項を参照)。

生命維持治療の中止は通常,人工呼吸の中止と同等に扱われる。しかし,血行動態の補助的治療,血液透析,輸血,その他の治療中止も生命維持治療の中止として

注1:病院付きのキリスト教聖職者(牧師,神父,司祭)のこと。

検討すべきである．生命維持治療の中止の決定は，ほかのすべての治療の決定と同様に行われるべきである．治療の中止に関する最終的責任は上級医にあるが，治療を担当する他者の意見も聞き入れて広く検討することが非常に重要である．生命維持治療の中止は，患者の目標に合致しない，不適切な治療を取り止めることが目的である．患者自身に判断能力がない場合は，代理人が事前の話し合いで治療中止に同意していることが不可欠である．話し合いの内容はカルテに記載する．

　ICUでは患者の安楽への配慮が常に重要だが，生命維持治療を中止する過程では特にそうである．鎮痛薬や鎮静薬の不十分な使用は，患者や残された家族両者にとって取り返しのつかない，ひどい苦痛を引き起こしうる．投薬の結果，呼吸抑制や低血圧が起こることが予測でき，死期が早まる可能性があっても，鎮痛薬や鎮静薬を使用することは重要である，という倫理的，法的な合意がある．倫理的にこの正当性を，二重結果の原理 rule of double effectとよぶ(**表80.1**)．薬物の適正量は患者によってかなりばらつきがある．多くの場合，モルヒネあるいはフェンタニルをミダゾラムあるいはロラゼパムなどのベンゾジアゼピンと併用して投与する．薬物は最初のボーラス投与後に持続投与を開始する．迅速に定常状態を得るために，持続量を増量する前に適切なボーラス投与をする必要がある．個々の患者の薬物必要量は大きく異なり，その差は病状やその薬物の使用歴にも影響を受ける．そのため投与量を個々の患者の必要量に応じて調節する必要がある．神経筋接合部遮断薬には苦痛緩和の効果はなく，安楽の評価が不可能になるため，使用すべきでない．

　人工呼吸器を中止する際は筋弛緩薬を中止し，完全に効果がなくなるのを待つ．最初に人工呼吸器の設定を，持続気道陽圧5 cmH$_2$O，圧支持換気5 cmH$_2$Oとし，最小限の呼吸苦となるように十分な鎮静を得てから，気管チューブを取り外す．担当の看護師と医師は患者に苦痛がないように頻回に評価を行うべきである．家族によって異なるが，希望があれば呼吸チューブを外す場面に家族が立ち会えるようにする．可能であれば，病室のモニター画面は電源を切り，家族が静かに患者に集中できるようにする．

医学的無益性

医学的無益性 medical futilityの問題は，長年にわたりさまざまな議論がある．集中

表80.1　二重結果の原理

一方はよい結果，もう一方は悪い結果の2通りの可能性をもつ行為は以下の場合に道徳的に許容できる．
1. その行為そのものが非道徳的ではない
2. 悪い結果が予測可能であっても悪い結果を意図せず，よい結果が起こることのみを意図してその行為を行う
3. その行為は悪い結果を手段とした場合にのみ，よい結果をもたらすものではない
4. その行為は，その行為に相応した重大な理由のために行われる

治療室の医学的無益性の典型的な議論は，治療チームは侵襲的処置の継続が高い確率で患者の生存に寄与しないと信じるが，代理人はすべての処置の継続を要求する場合に生じる。医師やほかの治療スタッフがそれに納得できない場合に，代理人の同意を得ずに治療中止を合理化しようとして，これ以上の治療は医学的に無益である，と宣言してしまう。しかし，これは倫理的に問題があり，医学的無益性の扱い方に明確な合意は得られていない。こうした意見の衝突は，臨床現場における医師と家族間のコミュニケーション促進によってうまく解決する場合が多い。

　Bernard Loは，3通りの限定的な状況を，狭義の医学的に無益な治療介入として示した。(a)医学的介入が病態生理学的に意味をもたない。例としては，グラム陰性菌による感染の治療にバンコマイシンなどの(グラム陰性菌に効果のない)抗菌薬を用いること。(b)最大限の補助療法にも反応しない低血圧や低酸素血症によって心停止が生じる。この状況では心肺蘇生の実施は血流循環を取り戻すことに無効である。(c)すでに試され無効である処置。これらの厳密な基準を満たす治療は実施の必要がない。しかし臨床現場では，医学的無益性が論議される状況は少ない。上記よりも緩やかな医学的無益性の基準も多数提案されているが，これらには問題がある。これらのほとんどは，許容できる好ましい結果の確率やQOLを主観的な判断に頼っている。

　絶対的定義ではなく，プロセスや意見衝突の解決に焦点を合わせた医学的無益性の指針を作成している専門家もいる。この利点は，ある一定の手順によって，コミュニケーションの促進が得られることである。このような困難な状況を納得して解決に導くのは，究極的には医療者と家族間のコミュニケーション促進の過程である。医学的無益性を根拠に重症患者の生命維持治療を制限することについて一方的に方針決定を行うことは，いくつかの理由のために全く勧められない。第一に，この方法では多くの場合に医学的無益性は正確さや首尾一貫性を欠いて応用されてしまう。おそらく最も重要なのは，そのような行為は残された家族に非常に大きな苦痛と怒りを引き起こすことである。これは，医師が家族の非現実的で不条理な要求の言いなりになることを意味するのではない。重要なのは，話し合いの継続によって治療に関係する全員が納得した治療計画に至ることである。

全脳死基準による死亡判定

　1981年に，医学・生物医学・行動学研究に関する大統領の倫理問題調査委員会は死亡判定の統一的基準を推奨した。その声明を以下に示す。「1)不可逆的な循環，呼吸機能の停止，あるいは，2)不可逆的な脳幹を含めた脳全体の機能停止が持続した患者は死亡とみなす。死亡判定は受け入れられた医学的基準に従って行うべきである」。医師や一般人は心肺機能の基準による死亡をよく理解し認めているが，全脳死基準 whole-brain criteriaによる死亡判定には問題を感じている。多くの家族や宗教団体はこの決定を快く受け入れない。

　全脳死基準による死亡判定には経験のある医師の診察が必須である。重要な要件として，深昏睡であること，脳幹機能の停止が確認されていること，昏睡の原因が

表 80.2　全脳死基準

脳幹を含む脳全体の機能がすべて不可逆的に停止した場合を死亡とする
 1. 大脳機能の停止
　　深昏睡，大脳の無感受性，無反応性によって示される
 2. 脳幹機能の停止
　　瞳孔反射，角膜反射，頭位変換眼球反射，前庭眼反射，口腔咽頭反射，呼吸反射の欠如
 3. 不可逆性は以下によって判断する
　　昏睡の原因が明らかで，これにより脳機能の停止が十分説明できる
　　どのような脳機能の回復の見込みも除外される
　　治療中や適切な観察期間中に，全脳機能の停止状態が持続している

明らかであり，脳幹機能の停止を十分説明できること，脳機能のいかなる回復の可能性も除外できること，治療中や治療中止後の適切な観察期間中に，全脳機能の停止状態が持続していること，がある(**表80.2**)。昏睡の原因から薬物中毒，重度の代謝障害，低体温などの可逆的原因を除外することが絶対条件である。定義には特別な検査は必要ないが，脳血流スキャンや脳波検査は，それぞれ脳血流や電気的活動の停止を確認するのに役立つ場合がある。

多くの者は脳死という言葉を聞くと混乱してしまうため，死亡判定の後，家族に「脳死です」と伝えるのは適切ではない。その代わりに「神経学的あるいは全脳死基準によって死亡宣告した」と伝えるべきである。この場合に人工呼吸器，昇圧薬などのすべての生命維持の治療を中止すべきである。家族がベッドサイドに来る時間を稼ぐためや臓器移植の準備のために，これらの治療を短い時間に限定して継続する場合がある。この際に患者への鎮静薬や鎮痛薬の使用は必要ない。

結　語

重症患者を扱う医師は，死にゆく患者に適切なケアを提供するため，さまざまな困難に直面し続ける。技術の進歩や高齢化などの多くの要因により，今後も集中治療の現場ではより多くの患者が死を迎えると予想される。病状のどの状況においても，医療者，患者，家族間の密で細やかなコミュニケーションが，納得のいく結末へ導く鍵となる。

〈関根　龍一〉

参考文献

Angus DC, Barnato AE, Linde-Zwirble WT, et al. Use of intensive care at the end of life in the United States：an epidemiologic study. Crit Care Med. 2004；32：638-643.

Cook D, Rocker G, Marshall J, et al. Withdrawal of mechanical ventilation in anticipation of death in the intensive care unit. N Engl J Med. 2003；349：1123-1132.

Elpern EH, Patterson PA, Gloskey D, et al. Patients' preferences for intensive care. Crit Care Med. 1992；20：43-47.

この研究は，過去に集中治療室で治療を受けた患者に面接し，結果の異なる4つのシナリオが与えられる場合に再び集中治療室の治療を受けるかどうかの意見を調べた．

Fried TR, Bradley EH, Towle VR, et al. Understanding the treatment preferences of seriously ill patients. N Engl J Med. 2002；346：1061-1066.

この研究は，患者が治療の負担と予想される結果を比較して，異なる治療方針の中からどれを選択するかについて記載している．

Halevy A, Brody BA. A multi-institution collaborative policy on medical futility. JAMA. 1996；276：571-574.

Lo B. Resolving Ethical Dilemmas：A Guide for Clinicians. Philadelphia：Lippincott Williams & Wilkins, 2005.

現代の医療倫理問題を実践に即して検証した良著．

Murphy DJ, Barbour E. GUIDe(Guidelines for the Use of Intensive Care in Denver)：a community effort to define futile and inappropriate care. New Horiz. 1994；2：326-331.

The presidents commission for the study of ethical problems in medicine and biomedical and behavioral research. Defining death：medical, legal, and ethical issues in the definition of death. Washington, DC：US Government Printing Office；1981：159-166.

Shalowitz DI, Garrett-Mayer E, Wendler D. The accuracy of surrogate decision makers：a systematic review. Arch Intern Med. 2006；166：493-497.

治療方針決定を代理人に頼る場合の難しさを示したメタ分析．

Support Principal Investigators. A controlled trial to improve care for seriously ill hospitalized patients. The study to understand prognoses and preferences for outcomes and risks of treatments(SUPPORT). JAMA. 1995；274：1591-1598.

この大規模多施設研究は，集中治療室の終末期問題に関するコミュニケーションの大きな隔たりを明らかにした．次の介入期間では，コミュニケーション促進のために介入を試みたが，結果は改善しなかった．

Teno J. Facts on dying, March 19, 2004. Center for gerontology and health care research, Brown University. Available at：http://www.chcr.brown.edu/dying/2001DATA.HTM. accessed October 2, 2006.

XXI 付録

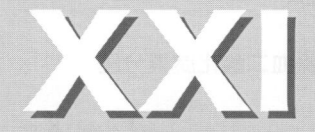

81 集中治療室でよく使う式と経験則

Warren Isakow

呼吸器に関する式

肺胞気式

$$P_{AO_2} = F_{IO_2}(P_B - P_{H_2O}) - \frac{P_{aCO_2}}{RQ}$$

P_{AO_2}：肺胞気酸素分圧
F_{IO_2}：吸入酸素濃度
P_B：大気圧（海水位では 760 mmHg）
P_{H_2O}：水蒸気圧
P_{aCO_2}：動脈血二酸化炭素分圧
RQ：呼吸商（0.8 と想定する）

肺胞気-動脈血酸素分圧較差

$$P_{AO_2} - P_{aO_2}$$

P_{aO_2}：動脈血酸素分圧

　正常値は 3〜15 mmHg だが，年齢に左右される。60 歳の健康な人では，28 mmHg にもなりうる。
　F_{IO_2} が 21 % の場合，正常では 5〜25 mmHg
　F_{IO_2} が 100 % の場合，正常では 150 mmHg 未満

動脈血二酸化炭素分圧

$$Pa_{CO_2} = K \times \frac{V_{CO_2}}{(1 - Vd/Vt) \times \dot{V}E}$$

Pa_{CO_2}：動脈血二酸化炭素分圧
K：定数
V_{CO_2}：二酸化炭素産生量
Vd/Vt：1回換気量に対する死腔換気量の比
$\dot{V}E$：分時換気量

肺コンプライアンス

$$静的コンプライアンス = \frac{1回換気量}{プラトー圧 - 呼気終末陽圧(PEEP)}$$

挿管患者の正常な肺コンプライアンス＝$0.05 \sim 0.07\ l/cmH_2O$

気道抵抗

$$気道抵抗 = \frac{(最大吸気圧 - プラトー圧)}{最大吸気流量}$$

挿管患者での正常気道抵抗：$4 \sim 6\ cmH_2O \cdot l^{-1} \cdot sec^{-2}$

酸塩基平衡に関する式

急性呼吸性アシドーシスまたは呼吸性アルカローシス

$$\Delta pH = 0.008 \times \Delta Pa_{CO_2}(40を基準にして)$$

慢性呼吸性アシドーシス，または呼吸性アルカローシス

$$\Delta pH = 0.003 \times \Delta Pa_{CO_2}(40を基準にして)$$

代謝性アシドーシス

予測 $Pa_{CO_2} = 1.5 \times [HCO_3^-] + 8(\pm 2)$
不足炭酸水素イオン＝$0.5 \times 体重\ kg \times (24 - [HCO_3^-])$

代謝性アルカローシス

予測 $Pa_{CO_2} = 0.7 \times [HCO_3^-] + 21(\pm 1.5)\ ([HCO_3^-] < 40\ mEq/l の時)$
予測 $Pa_{CO_2} = 0.75 \times [HCO_3^-] + 19(\pm 7.5)\ ([HCO_3^-] > 40\ mEq/l の時)$
余剰炭酸水素イオン＝$0.4 \times 体重\ kg \times ([HCO_3^-] - 24)$

検査値の妥当性，水素イオン（H⁺）濃度の Henderson式

$$[H^+] = 24 \times \frac{Pa_{CO_2}}{HCO_3^-}$$

pH	[H⁺] (mmol/l)
7.60	25
7.55	28
7.50	32
7.45	35
7.40	40
7.35	45
7.30	50
7.25	56
7.20	63
7.15	71

アニオンギャップ

$$\text{アニオンギャップ} = [Na^+] - ([Cl^-] + [HCO_3^-]) = 10 \pm 4$$

アニオンギャップはアルブミンで補正しなければならない。アルブミンが 1 g/dl下がるごとに，アニオンギャップは 2.5 mmol下がる。

デルタ（Δ）ギャップ

$$\Delta\text{ギャップ} = (\text{アニオンギャップ} - 12) - (24 - [HCO_3^-])$$
$$= 0 \pm 6$$

Δギャップが0より大きければ，代謝性アルカローシスか呼吸性アシドーシスが併存することを示す。Δギャップが0より小さければ，代謝性アシドーシスか慢性呼吸性アルカローシスが併存することを示す。

腎臓に関する式

浸透圧の計算

$$\text{浸透圧} = 2 \times [Na^+] + \frac{BUN(mg/dl)}{2.8} + \frac{\text{血糖}(mg/dl)}{18} + \frac{\text{血中アルコール濃度}}{4.8}$$

BUN：血液尿素窒素

浸透圧ギャップ

$$\text{浸透圧ギャップ} = \text{測定した浸透圧} - \text{計算した浸透圧}（正常 < 10 \text{ mOsm}）$$

クレアチニンクリアランス(C_{cr})推定式

$$C_{cr} = \frac{140 - 年齢}{血清クレアチニン(mg/dl) \times 72} \times 体重(kg)(女性では \times 0.85)$$

クレアチニンクリアランス(C_{cr})

$$C_{cr} = \frac{尿中クレアチニン(mg/dl) \times 1日尿量(ml)}{血漿クレアチニン(mg/dl) \times (1,440分/日)}$$

ナトリウム排泄率(FE_{Na})

$$FE_{Na} = \frac{尿中ナトリウム \times 血漿クレアチニン}{尿中クレアチニン \times 血漿ナトリウム}$$

尿素窒素排泄率(FE_{Urea})

$$FE_{Urea} = \frac{尿中尿素窒素 \times 血漿クレアチニン}{BUN \times 尿中クレアチニン}$$

高血糖時の補正ナトリウム

補正ナトリウム $= 0.016(測定血糖値 - 100) + 測定ナトリウム値$

自由水欠乏量

$$自由水欠乏量 = 0.4 \times 除脂肪体重 \times \left(\frac{血漿ナトリウム}{140} - 1\right)$$

低ナトリウム補正のための公式

ナトリウム欠乏 $= (目標ナトリウム値 - 現在のナトリウム値) \times 0.6 \times 体重(kg)$

血行動態に関する式

平均動脈圧(MAP)(正常 70〜100 mmHg)

$$MAP = 1/3(脈圧) + 拡張期血圧$$

脈圧 $=$ 収縮期血圧 $-$ 拡張期血圧

動脈血酸素含量(CaO_2)(正常 18～21 ml O_2/dl)

$$CaO_2 = \{1.39 \times [Hb(g/dl)] \times SaO_2\} + 0.003 \times PaO_2$$

SaO_2：動脈血酸素飽和度
Hb：ヘモグロビン

混合静脈血酸素含量(CvO_2)(正常 14.5～15.5 ml O_2/dl)

$$CvO_2 = \{1.39 \times [Hb(g/dl) \times SvO_2]\} + 0.003 \times MvO_2$$

SvO_2：混合静脈血酸素飽和度
MvO_2：混合静脈血酸素分圧

動脈血－混合静脈血酸素含量較差($avDO_2$)(正常 3.5～5.5 ml O_2/dl)

$$avDO_2 = CaO_2 - CvO_2$$

心拍出量(CO)(正常 4～7 l/分)

1. $CO = 心拍数 \times 1回拍出量$

2. (Fickの原理により) $CO = \dfrac{酸素消費量 \times 10}{CaO_2 - CvO_2}$

心係数(CI)(正常 2.5～4 l/分/m^2)

$$CI = CO/BSA$$

$$BSA[体表面積\ m^2] = [身長(cm)]^{0.718} \times [体重(kg)]^{0.427} \times 0.007449$$

1回拍出量(SV)(正常 50～120 ml)

$$SV = CO/HR$$

1回拍出係数(SVI)(正常 35～50 ml/m^2)

$$SVI = SV/BSA$$

酸素運搬量 ml/分(正常 1,000 ml/分)

$$酸素運搬量 = CO \times CaO_2 \times 10$$

体血管抵抗(SVR)(正常 800〜1,200 dyne·sec·cm^{-5})

$$\mathrm{SVR(dyne \cdot sec \cdot cm^{-5})} = 80 \times \frac{\mathrm{MAP-CVP}}{\mathrm{CO}}$$

肺血管抵抗(PVR)(正常 120〜220 dyne·sec·cm^{-5})

$$\mathrm{PVR(dyne \cdot sec \cdot cm^{-5})} = 80 \times \frac{\mathrm{mean\ PAP-PAWP}}{\mathrm{CO}}$$

mean PAP：平均肺動脈圧
PAWP：肺動脈楔入圧

82 薬物相互作用

Jamie M. Rosini and Scott T. Micek

表 82.1 チトクローム P450 酵素族の基質，阻害薬，誘導薬

		アイソザイム			
1A2	2C9	2C19	2D6		3 A4
		基質			
アセトアミノフェン	celecoxib	アミトリプチリン	アミトリプチリン		アルプラゾラム
cyclobenzaprine	イブプロフェン	citalopram	カルベジロール		buspirone
イミプラミン	イルベサルタン	ジアゼパム	コデイン		カルシウム拮抗薬
メキシレチン	ロサルタン	イミプラミン	デキストロメトルファン		カルバマゼピン
オランザピン	フェニトイン	フェニトイン	ハロペリドール		conivaptan
テオフィリン	torsemide	プロトンポンプ阻害薬	イミプラミン		シクロスポリン
	ワルファリン		リドカイン		ジアゼパム
			メトプロロール		フェンタニル
			メキシレチン		ヒドロコルチゾン
			オンダンセトロン		リドカイン
			パロキセチン		ミダゾラム
			プロパフェノン		プロテアーゼ阻害薬
			プロプラノロール		シルデナフィル
			リスペリドン		sirolimus
			トラマドール		スタチン（プラバスタチンを除く）
			venlafaxine		タクロリムス

表 82.1 チトクローム P450 酵素族の基質，阻害薬，誘導薬（続き）

		アイソザイム			
1A2	2C9	2C19		2D6	3A4
		阻害薬 （血清，組織での基質の濃度を上昇させる）			
シメチジン シプロフロキサシン クラリスロマイシン	アミオダロン フルコナゾール イソニアジド メトロニダゾール スルファメトキサゾール ボリコナゾール	シメチジン fluoxetine ケトコナゾール ランソプラゾール オメプラゾール ボリコナゾール		アミオダロン シメチジン fluoxetine ハロペリドール methadone パロキセチン キニジン リトナビル	アミオダロン シメチジン クラリスロマイシン conivaptan ジルチアゼム エリスロマイシン イトラコナゾール ケトコナゾール プロテアーゼ阻害薬 キヌプリスチン・ダルホプリスチン ベラパミル ボリコナゾール
		誘導薬 （血清，組織での基質の濃度を低下させる）			
カルバマゼピン リファンピシン たばこ	ボセンタン フェノバルビタール リファンピシン	ボセンタン カルバマゼピン リファンピシン			ボセンタン カルバマゼピン フェノバルビタール フェニトイン リファブチン リファンピシン セイヨウオトギリソウ

Mann HJ. Drug-associated disease：cytochrome P450 interactions. Crit Care Clin. 2006；22：329-345 から許可を得て転載．

表 82.2　重症患者でよくみられる薬物相互作用

薬物	相互作用薬	効果[a]
循環器		
アミオダロン	2C9，2D6，3A4 の基質（表 82.1）	↑基質
	ジゴキシン	↑ジゴキシン
β遮断薬（2D6 の基質）	2D6 阻害薬（表 82.1）	↑β遮断薬
カルベジロール	カルバマゼピン	↓β遮断薬
メトプロロール	フェニトイン	↓β遮断薬
プロプラノロール	リファンピシン	↓β遮断薬
ジゴキシン	アミオダロン	↑ジゴキシン
	クラリスロマイシン	↑ジゴキシン
	エリスロマイシン	↑ジゴキシン
	esomeprazole	↓ジゴキシン
	キニジン	↑ジゴキシン
	ベラパミル	↑ジゴキシン
ジルチアゼム / ベラパミル（3A4 阻害薬）	3A4 の基質（表 82.1）	↑基質
リドカイン	アミオダロン	↑リドカイン
抗てんかん薬		
カルバマゼピン（酵素誘導薬，3A4 基質）	1A2，2C19，3A4 の基質（表 82.1）	↓基質
	クラリスロマイシン	↑カルバマゼピン
	ジルチアゼム	↑カルバマゼピン
	エリスロマイシン	↑カルバマゼピン
	キヌプリスチン・ダルホプリスチン	↑カルバマゼピン
	ベラパミル	↑カルバマゼピン
oxcarbamazepine	フェニトイン	↑フェニトイン
	ベラパミル	↓oxcarbamazepine
フェニトイン（酵素誘導薬）	3A4 の基質（表 82.1）	↓基質
抗菌薬		
アジスロマイシン	制酸薬	↓アジスロマイシン
	シクロスポリン	↑シクロスポリン
	ジゴキシン	↑ジゴキシン
	タクロリムス	↑タクロリムス
カルバペネム系	バルプロ酸	↓バルプロ酸
クリンダマイシン	アミノグリコシド系	↑腎毒性
	エリスロマイシン	↓エリスロマイシン
	神経筋弛緩薬	↑神経筋弛緩薬
シプロフロキサシン（1A2 阻害薬）	1A2 の基質（表 82.1）	↑基質
	シクロスポリン	↓シプロフロキサシン
	スクラルファート	↓シプロフロキサシン
	カルシウム，鉄剤，制酸薬	↓経口シプロフロキサシン
クラリスロマイシン（1A2，3A4 阻害薬）	1A2，3A4 の基質（表 82.1）	↑基質
	ジゴキシン	↑ジゴキシン
コリスチン	神経筋弛緩薬	↑神経筋弛緩薬
リネゾリド	SSRI	↑セロトニン濃度
	トラマドール	↑リネゾリド
	三環系抗うつ薬	↑リネゾリド
タゾバクタム・ピペラシリン	メトトレキサート	↑メトトレキサート
キヌプリスチン・ダルホプリスチン（3A4 阻害薬）	3A4 の基質（表 82.1）	↑基質
バンコマイシン	NSAID	↑バンコマイシン

表 82.2 重症患者でよくみられる薬物相互作用（続き）

薬物	相互作用薬	効果[a]
抗真菌薬		
caspofungin	カルバマゼピン	↓ caspofungin
	シクロスポリン	↑ caspofungin
	デキサメタゾン	↓ caspofungin
	フェニトイン	↓ caspofungin
	リファンピシン	↓ caspofungin
	タクロリムス	↓ タクロリムス
フルコナゾール，ボリコナゾール（2C9，3A4 阻害薬）	2C9，3A4 の基質（表 82.1）	↑ 基質
イトラコナゾール ケトコナゾール（3A4 阻害薬）	3A4 の基質（表 82.1） 制酸薬	↑ 基質 ↓ 経口カプセルのイトラコナゾール / ケトコナゾール
posaconazole	3A4 の基質（表 82.1）	↑ 基質
	シメチジン	↓ posaconazole（併用を避ける）
	フェニトイン	↓ posaconazole（併用を避ける）
	リファブチン	↓ posaconazole（併用を避ける）
抗ウイルス薬		
ホスカルネット	シプロフロキサシン	↑ 痙攣

SSRI：選択的セロトニン再取り込み阻害薬，NSAID：非ステロイド性抗炎症薬
[a] ↑：血清 / 組織での濃度上昇，↓：血清 / 組織での濃度低下

表82.3 QT間隔の延長をきたす薬物[a]

抗不整脈薬
- アミオダロン
- ジソピラミド
- dofetilide
- フレカイニド
- ibutilide
- プロカインアミド
- プロパフェノン
- キニジン
- ソタロール

抗菌薬
- アジスロマイシン
- クラリスロマイシン
- エリスロマイシン
- テリスロマイシン
- ホスカルネット
- シプロフロキサシン
- レボフロキサシン
- モキシフロキサシン
- ペンタミジン
- アゾール系抗真菌薬

抗うつ薬
- アミトリプチリン
- デシプラミン
- イミプラミン
- doxepin
- fluoxetine
- fluoxetine
- セルトラリン
- venlafaxine

抗精神病薬
- ドロペリドール
- ハロペリドール
- クエチアピン
- リスペリドン
- チオリダジン
- クロルプロマジン
- ziprasidone

その他の薬物
- dolasetron
- インダパミド
- methadone
- オクトレオチド
- タクロリムス
- チザニジン

[a] これらの薬物を併用することにより，torsades de pointes を含めた不整脈の副作用のリスクが増大する。

Owens RC, Nolin TD. Antimicrobial-associated QT interval prolongation: pointes of interest. Clin Infect Dis. 2006；43：1603-1611, Olsen KM. Pharmacologic agents associated with QT interval prolongation. J Fam Pract. 2005；Suppl：S8-14, Roden DM. Drug-induced prolongation of the QT interval. N Engl J Med. 2004；350：1013-1022 から許可を得て転載。

表82.4　セロトニン特性のある薬物[a]

セロトニン放出増加
　アンフェタミン類とその誘導体　　　モノアミンオキシダーゼ阻害薬
　コカイン　　　　　　　　　　　　mirtazapine
　レボドパ

セロトニン代謝阻害
　リネゾリド　　　　　　　　　　　セレギリン
　モノアミンオキシダーゼ阻害薬　　　セイヨウオトギリソウ

シナプス前再取り込み阻害
　アンフェタミン類とその誘導体　　　選択的セロトニン再取り込み阻害薬
　bupropion　　　　　　　　　　　　セイヨウオトギリソウ
　コカイン　　　　　　　　　　　　トラマドール
　デキストロメトルファン　　　　　　トラゾドン
　フェンタニル　　　　　　　　　　三環系抗うつ薬
　ペチジン　　　　　　　　　　　　venlafaxine
　propoxyphene

直接セロトニン受容体阻害
　5-HT1受容体作動薬(例：スマトリプタン)　buspirone
　リチウム　　　　　　　　　　　　カルバマゼピン

[a] これらの薬物の併用により，①認知機能の変化，②自律神経不安定，③神経筋興奮を三徴とするセロトニン毒性の危険性が増加する。
Taylor JJ, Wilson JW, Estes LL. Linezolid and serotonergic frug interactions：a retrospective survey. Clin Infect Dis. 2006；43：180-187 から許可を得て転載。

(田中　竜馬)

83章 主な薬物の用量と副作用

Lee P. Skrupky and Scott T. Micek

表83.1 ショック[a]

薬物	用量	まれな副作用	よく起こる副作用
ノルアドレナリン	0.02〜3 μg/kg/分	組織低酸素症,頻脈,不整脈,心筋虚血,血管外漏出による組織壊死	高血糖
アドレナリン	0.01〜0.1 μg/kg/分	頻脈,不整脈,心筋虚血,内臓および腎臓低酸素症,血管外漏出による組織壊死	頻脈,高血糖
フェニレフリン	0.5〜10 μg/kg/分	頻脈,心拍出量低下,心筋虚血,血管外漏出による組織壊死	——
ドパミン	5〜20 μg/kg/分	頻脈,不整脈,心筋虚血,組織低酸素症,血管外漏出による組織壊死	——
バソプレシン	0.01〜0.04 単位/分	心拍出量低下,心筋虚血,肝・内臓低灌流,血小板減少症,低ナトリウム血症,虚血性皮膚病変	——
ドブタミン	2.5〜20 μg/kg/分	不整脈	頻脈
ミルリノン	50 μg/kg ボーラス後,0.25〜0.75 μg/kg/分	血小板減少症,不整脈	低血圧
コルチコステロイド ヒドロコルチゾン	敗血症性ショック:200〜300 mg/日を3〜4回に分けて投与	——	短期:高血糖,気分変調,不眠,消化管刺激,食欲増加 長期:骨粗鬆症,痤瘡,皮膚菲薄化,脂肪再分布,筋萎縮,白内障,HPAの抑制,血圧上昇,感染
ミネラルコルチコイド フルドロコルチゾン	敗血症性ショック:50〜100 μg を24時間ごとに経口投与	——	血圧上昇,浮腫,高ナトリウム血症,低カリウム血症
drotrecogin alfa	24 μg/kg/時にて96時間持続静注	——	出血
アルテプラーゼ	肺塞栓:100mgを2時間かけて静注	——	出血

HPA:視床下部-下垂体-副腎系
[a] 副作用は薬物ごとに相対的に「まれ」と「よく起こる」に分類した。この表は起こりうるすべての副作用を網羅しているわけではない。

表 83.2　呼吸器疾患

薬物	用量	まれな副作用	よく起こる副作用
	急性呼吸窮(促)迫症候群，喘息重積発作，COPD急性増悪		
コルチコステロイド 　メチルプレドニゾロン	2 mg/kg/日を3～4回に分けて投与。病状に応じて漸減	—	短期：高血糖，気分変調，不眠，消化管刺激，食欲増加 長期：骨粗鬆症，痙瘡，皮膚菲薄化，脂肪再分布，筋萎縮，白内障，HPAの抑制，血圧上昇，感染
β作動薬 　サルブタモール 　levalbuterol	 2～4吸入を1日2～4回 0.63～0.125 mgを1日3回	頻脈，不眠，興奮/神経過敏，振戦，高血糖，低カリウム血症	—
抗コリン薬 　イプラトロピウム	 2～4吸入を1日2～4回	粘膜乾燥，頻脈	—
	肺高血圧		
カルシウム拮抗薬 　ジルチアゼム 　ニフェジピン[a]	ともに分割投与する 1日最大720 mgまで 1日最大240 mgまで	歯肉増殖，心血管疾患の増加	末梢浮腫，潮紅，頭痛，めまい，低血圧
ワルファリン	INRを指標に調節	皮膚壊死，purple toe症候群	出血
プロスタサイクリン 　エポプロステノール 　treprostinil* 　iloprost	 2～50 ng/kg/分にて静注 5,000～20,000 ng/ml持続ネブライザー 10～150 ng/kg/分にて皮下注 2.5～5 μgを1日6～9回吸入	—	頭痛，悪心，頭痛，潮紅，低血圧，注入部痛*
エンドセリン受容体拮抗薬 　ボセンタン	 62.5 mgを1日2回1カ月間経口投与後，125 mgを1日2回(適宜増減)	肝毒性，貧血	頭痛，低血圧，潮紅
PDE-5阻害薬 　シルデナフィル	 20 mgを1日3回経口投与	視覚変化	頭痛，低血圧，潮紅，消化不良
一酸化窒素	5～40 ppm	メトヘモグロビン血症，二酸化窒素上昇	低血圧

COPD：慢性閉塞性肺疾患，HPA：視床下部-下垂体-副腎系，INR：国際標準比，PDE：ホスホジエステラーゼ
[a] 即放剤の場合．

表 83.3　心疾患

薬物	用量	まれな副作用	よく起こる副作用
	急性心筋梗塞		
アスピリン	160〜325 mgを1日1回経口投与	耳鳴，アナフィラキシー，胃炎	出血，消化不良
β遮断薬		心ブロック，気管支攣縮，うつ，悪夢，糖代謝の変化，脂質異常症，性機能障害	徐脈，低血圧，疲労，倦怠感，四肢冷感
メトプロロール	5 mgを5分ごとに3回静注 50〜200 mgを12時間ごとに経口投与		
エスモロール	500 μg/kgボーラス静注後，50〜300 μg/kg/分で静注		
硝酸薬		—	頭痛，潮紅，めまい，低血圧，頻脈
ニトログリセリン	10〜200 μg/分		
二硝酸イソソルビド	5〜40 mgを1日3回内服		
一硝酸イソソルビド	30〜120 mgを1日1回内服		
モルヒネ	2〜4 mgを5分おきに静注	呼吸抑制，低血圧，瘙痒	便秘，消化不良，悪心，嗜眠，めまい
抗血栓薬	ST上昇型心筋梗塞：	—	出血
アルテプラーゼ	15 mgボーラス静注後，0.75 mg/kg(最大50 mg)を30分かけて，0.5 mg/kg(最大35 mg)を60分かけて静注(90分間で最大100 mg)		
reteplase	10 mg静注，30分後に10 mg静注		
tenecteplase	1回ボーラス静注： ≦60 kg = 30 mg 61〜70 kg = 35 mg 71〜80 kg = 40 mg 81〜90 kg = 45 mg ≧90 kg = 50 mg		
streptokinase	150万単位を2時間かけて静注		
未分画ヘパリン	60単位/kgボーラス静注後，12単位/kg/時で静注。aPTT正常の1.5〜2.5倍を目標に調節	II型ヘパリン誘発性血小板減少症，高カリウム血症	出血，I型ヘパリン誘発性血小板減少症
低分子ヘパリン		—	
エノキサパリン	1 mg/kgを12時間おきに皮下注		
ダルテパリン	120単位/kgを12時間おきに皮下注		
直接トロンビン阻害薬	経皮的冠動脈形成術：	過敏性反応*	出血
アルガトロバン	350 μg/kgボーラス静注後，25 μg/kg/分で静注		
bivalirudin*	1 mg/kgボーラス静注後，2.5 mg/kg/時で静注		

表83.3 心疾患(続き)

薬物	用量	まれな副作用	よく起こる副作用
GP Ⅱb/Ⅲa拮抗薬	経皮的冠動脈形成術：	血小板減少症	出血
abciximab	0.25 mg/kgボーラス静注後，0.125μg/kg/分で静注		
eptifibatide	180μg/kgボーラス後，2μg/kg/分で静注		
tirofiban	0.4μg/kg/分×30分の後，0.1μg/kg/分で静注		
クロピドグレル	75 mg 1日1回内服	血栓性血小板減少性紫斑病	悪心，嘔吐，下痢，出血
不整脈，伝導障害			
アトロピン	1 mgを3～5分おきに静注	――	眼乾燥，口内乾燥，尿貯留，頻脈
アドレナリン	1 mgを3～5分おきに静注	――	頻脈，高血圧
バソプレシン	40単位を静注		
プロカインアミド	15～18 mg/kgボーラス後，1～6 mg/分で静注	torsades de pointes	下痢，悪心，嘔吐
リドカイン	1～1.5 mg/kgボーラス静注(最大3 mg/kgまで5～10分後に0.5～0.75 mg/kgを再投与してよい)後，1～4 mg/分で静注	錯乱，嗜眠，不明瞭言語，精神病，感覚異常，筋攣縮，痙攣，徐脈	
アミオダロン	300 mgボーラス静注後，1 mg/分で6時間，0.5 mg/分で18時間以上静注	心ブロック，肺線維症，甲状腺機能低下または亢進症，青灰色の皮膚変色，torsades de pointes，角膜微細沈着，視神経障害	徐脈，低血圧，悪心
カルシウム拮抗薬	0.25 mg/kgボーラス静注(15分後に0.35 mg/kgを再投与してもよい)後，5～15 mg/時で静注	心ブロック，心不全増悪	徐脈，低血圧，便秘(ベラパミル＞ジルチアゼム)，頭痛，潮紅，浮腫
ジルチアゼム			
ベラパミル	5 mgボーラス静注(合計20 mgまで繰り返し投与してよい)後，5～15 mg/時で静注		
アデノシン	6 mgを静注。効果がなければ，1～2分後に12 mg投与。再度12 mg静注してもよい	――	潮紅，めまい，頭痛，神経過敏/不安
うっ血性心不全			
nesiritide	2μg/kgボーラス静注後，0.01～0.03μg/kg/分で静注	――	低血圧，血清クレアチニン上昇
ジゴキシン	負荷投与量：10～15μg/kgの50％を初回静注，25％ずつ6～12時間おきに2回静注 維持量：0.125～0.5 mg/日(経口から静注に変更する時には用量を20～25％減量する)	不整脈，心ブロック，視覚障害(かすみ目，黄色視)，精神障害	徐脈

表 83.3 心疾患（続き）

薬物	用量	まれな副作用	よく起こる副作用
ACE阻害薬		アナフィラキシー，血管性浮腫	咳嗽，高カリウム血症，低血圧，腎機能障害
カプトプリル	6.25～50 mgを1日3回経口投与		
リシノプリル	2.5～40 mgを1日2回経口投与		
エナラプリル	2.5～10 mgを1日2回経口投与		
ramipril	1.25～5 mgを1日2回経口投与		
アルドステロン受容体阻害薬		女性化乳房（スピロノラクトン＞eplerenone），低ナトリウム血症	高カリウム血症
スピロノラクトン	12.5～50 mgを1日1回経口投与		
エプレレノン	25～50 mgを1日1回経口投与		
ループ利尿薬[a]		耳毒性	低カリウム血症，低マグネシウム血症，低カルシウム血症，起立性低血圧，高窒素血症
フロセミド	20～80 mg/日を2～3回に分けて静注または経口投与		
トラセミド[注1]	10～20 mgを1日1回静注または経口投与		
ブメタニド	0.5～2 mg/日を1～2回に分けて静注または経口投与		
高血圧性緊急症			
ニトロプルシド	通常 0.25～3 μg/kg/分（最大 10 μg/kg/分）	筋痙攣	悪心，嘔吐，低血圧，頻脈，チオシアン酸およびシアン化物中毒
ニカルジピン	3～15 mg/時	—	低血圧，頻脈，頭痛，潮紅，末梢浮腫
ラベタロール[注1]	20～40 mg（最大 80 mg）を10～20分おきにボーラス静注後，必要なら0.5～2 mg/分	心ブロック，気管支攣縮	低血圧，徐脈，悪心，嘔吐
クロニジン	0.1～0.3 mgを1日2～3回経口投与	—	嗜眠，めまい，低血圧，徐脈，口内乾燥
ヒドララジン	10～40 mgを4～6時間おきに静注，または10～75 mgを1日3～4回経口投与	薬物性ループス様症候群，皮疹，末梢神経障害	低血圧，頻脈，潮紅，頭痛
enalaprilat	1.25～5 mgを6時間おきに静注	アナフィラキシー，血管性浮腫	低血圧，高カリウム血症，腎機能障害

aPTT：活性化部分トロンボプラスチン時間，GP：糖蛋白
[a] フロセミドとトラセミドについては通常の開始量を示した。用量はさまざまであり，もっと多い量が使われることも多い。
注1：わが国には静注製剤はなく，経口薬のみである。

表 83.4　電解質異常

薬物	用量	まれな副作用	よく起こる副作用
低ナトリウム血症			
conivaptan	20 mgをボーラス静注後、0.8〜1.6 mg/時で持続静注	—	下痢、低カリウム血症
高カリウム血症			
インスリン	10〜20単位を静注（1単位当たり4〜5gのブドウ糖とともに投与）	局所皮膚反応	低血糖、低カリウム血症、体重増加
炭酸水素ナトリウム	1 mEq/kg静注	血管外漏出による組織壊死	代謝性アルカローシス、高ナトリウム血症、低カリウム血症
サルブタモール	10〜20 mgを30〜60分かけてネブライザー投与	頻脈、不眠、興奮/神経質、振戦、高血糖、低カリウム血症	
グルコン酸カルシウム	1 gを2分かけて静注	不整脈、静脈炎（塩化カルシウム＞グルコン酸カルシウム）	高カルシウム血症、便秘（経口で）
高カルシウム血症			
ビスホスホネート　パミドロン酸	60〜90 mgボーラス静注	血栓性静脈炎、骨・関節・筋肉痛	発熱、疲労
ゾレドロン酸	4 mgボーラス静注		
カルシトニン	4単位/kgを12時間おきに筋注にて開始。8単位/kgを6時間おきまで増量可	アレルギー反応	顔面潮紅、悪心、嘔吐
低リン血症			
リン酸塩　リン酸カリウム*　リン酸ナトリウム†	0.08〜0.16 mmol/kgを6時間かけて静注	—	高リン血症、低カルシウム血症、低マグネシウム血症、高カリウム血症*、高ナトリウム血症†、下痢（経口で）

表83.5 内分泌疾患

薬物	用量	まれな副作用	よく起こる副作用
甲状腺機能低下症			
甲状腺ホルモン レボチロキシン[注1]	粘液水腫昏睡の場合：最初の24時間は50〜100μgを6〜8時間おきに静注。その後は100μgを24時間おきに静注	過量投与による甲状腺機能亢進症の症状・徴候（頻脈, 狭心症, 不整脈, 心筋梗塞, 高温不耐, 発汗, 多動）	—
甲状腺機能亢進症			
チオ尿素薬 プロピルチオウラシル*	300〜600mg/日を3回に分けて8時間おきに経口投与開始。維持量は50〜300mg/日	無顆粒球症, 再生不良性貧血, 肝毒性, ループス様症候群, 低プロトロンビン血症, 多発筋炎*	発疹, 関節痛, 発熱, 白血球減少症, 悪心, 嘔吐
チアマゾール	30〜60mg/日を3回に分けて8時間おきに経口投与開始。維持量は5〜30mg/日		
β遮断薬 プロプラノロール	10〜40mgを6時間おきに経口投与	心ブロック, 気管支攣縮, うつ, 悪夢, 糖代謝の変化, 脂質異常症, 性機能障害	徐脈, 低血圧, 疲労, 倦怠感, 四肢冷感
ヨウ化カリウム	1〜2滴を12時間おきに経口投与	過敏性反応	金属味覚, 悪心, 胃痛, 下痢, 唾液腺腫脹
副腎不全			
コルチコステロイド ヒドロコルチゾン	100mgを8時間おきに静注	—	短期：高血糖, 気分変調, 不眠, 消化管刺激, 食欲増加
デキサメタゾン	10mgを静注（ACTH刺激試験前）		長期：骨粗鬆症, 痤瘡, 皮膚菲薄化, 脂肪再分布, 筋萎縮, 白内障, HPAの抑制, 血圧上昇, 感染
ミネラルコルチコイド フルドロコルチゾン	50〜200μgを24時間おきに経口投与	—	血圧上昇, 浮腫, 高ナトリウム血症, 低カリウム血症
インスリン	—	局所皮膚反応	低血糖, 低カリウム血症, 体重増加

ACTH：副腎皮質刺激ホルモン，HPA：視床下部-下垂体-副腎系
注1：わが国には静注製剤はなく，経口薬のみである。

表 83.6 悪性腫瘍に伴う緊急事態

薬物	用量	まれな副作用	よく起こる副作用
アロプリノール	600～800 mg/日を2～3回に分けて経口投与	悪心，嘔吐	発疹
ラスブリカーゼ	0.2 mg/kg/日で静注	過敏性反応，メトヘモグロビン血症，溶血	悪心，嘔吐，発熱，頭痛，発疹，便秘

表 83.7 体温調節

薬物	用量	まれな副作用	よく起こる副作用
アセトアミノフェン	325～1,000 mgを4～6時間おきに適宜経口投与	肝毒性	—
NSAID		胃潰瘍，出血，急性腎不全，心血管疾患のリスク増大	胃炎，悪心
イブプロフェン	200～800 mgを3～6時間おきに適宜経口投与		
ketorolac	適宜 15～30 mg 筋注，または10 mg経口投与		
ダントロレン	1～2.5 mg/kg静注。5～10分おきに繰り返し投与してよい(最大10 mg/kgまで)	肝毒性，筋力低下	嗜眠，めまい，下痢，悪心，嘔吐
ブロモクリプチン	2.5～5 mgを1日3回経口投与	—	頭痛，めまい，悪心，下痢，低血圧，鼻閉

NSAID：非ステロイド性抗炎症薬

表 83.8　薬物中毒

薬物	用量	まれな副作用	よく起こる副作用
活性炭	25〜100 g	腸閉塞	嘔吐，便秘，便変色（黒色）
ナロキソン	0.4〜2 mgを2分おきに静注（最大 10 mg）	急激な拮抗にて離脱症候群（発汗，興奮，高血圧，頻脈，悪心，嘔吐，心血管疾患，痙攣），肺水腫	―
フルマゼニル	0.2〜0.5 mgを1分おきに静注（最大 5 mg）	急激な拮抗にて離脱症候群（発汗，興奮，高血圧，頻脈，悪心，嘔吐，心血管疾患，痙攣）	―
N-アセチルシステイン[注1]	経口：140 mg/kg負荷した後，70 mg/kgを4時間おきに17回投与 静注：150 mg/kgボーラス後，12.5 mg/kg/時で4時間，その後 6.25 mg/kg/時で16時間	アナフィラキシー反応	悪心，嘔吐（経口で），不快な臭気（経口で）
デフェロキサミン	1 gをボーラス静注後，500 mgを4時間おきに2回静注	注入関連反応（低血圧，頻脈，紅斑，蕁麻疹），アナフィラキシー反応，急性呼吸窮（促）迫症候群	尿の変色（赤オレンジ色）
fomepizole	15 mg/kgをボーラス静注後，10 mg/kgを12時間おきに4回投与し，その後12時間おきに15 mg/kg静注（エチレングリコールまたはメタノールレベルが<20になるまで）	―	―

注1：わが国には静注製剤はなく，経口薬のみである。

表83.9 感染症

薬物	用量[注1)]	まれな副作用	よく起こる副作用
	抗菌薬		
ペニシリン系		アナフィラキシー，痙攣，溶血性貧血，好中球減少症，血小板減少症，薬物熱	下痢，悪心，嘔吐，発疹
アンピシリン	2〜3gを4〜6時間おきに静注		
水性ベンジルペニシリン	2〜4百万単位を4時間おきに静注		
抗ブドウ球菌性ペニシリン系		アナフィラキシー，好中球減少症，急性間質性腎炎，肝毒性	下痢，悪心，嘔吐，発疹
nafcillin	2gを4〜6時間おきに静注		
oxacillin	2gを4〜6時間おきに静注		
βラクタム/βラクタマーゼ阻害薬		アナフィラキシー，痙攣，溶血性貧血，好中球減少症，血小板減少症，Clostridium difficile 腸炎，胆汁うっ滞性黄疸*，薬物熱	下痢，悪心，嘔吐，発疹
アモキシシリン/クラブラン酸[注2)]	875 mgを1日2回経口投与		
アンピシリン/スルバクタム	1.5〜3gを6時間おきに静注		
タゾバクタム*/ピペラシリン	3.375〜4.5gを6時間おきに静注		
ticarcillin/clavulanate	3.1gを4〜6時間おきに静注		
セファロスポリン系		アナフィラキシー，痙攣，好中球減少症，血小板減少症，薬物熱	下痢，悪心，嘔吐，発疹
セファゾリン	1〜2gを8時間おきに静注		
cefoxitin	1〜2gを4〜8時間おきに静注		
セフトリアキソン	1〜2gを12〜24時間おきに静注		
セフェピム	500 mg〜2gを8〜12時間おきに静注		
カルバペネム系		アナフィラキシー，痙攣（イミペネム＞メロペネム＞ertapenem），Clostridium difficile 腸炎，薬物熱	下痢，悪心，嘔吐
イミペネム	500 mg〜1gを6〜8時間おきに静注		
メロペネム	1gを8時間おきに静注		
ertapenem	1gを24時間おきに静注		
グリコペプチド系		耳毒性，腎毒性（ほかの腎毒性物質の併用がなければまれ），血小板減少症	レッドマン症候群
バンコマイシン	15 mg/kgを12時間おきに静注		
オキサゾリジノン系		乳酸アシドーシス 長期使用で多い：末梢神経障害，視神経障害，骨髄抑制	下痢
リネゾリド	600 mgを12時間おきに静注または経口投与		
リポペプチド系		ミオパチー，貧血	下痢，便秘，嘔吐
daptomycin	4〜6 mg/kgを24時間おきに静注		

表83.9 感染症(続き)

薬物	用量[注1]	まれな副作用	よく起こる副作用
ストレプトグラミン系		—	関節痛，筋肉痛，炎症，疼痛，注入部位の浮腫，高ビリルビン血症
キヌプリスチン・ダルホプリスチン	7.5 mg/kgを8時間おきに静注		
アミノグリコシド系		—	腎毒性，耳毒性
アミカシン	8 mg/kgを12時間おきに静注，または15 mg/kgを間隔を広げて静注		
ゲンタマイシン	3 mg/kgボーラス後，2 mg/kgを8時間おきに静注，または5〜7 mg/kgを間隔を広げて投与		
トブラマイシン	ゲンタマイシンを参照		
フルオロキノロン系		アナフィラキシー，QTc延長，関節毒性(小児にて)，腱断裂	悪心，嘔吐，下痢，光線過敏症，発疹，中枢神経刺激，めまい，傾眠
シプロフロキサシン	500〜750 mgを1日2回経口投与，または400 mgを8〜12時間おきに静注		
レボフロキサシン[注3]	500〜750 mgを24時間おきに静注または経口投与		
モキシフロキサシン[注3]	400 mgを24時間おきに静注または経口投与		
gemifloxacin	320 mgを24時間おきに経口投与		
マクロライド系		QTc延長(エリスロマイシン>クラリスロマイシン>アジスロマイシン)，胆汁うっ滞*	悪心，嘔吐，下痢，味覚異常
エリスロマイシン*	250〜500 mgを1日4回経口投与，または0.5〜1 gを6時間おきに静注		
アジスロマイシン[注3]	250〜500 mgを1日1回静注あるいは内服		
クラリスロマイシン	250〜500 mgを1日2回経口投与		
ケトライド系		急性肝不全，QTc延長	悪心，嘔吐，下痢
テリスロマイシン	800 mgを24時間おきに経口投与		
クリンダマイシン	600〜900 mgを8時間おきに静注	Clostridium difficile腸炎	悪心，嘔吐，下痢，腹痛，発疹
テトラサイクリン系		歯の変色と骨成長遅延(小児にて)，尿細管壊死*，めまい[†]，偽脳腫瘍	光線過敏症，下痢
テトラサイクリン*	250〜500 mgを6時間おきに経口投与		
ドキシサイクリン[注3]	100 mgを12時間おきに静注または経口投与		
ミノサイクリン[†]	200 mg経口投与後，100 mgを12時間おきに経口		
グリシルサイクリン系		—	悪心，嘔吐，下痢
tigecycline	100 mgボーラス後，50 mgを12時間おきに静注		

表 83.9 感染症(続き)

薬物	用量[注1]	まれな副作用	よく起こる副作用
スルファメトキサゾール/トリメトプリム	5 mg/kg(トリメトプリムの量に基づいて)を8時間おきに静注	骨髄抑制, Stevens-Johnson症候群, 高カリウム血症, 無菌性髄膜炎, 肝壊死	発疹, 悪心, 嘔吐, 下痢
メトロニダゾール[注3]	500 mgを8時間おきに静注または経口投与	痙攣, 末梢神経障害	悪心, 嘔吐, 金属味覚, ジスルフィラム様反応
抗真菌薬			
アゾール系		肝不全, AST/ALT上昇, 心血管毒性*, 高血圧*, 浮腫*	悪心, 嘔吐, 下痢, 発疹, 視覚障害[†], 光線過敏症[†]
フルコナゾール	100〜800 mgを24時間おきに静注または経口投与		
イトラコナゾール*	200 mgを24時間おきに静注または経口投与		
ボリコナゾール[†]	4 mg/kgを12時間おきに静注, または200 mgを1日2回経口投与		
アムホテリシンB製剤		腎毒性(脂質製剤では頻度は低い), 急性肝不全, 骨髄抑制	注入に関連した急性反応, 低カリウム血症, 低マグネシウム血症
デオキシコール酸アムホテリシンB	0.3〜1.5 mg/kgを24時間おきに静注		
アムホテリシンB脂質製剤	5 mg/kgを24時間おきに静注		
アムホテリシンBコロイド分散製剤	3〜4 mg/kgを24時間おきに静注		
アムホテリシンBリポゾーム製剤	3〜5 mg/kgを24時間おきに静注		
エキノキャンディン系		肝毒性, 注入に関連した発疹, 紅潮, 瘙痒感	—
caspofungin	70 mgボーラス静注後, 50 mgを24時間おきに静注		
ミカファンギン	50〜150 mgを24時間おきに静注		
anidulafungin	200 mgをボーラス静注後, 100 mgを24時間おきに静注		
フルシトシン	25〜37.5 mg/kgを6時間おきに経口投与	骨髄抑制, 肝毒性, 錯乱, 幻覚, 鎮静	悪心, 嘔吐, 下痢, 発疹

表83.9 感染症(続き)

薬物	用量[注1]	まれな副作用	よく起こる副作用
抗ウイルス薬			
ヌクレオシド類似体		腎毒性，発疹，脳症，注入部の炎症，血管炎	骨髄抑制[†]，頭痛，悪心，嘔吐，下痢（経口で）
アシクロビル	400 mgを1日3回経口投与，または5 mg/kgを8時間おきに静注		
バラシクロビル[†]	1,000 mgを8時間おきに内服		
ガンシクロビル[†]	5 mg/kgを12時間おきに静注		
バラシクロビル	900 mgを1日1〜2回経口投与		
アマンタジン	100 mgを1日2回経口投与	中枢神経障害(アマンタジン>rimantadine)	悪心，嘔吐，食思不振，口内乾燥
rimantadine	100 mgを1日2回経口投与		
ノイラミニダーゼ阻害薬		アナフィラキシー*，気管支攣縮[†]	悪心，嘔吐*，咳嗽[†]，局所不快感[†]
オセルタミビル*	75 mgを1日2回経口投与		
ザナミビル[†]	10 mgを12時間おきに吸入		
cidofovir	5 mg/kgを週に1回静注。プロベネシドを注入3時間前に2 g，注入2時間後および8時間後に1 gずつ経口投与	貧血，好中球減少症，発熱，発疹	腎毒性，ぶどう膜炎・虹彩炎，悪心，嘔吐
ホスカルネット	60 mg/kgを8時間おき，あるいは90 mg/kgを12時間おきに静注	痙攣，貧血，発熱	腎毒性，電解質異常（低カルシウム血症，低マグネシウム血症，低カリウム血症，低リン血症），悪心，嘔吐，下痢，頭痛

AST：アラニンアミノトランスフェラーゼ，ALT：アスパラギン酸アミノトランスフェラーゼ
注1：ここでは米国における標準的な投与量を示している。わが国における保険適応量とは異なることがある。
注2：わが国の製剤とは配合比が異なる。
注3：わが国には静注製剤はなく，経口薬のみである。

表 83.10 肝疾患

薬物	用量	まれな副作用	よく起こる副作用
ラクツロース	20～30 g(30～45ml)を便が出るまで2時間おきに経口投与,その後は1日2～3回軟便が出るように調節	—	下痢, 鼓腸, 悪心
neomycin	500～2,000 mgを6～12時間おきに経口投与	腎毒性, 神経毒性	悪心, 嘔吐, 下痢, 口または肛門部の刺激や疼痛
rifaximin	400 mgを1日3回経口投与		頭痛
非選択的β遮断薬		心ブロック, 気管支攣縮, うつ, 悪夢, 糖代謝の変化, 脂質異常症, 性機能障害	徐脈, 低血圧, 疲労, 倦怠感, 四肢冷感
プロプラノロール	20～80 mgを12時間おきに経口投与		
ナドロール	20～80 mgを24時間おきに経口投与		
スピロノラクトン	12.5～100 mgを24時間おきに経口投与	女性化乳房, 低ナトリウム血症	高カリウム血症

表 83.11 消化器疾患

薬物	用量	まれな副作用	よく起こる副作用
プロトンポンプ阻害薬		頭痛, めまい, 傾眠, 下痢, 便秘, 悪心	—
pantoprazole	20～40 mgを12～24時間おきに経口投与 80 mgをボーラス静注後, 8 mg/時にて72時間持続静注		
オメプラゾール	20～40 mgを12～24時間おきに経口投与		
ランソプラゾール	30～60 mgを12～24時間おきに経口投与		
esomeprazole	20～40 μgを24時間おきに経口投与		
オクトレオチド	25～50 μgボーラス静注後, 25～50 μg/時で持続静注	不整脈, 伝導障害, 甲状腺機能低下症, 胆石症(長期使用にて)	下痢, 鼓腸, 悪心, 腹部仙痛, 徐脈, 異常血糖

表83.12 神経学的疾患

薬物	用量	まれな副作用	よく起こる副作用
てんかん重積発作			
ベンゾジアゼピン系 ロラゼパム[注1)]	0.1 mg/kgを2 mg/分にて静注（最大8 mg）	奇異反応，低血圧，呼吸抑制（高用量にて）	中枢神経抑制
ミダゾラム	0.2 mg/kgをボーラス後，0.75〜10 μg/kg/分にて持続静注		
フェニトイン	20 mg/kgをボーラス静注後，1日5〜7 mg/kg投与	特異体質：発疹，発熱，骨髄抑制，Stevens-Johnson症候群，肝炎 慢性使用：歯肉増殖，葉酸欠乏症，多毛症，痤瘡，ビタミンD欠乏症，骨軟化症	濃度依存性：眼振，複視，運動失調，鎮静，嗜眠，気分/行動の変化，昏睡，痙攣 静注：低血圧，徐脈，静脈炎
fosphenytoin	20 mgフェニトイン相当量/kgをボーラス静注または筋注		
フェノバルビタール	20 mg/kgをボーラス静注	発疹，骨髄抑制	鎮静，眼振，運動失調，悪心，嘔吐 静注：低血圧，徐脈，呼吸抑制
プロポフォール	30〜250 μg/kg/分で静注	膵炎，プロポフォール注入症候群	低血圧，徐脈，中枢神経抑制，高トリグリセリド血症
levetiracetam	500〜1,000 mgを12時間おきに静注または経口投与	行動障害	傾眠，悪心，嘔吐
バルプロ酸	1,000〜2,500 mg/日を2〜4回に分けて静注または経口投与	肝毒性，膵炎，血小板減少症，高アンモニア血症，発疹	傾眠，複視，悪心，嘔吐，下痢
頭蓋内圧亢進			
高張食塩液（23.4 %塩化ナトリウム）	マンニトールに反応しない場合：30〜50 mlを3〜6時間おきに適宜投与（中心静脈カテーテルからのみ） 23.4 %食塩液0.686 mlはマンニトール1 gに相当する	―	高ナトリウム血症，高塩素血症

表 83.12 神経学的疾患（続き）

薬物	用量	まれな副作用	よく起こる副作用
マンニトール	1～1.5 g/kgをボーラス静注後，0.25～1 g/kgを3～6時間おきに適宜投与	—	低血圧，急性腎不全，体液・電解質の不均衡
脳梗塞			
アルテプラーゼ	脳梗塞：0.9 mg/kgを1時間で静注（最大90 mg）。用量の10％を最初の1分でボーラス投与	—	出血
第Ⅶ因子	出血性脳梗塞：1.2～4.8 mg静注	血栓症	高血圧
ICUでの譫妄			
ハロペリドール	2～80 mgを6時間おきに静注または経口投与	QTc延長，錐体外路副作用（ジストニア，静座不能，偽性Parkinson症候群，遅発性ジスキネジア），神経弛緩薬性悪性症候群	中枢神経抑制，起立性低血圧
ICUでの鎮静			
ベンゾジアゼピン系 ロラゼパム[注1)]	2～4 mgボーラス後，0.5～4 mg/時で静注	奇異反応，低血圧，呼吸抑制（高用量にて）	中枢神経抑制
ミダゾラム	1～5 mgボーラス後，1～10 mg/時で静注		
プロポフォール	25～100 μg/kg/分で静注	膵炎，プロポフォール注入症候群	低血圧，徐脈，中枢神経抑制，高トリグリセリド血症
デクスメデトミジン	0.2～0.7 μg/kg/時で静注	—	低血圧，徐脈

注1：わが国には経口薬しかないため，これらの状態での使用には適さない。

表83.13 血液学的異常

薬物	用量	まれな副作用	よく起こる副作用
直接トロンビン阻害薬 lepirudin* アルガトロバン	0.1〜0.15 mg/kg/時にて開始し,aPTTに応じて調節する 2 μg/kg/分にて開始し,aPTTに応じて調節する	アレルギー反応*	出血
デスモプレシン	0.3 μg/kgをゆっくり静注	低ナトリウム血症,低血圧,頻脈,血栓症	顔面潮紅
フィトナジオン(ビタミンK)	1〜10 mgを24時間おきに投与(経口,皮下注,静注)	静注:アナフィラキシー,低血圧	—
ワルファリン	1〜5 mg/日にて開始し,INRに応じて調節	皮膚壊死,purple toe症候群	出血

aPTT:活性化部分トロンボプラスチン時間,INR:国際標準比

表83.14 妊 娠

薬物	用量	まれな副作用	よく起こる副作用
マグネシウム	4〜6 gを15〜20分かけて静注した後,2 g/時にて持続静注	—	高マグネシウム血症,下痢(経口の場合)
フェニトイン	20 mg/kgをボーラス静注後,5〜7 mg/kg/日	特異体質:発疹,発熱,骨髄抑制,Stevens-Johnson症候群,肝炎 慢性使用:歯肉増殖,葉酸欠乏症,多毛症,痤瘡,ビタミンD欠乏症,骨軟化症	濃度依存性:眼振,複視,運動失調,鎮静,嗜眠,気分/行動の変化,昏睡,痙攣 静注:低血圧,徐脈,静脈炎
ラベタロール	100〜800 mgを8〜12時間おきに経口投与(最大2.4 g/日)	心ブロック,気管支攣縮	低血圧,徐脈,悪心,嘔吐,低血圧
ヒドララジン	10〜40 mgを4〜6時間おきに静注,または10〜75 mgを1日3〜4回経口投与	薬物性ループス様症候群,発疹,末梢神経障害	低血圧,頻脈,潮紅,頭痛

(田中 竜馬)

欧文索引

※ページ数の後ろのaはアルゴリズム，tは表，fは図を示す．

1回拍出係数　601
1度房室ブロック　138
2型糖尿病　225
2度房室ブロック
　　MobitzⅠ型（Wenckebach型）
　　　── 138
　　MobitzⅡ型── 138
β遮断薬　273
　　急性非代償性心不全　151
　　静脈瘤性出血　363
　　大動脈解離　147
　　中毒　273
　　　　緊急治療　274
　　　　診断　274
　　頭蓋内圧亢進　404
Δ（アニオン）ギャップ　206, 599

A

ABC（airway, breathing, circulation）　259
abdominal paracentesis　567
ABG（arterial blood gas）　261
Absidia　310
accelerated idioventricular rhythm　125
accelerated malignant hypertension　158
ACEI（angiotensin converting enzyme inhibitor）　151
acetaminophen　269
acid-base disorder　195
ACLS（advanced cardiac life support）　128, 256, 261
ACS（acute coronary syndrome）　117
ACTH（adrenocorticotropic hormone）　219
Actinomyces，脳膿瘍　459
activated charcoal　266
activated partial thromboplastin time（aPTT）　470
acute abdomen　516
acute coronary syndrome（ACS）　117
acute decompensated heart failure（ADHF）　151
acute interstitial nephritis（AIN）　336
acute kidney injury（AKI）　325
acute lung injury（ALI）　59
acute myocardial infarction（AMI）　117
acute pancreatitis　384
Acute Physiology and Chronic Health Evaluation（APACHE）Ⅱスコア　354
acute respiratory distress syndrome（ARDS）　59
acute tubular necrosis（ATN）　331
ADAMTS13　467, 497
ADH（antidiuretic hormone）　165
ADHF（acute decompensated heart failure）　151
adrenocorticotropic hormone（ACTH）　219
Adrogue-Madias式
　　高ナトリウム血症　172
　　低ナトリウム血症　169
advanced cardiac life support（ACLS）　128, 256, 261
AED（automated external defibrillator）　140
AES（air embolism syndrome）　33
AFES（amnotic fluid embolism syndrome）　38
agitated delirium　275
AIDP→急性炎症性脱髄性多発性根神経炎
AIDS→後天性免疫不全症候群
AIN（acute interstitial nephritis）　336
air embolism syndrome（AES）　33
AKI（acute kidney injury）　325

ALI (acute lung injury) 59
Allen試験 540
ALT →アラニンアミノトランスフェラーゼ
AMI (acute myocardial infarction) 117
amnotic fluid embolism syndrome 38
AMPLE 510
anaphylactoid reaction 24
anaphylaxis 24
aneurysmal subarachnoid hemorrhage 409
angioedema 53
angiotensin converting enzyme inhibitor (ACEI) 151
angiotensin receptor blocker (ARB) 151
anion gap 262
anion gap metabolic acidosis 198
anticholinergic toxicity 254
antidiuretic hormone (ADH) 165
antidote 265
antidromic re-entrant tachycardia 133
aortic dissection 144
APACHE (Acute Physiology and Chronic Health Evaluation) II スコア 354, 386, 448
aPTT (activated partial thromboplastin time) 470
ARB (angiotensin receptor blocker) 151
ARDS (acute respiratory distress syndrome) 59
——ネットワーク 61
arterial blood gas (ABG) 261
arterial catheterization 539
arterial thromboembolism 492
Aspergillus 310, 460
AST →アスパラギン酸アミノトランスフェラーゼ
asthma 69
AT →アンチトロンビン
ATN (acute tubular necrosis) 331
atrial fibrillation 131
atrioventricular nodal re-entrant tachycardia 131
automated external defibrillator (AED) 140
$avDo_2$ →動脈血-混合静脈血酸素含量較差

B

B型肝炎
　劇症肝不全 354
　ラミブジン 354
B型(脳性)ナトリウム利尿ペプチド 152
B型日本脳炎 458
B-type natriuretic peptide (BNP) 152
bacteremia 301
bacterial meningitis 282
Bacteroides, 脳膿瘍 459
bilevel positive airway pressure (BiPAP) 74, 84
blue toe syndrome 334
blunt cardiac injury 512
BNP (B-type natriuretic peptide) 152
body mass index 529
bradyasystolic rhythm 141
brain abscess 459
brain death 426

C

c-ANCA 333
Candida
　カテーテル関連血流感染 304t
　菌血症 303

Candida albicans 306
 敗血症性ショック 313
Candida glabrata 306
Candida krusei 306
Candida parapsilosis 306
Candida tropicalis 306
CaO_2 →動脈血酸素含量
CAP (community-acquired pneumonia) 287
capillary refill 508
carbonic anhydrase 195
carcinoembryonic antigen (CEA) 568
cardiac tamponade 22, 141, 511, 584
cardiogenic shock 15
cardiopulmonary resuscitation (CPR) 140
catheter-related bloodstream infection (CRBSI) 301, 320
CBF (cerebral blood flow) 402
CBG (corticosteroid-binding globulin) 219
CCP (cerebral perfusion pressure) 453
CDI (central diabetes insipidus) 171
CEA (carcinoembryonic antigen) 568
cellulitis 296
central diabetes insipidus (CDI) 171
central nervous system (CNS) 455
central nervous system infection 281
central pontine myelinolysis (CPM) 169
central venous catheter (CVC) 301
cerebral blood flow (CBF) 402
cerebral death 428
cerebral edema 399
cerebral perfusion pressure (CPP) 402, 453
cerebral salt wasting 167, 411
cerebral vasospasm 411

cerebrospinal fluid (CSF) 282
Charcotの三徴 387
chronic obstructive pulmonary disease (COPD) 78, 113, 187, 209
Ciaglia法 558
CIDP →慢性炎症性脱髄性多発神経炎
CIN (contrast-induced nephropathy) 331
Clostridium difficile 376
 ——腸炎 516
CMV →サイトメガロウイルス
CNS (central nervous system) 455
cocaine 275
coma 419
community-acquired pneumonia (CAP) 287
continuous positive airway pressure (CPAP) 74, 84, 109
continuous renal replacement therapy (CRRT) 340
continuous venovenous hemodiafiltration (CVVHDF) 157
contrast-induced nephropathy (CIN) 331
Coombs試験 356
COP (cryptogenic organizing pneumonitis) 292t
COPD (chronic obstructive pulmonary disease) 78, 113, 187, 209
coronary revascularization 21
coronary thrombosis 141

corticosteroid-binding globulin (CBG) 219
corticotropin releasing hormone (CRH) 219
Coxiella burnetti, 市中肺炎 288
CO-オキシメトリ 262
CPAP (continuous positive airway pressure) 74, 84, 109

CPK (creatine phosphokinase) 275
CPM (central pontine myelinolysis) 169
CPP (cerebral perfusion pressure) 402
CPR (cardiopulmonary resuscitation) 140
CRBSI (catheter-related bloodstream infection) 301, 320
creatine phosphokinase (CPK) 275
CRH (corticotropin releasing hormone) 219
cricothyrotomy 57f
critical illness myopathy 448
 神経筋性呼吸不全 445t
 診断 448
critical illness polyneuropathy 448
 神経筋性呼吸不全 445t
 診断 448
critical illness-related corticosteroid insufficiency (CIRCI) 219
Crohn病 376, 381
CRRT (continuous renal replacement therapy) 340
Cryptococcus 460
cryptogenic organizing pneumonitis (COP) 292t
CT
 外傷性脳損傷 450
 急性膵炎 385
 くも膜下出血 409
 昏睡 419
 脳梗塞 397
 脳出血 414
CT血管造影，下部消化管出血 380
Cullen徴候 384
Cushing反応 402
CVC (central venous catheter) 301
Cv_{O_2} →混合静脈血酸素含量
CVVHDF (continuous venovenous hemodiafiltration) 157
CYP2 E1酵素 269

D

Dダイマー，播種性血管内凝固 480
DeBakey分類 146f
decompensated right ventricular failure (DRVF) 89
deep vein thrombosis (DVT) 491
delirium 431
DHI (dynamic hyperinflation) 70
diabetes insipidus 526
diabetic ketoacidosis (DKA) 225
DIC (disseminated intravascular coagulation) 38, 480
Dieulafoy潰瘍 374
DIGAM (The Diabetes Insulin-Glucose Infusion in Acute Myocardial Infarction) 231
disseminated intravascular coaglation (DIC) 38, 480
distributive shock 513
DKA (diabetic ketoacidosis) 225
DNR (Do Not Resuscitate) 589
Doneノモグラム，サリチル酸中毒 272
Doppler, 経頭蓋―― 429
double-barrel型大動脈 144
Dressler症候群 124
DRVF (decompensated right ventricular failure) 89
durable power of attorney for health care 589
DVT (deep vein thrombosis) 491
dynamic hyperinflation (DHI) 70
dysautonomia 445

E

eclampsia 500
ectopic atrial tachycardia 133

Ehlers-Danlos症候群　144
empyema　102
encephalitis　281，458
end-of-life care　589
endotracheal intubation　551
enteral nutrition　529
epiglottitis　52
epileptic stroke　417
Epstein-Barrウイルス　460
ERCP→内視鏡的逆行性胆管膵管造影
ethanol　276
ethylene glycol　277
etomidate，挿管　553t
Evans症候群　465
exudative pleural effusion　98

F

fasciitis　296
fat embolism syndrome(FES)　35
FDP(fibrin degradation products)　479
femoral artery　541
FE_{Na}(ナトリウム排泄率)　326，600
FES(fat embolism syndrome)　35
FE_{Urea}(尿素排泄率)　329
fibrin degradation products(FDP)　479
Fisher分類，くも膜下出血　413
flail chest　513
fluent aphasia　435
Foleyカテーテル関連尿路感染症　320
fomepizole
　　エチレングリコール中毒治療　277
　　メタノール中毒治療　277
Forrester分類，急性非代償性心不全　152
free thyroxine(T_4)　215
fulminant hepatic failure　345

FVC(forced vital capacity)　444

G

gallstone pancreatitis　386
gastric feeding　531
gastric lavage　266
generalized tonic-clonic seizure　500
Gilbert症候群　356
Glasgow Coma Scale(GCS)　420t, 450, 451f
Glasgowシステム　387t
　　急性膵炎　386
glomerular filtration rate(GFR)　177
Goodpasture症候群　333
graft versus host disease(GVHD)　314, 486
Grey-Turner徴候　384
Guillain-Barré症候群　447
　　神経筋性呼吸不全　445t
　　診断と治療　448

H

H_2受容体拮抗薬，人工呼吸器関連肺炎　323
HAART(highly active antiretroviral therapy)　316
Hamwi法　532t
HAP(hospital-acquired pneumonia)　291
Harris-Benedictの式　530
HCAP(health care-associated pneumonia)　287, 291
Helicobacter pylori　365
　　除菌法　374t
HELLP症候群　500
　　劇症肝不全　346t
hemolytic-uremic syndrome(HUS)　333
hemorrhagic shock　512
hemothorax　106

Henderson式 599
heparin induced thrombocytopenia (HIT) 465
hepatorenal syndrome (HRS) 329
HHS (hyperosmolar hyperglycemic state) 225
HIDAスキャン 519
highly active antiretroviral therapy (HAART) 316
Histoplasma 460
Histoplasma capsulatum 316
HIV (human immunodeficiency virus) 316
hospital-acquired pneumonia (HAP) 291
HPA軸機能不全 219
HRS (hepatorenal syndrome) 329
HSV→単純ヘルペスウイルス
Humate-P 474t, 482, 485t
humoral hypercalcemia of malignancy 183
hungry bone syndrome 182
Hunt & Hess分類, くも膜下出血 413
HUS (hemolytic-uremic syndrome) 333
hydrocephalus 399
hypercalcemia 183
hypercapnic respiratory failure 41
hyperglycemia 167
hyperkalemia 141, 175
hypermagnesemia 192
hypernatremia 171
hyperosmolar hyperglycemic state (HHS) 225
hyperphosphatemia 189
hypertensive crisis 158
hypertensive emergency 158
hypertensive encephalopathy 158
hypertensive urgency 158

hyperthermia 251
hyperthyroidism 215
hypocalcemia 181
hypoglycemia 141
hypokalemia 173
hypomagnesemia 191
hyponatremia 165
hypophosphatemia 186
hypothermia 256
hypothyroidism 217
hypovolemia 141
hypovolemic shock 5
hypoxemia 141
hypoxemic respiratory failure 44

I

IABP (intraaortic balloon pumping) 20
ICP (intracranial pressure) 402
ICPモニター→頭蓋内圧モニター
idioventricular rhythm 141
IgE→免疫グロブリンE
IHD (intermittent hemodialysis) 339
immune thrombocytopenic purpura (ITP) 465
inappropriate antidiuretic hormone syndrome (SIADH) 165, 167, 411
intermittent hemodialysis (IHD) 339
intraaortic balloon pumping (IABP) 20
intracerebral hemorrhage 414
intracranial pressure (ICP) 402
intrauterine growth restriction (IUGR) 499
intrinsic positive end-expiratory pressure 69
intrinsic renal disorder 330
invasive fungal infection 306
Ireton-Jonesの式 532t
isopropanol 276

ITP(immune thrombocytopenic purpura) 465
IUGR(intrauterine growth restriction) 499
IV IgG→免疫グロブリンG

J
JCウイルス 460

K
Killip分類, 急性非代償性心不全 152
King's College Hospital基準, 肝移植 271, 347t, 354

L
Lambert-Eaton筋無力性症候群, 神経筋性呼吸不全 445t
laryngitis 52
left ventricular assist device(LVAD) 21, 156
Legionella pneumophila, 尿中抗原 287
lepirudin 465
leukostasis 246
locked-in syndrome 421
lower gastrointestiual bleeding 376
LVAD(left ventricular assist device) 22, 156

M
MACE(major adverse cardiac event) 118
major adverse cardiac event(MACE) 118
malignant hyperthermia 254
malignant pleural effusion 106
Mallampati分類 552f
MAP(mean arterial pressure) 402, 453, 600
Marfan症候群 144

MARS(molecular adsorbent recirculating system) 329
MAST(military antishock trousers) 473
MAT(multifocal atrial tachycardia) 135
McConnell徴候 30
MDAC(multiple-dose activated charcoal) 267
MDI(metered dose inhaler) 73
mean arterial pressure(MAP) 453
mechanical shock 28
Meckel憩室 381
meningitis 281, 455
metabolic acidosis 196
metabolic alkalosis 204
metered dose inhaler(MDI) 73
methanol 276
methemoglobinemia 278
methicillin-resistant *Staphylococcus aureus*(MRSA) 298
MI(myocardial infarction) 117
microimmunofluorescence(MIF)法 287
military antishock trousers(MAST) 473
Mobitz I型2度房室ブロック 138
Mobitz II型2度房室ブロック 138
molecular adsorbent recirculating system(MARS) 329
MR腸管造影, 下部消化管出血 380
MRCP→磁気共鳴胆管膵管造影
MRI
　壊死性感染症 298
　急性膵炎 385
　脳梗塞 397, 399
MRSA(methicillin-resistant *Staphylococcus aureus*) 298
Mucor 310

multifocal atrial tachycardia(MAT) 135
multiple-dose activated charcoal (MDAC) 267
myasthenia gravis 447
myocardial infarction(MI) 117
myositis 296

N

NDI(nephrogenic diabetes insipidus) 171
needle cricothyrotomy 56f
negative inspiratory force(NIF) 444
nephrogenic diabetes insipidus(NDI) 171
neurogenic shock 513
neuroleptic malignant syndrome 254
neuromuscular disorder 444
NIF(negative inspiratory force) 444
nimodipine
 カルシウム拮抗薬中毒治療 275
 くも膜下出血 411
NIPPV(noninvasive positive pressure ventilation) 74, 113
non-ST elevation acute coronary syndrome(NSTE-ACS) 117
non-ST elevation myocardial infarction(NSTEMI) 117
non-sustained ventricular tachycardia (NSVT) 125
nonanion gap metabolic acidosis 199
noninvasive positive pressure ventilation(NIPPV) 74, 113
nonsustained ventricular tachycardia(NSVT) 135
nosocomial pneumonia 291
NSTE-ACS(non-ST elevation acute coronary syndrome) 117
NSTEMI(non-ST elevation myocardial infarction) 117
NSVT(non-sustained ventricular tachycardia) 125, 135
N-アセチル-p-ベンゾキノンイミン(NAPQI) 269
N-アセチルシステイン
 アセトアミノフェン中毒治療 271
 アナフィラキシー様反応 271
 急性尿細管壊死 331
 劇症肝不全 352

O

obstructive shock 28
obstructive sleep apnea-hypopnea syndrome(OSAHS) 84
oculocephalic maneuver 421
Oddi括約筋障害,急性膵炎 384
opioid 268
organ-procurement organization 523
orthodromic re-entrant tachycardia 133
OSAHS(obstructive sleep apnea-hypopnea syndrome) 84
osmolal gap 263
oxygen satulation gap 264

P

$P_{(A-a)}O_2$ gradient 211
PAC(pulmonary artery catheter) 579
p-ANCA 333
Pantonp-Valentineロイコジン 298
parapneumonic effusion 102
Parkinson症候群 423
paroxysmal nocturnal hemoglobinuria(PNH) 486
paroxysmal supraventricular tachycardia(PSVT) 131
PCR(polymerase chain reaction) 455

PCT→経皮経肝胆管造影
PE(pulmonary embolism) 30, 491
PEA(pulseless electrical activity) 138, 141
PEEP(positive end-expiratory pressure) 62
percutaneous tracheostomy 558
pericardiocentesis 584
permissive hypercapnia 45, 93
pleural effusion 98
PND(proxysmal nocturnal dyspnea) 151
*Pneumocystis*肺炎 316
pneumothorax 106
PNH(paroxysmal nocturnal hemoglobinuria) 486
polymerase chain reaction(PCR) 455
positive end-expiratory pressure(PEEP) 62
postrenal disorder 329
PPI→プロトンポンプ阻害薬
pre-excited atrial fibrillation 133
prednisone, 血栓性血小板減少性紫斑病 334
preeclampsia 499
prerenal disorder 326
prothrombin time(PT) 469
proxysmal nocturnal dyspnea(PND) 151
pseudohypocalcemia 182
pseudohypotension 147
PSV(pressure support ventilation) 109
PSVT(paroxysmal supraventricular tachycardia) 131
PT(prothrombin times) 469
pulmonary artery catheter(PAC) 579
pulmonary embolism(PE) 30, 491
pulmonary thrombosis 141
pulmoray contusion 513
pulseless electrical activity(PEA) 138, 141
PVR→肺血管抵抗

Q

QRS幅
　狭い頻拍 129a
　広い頻拍 130a
QT間隔延長, 薬物 607t

R

Ranson基準 386
rapid shallow breathing index(RSBI) 109
refeeding syndrome 530
renal tubular acidosis(RTA) 199
reperfusion rhythm 125
reperfusion therapy 21
reset osmostat 169
respiratory acid-base disorder 208
respiratory acidosis 209
respiratory alkalosis 211
respiratory failure 41
rFⅦa→遺伝子組換え第Ⅶa因子
Rhizomucor 310
Rhizopus 310
RIFLE分類, 急性腎障害 326t
Rike鎮静-興奮スケール, 譫妄 437t
RPR→急速血漿レアギン試験
RSBI(rapid shallow breathing index) 109
RTA(renal tubular acidosis) 199
rule of double effect 592
Rumack-Matthewノモグラム 271

S

salicylate 272
SBP(spontaneous bacterial peritonitis) 329, 360, 567

scromboid魚中毒　24
Sellick手技　556
Sengstaken-Blakemoreチューブ　363
septic shock　9
serotonin syndrome　254
severe sepsis　9
SHOCKトライアル　21
SIADH(inappropriate antidiuretic hormone syndrome)　165, 167, 411
sinus tachycardia　128
SIRS(systemic inflammatory response syndrome)　9, 448, 479
skin and soft tissue infection　296
small bowel feeding　531
sniffing position　552
spinal cord compression　239
spinal cord injury(SCI)　439
spinal shock　240, 513
spontaneous bacterial peritonitis (SBP)　329, 360, 567
spontaneous breathing trial　109
ST上昇型急性冠症候群　117
ST上昇型心筋梗塞　117
　治療　120a
Stanford分類　146f
status asthmaticus　69
status epileptics　391
STE-ACS(ST elevation acute coronary syndrome)　117
STEMI(ST elevation myocardial infarction)　117
stroke　397
superior vena cava(SVC)　245
supraventricular tachycardia(SVT)　128
sustained ventricular tachycardia　125, 135
SVC(superior vena cava)　245
SVR→体血管抵抗

SVT(supraventricular tachycardia)　128
Swan-Ganzカテーテル　152, 581
sympathomimetic poisoning　254
systemic inflammatory response syndrome(SIRS)　9, 479

T

T_4(free thyroxine)　215
tagged red blood cell(TRBC)　380
TBI(traumatic brain injury)　450
TCA(tricyclic antidepressant)　261, 273
tension pneumothorax　107, 141, 511
thoracentesis　575
thoracostomy　561
thrombin time(TT)　470
thrombocytopenia　463
thrombolysis　397
thrombolysis in myocardial ischemia(TIMI)　119
thrombotic thrombocytopenic purpura(TTP)　333, 467
thyroid-stimulating hormone(TSH)　215
TIMI(thrombolysis in myocardial ischemia)リスクスコア　119
TIPS(transjuglar intrahepatic portosystemic shunt)　371
tissue plasminogen activator(tPA)　397
TLS(tumor lysis syndrome)　242
torsades de pointes　135
total parenteral nutrition(TPN)　535
toxidrome　262
Toxoplasma　460
tPA(tissue plasminogen activator)　397
TPN(total parenteral nutrition)　535

tracheostomy 558
transfusion-related acute lung injury(TRALI) 7t, 488
transjuglar intrahepatic portosystemic shunt(TIPS) 371
transudative pleural effusion 98
traumatic brain injury(TBI) 450
traumatic pneumothorax 107
TRBC(tagged red blood cell) 380
Trendelenburg体位 447
tricyclic antidepressant(TCA) 273
tripod position 52
TSH(thyroid-stimulating hormone) 215
TT(thrombin time) 470
Tuffier線 571 f
tumor lysis syndrome(TLS) 242

U

upper airway obstruction 52
upper gastrointestinal bleeding 365

V

Valsalva手技 406
VAP(ventilator-associated pneumonia) 291, 320
VDRL(Venereal Disease Research Laboratory) test 460
venous thromboembolism(VTE) 30
ventilator-associated pneumonia (VAP) 291, 320
ventilator-induced lung injury(VILI) 62
ventricular fibrillation(VF) 135
ventricular interdependence 584
ventricular tachycardia(VT) 128, 135

VF(ventricular fibrillation) 135
VILI(ventilator-induced lung injury) 62
von Willebrand因子(vWF) 469, 497
von Willebrand病 482
VPシャント→脳室腹腔シャント
VT(ventricular tachycardia) 128, 135
VTE(venous thromboembolism) 30

W

weaning 109
Wegener肉芽腫症 333
Wernicke脳症 261, 419
West Haven基準 347t
whole bowel irrigation(WBI) 266
whole-brain criteria 594
whole-protein formula 534
Wilson病 345
　劇症肝不全 346t
Wolff-Parkinson-White症候群 133
Woodランプ, エチレングリコール中毒 277

X

X線
　外傷性脳損傷 450
　鉄中毒 279

Y

Yersinia enterocolitica 489
　敗血症 279

Z

ziprasidone, 譫妄 436

■和文索引

※ページ数の後ろのaはアルゴリズム、tは表、fは図を示す。

あ

悪性胸水　106
　　原発悪性腫瘍　106t
悪性高血圧
　　急速進行性——　158
　　高血圧性視神経網膜症　163f
悪性高熱　254
悪性腫瘍　239
　　薬物　616t
悪性症候群，神経遮断薬性——　254
アシクロビル
　　ウイルス性髄膜炎　456
　　単純ヘルペス脳炎　458
アシドーシス
　　高クロール性代謝性——　199
　　呼吸性——　209
　　代謝性——　196
　　メタノール中毒　276
アスパラギン酸アミノトランスフェラーゼ　269
アスピリン，コカイン中毒治療　275
アスペルギルス脳膿瘍　459
アセタゾラミド，代謝性アルカローシス　206
アセトアミノフェン中毒　269
　　N-アセチルシステインによる治療　271t
　　劇症肝不全　352
　　ノモグラム　270f
圧支持換気　109
アテローム塞栓症　334
アドレナリン　24
　　自己注射　27
　　喘息発作　73
アトロピン
　　β遮断薬中毒治療　274
　　自律神経障害治療　447
アナフィラキシー

急性期治療　26t
筋無力症クリーゼ　447
原因　25t
　　——ショック　24
臨床症状　25t
アナフィラキシー様反応　24
　　急性期治療　26t
　　原因　25t
　　臨床症状　25t
アニオンギャップ　206，599
　　上昇・低下の原因　264t
アミトリプチリン　273
アミノグリコシド，critical illness polyneuropathy/myopathy　448
アミロイド血管症　414
アミロイドーシス，胆管系機能不全　358
アミロライド，低マグネシウム血症　192
アムホテリシンB，脳膿瘍　459
アメーバ症　376
アラニンアミノトランスフェラーゼ　269
アルガトロバン，血小板減少　465
アルカローシス
　　高二酸化炭素血症後——　205
　　呼吸性——　211
　　代謝性——　204
　　濃縮性——　205
アルコール性肝疾患　358
アルコール中毒　276
　　低マグネシウム血症　192
　　低リン血症　188
アルゴンプラズマ凝固法　382t
アルボウイルス　458
アロプリノール　244
アンギオテンシン受容体拮抗薬，急性非代償性心不全　151
アンギオテンシン変換酵素阻害薬，急

索引

性非代償性心不全　151
アンチトロンビン　480

い

胃酸分泌抑制薬，用量　371t
意識障害　259
　　一酸化炭素中毒　277
　　カルシウム拮抗薬中毒　274
　　鉄中毒　279
　　メトヘモグロビン血症　278
異常ヘモグロビン症，後天性──　264
移植片対宿主病　314，486
異所性心房頻拍　133
胃洗浄　266
イソニアジド　391
イソプロテレノール，β遮断薬中毒治療　274
イソプロパノール中毒　276
一酸化炭素中毒　277
遺伝子組換え製剤　481
遺伝子組換え第VII因子　475t
遺伝子組換え第VIIa因子　485t
　　脳出血　416
遺伝子組換え第VIII因子　474t
遺伝子組換え第IX因子　474t
胃不全麻痺，自律神経障害　447
イミペネム，急性膵炎　389
胃幽門部閉塞，鉄中毒　279
医療に関する法的代理人　589
イレウス　442
　　三環系抗うつ薬中毒　273
　　自律神経障害　447
インスリン　232
　　──拮抗ホルモン　225
　　──欠乏　225
　　持続投与プロトコル　232，233t
　　投与流量　234a，235t
院内肺炎　291
　　推奨抗菌薬　295t

　　マネジメント　294a

う

ウィーニング　109
　　準備　110a
　　離脱困難な患者での考慮事項　111t
ウイルス性肝炎
　　劇症肝不全　354
　　高ビリルビン血症　358
ウイルス性髄膜炎　456
ウイルス性肺炎　288
ウエストナイルウイルス，神経筋性呼吸不全　445t
右室不全
　　原因　91t
　　心エコー所見　93t
　　診断経路　94a
　　心電図変化　92t
　　病態生理　89
うっ血性心不全，薬物の用量と副作用　612t
ウマ抗毒素　52
運動失調
　　エタノール中毒　276
　　三環系抗うつ薬中毒　273
　　単純ヘルペス脳炎　458

え

栄養サポート　529
　　方法　533a
壊死性感染症　297
　　徴候と症状　298t
エタノール中毒　276
エチレングリコール中毒　262，277
エリスロポエチン，出血　475t
エリスロマイシン，急性上部消化管出血　369
塩酸デクスメデトミジン，譫妄　437

お

黄色ブドウ球菌
　　methicillin 耐性── 298
　　カテーテル関連血流感染　304t
　　菌血症　303
横断性脊髄炎，神経筋性呼吸不全　445t
オウム病クラミジア，市中肺炎　288
横紋筋融解症　272
　　急性腎障害　331
　　コカイン中毒　275
　　サリチル酸中毒　272
　　神経筋性呼吸不全　445t
オキシメタゾリン，出血　475t
オクトレオチド，急性上部消化管出血　369
オピオイド中毒　268
　　治療　268
オメプラゾール，急性上部消化管出血　369
オランザピン，譫妄　436
温熱療法，下部消化管出血　378

か

外傷　507
　　──のABC　508
外傷後痙攣，外傷性脳損傷　453
外傷性気胸　107
外傷性心膜血腫　584
外傷性挿管　404
外傷性脳損傷　402，441，450
　　初期治療　450
　　全身管理　453
　　てんかん　453
　　頭蓋内圧コントロール　453
　　脳死　426
開頭術，頭蓋内圧亢進の治療　452a
潰瘍，褥瘡性──　442
潰瘍性大腸炎　376

過換気
　　心因性── 211
　　頭蓋内圧亢進　404
　　　　治療　452a
下大静脈フィルター　33，442
活性化部分トロンボプラスチン時間　470
活性化プロテインC
　　出血　475t
　　播種性血管内凝固　480
活性炭　266
　　繰り返し投与の適応と禁忌　267t
　　サリチル酸中毒治療　272
カテーテル
　　中心静脈── 544
　　肺動脈── 579
カテーテル関連血流感染　301，320
　　原因菌別の治療　304t
　　評価　302a
　　予防のための推奨事項　322t
下部消化管出血　376
　　急性期の原因　377t
　　急性期の検索　379a
　　検査結果の解釈　382t
　　出血源がはっきりしない──　381t
　　トリアージ　377t
カプセル内視鏡，下部消化管出血　380
ガラクトマンナン抗原，侵襲性真菌症　310
カリフォルニア脳炎　458
カルシウム拮抗薬
　　コカイン中毒治療　275
　　子癇　502
　　大動脈解離　149
　　中毒　274
カルボキシヘモグロビン　277
カロリックテスト→冷温度試験
肝移植

King's College Hospital 基準　347t
　　　劇症肝不全　354
肝炎
　　　ウイルス性——　358
　　　自己免疫性——　345
眼球頭操作　421
間欠的空気圧迫装置　417
間欠的透析，代謝性アルカローシス　206
肝硬変性腹水，診断アルゴリズム　362a
カンジダ血症，エンピリック治療　308a
カンジダ症，侵襲性——　306
肝疾患　479
　　　アルコール性——　358
　　　末期——　360
　　　薬物の用量と副作用　622t
間質性腎炎，急性——　336
肝腎症候群　329，330t
　　　診断基準　361t
肝性胸水　360
癌性心膜液貯留　584
肝性脳症
　　　肝移植　271
　　　門脈圧亢進症　360
間接型高ビリルビン血症　356
感染症
　　　中枢神経系——　281
　　　皮膚軟部組織——　296
　　　免疫不全患者　313
　　　薬物の用量と副作用　618t
　　　輸血関連——　489t
完全静脈栄養　535
　　　カテーテル　536t
感染症予防，集中治療室における——　320
肝損傷　514
癌胎児抗原　568

冠動脈血行再建術　21
冠動脈血栓症　141
冠動脈攣縮，コカイン中毒　275
肝内胆汁うっ滞　358
肝不全
　　　劇症——　271，345
　　　血液透析と血液灌流　268t
　　　譫妄　435

き

機械的ショック　28
　　　危険因子と症状　31a
　　　空気塞栓　33
　　　脂肪塞栓　35
　　　肺塞栓症　30
　　　病態生理　29a
　　　羊水塞栓　38
飢餓骨症候群　182
気管支拡張療法，慢性閉塞性肺疾患　78
気管支攣縮，β遮断薬中毒　273
気管切開　558
　　　自律神経障害　447
気管挿管　55f，551
　　　外傷性脳損傷　450
　　　神経筋性呼吸不全　444
　　　脊髄損傷　441
　　　適応　552t
　　　薬物　553t
気管内吸引，自律神経障害　447
気胸　106
　　　外傷性——　107
　　　胸腔チューブ抜去の適応　107t
　　　緊張性——　107，141
　　　コカイン中毒　275
　　　治療　108a
キサントクロミー　458
偽性低カルシウム血症　182
偽性低血圧　147
気道抵抗　598

気道閉塞　54a
逆方向性リエントリー性頻拍　133
急性胃不全麻痺　442
急性炎症性脱髄性多発性根神経炎
　　447
急性間質性腎炎　336
　　原因　335t
急性冠症候群　117
　　ST上昇型――　117
　　冠動脈血行再建術　21
　　入院治療と退院時のチェックリス
　　　ト　119t
　　非ST上昇型――　117，118
　　分類　118a
急性呼吸窮(促)迫症候群　45，59
　　原因　61t
　　人工呼吸管理　60a
　　水分管理　64t
　　肺水腫　67
　　類似疾患　61t
　　レスキュー治療とステロイド
　　　63t
急性消化管出血　367a
急性静脈瘤性上部消化管出血　366
急性心筋梗塞　117，404
　　薬物　611t
急性腎障害　325
　　3分類を区別する特徴　327a
　　RIFLE分類　326t
急性腎不全，アセトアミノフェン中毒
　　272
急性膵炎　384
　　CT重症度指数　386t
　　画像検査　385
　　原因　385t
　　重症度予測法　387t
　　治療　386
　　内視鏡的逆行性胆管膵管造影の適
　　　応　389t
　　評価　384

急性尿細管壊死　331
　　原因　332t
　　診断　331
　　治療と予後　333
　　予防　331
急性妊娠脂肪肝　501t
　　劇症肝不全　346t
急性脳血管障害，コカイン中毒　275
急性脳梗塞　397
急性肺損傷　59，272
　　原因　61t
　　サリチル酸中毒　272
　　人工呼吸管理　60a
　　水分管理　64t
　　肺水腫　67
　　類似疾患　61t
　　レスキュー治療とステロイド
　　　63t
急性非静脈瘤性上部消化管出血　366
急性非代償性心不全　151
　　アルゴリズム　153a
　　増悪因子　152t
　　治療　154
　　利尿薬　154t
急性腹症　516
　　検査　518t
　　診断　521t
　　腹部の領域別病変　520t
急性ミエロパチー，初期アプローチ
　　440a
急速血漿レアギン試験，認知症　435
急速進行性悪性高血圧　158
吸入気管支拡張薬，喘息発作重積状態
　　70
胸腔穿刺　575
　　合併症　578t
　　適応　105t
胸腔チューブ　561，565
凝固カスケード　471
凝固亢進状態　491

原因　492t
　　未分画ヘパリン投与　495t
凝固障害
　　急性期の治療　473
　　劇症肝不全　349
　　検査項目　472t
　　後天性——　476
　　先天性——　481
胸水　98
　　CT　99
　　Heffnerの基準　105t
　　Lightの基準　105t
　　悪性——　106
　　肝性——　360
　　胸腔穿刺　102
　　胸腔穿刺後の評価と治療　101a
　　再発性悪性胸水の治療　104a
　　主要原因　99t
　　滲出性——　98
　　診断的検査　105t
　　脊髄損傷　441
　　超音波検査　102
　　肺炎随伴性——　102, 288
　　評価　100a
　　病態生理学的原因　99t
　　漏出性——　98
胸髄損傷，神経筋性呼吸不全　445t
橋中心髄鞘融解症　169
強直間代性発作，全身性——　500
魚貝類中毒，神経筋性呼吸不全　445t
起立性低血圧　365
筋萎縮，廃用性——　448
筋萎縮性側索硬化症　444
　　神経筋性呼吸不全　445t
筋炎　296
菌血症　301
　　Candida　303
　　黄色ブドウ球菌　303
　　静脈瘤性出血　363
筋ジストロフィー，神経筋性呼吸不全

　　445t
緊張性気胸　107, 141, 511
筋膜炎　296
筋無力症
　　重症——　447
　　神経筋性呼吸不全　445t
筋無力症クリーゼ　447

く

空気塞栓症候群　33
クエチアピン，譫妄　436
くも膜下出血　413, 450
　　合併症の治療　412a
　　重症度分類　413t
　　初期評価と治療　410a
　　動脈瘤性——　409
　　グラスゴー・コーマ・スケール
　　　420t, 451f, 509
グラム陰性菌，カテーテル関連血流感
　　染　304t
クリッピング，動脈瘤性くも膜下出血
　　409
クリプトコッカス髄膜炎　282, 460
グルカゴン
　　β遮断薬中毒治療　274
　　カルシウム拮抗薬中毒治療　274
クレアチニンクリアランス，推定式
　　600
クレアチンホスホキナーゼ，コカイン
　　中毒のスクリーニング　275
軍用抗ショックズボン　473

け

経頸静脈的肝内門脈体循環シャント
　　360, 371
憩室症　381
経静脈栄養　534t
頸髄損傷　439
　　神経筋性呼吸不全　445t
経腸栄養　529, 534t

膵炎　390
経頭蓋 Doppler, 脳死判定　429
頸動脈 Doppler 超音波, 脳梗塞　399
経皮経肝胆管造影　358
経皮的インターベンション, 大動脈解
　離　149
経皮的気管切開術　558
経皮的剣状突起下心膜穿刺術　22
傾眠　419
　　中毒　261
痙攣　456
　　エチレングリコール中毒　277
　　オピオイド中毒　268
　　外傷後──　453
　　カルシウム拮抗薬中毒　274
　　コカイン中毒　275
　　メタノール中毒　276
　　メトヘモグロビン血症　278
激越型譫妄　275
　　コカイン中毒　275
劇症肝不全　345
　　West Haven 基準　347t
　　アセトアミノフェン中毒　271
　　合併症管理　350a
　　感染症　349
　　凝固障害　349
　　原因と診断　345, 346t
　　原因別治療　352, 353a
　　腎不全　352
　　全身性合併症の管理　348
　　代謝性合併症　352
　　中枢神経系合併症　348, 351a
　　低血圧　349
　　予後指標　245
血液学的異常, 薬物の用量と副作用
　625
血液製剤　474t, 485
血液透析　268t
　　イソプロパノール中毒治療　276
　　エチレングリコール中毒治療

　　277
　　間欠的──　339
　　持続的静静脈──　97
　　メタノール中毒治療　277
血液分布異常性ショック　513
血管異形成　374, 381
血管原性脳浮腫　406
血管症, アミロイド　414
血管性病変, 治療　382t
血管性浮腫　53
血管造影
　　デジタルサブトラクション──
　　　409
　　脳血管攣縮　411
　　脳梗塞　399
血管内コイリング　409
血胸　106
血行動態, 計算式　600
血漿交換, 筋無力症クリーゼ治療
　447
血小板　474t, 485t
血小板減少　463
　　原因薬物　467t
　　診断　464a
　　敗血症関連の──　466
　　分類　466t
　　ヘパリン誘発性──　465
　　門脈圧亢進症　360
血小板輸血　468
血清ガラクトマンナン抗原, 侵襲性真
　菌症　310
血栓症, 深部静脈──　491
血栓性血小板減少性紫斑病　333,
　467, 497
血栓溶解療法　397
　　心原性ショック　21
血糖降下薬　232
血糖コントロール, 無作為化試験
　230
血糖値　226, 230

索引　　**645**

　　　目標　232t
血友病 A　481
血友病 B　482
ケトアシドーシス，糖尿病性──
　　225
ケトーシス，イソプロパノール中毒
　　276
原発性多飲　169

こ

コアグラーゼ陰性ブドウ球菌，カテーテル関連血流感染　304t
抗 D グロブリン　474t
高圧酸素療法
　　一酸化炭素中毒治療　278
　　壊死性感染症　298
口咽頭(球)麻痺　447
抗ウイルス薬，薬物相互作用　606t
抗うつ薬，QT 間隔延長　607t
構音障害，エタノール中毒　276
硬化剤，急性上部消化管出血　371
高活性抗レトロウイルス療法　316
高カリウム血症　141，175，261
　　急性期治療　178t
　　腎代替療法　338
　　病因　177
　　薬物　614t
　　臨床症状と診断・治療　176a
高カルシウム血症　183
　　鑑別診断と臨床症状　184t
　　急性膵炎　384
　　骨溶解性　185
　　腫瘍随伴体液性　183
　　治療　185，186t
　　病因　183
　　薬物　614t
交感神経作動薬中毒　254
抗凝固療法，持続的腎代替療法　339
抗菌薬
　　QT 間隔延長　607t

重症筋無力症　447t
喘息発作　73
慢性閉塞性肺疾患　80
薬物相互作用　605t
高クロール性代謝性アシドーシス
　　199
高血圧
　　急速進行性悪性──　158
　　コカイン中毒　275
　　頭蓋内圧亢進　404
　　脳出血　414
高血圧クリーゼ　158
高血圧性緊急症　158
　　一般的アプローチ　159a
　　治療薬　160t
　　特異的治療　162f
　　薬物　613t
高血圧性視神経網膜症　163f
高血圧性切迫症　158
高血圧性脳出血　414
高血圧性脳症　158，404
高血糖　167，225，406
　　カルシウム拮抗薬中毒　274
　　脳死　429
高血糖状態，高浸透圧性──　225
抗好中球細胞質ミエロペルオキシダーゼ抗体　333
抗酸菌感染症，播種性──　316
甲状腺機能亢進症　215
　　原因　216t
　　治療　216，217t
　　薬物　615t
　　臨床所見　216t
甲状腺機能低下症　217
　　原因　217
　　治療　218
　　薬物　615t
　　臨床所見　217t
甲状腺クリーゼ　215
甲状腺刺激ホルモン　215

抗真菌薬
　　侵襲性真菌症　309t
　　薬物相互作用　606t
高浸透圧性高血糖状態　225
　　検査所見　226t
　　治療　226, 227a
高浸透圧性低ナトリウム血症　167
抗精神病薬, QT間隔延長　607t
高体温　251
　　原因　253t, 254
　　検索　252a
　　コカイン中毒　275
　　三環系抗うつ薬中毒　273
　　治療　255t
高窒素血症　172
好中球減少症, 発熱性──　315t
抗てんかん薬　391
　　薬物相互作用　605t
後天性異常ヘモグロビン症　264
後天性凝固障害　476
後天性免疫不全症候群　459, 460
喉頭炎　52
喉頭蓋炎　52
後頭蓋窩開頭術　406
高トリグリセリド血症, 急性膵炎　384
口内乾燥, 三環系抗うつ薬中毒　273
高ナトリウム血症　171
　　初期・急性期治療　168a
　　治療　172
　　脳死　429
　　臨床症状と診断・治療　170a
高二酸化炭素許容人工換気法　45, 93
高二酸化炭素血症　44, 402, 428
　　呼吸性アシドーシス　209
高二酸化炭素性呼吸不全　41, 42a
高濃度抗菌薬ロック療法, 菌血症　303
高ビリルビン血症
　　間接型──　356

生理学　356
直接型──　358
非抱合型──　356
評価と治療　357a
抱合型──　358
後腹膜線維症　330
抗不整脈薬
　　QT間隔延長　607t
　　重症筋無力症　447t
鉤ヘルニア　402
硬膜外出血　450
硬膜下出血　450
高マグネシウム血症　192
　　鑑別疾患・臨床症状・治療　193t
　　神経筋性呼吸不全　445t
肛門鏡　378
抗利尿ホルモン　165
高リン血症　189
　　鑑別診断・臨床症状・治療　190t
高二酸化炭素血症後アルカローシス　205
誤嚥, 中毒　261
コカイン中毒　261, 275
　　禁忌の治療薬　276t
呼気終末陽圧　45, 62
　　内因性──　69
呼吸器疾患, 薬物の用量と副作用　610t
呼吸性アシドーシス　209, 428, 598
呼吸性アルカローシス　211, 598
　　原因　209t
　　サリチル酸中毒　272
　　低リン血症　186
呼吸性酸塩基平衡障害　208
　　アプローチ　210t
　　血清炭酸水素の変化予測値　209t
呼吸不全　41, 409
　　高二酸化炭素性──　41
　　重症筋無力症　447
　　神経筋性──　444

索 引

　　　低酸素性―― 44
　　　メタノール中毒 276
固形臓器移植，感染症 313, 316t
心エコー，くも膜下出血 411
コシントロピン刺激試験 221
骨盤血腫 514
骨溶解性高カルシウム血症 185
コルチコステロイド
　　　critical illness polyneuropathy／
　　　　myopathy 448
　　　喘息発作 73
　　　頭蓋内圧亢進 406
　　　慢性閉塞性肺疾患 80
コルチコステロイド結合グロブリン
　　219
コルチゾール 221
混合静脈血酸素含量 601
混合性酸塩基平衡障害 206
根神経炎，急性炎症性脱髄性多発
　　性―― 447
昏睡 259, 409, 419
　　　イソプロパノール中毒 276
　　　一酸化炭素中毒 277
　　　エタノール中毒 276
　　　エチレングリコール中毒 277
　　　原因 423t
　　　三環系抗うつ薬中毒 273
　　　初期評価 419
　　　診断的検査 421
　　　全身診察と神経学的診察 420
　　　補助治療 421
　　　メタノール中毒 276
　　　メトヘモグロビン血症 278
　　　予後判定 423
　　　類似疾患 421
昏睡カクテル 419
昏迷 419
　　　メトヘモグロビン血症 278

さ

再灌流調律 125
再灌流療法，心原性ショック 21
細菌性髄膜炎 282, 455
細菌性肺炎 316
　　　定義 292t
細菌性腹膜炎，特発性―― 329, 567
細血管障害性溶血性貧血 467
最大吸気圧 444
サイトメガロウイルス 460, 486
　　　――腸炎 376
細胞外液量過剰性低ナトリウム血症
　　167
細胞外液量正常性低ナトリウム血症
　　167
細胞外液量低下性低ナトリウム血症
　　167
細胞質性抗好中球細胞質抗体 333
錯乱 419
　　　イソプロパノール中毒 276
　　　エタノール中毒 276
　　　三環系抗うつ薬中毒 273
　　　評価法 432f
鎖骨下静脈狭窄，透析 342
左心補助装置 21, 156
　　　心原性ショック 21
サリチル酸中毒 261, 262, 272
　　　血液透析の適応 272t
サルコイドーシス，胆管系機能不全
　　358
酸塩基平衡障害 195
　　　呼吸性―― 208
　　　混合性―― 206
　　　代謝性―― 195
三環系抗うつ薬 261
　　　中毒の初期治療 273
三重屈曲反応 421
　　　下肢の―― 429
酸素運搬量 601

酸素ヘモグロビン解離曲線　264
酸素飽和度ギャップ，中毒　264
酸素療法，慢性閉塞性肺疾患　78

し

ジアゼパム，脊髄損傷　442
痔核　381
志賀毒素様毒素　333
子癇　500
弛緩性無反射性麻痺　439
子癇前症　499
　　ガイドライン　503a
　　検査所見　501t
　　末期合併症　500t
磁気共鳴胆管膵管造影　358
糸球体疾患　333，334t
糸球体濾過量　177
子宮内胎児発育遅延　499
軸索損傷，びまん性——　450
自己抗体インヒビター　481
自己調節，脳灌流圧　402
自己調節鎮痛　386
自己免疫性肝炎　345
自殺企図，アセトアミノフェン中毒　271
視神経網膜症，高血圧性——　163f
ジストニア　436
ジストニア反応，コカイン中毒　275
施設入所者肺炎　287，291
持続気道陽圧　74
持続性心室頻拍　125，135
持続性陽圧呼吸　84，109
　　合併症と副作用　86t
持続的血液濾過，代謝性アルカローシス　206
持続的静静脈血液透析　97
持続的静静脈血液濾過透析　157
持続的腎代替療法　339
　　抗凝固療法　339
　　抗菌薬の用量　341t

副作用　343
薬物用量　340
市中肺炎　287
　　ICU 管理で推奨される抗菌薬　289t
　　原因菌　289t
失語症，単純ヘルペス脳炎　458
失明，メタノール中毒　276
自動体外式除細動器　140
自発呼吸トライアル　109
ジフテリア　52
脂肪塞栓症候群　35
　　治療アルゴリズム　36a
縦隔気腫，コカイン中毒　275
重症筋無力症　447
重症敗血症　9
　　抗菌薬治療　13a
修正 Ramsay 鎮静スケール，譫妄　437t
重複切痕　581
終末期ケア　589
腫瘍随伴体液性高カルシウム血症　183
宿便予防プログラム　442
主抗原　488
出血性ショック　512
術中胆管造影　389
腫瘍崩壊症候群　242
　　高カリウム血症　244
　　治療　242
　　予防・治療　243a
主要有害心イベント　118
循環器，薬物相互作用　605t
循環血液量過剰，腎代替療法　338
循環血液量減少　141
　　脳死　429
循環血液量減少性ショック　5，473
　　管理　6a
　　分類　7t
　　補助治療　7t

索引

循環障害性低酸素症　45
消化管出血　442
　　下部——　376
　　急性——　367a
　　上部——　365
　　初期治療　367a
消化管除染，中毒治療　265
消化器疾患，薬物の用量と副作用　622t
消化性潰瘍
　　治療　373a
　　内視鏡治療後の転帰　371t
上気道性喘鳴　57
上気道閉塞　52
　　原因と治療法　53t
錠剤結石，鉄中毒　279
上室頻拍　128
　　発作性——　131
焼灼術，急性上部消化管出血　369
上大静脈症候群　245
　　診断・治療　247a
　　放射線治療　245
焦点性運動発作　392t
焦点性痙攣，単純ヘルペス脳炎　458
小脳梗塞　399
上部消化管出血　365
　　イソプロパノール中毒　276
　　急性期のトリアージ　368t
　　急性期の予後不良予測因子　368t
　　急性静脈瘤性——　366
　　急性非静脈瘤性——　366
　　原因　366t
　　治療　370a
上部消化管内視鏡　366, 378
正方向性リエントリー性頻拍　133
静脈洞血栓症　456
静脈瘤性出血
　　治療ガイドライン　363t
　　バルーンタンポナーデ　372t
褥瘡　439

褥瘡性潰瘍　442
植物状態　425
ショック　1
　　アナフィラキシー——　24
　　機械的——　28
　　血液分布異常性——　513
　　原因　3a
　　出血性——　512
　　種類　2t
　　循環血液量減少性——　5, 473
　　神経原性——　439, 513
　　心原性——　15
　　脊髄性——　240, 439
　　鉄中毒　279
　　敗血症性——　9
　　閉塞性——　28
　　薬物の用量と副作用　609t
ショック肝，劇症肝不全　346t
徐脈，二次救命処置(ACLS)の治療アルゴリズム　139a
徐脈性心静止　141
徐脈性不整脈　137
自律神経障害，Guillain-Barré症候群　445
ジルチアゼム，中毒　274
心因性過換気　211
心イベント，主要有害——　118
心エコー
　　くも膜下出血　411
　　脳梗塞　399
真菌感染症，中枢神経系感染症　459
心筋虚血，一酸化炭素中毒　277
心筋梗塞　117
　　ST上昇型——　117
　　機械的合併症　127t
　　急性——　117, 404
　　コカイン中毒　275
　　非ST上昇型——　117
心筋梗塞後心膜炎　124

真菌症
　　侵襲性── 306
　　播種性── 316
真菌性膿瘍　460
心筋バイオマーカー　18
神経学的疾患，薬物の用量と副作用
　　623t
神経筋疾患　444
神経筋遮断薬
　　critical illness polyneuropathy/
　　　　myopathy　448
　　重症筋無力症　447t
神経筋性呼吸不全　444
　　管理　446a
　　原因　445t
神経筋麻痺　391
神経原性ショック　439，513
神経原性肺水腫　409
　　脊髄損傷　441
神経遮断薬性悪性症候群　254，436
神経梅毒　460
心原性ショック　15
　　β遮断薬中毒　273
　　冠動脈血行再建術　21
　　急性心筋梗塞　15
　　血栓溶解療法　21
　　原因　16t
　　再灌流療法　21
　　心筋バイオマーカー　18
　　正常血圧　18
　　大動脈内バルーンポンプ　20
　　直接的経皮的冠動脈インターベン
　　　　ション　21
　　治療　19a
　　特徴　16
　　内科的治療　20
　　肺動脈カテーテル　18
　　評価　18
　　病態生理　15，17a
　　人工肝臓，劇症肝不全　354

人工呼吸
　　外傷性脳損傷　450
　　筋無力症クリーゼ　447
　　昏睡　421
　　慢性閉塞性肺疾患　82
人工呼吸器　46
　　呼気1回換気量と分時換気量の低
　　　　下の原因　51t
　　最高気道内圧が高い場合の管理
　　　　50a
　　初期設定のガイドライン　47t
人工呼吸器関連肺炎　291，320
　　予防のための推奨事項　321t
人工呼吸器関連肺損傷　62
人工呼吸器離脱プロトコル　323
進行性多発性白質脳症　460
人工的肝代替システム，劇症肝不全
　　354
腎後性腎障害　329
心疾患，薬物の用量と副作用　611t
心室間相互依存　584
心室固有調律　141
心室細動　135
　　無脈性── 140
心室性不整脈　126，272
　　サリチル酸中毒　272
心室破裂　126
心室頻拍　135
　　持続性── 125，135
　　多形性── 135
　　単形性── 135
　　非持続性── 125，135
　　無脈性── 140
心室瘤　126
侵襲性アスペルギルス症，危険因子
　　309t
侵襲性カンジダ症　306
　　危険因子　307t
侵襲性真菌症　306
　　抗真菌薬　309t

適応と投与量・投与間隔
　　　311t
滲出性胸水　98
腎障害
　　急性——　325
　　腎後性——　329
　　腎性——　330
　　腎前性——　326
心静止　141
　　徐脈性——　141
腎性腎障害　330
腎性尿崩症　171
振戦　436
　　三環系抗うつ薬中毒　273
腎前性腎障害　326
　　診断　329
　　治療　328a, 329
新鮮凍結血漿　474t, 485t
腎代替療法　338, 340t
　　合併症　341
　　持続的——　339
診断的腹腔穿刺　363
　　穿刺部位　361f
心タンポナーデ　22, 141, 511, 584
心停止　138
　　β遮断薬中毒　273
心電図
　　くも膜下出血　411
　　脳梗塞　399
浸透圧ギャップ　599
　　上昇の原因　264t
　　中毒　263
浸透圧調整ポリエチレングリコール電
　解質液　266
浸透圧治療　405a
　　頭蓋内圧亢進　404
　　離脱　407a
浸透圧利尿　225
　　高ナトリウム血症　172
心肺蘇生　140

心肺バイパス　274
心拍出量　601
深部静脈血栓症　33, 422, 491
　　診断　493a
心不全　124, 409
　　急性非代償性——　151
　　薬物　612t
腎不全　188, 479
　　エチレングリコール中毒　277
　　急性——　272
　　筋無力症クリーゼ　447
　　劇症肝不全　352
　　血液透析と血液灌流　268t
　　譫妄　435
心房細動　131
　　早期興奮性の——　133
　　治療　132a
心房粗動, 治療　132a
心房中隔切開術, 非代償性右室不全
　97
心房頻拍
　　異所性——　133
　　多源性——　135
心膜液貯留　124
　　癌性——　584
　　原因　585t
心膜炎　124
　　心筋梗塞後——　124
　　尿毒症性——　339
心膜血腫, 外傷性——　584
心膜穿刺　584

す

膵液・膵周囲液貯留, 患者管理　388a
膵炎, 急性——　384
水腎症　330
水素イオン　141
水頭症　399, 408, 409, 456
髄膜炎　281, 455
　　ウイルス性——　456

クリプトコッカス── 282, 460
　　原因微生物 282t
　　細菌性── 282, 455
　　脳脊髄液所見 284t
　　非感染性無菌性── 456
睡眠呼吸障害 84
睡眠時無呼吸, 閉塞型── 84
睡眠低換気症候群, 診断基準 85t
頭痛
　　一酸化炭素中毒 277
　　片側性── 459
　　メトヘモグロビン血症 278
ステント血栓症 126
ストレス潰瘍 442
スニッフィング・ポジション 552
スパイナル針 572f
スピロノラクトン, 腹水 360

せ

西部ウマ脳炎 458
セカンダリサーベイ 510
脊髄圧迫 239
　　悪性腫瘍による── 239
　　画像診断 240
　　感覚障害 239
　　外科手術 240
　　診断 241a
　　治療 240
脊髄炎
　　横断性── 445t
　　ポリオ── 445
脊髄梗塞, 神経筋性呼吸不全 445t
脊髄性ショック 240, 439, 513
脊髄損傷 439
　　外傷性脳損傷 450
　　気道と呼吸への影響 441
　　血栓塞栓症の予防 442
　　原因 441t
　　作業療法 442
　　消化管の管理 442

初期アプローチ 440a
神経保護 439
心血管系の管理 439
理学療法 442
セクエストレーション, 血小板の──
　　463
赤血球濃厚液 473, 474t, 484, 485t
接合菌症 310
節足動物媒介性脳炎 458
切迫脳ヘルニア, 劇症肝不全 348
セフタジジム, 脳膿瘍 459
セフトリアキソン, 脳膿瘍 459
セロトニン症候群 254
全身性炎症反応症候群 9, 479
　　critical illness polyneuropathy/
　　　myopathy 448
全身性強直間代性発作 500
喘息 69, 209
　　死亡因子 70t
　　身体所見と検査所見 72t
　　窒息── 69
喘息発作重積状態 69
　　鑑別診断 72t
　　人工呼吸器の初期設定 74t
　　挿管後の低血圧 76
　　治療 70
　　病態生理 71a
選択的肺動脈拡張 96
穿通性動脈硬化性大動脈潰瘍 144
前庭眼反射試験 428
　　昏睡 421, 422a
先天性凝固障害 481
先天性大動脈二尖弁 144
セントルイス脳炎 458
全脳死基準 594
全般性強直間代てんかん重積発作
　　392t
喘鳴, 上気道性── 57
譫妄 431
　　ICUにおける鎮静 436

索引　653

アプローチ　433a
活動亢進型——　431
活動低下型——　431
危険因子　434t
激越型——　275
原因　434t
検査　431
治療　435
定義　432f
薬物　624t
薬物以外の原因　436t

そ

造影剤腎症　331, 385, 409
臓器移植，感染症　313, 316t
臓器提供　523
　　管理　525a
　　基準　524t
　　同意取得　524t
臓器ドナーのケア　429
造血幹細胞移植，感染症　313, 316t
総胆管結石　358, 388
側索硬化症，筋萎縮性——　445t
促進心室固有調律　125
塞栓症
　　動脈血栓——　492
　　肺——　491
塞栓症候群
　　空気——　33
　　脂肪——　35
　　羊水——　37a, 38
組織中毒性低酸素症　45
組織プラスミノーゲン活性化因子　397
　　適応　398f

た

第Ⅷ因子　481, 485t
第Ⅸ因子　482, 485t
ダイアライザー反応

A型　342
B型　343
体位性低血圧　365
体温調節　251
　　薬物の用量と副作用　616t
体血管抵抗　602
代謝性アシドーシス　196, 598
　　アニオンギャップ高値の——　198
　　　原因　198t
　　　治療　200t
　　アニオンギャップ正常の——　199
　　　原因　198t
　　アプローチ　197a
　　エチレングリコール中毒　277
　　高クロール性——　199
　　腎代替療法　338
代謝性アルカローシス　598
　　アプローチ　197a
　　クロール抵抗性——　204
　　クロール反応性——　204
　　治療　206
代謝性酸塩基平衡障害　195
代替抗凝固薬　496t
大腸，出血源　377t
大腸炎　381
　　潰瘍性——　376
大腸菌 O157:H7　376
大腸内視鏡　378
大動脈解離　144, 404
　　アルゴリズム　145a
　　画像診断　148t
　　合併症　147t
　　危険因子　146t
　　外科的治療の適応　149t
　　分類　146f
　　薬物治療　148t
大動脈腸管瘻　378
大動脈内バルーンポンプ　20, 156
　　心原性ショック　20
大動脈壁内血腫　144

大脳鎌下ヘルニア　402
大脳死　428
タイプアンドスクリーン　474
多形性心室頻拍　135
多源性心房頻拍　135
ターシャリサーベイ　511
多発筋炎，神経筋性呼吸不全　445t
多発性骨髄腫　185
多発性嚢胞腎　330
胆管癌　358
胆管狭窄　358
単形性心室頻拍　135
炭酸水素ナトリウム，サリチル酸中毒　272
炭酸脱水酵素　195
単純ヘルペスウイルス　455
単純ヘルペス脳炎　458
弾性ストッキング　442
胆石症，急性膵炎　384
ダントロレン，脊髄損傷　442
胆嚢切除術　389
蛋白質摂取量　532t

ち

チアミン
　　イソプロパノール中毒治療　276
　　エタノール中毒治療　276
　　中毒治療　259
チオペンタール，挿管　553t
窒息喘息　69
チトクローム P450　603t
遅発性てんかん，外傷性脳損傷　453
チモロール，中毒　273
中心静脈カテーテル　544
　　血流感染　301
中心静脈カテーテル関連問題，透析　342
中枢神経系感染症　281
　　初期評価　283t
　　推奨治療期間　285t

推奨治療法　284t
治療指針　457a
日和見感染病原体　317t
中枢性尿崩症　171
中枢性発熱　255
中毒　259
　　β遮断薬──　273
　　アセトアミノフェン──　269
　　イソニアジド──　391
　　一酸化炭素──　261，277
　　エタノール──　276
　　エチレングリコール──　277
　　オピオイド──　259，268
　　カルシウム拮抗薬──　274
　　救急評価　261
　　魚貝類──　445t
　　血液灌流　268t
　　血液透析　268t
　　解毒薬　265t
　　検体検査　262
　　交感神経作動薬──　254
　　抗コリン性──　254
　　コカイン──　261，275
　　サリチル酸──　261，272
　　三環系抗うつ薬──　273
　　初期治療　260a
　　診断方針　262
　　デキストロメトルファン　269
　　鉄──　279
　　プロポキシフェン　269
　　ボツリヌス──　261
　　メタノール──　276
　　モノアミンオキシダーゼ阻害薬　269
　　薬物の用量と副作用　617t
　　有機リン──　445t
中毒事故管理センター　259
中毒症候　262，263t
腸炎，サイトメガロウイルス──　376

腸球菌，カテーテル関連血流感染　304t
腸狭窄，鉄中毒　279
腸穿孔，鉄中毒　279
腸洗浄　266
　　適応と禁忌　266t
　　鉄中毒治療　279
腸内細菌，脳膿瘍　459
直接型高ビリルビン血症　358
直接的経皮的冠動脈インターベンション，心原性ショック　21
直腸炎，放射線性——　381
鎮静
　　頭蓋内圧亢進　406
　　薬物　624t

つ

爪先チアノーゼ症候群　334

て

低カリウム血症　173，205
　　持続的腎代替療法　343
　　代謝性アルカローシス　205
　　治療　174a，175
　　尿アルカリ化　272
　　病因　173
低カルシウム血症　181
　　エチレングリコール中毒　277
　　鑑別診断・臨床症状・治療　180t
　　偽性——　182
　　治療　182
　　病因　182
低血圧　93
　　オピオイド中毒　268
　　カルシウム拮抗薬中毒　274
　　偽性——　147
　　起立性——　365
　　筋無力症クリーゼ　447
　　劇症肝不全　349
　　三環系抗うつ薬中毒　273

腎代替療法の合併症　341
　　譫妄　435
　　体位性——　365
　　脳死　429
低血糖　141，231，261，435
低酸素血症　93，141，428
　　譫妄　435
　　中毒　261
低酸素症　211
　　原因　45
　　循環障害性——　45
　　組織中毒性——　45
　　低酸素性——　45
　　貧血性——　45
低酸素性呼吸不全　44
　　アプローチ　43a
　　治療原則　45
低酸素性低酸素症　45
低酸素性脳症　421
　　てんかん重積発作　394
低体温　141，256
　　血液検査　256
　　原因　257t
　　持続的腎代替療法　343
　　心停止　141
　　治療　256，257t
　　凍傷　258
　　二次救命処置　256
　　脳死　429
低ナトリウム，補正のための式　600
低ナトリウム血症　165，409
　　劇症肝不全　352
　　高浸透圧性——　167
　　細胞外液量過剰性——　167
　　細胞外液量正常性——　167
　　細胞外液量低下性——　167
　　重症患者における病因　167
　　初期・急性期治療　168a
　　治療　166a，169
　　病因　167

薬物　614t
低二酸化炭素血症　404
低マグネシウム血症　191
　　鑑別診断・臨床症状・治療　191t
　　持続的腎代替療法　343
　　病因　192
定量噴霧吸入器，喘息発作　73
低リン血症　186
　　鑑別診断・臨床症状・治療　187t
　　持続的腎代替療法　343
　　腎不全　188
　　病因　187
　　薬物　614t
テオフィリン，中毒　262
デキサメタゾン　240, 241a
デキストロメトルファン，中毒　269
デスモプレシン，出血　475t
鉄欠乏性貧血　381
鉄中毒　279
デフェロキサミン，鉄中毒治療　279
デルタアニオンギャップ　206, 599
電解質異常　165
　　脳出血　414
　　薬物の用量と副作用　614t
てんかん　397
　　遅発性——　453
　　晩期——　453
てんかん重積発作　391
　　種類　392t
　　初期治療法　393a
　　全般性強直間代——　392t
　　治療抵抗性の——　395a
　　非痙攣性——　392t, 435
　　薬物　623t
てんかん発作　391, 417
　　脳出血　414

と

頭蓋骨骨折　450
頭蓋骨切除術　417

頭蓋内圧亢進　402, 416
　　過換気　404
　　気道確保　404
　　外科的処置　406
　　劇症肝不全　348
　　高血圧　404
　　コルチコステロイド　406
　　浸透圧治療　404
　　治療　403a, 452a
　　鎮静　406
　　薬物の用量と副作用　623t
　　輸液療法　406
頭蓋内圧モニター　450
　　適応　451f
　　脳ヘルニア　348
頭蓋内出血　402
凍傷　258
透析，持続的静静脈血液濾過——　157
糖尿病　225
　　2型——　225
糖尿病性ケトアシドーシス　225
　　検査所見　226t
　　治療　226, 227a
頭皮裂傷　450
洞頻脈　128
東部ウマ脳炎　458
洞不全症候群　137
動脈カテーテル法　539
　　合併症　542t
動脈血ガス　261
動脈血-混合静脈血酸素含量較差　601
動脈血酸素含量　601
動脈血栓塞栓症　492
動脈内バルーン血管形成術，脳血管攣縮　411
動脈瘤性くも膜下出血　409
　　脳死　426
動揺胸郭　513
トキソプラズマ症　459, 460

索 引   657

特発性器質化肺炎　292t
特発性細菌性腹膜炎　329, 360, 567
吐根シロップ　266
閉じ込め症候群　397, 422
ドパミン　20
　　脊髄損傷　441
　　低血圧　274
ドブタミン　5, 20
トリアゾール，真菌感染症　460
努力肺活量　444
ドレナージシステム　564
トロンビン時間　470

な

内因性呼気終末陽圧　69, 75f
内視鏡
　　下部消化管出血　380
　　急性上部消化管出血　369
　　上部消化管——　366, 378
　　大腸——　378
内視鏡的逆行性胆管膵管造影　358
　　急性膵炎　384
内視鏡的焼灼術，下部消化管出血　381
内分泌疾患，薬物の用量と副作用　615t
ナトリウム排泄率　326
　　計算式　600
ナロキソン
　　オピオイド中毒治療　268
　　中毒治療　259
　　妊娠患者　269
軟性S状結腸鏡　378
難聴，細菌性髄膜炎　456

に

ニカルジピン
　　カルシウム拮抗薬中毒治療　275
　　頭蓋内圧亢進　404
　　脳梗塞　397

二次救命処置（ACLS）　128, 256, 261
　　徐脈の治療　139a
　　頻拍の治療　134a
二重結果の原理　592
二相性陽圧呼吸　74, 84
　　合併症と副作用　86t
日没現象　431
ニトログリセリン，コカイン中毒治療　275
ニトロプルシド　524
ニトロプルシドナトリウム
　　高血圧性緊急症　163
　　コカイン中毒治療　275
ニフェジピン，カルシウム拮抗薬中毒治療　275
乳酸アシドーシス　5
　　劇症肝不全　352
　　鉄中毒　279
尿アニオンギャップ　199
尿アルカリ化
　　中毒治療　267
　　適応と禁忌　267t
尿細管壊死，急性——　331
尿細管性アシドーシス　199, 202t
　　治療　203
尿酸オキシダーゼ　244
尿失禁，自律神経障害　447
尿スクリーニング検査
　　カルシウム拮抗薬中毒　274
　　コカイン中毒　275
尿素排泄率　329
尿毒症，腎代替療法　339
尿毒症性心膜炎　339
尿毒症性脳症　339
尿閉
　　三環系抗うつ薬中毒　273
　　自律神経障害　447
尿崩症　526
　　高ナトリウム血症　171

腎性―― 171
中枢性―― 171
脳死 429
尿路感染症，Foley カテーテル関
　連―― 320
妊娠，薬物の用量と副作用 625t

の

脳炎 281, 394, 458
　B 型日本―― 458
　カリフォルニア―― 458
　原因微生物 282t
　西部ウマ―― 458
　節足動物媒介性―― 458
　セントルイス―― 458
　単純ヘルペス―― 282, 458
　東部ウマ―― 458
　脳脊髄液所見 284t
脳灌流圧 402, 453
　管理 453f
脳灌流圧モニター，適応 451f
膿胸 102
　原因微生物 293t
脳血管攣縮 411
脳梗塞 397, 402
　急性―― 397
　薬物の用量と副作用 624t
脳挫傷 450
脳死 426
　確認検査 428t
　神経学的基準による判定 427a
　診断 426
　多尿症 526
脳室開窓術，外傷性脳損傷 450
脳室ドレナージ 417
脳室腹腔シャント 460
濃縮性アルカローシス 205
脳出血 414
　外傷による―― 414
　外科的血腫除去術 417

高血圧性―― 414
誤嚥性肺炎 417
　――後の凝固系安定化 416t
　――後の血圧管理 415a
再出血予防 416
褥瘡 417
心筋梗塞 417
深部静脈血栓症 417
心不全と肺水腫 417
治療中の注意事項 416t
てんかん発作 417
尿路感染症 417
脳外科治療の適応 417t
脳浮腫の治療 416
脳腫瘍 402
脳症
　Wernicke―― 261
　高血圧性―― 158, 404
　尿毒症性―― 339
脳神経外科手術関連感染症，中枢神経
　系感染症 460
脳神経外科連合(WFNS)分類，くも膜
　下出血 413
脳シンチグラフィー，脳死判定 429
脳性塩類喪失症候群 167, 411
脳性(B 型)ナトリウム利尿ペプチド
　152, 167
脳脊髄液 282
　感染を示唆する脳脊髄液所見
　　456t
　分析 573t
脳脊髄液圧測定，外傷性脳損傷 450
脳脊髄液ドレナージ，頭蓋内圧亢進の
　治療 452a
脳卒中 397
脳損傷
　外傷性―― 439, 450
　無酸素性―― 423
脳膿瘍，アスペルギルス―― 459
脳浮腫 399, 416, 456

劇症肝不全　348
血管原性──　406
脳梗塞後の悪性脳浮腫の管理　400a
脳ヘルニア　414, 431, 455, 459
　劇症肝不全　348
膿瘍，真菌性──　460
ノルアドレナリン
　脊髄損傷　441
　低血圧　274

は

肺アスペルギルス症，侵襲性──　310
肺炎
　Pneumocystis──　316
　院内──　291
　原因微生物　293t
　細菌性──　316
　施設入所者──　287, 291
　市中──　287
　人工呼吸器関連──　291
　脊髄損傷　441
　定義　292t
　病院関連──　291
肺炎随伴性胸水　102, 288
　胸腔チューブの適応　105t
　治療　103a
肺感染症，画像的特徴　317t
肺血管抵抗　602
敗血症　182
　critical illness polyneuropathy/myopathy　448
　血小板減少　466
　重症──　9
　低カルシウム血症　182
　補助的治療　12a
敗血症性ショック　9, 456
　抗菌薬治療　13a
　使用薬物　10t
　真菌　313

輸液管理　11a
肺血栓症　141
肺高血圧　89, 610t
　血行動態不安定の原因　91t
肺挫傷　513
肺水腫
　コカイン中毒　275
　サリチル酸中毒　272
　神経原性──　409, 441
　非心原性──　268
肺塞栓症　30, 491
　診断　494a
　脊髄損傷　441
　治療アルゴリズム　32a
　ヘパリン　30
肺損傷
　急性──　59, 272
　人工呼吸器関連──　62
肺動脈カテーテル　579
　合併症　580
　急性非代償性心不全　152
　くも膜下出血　411
　血行動態パラメータ　582
　非代償性右室不全　92
肺膿瘍，原因微生物　293t
肺胞気式　597
肺胞気-動脈血酸素分圧較差　44, 211, 597
廃用性筋萎縮，critical illness polyneuropathy/myopathy　448
白質脳症，進行性多発性──　460
バクテリアルトランスロケーション　390
バクロフェン，脊髄損傷　442
播種性血管内凝固　38, 480, 497
　細菌性髄膜炎　456
播種性抗酸菌感染症　316
播種性真菌症　316
バーストサプレッション　392, 394f
　管理と離脱　396f

バソプレシン　165
　　　下部消化管出血　380
白血球超増多　248a
白血球停滞　246
　　　治療　246
　　　低酸素血症　246
発熱　251
　　　原因　253t，254
　　　検索　252a
　　　抗菌薬治療　253
　　　中枢性──　255
　　　治療　255t
　　　脳出血　414
発熱性好中球減少症，マネジメント
　　315t
パルスオキシメトリ，酸素飽和度
　　ギャップ　264
バルビツレート
　　　頭蓋内圧亢進時の鎮静　406
　　　頭蓋内圧コントロール　453
バルビツレート昏睡療法，頭蓋内圧亢
　　進　349
ハロペリドール，譫妄　435
晩期てんかん，外傷性脳損傷　453
バンコマイシン，脳膿瘍　459
反射性頻拍，カルシウム拮抗薬中毒
　　274

ひ

非 ST 上昇型急性冠症候群　118
　　　リスク分類と治療　122a
非 ST 上昇型心筋梗塞　117
非外傷性ミエロパチー　442
皮下トンネル型カテーテル，透析
　　342
非感染性無菌性髄膜炎　456
　　　原因　458t
非痙攣性てんかん重積発作　392t，
　　435
非持続性心室頻拍　125，135

微小血管疾患　333，334t
脾静脈血栓症　371
非心原性肺水腫
　　　オピオイド中毒　268
　　　カルシウム拮抗薬中毒　274
非侵襲的陽圧換気　74，113
　　　禁忌　114t
　　　神経筋性呼吸不全　444
　　　心原性肺水腫　113
　　　低酸素性呼吸不全　114
　　　適応　114t
　　　慢性閉塞性肺疾患　113，115a
非代償性右室不全　89
　　　診断的検査　91
　　　徴候と症状　92t
　　　治療　92，95a，97
　　　肺動脈カテーテル　92
　　　病態生理　90a
非代償性肝硬変　360
ビタミン K 欠乏　476
ヒト免疫不全ウイルス　316
ヒドララジン
　　　子癇　502
　　　脳梗塞　397
皮膚筋炎，神経筋性呼吸不全　445t
皮膚軟部組織感染症　296
　　　解剖学的分類　297f
　　　マネジメント　299a
　　　まれな原因菌　297t
非抱合型高ビリルビン血症　356
びまん性軸索障害・損傷　394，450
肥満低換気症候群
　　　症状と徴候　86t
　　　評価と治療　87a
病院関連肺炎　291
非溶血性発熱反応　488
標識赤血球スキャン　380
日和見感染症
　　　移植後　316t
　　　診断と治療方法　318t

病原体　314t
免疫抑制薬　313
貧血, 鉄欠乏性——　381
貧血性低酸素症　45
頻拍
　　QRS 幅の狭い——　129a
　　QRS 幅の広い——　130a
　　逆方向性リエントリー性——　133
　　上室——　128
　　心室——　135
　　正方向性リエントリー性——　133
　　二次救命処置（ACLS）の治療アルゴリズム　134a
　　房室結節リエントリー性——　131
頻脈
　　コカイン中毒　275
　　サリチル酸中毒　272
　　洞——　128
頻脈 - 徐脈症候群　137
頻脈性不整脈　128

ふ

フェニトイン
　　中毒　262
　　てんかん重積発作　392
フェンタニル
　　挿管　553t
　　頭蓋内圧亢進時の鎮静　406
フェントラミン, コカイン中毒治療　275
不感蒸泄, 高ナトリウム血症　171
腹腔穿刺　567
　　診断的——　361f, 363
　　腹水　360
腹腔内膿瘍　360
副甲状腺摘出術　182
副腎皮質刺激ホルモン　219
　　——放出ホルモン　219
副腎不全　219
　　グルココルチコイド　223

原因　220t
コシントロピン刺激試験　221, 222a
コルチコステロイド療法　221
徴候・症状　220t
治療・診断　222a
薬物　615t
腹水
　　肝硬変性——　362a
　　検査項目　568t
　　門脈圧亢進症　360
腹部コンパートメント症候群　517
腹膜炎, 特発性細菌性——　567
浮腫, 血管性——　53
不整脈　125, 409
　　一酸化炭素中毒　277
　　三環系抗うつ薬中毒　273
　　徐脈性——　137
　　心室性——　126, 272
　　腎代替療法の合併症　342
　　頻脈性——　128
　　メトヘモグロビン血症　278
　　薬物　612t
不全失語症, 単純ヘルペス脳炎　458
不適切 ADH 分泌症候群　167, 411
　　細菌性髄膜炎　456
ブドウ球菌, 脳膿瘍　459
プライマリサーベイ　508
フルシトシン, 真菌感染症　459
フレイルチェスト→動揺胸郭
フレグモーネ→蜂巣炎
フロセミド, 腹水　360
プロトロンビン製剤, 脳出血　416
プロトンポンプ阻害薬　365
　　人工呼吸器関連肺炎　323
プロプラノロール, 中毒　273
プロポキシフェン, 中毒　269
プロポフォール, 譫妄　437
分子吸着剤再循環システム, 透析　329

へ

閉塞型睡眠時無呼吸　84
　　重症度　85t
閉塞型睡眠時無呼吸低呼吸症候群　84
　　症状と徴候　86t
　　評価と治療のガイドライン　87a
閉塞性ショック　28
ペースメーカ
　　永久──　138
　　自律神経障害治療　447
ペニシリンG, 脳膿瘍　459
ヘパリン　30, 417
ヘパリン誘発性血小板減少症　465
ヘモクリップ　376
ベラパミル, 中毒　274
ヘリオックス, 喘息発作　74
ヘルニア, 脳──　414, 431, 459
片側性頭痛　459
ベンゾジアゼピン
　　頭蓋内圧亢進時の鎮静　406
　　頭蓋内圧亢進の治療　452a
便秘, 自律神経障害　447
片麻痺, 単純ヘルペス脳炎　458

ほ

蜂窩織炎→蜂巣炎
抱合型高ビリルビン血症　358
膀胱出口部閉塞, 急性腎障害　326
房室結節リエントリー性頻拍　131
房室伝導障害　125t
放射線性直腸炎　381
蜂巣炎　296
ホスホジエステラーゼ阻害薬, カルシ
　ウム拮抗薬中毒治療　274
発作, 全身性強直間代性──　500
発作性上室頻拍　131
発作性夜間呼吸困難　151
発作性夜間ヘモグロビン尿症　486
ボツリズム, 神経筋性呼吸不全　445t

ボツリヌス中毒　261
ボディ・マス・インデックス　530t
ポリオ脊髄炎, 神経筋性呼吸不全
　445t
ホルモン薬, 重症筋無力症　447t

ま

マキシマル・バリア・プリコーション,
　　カテーテル関連血流感染　323
マグネシウム, 喘息発作　73
マクロアミラーゼ血症　384
麻痺
　　胃不全──　447
　　口咽頭 (球)──　447
　　弛緩性無反射性──　439
慢性炎症性脱髄性多発神経炎, 神経筋
　性呼吸不全　445t
慢性閉塞性肺疾患　78, 209
　　急性増悪　78
　　初期評価と治療　79t
　　人工呼吸管理　81a
　　治療薬　80t
　　低リン血症　187
　　非侵襲的陽圧換気　113
マンニトール　404
　　頭蓋内圧亢進　348
　　頭蓋内圧亢進の治療　452a

み

ミエロパチー, 非外傷性──　442
ミオクローヌス様収縮　421
ミオパチー　391, 444
ミダゾラム, 挿管　553t
ミルクアルカリ症候群　205
ミルリノン, 心原性ショック　274

む

無気肺, 脊髄損傷　441
無呼吸テスト, 脳死判定　428
ムコール症　310

無酸素性脳損傷
　　昏睡　423
　　予後判定　424a
無石胆嚢炎　517
無脈性心室細動　140
無脈性心室頻拍　140
無脈性心停止，二次救命処置（ACLS）
　の治療アルゴリズム　142a
無脈性電気活動　38，138，141

め

メタノール中毒　262，276
メチルキサンチン，喘息発作　73
メチルプレドニゾロン，脊髄損傷
　439
メチレンブルー，メトヘモグロビン血
　症治療　278
メトクロプラミド，急性上部消化管出
　血　369
メトプロロール，中毒　273
メトヘモグロビン血症　278
メトロニダゾール，脳膿瘍　459
メレナ　366
免疫グロブリンE　24
免疫グロブリンG，筋無力症クリーゼ
　治療　447
免疫性血小板減少性紫斑病　465
免疫不全，中枢神経系感染症　460

も

毛細血管拡張症　374
モノアミンオキシダーゼ阻害薬，中毒
　269
門脈圧亢進症　360
　　劇症肝不全　345

や

薬物スクリーニング検査，中毒　262
薬物中毒　617t

野兎病，市中肺炎　288

ゆ

有機リン中毒，神経筋性呼吸不全
　445t
輸液蘇生，外傷性脳損傷　450
輸液療法，頭蓋内圧亢進　406
輸血　484
　　感染症　489t
輸血関連急性肺損傷　7t，488

よ

溶血，急性腎障害　331
溶血性尿毒症症候群　333
溶血反応
　　筋無力症クリーゼ　447
　　遅延型――　488
葉酸，メタノール中毒治療　277
羊水塞栓症候群　37a，38
腰椎穿刺　455，570
　　禁忌　456t
　　くも膜下出血　409
溶連菌，脳膿瘍　459

ら

ラベタロール
　　子癇　502
　　脳梗塞　397
ラミブジン，B型肝炎　354

り

リスペリドン，譫妄　436
理想体重　530
離脱プロトコル，人工呼吸器――
　323
リチウム，中毒　262
リツキシマブ，血栓性血小板減少性紫
　斑病　334
リドカイン，挿管　553t

リハビリテーション，critical illness
　　polyneuropathy/myopathy　448
リフィーディング症候群　173，187，
　　205，530
硫酸マグネシウム，子癇　502
流暢失語　435
緑膿菌
　　市中肺炎　288
　　脳膿瘍　459
輪状甲状間膜切開術　57f
輪状甲状間膜穿刺術　56f

れ

冷温度試験　428
　　昏睡　421，422a
レッドマン症候群　24

ろ

漏出性胸水　98
ロラゼパム，てんかん重積発作　392

わ

ワルファリン　126

| ワシントン集中治療マニュアル | 定価(本体7,000円+税) |

2010年3月25日発行　第1版第1刷ⓒ

著　者	マリン H. コレフ，ティモシー J. ベディエント， ウォーレン イサコー，チャッド A. ウィット
監訳者	田中　竜馬
発行者	株式会社　メディカル・サイエンス・インターナショナル 代表取締役　若松　博 東京都文京区本郷 1-28-36 郵便番号 113-0033　電話 (03) 5804-6050

印刷：三美印刷／表紙装丁：トライアンス

ISBN 978-4-89592-634-8　　C3047

JCOPY 〈(社)出版者著作権管理機構　委託出版物〉
本書の無断複写は著作権法上での例外を除き禁じられています．
複写される場合は，そのつど事前に，(社)出版者著作権管理機構
(電話 03-3513-6969，FAX 03-3513-6979，info@jcopy.or.jp)の
許諾を得てください．